Traumasensibles Arbeiten in der Cranio-Sacralen Körpertherapie

Traumasensibles Arbeiten in der Cranio-Sacralen Körpertherapie

Sebastian Nippold, Sophie Stern

Sebastian Nippold
Sophie Stern

Traumasensibles Arbeiten in der Cranio-Sacralen Körpertherapie

Körperwahrnehmung und Körpererinnerungen integrieren

Unter Mitarbeit von

Annick Nippold

hogrefe

Sebastian Nippold, Dipl. Sportwissenschaftler, Cranio-Sacral-Praktizierender,
https://www.sebastiannippold.skk-nippold.de
Sophie Stern, Cranio-Sacral-Praktizierende, Heilpraktikerin,
https://seminarfuerkoerperarbeit.de

Bibliografische Information der Deutschen Nationalbibliothek
Die Deutsche Nationalbibliothek verzeichnet diese Publikation in der Deutschen Nationalbibliografie; detaillierte bibliografische Daten sind im Internet über http://www.dnb.de abrufbar.

Verantwortliche Person in der EU: Hogrefe Verlag GmbH & Co. KG, Merkelstraße 3, 37085 Göttingen, info@hogrefe.de

Anregungen und Zuschriften bitte an den Hersteller:
Hogrefe AG
Lektorat Gesundheitsberufe
z. Hd. Barbara Müller
Länggass-Strasse 76
3012 Bern
Schweiz
Tel. +41 31 300 45 00
info@hogrefe.ch
www.hogrefe.ch

Lektorat: Barbara Müller, Fabienne Suter
Herstellung: Daniel Berger
Umschlagabbildung: ti-ja, GettyImages
Umschlag: Hogrefe intern
Satz: Claudia Wild, Konstanz
Druck und buchbinderische Verarbeitung: Multiprint Ltd., Kostinbrod
Printed in Bulgaria

1. Auflage 2025

(E-Book-ISBN_PDF 978-3-456-96307-5)
(E-Book-ISBN_EPUB 978-3-456-76307-1)
ISBN 978-3-456-86307-8
https://doi.org/10.1024/86307-000

Inhaltsverzeichnis

Einleitung: Über die Cranio-Sacrale Körperarbeit

„Vor dem ersten Kontakt mit der Cranio-Sacralen Methode war mein Leben gewöhnlich. Ich vermisste nichts, weil man manchmal nicht vermissen kann, was man nicht kennt. Durch die Cranio-Sacrale Methode lernte ich die Lebendigkeit kennen: zunächst die Lebendigkeit in anderen Menschen, dann die Lebendigkeit in mir. Die Faszination an der Lebendigkeit, die ich durch meine Hände erfahren konnte, veranlasste mich dazu, mehr über die Cranio-Sacrale Methode lernen zu wollen. Diese Faszination hält mit jedem Tag an und bereichert mein Leben. Das Tolle an der Methode ist, dass sie mich jedes Mal aufs Neue überraschen und faszinieren kann. Wir arbeiten mit minimalem Druck und Zug, wie können wir solche Veränderungen bewirken? Jeder Mensch und jeder Körper fühlen sich anders an; jedes Mal während einer Sitzung darf ich eintauchen in diese Welt der Lebendigkeit, die mir zeigt, wie lebenswert das Leben ist." (Sophie Stern)

1. Geschichte und Gründer

Andrew Taylor Still (1828–1917) war Landarzt. Er hatte ein medizinisches Diplom, welches nicht vergleichbar ist mit einem Medizinstudium in unserem heutigen Sinne: Es war eine Ausbildung und kein universitäres Studium. Nach dem Tod seiner Frau, seiner drei Kinder und seines Vaters innerhalb von fünf Jahren begann Still, die Medizin der damaligen Zeit zu hinterfragen.

Er beschäftigte sich mit dem in dieser Zeit in Amerika aufkommenden Spiritismus. Hier handelte es sich um eine Mischung aus alternativen Heilmethoden wie Homöopathie, Mesmerismus („[u]mstrittene Lehre vom sog. animalischen Magnetismus, nach der Krankheiten eine Folge der ungleichen Verteilung eines physikalisch erfassbaren allgegenwärtigen sog. Fluidums seien, welches das Universum erfülle und eine Verbindung zwischen den Menschen und Gestirnen herstelle", (Mesmerismus, 2016), Phrenologie („Lokalisationslehre: topografische Zuordnung von psychischen Funktionen zu anatomischen Strukturen von Gehirn und Rückenmark" (Phrenologie, 2016) und dem Abhalten von Séancen.

Wie die meisten Männer seiner Zeit war Still gleichermaßen von Technik fasziniert; so kam es, dass er, nach eigener Aussage, seit 1855 Maschinen studierte. Als Still schließlich eine Farm mit Milchkühen besaß, musste er sich mit der Erstellung von Butter und dem Rührprozess an sich beschäftigen. Es gelang ihm, eine Buttermaschine zu erfinden, für die er sogar eine Auszeichnung erhielt. Die Erkenntnisse über Maschinen und ihre Orientierung an Vollkommenheit ließen ihn nach Parallelen im menschlichen Körper suchen. Fasziniert von der Maschine Mensch begann er, Skelette aus Indianergräbern zu untersuchen und beschäftigte sich so lange mit dem Skelett, bis er jeden Platz der Knochen im menschlichen Körper auswendig wusste. Er erkannte, dass Iliosacralgelenke einer Mechanik zugrunde liegen und dass Ilium und Sacrum nicht ein komplett verknöchertes, unbewegliches Ganzes sind. Still leitete seine Theorien aus evolutionären Prinzipien ab. Er war fasziniert von Darwin und der Evolutionstheorie. Einer der späteren Studenten Stills bezeichnete die Osteopathie als „angewandte Evolution“ (Trowbridge, 2008, S. 163). Aufgrund seiner bisher durchgeführten Forschungen nahm Still die folgenden Basisprinzipien für die Osteopathie an:

„1. Der Körper arbeitet als völlige Einheit.
2. Der Körper besitzt selbstheilende und selbstregulierende Mechanismen.
3. Struktur und Funktion stehen in wechselseitiger Beziehung.
4. Anormaler Druck in einem Teil des Körpers führt zu anormalem Druck und Anspannung in anderen Teilen des Körpers.“ (Trowbridge, 2008, S. 161)

Für Still war jedes Lebewesen ein „vollkommener, biologischer und selbstregulierender Mechanismus“ (Trowbridge, 2008, S. 161), der dazu geschaffen war, vollkommen zu funktionieren. „Er ermutigte seine Studenten dazu, nach Gesundheit zu suchen, denn, wie er sagte, jeder kann Krankheit finden.“ (Trowbridge, 2008, S. 161) Im Jahr 1892 gründete er die American School of Osteopathy und war mit seinem ersten Jahrgang so dermaßen unzufrieden, dass er seine Schüler*innen aufforderte, die Ausbildungsklasse zu wiederholen. Er musste erkennen, dass das, was er sich in jahrelanger Faszination und Erforschung beigebracht hatte, nicht in ein paar Monaten vermittelt werden konnte. Im Laufe der Jahre vollzog er Anpassungen an seinem Lehrplan und erhöhte seine Ansprüche und die Ausbildungsdauer. Der zunächst zweijährige Unterricht bestand aus den Fächern Anatomie und Philosophie. Der schottische Arzt Dr. William Smith unterrichtete Anatomie, Still selbst die praktische Philosophie. (Hartmann, 2022)

Zusammenfassend zu Stills Wissensvermittlung lässt sich sagen, dass er keine methodische Vorgehensweise unterrichtete; für ihn standen das eigenständige Denken und Handeln im Vordergrund beim Erlernen der Osteopathie. Ein Zitat aus einer Konversation mit einem Auszubildenden beschreibt seine Gedanken hierzu noch einmal eindrücklich: „Ich will nicht, dass du oder sonst jemand, der Osteopathie studiert, ein Nachahmer ist“ ... „Dir wurde ein Gehirn gegeben, damit du es benutzt und das musst du erkennen, wenn du erfolgreich sein willst.“ (Hartmann, 2022, S. 206). Mit dem steten Wachstum der Schule, bereits ab 1895, zog er sich allerdings mehr und mehr aus dem Lehrbetrieb seiner Schule zurück; er wollte sich nicht mit den administrativen Aufgaben befassen. 1917 starb er an den Folgen seines zweiten Schlaganfalls.

Zusammenfassend zu Stills Osteopathie lässt sich sagen: Es ging Still darum, „ein komplettes System der Gesundheitsfürsorge zu etablieren, das durch Optimierung der strukturellen Einheit (Integrität) die natürlichen Funktionen des Körpers aufspüren und unterstützen sollte“ (Comeaux, 2010, S. 68). Es war ihm wichtig, seinen Auszubildenden keinen technischen Ablaufplan, sondern in erster Linie Philosophie und Anatomie zu lehren.

William Garner Sutherland (1873–1954) war Schüler von Still und studierte an der American School of Osteopathy. Sutherland bezeichnete Still als den Entdecker der cranialen Osteopathie. Die Forschung in diese Richtung wurde jedoch über Sutherlands „Gedankenblitz“, wie er es selbst bezeichnete, zeigte sich für ihn deutlich bei der Betrachtung eines Schädels. Er erkannte in der Schuppennaht (Sutura squamosa), die den Kiemen eines Fisches ähnlich sieht, die Funktion für einen Atemmechanismus. Um, wie er sagt, sich selbst zu beweisen, dass die Beweglichkeit zwischen den Schädelknochen beim Erwachsenen ein Ding der Unmöglichkeit sei (Hartmann, 2008), begann er mit seinen Untersuchungen. Diese fanden überwiegend an seinem eigenen Schädel statt. Er beschäftigte sich über 20 Jahre mit dem Studium der Schädelknochen, in erster Linie in Form von Selbstexperimenten. Während er zu Beginn zunächst rein biomechanische Untersuchungen der Schädelbeweglichkeit vornahm, entwickelte er erst gegen Ende der 1930er-Jahre zusätzliche Aspekte, wie die der „qualitativen Palpation und der Spiritualität bzw. der Metaphysik in der Osteopathie“ (Hartmann, 2022, S. 265).

Er prägte unter anderem den Begriff des *Primär Respiratorischen Komplexes*. „Dieser Komplex umfasst nach Sutherland verschiedene physiologische Vorgänge, so zum Beispiel die spontane Bewegung des Zentralen Nervensystems, die Fluktuation des Liquors, die geringfügige Bewegung der Schädelknochen und die unwillkürliche Bewegung des Kreuzbeins zwischen den Darmbeinknochen. Er beeinflusst über das ZNS den ganzen Körper, alle Organe sowie die hormonelle Regulation." (Bierbach & Lohmann, 2018, S. 44) „Das Kraniale [sic] Konzept wie es von Dr. Sutherland entwickelt und gelehrt wurde, schließt folgende Prinzipien ein:

1) Die Fluktuation der zerebrospinalen Flüssigkeit oder die Potenz der Gezeiten
2) Die Funktion der reziproken Spannungsmembran
3) Die Motilität des Neuralrohrs
4) Die gelenkvermittelte Mobilität der Schädelknochen
5) Die unwillkürliche Mobilität des Sakrums zwischen den Hüftknochen" (Hartmann, 2008, S. 1).

Sutherland ging davon aus, dass während eines Atemzyklus eine Bewegung aller Teile ausgelöst wird. „Diese Bewegung ist an einer minimalen Erweiterung und nachfolgenden Verkleinerung der Schädelkalotte zu spüren." (Bierbach & Lohmann, 2018, S. 44) Sutherlands Forschungen verlagerten sich im Laufe der Jahre von der Beweglichkeit der Schädelknochen auf die Liquorbewegungen (Liquor cerebrospinalis). In den 1940er- und 1950er-Jahren arbeitete Sutherland mit dem Strömungspotenzial (Tidal potency) und am Ende seines Lebens hauptsächlich an Drehpunkten (*Fulkrum*), die in Ruhe, in sogenannten Stillpoints auftreten. (Mc Partland & Skinner, 2010, S. 97) „Die Stille der Tide ist das Ziel dieser Technik, es sind nicht die stürmischen Wellen, die an die Küste schlagen." (Hartmann, 2008, S. 1–148) Er unterschied verschiedene Flüssigkeitsbewegungen des Liquors, verglich sie mit dem Ozean und nannte sie Tiden.

James Jealous (1943–2021) war ein Schüler von Rollin Becker, einem Schüler Sutherlands. Dr. Jealous forschte über 30 Jahre in Sutherlands Schriften und trug mündliche Überlieferungen von Sutherlands Schülern zusammen. (Mc Partland & Skinner, 2010) Jealous begründete mit Sutherlands Cranialer Osteopathie sowie Blechschmidts Embryologie das biodynamische Konzept. Jealous ist der „wichtigste Repräsentant der Biodynamischen Osteopathie." (Mohr-Bartsch & Widmann, 2023, S. 9)

2. Cranio-Sacrale Körperarbeit heute

Hartmann (2022) bezeichnet in seinem Buch „Historisch reflektierte Osteopathie" drei Hauptströmungen in der Osteopathie heute: die Amerikanische Osteopathie, die Commonwealth-Osteopathie und die Europäische Osteopathie. Es geht in dieser Unterscheidung um die unterschiedliche Entwicklung, die die Osteopathie vollzog, hauptsächlich begründet durch berufsrechtliche Einschränkungen, die Auswirkungen auf die Ausprägung und den Inhalt der Osteopathie haben.

In **Amerika** wurden Stills philosophische Aspekte nach und nach ausgeklammert. Inzwischen ist die Osteopathie in den USA ein voll anerkannter medizinischer Beruf, was zur Folge hat, dass sich die Lehrpläne osteopathischer Hochschulen an medizinische Universitäten mehr und mehr angeglichen haben. Aufgrund des Fehlens von osteopathischen Praxismöglichkeiten, zum Beispiel in der Form von osteopathischen Krankenhäusern, kommt es insgesamt zu einer Theoretisierung der Osteopathie. „Viszerale und kraniosakrale Osteopathie sind kein Bestandteil der regulären Osteopathie-Ausbildung in den USA. [...] Nur noch circa 5 % behandeln ihre Patienten überwiegend mit den Händen." (Hartmann, 2022, S. 276)

Im **Commonwealth** hingegen entwickelte sich die Ausübung „von Beginn an im Kontext einer nicht-ärztlichen und rein manuellen Behandlungsmethode, mit Schwerpunkt auf muskuloskelettalen Beschwerdebildern" (Hartmann, 2022, S. 277). Im Laufe der Jahre entwickelte sich die Osteopathie hier im Sinne einer orthopädischen Osteopathie „vorwiegend zur Behandlung von Beschwerden des Bewegungsapparates"; die Techniken sind parietalstrukturell (das Muskel- und Skelettsystem betreffend) orientiert. Eine Unterscheidung zwischen Osteopathie, Chiropraktik und Manualtherapie im Commonwealth ist nur schwer möglich; es wird kaum viszeral und nicht Cranio-Sacral gearbeitet. (Hartmann, 2022)

In der **europäischen Osteopathie** gibt es aufgrund der unterschiedlichen nationalen Bestimmungen keine einheitliche berufliche Regelung und keinen einheitlichen Lehrplan für Osteopathie. Inhalte und Schwerpunkte können von Schule zu Schule oder sogar von Lehrer*in zu Lehrer*in variieren. Die Osteopathie-Verbände versuchen jetzt eine Vereinheitlichung herzustellen. Unserer Meinung nach könnte das ähnliche Konsequenzen wie bereits in den USA zur Folge haben.

Strukturell-funktionale bzw. biomechanische versus biodynamische Denkweise

Sutherlands ursprüngliche Orientierung an der Biomechanik veränderte sich im Laufe der Jahre zu der Orientierung an den Flüssigkeitskörpern im Körper. Gegen Ende seines Lebens hörte er sogar auf, „Bewegungen zu testen, sämtliche Drehpunkte treten in Stillpoints auf" (Mc Partland & Skinner, 2010, S. 97).

Die Grundlage der biodynamischen Denkweise der cranialen Osteopathie bezieht sich auf drei Lehrer: Still, Sutherland und Jealous (Mc Partland & Skinner, 2010). Nach dem Tod Sutherlands wurde sein Konzept des *Atems des Lebens* durch eine Studiengruppe unter der Leitung von Rollin Becker weiter ausgearbeitet. „Daraus entwickelte sich letztendlich die biodynamische Osteopathie". (Hartmann, 2022, S. 273) James Jealous prägte den Begriff.

Unabhängig von dieser Gruppierung unternahm Upledger – beauftragt von der American Osteopathic Association – eigene Untersuchungen, „um die Kraniosakrale Bewegung um Sutherland innerhalb der amerikanischen Osteopathie" (Hartmann, 2022, S. 273) zu untersuchen. Ergebnisse dieser Untersuchungen waren die Eröffnung einer eigenen Schule und die Benennung seiner Methode unter dem Namen „Kraniosakrale Therapie". Upledger bezieht in seine Therapie die emotionale Ebene und den Dialog in die Behandlung mit ein und prägt das Modell des Liquordrucksystems in seinen Ausführungen (Agustoni, 2006).

3. Ganzheitliche Cranio-Sacrale Körperarbeit

Der Begriff *ganzheitlich* scheint uns in der Vielzahl seiner Verwendungen überstrapaziert zu sein. Viele Methoden und Ansätze schreiben sich den Begriff auf die Fahne. Schauen wir dann genauer auf die damit gemeinte Vorgehensweise, finden wir leider immer wieder Ansätze, die letztendlich symptombezogen sind oder ähnliche Einschränkungen zur Ganzheitlichkeit aufweisen. Ganzheitlichkeit fordert die Betrachtung einer Sache oder eines Sachverhaltes in ihrer oder seiner Einbettung in ein übergeordnetes System. Im Idealfall ist das übergeordnete System so weit wie möglich beziehungsweise so weit wie erfahrungsgemäß sinnvoll zu ziehen. In der Ontologie (Ganzheitslehre) sowie im asiatischen Denken (chinesische Philosophie) ist das übergeordnete System ‚Alles', also der gesamte Kosmos mit all seinen uns bekannten wie auch unbekannten Teilen. Aus unserer Sicht ist dies auch für die Cranio-Sacrale Körperarbeit die richtige Einordnung. Diese bedarf dann natürlicherweise einer Einschränkung auf greifbare Dimensionen. So ist es aus unserer Sicht selbstverständlich, dass ein gesundheitsbezogener Ansatz Faktoren wie Ernährung, psychische Belastung usw. mitdenkt und versucht mitzuberücksichtigen.

Einerseits bedeutet diese Sichtweise scheinbar ein immer größer werdendes Betätigungsfeld, andererseits kann sie als Weg betrachtet werden, an dem wir uns mit unserer Betrachtung im Sinne einer deduktiven Arbeitsweise folgend entlang bewegen können. Wir haben demnach keine im Vorfeld festgelegten Grenzen, wo die Wirkweisen der Einflussfaktoren auf den Menschen, seine Gesundheit oder sein Anliegen, weshalb er zu uns kommt, aufhören. Uns genügt, dass wir einen Ausgangspunkt haben. Dieser Ausgangspunkt ist immer der Körper, der zu uns kommt und genauer das Cranio-Sacrale System (CSS) des Menschen, der zu uns kommt. Von dort aus betrachten wir in deduktiver Weise die Wirkfaktoren auf das CSS, falls es sich nicht durch technische Impulse selbst reguliert. Hierbei entfernen wir uns immer nur so weit von unserem Fachgebiet, dem CSS, wie es unumgänglich erscheint.

Ganzheitlich ist es immer dann, wenn uns in jedem Fall einer Einschränkung gegenwärtig ist, dass diese Einschränkung nicht für sich stehend existiert. Im tibetischen Denken nennt sich dieses Denken Ten Del (Nippold, 2020, S. 49). Diese Perspektive hilft, verständnisvoll und geduldig zu reagieren, wenn eine Struktur sich nicht so verhält, wie erwartet. Ganzheitlich ist es hier, den Blick von der Struktur zu lösen und in die nächste Dimension der Wirkzusammenhänge zu schauen, oder besser, zu spüren. Verstehen zu wollen, zu lauschen oder zu fragen: Was ist hier, oberhalb, außerhalb oder innerhalb der zunächst von der behandelnden Person betrachteten Stelle und was wirkt auf diese?

Niemals können wir also eine Krankheit heilen, eine Blockade lösen oder einen Gesundheitszustand allein verbessern. Es können sich Wirkzusammenhänge verändern lassen, die dann andere Auswirkungen zeigen werden. Das ist die ganzheitliche Körperarbeit.

4. Möglichkeiten und Grenzen der Cranio-Sacralen Körperarbeit

Die Grenzen und Möglichkeiten verändern sich mit Ihren persönlichen Rahmenbedingungen, was berufliche Qualifikation und Zugehörigkeitsverhältnisse angeht.

- Sind Sie angestellt oder selbstständig tätig? Arbeiten Sie auf Auftrag oder Weisung? Arbeiten Sie auf eigene Verantwortung und allein bzw. sind Sie in einen Kontext eventuell auch mit anderen Berufsgruppen eingebettet?
- Was rechtliche Grundsätze angeht, erkundigen Sie sich bitte nach den aktuell und für Sie lokal gültigen Maßgaben zur Arbeit mit der Cranio-Sacralen Methode.
- Die Möglichkeiten und Grenzen Ihrer Arbeit werden auch durch die allgemeinen und speziellen Kontraindikationen der Cranio-Sacralen Methode bedingt (vgl. Kapitel 1.6).

Die Einbettung der Cranio-Sacralen Anwendung in das Gesamtsystem des Gesundheitswesens: interdisziplinäre Zusammenarbeit

Zunächst zeigen wir ein Bild, welches den momentanen Stand abbildet, wie er zumindest nicht selten ist. Darauf aufbauend entwickeln wir ein Bild, welches sich aus unserer Sicht leider noch als Utopie bezeichnen lässt. Lokal und temporär bestehen diese Tendenzen jedoch bereits, und wir hoffen, nicht zuletzt durch das Schreiben dieser Zeilen, einen winzigen Beitrag zu deren weiterer Förderung beizutragen.

Negative Entwicklungen im Gesundheitssystem, Polarisierung innerhalb der Osteopathie, rechtliche Hürden, Tendenzen, Aussagen und Ausrichtungen einzelner Vertreter*innen der Cranio-Sacralen Methode haben dazu beigetragen, dass sich ein eigenständiges Berufsbild ergeben hat, nämlich das der/des Cranio-Sacral-Praktizierenden. Wir wollen hier nicht auf diese Entwicklung eingehen, dazu wäre eine eigene geschichtliche Abhandlung notwendig, sondern auf die Lösung schauen. Vorab jedoch eine Konsequenz: Es gibt Cranio-Sacral-Praktizierende, der oder die als Quereinsteiger*in im zweiten Bildungsweg eine teilweise nur wenige Wochen dauernde Ausbildung absolviert hat, da die Osteopathie die Cranio-Sacrale Methode separiert hat. Durch die Schwierigkeit, die Wirksamkeit der Methode zu erforschen, sind Datenerhebungen aufgrund der geforderten Normierung von Datensätzen unmöglich und die Methode rutschte in den Bereich von als unseriös zu bezeichnenden Heilmethoden. Die

Gründe liegen in der Ganzheitlichkeit sowie der Funktionsweise des Cranio-Sacrale Systems und an den dadurch begrenzten Untersuchungsmöglichkeiten.

In diesem Umfeld wurde die Methode weiter vermischt und nachweislich unsachliche Thesen wurden zu ihrer Wirksamkeit herbeizitiert. Das Ergebnis war der oder die auf sich gestellte Praktizierende, der oder die ohne qualifizierte Ausbildung nun auch Meinungen zur Lebensführung, der Ernährung und anderen Lebensbereichen zu ihrer oder seiner Behandlung hinzufügte. Diese Polarisierung trennte das Fachpersonal wie Therapeut*innen, Ernährungsberater*innen, Ärzt*innen und andere immer weiter von den Praktizierenden der Methode.

Was wir uns vorstellen und für die Zukunft wünschen

Wir wünschen uns eine klare, der Ausbildung entsprechende Qualifikation, die eindeutig Kompetenzen zuweist und abgrenzt. Hierfür ist einerseits eine mehrstufige Ausbildung nötig, die unterschiedliche Schwerpunkte berücksichtigt. So ist es beispielsweise aus unserer Sicht nicht notwendig, dass jede*r, der oder die eine Entspannungsmethode mit 5–20 g anbietet, Ärzt*in oder Arzt, Heilpraktiker*in oder Therapeut*in sein müsste. Andererseits lassen sich bei ausreichender Erfahrung viel mehr Felder als die Entspannung abdecken, sodass in weiteren Ausbildungsstufen die interdisziplinäre Zusammenarbeit auf eine ähnliche Weise gefördert werden müsste, wie dies zwischen Heilpraktiker*innen (HP) und Ärzt*innen sowie dem Gesundheitsamt geregelt ist. (Beispiel: Der oder die HP muss gewisse Infektionskrankheiten dem Gesundheitsamt melden und bei manchen Symptomen raten, einen Arzt oder eine Ärztin zu konsultieren.) Was im Idealfall herauskommen könnte, ist ein oder eine Cranio-Sacral-Praktizierende*r, der oder die in der Lage ist, erste psychologische Indikatoren zu erkennen, wenn seine oder ihre Zusatzqualifikation, wie z.B. Cranio-Therapeut*in heißen, ausreichend Informationen zu psychischen Erkrankungen, deren Früherkennung und erste Einordnung beinhalten würde. Dann ist eine Zusammenarbeit mit Kolleg*innen der Psychologie einfacher und auch wahrscheinlicher. Das Gleiche gilt für sämtliche Bereiche, die wir hier in diesem Buch aufzeigen. Etwa Cranio-Sacrale Körpertherapie, die an die Physiotherapie oder Manualtherapie verweist, wenn die strukturellen Anforderungen gegeben sind, z.B. das Erkennen der Notwendigkeit einer Lymphdrainage.

Umgekehrt können Fachkräfte die Möglichkeiten nutzen, indem sie sich an Praktizierende der Cranio-Sacralen Methode wenden, die die Möglichkeit haben, auf nonverbaler Ebene mit Menschen mit Autismus-Spektrum-Störung oder anderen einen Kontakt herzustellen oder Ähnliches. Hierfür müssten jedoch auch Ärzt*innen, Psycholog*innen und andere die spezifischen Möglichkeiten der Methode kennen. Bei Zahnärzt*innen und Kieferorthopäd*innen wären diese z.B. die Interventionen bei CMD (Cranio-Mandibulärer Dysfunktion). Dies ist in diesem Bereich vielerorts gegeben und wird bereits genutzt.

Cranio-Sacral-Praktizierende müssen aus unserer Sicht nicht alle diese Bereiche abdecken. So arbeiten wir in unseren Ausbildungen bereits nach Erlernen der Entspannungsmethode, die die Grundlagen und grundlegenden Techniken der Cranio-Sacralen Methode beinhaltet, an der Spezialisierung. Positive Beispiele für eine gelungene Integration der Cranio-Sacralen Methode sehen wir, wenn etwa Cranio-Sacral-Praktizierende als Hebammen arbeiten, im Hospiz, einer Klinik, einem Krankenhaus oder vergleichbaren Einrichtungen angestellt sind und so von Fachkräften gezielt eingesetzt werden können. Als ebenfalls gelungen sehen wir die Beziehungen zu Ärzt*innen und Therapeut*innen, die wir persönlich kennen, die die Methode selbst kennen und zwischen denen ein beidseitiger Austausch und eine interdisziplinäre Zusammenarbeit bereits stattfindet. So können sich die verschiedenen Schwerpunkte hervorragend ergänzen.

5. Weitere Strömungen und Einflüsse

Die **Körperpsychotherapie** entwickelte sich zum einen aus der Psychoanalyse und zum anderen aus den Reformbewegungen in Gymnastik und Tanz Anfang des 20. Jahrhunderts (Röhricht, 2000). Es gab noch andere Einflüsse, die für die Entwicklung der Körperpsychotherapie eine Rolle spielten. Um diesen Abschnitt nicht zu überfrachten, sollen hier nur einige grob skizziert werden. Besonders interessant scheinen uns diejenigen zu sein, aus denen man Parallelen zur Cranio-Sacralen Traumaarbeit ziehen kann. Ganz grob kann man sagen: Die Körperpsychotherapie unterlag den Einflüssen aus Tanz, Theater und Philosophie sowie der Psychoanalyse. Ebenfalls großen Einfluss hatten die humanistische Psychologie, die Reformpädagogik und die Körpertherapie (**Abbildung 1**).

Die Beweggründe, den Körper mit einzubeziehen, resultierten einerseits daraus, dass die Behandlungsergebnisse, die aus der Schulmedizin, aber auch der Psychoanalyse hervorgingen, unzureichend waren. Andererseits lag es in der Natur der Zeit, dass sich die Einstellungen zum Körper veränderten und ihn mehr ins Bewusstsein rückten.

Während Sigmund Freud nur in den Anfängen seiner Psychoanalyse mit dem Körper in Form von Massage arbeitete (Röhricht, 2000), gab es andere Zeitgenossen Freuds, die diesen Ansatz beibehielten beziehungsweise ihn sogar weiterentwickelten. So ist eine Aussage von Groddeck, der auch von Downing als der erste Körperpsychotherapeut bezeichnet wurde, auf dem IV. allgemeinen ärztlichen Kongress für Psychotherapie in Dresden 1931: „Massage und Psychotherapie gehören zusammen." (Röhricht, 2000, S. 55) Auch Ferenczi, ein ungarischer Psychoanalytiker in den 1920er-Jahren, passte sein Vorgehen immer wieder den Problemen der Patient*innen und der Behandlungssituation an und arbeitete mit körperbezogenen Interventionen (Röhricht, 2000). Er fand einen Zugang über die Regression – ein „Abwehrmechanismus mit Zurückgreifen auf frühkindliche oder entwicklungsgeschichtlich ältere Stufen zur Entlastung von einer als unerträglich empfundenen Situation" (Regression, 2016) – hatte aber kein Konzept, diesen regressiven Zustand wieder aufzulösen.

Wilhelm Reich, ein Schüler Sigmund Freuds, entwickelte ab 1934 einen maßgeblichen Ansatz in der Körperpsychotherapie. Dieser Ansatz nannte sich Vegetotherapie und hatte zum Ziel, die „vegetative Lebendigkeit des Patienten freizusetzen" (Röhricht, 2000, S. 59). Er entstand aus der Notwendigkeit, einer Patientengruppe einen behandlungstechnischen Zugang zu ermöglichen, die noch Jahrzehnte später psychoanalytisch als nicht zu behandeln galt. Reich erkannte die Bedeutung frühkindlicher Traumatisierung auf die Entwicklung seiner Patient*innen, die keine stabile Ich-Struktur aufbauen konnten und deren Bedürfnisse auf eine sofortige Erfüllung drängten. Reich setzte sich für eine Abwandlung der psychoanalytischen Technik mit einem Schwerpunkt auf der Aufdeckung des Unbewussten im aktuellen Kontakt mit der Gegenwart ein.

Reich blieb den Ursprüngen in Freuds Libido-Theorie treu, in der er ein Therapieziel in dem Auflösen der Erregungsstauung sah, „um orgastische Potenz zu erlangen" (Röhricht 2000, S. 57). „Ursprünglich bezog er sich damit auf den Verlauf sexueller Erregung, in späteren Schriften wandte er die Formel allgemein auf den Prozess vegetativer Erregung an." (Kaul, 2024, S. 220)

Ausschlaggebender Punkt für die Arbeit mit dem Körper war jedoch die Erkenntnis über die Bedeutung von Widerständen in Form einer Abwehr, die dem in der Psychoanalyse üblichen freien Assoziieren im Weg standen. Reich erkannte, dass bestimmte Charakterhaltungen mit gewissen Körperhaltungen einhergingen. Im Laufe der Zeit ging er dazu über, die Arbeit am Körper anzusetzen, denn er ging davon aus, dass sich die psychische Störung auch über die muskuläre Verkrampfung lösen lasse (Röhricht, 2000). Im Folgenden lassen sich Parallelen zur Traumaarbeit in der Cranio-Sacralen Körperarbeit ziehen.

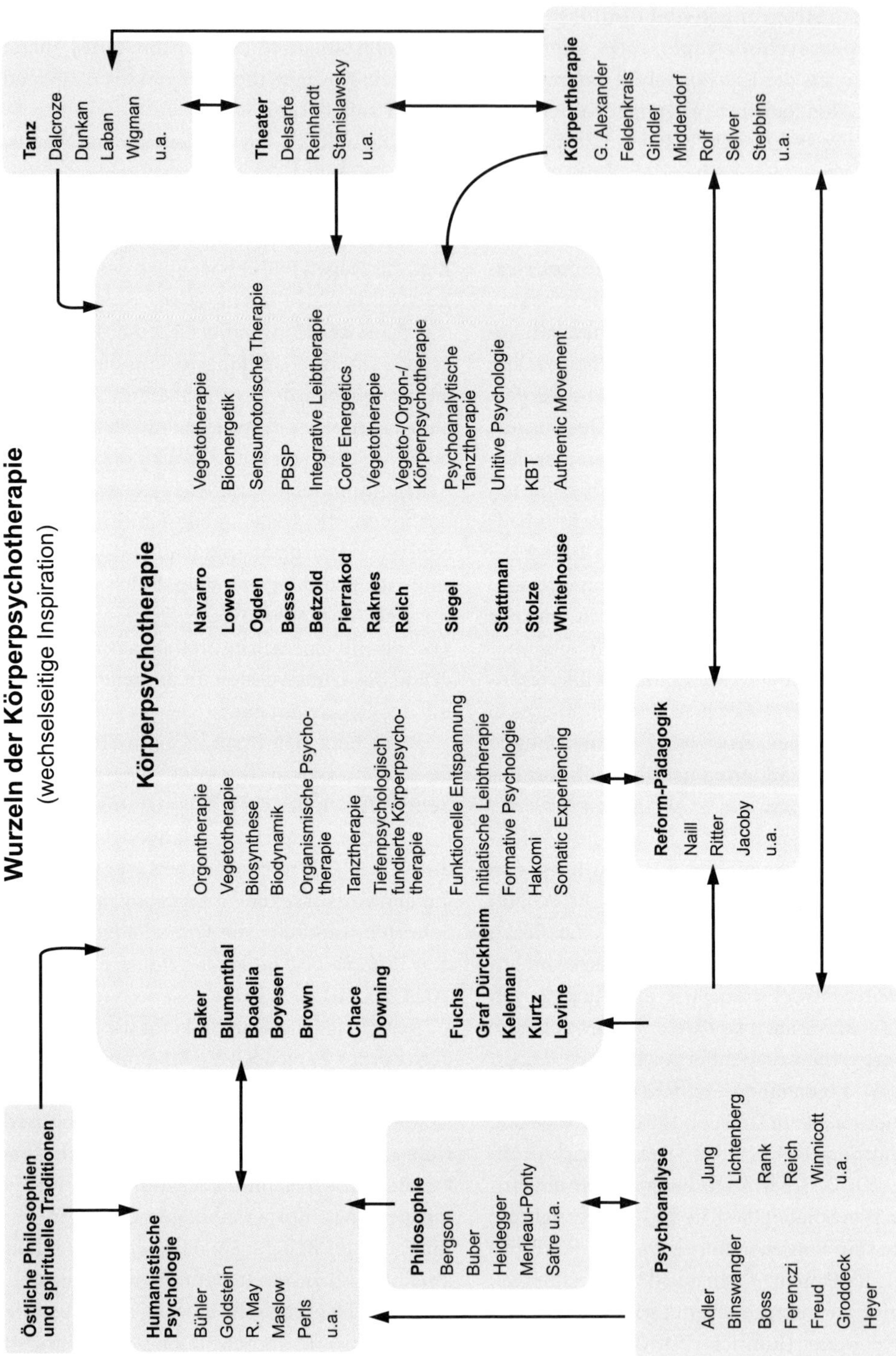

Abbildung 1: Wurzeln der Körperpsychotherapie (nach Henn-Mertens & Zimmek, 2021)

Durch den körperlichen Kontakt versuchte Reich, die in der körperlichen Verkrampfung liegenden „unbewussten Konflikte aufzudecken und Erinnerungen freizulegen, die in der Panzerung gefangen waren und die Erinnerung mit mehr Affekt zu beleben" (Röhricht, 2000, S. 59). Er ging davon aus, dass sich „die wesentlichen Veränderungen im Bereich des Vegetativen abspielten und seine Behandlung zielte darauf, die vegetative Lebendigkeit des Patienten freizusetzen" (Röhricht, 2000, S. 59).

Beeinflusst wurde Reich derzeit von den aktuellen Strömungen in Berlin, von Rudolf von Laban und Elsa Gindler. Von Labans tanzpädagogisches Konzept zielte darauf, natürliche Bewegung freizulegen, und Elsa Gindler gründete 1917 ein „Seminar für harmonische Körperausbildung". Wichtig war, dass über das Gewahrwerden das Bewusstsein für den eigenen Körper geweckt werden sollte. Auch hier kann man Parallelen zur Cranio-Sacralen Traumaarbeit ziehen. Gindler machte beispielsweise über das Erspüren ein körperliches Schreckmuster deutlich und brachte letztendlich über die Bewusstwerdung, wie sich jemand am Atmen hinderte, dazu, zu erkennen, wie die Atmung auch wieder zu lösen ist. „Gindler ging es dabei wie Reich um das ‚Wie' der Verspannung; ihr Ansatz war rein leibpädagogisch und nicht aufdeckend psychotherapeutisch." (Röhricht, 2000, S. 60) Gindlers Einfluss prägte die Arbeit von Helmut Stolze. Aus ihrem Ansatz heraus entwickelte er eine körperpsychotherapeutische Methode, die er 1958 *Konzentrative Bewegungstherapie* (KBT) nannte. In der KBT soll über Erfahrung und Agieren mit Hilfe von Gegenständen wie Ball, Seil oder Stock ein Weg zum Erinnern geschaffen werden. Die KBT verbreitete sich seit den 1950er-Jahren derartig, „dass sie heute in den psychosomatischen und auch in den psychiatrischen Kliniken in Deutschland die am meisten vertretene körperpsychotherapeutische Methode sein dürfte" (Röhricht, 2000, S. 62).

In den 1970er- und 1980er-Jahren wurde die Körperpsychotherapie von der humanistischen Psychotherapie beeinflusst: Aus „der Verbindung von humanistischer Psychotherapie, insbesondere der Gestalttherapie mit dem körperbezogenen Ansatz nach Gindler und dem psychoanalytischen Denken entstand die integrative Therapie nach Petzold" (Röhricht, 2000, S. 71). Aus der Gesprächspsychotherapie nach Carl Rogers entwickelte Gendlin 1998 einen körperbezogenen Psychotherapieansatz, das Focusing.

Auf Grundlage von Reichs Konzepten entwickelte sich die Biodynamik. 1987 kombinierte Gerda Boyesen, Psychologin und Physiotherapeutin, die vegetotherapeutische Arbeit nach Reich mit psychotherapeutisch wirksamen Techniken wie der Massage von Muskeln, Faszien oder Bindegewebe. Die „Massagen sollten dazu dienen, die Energie der verdrängten Affekte auf einem nicht expressiven vielmehr sanften Weg eines inneren Verdauens oder Schmelzens zu entladen" (Röhricht, 2000, S. 72). Dieser Ansatz entspricht am ehesten der von uns heute vertretenen Arbeitsweise in der Cranio-Sacralen Körperarbeit (vgl. Teil 2).

Lowen, der Begründer der Bioenergetik, entwickelte zum einen die Theorie der Charakterstrukturen weiter, zum anderen stellte er die These auf, dass jede chronische Muskelverspannung eine Ausdruckshemmung eines Gefühls sei. Zuletzt sei noch eine Entwicklung in der analytischen Körperpsychotherapie aufgeführt, die besonders bei Patient*innen mit Persönlichkeitsstörung, die kein intaktes Ich entwickeln konnten, einen besonderen Behandlungsbedarf ableiteten. „Moser betont hier das Stützen und Halten und das elementare Erkunden von Ängsten und Wünschen in einem körpersprachlichen Dialog" (Röhricht, 2000, S. 73). Auch diese Art des Arbeitens entspricht unserem Ansatz der Cranio-Sacralen Traumaarbeit (vgl. Teil 2). Regressive Arbeit wird von den Psychoanalytiker*innen in den 1990er-Jahren als Progression postuliert. Letztendlich versuchte Downing 1996, die Objektbeziehungstheorie und die Säuglingsforschung in die Körperpsychotherapie einfließen zu lassen. Nach Downing helfen körperliche Techniken, affektmotorische Schemata zu beleben oder hinderliche zu überwinden. Dies entspricht auch unserer Arbeitsweise, wie in Teil 2 aufgezeigt wird.

Literatur

Agustoni, D. (2006). *Craniosacral-Rhythmus. Praxisbuch zu einer sanften Körpertherapie*. Kösel-Verlag.

Bierbach, E. & Lohmann, M. (2018). *45 Naturheilverfahren – fit für die Heilpraktikerprüfung nach den neuen Prüfungsleitlinien*. Urban & Fischer.

Comeaux, Z. (2010). Kranialtherapie und Medizinder Rahmen für eine Integration. In L. Chaitow (Hrsg.), *Kraniosakrale Manipulation* (S. 66–91). Urban & Fischer.

Downing, G. (1996). *Körper und Wort in der Psychotherapie. Leitlinien für die Praxis*. Kösel.

Hartmann, C. (2022). *Historisch reflektierte Osteopathie. Auf dem Weg zu einer philosophischen Konstitutionsmedizin* (2. Auflage). Jolandos.

Hartmann, C. (Hrsg.). (2008). *Das große Sutherland-Kompendium*. Jolandos.

Henn-Mertens, G. & Zimmek, G. (2021). *Körperorientierte Techniken in der Schematherapie*. Beltz Verlag.

Kaul, E. (2024). Atem- und Körperarbeit. In E. Kaul & M. Fischer, (Hrsg.), *Einführung in die integrative Körperpsychotherapie IBP (Integrative Body Psychotherapy)* (S. 219–258). Hogrefe.

Mc Partland, J. & Skinner, E. (2010). Biodynamisches Modell der kranialen Osteopathie. In L. Chaitow (Hrsg.), *Kraniosakrale Manipulation* (S. 94–112). Urban & Fischer.

Mesmerismus. (2016). In *Pschyrembel online*. https://www.pschyrembel.de/Mesmerismus/P056L/doc/

Mohr-Bartsch, A. & Widmann, C. (2023). *Lehrbuch Craniosacrale Trauma-Therapie bei Säuglingen und Kindern* (2. Auflage). ML Verlag.

Nippold, S. (2020). *Die Daoistische Kampfkunst. Baguazhang. Die Chinesische Philosophie in der Praxis des Inneren Wushu*. Verlag Dr. Kovac.

Phrenologie. (2016). In *Pschyrembel online*. https://www.pschyrembel.de/Phrenologie/P04NW

Regression. (2016). In *Pschyrembel online*. https://www.pschyrembel.de/Regression/K0JKV/doc/

Röhricht, F. (2000). *Körperorientierte Psychotherapie psychischer Störungen. Ein Leitfaden für Forschung und Praxis*. Hogrefe.

Trowbridge, C. (2008). *Andrew Taylor Still 1828–1917. Eine Biografie über den Entdecker der Osteopathie*. Jolandos.

Teil 1: Ebenen und Richtungsbezeichnungen

In diesem Abschnitt werden wir die Lage- und Richtungsbezeichnungen skizzieren, damit die Beschreibungen der Techniken unmissverständlich und klar sind. Für die Lagebezeichnung eines Menschen im Raum gehen wir von einem dreidimensionalen Raum aus. Die **Abbildung 2** verdeutlicht die drei möglichen Betrachtungsebenen. Wir unterscheiden die Sagittalebene, die Frontalebene und die Transversalebene. Bei diesen Ebenen ist es hilfreich, sich einen Schnitt bzw. eine Schnittführung durch den menschlichen Körper vorzustellen, um die Ebenen besser greifen zu können. Bei der Sagittalebene kann sich eine Schnittführung vorgestellt werden, die, wie der Name Sagittal (der Pfeil) schon sagt, wie ein Pfeil durch den Körper des Menschen geht. Die Frontalebene bezieht sich auf die Frontalansicht des Menschen, und die Transversalebene meint die Ebene, die horizontal, also quer durch den Körper geht. Die Richtungsbezeichnungen werden auch in der **Abbildung 3** erläutert. Sie sollen, um den Lesefluss des Textes nicht zu stören, größtenteils ohne die deutsche Übersetzung verwendet werden.

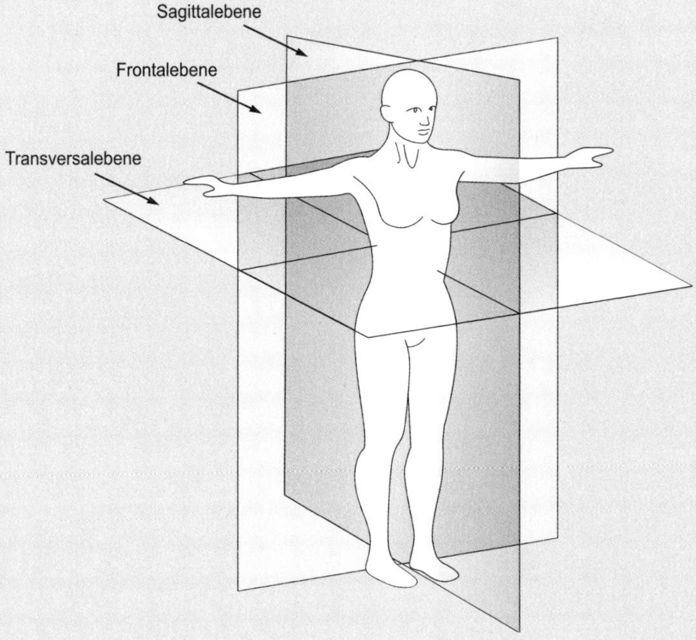

Abbildung 2: Ebenen im Körper

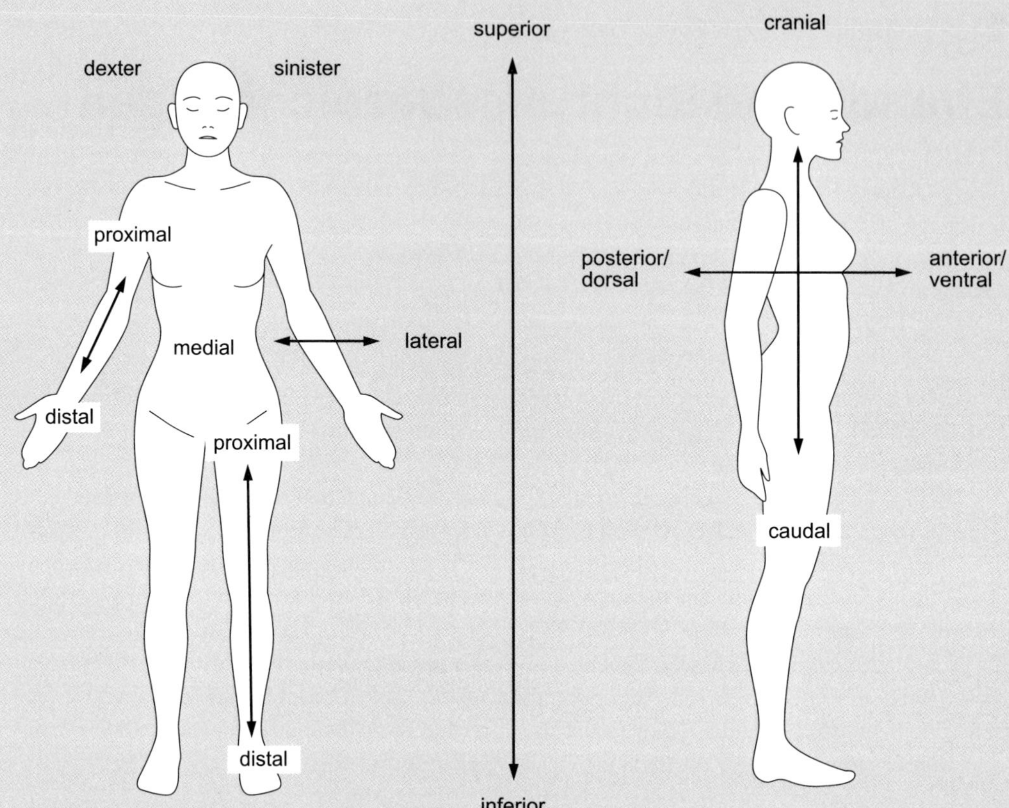

Abbildung 3: Richtungsbezeichnungen im Körper

1 Grundlegendes über Techniken der Cranio-Sacralen Körperarbeit

Die strukturelle Arbeit bezieht sich zunächst auf die Mechanik der knöchernen Strukturen. Wie in der Einleitung beschrieben, erkannte Sutherland das Bewegungspotenzial der Schädelknochen, welche der damaligen Auffassung und teilweise noch heutigen Ansicht zufolge fest verknöchert sind. Besonders Upledger ist es zu verdanken, dass diese Beweglichkeiten weitgehend untersucht und festgeschrieben werden konnten.

Grundlage der strukturellen Arbeit ist es, die potenzielle Bewegung der Knochen des Cranio-Sacralen Systems zu kennen. Im Gegensatz zu Upledger (1999) wollen wir von einer potenziellen Bewegung ausgehen. Upledger beschreibt die Bewegungen der Knochen in ihrem Bewegungspotenzial, was annehmen lässt, dass diese Bewegung bei den meisten Menschen wie von ihm beschrieben abläuft und nur in Fällen einer Blockade gestört ist.

Durch jahrelange Erfahrung in den Klassen unserer Ausbildungen in Cranio-Sacraler Körperarbeit, von der Cranio-Sacralen Körperarbeit als Entspannungsmethode bis zur Cranio-Sacralen Körpertherapie, halten wir es jedoch für sinnvoll, die Erwartung umzukehren. Bei den meisten Menschen ist das Cranio-Sacrale System so fest geworden, dass zunächst nach Strukturen gesucht werden sollte, die die von Upledger beschriebenen Bewegungen noch vollziehen. Teilweise sind die Bewegungen so gering geworden, dass sie selbst für erfahrene Therapeut*innen kaum wahrnehmbar sind.

Davon ausgehend, dass die potenzielle Bewegung des Knochens bekannt ist, wird nun in der strukturellen Arbeit diese Beweglichkeit überprüft und bei Bedarf eine Mobilisation der Struktur eingeleitet. Eine Mobilisation der knöchernen Strukturen ohne die Berücksichtigung des Liquor cerebrospinalis ist demnach möglich.

1.1 Die Mechanik einer Technik auf der Grundlage von Upledger

In der bestehenden Literatur liegt ein großes Spektrum in der Genauigkeit der Darstellung vor, welches die Mechanik der Knochen erklärt. So finden wir bei Upledger (1994) eine Vereinfachung in Bezug darauf, wie sich das Liquordruckmodell (vgl. Kapitel 1.1.1) auf die Schädelknochen auswirkt, die lediglich für Leser*innen oder Einsteiger*innen in der Ausbildung eine ausreichende Erklärung abgibt.

Um selbst an einem Schädel arbeiten zu können, ist diese Darstellung zu vereinfacht. Irreführende Informationen können hier zu falschen Schlüssen führen. Am deutlichsten ist die Tatsache, dass auf Höhe des Keilbeins (Os sphenoidale) sicherlich keine Lateralfluktuation in einem solchen Ausmaß stattfinden kann, wie sie in **Abbildung 4** vermutet werden müsste.

Lateralfluktuation bedeutet eine seitliche, nach außen gerichtete Bewegung von schwimmender Natur durch den Liquordruck. Die eingeschränkte Lateralfluktuation in diesem Bereich liegt daran, dass das Keilbein (Os sphenoidale) ein durchgängiger Knochen ist, der auf beiden Schädelseiten palpierbar ist. Um der Abbildung 4 entsprechen zu können, müsste die laterale Bewegung ausschließlich aus einer Mo-

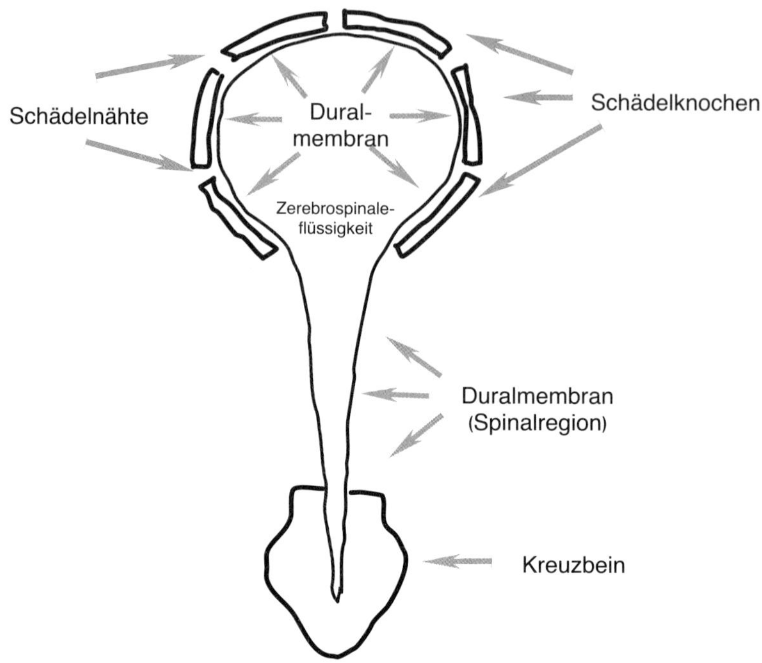

Abbildung 4: Vereinfachte Darstellung des Liquordruckmodells nach Upledger (1994)

tilität des Keilbeins (Os sphenoidale) entspringen. Motilität meint die Eigenbewegung innerhalb eines Körpers. Das bedeutet, dass sich hier das Keilbein (Os sphenoidale) selbst so weit ausdehnen müsste, wie die umliegenden paarigen Knochen von der Schädelmitte durch den Liquor nach außen treiben. Diese Eigenbewegung kann jedoch niemals eine Amplitude erreichen, die der Lateralfluktuation der umliegenden Strukturen entspricht.

Abbildung 4 kann Laien oder Einsteiger*innen als Beispiel dienen, die Bewegung grob zu beschreiben, die bei der Palpation des Schädels erwartet werden darf. Sie sollte jedoch nicht ohne den entsprechenden Hinweis ihrer Unzulänglichkeit verwendet werden.

Wesentlich detaillierter wird die Bewegung der Schädelknochen von Rang und Höppner (1998) beschrieben. Die Autoren zeigen die Bewegung jedes einzelnen an der Bewegung des Cranio-Sacrale Systems beteiligten Knochens separat mit seinem Fulkrum und den dazugehörigen Freiheitsgraden. Fulkrum bezeichnet die Dreh- oder Wirkungsachse mit ihren zugehörigen möglichen Bewegungsrichtungen, die vom Gelenk zugelassen werden.

Die Darstellung in der **Abbildung 5** kann auf Lernende abschreckend wirken.

Dies basiert auf zwei Tatsachen. Die erste ist die Komplexität, die sich aus der Vielzahl der Freiheitsgrade der einzelnen Knochen ergibt, die sich in der Summe aller Schädelknochen dann zu einem Bewegungskomplex zusammenfügen, der nicht mehr als Ganzes erfassbar erscheint und es zunächst auch nicht ist. Nach vielen Jahren der Erfahrung kann diese Komplexität erfasst werden. Die zweite Tatsache ist, dass, wie Rang und Höppner (1998, S. 15) auch einräumen, es sich lediglich um eine potenzielle Beweglichkeit des Knochens handelt: „Dargestellt ist eine idealtypische Bewegung, wenn keine Restriktion sie behindert“. Bei den ersten Erfahrungen am lebendigen Schädel wird die Komplexität, die hier aufgezeigt wird, also in den meisten Fällen auch für einen oder eine erfahrene*n Therapeut*in nicht palpierbar sein,

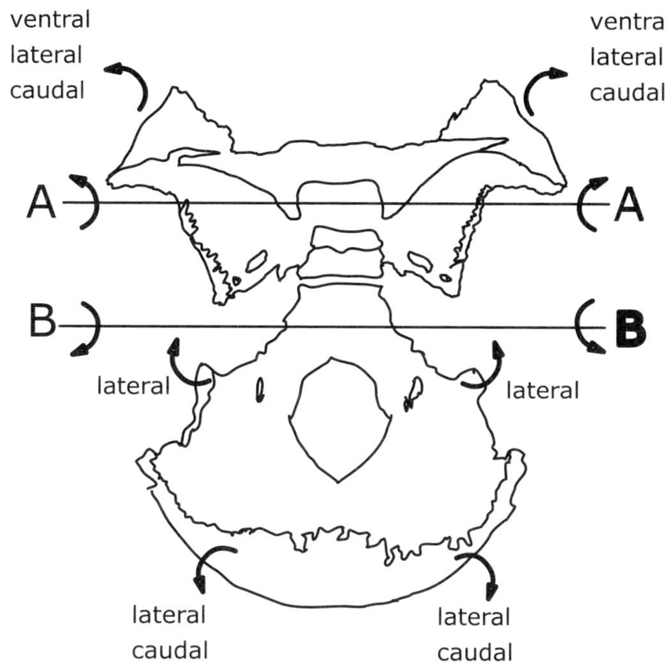

Abbildung 5: Bewegungspotenzial von Keilbein (Os sphenoidale) und Hinterhauptbein (Os occipitale)

denn wenn nur einer der Freiheitsgrade im Schädel an nur einem der Knochen eingeschränkt ist – und meistens sind es mehrere –, wird die gesamte Mechanik des Schädels nicht mehr dem von Rang und Höppner (1998) aufgezeigten Potenzial entsprechen.

Lernende kommen nun in den meisten Fällen auf die naheliegende Idee, den Fehler bei sich zu suchen. Denn das Lehrbuch kann ja nicht irren? Hinzu kommt, dass der eine Satz, der einräumt, dass die Mechanik nur im Idealfall so laufen könnte, nicht ausreichend näherbringt, was den Menschen tatsächlich erwarten wird, wenn er sich der Palpation eines Schädels widmet. Denn neben einer einfachen Einschränkung der Bewegung können auch vollkommen von diesem Ideal abweichende Bewegungsmuster entstehen.

Diese Diskrepanz zwischen Theorie und Praxis möchten wir mit diesem Werk weitestgehend schließen, auch wenn uns durchaus bewusst ist, dass wir hierbei nicht annähernd die Vielzahl von möglichen Eindrücken, die ein Schädel geben kann, darstellen können. Dies ist jedoch auch nicht nötig. Vielmehr ist es unser Anliegen, selbst erkennen zu können, wie wir das, was wir an dem momentan vor uns befindlichen Schädel wahrnehmen, deuten können. Wir folgen hiermit gewissermaßen der Aufforderung Stills, selbstdenkend zu erkennen – wie in der Einleitung geschrieben.

Für die im Folgenden beschriebenen Techniken sind die von Rang und Höppner (1998) beschriebenen Bewegungen ebenso die Grundlage wie die Beschreibungen von Hartmann (2008) und Upledger (1994).

1.1.1 Das Liquordruckmodell

Das Bewegungspotenzial der Knochen wird, wenn eine Bewegung stattfindet, durch das Zu- und Abnehmen des Liquordrucks umgesetzt. Neben der Theorie des Liquordruckmodells von Upledger und Vredevoogd gibt es zahlreiche andere Modelle, die den Cranio-Sacralen

Rhythmus erklären sollen, wie etwa eine intrinsische Hirnbewegung, die Muskeln, eine Lymphpumpe, das Gewebe mit einem eigenen Gewebedruck usw. Letztendlich wird in diesem Gebiet weiterhin geforscht und es gibt keine Einigung auf eine Theorie (Chaitow, 2010). Für unsere Arbeit können wir die Idee des Liquordruckmodells gut nutzen und führen diese aus diesem Grund weiter aus.

Auch was den Abfluss des Liquors betrifft, unterliegt die Forschung stetig neuen Erkenntnissen. Die ursprüngliche Annahme, dass der Liquorabfluss hauptsächlich ins venöse System geschieht, wurde durch eine Studie (Ma et al., 2017) unter der Leitung von Steven Proulx und Prof. Michael Detmar in Frage gestellt. Anhand von Versuchen mit Mäusen konnte nachgewiesen werden, dass der Liquor entlang der Nervenbahnen, und zwar hauptsächlich entlang des Seh- und Riechnervs, das Gehirn verlässt und vom Gewebe aus über die Lymphgefäße abtransportiert wird (Mohr-Bartsch & Widmann, 2023).

Beispiel

Die Bewegung des Hinterhauptbeins (Os occipitale) nach lateral, caudal, wie in Abbildung 5 beschrieben, geht mit einer Zunahme des Volumens der Ventrikel einher. Hier ist besonders der vierte Ventrikel zu nennen, welcher dem Keilbein (Os sphenoidale) am nächsten liegt. Die ventrale, laterale und caudale Rotation des Keilbeins (Os sphenoidale), ebenfalls in Abbildung 5 dargestellt, geht ebenso mit einer Volumenzunahme der Ventrikel einher, wobei hier der erste, zweite und dritte Ventrikel naheliegen.

Für die Arbeit mit dem Liquordruckmodell ist es entscheidend, diese Wirkkräfte zu berücksichtigen. Bei der Mobilisation eines Knochens in den beschriebenen Freiheitsgraden sollte die Wahrnehmung auf das Potenzial der Eigenbewegung gerichtet bleiben. Hierfür ist in vielen Fällen ein größeres Maß an Geduld erforderlich. Denn wenn sich der Knochen nicht bewegt, ist das Verstärken der Zug- oder Druckrichtung der jeweiligen Technik kontraproduktiv. Zug- und Druckrezeptoren erkennen den Versuch der Manipulation und sorgen sogar noch für eine Erhöhung der Festigkeit. Dieser Effekt kann umgangen werden, wenn der Anwendungsdruck oder -zug einer Technik im Bereich von 5–20 g bleibt.

Hinweis

Für die in diesem Buch beschriebene Arbeitsweise ist das Arbeiten mit einem Arbeitsaufwand von 5–20 g absolute Voraussetzung!

Wenn bei der Anwendung der Methode auf das Einhalten des Arbeitsdrucks im Bereich von 5–20 g geachtet wird, müssen zwei nicht von der Hand zu weisende Aspekte berücksichtigt werden. Diese sind zum einen der höhere Zeitaufwand, der für die gleiche Technik benötigt wird und die Tatsache, dass es sein kann, dass sich zum jetzigen Zeitpunkt die Technik nicht ausführen lässt.

Bei der von uns empfohlenen Vorgehensweise wird eine Festigkeit dieser Art, die eine Technik unmöglich macht, lediglich protokolliert. Die Wiederherstellung der Beweglichkeit wird gefördert, indem durch die Techniken, die bereits möglich sind, die Liquorbewegung erleichtert wird.

Die Festigkeit wird im Idealfall dann vom Liquordruck wieder gelöst. Nach mehreren Durchläufen der Techniken, die bereits möglich sind, wird die protokollierte Festigkeit wieder überprüft; wenn sich die Liquordruck-Veränderung nun am entsprechenden Knochen wahrnehmen lässt, wird weiter probiert, diesen mit 5–20 g in die beschriebene Beweglichkeit zurückzuführen.

1.1.2 Rahmenbedingung für strukturelle Arbeit

Die Eigenbewegung der Knochen des Cranio-Sacralen Systems (CSS) ist offensichtlich kein fixierter Zustand, weder in seiner beweglichen noch in seiner festen Form. Vielmehr sind spontane Varianzen in der Beweglichkeit einer Struktur zu beobachten. Diese Beobachtung weist darauf hin, dass die Festigkeiten des betrachteten Knochens nicht in allen Fällen auf eine mechanische Blockierung der Struktur zurückzuführen sind. Es scheint u. a. von der momentanen Situation abhängig zu sein, in der sich das Nervensystem im Moment der Betrachtung befindet. Hierdurch ist eine Schwierigkeit gegeben, die bei der Erhebung von Daten für Studien eine wichtige Rolle spielt. Diese Zusammenhänge sollen hier nur erwähnt werden. Eine ausführliche Betrachtung der Zusammenhänge von Rahmenbedingungen auf die Beweglichkeit des CSS wird in Kapitel 1.3 ausgeführt.

Liem (2018, S. 18) schreibt in „Checkliste Osteopathie“ zu den Rahmenbedingungen: „Günstige Bedingungen schaffen – mögliche störende Geräuschquellen während der Behandlung ausschalten: z. B. Telefon ab- bzw. leise stellen, grelles Licht abdämpfen, für einen ausreichend geheizten Raum sorgen, auf warme, trockene, angenehm riechende Hände achten.“

1.2 Nervensystem – Physiologie

Das menschliche Nervensystem besteht aus mehr als 10^{10} Nervenzellen (Neuronen). Das Neuron ist die strukturelle und funktionale Einheit des Nervensystems. Im folgenden Abschnitt soll gezeigt werden, an welcher Stelle die Arbeitsweise des strukturell-funktionalen Ansatzes der Cranio-Sacralen Methode mit der physiologischen Funktion des Nervensystems korreliert und wie diese Funktionsweise durch die Techniken der Methode beeinflusst werden können.

Ein typisches Neuron hat einen Zellkörper (Soma), einen Zellkern (Nucleus) und Mitochondrien. Hinzu kommen sehr feine Nervenfasern: Neurofibrillen und Neurotubuli – dazu später mehr. Ein Neuron hat zwei Arten von Fortsätzen: Dendriten und das Axon (Neurit). Über die Dendriten erreichen Tausende von aufsteigenden (afferenten) Signalen (fördernd oder hemmend) das Neuron und bilden dort über die Zellmembran des Zellkörpers (Soma) eine Signalsumme. Über das Axon werden absteigende (efferente) Nervensignale an Effektoren, auch Erfolgsorgane genannt, geleitet. Überschreitet die Signalsumme der afferenten Signale einen Schwellenwert am Axonhügel des Zellkörpers (Soma), wird ein Reizpotenzial abgeschickt. Dieses erreicht an den Endköpfchen die nächste Synapse. Am synaptischen Spalt wird es in eine chemische Übertragung umgewandelt. Durch die chemische Übertragung ist die Wirksamkeit von Medikamenten gewährleistet, die hier Einfluss nehmen. Dies kann z. B. durch die Irritation von Rezeptoren geschehen, die die Wiederaufnahme eines bestimmten Neurotransmitters verhindern können.

Konzentrationsschwäche und ein Mangel an motorischer Kontrolle (wie etwa bei ADHS oder ADS) werden u. a. dem Mangel an Dopamin und Noradrenalin im Gehirn zugeschrieben. Ein Mangel an Neurotransmittern führt somit zu einer Veränderung der Reizweiterleitung. Da dies auch hemmend sein kann, ist hiermit auch ein Überaktivierungspotenzial angezeigt.

Eine vergleichbare Thematik scheint für die Posttraumatische Belastungsstörung (PTBS) ebenso relevant zu sein wie bei neurodivergenten Personen, etwa mit Autismus-Spektrum-Störung oder Hochsensibilität. Hierzu betrachten wir die mögliche Einflussnahme auf die Reizweiterleitung. Während in der psychiatrischen Behandlung, wie im vorherigen Abschnitt erwähnt, auf die chemische Reizweiterleitung am synaptischen Spalt Einfluss genommen wird, vertiefen wir an dieser Stelle die für die Cranio-Sacrale Methode relevantere elektrische Reizverarbeitung.

Das Aktionspotenzial ist das am Axon weitergeleitete Signal, das am Muskel die Kontraktion auslösen kann. Zur Erregung kommt es dadurch, dass sich das Membranpotenzial z. B. am Axonhügel einer motorischen Nervenzelle oder an der motorischen Endplatte einer Muskelfaser von seinem Ruhewert auf einen geringen negativ geladenen Wert verschiebt. Zwei Mechanismen können hier wirken: Einmal die – wieder für die Methode weniger relevante – durch Neurotransmitter ausgelöste Öffnung postsynaptischer Kationenkanäle oder aber eine aus der Umgebung weitergeleitete elektronische Erregung.

Die biochemische Reizweiterleitung ist wie eine Sicherungsschranke, die verhindert, dass in einem nur auf elektrischen Signalen beruhenden System eine Übertragung durch Überspringen von Ladungen verhindert werden kann. Ebenso führt die biochemische Reizübertragung zu dem Vorteil, ein ladungsunabhängiges Informationsnetz zu gewährleisten, welches seine Information aus der Richtung der Dendriten und der damit verbundenen Neurotransmitter-Ausschüttung erhält und nicht von einer Signalstärke abhängig ist.

Bei der im Folgenden aufgezeigten Herangehensweise, wie die Techniken der Cranio-Sacralen Methode auf die konkrete Situation im Nervensystem wirken und wie sie dort auch Einfluss auf die Reizweiterleitung nehmen, geht man davon aus, dass diese Sicherheitsmaßnahme der Konstruktion nicht mehr ausreichend funktioniert hat. Das System reagiert auf elektrische Reize, die durch eine Überreizung auch zu einer Überaktivierung des biochemischen Reizweiterleitungspotenzials an den Synapsen führt. Das Ergebnis ist verallgemeinert und vereinfacht eine nicht mehr ideale Funktion des Nervensystems. Schmerzen, Überaktivität, unerwünschte Funktionen, Über- oder Unteraktivierung von Erfolgsorganen sind die Folge. Daher kommen wir zur Betrachtung der Auswirkungen von Techniken auf das Nervensystem.

Wir bewegen bei der Cranio-Sacralen Methode die Knochen des Schädels und verändern somit das Druckverhältnis innerhalb des Schädels. Hierdurch werden Raumvolumen verändert und Flüssigkeitsbewegungen beeinflusst. Da alle Flüssigkeiten ebenso elektromagnetisch wechselwirken wie die Räume selbst, ob diese den Knochen, Hirnhäuten oder dem extrazellulären Raum zugeordnet werden können, beeinflussen die Techniken die elektrischen Flüsse innerhalb des Schädels. Sowohl eine Veränderung des Drucks als auch eine Änderung des Volumens wirken auf den Anionen- und Kationenfluss. Dies führt im Weiteren zur Veränderung des Ladungspotenzials bei Berührung, Zug und Druck.

Auch wenn wir gerne eine einfache Anleitung geben würden, wie und mit welchen Techniken auf welche Beschwerdenlage zu reagieren ist, sehen wir uns einer wesentlich komplexeren Ausgangslage gegenüber. So ist schon im Allgemeinen nicht vorhersehbar, welche Reaktion zu erwarten ist, wenn die Hand einer behandelnden Person mit dem Schädel der Zielperson in Kontakt kommt, auch nur mit der Absicht, eine Technik auszuführen. Zwei vereinfachte Möglichkeiten sollen hier aufgezeigt werden. Im ersten Fall liegt ein Ionenüberschuss am Körper der behandelnden Person vor, welcher bei einem Kontakt zum Schädel (Cranium) eine temporäre Ionisierung der Schädelkapsel bzw. ihrer Umgebung, dem elektromagnetischen Feld, auslöst. Dies wird wohl eher als unangenehm empfunden werden, zumindest, wenn der Schädel (Cranium) in der Cranio-Sacralen Methode ja in vielen Fällen jenen Klient*innen gehört, die unter Spannungen, Stress, Schmerz oder Ähnlichem leiden. Sollte eine neuronale Unteraktivierung des Schädels (Cranium) Teil der Symptomatik sein, so kann ein Kontakt, der ein Ladungspotenzial mit sich bringt, natürlich analog dazu als angenehm empfunden werden, eventuell als belebend oder Ähnliches. Der zweite Fall ist der aus unserer Sicht anstrebenswerte: Die behandelnde Person ist sich über das eigene Spannungsfeld bewusst (vgl. Kapitel 1.4). Mit einem entsprechend vorbereiteten Körper kann im umgekehrten Sinne eine erste Entladung eines Schädels in Richtung der Hände der behandelnden Person passieren. Dieser Effekt nennt sich *ableiten*; ein alltägliches Phänomen. Es wird lediglich erst ab einer gewissen Ladung (Ionisierung) empfunden. Der Effekt ist, einen kleinen Schlag zu erleben, etwa beim Berühren von Metall bei trockener Luft.

Den Effekt des Ableitens und der Einflussnahme durch das Verändern der Druckverhältnisse machen wir uns in der Methode zunutze, wenn wir z.B. direkt auf einem Nerv arbeiten (dies wird näher in Teil 1, Kapitel 3.3 erläutert). Wenn wir einen Eindruck bekommen möchten, wie sich eine Einflussnahme auf einen Nerv auswirkt, so kann etwa als Selbstversuch (vorsichtig) auf den eigenen Augapfel gedrückt werden (bei geschlossenem Lid!). Ein leichter Druck genügt, um ein Aktionspotenzial (eher tausende) über den Sehnerv (Nervus opticus [II]) zum Sehzentrum zu senden. Ein optischer Effekt in Form etwa von kleinen hellen Punkten ist hierbei die Folge. Wenn wir mit Druck und darauffolgender Druckreduktion an einem Nerv arbeiten, können wir bei motorischen Nerven die Entladungen durch den Körper laufen sehen. Die Muskulatur zuckt oder andere Erfolgsorgane reagieren entsprechend.

Bei der Arbeit mit dem Gehirn sind die Beobachtung und die Wirkung einerseits identisch, andererseits komplexer. Die neuronalen Netze innerhalb des Gehirns und zwischen den verschiedenen Gehirnarealen sind millionenfach verzweigt. Die Kollateralen der Neuronen sorgen für eine komplexe Verschaltung, die zu einer allgemeinen Funktionsweise des Gehirns führt. Über diese allgemeine Funktionsweise gilt es nun jedoch, die individuelle Struktur eines Gehirns zu berücksichtigen. Hier sind die Faktoren aktueller Stress und Neurodivergenz ebenso wie veränderte Musterbildung durch Traumatisierung zu nennen. Betrachten wir hierzu die Arbeit mit den Flüssigkeitskörpern zur Regulation des Gesamtsystems.

Durch die komplexe Verschaltung des Gehirns und seine gute Einbettung in knöcherne Strukturen ist es uns nicht möglich, in einfacher Kausalität Technik (Kausa) und Wirkung zu beobachten. Hier kommen nun die Erfahrung und die Wiederholung von Beobachtungen zum Tragen.

Verändern wir durch Techniken die Liquorfluktuation in bestimmten Dimensionen des Schädels, können wir Rückschlüsse auf die hierdurch mehr oder weniger tangierten Gehirnareale ziehen. Wenn etwa im Bereich der Scheitelbeine (Os parietale) und des Stirnbeins (Os frontale) mehr Raum für den Liquor gegeben wird, scheint eine Aufrichtung und Entspannung der Gliazellen auf der Gehirnoberseite die Folge zu sein. Durch eine laterale Verstärkung der Liquorfluktuation lassen sich Schläfenlappen (Lobus temporalis) und das Kleinhirn (Cerebellum) beeinflussen. Somit ist es möglich, gezielt lokale Veränderungen im Schädel herbeizuführen, die einen Ausgleich der elektrischen Impulse zur Folge haben können.

Vereinfacht kann man sich die Auswirkung so vorstellen: Die Ladungspotenziale an dem Zellkörper (Soma) sind vom Stoffwechsel der extrazellulären Flüssigkeiten abhängig. Ist durch eine Störung (ob Krankheit, Stress oder Sonstiges) ein Gehirnareal überaktiviert, sind die elektrischen Ladungen am Zellkörper (Soma) durch das Eintreffen vieler elektrischer Impulse von wiederum vielen Dendriten hoch. Das hierdurch entstehende Potenzial zur Auslösung eines Aktionspotenzials (siehe oben) kann herabgesetzt werden, wenn die Umgebung weniger Ladung als Grundzustand hält (entspannter ist). Durch die Techniken wird eine Druckreduktion des gesamten Areals erreicht. Die vorliegenden Ladungen können mit den Flüssigkeitsbewegungen innerhalb des Schädels in Bewegung versetzt, d.h. verteilt werden. Das Spannungspotenzial liegt dann vermutlich nicht mehr so eng an der Membran an. Es weist eine geringere Festigkeit auf, die durch die Spannung entsteht. Da die Kationen im extrazellulären Raum weiterhin für das Aktionspotenzial zur Verfügung stehen, ist die Funktionalität des Neurons weiterhin gegeben – und verbessert, da die Ladungen direkter auf die eintreffenden Impulse der Dendriten reagieren können.

Insgesamt kommt es zu einer Abnahme von Aktionspotenzialen und im Weiteren zu einer Abnahme von Reizen. Kurz gesagt: Das Gehirnareal entspannt sich. Da Ladungen sich ausgleichen, kann dieser Effekt nun mit einer Folge von Techniken von einem lokalen Zentrum und einem damit verbundenen Gehirnareal zum nächsten weitergeleitet werden. Wir sprechen dann in der Methode davon, dass wir die Gehirnareale untereinander ausgleichen.

Ein wichtiger Aspekt soll hier nochmals erwähnt sein: Das Energieerhaltungsgesetz macht es generell schwierig, ein System zu entladen. Wenn wir also versuchen, intrakraniell Spannung abzubauen, hat dies seine natürliche physikalische Grenze. Es empfiehlt sich also immer auch, den Schädel nach außen, zum Beispiel auf die behandelnde Person zu entladen, zu erden (wie beschrieben in Kapitel 1.4.4) oder den Abfluss von Ladungspotenzial aus dem Kopf in den Rumpf zu fördern. Ebenso ist eine Ableitung von Reizen zum Erfolgsorgan möglich, wie in Teil 2 gezeigt wird.

1.3 Techniken im Einklang mit dem Flüssigkeitskörper

Der entscheidende Faktor für die Mobilisierung von Knochen des Cranio-Sacralen Systems (CSS) ist die Synchronisation mit der Bewegung des Liquors. Eine Voraussetzung hierfür ist, dass sich der Knochen lösen und bewegen lässt. Die Synchronisation mit der Liquorbewegung sorgt für die Nachhaltigkeit, also dass der Knochen die wiederhergestellte Bewegungsfreiheit auch langfristig weiter nutzen kann. Wenn die Knochen im Einklang mit dem Liquor bewegt werden sollen, ergibt sich eine für die grundlegende Arbeitsweise unumgängliche Bedingung.

Grundbedingung

Gearbeitet wird mit 5–20 g. Das ist der Arbeitsdruck oder Arbeitszug, mit dem die Techniken der Cranio-Sacralen Methode ausgeführt werden.

Durch diese einfache Bedingung sind wir sicher, dem Körper keinen mechanischen Schaden zuführen zu können. Wenn wir hören, dass Auszubildende Angst haben, am Kopf etwas falsch zu machen, weisen wir darauf hin, dass kaum jemand das Tragen einer Mütze mit Gummiband als gefährlich einstuft. Und tatsächlich werden unangenehme oder falsche Interventionen vom System nicht angenommen. So komprimiert das Gummiband einer Mütze den Schädel nicht immer weiter nach medial bis zu einer deutlichen Verformung und damit einhergehenden Funktionseinschränkung. Solche Interventionen werden kompensiert.

Abgrenzung der Cranio-Sacralen Methode

Teilweise werden in anderen Methoden scheinbar identische Techniken benutzt. Der Unterschied liegt häufig im Behandlungsdruck und in der Behandlungsgeschwindigkeit: Beispielsweise wird beim Einrenken die Reaktionszeit der Muskel- und Sehnenrezeptoren bewusst unterschritten. Der Körper schafft es hierbei nicht schnell genug, die Strukturen festzuhalten, kompensatorisch zu wirken. Diese Veränderung ist aus diesem Grund häufig nicht nachhaltig. Da die Zug- und Druckrezeptoren die Veränderung im Nachhinein vermessen, streben diese den vorherigen Zustand, der in den Ganglien gespeichert ist, an. Der Zustand aus den Ganglien wird sich wiederherstellen. Das ist die Aufgabe der Speicherung in den Ganglien. Der Effekt der Behandlung wird zurückgesetzt.
Für die Cranio-Sacrale Methode bedeutet dies zweierlei: Erstens ein langsames Bewegen, sodass die Veränderung vom Nervensystem beobachtet und bewertet werden kann. Und zweitens, vor allem in der Integrationszeit, nach der Mobilisation, ist die Veränderung des Knochens über mehrere Minuten in seiner

neuen, wiederhergestellten Freiheit begleitet vom Rhythmus des Liquors. So kann das System diese Winkel, Druck- und Rezeptorspannungen in den Ganglien speichern. Es handelt sich hierbei um Kalibrierung.

Durch die Integration der mobilisierten Knochenbewegung in den Rhythmus des Liquors kommt ein wesentlicher Wirkfaktor zum Tragen. Durch die Mobilisation eines vorher blockierten oder sich in einem festen Zustand befindlichen Knochens des Cranio-Sacralen Systems verändert sich das Volumenpotenzial des Flüssigkeitskörpers. Die wiederhergestellte Bewegung gibt in der Regel neue Räume, die durch die Festigkeit nicht mehr genutzt werden konnten, wieder frei.

Dies wiederum führt zu einer Veränderung des gesamten Flüssigkeitskörpers in den Liquorräumen. Wenn sich der Flüssigkeitskörper verändert, verändert sich somit auch sein Verhalten, seine Bewegungsart, seine Ausbreitung, seine Amplituden und seine Frequenzen. Da durch Filtration neuer Liquor gebildet wird, ist eine Anpassung der Zusammensetzung möglich.

1.3.1 Auswirkungen auf das Nervensystem

Das Nervensystem hat die Möglichkeit, Veränderungen des Liquorkörpers zu registrieren, da das Zentrale und das Periphere Nervensystem sich im Liquor befinden. Mehr Volumen für den Liquorkörper wird, bei sonst gleichbleibenden Bedingungen, die Frequenz des An- und Abschwellens senken. Die Verlangsamung der Frequenz führt zu einer Senkung der Gehirnwellenaktivität. Vereinfacht kann hier auch von einer Entspannung des Nervensystems gesprochen werden. Dieser Aspekt ist wesentlich für die Funktionsweise und die Nachhaltigkeit der Techniken in der Cranio-Sacralen Methode, denn nur in diesem entspannten Modus des Nervensystems integriert dieses die neuen Bewegungspotenziale des Knochens und des Liquorkörpers. Sie können nun in den Ganglien gespeichert werden, und es folgt eine Anpassung der Rezeptoren in den Muskeln und Sehnen.

Hinweis

Diese Integration ins Nervensystem passiert nur, wenn die Bewegung über mehrere Minuten begleitet wird und die Rahmenbedingungen für den Menschen ausreichend angenehm sind, ansonsten werden Stressmechanismen des Sympathikus dafür sorgen, dass der bisher gespeicherte Zustand wiederhergestellt wird. Dies ist die größte Sicherheit für das Nervensystem, um das Funktionieren zu gewährleisten!

Die Bewegung des Liquors kann sehr unterschiedlich sein. Sowohl von Person zu Person, jedoch selbst im Laufe einer Anwendung verändert sich der Zustand beziehungsweise das Verhalten des Flüssigkeitskörpers der behandelten Person.

Aus unserer Arbeit heraus kann gesagt werden, dass die Individualität der Flüssigkeitskörper der Vielfältigkeit menschlicher Individuen zu entsprechen scheint. Ungeachtet dessen folgt nun eine Kategorisierung von verschiedenen Wellenmustern, die eindeutig voneinander zu unterscheiden und bei fast allen Menschen so oder so ähnlich auffindbar sind.

Diese sind die Fluid-Tide, die Potency- oder auch Mid-Tide und die Long-Tide. Diese Begriffe gehen zurück auf die Urväter der Methode. Die Mid-Tide hat verschiedene Bezeichnungen erhalten. Magoun benannte sie nach seinem Entdecker Sutherland-Welle. Von vielen Praktizierenden wird diese Frequenz auch cranialer rhythmischer Impuls genannt (Mc Partland & Skinner, 2010). Sutherland prägte 1930 den Begriff Primär respiratorischer Atemmechanismus (Mc Partland & Skinner, 2010, S. 97). Er sah in ihm die Triebkraft der Liquorschwankungen. Den Antrieb dieses Mechanismus beschrieb er wiederum 1943 mit dem Atem des Lebens. Eine Zuordnung entspräche hier dem primär respiratorischen Mechanismus der Mid-Tide, der Atem des Lebens entspräche der Long-Tide.

1.3.2 Verschiedene Tiden

In ihren zuordenbaren Frequenzen absteigend, ist als erste Tide die **Fluid-Tide** zu nennen. Diese ‚Flüssigkeitswelle' wird je nach Lehrbuch bereits in einem gewissen Spektrum 6–12-mal pro Minute (Mc Partland & Skinner, 2010; Mohr-Bartsch & Widmann, 2023) oder 8–12-mal pro Minute (Becker, 2007) angenommen. Aus unserer Sicht ist es weder hilfreich noch notwendig, sich darauf festzulegen, wo diese Frequenz genau liegt und es eben bei ihrer Unterschiedlichkeit zu belassen. Es genügt die grobe Einordnung: Diese Bewegung findet definitiv mehrmals pro Minute statt. Sie wird auf die Arbeit der unterschiedlichen Druckrezeptoren zurückgeführt, die u.a. von den Schädelnähten aus dafür sorgen, dass die Liquorproduktion an der Blut-Hirn-Schranke gestoppt wird. Nimmt der Druck an den Schädelnähten dann wieder zu, setzt auch die Liquorproduktion wieder ein.

Wichtig und hilfreich ist jedoch die Abgrenzung zu einer anderen Qualität und damit verbunden auch zu einem sich unterscheidbaren Erklärungsansatz für den Antrieb. Ebenso ist mit dem Qualitätswechsel der momentane Zustand der Person verbunden. Sinkt die Frequenz unter die Schwelle von etwa 30 Sekunden, können wir durch die damit veränderten Atemmuster der Person und weiteren Indikatoren der Entspannung (vgl. Kapitel 3.8) von der Mid-Tide ausgehen.

Die nächstlangsamere Bewegung des Liquors, die benannt werden kann, ist die **Mid-Tide**, die auch **Potency-Tide** genannt wird. Ist der Rhythmus der Bewegung an einem Knochen langsamer als mindestens zweimal pro Minute, können an der Person in der Regel Muster der Entspannung erkannt werden. U.a. löst sich meist ein Teil der aktuellen Muskelspannung und akute Spannungsschmerzen können sich bereits lindern. Der Übergang von Fluid-Tide zu Mid-Tide basiert scheinbar auf einem Umschalten des Nervensystems von sympathischer zu parasympathischer Aktivität. Dies ist anzunehmen, da in der Phase des Umschaltens in den allermeisten Fällen Geräusche aus dem Bauchraum auftreten, die mit einer Erhöhung der Vagusnerv-Aktivität verbunden sind. Der Mensch befindet sich hierbei in einem körperlich entspannten, jedoch normalen, wachbewussten Zustand.

Die Mid-Tide kann eine Länge von bis zu zwei maximal drei Minuten in der Frequenz aufweisen, laut Agustoni (2006) zwei bis drei Zyklen pro Minute. Die Literatur weist hier zahlreiche Unterschiede auf, sowohl in den Zei-

Hinweis zur Weiterentwicklung

Hiermit richten wir uns in erster Linie an alle Lehrenden und Publizierenden. Durch die Vielzahl an unterschiedlichen Angaben, wo sich genau die Grenzen von verschiedenen Tiden befinden, entsteht eine Verunsicherung und eine verdrehte Erwartungshaltung. Darüber hinaus entstehen neue ‚Wellenlängen' wie der Liem-Rhythmus (Liem, 2018). Aus unserer Sicht hilfreicher wäre eine eindeutige Benennung der Zustände des Menschen, die mit den jeweiligen Wellen, die auftreten, eng verbunden sind. Hier können wir sehr deutlich unterscheiden, ob sich jemand primär im sympathischen Spektrum bewegt oder bereits parasympathische Aktivitäten aufweist. Ebenso sind die Auswirkungen auf die Gehirnwellen leicht erkennbar. So ist aus unserer Sicht die Mid-Tide mit der Alpha-Welle des Gehirns assoziiert und die Long-Tide mit dem Spektrum von Gamma- bis Delta-Wellen des Gehirns.
Die Übergänge sind so am Körper und am Verhalten der vor uns liegenden Person leicht zu erkennen.

ten als auch in den Namensbezeichnungen; so führt beispielsweise Liem (2018) eine ganze Tabelle unterschiedlicher Zyklen in seinem Buch „Kranio-Sakrale Osteopathie" auf. Falls Sie Interesse haben, sich hier weiter zu vertiefen, empfehlen wir, sich diese zu Gemüte zu führen. Aus unserer Sicht ist dies jedoch nicht hilfreich oder zielführend. Bei Frequenzen von über zwei bis drei Minuten treten bereits Effekte auf, die uns einer Definition der Long-Tide näherbringen. Die Grenzen sind hier fließend. Die Mid-Tide wird von Sutherland Potency-Tide genannt, da in dem Zustand, in dem sich der Mensch hier befindet, ein besonderes Potenzial für die Körperarbeit auftritt. Dieses Potenzial ist so bedeutungsvoll, dass an dieser Stelle bereits gesagt werden kann, dass es sich um die Grundlage gleich mehrerer im Folgenden beschriebener Aspekte der Arbeit mit der Cranio-Sacralen Methode handelt. Dies wird in Teil 2 (Traumaarbeit) aufgegriffen. Dort beginnt es bereits bei der Erarbeitung der positiven Ressourcen auf der Grundlage einer veränderten Körperwahrnehmung. Von dort aus wird die Potency-Tide als Grundlage aller weiteren Phasen der Traumaarbeit gesehen. Die Potency-Tide wird auch in Teil 2 die Grundlage bilden, wenn es um die Arbeit mit verschiedenen Gehirnarealen geht.

Die **Long-Tide** ist die langsamste der benannten Wellenphänomene. Sie ist so langsam, dass sie auch als stehende Welle bezeichnet wird. Becker beschreibt die Long-Tide mit sechs Zyklen alle zehn Minuten (Mc Partland & Skinner, 2010). Agustoni (2006) schreibt ihr einen Zyklus in 100 Sekunden zu. Das komplexe Zusammenspiel von Rezeptoren, die Einfluss auf die Aktivität der Blut-Hirn-Schranke haben, sowie den Teilen des Systems, die für die Resorption zuständig sind, wie den Arachnoidalzotten (Granulationes arachnoideae), kann in einen Zustand geführt werden, in dem fast keine Bewegung der Knochen des Cranio-Sacralen Systems mehr wahrnehmbar ist. Fast keine Bewegung der Knochen meint hier besonders in Relation zu einem erkennbaren Rhythmus, wie den beiden bereits beschriebenen Wellenphänomenen.

Im Gegensatz zu einem Anhalten oder Festhalten kommen die Knochen jedoch in einen an sich viel beweglicheren Zustand, als es sich vergleichsweise während der Zustände der Fluid-Tide oder Potency-Tide zeigt. Bei einer stehenden Welle ergeben sich Punkte, die keine der Frequenz unterliegende Auslenkung haben. Die Wellenfrequenz kann jedoch als Schwingung wahrgenommen werden. Der Punkt, der hier von einer die Long-Tide evaluierenden Person über einen Knochen wahrgenommen wird, bewegt sich demnach nicht in der Frequenz der Welle. Er steht scheinbar still. Scheinbar, da die frequentative Qualität des weiterhin aktiven Liquordrucksystems nicht angehalten ist. In der direkten Wahrnehmung des Knochens lässt sich das Gefühl mit ‚aufschwimmen' beschreiben. Der Knochen ist dann leicht beweglich.

Es hat sich ein lokales Gleichgewichtsverhältnis in den Druckverhältnissen der Liquorräume gebildet, in dem der Liquor jedoch weiterhin fließt. Dieses Fließen ist als Strömen unter dem palpierten Knochen je nachdem spürbar. Dies gilt eher für Knochen in der Nähe von großen Liquorräumen, wie den Gehirnkammern oder Schädelknochen im Bereich der Resorption durch die Arachnoidalzotten (Granulationes arachnoideae). Diese Welle der Long-Tide lässt sich deutlich von der später beschriebenen Technik des *Stillpunktes* abgrenzen, bei der der Liquorfluss temporär gestoppt wird.

Das Nervensystem wechselt beim Erreichen der Long-Tide nochmals eindeutig seinen Modus und seine Frequenz. Spätestens beim Wechsel von der Potency-Tide in die Long-Tide wird das Wachbewusstsein aufgegeben. Auf der Potency-Tide ist der Mensch noch ansprechbar, was ein wichtiger Faktor für die im weiteren Verlauf beschriebene Prozessarbeit ist. Hier ist im Besonderen darauf hinzuweisen, dass es sich nicht um den Prozess des Einschlafens handelt. Dies kann durch zwei wesentliche Faktoren unterschieden werden.

- **Erstens** hält die anwendende Person die liegende Person über einen Knochen in diesem Zustand. Dies zeigt sich dadurch, dass die Person beim Loslassen unmittelbar aus dem Zustand auftaucht, z. B. ansprechbar wird, und die Atmung sich verändert. In unserer täglichen Arbeit lässt sich dann beobachten, wie ggf. nach einem Positionswechsel der anwendenden Person zu einem anderen Knochen bei Kontakt zu diesem und der Intention, über Techniken wieder auf die Long-Tide zu führen, der vorherige Zustand unmittelbar weitergeführt wird. Dieses sprunghafte und steuerbare Verändern des Zustandes ist bei schlafenden Personen deutlich anders.
- **Zweitens** bleibt die Wahrnehmung im sensorischen Bereich unbeeinflusst, und das ist für die Integrationsarbeit, die im weiteren Verlauf dieses Buches beschrieben wird, von unverzichtbarer Bedeutung. Das sprichwörtliche „Kneif mich mal, ich glaub' ich träume" ist ein Hinweis darauf, dass man eben im Traum nicht spüren würde, gekniffen zu werden. In den neuronalen Zuständen der Long-Tide sind traumartige Erlebnisse möglich, die auf Erinnerungen basieren. Die sensorischen, motorischen und emotionalen Empfindungen sind jedoch zugänglich. Hier liegt ein unglaubliches Potenzial für die Erinnerungs- und Integrationsarbeit. Darüber hinaus sind die Sinneswahrnehmungen nicht so reduziert wie im Schlaf. Dies erkennen wir bei unserer täglichen Arbeit daran, dass eine in diesem Zustand befindliche Person (deutlich tief atmend und schnarchend) auf Ansprache ggf. direkt reagiert. Ein ‚Aufwachen' scheint nicht stattgefunden zu haben.

Mit der Ansprache wechselt die Bewegung des Knochens, jedoch von der stehenden Welle meist unmittelbar in die Potency-Tide. Damit schlagen wir den beschriebenen Zustand, anstelle einer Frequenzrange, für die Definition der Long-Tide vor.

1.3.3 Wahl der Tide für Techniken

Zunächst einmal soll die Idee der Wahl sogleich eingeschränkt werden. Es handelt sich lediglich um ein Angebot, da es sich bei den Tiden um Gesamtzustände des Menschen handelt. Inwieweit sich der Körper des Menschen diesem Angebot hingibt, wird im Folgenden genauer betrachtet; sowohl in Kapitel 1.4, in dem der Einfluss der behandelnden Person betrachtet wird als auch in Teil 2 bei den Rahmenbedingungen für Traumaarbeit und im Speziellen als Auswirkungen von Trauma, die das Zulassen von einigen neuronalen Zuständen verhindern, die den langwelligeren Tiden entsprechen.

Hier wird demnach im Bewussten theoretisiert, wenn gesagt wird, in welchem Frequenzbereich im Idealfall eine Technik ausgeführt werden soll. Der Umgang mit der im Bewusstseinsfeld der behandelnden Person durch dieses Buch gegebenen Einordnung schlägt die Brücke zu dem jeweiligen Ansatz, der weiterführt, wenn die Erwartung der behandelnden Person von einer anderen Realität überdeckt wird. Wir möchten eben genau an dieser Stelle das Wissen unter den Praktizierenden stärken, zwischen strukturell-funktionaler Arbeit und emotionaler Prozessarbeit fließend wechseln zu können. Besser noch, einen so weichen Übergang innerhalb der unterschiedlichen Ansätze innerhalb der Cranio-Sacralen Methode zu schaffen, dass eine neue Arbeitsweise entsteht. Eine Arbeitsweise, die keine Unterscheidung von Traumaarbeit, Prozessarbeit, Entspannungsarbeit und Cranio-Sacraler Techniken im strukturellen Bereich benötigt.

Auf diesem Weg folgen wir zunächst der Illusion, eine Wahl zu haben, welche Techniken in welcher Tide ausgeführt werden sollten oder können.

Der **stärkste mechanische Druck scheint in der Fluid-Tide** zu liegen. Demnach ist es naheliegend, diese Kraft zu nutzen, wenn es um die mechanische Lösung eines Knochens geht, der nicht mehr seiner möglichen Mobilität entspricht. Damit erfüllt er nicht alle Anforderungen, die das Cranio-Sacrale System an ihn stellt. Wir sprechen in diesem Fall von einer knöchernen Blockade, auch Läsion genannt. Sie basiert entweder auf der Verklemmung des Knochens selbst zu einer seiner direkten Begrenzungen oder auf der Festigkeit einer oder mehrerer Strukturen. Für die Identifikation einer Läsion kann festgehalten werden, dass nur die betrachtete Beweglichkeit in der Mobilität nicht vorliegt, während andere Freiheitsgrade und umliegende Strukturen dem Cranio-Sacralen Rhythmus folgen. Diese Annahme und Vorgehensweise können als Grundlage der Osteopathie verstanden werden. (Sutherland entdeckte die mögliche Bewegung am Schädel.)

In unserer Arbeit hat sich herausgestellt, dass eine Großzahl der Menschen, die zu uns kommen – im Untersuchungszeitraum über 50 % – bei der ersten Evaluation des Cranio-Sacralen Systems (CSS) bereits auf der Mid-Tide waren. Es ist hier nicht nötig, die entsprechende Person aus diesem Zustand in einen höheren Frequenzbereich zu transferieren oder transferieren zu wollen. Es ist nun jedoch möglich, dass der Druck, den der Flüssigkeitskörper auf die Mobilität des betrachteten Knochens ausübt, nicht genügt, um diesen wieder in die Gesamtbewegung zu integrieren.

Wir folgen hier dem ganzheitlichen Ansatz, akzeptieren diese Tatsache und protokollieren sie zu diesem Zeitpunkt lediglich. Erst nach einer gründlichen Betrachtung der Gesamtheit aller Muster des betroffenen Menschen kann es in einzelnen Fällen sinnvoll sein, hier den schnelleren Rhythmus der Fluid-Tide zu fokussieren, um die Bewegung wiederherzustellen. In diesem Abschnitt soll dies als Orientierung genügen. Teil 2 geht vertiefend auf den ganzheitlichen Ansatz sowie den Umgang und das Respektieren des Zustandes, der evaluiert wird, ein.

An einer stehenden Welle kann per definitionem an dem Knochen, der nicht mehr im Sinne einer Frequenz der Bewegung einer Welle unterliegt, auch keine Technik in einem Rhythmus ausgeführt werden. Wie bei der Beschreibung der Long-Tide erwähnt, ist der Knochen nicht bewegungslos im Sinne einer Festigkeit. Vielmehr schwimmt er besonders gut auf. Er scheint von einem permanenten Strömen aus seinen Begrenzungen gehoben zu sein. In den meisten Fällen wird also der Knochen, über den wir die Long-Tide wahrnehmen, bereits frei sein und keiner Mobilisation mehr bedürfen. Im Sinne einer Verbesserung des Gesamtzustandes des Menschen gibt es jedoch hier eine weitere gute Möglichkeit. Die Position des Knochens kann in Richtung der Raumerweiterung für die Liquorräume in seiner jetzigen Position verschoben werden. Das gesamte System bekommt damit mehr Platz. Eine zusätzliche Liquorproduktion ohne erhöhten Abfluss in der Zeit der Anpassung ist zu erwarten. Wenn mit ‚Wollen' herangegangen wird, wird die Bewegung des Knochens die Phase der Long-Tide durch eine Wiederaufnahme der Mid-Tide auslösen. Dies ist ein Hinweis, dass hier selbstregulatorischen Kräften die Arbeit überlassen werden sollte. Die Autor*innen arbeiten mit geringer Intention, vorsichtig und sehr langsam – dies bedarf sicherlich einiger Monate an Übung – an der beschriebenen Möglichkeit der Erweiterung der Liquorräume. Die Autor*innen investieren 10 bis 25 Minuten für eine minimale Verschiebung in einer solchen Liquorraumextension.

Zusammenfassend kann gesagt werden: Der strukturell-funktionale Ansatz arbeitet in direkter Linie mit dem *Fluid Body*. Eine Arbeit mit den Techniken der Methode ist jedoch auch auf der Potency-Tide möglich und sogar sinnvoll, falls es sich ergibt. Viele Techniken können auf der Long-Tide nicht mehr ausgeführt werden, ohne diese zu beenden. Veränderungen während der Long-Tide werden direkt kalibriert. Dieser Zustand benötigt Bedingungen, die im Verlauf dargestellt werden. Das Arbeiten auf der Long-Tide ist daher nicht dem strukturell-funktionalen Ansatz, sondern dem ganzheitlichen Ansatz zuzuordnen.

1.4 Einflüsse auf das Flüssigkeitsfeld

Im Folgenden geht es um die Begriffe Wechselwirkung und Resonanz, so wie sie in der Physik verwendet werden. Dort werden vier fundamentale Wechselwirkungen benannt. Die starke und die schwache Wechselwirkung sind für unsere Betrachtung irrelevant; sie beziehen sich lediglich auf Kräfte innerhalb eines Atoms. Es bleiben die **gravitative Wechselwirkung** und die **elektromagnetische Wechselwirkung**. Alles, was sich in unserer Welt beobachten oder messen lässt, basiert auf einer oder mehrerer dieser Wechselwirkungen. Wenn wir die Einflüsse auf das Flüssigkeitsfeld innerhalb der Liquorräume eines Menschen betrachten möchten, können wir uns auf die gut untersuchten Erkenntnisse der Physik verlassen.

1.4.1 Gravitation

Auf den Liquor als Flüssigkeitskörper wirkt das Gravitationsfeld der Erde und beschleunigt diesen Richtung Erdmittelpunkt. Wie bei allen Flüssigkeiten im Körper sorgen Druckveränderungen von Gefäßen und Organen sowie Klappen, Lamellen und osmotischer Druck dafür, dass sich Flüssigkeiten auch entgegen dieser Kraft bewegen können. Bei der liegenden Person kann bei der Evaluation des Schädels eine Volumenzunahme der Liquorräume im Schädel wahrgenommen werden, die mit einer Gewichtszunahme des Schädels einhergehen muss, da der Liquor eben dem Gravitationsfeld der Erde unterliegt. Dies bedeutet, dass neben der Bewegung der Knochen auch eine Veränderung im Gravitationsfeld wahrgenommen werden kann. Dies bedeutet weiter: Da der Flüssigkeitskörper gravitativ wechselwirkt, haben alle Einflüsse auf das Gravitationsfeld des Liquorkörpers auch Einfluss auf den Liquorkörper. Hier wird immer das Gravitationsfeld der Erde das stärkste sein, aber ebenso niemals das einzige. Alle Objekte haben Einfluss, und hier ist als Erstes die evaluierende Person – eben auch ein Objekt – zu nennen. Jede Bewegung der evaluierenden Person im Raum ist eine Beschleunigung des Gravitationsfeldes. Je näher diese dem Flüssigkeitskörper der liegenden Person kommt, desto stärker ist die Wechselwirkung.

Das Näherkommen ist hier ein Faktor, der in unseren Ausbildungen und generell in der Methode gerne bis zum gefühlten Verschmelzen gebracht wird. Hierbei werden Muskelschichten, Haut und Kleidung aus der Wahrnehmung herausgeübt. Des Weiteren soll hier erwähnt werden, dass die evaluierende Person hier nicht ein beliebiges Objekt ist, welches durch seine Gravitation auf den Flüssigkeitskörper des anderen wirkt. Da es sich um einen Menschen handelt, der ebenfalls einen Flüssigkeitskörper in sich trägt, kann hier ein Näherkommen über die äußere Betrachtung des Körpers hinaus angebracht sein. Ein vertiefendes Verständnis über die Annäherung von zwei Körpern in dieser Situation entsteht dann, wenn der Flüssigkeitskörper der liegenden Person als in Bewegung wahrgenommen wird. Wenn diese Bewegung begleitet wird, kommen sich die beiden Körper, über den Faktor Zeit betrachtet, näher als bei einer totalen Positionierung zueinander.

Es ist also erklärtes Ziel, die Wechselwirkung der Gravitationsfelder der Flüssigkeitskörper zu erhöhen. Die evaluierende Person sollte für eine maximale Nähe im Einklang mit dem Flüssigkeitskörper der liegenden Person sein. Dies soll an dieser Stelle zunächst als theoretisches Ideal betrachtet werden. Die Idee wird jedoch weiter hinten noch einmal aufgegriffen und dort im direkten Anschluss auf den Elektromagnetismus übertragen.

1.4.2 Elektromagnetismus

Neben der Gravitation bleibt der Elektromagnetismus die weitere und auch wichtigste Wechselwirkung für unsere Arbeit. Der Elektromagnetismus ist wesentlich stärker als die Gravitation. Er sorgt dafür, dass die Molekular-

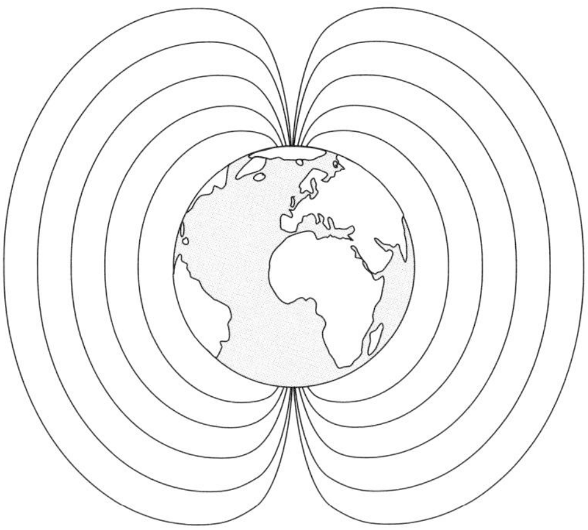

Abbildung 6: Elektromagnetisches Feld der Erde

struktur eines Objektes mit der Molekularstruktur eines anderen Objekts wechselwirkt, was den Dingen die uns bekannte Beschaffenheit, wie etwa eine Oberfläche, verschafft. Dank des Elektromagnetismus bleibt ein Objekt auf der Oberfläche eines Tisches liegen, sonst würden alle Objekte zum Erdmittelpunkt stürzen, durch die Tischplatte hindurch. Elektromagnetische Wechselwirkung findet jedoch nicht nur bei sich berührenden Oberflächen statt, wo sie überhaupt zu der Bildung einer Oberfläche beiträgt. Elektromagnetismus wirkt auch in und zwischen elektromagnetischen Feldern (**Abbildung 6**).

Hierzu ist wichtig zu wissen, dass der Flüssigkeitskörper ein elektromagnetisches Feld besitzt. Wechselwirkung auf elektromagnetischer Ebene kann beobachtet werden, wenn ein Finger neben einen schwachen Wasserfluss, etwa einen etwas geöffneten Wasserhahn, gehalten wird oder wie hier in unserem Beispiel ein Plexiglasstab (**Abbildung 7**).

Der Wasserstrahl neigt sich ein wenig in Richtung des Fingers. Die elektromagnetische Wechselwirkung wird sichtbar. Zudem befinden sich das gesamte Zentrale Nervensystem und der Großteil des Peripheren Nervensystems innerhalb des Flüssigkeitskörpers. Dies ist eine gigantische elektrische Quelle, die kleine Strukturen (z.B. Zellen, aber auch Erfolgsorgane) millionenfach im Körper polarisiert. Dies ist die grundlegende Funktionsweise des Nervensystems. In vielen Bereichen wird elektrische Ladung gut isoliert, etwa durch Myelinschichten. Trotz Isolationseigenschaften erreicht diese Polarität die Erfolgsorgane und kann demnach nicht vollständig abgeschirmt bleiben. Die elektrischen Impulse sorgen mit dafür, dass der gesamte Flüssigkeitskörper sowohl magnetisch als auch elektrisch wechselwirkt. Der Flüssigkeitskörper trägt ein elektromagnetisches Wechselfeld.

Diese Tatsache der elektromagnetischen Wechselwirkung wird im Weiteren viele bisher nicht oder missverstandene Möglichkeiten sowohl in der Wahrnehmung erklären als auch technische Möglichkeiten eröffnen, die sich sonst nicht ergeben würden. Es handelt sich hierbei auch um eine Brücke zu einigen Begriffen, die teilweise schwer greifbar sind, z.B. die Forderung nach einer guten Erdung (siehe auch Kapitel 1.4.4).

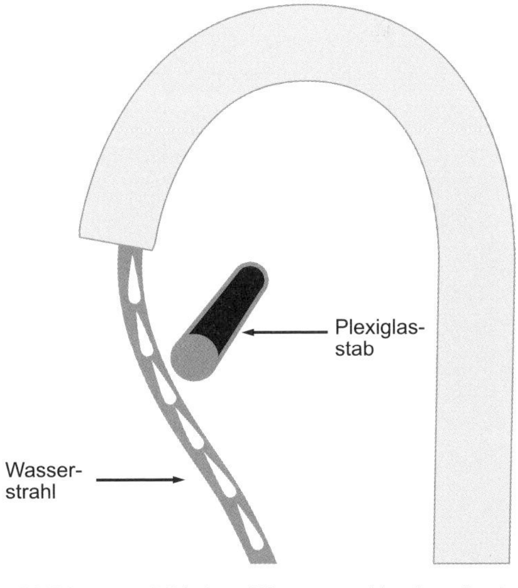

Abbildung 7: Bild eines Wasserstrahls, der mittels eines Plexiglasstabs umgelenkt wird.

1.4.3 Das Befinden der liegenden Person

Wenn in Kapitel 1.3.2 festgehalten wird, dass das Nervensystem als nicht unbedeutendes Element für den elektrischen Zustand des Flüssigkeitskörpers gesehen werden muss, wird deutlich, dass das Empfinden der liegenden Person und der damit verbundene Aktivitätsmodus ihres Nervensystems mit ausschlaggebend auf das Verhalten ihres Flüssigkeitskörpers sein muss, den beschriebenen Tiden entsprechend. Das Nervensystem als mitten im Flüssigkeitskörper befindliches Element sorgt dafür, dass der Flüssigkeitskörper ein elektrisches Wechselfeld ist und hält es mit jeder Veränderung seiner Aktivität in einem dynamischen Zustand. Die elektrischen Impulse, die durch das Nervensystem laufen, verursachen eine ebenso dynamische Ausbreitung von elektrischen Feldphänomenen, die den gesamten Flüssigkeitskörper zu einem magnetischen Wechselfeld machen.

Jede Veränderung im Empfinden der liegenden Person wird über die damit verbundene Darstellung der Empfindung auf das Nervensystem, auch wenn in geringem Ausmaß, eine Wechselwirkung mit dem Flüssigkeitskörper verursachen. Wie weitreichend die Rahmenbedingungen jedoch auf die Liquorbewegung sind, wird erst klar, wenn die Punkte unter den Kapiteln 1.3.1 und 1.3.2 mitgedacht werden. Denn der neuronale Zustand der liegenden Person ist von mehr Faktoren abhängig als nur den Umgebungsgeräuschen und den übrigen unter Kapitel 1.1.2 aufgeführten. Zu diesen Rahmenbedingungen gehört auch der neuronale Zustand der evaluierenden und ggf. be-

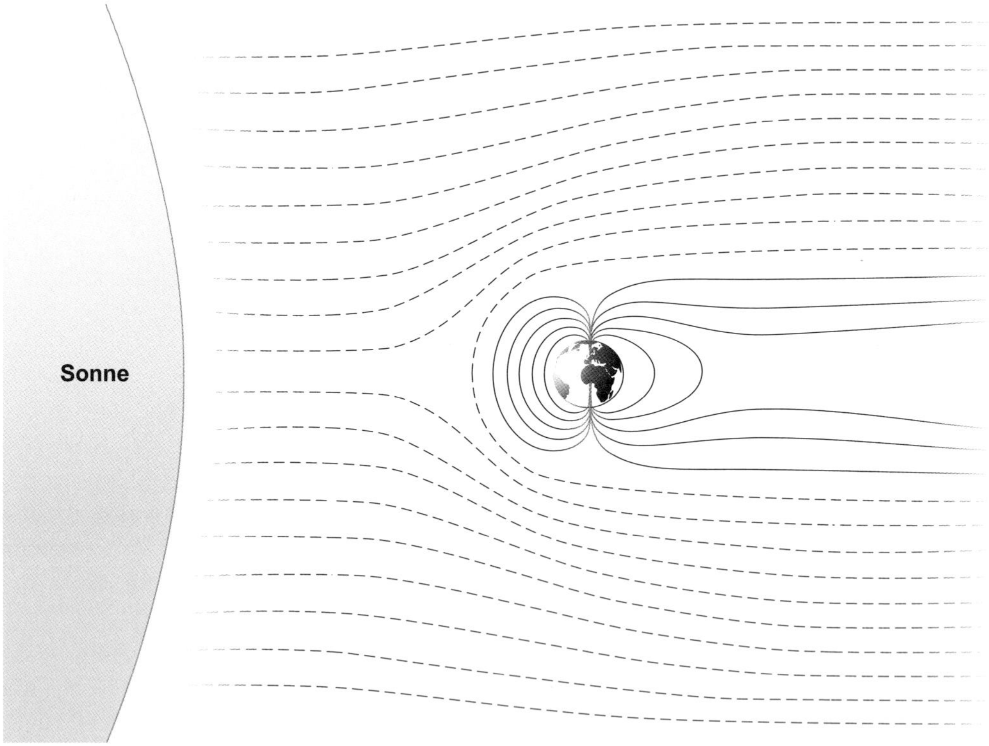

Abbildung 8: Elektromagnetisches Feld der Erde im Einfluss der Sonne. Feldlinien der Erde werden von Feldlinie der Sonne stark deformiert, komprimiert und langgezogen.

handelnden Person, die sich am Behandlungstisch oder auch nur im Raum befindet. Spätestens, wenn diese im Kontakt und damit in der Wahrnehmung der Liquorbewegung der liegenden Person ist, gehen wir davon aus, dass es maßgeblich die Wechselwirkung der beiden Flüssigkeitskörper ist, die nun interagieren(**Abbildung 8**).

In unseren Ausbildungen widmen wir einen ganzen Ausbildungstag der Beobachtung, was bei unterschiedlicher Platzierung der evaluierenden Person passiert. Hierbei werden unterschiedliche Positionen der Evaluation an der Behandlungsliege ausprobiert, aber auch unterschiedliche Körperhaltungen. Auch die eigene neuronale Aktivität wird verändert, indem wir mit unterschiedlichen Gedanken (diese sind normiert vorgegeben) an den Behandlungstisch und in die Evaluation gehen. Es lässt sich hierdurch feststellen, dass die Art des Denkens der evaluierenden Person bereits Einfluss auf den Flüssigkeitskörper der liegenden Person hat.

1.4.4 Die Haltung der evaluierenden Person

Wir sind bemüht, den Begriff *neutrale Präsenz* als feststehenden Fachterminus in die Cranio-Sacrale Körperarbeit zu integrieren. Neutrale Präsenz beschreibt eine innere Haltung und damit einen neuronalen Zustand der behandelnden oder der evaluierenden Person. Präsenz ist eine Forderung, die Sinnesorgane aktiviert zu halten. Die Augen sind demnach geöffnet. Immer wieder werden wir mit dem Hinweis konfrontiert: „Mit geschlossenen Augen kann ich mehr wahrnehmen." Wir haben ausreichende Argumente, um dieser scheinbaren Wahrheit widersprechen zu können. Wir empfehlen an dieser Stelle den Menschen, die die Augen lieber schließen, herauszufinden, weshalb sie so sehr von ihrem Sehsinn abgelenkt werden, dass das sensorische Empfinden dadurch beeinträchtigt wird. Wichtiger, als die Ursachen zu analysieren, ist es, zu trainieren, dass sich dies ändert und ggf. visuelle Störquellen zu reduzieren.

Neben den geöffneten Augen gilt es auch, die Wahrnehmung bewusst für den auditiven Kanal und natürlich die sensorische Haptik zu öffnen. Ein besonders interessanter Punkt in Anbetracht von Kapitel 1.3.2 ist, die Sensorik nicht nur im Bereich der Hände zu beachten, die sich ggf. im direkten Kontakt zur evaluierenden Person befinden, sondern mit dem gesamten Körper als Antenne wahrzunehmen.

Über diese Ganzkörperwahrnehmung – und das meint hier eine Wahrnehmung seines eigenen ganzen Körpers – kann die Wechselwirkung des eigenen Körpers mit dem elektromagnetischen Feld der liegenden Person wahrgenommen werden. Dies ist der Schlüssel zur ganzheitlichen Körperarbeit und eröffnet Möglichkeiten, die weit über die Einflussnahme auf den anderen Menschen und sein System über dessen Knochen hinausgehen. Es beginnt eine Interaktion der Nervensysteme auf frequentativer Ebene. Nicht unbedingt nur, um diese Bedingung herzustellen, sondern ganz besonders auch, um nicht negativ auf die liegende Person zu wirken, kommt nun der Aspekt der Neutralität in der Präsenz ins Spiel.

Wir bieten in unseren Ausbildungen zahlreiche Übungen aus verschiedenen Bereichen und Kulturen an, die darauf abzielen, einen möglichst neutralen Geisteszustand herzustellen. Dies sind teilweise Atemübungen, Konzentrationsübungen, wie die Konzentration auf das Sutherland-Fulkrum, sowie Körperübungen oder geistige Übungen. (Auf diese soll jedoch hier nicht weiter eingegangen werden.)

Nur wenn es der evaluierenden Person gelingt, diese beiden Kriterien Neutralität und Präsenz aufzubauen oder einzunehmen, kann die von uns im weiteren Verlauf beschriebene Herangehens- und Wirkweise der Cranio-Sacralen Methode funktionieren. Häufige Störungen der Neutralität sind Mitleid, Hilfsbereitschaft, Unsicherheit, Unklarheit in den Rahmenbedingungen oder eine nicht neutrale Position oder Haltung der anderen Person gegenüber, die bereits bestand. Wir empfehlen daher, nicht mit Verwandten, Freund*innen oder engen Bekannten zu arbeiten; zumindest nicht, wenn es wichtig ist, dass das Potenzial der Methode nicht eingeschränkt wird.

Von Beginn an thematisieren wir in unseren Ausbildungen das Prinzip von *Nähe und Distanz*. Nähe ist hier zunächst im einfachen und direkten Sinne als der Abstand von zwei Objekten zueinander zu verstehen, hier zwischen evaluierender oder behandelnder Person und liegender Person. Dasselbe bezeichnet auch der Begriff Distanz und für diese erste Betrachtung sind beide Begriffe identisch zu verstehen.

Inwieweit der räumliche Abstand relevant ist für die Wahrnehmung des Flüssigkeitskörpers der liegenden Person, kann aus der Betrachtung der Wechselwirkung abgeleitet werden. Je dichter zwei elektromagnetische Felder beieinander sind, desto stärker ist ihre Wechselwirkung, da die Feldstärke mit der Entfernung abnimmt. Wenn jedoch hieraus die Idee entspringt, möglichst nah an der zu evaluierenden Person sein zu wollen, muss der Aspekt der gegenseitigen Beeinflussung berücksichtigt werden. Eine möglichst geringe Distanz wird von den meisten Menschen in der Rolle als liegende Person eher unangenehm empfunden. In unseren Ausbildungen hat sich gezeigt, dass besonders Anfänger*innen, die etwas spüren wollen, eher zu nah an die liegende Person herangehen. Hier kommt die etwas andere Bedeutung der Begriffe Nähe und Distanz zum Tragen. Parallel zu einer räumlichen Nähe ist eine innere Distanz vonnöten. Die innere Haltung, etwa der Privatsphäre der liegenden Person gegenüber, scheint hier signifikant ausschlaggebend dafür zu sein, wie sich die liegende Person fühlt. Wie bereits oben beschrieben, ist dies ein wichtiger Faktor der Rahmenbedingungen, damit sich der Flüssigkeitskörper der liegenden Person ausbreiten kann (**Abbildung 9** und **10**).

Es ist also notwendig, dass sich die evaluierende Person selbst zurücknimmt, selbst in einem entspannten Zustand ist und im räumlichen Sinne genügend Abstand einhält. Ebenso kann die Idee, rezeptiv zu sein, helfen, Frequenzen und Schwingungen so einzustellen, dass sich die Felder weiter durchdringen und eine Einheit miteinander bilden, anstatt sich gegenseitig abzustoßen (**Abbildung 10** und **11**).

Bei der Art und Weise, wie wir die Evaluationspositionen in unseren Ausbildungen unterrichten – wir nehmen uns hier sehr viel Zeit für die Haltung der evaluierenden Personen, sowohl die innerliche als auch die äußerliche –

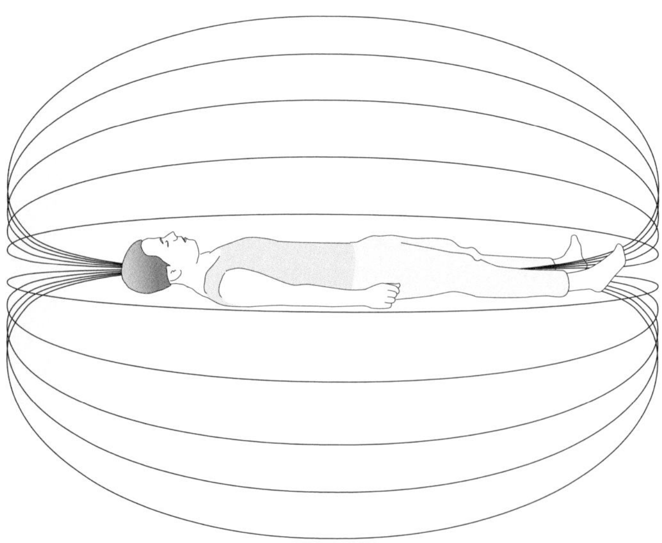

Abbildung 9:
Das Feld der liegenden Person kann sich ausbreiten und geht in ein harmonisches Verhältnis zum Feld des oder der Evaluierenden.

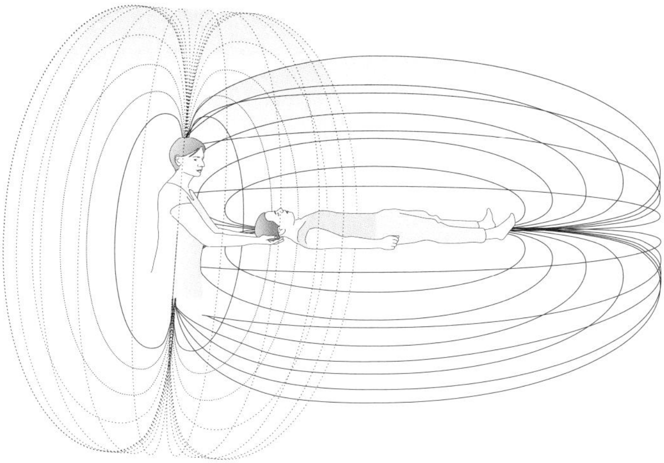

Abbildung 10:
Das Feld einer neutralen Person – rezeptiv. Die Feldlinien einer Behandelnden und einer liegenden Person durchdringen sich.

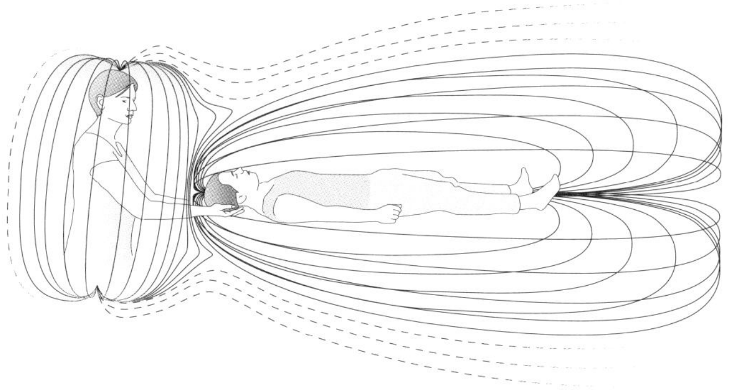

Abbildung 11:
Das Feld einer nicht neutralen Person – drückt das Feld der liegenden Person ein. Die Feldlinien der liegenden Person sind deformiert.

können wir immer wieder Folgendes feststellen: Bei einer absichtslosen, neutralen Evaluation beginnt sich der Zustand der liegenden Person zu verändern. Die Frequenz des Flüssigkeitskörpers nimmt so häufig bereits ab, bevor mit einer technischen Intervention begonnen wird. Das Feld, welches vom Flüssigkeitskörper ausgeht, wird weiter und gleichmäßiger. Das System der liegenden Person scheint sich insgesamt zu glätten. Sollte sich dies nicht einstellen, lässt sich in der Regel herausfinden, an welcher der Rahmenbedingungen es liegt, dass dies nicht geschieht. Darüber hinaus sind Traumaindikatoren zu nennen, auf die in Teil 2 eingegangen wird (Beginn der Traumaarbeit in der Evaluation durch Identifikation von Traumaindikatoren).

Tipps für die Evaluation

Eine aufrechte Körperhaltung, die nicht über der liegenden Person hängt oder zu ihr geneigt ist, mit lockeren Armen und lockeren Händen. Wir sagen, die Hände sollen aufweichen oder durchlässig sein. Der Blick ist offen, aber nicht auf einen Bereich der liegenden Person fokussiert. So kann ggf. auch die Atmung oder der Blutpuls über den visuellen Kanal wahrgenommen werden. Der auditive Kanal sollte zum Abgleich ebenfalls bewusst die Physiologie der liegenden Person beobachten.
Die Aufmerksamkeit sollte zu einem gewissen Prozentsatz – zu ca. 40 % als Orientierung – bei der behandelnden Person selbst liegen (Sitzposition, Haltung, eigene Gedanken). Wenn die

eigenen Gedanken und Erwartungen als störend identifiziert werden, kann ggf. eine geübte Beschäftigung für den Geist genutzt werden, wie etwa das Zählen des eigenen Atems (nur eine von unzähligen Möglichkeiten).

Die im Folgenden beschriebenen Techniken sind in so wesentlichem Ausmaß von den hier beschriebenen Effekten abhängig, dass wir sagen möchten, dass sie nur funktionieren können, wenn das hier Beschriebene berücksichtigt und ausreichend erfüllt ist. Untersuchungen in der Cranio-Sacralen Methode kommen daher häufig zu von unseren Erfahrungen abweichenden Ergebnissen. Die Versuche haben in den allermeisten Fällen eine nicht neutrale Ausgangsposition.

Erdung – Entladung

Die wohl meistgehörte Forderung im Unterricht von körperbezogenen Konzepten ist die Forderung nach einer guten Erdung. Was es genau bedeutet, welchen physikalischen Effekt wir in unserer Arbeit damit verbinden und wie wichtig dieser ist, damit die im Folgenden in diesem Buch beschriebenen Techniken die von uns benannte Wirkungsweise erreichen können, soll in diesem Abschnitt erläutert werden.

Die Autor*innen unterrichten verschiedene Methoden außerhalb der Cranio-Sacralen Methode, unter anderem Qigong und Taiji. In beiden gilt die Forderung der Erdung gleichermaßen; beide beziehen sich hier auf die daoistische Philosophie, welche eine beobachtungsbedingte Naturphilosophie und damit eine Form von Naturwissenschaft ist (Nippold, 2020). Während in der gesundheitsorientierten Methode Qigong häufig nur angesagt wird, wie man stehen soll, um geerdet zu stehen, liefert die Kampfkunst Taiji Möglichkeiten zur Überprüfung und zum Üben, Trainieren und Verbessern dieser Anforderungen an den geerdeten Stand. Hierbei wird sichtbar, dass über jahrelanges Üben und Trainieren dieser Fähigkeiten der Stand in einem Maß verbessert wird, dass man eine oder einen Taijimeister*in kaum wegstoßen kann, wenn er oder sie geerdet steht. Im Folgenden soll kurz aufgezeigt werden, welche Kriterien diese Erdung erfüllen sollte, da wir dies eins zu eins auf unsere Methode, die Cranio-Sacrale Körperarbeit, übertragen können. Es geht in diesem Abschnitt jedoch nicht um das Erlernen und Üben der Erdung, sondern um die Grundlagen für ein physikalisches Verständnis und die Funktionsweise der Erdung aus elektromagnetischer Sicht. Es folgt eine kurze Beschreibung der Anforderungen.

Die Muskulatur der sich erdenden Person sollte in vielen Bereichen sehr locker sein. Eigene neuronale Aktivität belegt die Bahnen (dies sind alle Strukturen des Körpers auf der Strecke von der anderen Person bis zum Boden) mit eigener Spannung. Beispielhaft könnte man sich hier ein Bewässerungssystem vorstellen, welches in seiner Leitung schon voll mit Wasser ist. Dieses Bewässerungssystem kann für eine andere Leitung keinen leitenden Transport übernehmen, da die eigene Wasseransammlung schon die Leitung füllt. Dies ist sowohl als neuronale Ladung zu verstehen wie auch als Muskeltonus. Die Idee ist vergleichbar mit unserer bereits beschriebenen neutralen Präsenz, hier auf vollkommen körperlicher Ebene. Keine Erwartung an eine auf den sich erdenden Menschen treffende Kraft oder Energie, der sich entgegengestellt werden müsste. Es gilt vielmehr die eigenen knöchernen Strukturen so auszurichten, dass sie sich in einem balancierten Zustand befinden. Wenn Sie vertiefendes Interesse haben, besuchen Sie einen beliebigen Kurs mit einem oder einer kompetenten Lehrer*in und lassen Sie sich beim Erlernen der Erdung korrigieren. Überprüfen Sie Ihren Fortschritt am besten durch das Austesten des Standes.

Für unsere Arbeit ist es wichtig, dass wir den Bewegungen nachgeben, die eine liegende Person vor uns auf dem Behandlungstisch vollzieht. Hierfür sollten wir ebenfalls bereits frei von eigenen Spannungen sein und frei von einer festen Haltung. Die geistige Haltung ist, wie anhand der neutralen Präsenz bereits beschrieben, ebenfalls möglichst reduziert in neuronalen Aktivitäten. Dabei handelt es sich um ein Ideal, dem sich nur angenähert werden kann. Nur wenn diese Voraussetzungen einigermaßen erfüllt sind, werden die in dem Buch beschriebenen Techniken ihre beschriebenen Wirkdimensionen erreichen können.

Wenn der Körper der behandelnden Person gut geerdet ist, kann er, wie eine Kupferleitung oder ein Blitzableiter, die Spannungen aus dem System der liegenden Person auf das Molekularfeld der Erde ableiten. Die Spannungen liegen zum größten Teil im Nervensystem und in der Muskulatur bzw. den Faszien und Organen. Von daher genügt es eben nicht, die liegende Person einfach nur mit einem Kabel mit der Erde zu verbinden, so dass diese sich entladen könnte. Vielmehr ist es eine dynamische Reaktionsbedingung, dass wir beim Lösen von Spannungen aus dem System der vor uns liegenden Person unmittelbar zur Aufnahme und Abgabe bereit sind, für Ionisierungen wie auch für motorische Impulse. Das Gleiche gilt auch für die nach den thermodynamischen Gesetzen der Physik entsprechend freiwerdende Wärme.

Das Aufnehmen von negativen Energien ist leider immer noch Thema in vielen Ausbildungs- und Fortbildungseinrichtungen verschiedener Methoden. An dieser Stelle nur kurz: Das Aufnehmen von negativen Energien soll hier auf das Ansteckungspotenzial durch übertragbare Erreger reduziert werden. Sämtliche anderen Energien sind lediglich Energie. Wenn also Ionenüberschuss auf den Körper einer behandelnden Person abfließt, handelt es sich lediglich, sollten es Anionen sein, um negative Ladung dieser Teilchen (auch wenn das Teilchenmodell durch die Quantenmechanik relativiert ist; Welle-Teilchen-Dualismus). Der Ionenüberschuss kann in den Boden abfließen. Wenn der Autor in Schuhen mit Gummisohle arbeitet, was meistens der Fall ist, schlägt er nach dem längeren Halten einer Position, meistens wenn diese am Kopf war, die Hände einmal aus. Mit einem leichten Knacken begleitet, verlässt das fremdgeladene Potenzial binnen einer Sekunde wieder den Körper.

Tipp

Ein temporärer Ionenüberschuss im Bereich der Hände und Unterarme, lässt sich mit einer Wegschleuderbewegung reduzieren. Ionen können durch Beschleunigung, gefolgt von plötzlichem Abstoppen, dem Massenträgheitsgesetz folgend, aus dem elektromagnetischen Feld geschleudert werden. Auch das Entladen an weniger geladenen Gegenständen funktioniert. Der Autor empfiehlt zu beachten, wie weit die Ionen aus dem Behandlungsmoment entfernt werden sollen. Die Hände kurz am eigenen Körper abreiben, z.B. an den Oberschenkeln, ist praktisch. Für eine kurzfristige und einmalige Entladung ist dies ausreichend; z.B. bevor mit einer weiteren Kopftechnik gearbeitet wird. Es ist jedoch zu beachten, dass die Ionen noch im Behandlungsfeld sind. Eine nachhaltige Entladung kann erzielt werden, indem das Feld zum oder zur Klient*in verlassen wird. Eine hohe Effizienz hat das Händewaschen, da die Ionen vom fließenden Wasser vollständig mitgerissen werden, was jedoch einen Bruch der Anwendung bedeutet. Die häufigste Anwendung in der Praxis ist bei den Autor*innen daher das Ausschlagen. Hierfür wird der Unterarm beschleunigt und darauf abrupt gestoppt.

Es ist zu beobachten, dass nicht nur wir, sondern auch unsere Auszubildenden, die sich an unsere Ideen der Erdung und der neutralen Präsenz halten, nach einer Anwendung eher erfrischter und fitter sind als vorher. Die Fähigkeit des Durchlassens löst auch Spannungen und Überschüsse aus dem eigenen System. So geht es den Autor*innen und vielen ihrer Auszubildenden auch geistig nach einer Anwendung tendenziell besser, vollkommen unabhängig von eventuell als negativ zu beurteilenden ‚Energien‘ (Seins-Zuständen) der Klient*innen.

Achten Sie also auf eine entspannte und lockere innere Haltung beim Arbeiten, tragen Sie nach Möglichkeit keine Schuhe mit Gummisohlen, die die Leitfähigkeit zum Boden verhindern. Achten Sie auch auf synthetische oder zu enge Kleidung, Uhren oder Schmuck, und beurteilen Sie selbst, ob sich die Energie dort staut. Seien Sie rezeptiv zur Klient*innenseite. Seien Sie stabil verbunden mit der Umgebung: Hocker und Boden.

1.5 Grundlegendes zur Arbeitsweise in der Cranio-Sacralen Körperarbeit

Behandelt wird die Lebendigkeit. Im Rahmen von Körperarbeit, ob Osteopathie, Massage, Physiotherapie oder anderem, wird sehr häufig der Begriff *Blockade* verwendet. So werden auch wir im Zuge einer Anwendung manchmal gefragt, ob wir eine Blockade gefunden hätten. Die ehrliche Antwort ist selbstverständlich immer: „Ja". Das System wird im Laufe der Jahre, der Schwerkraft und dem Umgebungsdruck ausgesetzt, immer fester. Es ist hundertfach blockiert oder – in unterschiedlichem Ausmaß – im Potenzial eingeschränkt. Entscheidend ist jedoch, dass wir bei der Evaluation (vgl. Kapitel 2.1) einen Eindruck aller Beweglichkeiten und funktionierenden Dimensionen des Systems Mensch vor uns sammeln und nicht die Einschränkungen. Dieses System entspricht niemals dem theoretisierten Ideal der Lehrbücher; das ist auch bei vollkommen gesunden und jungen Menschen bereits der Fall.

Klient*innen können uns mit ihren Beschwerden wiederholt auf die Probleme hinweisen, die mit einer Blockade oder Einschränkung der Funktionen in diesem Bereich einhergehen. Es ist jedoch die im Körper funktionierende Mechanik, die diesem Bereich nicht mehr inhärent ist. Die Cranio-Sacrale Methode ist eine ganzheitliche Methode. Diese Behauptung liegt vielen Methoden zugrunde. Anwender*innen behandeln dann jedoch gern wieder Symptome oder einzelne Beschwerden. Die ganzheitliche Cranio-Sacrale Körperarbeit fördert die Mechanik in den funktionierenden Bereichen und erweitert diese Bereiche, bis sie im gesamten System wieder wirken können. Eine Blockade wird in die mobilen Bereiche des Cranio-Sacralen Systems reintegriert. Dies geschieht nicht über die Blockade (Einrenken, Zurückführen), sondern aus den mobilen Bereichen. Behandelt wird nicht die Blockade, sondern der Cranio-Sacrale Rhythmus des Cranio-Sacralen Systems.

Selbst bei einem Menschen, der aufgrund einer Verletzung oder Krankheit dem Sterben nahe ist, werden vermutlich noch über 90 % aller lebendigen Strukturen einer gewissen Gesundheit entsprechend funktionieren. So können wir zum Beispiel sterbenden Menschen durchaus noch zu einem entspannten und schmerzfreien Körpergefühl verhelfen, eine innere Zufriedenheit fördern und das Gefühl von Gelöstheit und Wohlbefinden möglich machen. In diesem Zusammenhang wird deutlich, dass die Methode nicht auf die Krankheit oder Restriktion gerichtet ist. Es ist wichtig, diesen Grundsatz zu üben, denn der Mensch, der helfen möchte, hat starke Tendenzen dies zu vernachlässigen – und verliert zudem die Neutralität.

In unseren Ausbildungen hat sich die Bezeichnung *White Rabbit* etabliert. Sie stammt aus dem Buch „Alice im Wunderland" und bezeichnet den Hinweis, nicht die von Klient*innenseite benannten schmerzenden Stellen zuerst zu berücksichtigen, sondern den mobilen Bereich aufzusuchen. Gehen wir direkt an die schmerzende Stelle, ist diese unangenehm und fest in den Mobilitäten; von hier lässt sich nur erschwert wirken. Wenn Anfänger*innen in Übungssitzungen immer an die negativ besetzten und genannten Stellen springen, nennen wir das den *Black Rabbit*. Wenn sich tatsächlich eine Verbesserung an einer dieser Stellen einstellt, folgt meist das nächste Problem, und so hüpft man von Schmerzherd zu Schmerzherd, bis die Zeit vorbei ist. Eine grundlegende Entspannung und Verbesserung des Gesamtzustandes des

Systems wird dabei meist nicht erreicht. Wir heilen keine Krankheiten, wir versuchen das System zu entlasten, damit es wieder so funktionieren kann wie vor den belastenden und einschränkenden Ereignissen. Bereits Still war hier derselben Auffassung. Er ermutigte seine Studenten nach Gesundheit zu suchen, denn wie er sagte, „[...] jeder kann Krankheit finden." (Trowbridge, 2008, S. 161)

Meist können gegen Ende einer Anwendung effizient die Mobilität und Entspannung, die im Verlauf hergestellt werden konnten, in den schmerzenden Bereich übertragen werden. In einigen Verläufen wird dieser zu diesem Zeitpunkt bereits als schmerzfrei empfunden. In der Regel liegt eine Verbesserung vor, in jedem Fall eine verbesserte Gesamtspannung.

Grundbedingung

Gearbeitet wird mit 5–20 g. Das ist der Arbeitsdruck oder Arbeitszug, in dem die Techniken der Cranio-Sacralen Methode ausgeführt werden.

(Wir haben uns entschieden, einige Informationen in diesem Buch zu doppeln, da die Qualität als Fachbuch wesentlich besser bedient ist, wenn Informationen dort stehen, wo sie benötigt werden.)

Des Weiteren ist es wichtig, den eigenen Körper entspannt zu halten (vgl. Kapitel 1.4.4). Nur mit einer eigenen Lockerheit sind die Ergebnisse zu erwarten, die wir hier beschreiben. Dazu Hartmann (2008, S. 179): „Die Anwendung wurde von mir in Anlehnung an Dr. Stills Handgelenk-Technik entwickelt, wobei wir lediglich den M. flexor digitorum profundus und den M. flexor pollicis longus benutzen. [...] Wir verwenden keine Kraft aus der Schulter! [...] So sind Sie in der Lage, Ihre plumpe spinale Technik für den zarten Mechanismus der kranialen [sic.] Strukturen zu dämpfen."

1.5.1 Nähe und Distanz 2: Stoffschichten und Neutralität

Bereits in Kapitel 1.4.4 wurden Nähe und Distanz thematisiert. Wir nennen diesen Abschnitt Nähe und Distanz 2, um deutlich zu machen, dass es sich nicht wie im vorangegangenen Abschnitt um eine Dopplung aus didaktischer und struktureller Sicht handelt, sondern um eine Weiterführung.

Die elektromagnetischen Aspekte bilden eine Grundlage für das folgende, auf das Sozioemotionale ausgeweitete Spektrum dieser Thematik. Auch die emotionalen und psychischen Komponenten beider die Beziehung bildenden Menschen, der behandelnden und der liegenden Person, haben ihre elektromagnetische Entsprechung in den jeweiligen Gehirnen. Dies spiegelt sich dann in der Spannung oder besser im Spannungsgefüge zwischen diesen beiden Menschen. Somit ist es für die Cranio-Sacrale Körperarbeit von besonderer Bedeutung, diese gestaltbare Beziehung wahrzunehmen und bewusst zu gestalten.

Hierzu weitere Grundlagen: Wie schon im Unterabschnitt zur neutralen Präsenz benannt, ist die Neutralität, die zwischen behandelnder und behandelter Person bestehen soll, maßgeblich. Dies lässt sich als soziale Neutralität bezeichnen: Vermeiden Sie Anwendungen innerhalb des näheren Bekanntenkreises, der Familie oder auch einer näheren Nachbarschaft. Vermeiden Sie ebenso Anwendungen im Bereich einer stärkeren emotionalen Verpflichtung gegenüber einer Personengruppe, wie „Ich möchte so gerne Frauen, Obdachlosen, Kindern etc. helfen", oder Ähnliches.

Freunden Sie sich nicht mit Ihren Klient*innen an oder entwickeln Sie keine gemeinsamen Aktivitäten. Sollten sich Liebe, starke Verbundenheit oder persönliche Anteilnahme entwickeln oder von Beginn an vorliegen, versuchen Sie die Thematik sachlich zu klären. Möglichkeiten hierfür sind: die behandelnde Person wechseln, die Behandlungen auf ein nicht intensives, lockeres, eher auf Entspannung gezieltes Themenfeld beschränken oder eine Kombination. Behandeln Sie keine Vorgesetzten oder Ihnen unterstellte Personen; es sollte ohnehin keine geschäftliche oder sonstig geartete Verbindung bestehen. Auch hierarchische Konstruktionen, etwa aus dem Breitensport, auch wenn man mit der betroffenen Person sonst keinen Kontakt hat, zählen dazu, ebenso wie Bekanntschaften aus dem Verein oder einer vergleichbaren Gemeinschaft.

Nach Absprache mit der betroffenen Person empfehlen wir in manchen Fällen einen Wechsel der behandelnden Person. Des Weiteren gilt es, ein Augenmerk auf die **politische, geistige oder moralische Neutralität** zu richten. Die politische Gesinnung nicht nur nicht zu teilen, sondern vielmehr abzulehnen, ist ebenfalls eine Polarisierung. Eine Gesinnung oder Neigung kann eventuell im Gespräch oder über Zeichen, z. B. an der Kleidung, kommuniziert werden. Eine derartige Zugehörigkeit kann eine neutrale Haltung stören.

Ebenso ist bei der **moralischen und rechtlichen Neutralität** zu beachten: Traumata entstehen des Öfteren im Zusammenhang mit rechtswidrigem Handeln. Da wir öfters traumatisierte Menschen behandeln und diese viel erzählen, sollten wir uns bewusst sein, dass es Informationen gibt, die uns auf rechtlicher Ebene geistig polarisieren würden (wenn uns etwa von Gewalttaten berichtet wird). Sorgen Sie also bitte immer dafür, dass Sie auch auf dieser Ebene eine neutrale Position gegenüber Ihren Klient*innen behalten können. Intervenieren Sie rechtzeitig, wenn das Ihnen anvertraute Wissen Sie belastet oder ihre Kompetenz oder Position der Thematik nicht entsprechen.

Ein Aspekt ist, dass wir im Kontext ritualisierter oder/und struktureller Gewalt häufig mit Täter*innen-Anteilen konfrontiert werden können. Arbeiten Sie nur mit Menschen aus dem Kontext strukturierter Gewalt, wenn Sie hierfür gut ausgebildet sind. Sorgen Sie also auch hier dafür, dass Sie rechtzeitig intervenieren, wenn die Informationen Sie überfordern oder sorgen Sie für eine Ausweitung des versorgenden Netzwerks.

Und nicht zuletzt gilt es noch, die **körperliche Neutralität** zu beachten. Eine Person ‚nicht riechen' zu können, Ekel zu empfinden vor dem Aussehen, der Sprache oder anderen Aspekten ist ebenso hinderlich wie sexuelle Attraktivität, wenn sie ein gewisses Maß übersteigt. Für unsere Arbeit ist es wichtig, die **Rahmenbedingungen** zu gestalten. Hierfür betrachten wir die Möglichkeiten eines Schutzraumes durch Kleidung und Decke. Eine Behandlungssituation auf einer Behandlungsliege ist eine Situation, die nicht auf Augenhöhe stattfindet. Die behandelnde Person sitzt, während die andere Person liegt. Diese Situation muss berücksichtigt werden. Für Lebewesen mit einem evolutionär entstandenen Nervensystem mit großen unbewussten Anteilen ist dies relevant. Wir nutzen ein ca. zwanzigminütiges Vorgespräch, in dem die Augenhöhe gegeben ist. Erst nach dieser ausreichenden Zeit unbewusster neuronaler Abwägung legt sich die zu behandelnde Person hin. Um die Entspannung und das Wohlbefinden der liegenden Person zu steigern, bieten wir in den meisten Fällen eine Decke an. Diese schützt vor Blicken und hat eindeutig den Effekt, die oben beschriebene Konstellation zu relativieren. Auch wenn dies nicht direkt logisch erscheint, scheint die Decke eine Höhle, ein Versteck oder Ähnliches zu bieten und der Entblößung der liegenden Person entgegenzuwirken. Des Weiteren achten wir darauf, dass sich unsere Klient*innen allgemein wohlfühlen.

Ob Kleidung abgelegt werden möchte, entscheiden natürlich die Klient*innen selbst. Wir können informieren wie z. B.: „Wenn Sie sich damit wohl fühlen, wäre es für die Entspannung des Brustkorbes besser, wenn Sie den BH ablegen würden, da dessen transversaler Gurt genau der Spannung entspricht, die gelöst werden soll. Das T-Shirt können Sie anlassen." (Und/oder die Decke kann dann auch wieder über den Körper gelegt werden.) Es bleibt ein Abwägen, welche Techniken eventuell leichter oder

besser auszuführen wären, wenn Kleidungsstücke abgelegt sind.
Die suggestionsfreie Kommunikation ist in der zwischenmenschlichen Kommunikation ein wichtiges und mächtiges Thema. Besonders innerhalb von Hierarchien sollte darauf geachtet werden, dass Fragen von oben nach unten in einer Beziehung auch tatsächliche Freiheitsgrade beinhalten oder ob es sich lediglich um eine Form der mehr oder weniger erzwungenen Einwilligung handelt. Zahlreiche Beispiele könnten hier aufzeigen, wie sich dies in unser aller Alltagsrealität darstellt. Für uns ist jedoch lediglich wichtig, ein Bewusstsein dafür zu fördern, dass wir alle allzu leicht weitergeben, was wir selbst erlebt haben. Nur durch das Üben einer suggestionsfreien Kommunikation lässt sie sich für die Praktizierenden im traumasensiblen Arbeitsfeld verfestigen. Im Text haben wir an unterschiedlichen Stellen den Verweis auf suggestionsfreie Sprache in einen Praxisbezug gebracht. Als Beispiel hat sich in unseren Ausbildungen der Begriff **Zahnarzt-O. K.** etabliert. Dies geschah aufgrund der – leider von vielen nachvollziehbaren – Schilderung, wie bei einem Besuch bei dem oder der Zahnärzt*in tatsächlich trotz der entsprechenden Einschränkungen – z. B. Absaugvorrichtung im Mundraum – mit dem oder der Patient*in um ein Einverständnis oder über das Befinden kommuniziert wird. Dies soll hier nicht eine spezielle Problematik bei Zahnarztbesuchen aufzeigen, es handelt sich um ein Beispiel, welches in unseren Ausbildungen wiederholt genannt wird. Wir achten in unseren Ausbildungen sehr darauf, dass nach Ankündigungen oder Fragen auch tatsächlich Freiheitsgrade in der Reaktion gegeben sind und diese auch abgewartet werden. Dies kann nur durch Übung gewährleistet werden; häufig sind Teilnehmende auch überrascht, wie sie selbst Suggestivsprache verwenden und sich dieser Gewohnheit erst durch die Korrekturen der Mitauszubildenden und Dozent*innen bewusst werden.

1.5.2 Abwehrmechanismen

Wir haben in unseren Ausbildungen festgestellt, dass es sehr nützlich ist, Informationen zu wiederholt auftauchenden Klient*innenreaktionen in vereinfachter, typisierender Form mit zu unterrichten. Dazu gehört ein breites Spektrum an Verhaltensweisen, die wir Abwehrmechanismen nennen. Das hat in der Vergangenheit unsere Auszubildenden dabei unterstützt, diese Muster leichter zu erkennen und einzuordnen. Diese Verhaltensmuster möchten wir hier in vier Kategorien einteilen:

1) Im Vorfeld: „Ich will, aber ..."
2) Auf der Behandlungsliege: positiv zu wertende Grenzen
3) Auf der Behandlungsliege: als Ausweichen zu verstehendes Verhalten
4) Im Nachgang eines Termins: den Folgetermin absagen bzw. „vergessen"

Zur **ersten Kategorie** gehören sämtliche Verhaltensweisen, die bereits vor dem ersten Termin als Hin und Her erscheinen. Das Scheitern liegt an den Rahmenbedingungen, noch bevor ein erster Termin zustande kommt. Die Kontaktaufnahme könnte per Telefon oder E-Mail stattfinden, auf dem Anrufbeantworter wird aber beispielsweise keine Nachricht hinterlassen. Ebenfalls möglich ist, dass ein Termin per E-Mail angefragt wird und keine weiteren Kontaktmöglichkeiten angegeben werden oder aber kein gemeinsamer Termin gefunden werden kann. Oftmals ist es auch so, dass ein oder eine Klient*in von einer anderen Person geschickt wird, weil die Cranio-Sacrale Methode „ja gut für ihn oder sie sein müsse". Alle mit uns im Austausch stehenden erfahrenen Praktizierenden und anderen Ausbildenden sind der Meinung, dass ein oder eine Klient*in selbstmotiviert kommen muss. Die Erfahrung zeigt, dass eine vom oder von der Partner*in, den Eltern oder anderen geschickte Person häufig nicht ohne Weiteres erfolgreich behandelt werden kann. Vorschlag für Reaktionsmuster für die

Seite der behandelnden Person: Laufen Sie dem oder der Interessierten nicht nach, ein höfliches Entgegenkommen genügt. Das bedeutet aus unserer Sicht, die auf dem Telefondisplay angezeigte Nummer, von der keine Nachricht hinterlassen wurde, nicht zurückzurufen sowie als Antwort auf die Mail ohne weitere Kontaktmöglichkeiten lediglich auf deren Fehlen hinzuweisen. (Wenn Sie Termine ohne telefonischen Kontakt vergeben, was wir zumindest für erste Termine nicht empfehlen, können Sie selbstverständlich die nächsten freien Termine bereits senden.) Dies bedeutet auch nicht, die von jemand anderem geschickte Person, die eventuell sogar unschlüssig erscheint, von der Richtigkeit überzeugen zu wollen, einen Termin wahrzunehmen, sondern lediglich zu informieren und dann abzuwarten, wie sich das Interesse entwickelt. Zu Klient*innen, mit denen eine Terminabsprache schwierig ist, gilt aus unserer Sicht Folgendes: Wenn jemand beispielsweise wegen der Arbeit nur spät abends oder am Wochenende Zeit hat für die Therapie, scheint die Wichtigkeit nicht sehr hoch zu sein; warten Sie einfach, bis sich das auf Seiten des oder der Klient*in ändert, statt über Ihre Praxiszeiten nachzudenken; diese sollten Ihren Vorstellungen und Bedürfnissen entsprechen. Einige unserer Klient*innen nehmen sich einen halben Tag frei oder sind krankgeschrieben, wenn sie zu uns kommen. Lassen Sie sich also nicht verunsichern: Wer kommen möchte, wird es auch organisieren können. Wir beobachten aus unserer Perspektive hier häufig erste als Prozess zu bezeichnende Entwicklungsschritte. Wenn wir den Prozess der interessierten Person nicht stören, sondern ihr auf eine entgegenkommende, aber auch klare Grenzen setzende Art und Weise begegnen, kann dies dazu führen, dass sie manchmal nach ein bis zwei Jahren zu uns kommt und dann eine sehr erfolgreiche Behandlungsphase durchläuft. Durchaus haben wir in darauffolgenden Gesprächen vernommen, dass diese Phase des Veränderungsprozesses früher nicht möglich gewesen wäre, da sich die Bedingungen bei der Person in einem Bereich geändert haben, die für deren Gesundung unabdinglich waren oder sind.

Zur **zweiten Kategorie** können wir jenes Verhalten zählen, welches im Positiven eine Abwehr im Sinne der Wahrung eigener Grenzen betrifft. Ein Beispiel hierfür wäre eine Klientin, die zum Beispiel mit einem breiten Gürtel kommt, der das Arbeiten an ihrem Becken unmöglich macht. Oftmals bietet sich hier ein konstruktiver Einstieg, um Abwehrmechanismen zu erläutern und ggf. gemeinsam mit der Klientin zu hinterfragen. Natürlich können wir einen Menschen bitten, entsprechende Kleidungsstücke abzulegen; in diesem Fall handelt es sich jedoch so offensichtlich um einen Schutz, dass dieser nicht im ersten Termin genommen werden muss (vgl. Kapitel 1.5.1).

Die **dritte Kategorie** wäre ein ausweichendes Verhalten während der Sitzung. Beispielsweise könnte dieses darin bestehen, dass in der ganzen Sitzung über oberflächliche Themen geredet wird. Dies soll von der Konzentration auf den eigenen Körper ablenken bzw. keine Pause entstehen lassen, um sich der Bewusstwerdung eigener Themen zu entziehen. Zu spät kommen oder früher gehen zu müssen ist eine andere Möglichkeit, sich zu entziehen. Während der Sitzung auf die Toilette gehen zu müssen, wenn diese auf einen Punkt zusteuert, der vermieden werden will. Wenn der Toilettengang scheinbar immer sein muss, wenn zum Beispiel Gefühle zugelassen werden wollen, Körpererinnerungen und anderes anstehen, kann man davon ausgehen, dass es sich auch hier um einen Abwehrmechanismus handelt. Vorschlag zur Vorgehensweise: Lassen Sie die Abwehrmechanismen Ihrer Klient*innen da sein und funktionieren. Registrieren Sie diese, entscheiden Sie mit Bedacht, ob und in welcher Geschwindigkeit Sie dafür sorgen, dass ein Bewusstsein auf Klient*innenseite für das Thema Abwehrmechanismen entsteht. Aus unserer Sicht ist dies Teil der Behandlung.

Bei der **vierten Kategorie** handelt es sich um Abwehrmechanismen im Nachhinein eines Termins. Möglicherweise wird der vereinbarte

Folgetermin abgesagt und dann kein neuer verabredet. Ebenso möglich ist, dass der Folgetermin vergessen wird und der oder die Klient*in nicht zum vereinbarten Termin erscheint. Eine weitere Variante besteht darin, unmittelbar nach der Anwendung keinen Folgetermin zu vereinbaren, mit der Zusicherung, sich wieder melden zu wollen und dann im Zuge des Alltags („Es war so viel los!") keinen neuen Termin mehr zu vereinbaren.

1.6 Allgemeine Kontraindikationen

Die allgemeinen Kontraindikationen in der Cranio-Sacralen Körperarbeit lassen sich in akute und nicht-akute unterteilen. Akute und damit temporäre Kontraindikationen sind: Geschehen wie akute Kopfverletzungen und Schädelfrakturen jüngeren Datums, akuter Schlaganfall, akute Entzündungen (z.B. Hirnhautentzündung), akuter Herzinfarkt, „Infektion mit ungeklärtem Verlauf (z.B. aufgrund von Zeckenbissen)" (Agustoni, 2006, S. 87).

Die Cranio-Sacrale Methode erhöht die Beweglichkeit der Schädelknochen sowie der Hirnhäute. Im Fall von akuten Kopfverletzungen kann eine zu früh hergestellte Beweglichkeit kontraproduktiv für Wundheilungsprozesse sein, sodass eine Blutung oder ein Membranriss entstehen könnte. Für den akuten Schlaganfall bzw. die akuten intrakraniellen Blutungen gilt Folgendes: Die Veränderung im Cranio-Sacralen System durch die Arbeit an den Druckverhältnissen im Körper schließt die Möglichkeit neuer Blutungen oder des Verlängerns einer bereits bestehenden Blutung ein. Wie lange eine akute Kontraindikation vorliegt, ist Ermessenssache der behandelnden Ärzt*innen. Erst nach Ausheilung sollte mit der Methode gearbeitet werden. Dies gilt auch für Operationen im Allgemeinen beziehungsweise für die Arbeit in betroffenen Regionen.

Ebenfalls kontraindiziert sind „Hirntumor, Hirnödeme, Hämatome (Blutergüsse, durch Trauma entstandene Blutansammlung), Hirnaneurysmen (...), Subarachnoidalblutungen oder intrazerebrale Massenblutung, Hirnblutungen." (Agustoni, 2006, S. 87). Ein Aneurysma ist eine Aufweitung eines arteriellen Gefäßes. Hier kann die Arbeit mit der Cranio-Sacralen Methode durch die Veränderung der Druckverhältnisse bei einem schon vorhandenen Aneurysma eine Ruptur bzw. Einblutung bewirken.

Da die genannten Kontraindikationen oft nicht von außen erkannt werden können, empfiehlt Agustoni (2006, S. 87): „Die ausführliche Erst-Anamnese mit Abklärung von Besonderheiten in den letzten Monaten und ein Rezept des Arztes hilft deshalb, das bereits geringe Restrisiko weiter zu minimieren". Gewebeneubildungen oder Veränderungen des Gewebes bilden eine weitere Gruppe der Kontraindikationen. Zu diesen zählen: Hernienbildung im Körper, Tumore und Krebs (Comeaux, 2010). Hernien sind Eingeweide, die sich aus ihrer ursprünglichen Position heraus verlagern. Diese Verlagerung kann zu einer Einklemmung (Inkarzeration) des Gewebes führen. Folgen hiervon wären wiederum Nekrosen, Entzündungen u.a. Im schlimmsten Fall könnte sich hieraus ein Notfall wie ein akutes Abdomen entwickeln.

Alle Erkrankungen, aus denen sich ein akutes Notfallgeschehen entwickeln könnte, sind als Kontraindikation zu sehen.

Nicht vorhersehbar ist, wie sich die Cranio-Sacrale Methode auf Tumore und Krebserkrankungen auswirkt. Hier sollte die Möglichkeit gegeben sein, das Wachstum kontinuierlich beobachten zu können. Ein sinnvoller Rahmen in solchen Fällen ist zum Beispiel die Arbeit mit der Cranio-Sacralen Methode in onkologischen Kliniken oder mit schriftlicher Einwilligung der behandelnden Ärzt*innen.

Zu den psychischen Kontraindikationen werden starke Depression, Borderline und Selbstmordgefährdung gezählt. Grundsätzlich ist eine Arbeit mit der Cranio-Sacralen Methode jedoch möglich, wenn zum Beispiel eine 24-Stunden-Betreuung, etwa in einer Klinik, gegeben ist. Anderenfalls müssen die Rahmenbedingungen evaluiert werden. Bei einer guten Zusammenarbeit im Netzwerk zwischen Ärzt*innen, Psychotherapeut*innen oder Psychiater*innen und den behandelnden Personen der Cranio-Sacral-Therapie kann die Arbeit mit dem schriftlichen Einverständnis der Klient*innen und der Ärzt*innen angewandt werden. Wenn sich Klient*innen in ärztlicher oder psychotherapeutischer Behandlung befinden, sollte immer das Einverständnis eingeholt werden, dass nichts gegen die Arbeit mit der Cranio-Sacralen Methode spricht.

Neben diesen allgemeinen Kontraindikationen gelten ggf. noch spezielle Kontraindikationen bei einzelnen Techniken. Diese werden in dem jeweiligen Kapitel miteinbezogen wie zum Beispiel bei der Arbeit mit bestimmten Personengruppen wie Schwangeren, Kindern, Babys, Säuglingen etc.

Generell erheben die hier aufgelisteten Kontraindikationen keinen Anspruch auf Vollständigkeit. Im Zweifelsfall klären Sie eine mögliche Behandlung mit entsprechenden Fachleuten, beispielsweise Fachärzt*innen, ab.

Literatur

Agustoni, D. (2006). *Craniosacral-Rhythmus. Praxisbuch zu einer sanften Körpertherapie*. Kösel-Verlag.

Becker, R. (2007). *Leben in Bewegung & Stille des Lebens*. Jolandos.

Chaitow, L. (Hrsg.). (2010). *Kraniosakrale Manipulation*. Urban & Fischer.

Comeaux, Z. (2010). Kranialtherapie und Medizinder Rahmen für eine Integration. In L. Chaitow (Hrsg.), *Kraniosakrale Manipulation* (S. 66–91). Urban & Fischer.

Hartmann, C. (Hrsg.). (2008). *Das große Sutherland-Kompendium*. Jolandos.

Liem, T. (2018). *Kraniosakrale Osteopathie. Ein praktisches Lehrbuch* (7. Aufl.). Thieme. https://doi.org/10.1055/b-006-161621

Ma, Q., Ineichen, B.V., Detmar, M. & Proulx, S.T. (2017). Outflow of cerebrospinal fluid is predominantly through lymphatic vessels and is reduced in aged mice. *Nature Communications, 8*(1), 1434. https://doi.org/10.1038/s41467-017-01484-6

Mc Partland, J. & Skinner, E. (2010). Biodynamisches Modell der kranialen Osteopathie. In L. Chaitow (Hrsg.), *Kraniosakrale Manipulation* (S. 94–112). Urban & Fischer.

Mohr-Bartsch, A. & Widmann, C. (2023). *Lehrbuch Craniosacrale Trauma-Therapie bei Säuglingen und Kindern* (2. Aufl.). ML Verlag.

Nippold, S. (2020). *Cranio-Sacrale Körperarbeit* (Skript III). (Unveröffentlichtes Ausbildungsskript). SKK-Verlag.

Rang, N.G. & Höppner, S. (1998). *CranioSacralOsteopathie. Kurzlehrbuch für Ärzte und Physiotherapeuten*. Hippokrates.

Trowbridge, C. (2008). *Andrew Taylor Still 1828–1917. Eine Biografie über den Entdecker der Osteopathie*. Jolandos.

Upledger, J. (1999). *SomatoEmotionale Praxis der CranioSacralen Therapie. SomatoEmotional Release*. Haug.

Upledger, J. (1994). *Auf den Inneren Arzt hören*. Sphinx.

2 Das 10-Schritte-Protokoll nach Upledger

Wir orientieren uns im Folgenden an der Arbeit Upledgers. Wir haben diese jedoch im Laufe der Jahre mit unserem Anspruch und Erfahrungshaushalt ergänzt. Die Reihenfolge ist ein Vorschlag, der ein harmonisches Arbeiten, z. B. von den Füßen zum Kopf und zurück, erlaubt und hierbei wenige Positionswechsel benötigt. Wir hoffen hierdurch keine Qualität gestört, sondern das Potenzial dieses Protokolls erweitert zu haben. Für kritische Anmerkungen, die auf das Gegenteil hinweisen, sind wir jederzeit dankbar.

Wir setzen als Abschluss unserer Ausbildung „Cranio-Sacrale Körperarbeit als Entspannungsmethode" die Aufgabe, das hier beschriebene 10-Schritte-Protokoll in 60 bis maximal 75 Minuten zu absolvieren. In der praktischen Anwendung wird es später sinnvoll sein, das Protokoll zu variieren und bei Regionen mit Bedarf mehr Zeit zu investieren und andere Punkte zu kürzen oder wegzulassen. Es sollte jedoch erst als routinierte Praxis aufgebaut werden. Wir betrachten dies als die absolute Grundlage unserer Arbeit. Für alle tiefergehenden und anspruchsvolleren Techniken bzw. Ansätze, wie die spezielle Traumaarbeit aus Teil 3 oder andere, setzen wir eine Überprüfung des Cranio-Sacralen Systems der betreffenden Person voraus, die durch dieses Protokoll umfangreich gegeben sein wird. Es handelt sich demnach nicht um Anfängertechniken, die man später nicht mehr benötigt, sondern um die Basis von fast allem, was wir im weiteren Verlauf beschreiben.

Aus diesem Grund unterrichten wir dieses Protokoll als zweiten Inhalt, nachdem in den Einführungswochenenden zunächst grundlegende Themen zur Körperarbeit wie Nähe und Distanz und neutrale Präsenz erlernt wurden (die es ab dann zu beobachten, zu üben und zu trainieren gilt). Dieses Protokoll dient auch als Grundlage für eine stetige Verfeinerung weiterer Techniken.

2.1 Evaluation

Ziel der Evaluation ist neben der Möglichkeit, einen ersten Eindruck über die Ausgangslage und einen meist über den ersten Termin hinausgehenden Behandlungsprozess zu bekommen, eine erste Kontaktaufnahme mit der liegenden Person und einer damit verbundenen nonverbalen Kommunikation zwischen zwei Körpern. Evaluiert werden, neben der Mobilität des Cranio-Sacralen Systems (CSS), Frequenz und Amplitude der am Cranio-Sacralen Rhythmus (CSR) beteiligten Strukturen. Für uns ist es darüber hinaus eine Möglichkeit, der Ausdehnung und Verteilung des Bewusstseins – hier u. a. der Selbst- und Körperwahrnehmung des oder der Klient*in – näherzukommen und erste Eindrücke über deren Verteilung, Ausprägung und Qualität zu erlangen. Für fortgeschrittene Praktizierende ist es darüber hinaus eine Möglichkeit, Elemente wie den Fluid Body und dessen Verbindung mit unserem eigenen Fluid Body zu beobachten, was ebenfalls für die Auswirkungen des elektromagnetischen Feldes beider Personen gilt. Auch wird in den meisten Fällen ein Eindruck des vegetativen Nervensystems möglich, da wir den Vagusnerv (Nervus vagus [X]) meist schon in der Evaluation durch seine

Funktion hören können – durch Geräusche aus dem Verdauungstrakt. Hierbei ist auch ein Ausbleiben solcher Geräusche eine Information für unseren Evaluationsprozess.

Anzeichen von Dissoziation oder Trauma im Allgemeinen zu erkennen, können ebenfalls in die Evaluation einfließen. Dies weicht jedoch von den Ansätzen, die wir als mit Upledgers Protokoll verbundener Arbeitsweise sehen, so weit ab, dass wir auf die Kapitel zum Thema Traumaarbeit und Lokalisieren von Teilen und Modi in Teil 2 (Kapitel 11.2) verweisen. Denn selbstverständlich bietet die Evaluation einen optimalen Einstieg auch in diese Themen. Das Protokoll, wie es hier gezeigt wird, entspricht dem strukturell-funktionalen Ansatz. Treten in der Evaluation dieses Ansatzes abweichende Ergebnisse auf, ist die Arbeitsweise anzupassen.

Die Evaluation (**Abbildung 12, Abbildung 13, Abbildung 14**) ist grundsätzlich von jeder Position des Körpers aus möglich. Vom Kopf (Cranium) und vom Kreuzbein (Os sacrum) oder den Füßen aus ist sie jedoch am einfachsten, da dort die Membranen, die den Liquor enthalten, direkt ansetzen beziehungsweise an den Füßen die Bewegung gut vom Becken übertragen werden kann. Alle anderen Knochen der Wirbelsäule und des Beckens, die in der CranioSacralen Körperarbeit genutzt werden, benötigen mehr Erfahrung und Sensibilität des oder der Behandler*in. Gleiches gilt für Oberkiefer (Maxilla), Unterkiefer (Mandibula) und die Gesichtsknochen, die nur indirekt mit dem CranioSacralen System verbunden sind. Ob sich eine Position zur Evaluation eignet, ist im Einzelfall und in erster Linie von der liegenden Person abhängig. Wenn diese beispielsweise in den Iliosacralgelenken blockiert ist, kann sich die Bewegung meist nicht auf die Füße übertragen. Die

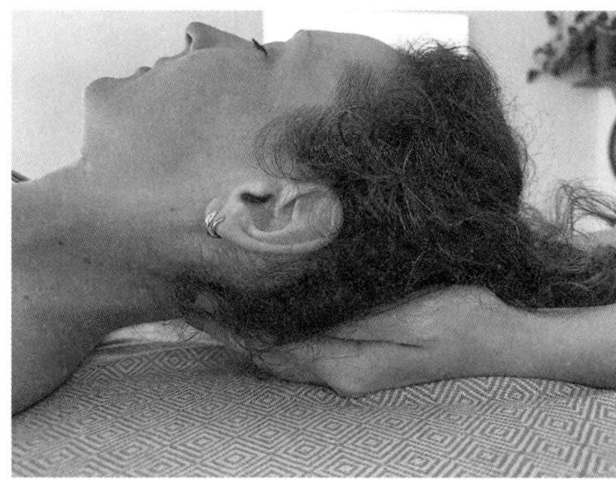

Abbildung 12: Becker Hold als Evaluationsposition am Kopf

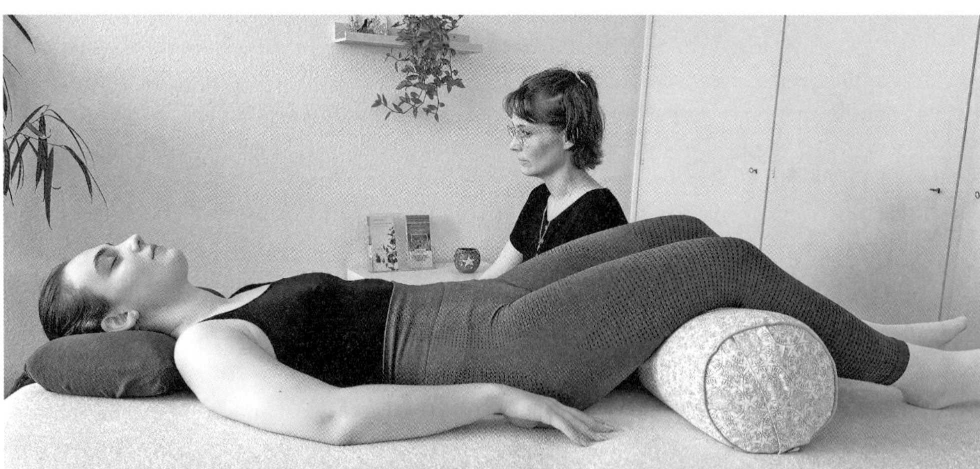

Abbildung 13: Evaluation am Kreuzbein (Os Sacrum). Die Hand der Behandlerin liegt nicht sichtbar am Kreuzbein. Die Behandlerin ist neutral in ihrer Haltung und sieht gleichermaßen die liegende Person und den gesamten Raum vor sich.

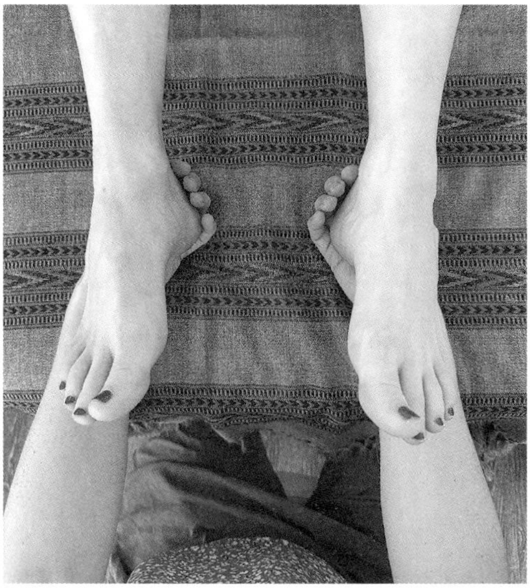

Abbildung 14: Evaluation und Stillpunkt an den Füßen. Die Hände liegen locker an den Fesseln angeschmiegt, um einen möglichst großen Kontakt zum Knochen zu erhalten.

Tatsache, dass sich somit aus einer theoretisch einfachen Position eine ungünstige ergibt, stellt uns bei Lernenden immer vor die gleiche Herausforderung: Es kann am beobachteten Objekt (Mensch) liegen, wenn kein Cranio-Sacraler Rhythmus zu palpieren ist; dies gilt es als lernende Person stets gewahr zu haben.

Kontaktaufnahme

Zunächst geht es in der Evaluation um einen ersten Gesamteindruck des oder der Klient*in. Hierbei spielt alles eine Rolle, was wir wahrnehmen können, über den Verstand, die Ohren und die Augen ebenso wie über unser Gefühl und die Intuition. Dies alles geschieht bereits seit dem Vorgespräch, bei der Begrüßung und bei der Terminvereinbarung. Nehmen Sie sich einen Augenblick Zeit, bevor Sie an der Behandlungsliege anfangen zu arbeiten; legen Sie die bereits gesammelten Informationen in Ihrem Verstand zur Seite und werden Sie nun neutral.

Bevor Sie beginnen, lenken Sie die Konzentration auf Ihren eigenen Körper und Geist. Nehmen Sie erst jetzt bewusst wieder Kontakt mit Ihrem oder Ihrer Klient*in auf (visuell und verbal). Entscheiden Sie erst jetzt, an welcher Evaluationsposition Sie beginnen.

Vorgehensweise

Bevor Sie nach etwas suchen, tun Sie einen Moment lang nichts. Lassen Sie Ihre Hände weich werden, lösen Sie Ihre Konzentration bewusst von dem oder der Klient*in und lassen Sie die beiden Körper und Nervensysteme die Verbindung überprüfen und ggf. stärken. Es empfiehlt sich hierbei ggf. auch, den Blick von dem oder der Klient*in zu nehmen. (Es kann dem oder der Klient*in helfen, zu entspannen, wenn er oder sie sich nicht visuell beobachtet fühlt.) Zahlreiche Versuche aus unseren Ausbildungen zeigen, dass, indem wir der liegenden Person bei geschlossenen Augen anbieten, verschiedene Situationen wahrzunehmen und Rückmeldung zu geben, dieser Aspekt auch im Unbewussten des oder der Klient*in abgebildet wird.

Evaluieren Sie so lange, wie es Ihnen sinnvoll erscheint. (Hierbei gilt es, die Zeit des Geplanten nicht aus den Augen zu verlieren.) Je nach Übungsstand ist das Spektrum der Wahrnehmungsmöglichkeiten unterschiedlich. Sie müssen an dieser Stelle noch nichts feststellen. Wenn Sie keine bestimmte Wahrnehmung benennen können, halten Sie den Eindruck, den Sie von einer Position aus bekommen haben, für sich fest.

Evaluieren Sie von verschiedenen Positionen aus, um einen Eindruck davon zu gewinnen, wie die Wahrnehmung von einer anderen Position aus ist: Können Sie dasselbe fühlen? Bestätigen sich Eindrücke oder wiederholen sie sich? Einige Beispiele sollen das Bild anreichern: Findet sich eine Festigkeit des Keilbeins (Os sphenoidale) oder der Schädelkapsel als Ganzes im Becken wieder? Finden sich Festigkeiten oder Auffälligkeiten vermehrt auf einer Seite? Sind die Auffälligkeiten kongruent mit den geschilderten Beschwerden, oder ist eine Assoziation zum Anliegen des oder der Klient*in möglich? Wie viel Prozent der zu erwartenden Mobilität des Cranio-Sacralen Systems sind auffindbar, und liegen diese im zu erwartenden Bereich der Frequenz und Amplitude?

Führen Sie Protokoll über Ihre Eindrücke. Dies kann besonders nach einigen Monaten sehr aufschlussreich sein und als Vergleichsgröße herhalten.

2.2 Stillpunkt

Der Stillpunkt ist nicht nur aus unserer Sicht eine der wichtigsten Techniken, die die Cranio-Sacrale Methode kennt. Man sagte schon zu Sutherlands Zeiten den Behandler*innen, „wenn Ihnen nichts anderes einfällt, komprimieren Sie den vierten Ventrikel." (Hartmann, 2008, S. II-194) Siehe mehr zum Stillpunkt unter Kapitel 3.8.

Es kann von einer beliebigen Position aus ein Ruhepunkt initiiert werden. Besonders gut eignen sich hierfür Kopf (Cranium), Kreuzbein (Os sacrum) und Füße. Bei den Füßen und am Kreuzbein (Os sacrum) entspricht die Handhaltung der Evaluationsposition aus Kapitel 2.1. Die Technik *CV4*, Kompression des vierten Ventrikels, ist ebenfalls ein Stillpunkt und wird im Folgenden genau beschrieben. Dieser stellt eine Ausnahme dar, da mit dem Eigengewicht des Kopfes anstelle der sonst üblichen 5–20 g Arbeitskraft gearbeitet wird. Nun etwas Grundsätzliches zum Initiieren eines Stillpunktes:

Vorgehensweise

Nehmen Sie Kontakt zum Rhythmus des oder der Klient*in auf und halten diesen mit 5 g Druck an. Voraussetzung ist, dass Sie einen guten Kontakt zu einem Knochen haben, der Teil des Cranio-Sacralen System ist und dessen Bewegung Sie gut kennen. Nur so kann ohne Kraft das Anhalten des Knochens auf eine Art und Weise erfolgen, die der Körper nicht mit kompensatorischen Möglichkeiten umgeht. Wenn Sie den Rhythmus des oder der Klient*in noch nicht spüren können, folgen Sie Ihrer Intuition, um einen geeigneten Zeitpunkt zu finden, an dem Sie die Bewegung stoppen.

Erfahrung:

In unserer Ausbildung erleben wir, dass ein Mensch, der sich an die Anweisungen hält, ohne Vorerfahrung oder Fühlen des Cranio-Sacralen Rhythmus, also als reiner Anfänger zu betrachten ist, durchaus in der Lage ist, einen Stillpunkt erfolgreich zu initiieren. Dies bestätigen die liegenden Personen, die teilweise Wiederholer*innen, Springer*innen (Personen, die für eine gerade Anzahl an den Behandlungsliegen sorgen) oder andere an Austausch interessierte Fortgeschrittene aus unseren Kreisen der Lernenden sind. Diese melden zurück, dass die Effekte eines Stillpunktes eintreten, auch ohne Sicherheit und Wissen der ausführenden Person darüber.

Wenn sich der Cranio-Sacrale Rhythmus mit verstärkter Kraft zurückmeldet, geben Sie ihm wieder Raum, sich zu entfalten. (Mehr zu Stillpunkten und ihren verschiedenen Qualitäten finden Sie in Kapitel 3.8). Wenn Sie kein Zurückdrängen spüren, öffnen Sie die Technik nach fünf bis sieben Minuten. Bleiben Sie an der Position, von der aus Sie die Technik initiiert haben, und evaluieren Sie weiter. An dieser Stelle soll darauf hingewiesen werden, dass es sich bei dieser Beschreibung eines Stillpunktes um einen Stillpunkt nach dem Upledger-Protokoll und der damit verbundenen strukturell-funktionalen Arbeit handelt. Oben genannter

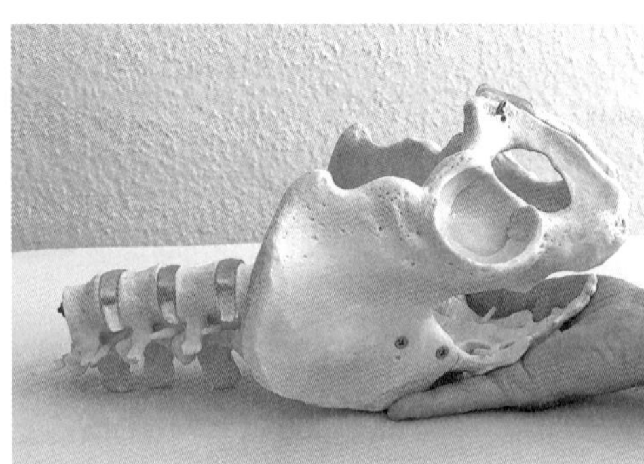

Abbildungen 15: Stillpunkt am Kreuzbein am Modell

Moment, an dem der Liquordruck verstärkt wahrnehmbar wird, ist für fortgeschrittene Techniken der Einstieg in einen Stillpunkt im Stillpunkt, der zu einer weiteren Absenkung der Frequenz von Gehirnwellen Richtung Theta-Welle führt. Andere Abweichungen vom hier Beschriebenen werden an anderer Stelle aufgegriffen. In der Abbildung 14 und **Abbildung 15** sehen Sie einen Stillpunkt am Kreuzbein (Os sacrum) und einen Stillpunkt von den Füßen.

> **Hinweis**
>
> Sie sollten eine möglichst genaue Vorstellung von den Bewegungsmöglichkeiten des Knochens oder der Struktur haben, an der Sie einen Stillpunkt initiieren möchten. Nur wenn Sie das Bewegungspotenzial des Knochens im Zusammenhang mit dem Liquordruckmodell kennen, können Sie Bewegung gut beobachten und beeinflussen. Beachten Sie bitte, dass Sie in diesem Buch nicht die Cranio-Sacrale Methode erlernen können. Hierfür sind persönliche Unterweisungen und praktische Erfahrungen notwendig.

Stillpunkt am Kopf

Wie bereits weiter oben erwähnt, stellt der Stillpunkt am Kopf (Cranium, Abbildung 50) eine Ausnahmetechnik dar und wird unter anderem deshalb hier separat behandelt. Der Stillpunkt am Kopf hat einen eigenen Namen: CV4 – Kompression des vierten Ventrikels; (Compression Ventricle four). Zunächst beschreiben wir die Handhaltung.

Handhaltung (CV4)

Die eine Hand liegt in der anderen Hand und wird leicht gehalten. Die Daumen berühren sich und bilden ein Dreieck. Die Daumenballen, über die der technische Druck auf den Schädel übertragen werden wird, führen Sie durch eine leichte Innenrotation der Unterarme auf einen Abstand von etwa 4–5 cm voneinander. Der Abstand ist von der Kopfgröße des zu behandelnden Körpers abhängig – genauer vom Abstand der beiden linienartigen Knochenerhebungen (Linea nuchae inferior) am Hinterhauptbein (Os occipitale) und somit 2–4 cm oberhalb des Hinterhauptlochs (Foramen magnum). Die Daumenballen liegen somit auf der Außenregion, in der Nähe des vierten Ventrikels und können so Druck auf diesen ausüben. Die Besonderheit dieser Technik: Anstelle des sonst postulierten Behandlungsdrucks von 5–20 g entspricht dieser hier dem Eigengewicht des Kopfes, also je nach Kopf 3–6 kg. Über den Muskeltonus unserer Daumenballen steuern wir die Härte und Festigkeit des Kontakts.

Vorgehensweise

Es gibt in dieser Technik keine Verbindung zu einem sich im Cranio-Sacralen Rhythmus bewegenden Knochen, den wir in seiner Bewegung wahrnehmen könnten. Das Hinterhauptbein (Os occipitale), ein wichtiger Teil des Cranio-Sacralen Systems, liegt nun auf unseren Händen und kann nicht mehr als relativer Bewegungsindikator genutzt werden. Trotzdem lassen sich in dieser Position sehr gut die Effekte eines Stillpunktes beobachten. Dies ist einmal über die Veränderung des Nervensystems und damit der Wirkung des vor uns liegenden Menschen möglich. (In einigen Fällen ist dies scheinbares Schlafen, was mit dem Erreichen der Alpha-Welle verbunden ist. Dieser Zustand ist frei von den sonst im Schlaf stattfindenden chemischen Reaktionen, wie der Hemmung der motorischen Rinde, um den Schlaf erholsam zu gestalten.) Auf der anderen Seite lassen sich auch Effekte über das elektromagnetische Feld der liegenden Person aus dieser Position wahrnehmen, da wir hierfür günstig über dem Kopf (Cranium) positioniert sind und einen guten rezeptiven Modus durch die ohnehin passive Handhaltung einnehmen können. Steuern Sie den Druck auf den vierten Ventrikel, indem Sie den Tonus Ihrer Daumenballen verändern. Lassen Sie den Tonus Ihrer Handballen herabsinken, um die Verbindung zum Liquorsystem zu vertiefen; suchen Sie Kontakt zum Flüssigkeitskörper samt elektromagnetischem Feld und zu den mit diesem verbundenen Wahrnehmungen.

Verlauf und Abschluss

Ein Stillpunkt am Kopf und dann, wie in diesem Fall, direkt an einem Ventrikel gibt in den meisten Fällen die Möglichkeit eines besonders tiefen, das bedeutet langwelligen Stillpunktes. Ab Alpha-Wellen kann von langwellig gesprochen werden. Über diesen Stillpunkt können weitere Informationen in die Evaluation einfließen. Zum Beispiel ist eine Beobachtungsgröße, ob ein Stillpunkt bereits im ersten oder zweiten Termin möglich ist. Langwelligkeit, die mit einem ‚Loslassen' des Kopfes über die körperliche Ebene hinaus einhergeht, kann durch Abwehrmechanismen verhindert werden. In vielen Fällen ist es eines der vom Autor gesetzten Behandlungsziele, unabhängig vom Anliegen des oder der Klient*in einen CV4 mit seinem Potenzial zu entfalten. Auf dem Weg dorthin zeigen sich für gewöhnlich die zu akzeptierenden **Abwehrmechanismen** des liegenden Menschen. (Den Umgang mit diesen beschreiben wir in Kapitel 1.5.2.)

2.3 Mobilisation des Kreuzbeins

Die Mobilisation des Kreuzbeins (Os sacrum) kann als die grundlegendste technische Arbeit im strukturell-funktionalen Ansatz verstanden werden, da hier die großen Knochen wie der fünfte Lendenwirbelkörper und das Schambein (Os pubis) an der Bewegung des Kreuzbeins (Os sacrum) beteiligt sein sollten. Diese großen Knochen sind starken mechanischen Belastungen ausgesetzt, da sie den Rumpf wie auch den Kopf des Menschen im aufrechten Gang stützen. Aufgrund der Tatsache, dass wir in unserer modernen Gesellschaft jedoch vielen sitzenden Tätigkeiten nachgehen, entsteht hier ein fast schon gesellschaftlich bedingter zunehmender Grundbedarf an Reintegration von Bewegungsmöglichkeiten dieser Strukturen. Diesem Umstand geschuldet, ist die Mobilisation des Kreuzbeins umfangreich angelegt und in drei (Unter-)Schritte unterteilt (Kapitel 2.3.1 bis 2.3.3).

2.3.1 Mobilisation der Iliosacralgelenke mittels der Armbrücke

Kontaktaufnahme

Die eine Hand liegt (ggf. noch) in der Evaluationsposition am Kreuzbein (Os sacrum) (Abbildung 13 und Abbildung 15). Der Ellenbogen oder Unterarm und die Finger der anderen Hand nehmen Kontakt zu den vorderen, obersten Knochenvorsprüngen des Beckenkamms (auf Spina iliaca anterior superior), diese springen in der Regel unter der Haut vor.

Vorgehensweise

Mit 5 g Druck bewegen Sie Finger und Ellenbogen aufeinander zu (Druckrichtung medial), während die Hand am Kreuzbein (Os sacrum) mit ebenfalls 5 g distal zieht. Achten Sie beim Üben darauf, nicht mehr Druck über den Ellbogen oder Unterarm auszuüben als über die Finger (**Abbildung 16**).

Aus der medialen Kompression anterior resultiert eine Dekompression der Iliosacralgelenke; deren unechte Gelenkverbindung gibt nun den Spielraum für die distale Traktion am Kreuzbein (Os sacrum). Wenn Sie das Gefühl haben, das Kreuzbein (Os sacrum) kommt Ihnen distal entgegen, folgen Sie dieser Bewegung und halten Sie noch für einen Moment. Bekommen Sie kein Feedback aus dem System, halten Sie die Traktion und die Kompression mit 5 g aufrecht und lösen Sie spätestens nach fünf Minuten die Technik auf, indem Sie den Zug und Druck langsam nachlassen. Evaluieren Sie mit der Hand am Kreuzbein (Os sacrum).

Dem häufigen Bedarf der Mobilisation von Iliosacralgelenken entgegenkommend, soll hier noch eine Erweiterung vorgestellt werden: Folgen Sie dem Cranio-Sacralen Rhythmus über die sich bewegenden Darmbeinschaufeln (Ala ossis ilii), während die andere Hand am Kreuzbein (Os sacrum) den Rhythmus ebenfalls unterstützen kann. So ist eine deutliche Entlastung der großen Strukturen gegeben, die sich gegebenenfalls seit Jahren oder Jahrzehnten nicht mehr (zumindest nicht mehr in möglicher Amplitude) im Cranio-Sacralen Rhythmus bewegt haben. Eine solche unterstützte Mobilisation kann bis zu 30 Minuten durchgeführt werden. Diese Art der Arbeit weicht dann jedoch deutlich vom hier beschriebenen Protokoll ab, welches wir als Ganzes gerne in 60 bis 75 Minuten durchlaufen. (Dies entspricht der Abschlusssitzung unserer ersten Ausbildungsstufe, die „Cranio-Sacrale Körperarbeit als Entspannungsmethode".)

Diese Technik ist auch möglich mit der Unterstützung des oder der Klient*in, anstelle der Armbrücke. Erfährt der oder die Klient*in die Technik auf diese Weise, kann der Teil der Beckenkamm-Bewegung auch als Selbsthilfetechnik erlernt werden. (Die Traktion vom Kreuzbein [Os sacrum] entfällt in diesem Fall.) Diese Selbsthilfetechniken sind zur Selbstregulation sowohl für Vielsitzende, längere Zeit Übergewichtige oder Schwangere sehr geeignet. Diese sollten nicht anstelle einer Cranio-Sacralen Anwendung stehen, sondern dort erlernt und dann als Ergänzung z. B. über eine gewisse Zeit von etwa einer bis drei Wochen täglich fortgeführt werden.

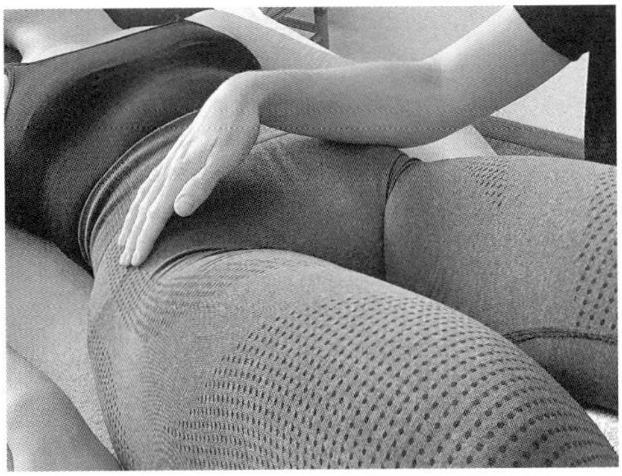

Abbildung 16: Armbrücke zum Lösen der Iliosacral Gelenke. Die Finger am einen und der Unterarm am anderen vorderen, oberen Darmbeinstachel (SIAS - Spina iliaca anterior superior) führen sanften medial Druck aus. Die andere Hand liegt nicht sichtbar unter dem Kreuzbein.

2.3.2 Traktion des Duralschlauches

Handhaltung

Die Hand am Kreuzbein (Os sacrum) bleibt in ihrer Position, während die Armbrücke aufgelöst wird.

Vorgehensweise

Sie sind in der Evaluationsposition oder Lauschposition, am untersten Ende des Cranio-Sacralen Systems. Probieren Sie, dieses in seiner Ganzheit wahrzunehmen und beginnen Sie mit einer leichten Traktion. Verwenden Sie Ihre Vorstellungskraft und Ihre anatomischen Kenntnisse; stellen Sie sich vor, wie der Zug über den gesamten Duralschlauch bis durch das Hinterhauptsloch (Foramen magnum) in den Kopf wirkt und hier bis an die Membranen: Großhirnsichel (Falx cerebri) und Kleinhirnzelt (Tentorium cerebelli). Durch diese Art der Wahrnehmung werden Sie bald in der Lage sein, einen zunächst kontinuierlichen Zug mit einer gewissen eigenen Dynamik zu versehen. Dies ist wichtig, da sich das Nervensystem innerhalb der duralen Membranen bewegt und arbeitet. Ein kontinuierlicher Zug bedeutet demnach eine unkontinuierliche Kraftverteilung auf einem dynamischen Objekt. Im Zweifelsfall wird diese Tatsache dazu führen, dass sowohl lokal als auch temporär Kräfte über den gewünschten 5–20 g wirken, da die Eigenbewegungskraft sich zur Technikkraft akkumuliert. Dies würde kompensatorische Kräfte auslösen und die Wirkung der Traktion bis in den Schädel verhindern. Wenn Sie jedoch anfangen, das gesamte System mehr und mehr wahrzunehmen, kann es Ihnen ohne Weiteres gelingen, dieser Dynamik entsprechend ein bewegungsbegleitendes und angepasstes Ziehen zu entwickeln. Auf diese Art und Weise wird sich unsere Zugintention der Technik bis in den Schädel auswirken.

Das Ziel dieses Zugs ist das gegenüberliegende Ende des Duralschlauchs, also vom Hinterhauptsloch (Foramen magnum) aus gesehen, der evolutionären Entwicklung des Gehirns folgend vom Hirnstamm (Truncus cerebri) über Zwischenhirn (Diencephalon) bis zum Stirnlappen (Lobus frontalis). Die Autoren empfehlen das Lokalisieren der Stirn, genauer die Augenbrauenhöhe der Stirn, als gegenüberliegendes Ende des Zuges, der seinen Verlauf über die Großhirnsichel (Falx cerebri) hat. Es liegt somit eine Richtungsumkehr im letzten Teil der Zugbahn vor (siehe hierzu auch Abbildung 17).

Abschluss

Wenn wir uns den Umfang der nun gehaltenen Strukturen vergegenwärtigen, wird klar, dass wir das gesamte Cranio-Sacrale System (CSS) samt der Wirkung des Liquordruckmodells an seinem caudalsten Punkt vor uns liegend in der Hand haben. Lösen Sie sich spätestens jetzt von jeglicher mit Zug assoziierten Vorstellung und halten und begleiten Sie die ‚Kaulquappe'. So erscheint die Abbildung der Dura Mater mitsamt den innerhalb liegenden Strukturen des Nervensystems (**Abbildung 17**). Das CSS mit all seinen Anteilen, den Ventrikeln und der gesamten das Rückenmark umhüllenden harten Hirnhaut (Dura mater), die den Duralschlauch bildet, kann so als ein bewegliches Ganzes wahrgenommen werden. Dieses bewegliche Ganze, die ‚Kaulquappe', ist von knöchernen Strukturen umgeben, die diese schützen und bei der Umsetzung von Bewegungen helfen. Die Wahrnehmung der knöchernen Strukturen kann zur Wahrnehmung von Festigkeit und Unbeweglichkeit führen. Der innerhalb der knöchernen Strukturen liegende Teil des CSS besitzt immer eine Beweglichkeit.

Halten Sie die ‚Kaulquappe', vorsichtig und ruhig vor sich. Unabhängig von den Beschwerden, die der oder die Klient*in im Vorfeld kommuniziert hat, sollten Sie nun wahrnehmen, ob sich Teile dieser Beschwerden innerhalb dieser Strukturen widerspiegeln – wenn sie nicht, so wie etwa ein zentraler Kopfschmerz oder Schmerzen im Steißbein, ohnehin innerhalb dieses Systems liegen. Sollten die Beschwerden des oder der Klient*in in den von hier aus als Peripherie zu benennenden Bereichen liegen, überprüfen Sie, ob auf Austrittshöhe der Entsprechungen – also zum Beispiel bei Darmbeschwerden auf der Lendenwirbelsäule – eine gute Beweglichkeit dieser einer Kaulquappe ähnlichen Strukturen vorliegt. Speichern Sie das Bild der Durchlässigkeit und Beweglichkeit, welches sich durch diese Betrachtung ergeben

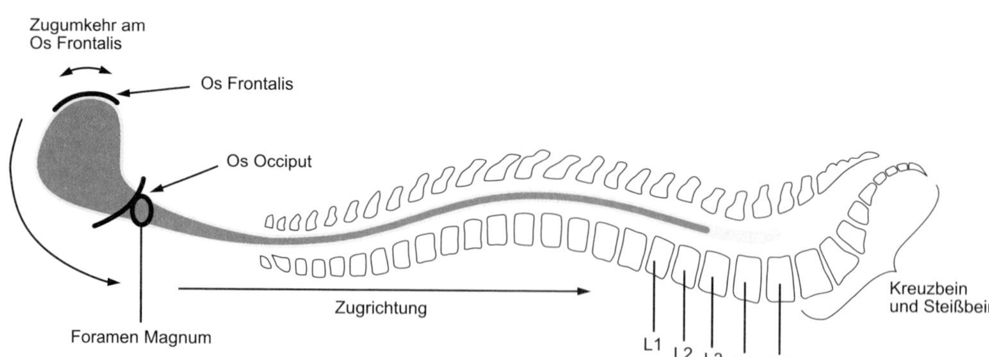

Abbildung 17: Membransystem: Duralschlauch bis Falx Cerebra (Zugumkehr mit Pfeil markiert). Das Membransystem schematisch mit einer Darstellung der Zugrichtungsumkehr.

sollte, für die Entwicklung Ihres Behandlungsplans; sowohl im Hinblick auf die folgende Sitzung als auch für Folgeanwendungen.

2.3.3 Dekompression L5–S1

L5-S1 beschreibt den Übergang von Lendenwirbelsäule zu Kreuzbein (Os sacrum), genauer vom fünften Lendenwirbelkörper und dem ersten Sacralsegment. Wie zwischen allen Wirbelkörpern befindet sich hier eine Bandscheibe. Der Druck auf diese Struktur ist verhältnismäßig groß, da der gesamte Komplex der unteren Extremitäten und des Beckens hier den Übergang zum knöchernen Teil des Rumpfes halten muss. D.h. starke Belastungen sind in diesem Bereich normal - arbeiten Sie besonders sanft. Auf diese Art und Weise kann eine Gegenreaktion, die durch Rezeptoren ausgelöst werden kann, vermieden werden.

Handhaltung
Die eine Hand liegt (ggf. immer noch) in der Position am Kreuzbein (Os sacrum), die andere Hand nimmt Kontakt zu den unteren Wirbelkörpern der Lendenwirbelsäule auf. Dies entweder mit der flachen Hand oder mit dem ‚Kamm' der eingerollten Finger (Kammgriff), um mit den Dornfortsätzen zu verhaken (**Abbildung 18**).

Beginnen Sie mit der distalen Traktion am Kreuzbein (Os sacrum), wie bereits bei der Mobilisation der Iliosacralgelenke. Verhindern Sie durch Halten der Lendenwirbelkörper mittels Kammgriff, dass diese der Traktion folgen können, wodurch sich der Druck auf den Übergang L5-S1 verringert. Wenn Sie spüren, wie der Spalt sich öffnet beziehungsweise eine Entlastung eintritt - dies kann mit Begleiterscheinungen verbunden sein, die durch eine Entlastung der seitlich austretenden Spinalnerven erklärbar sind -, halten Sie noch eine Weile diese Wirkkräfte aufrecht. Wenn Sie kein Feedback aus dem Körper bekommen, lösen Sie nach spätestens 3-4 Minuten den Zug auf.

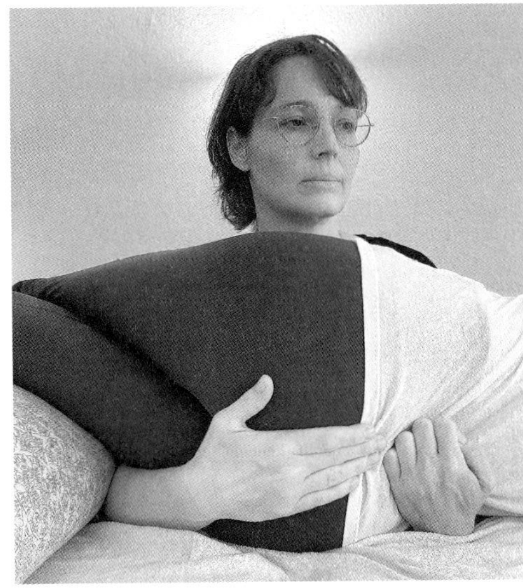

Abbildung 18: Kammgriff an den Dornfortsätzen. Um die Handhaltung sichtbar zu machen, ist die Person auf der Behandlungsliege auf die Seite gerollt. So ist die Hand der Behandlerin am Kreuzbein ebenso sichtbar, wie die Hand die zum Kammgriff gerollt, Kontakt zu den Dornfortsätzen der LWS hat.

Nach dieser Technik ist in der Regel eine erste Absenkung der Lendenlordose zu beobachten. Für Menschen, die in diesem Bereich Hohlkreuz-Tendenzen oder Spannungen im unteren Rücken durch langes und vieles Sitzen etc. aufweisen, kann diese Technikfolge als für sich stehendes Behandlungsprotokoll gesehen werden. In diesem Fall können Sie bis zu 45 Minuten für diese drei Unterschritte einplanen und sie mit den Techniken aus den Kapiteln 2.2 und 2.4 zu einem einstündigen Behandlungsprotokoll ausweiten.

2.4 Entspannen der transversalen Strukturen

Bitte lesen Sie, falls noch nicht geschehen, den Abschnitt zu Nähe und Distanz aus Kapitel 1.4.4 und bei Bedarf auch den hierzu vertiefenden Abschnitt aus Kapitel 1.5.1. Eine Entspannung des Beckenbodens ist nur in einem, nach unserem Verständnis, umfangreichen und sinnvollen Ausmaß möglich, wenn auch die unbewussten Ebenen des Nervensystems bereit sind, den behandelnden Menschen in diese Strukturen, mit seinem Wirken, eindringen zu lassen. Die verwendeten Wörter sind hier bewusst gewählt, um die Tragweite der Thematik von Anfang an zu verdeutlichen. Beachten Sie hierzu unsere Hinweise zum Zahnarzt-O. K aus Kapitel 1.5.1 und dem Beispiel zum Besuch bei dem oder der Frauenärzt*in, bei dem die Klientin lernt, das Bewusstsein aus dem Becken herauszuziehen, aus Teil 2, Kapitel 11.3.6.

Die Entspannung der transversalen Strukturen ist aus unserer Sicht keine reine Cranio-Sacral-Technik, da sie nicht mit dem Cranio-Sacralen Rhythmus und nicht mit den Knochen des Cranio-Sacralen Systems ausgeführt werden muss. Für Fortgeschrittene ist dies jedoch möglich zu integrieren. Auf die Erweiterungsmöglichkeit soll jedoch nicht weiter eingegangen werden, um den Umfang der Protokollbeschreibung nicht überzustrapazieren und die Qualität eines Nachschlagewerkes nicht zu stören. Insgesamt ist die Lösung der transversalen Strukturen eine umfangreiche und wichtige Arbeit, ohne die viele der reinen Cranio-Sacralen Körperarbeitstechniken nicht gut funktionieren können. Die Beweglichkeit kann durch transversale Spannungen so reduziert sein, dass mit 5–20 g Arbeitskraft eine Mobilisation des Cranio-Sacralen Systems nicht möglich wäre. Das Lösen der transversalen Spannungen bildet somit eine Notwendigkeit, die gründlich durchgearbeitet werden sollte, bevor an feineren oder scheinbar wichtigeren Themen gearbeitet werden kann. Die **Transversalen Lösetechniken** sind in sechs Unterschritte unterteilt.

Dies begründet, wie in vielen Fällen, eine umfangreiche Informationsphase des oder der Klient*in, die oder der wissen sollte, weshalb sein oder ihr gesamter Rumpf eventuell über eine halbe Stunde bearbeitet wurde, wobei z. B. Kopfschmerzen die angegebenen Beschwerden sind.

2.4.1 Entspannung des Beckenbodens (Pelvic Diaphragm Release)

Handhaltung

Aus Kapitel 2.3.3 kommend, wird die Hand vom Kreuzbein (Os sacrum) gelöst. Wenn die andere Hand im Kammgriff an der Wirbelsäule liegt, öffnen Sie diese. Diese Hand dient nun als lauschender, evaluierender und haltender Pol und liegt hierzu geöffnet und locker in der Lendenlordose, arbeiten wird die andere Hand. Platzieren Sie diese so, dass die Kleinfingerkante das Schambein (Os pubis) gerade berührt. Nutzen Sie Ihre Vorstellungskraft, anatomisches und physiologisches Wissen, um sich die Strukturen des Beckenbodens ins Bewusstsein zu rufen (**Abbildung 19**).

Vorgehensweise

Lassen Sie Ihre ventrale Hand ins Gewebe einsinken, um sich auf die tieferliegenden Strukturen einzustellen, die Sie nicht direkt anfassen können. Spüren Sie den Beckenboden so, als ob Sie den oberen Rand eines Beutels mit den Kleinfingerkanten halten, der wiederum am cranialen Rand der Beckenschaufeln (Ala ossis ilii/ilium) und der cranialen Kante des Schambeins (Os pubis) angeheftet ist. Folgen Sie nun den Bewegungen, die Ihnen das Gewebe vor-

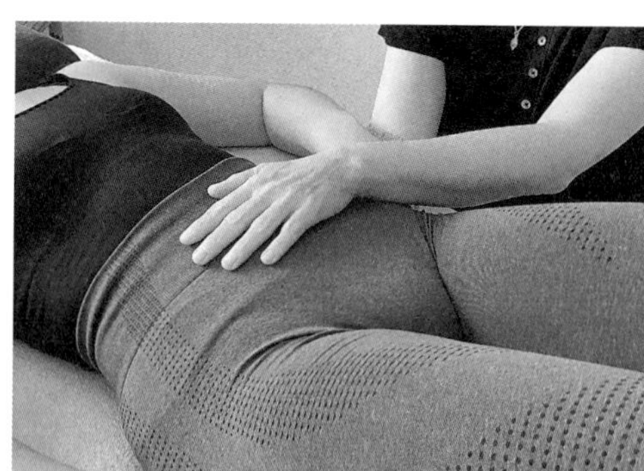

Abbildung 19: Transversale lösen – Becken. Eine Hand liegt locker auf Höhe des Unterbauches, die andere Hand liegt nicht sichtbar genau gegenüber.

schlägt. Bekommen Sie kein Feedback aus dem System, sinken Sie weiter ein. Bekommen Sie nach zwei bis drei Minuten noch kein Feedback aus dem Gewebe, beginnen Sie selbst mit leichten Zug- und Druckbewegungen. Folgen Sie der Bewegung bis zu dem Punkt, an dem sie stoppt (Läsion) oder ihr Bewegungsimpuls führbar ist, halten Sie das Gewebe an diesem Punkt mit 5–20 g zusätzlichem Druck oder Zug und warten Sie geduldig, bis eine Entspannung (Release) des Gewebes stattfindet. Dieser Release ist unter anderem auf die Lösung der Rezeptorspannungen zurückzuführen. Eine Entspannung über das Golgi-Sehnenorgan ist nach etwa 20 Sekunden zu erwarten. Die Lösung, entsprechend den Muskelspindel-Rezeptoren, nach fünf bis zehn Sekunden. Von diesen Effekten kommt es zu einer akkumulierten Lösung, die meist mit einer Atembewegung und einer spürbaren Lösung des Gewebes einhergeht. Der Effekt insgesamt wird in der Cranio-Sacralen Methode **Release** genannt. Führen Sie nun das Gewebe auf einem neuen Weg zurück über die Ausgangsposition. Stoppen Sie nicht in der Ausgangsposition, sondern führen Sie die Bewegung über diese hinaus und mit gleichbleibender Intention weiter in die beliebige Richtung einer möglichen nächsten Läsion.

Abschluss
Wiederholen Sie die Technik, bis sich weniger Läsionen zeigen. Wichtig ist hierbei zu wissen: Wir haben nicht feststellen können, dass es ein eindeutiges, sinnvolles Ende für diese Art der Technikfolge gibt. Die Läsionen werden immer feiner und das Gewebe immer weicher und durchlässiger. Ein Ende, an dem das Gewebe vollkommen spannungsfrei vor uns liegt, scheint aufgrund der vielen im Becken liegenden Strukturen weder möglich noch erstrebenswert zu sein. Wählen Sie einen Zeitpunkt, der Ihrer Vorgehensweise im Gesamten entspricht. Passen Sie die Zeit für diesen Schritt so an, dass die Vorgehensweisen aus den Kapiteln 2.4.1 bis 2.4.3 zusammen höchstens 20 Minuten in Anspruch nehmen, wenn das gesamte Protokoll durchgeführt werden soll. Beenden Sie die Technikfolge in einer entspannten Position, einem *Point of balanced tension* vergleichbaren Punkt (vgl. Kapitel 3.7). Nehmen Sie zum Abschluss das gesamte Cranio-Sacrale System wahr. Nutzen Sie Ihre Vorstellungskraft und Ihr anatomisches Wissen, um für eventuelle Folgeanwendungen auffällige Festigkeiten aus dem Becken protokollieren zu können.

2.4.2 Entspannung des Zwerchfells (Respiratory Diaphragm Release)

Handhaltung
Die Handhaltung bleibt die gleiche wie bei Abbildung 19), was bedeutet, dass die Handflächen sich weitestgehend gegenüberliegen. Sie werden jetzt nach cranial verschoben. Nun liegt die dorsale Hand auf Höhe des caudalsten Brustwirbels (Th12). Die ventrale Hand liegt auf dem Solarplexus. Vergleichbar mit der Kontaktaufnahme am Becken liegt die Kleinfingerkante der ventralen Hand mit Kontakt zum unteren Rippenbogen. Die Vorstellung, dass die zu bearbeitenden Strukturen wie ein Beutel am Rand einer schüsselartigen Struktur befestigt sind, ist hier ebenfalls hilfreich, um den Muskeln des Zwerchfells mit der Wahrnehmung unter die Rippen zu folgen. Vom unteren Rippenbogen aus führt diese beutelartige Form cranial in den Brustkorb. Mit der Ausatmung wird dessen Fläche und Ausdehnung vergrößert und das Volumen des Brust-Innenraums verkleinert. Machen Sie sich bewusst, dass Sie am Brustkorb und am Zwerchfell, also den Atembewegungen unterworfenen Strukturen, arbeiten. Nehmen Sie einen Kontakt auf, der dieser Dynamik entsprechend eine relative Ruhe im Verhältnis zur Atembewegung darstellt. Das bedeutet, Sie sollten der Eigenbewegung des Brustkorbs folgen und diese Bewegung als ruhenden, relativen Ausgangspunkt für Ihre technischen Bewegungen betrachten (**Abbildung 20**).

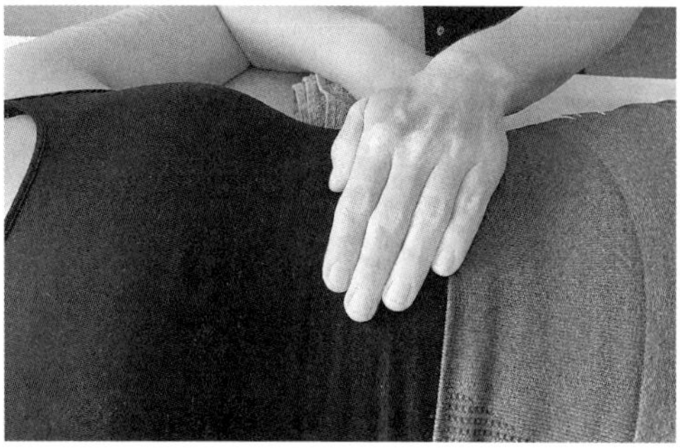

Abbildung 20: Eine Hand der Behandlerin liegt locker auf dem Zwerchfell.

Vorgehensweise

Das Aufspüren und Auflösen der Läsionen geschieht wie in Kapitel 2.4.1 beschrieben. Sinken Sie zunächst in das Gewebe mit Ihrer Wahrnehmung und der ventralen Hand ein. Beobachten Sie und beginnen Sie, wenn sich nicht eine eindeutige Richtung aufzeigt, Ihrer Intuition folgend, das Gewebe zu einer ersten Läsion zu führen. Lösen Sie diese durch Halten der bindegewebigen Strukturen an der Barriere. Kommt es zu einer Lösung, verfahren Sie weiter wie in Kapitel 2.4.1. Wie bereits bei den beiden vorangegangenen Techniken lässt sich kein eindeutiges Ende benennen.

Nutzen Sie bei der Technik am Zwerchfell auch die Möglichkeit, über die mit der Atmung eventuell verbundenen Grundannahmen des liegenden Menschen zu sprechen. Finden Sie einen aus Ihrer Sicht passenden Abschluss dieser Tätigkeiten, je nach Bedarf und Thematik der liegenden Person. Wenn Sie das gesamte Protokoll durcharbeiten, was wir für Anfänger*innen in den ersten zwei Jahren empfehlen, sollten Sie nicht mehr als fünf Minuten für diese Technik aufwenden. Sie birgt die Gefahr, sich als behandelnde Person im Tun zu verlieren, da immer weitere Effekte der Lösung und Entspannung auftreten können. Für die Integration der gelösten Spannungen und einer damit verbundenen Nachhaltigkeit ist das Weiterarbeiten im Protokoll empfehlenswert.

2.4.3 Entspannung des Brustkorbs (Thoracic Inlet Release)

Die Technik wird auch Entspannen des oberen Atemdiaphragmas genannt. Hierbei stehen die Muskeln im Vordergrund der Betrachtung, die die durch die Zwerchfellaktivität verursachten Druckveränderungen zum Hals hin kompensieren müssen. Daher die Bezeichnung oberes Atemdiaphragma. Beachten Sie für diese Technik explizit die Hinweise zu Nähe und Distanz aus Kapitel 1.4 und 1.5.1.

Handhaltung

Von 2.4.2 kommend: Die dorsale Hand wird weiter cranial verschoben, bis sie am oberen Ende der Brustwirbelsäule liegt. Sie kann parallel zur Wirbelsäule gedreht werden (Finger weisen caudal). Dies entspricht einer bequemeren Position für beide, sowohl für den liegenden als auch den behandelnden Menschen, was auf die Umgehung der Schulterblätter (Scapula) zurückzuführen ist. Die ventrale Hand liegt mit Daumen und Zeigefinger an den Schlüsselbeinen (Clavicula) und mit der Handfläche auf dem Brustbein (Sternum). Auch hier kann die Hand von cranial kommend parallel zum Brustbein gelegt werden, so wird ein guter Kontakt zu einem großen Bereich des Brustkorbs möglich. Entscheiden Sie hier gemäß Ihrer Zielsetzung und den anatomischen Gegebenheiten der liegenden Person sowie zwischenmenschlichen Aspekten, die unter Nähe und Distanz zu verorten sind, welche Position Sie wählen (**Abbildung 21**).

Vorgehensweise

Lösen Sie nun die Spannungen des oberen Diaphragmas wie in Kapitel 2.4.1 beschrieben. Begleiten Sie, wie in Kapitel 2.4.2 beschrieben, auch die Eigenbewegung, die mit der Atembewegung einhergeht. Beachten Sie in dieser Region folgende Unterschiede zu den Kapiteln 2.4.1 und 2.4.2: Der Schultergurt und die Kopfwendemuskulatur sind aus Muskeln des Bewegungsapparates gebildet. Diese Muskeln haben

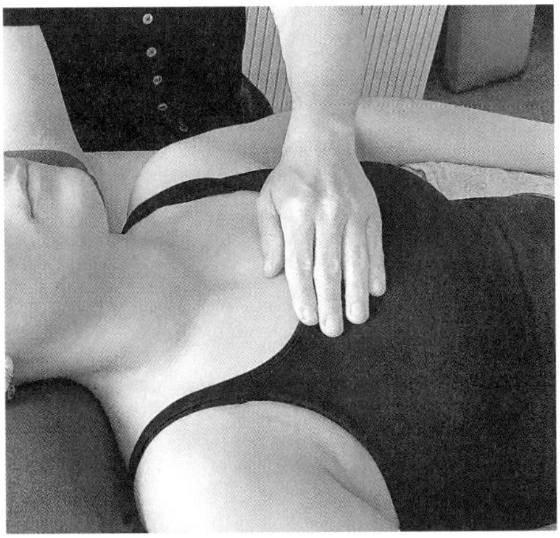

Abbildung 21: Transversale Lösetechniken oberes Atemdiaphragma. Eine Hand liegt locker auf dem Brustbein, unterhalb der Schlüsselbeine, waagerecht, oberhalb und zwischen den Brüsten.

Ansatz- und Ursprungspunkte an einer Vielzahl von Knochen. Beachten Sie bei der Begutachtung von Spannungen, wann Sie die Dimension des Brustkorbs verlassen und auf Spannungen des Bewegungsapparates stoßen. Für das Lösen des Brustkorbs im Sinne des vorliegenden Protokolls gilt es, Gelenkverbindungen wie die Sternoclaviculargelenke (Articulatio sternoclavicularis) zu berücksichtigen, die für die Atembewegung wichtig sind. Durch Arbeit in dieser Region lassen sich hervorragend z. B. benannte Sternoclaviculargelenke (Articulatio sternoclavicularis) lösen. Dies führt jedoch vom zeitlichen Herangehen her vom hier beschriebenen Protokoll weg und soll an dieser Stelle lediglich erwähnt bleiben. Die Bewegungsmöglichkeiten der vorliegenden knöchernen Strukturen sollten gut studiert werden. Der Schultergurt und die Kopfwendemuskulatur bilden eine komplexe Umgebung des oberen Atemdiaphragmas. Vergegenwärtigen Sie sich das Zusammentreffen der verschiedenen Funktionen in diesem Bereich. So lassen sich die komplexen Bewegungsmöglichkeiten während der Technik ausreichend verfolgen. Beachten Sie dabei, nicht unbeabsichtigt in das Auflösen von Muskelspannungen aus dem Bewegungsapparat zu verfallen.

Abschluss

Wie bereits bei den beiden vorangegangenen Techniken des Protokolls sehen wir hier ebenfalls kein eindeutiges Ende der Technik. Mobilisieren Sie, solange es die Zeit zulässt beziehungsweise dem Bedarf entsprechend. Verlieren Sie sich nicht in einem Anspruch, alle Spannungen lösen zu wollen.

Am Ende der Technik halten Sie das Cranio-Sacrale System aus dieser Position noch einen Moment. Beobachten Sie die Atmung und eine etwaige Veränderung dieser; ebenso die Bewegung des Cranio-Sacralen Systems im Cranio-Sacralen Rhythmus.

2.4.4 Entspannung des Zungenbeinkomplexes (Hyoid Release)

Das Zungenbein (Os hyoideum) ist ein hufeisenförmiger Knochen unter dem Kinn und oberhalb des Kehlkopfes. Es gibt keine knöchernen Verbindungen vom oder zum Zungenbein. Es ist der einzige Knochen, der nur muskulär gehalten wird. Der Zungenbeinkomplex mit seiner Muskulatur ist wichtig zum Schlucken, Sprechen und Kauen. Die Bedeutung des Zungenbeinkomplexes ist so vielschichtig wie seine muskulären Verbindungen. Es laufen Muskelstränge bis zu den Schulterblättern (Scapula). Ein Spannungsmuster, welches von dort aus wahrgenommen werden kann, kann bis in den Rücken hinwirken.

Vor der Arbeit am Zungenbein (Os hyoideum) lesen Sie bitte unsere Hinweise zu Nähe und Distanz, Zahnarzt-O. K. und Teil 3 zu Traumasensibler Körperarbeit. Das Potenzial dieser Technik lässt sich ansonsten in den wenigsten Fällen entfalten.

Kontaktaufnahme

Halten Sie das Zungenbein (Os hyoideum) zwischen Daumen und Zeigefinger. Sie können den

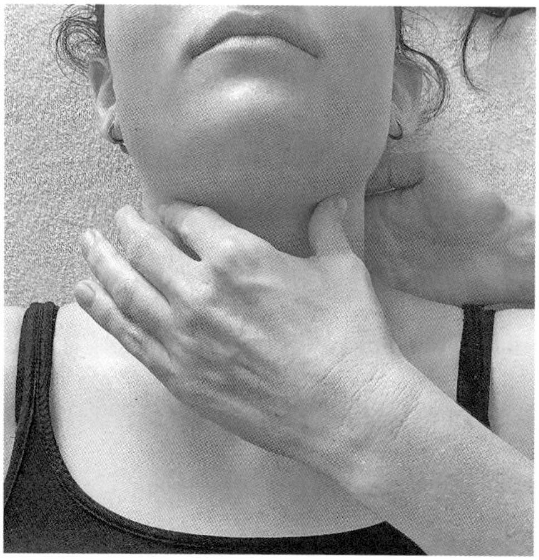

Abbildung 22: Transversale lösen – Zungenbein. Die Behandlerin hält das Zungenbein, in der Kante zwischen Mundboden und Hals gelegen, sanft zwischen Finger und Daumen.

Knochen in Ihren Griff bekommen, indem Sie Ihren oder Ihre Klient*in schlucken lassen. Während des Schluckvorgangs kommt der Zungenbeinkomplex etwas vor (ventral) und wird leichter palpierbar (**Abbildung 22**).

Vorgehensweise

Beginnen Sie mit einem lateralen Bewegungstest, indem Sie die Beweglichkeit sanft erst in die eine, dann in die andere Richtung testen. Bewegen Sie nun zunächst in die leichtere Richtung (**Direction of Ease**). Sie führen das Zungenbein (Os hyoideum) bis zu einer Barriere und warten – wie bei den bisherigen Transversalen Lösetechniken aus Kapitel 2.4.1 bis 2.4.3 – auf den Release. Wenn ein erster Release eintritt, wird weitere Bewegungsfreiheit in dieser Richtung freigegeben. Führen Sie das Zungenbein (Os hyoideum) weiter, bis in dieser Richtung ausreichend (für den Moment oder die Zeit, die zur Verfügung steht) Bewegungsfreiheit entstanden ist. Nun führen Sie die Technik in die andere Richtung aus. Wenn Sie beide Seiten entspannt haben, bringen Sie das Zungenbein wieder in die Mitte. Anschließend heben Sie das Zungenbein (Os hyoideum) anterior. Ein Release nach anterior führt zu dem Gefühl, dass das Zungenbein (Os hyoideum) zu ‚schweben' beginnt. Halten Sie es in dieser Position. ‚Schweben' bezeichnet hierbei den Zustand, in dem die Muskelspannung aller ansetzenden Muskeln geringer ist, als es die Position erfordert. Das Zungenbein (Os hyoideum) wird durch die Finger der behandelnden Hand an seiner Position gehalten und nicht mehr durch den Tonus der ansetzenden Muskeln. Das Zungenbein ist so in einem gewissen Ausmaß frei beweglich.

Lassen Sie das Zungenbein (Os hyoideum) sich ggf. **unwinden** (vgl. Kapitel 3.6). Wenn es sich ergibt, folgen Sie den Entwirrungen, bis sie von allein aufhören (oder die Zeit endet, die Sie hierfür bereitstellen können oder möchten).

Abschluss

Zum Abschluss der Technik halten Sie das Zungenbein (Os hyoideum) in einer ‚schwebenden' Position, mit der Intention eines Point of balanced tension (vgl. Kapitel 3.7). Führen Sie das Zungenbein (Os hyoideum) nicht zurück in die Ausgangsposition, sondern verlassen Sie die Technik mit einer öffnenden Intention nach ventral. So ist gewährleistet, dass das Gefühl von Freiheit und Weite, welches sich durch die Technikfolge ergeben sollte, nicht wieder aufgehoben wird.

2.4.5 Entspannung der Schädelbasis (Atlantooccipital Release)

Hinweis

Beim Atlantooccipital Release handelt es sich wie beim CV4 (Kompression des Ventrikels 4, Kapitel 3.8.1) um eine Technik, die mit dem Eigengewicht des Kopfes arbeitet, anstelle des grundlegenden Arbeitsdrucks von 5–20 g. Während beim CV4 eine unproblematische Handhaltung einen Warnhinweis überflüssig macht, werden beim hier beschriebenen Atlantooccipital Release die Finger an den Übergang zwischen Schädelbasis und Halswirbelsäule gestellt. Hierbei ist darauf zu achten, dass keine Schmerzen oder unangenehmen Gefühle ausgelöst werden! Seien Sie hier besonders vorsichtig beim Aufbau der Technik und steuern Sie den Druck langsam über Ihre Daumenballen. Nutzen Sie die Erfahrungen aus der CV4-Technik, in der der Druck ebenfalls über den Tonus der Daumenballen gestaltet wird.

Kontraindikationen:

Diese Technik ist bis zu sechs Monate nach einem Schleudertrauma oder Sturz kontraindiziert (Agustoni, 2006). Bei Kleinkindern, Säuglingen und HWS-Bandscheibenvorfällen sollte nur die extra hierfür entwickelte, sanftere Variante verwendet werden. Diese verzichtet auf die aufgestellten Finger und ist in Kapitel 3.2.2 beschrieben.

Kontaktaufnahme

Heben Sie den Schädel mit den Daumenballen an, verwenden Sie die Aufladebewegung des Kopfes entsprechend der CV4-Technik aus Kapitel 2.2. So können Sie im weiteren Verlauf die Finger ohne Druck am atlantooccipitalen Übergang platzieren. Bringen Sie Zeige-, Mittel- und Ringfinger beider Hände in einer Reihe an den Übergang von Hinterhauptbein (Os occipitale) und Atlas (C1); die Finger sind bis auf das zweite Gelenk gestreckt. Diese Streckung soll während der gesamten Technik aufrechterhalten bleiben. Dies ist die Voraussetzung für die Kraftübertragung des Schädelgewichts als technische Wirkkraft. Muskelkraft in den Fingern wird so nicht benötigt, um das Eigengewicht des Kopfes wirken zu lassen.

Es folgen die **fünf Schritte der Technik**:

1) *Aufweichen der Nackenmuskulatur:* Durch Herabsenken des Schädels (Cranium) über das Aufweichen der Daumenballen wird der Kopf langsam auf die Fingerkuppen gesenkt. Lassen Sie das Eigengewicht des Kopfes dafür sorgen, dass die Fingerkuppen in das Gewebe und die Nackenmuskulatur einsinken. Nutzen Sie die Daumenballenspannung, um durch Tonussenkung das Herabsinken des Schädels (Cranium) auf die Fingerkuppen zu steuern. Warten Sie geduldig, bis eine Muskelschicht nach der anderen aufweicht. Bleiben Sie mit Ihrem oder Ihrer Klient*in oder Übungspartner*in im verbalen Kontakt und sorgen Sie dafür, dass die Technik nicht als unangenehm empfunden wird. Sollte dies eintreten, steuern Sie den Druck durch geringeres Nachlassen über die Daumenballen. Ansonsten öffnen Sie die Daumenballen nach dem Aufweichen nach lateral. So wirkt die Technik über die Finger immer tiefer (medial, ventral) in die Muskulatur des Nackens (**Abbildung 23**).

Wenn alle Schichten der Muskulatur aufgeweicht sind, liegt der Schädel (Cranium) wieder auf der Behandlungsliege.

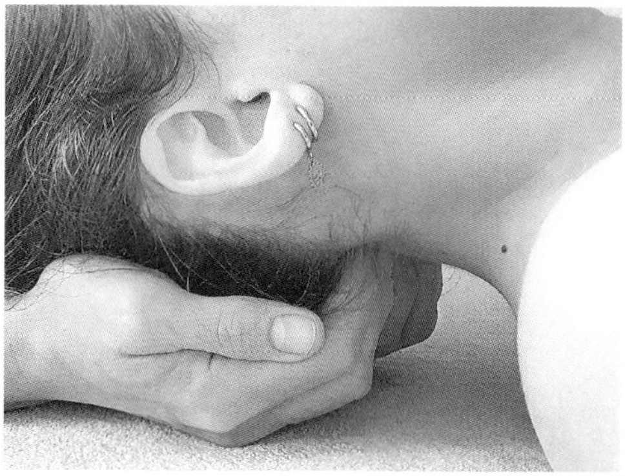

Abbildung 23: Transversale lösen mittels atlantooccipital Release - Schädelbasis. Die Finger einer Behandlerin sind senkrecht aufgestellt. Ein Kopf ruht auf den Handballen und die Fingerkuppen liegen im occipitalen Übergang. Das Eigengewicht des Kopfes lässt die Fingerkuppen etwas in die Nackenmuskulatur einsinken.

> **Hinweis**
>
> Die Finger müssen gestreckt bleiben, dies stellt beim Erlernen der Technik meist das größte Problem dar. Achten Sie darauf, dass Ihre Fingernägel nicht zu scharfkantig sind, dann wird der Druck im Nacken meist als sehr angenehm empfunden.
> Es wird nicht mit max. 20 g Druck gearbeitet, sondern mit dem Eigengewicht des Kopfes (3,5–6 kg). Beachten Sie deshalb die speziellen Kontraindikationen für diese Technik.

2) *Öffnen des Gelenkspaltes Atlas/Occiput*: Beginnen Sie mit einer leichten Traktion nach cranial, um den Gelenkspalt zwischen Hinterhauptbein (Os occipitale) und erstem Halswirbel (Atlas) zu öffnen. Halten Sie die Traktion für einen Moment lang aufrecht, bis diese sich bis zum Kreuzbein (Os sacrum) ausgewirkt haben kann. Dies beurteilen Sie am einfachsten über die visuelle und akustische Wahrnehmung des oder der Liegenden. Eine Öffnung des atlantooccipitalen Übergangs wirkt sich meist auf das vegetative Nervensystem aus. Bauchgeräusche können, ebenso wie eine vertiefte Atmung (Release), ein deutlicher Indikator sein. Darüber hinaus ist es möglich, dass Sie die knöchernen Strukturen an Ihren Fingerkuppen wahrnehmen können, dies ist jedoch von der Physiologie der liegenden Person abhängig. Wenn Sie den Eindruck haben, der Gelenkspalt sei so weit wie zurzeit möglich geöffnet, verfahren Sie weiter mit dem Spreizen der Gelenkknorren (Condylen); spätestens jedoch nach zwei Minuten.
3) *Spreizen der Gelenkknorren (Condylen):* Bringen Sie Ihre Ellenbogen, die mit dem Öffnen der Handballen nach außen geführt wurden, zusammen. Gleichzeitig sorgen Sie für eine Platzierung der Kleinfinger zwischen die Ringfingerkuppen. Hierdurch wird eine Weitung im Bereich der Gelenkflächen (Condylus occipitalis), zwischen Hinterhauptbein (Os occipitale) und erstem Halswirbel (Atlas) möglich. Diese Spreizung kann auch als Entlastung beschrieben werden. Halten Sie die Spreizung für einen Moment lang aufrecht. Beobachten Sie auch hier die Auswirkungen auf das vegetative Nervensystem, warten Sie auf einen Release.
4) *Intentionstraktion zur Streckung und Glättung der Rückenmarkshäute*: Lassen Sie die lateral gerichtete Kraft aus den Fingern nach und lassen Sie Ihre Hände aufweichen; senken Sie den Tonus ihrer Muskulatur bewusst von den Schultern bis zu den Fingerspitzen. Lehnen Sie sich nun lediglich innerlich zurück und stellen Sie sich die Längung der Duralröhre vor (Intentionstraktion). In dieser Phase scheint der Schädel (Cranium) auf den behandelnden Menschen zuzukommen. Dies ist Folge einer Absenkung der Halslordose. Lehnen Sie sich nun mit dem Oberkörper etwas zurück, um dieser Bewegung Raum zu geben. Halten Sie die Traktion aufrecht. Evaluieren Sie aus dieser Position den Duralschlauch und eventuell wahrnehmbare Bewegungen. Geben Sie nun etwas Zeit zur Streckung und Glättung der Rückenmarkshäute. Wie bereits vom Kreuzbein (Os sacrum) aus (vgl. Kapitel 2.3.2), weiten Sie Ihre Wahrnehmung nun über das gesamte Nervensystem aus und schalten Sie Ihre Wahrnehmung abschließend bewusst auf rezeptiv. Nutzen Sie hierfür die Hinweise aus Kapitel 1.4.4.
5) *Traktion des Duralschlauches vom Kopfende*: Diese Technik kann auch als alleinstehende Technik verwendet werden. Nehmen Sie Kontakt zur Kaulquappenform des duralen Systems auf. Probieren Sie nicht am Schädel (Cranium) zu ziehen, sondern über die Scheitelbeine (Os parietale), Schläfenbeine (Os temporale) und das Hinterhauptbein (Os occipitale), die im direkten Kontakt zu den Duralmembranen stehen, am Membransystem. Halten Sie mit Ihrem Rumpf ausreichend Abstand zum Schädel (Cranium), um nicht über

die elektromagnetische Wechselwirkung Druck auf die zu längenden, Liquor cerebrospinalis führenden Strukturen, auszuüben.

2.5 Siebbeintechnik und Stirnbeintechnik

Das Siebbein (Os ethmoidale) trägt seinen Namen, da es von zahlreichen Kanälen durchzogen ist. Diese Kanäle dienen zahlreichen Nerven als Durchtritte. Wir können das Siebbein (Os ethmoidale) nicht direkt palpieren, da es etwa mittig zwischen den Augen, dorsal des Oberkiefers (Maxilla) und den Nasenbeinen (Os nasale) liegt. Es hat Kontakt zu folgenden Knochen: Stirnbein (Os frontale), Keilbein (Os sphenoidale), Gaumenbeine (Os palatinum), Nasenbeine (Os nasale), Tränenbeine (Os lacrimale), Pflugscharbein (Vomer), Oberkiefer (Maxilla) und untere Nasenmuscheln (Conchae nasales inferiores). Die Verbindung zum Keilbein (Os sphenoidale) ist die Keilbein-Siebbein-Knorpelhafte (Synchondrosis sphenoethmoidalis). Wir müssen demnach über einen Umweg auf die Beweglichkeit des Siebbeins (Os ethmoidale) einwirken.

2.5.1 Siebbeintechnik (Os ethmoidale)

Kontaktaufnahme

Greifen Sie, seitlich an dem oder der Klient*in sitzend, mit Daumen und Zeigefinger Ihrer caudalen Hand den Oberkiefer (Maxilla) nahe der vorderen Tränenleiste (Crista lacrimalis anterior), sodass sie nicht auf den Nasenbeinen (Os nasale) sind. Die craniale Hand liegt entspannt auf dem Stirnbein (Os frontale), um dieses zurückzuhalten, wenn der Oberkiefer (Maxilla) Richtung anterior und caudal gehoben wird (**Abbildung 24**).

Vorgehensweise

Beginnen Sie über den Oberkiefer (Maxilla) mit einem **Lift** (heben) nach anterior und cranial. Wenn Oberkiefer (Maxilla) und Stirnbein (Os frontale) sich voneinander entfernen, bekommt das Siebbein (Os ethmoidale) mehr Platz und wird von dem Druck entlastet, der durch die knöcherne Umgebung sonst konstant ist. Lassen Sie sich Zeit bei der Anterior-caudal-Traktion des Oberkiefers (Maxilla), denn es sind mehrere Schädelnähte (Suturen), die sich lösen müssen (können oder sollten). Wenn Sie spüren, wie sich die Schädelnähte (Suturen) lösen – der Oberkiefer (Maxilla) scheint aufzuschwimmen –, halten Sie den Zug aufrecht. Nutzen Sie Ihre anatomischen Kenntnisse, um dem Siebbein (Os ethmoidale) Platz zu verschaffen, nutzen Sie Ihre Imaginationskraft. Die Autor*innen verfahren bei einem sehr festen Bereich gerne mit einem leichten Zittern oder Ruckeln mit minimalem Ausmaß, um die Schädelnähte (Suturen) zu lösen. Dies hilft bei der starken Verzahnung der Schädelnähte (Suturen), eine Vielzahl von Richtungen zu bedienen.

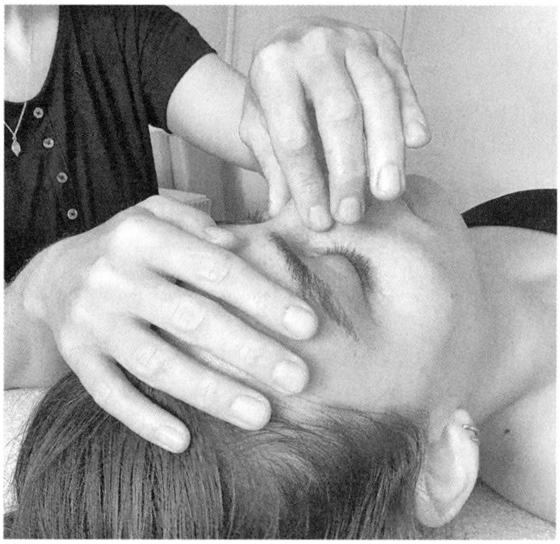

Abbildung 24: Siebbein (Os ethmoidale) Technik Eine Hand liegt locker auf der Stirn einer Person. Die andere Hand greift am Oberkieferknochen die Nase.

Abschluss

Halten Sie zum Abschluss der Technik den Oberkiefer (Maxilla) noch so lange, wie dies für Sie bequem möglich ist und zeitlich in Ihren Plan passt. In der Zeit, in der Sie den Oberkiefer

(Maxilla) im Lift halten, können sich Strukturen an diese Position anpassen und die Nachhaltigkeit wird gesteigert. Beenden Sie die Technik wie bereits bei der Zungenbein-Technik in diesem ‚schwebenden' Zustand und führen die Knochen nicht zurück in ihre Ausgangsposition. So kann die entstehende Freiheit, die sich oft auf eine Verbesserung der Atmung durch die Nase und einer teilweise starken Verstärkung der Riechfähigkeit zurückführen lässt, die meist nur temporär ist, sich weiter etablieren.

2.5.2 Stirnbein heben (Os frontale Lift)

Handhaltung

Cranial, hinter dem Schädel der liegenden Person sitzend, liegen die Ringfinger am Jochbeinfortsatz (Processus zygomaticus) des Stirnbeins (Os frontale), um dort als ‚Haken' anzusetzen. Mittelfinger und Zeigefinger liegen wie kleine Saugnäpfe am Stirnbein (Os frontale). Mechanisch können sie beim folgenden ventralen Lift kaum unterstützen, sie verbessern jedoch den Kontakt und die Wahrnehmungsmöglichkeiten (**Abbildung 25**).

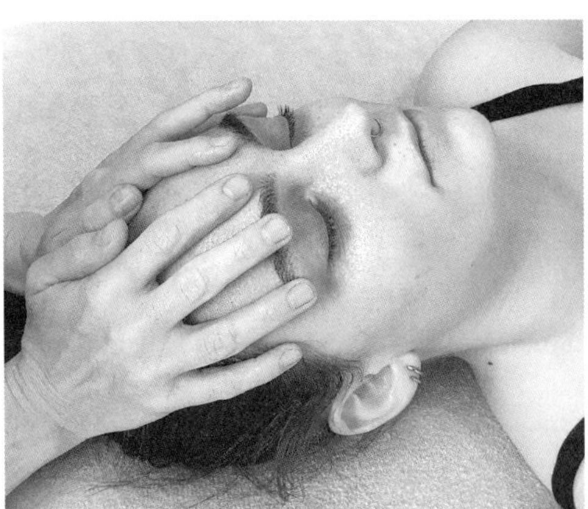

Abbildung 25: Stirnbein (Os frontale) Technik. Die Finger der Behandlerin liegen locker auf der Stirn, einer auf einer Behandlungsliege liegenden Person. Die Ringfinger liegen am lateralen Augenbrauen-Ende.

Vorgehensweise

Heben Sie das Stirnbein (Os frontale) nach anterior. Zunächst lösen sich die Suturen: die Coronarnaht (Sutura coronalis), die Verbindung zum Oberkiefer (Maxilla) sowie zum Keilbein (Os sphenoidale). Ist das Stirnbein (Os frontale) weitestgehend von den großen umliegenden knöchernen Strukturen gelöst, können Sie die Verbindung zur Großhirnsichel (Falx cerebri) spüren. Die Großhirnsichel (Falx cerebri) gehört zum vertikalen Membransystem. Somit haben Sie Kontakt zum Flüssigkeitskörper des Liquordruckmodells. Der Flüssigkeitskörper des Liquordruckmodells umfasst neben dem Liquor cerebrospinalis dessen Verbindungen zum Blut- und Lymphsystem. Vom Stirnbein (Os frontale) aus besteht ein Zugang zum Ventrikelsystem über die Großhirnsichel (Falx cerebri) sowie zum Übergang des Subarachnoidalraums und zum venösen Blutleitersystem, der durch die Arachnoidalzotten (Granulationes arachnoideae) gegeben ist. Halten Sie das Stirnbein (Os frontale) in der Schwebe, um diese verschiedenen Strukturen mit ihren eigenen Qualitäten und Rhythmen wahrnehmen zu können. In dieser Position finden Regulationsprozesse des Flüssigkeitskörpers statt. Diese werden von Druckrezeptoren erfasst, deren Kalibrierung Zeit beansprucht. Erkennen Sie dies als zwei Phasen der Technik. Das Heben als erste Phase und die dann erst beginnende Regulation als zweite Phase.

Abschluss

Geben Sie nun mehr (die Intention von) Platz unter das Stirnbein (Os frontale), als Einladung für den Liquor, den freigewordenen Raum (wieder) mehr zu durchspülen.

Stellen Sie sich vor, wie Sie damit auch dem Breath of Life mehr Raum geben sich zu äußern. Diese raumgebenden Verfahren sind mechanisch durch ein distal Führen und Halten gegeben und können durch die elektromagnetischen Felder gestärkt oder gestört werden. Wie bereits bei der Traktion des Duralschlauchs in Kapitel 2.3.2 gilt es, sich mit dem Oberkörper vom Schädel (Cranium) wegzulehnen, um nicht mit einem elektromagnetischen Gegendruck die Technik zu stören. Auch die in Kapitel 1.4 beschriebenen Einflüsse auf das Flüssigkeitsfeld sind hier zu beachten. Diese können für eine Stärkung der Funktionalität genutzt werden. Besonders ist auf die neutrale Präsenz zu achten. Der direkt unter dem Stirnbein befindliche Frontallappen (Lobus frontalis) reagiert besonders empfindlich auf Stress oder Druck in den Frequenzen einer behandelnden Person, wenn diese etwas versucht, sich nicht sicher ist oder den Fokus eng hält und damit ‚drückt'.

Anders ausgedrückt: Lassen Sie sich die verschiedenen Flüssigkeitskörper selbst ausgleichen und harmonisieren; dies geschieht ohne unser Zutun durch die selbstregulatorischen Mechanismen des Körpers. Nehmen Sie sich selbst und etwaige Erwartungen zurück. Zum Abschluss spüren Sie, wie der Liquor nun verstärkt bis in den Bereich zwischen Stirnbein (Os frontale) und Stirnlappen (Lobus frontalis) strömt. Nehmen Sie den gesamten Flüssigkeitskörper (Liquor cerebrospinalis) wahr, der seine Verbindungen zum Blut und zum Lymphsystem hat.

Aufgrund dessen, dass das Stirnbein (Os frontale) direkt am Frontallappen (Lobus frontalis) liegt, ist eine besondere Wirkung auf die Verstandesebene, die diesem Gehirnareal zuzuordnen ist, durch diese Technik möglich. Diese als mentale Entspannung zu bezeichnende Wirkung ist in der heutigen Zeit für viele Menschen, unabhängig von ihren Beschwerden, sehr hilfreich.

Das Stirnbein (Os frontale) ist ein großer Knochen, der mit seiner gesamten Fläche direkt am Liquorsystem liegt, wodurch die Saug- und Pumpwirkung auf das Flüssigkeitssystem von hier aus ausgeprägt ist. Machen Sie sich als fortgeschrittene*r Praktizierende*r dies zu Nutze, wenn Sie eine komplette Durchspülung des Liquorsystems anstreben oder die Mobilisation in schwerer zugänglichen Bereichen des Körpers von hier aus unterstützen möchten.

2.6 Scheitelbeintechnik (Os parietale)

Unter der Scheitelbeintechnik versteht man die Kompression und Dekompression der Scheitelbeine (Os parietale).

Handhaltung

Die Hände liegen auf den paarigen Scheitelbeinen (Os parietale). Bringen Sie die Fingerkuppen und Fingernägel von jeweils Zeige-, Mittel- und Ringfinger an die Scheitelbeine (Os parietale), während Sie weiterhin cranial des Schädels (Cranium) sitzen. Achten Sie darauf, dass Ihre Fingerkuppen cranial der Schuppennaht (Sutura squamosa) liegen. Nehmen Sie die Vorstellung hinzu, die Fingernägel in den Knochen zu haken; da Sie nur mit 5–20 g Technikzug arbeiten werden, braucht dies kein starkes oder gar unangenehmes Einhaken zu sein (**Abbildung 26**).

Ausführung

Beginnen Sie mit einer leichten medialen Kompression. Hiermit verändern sich die Druckverhältnisse im Kopf und Sie wirken direkt auf die

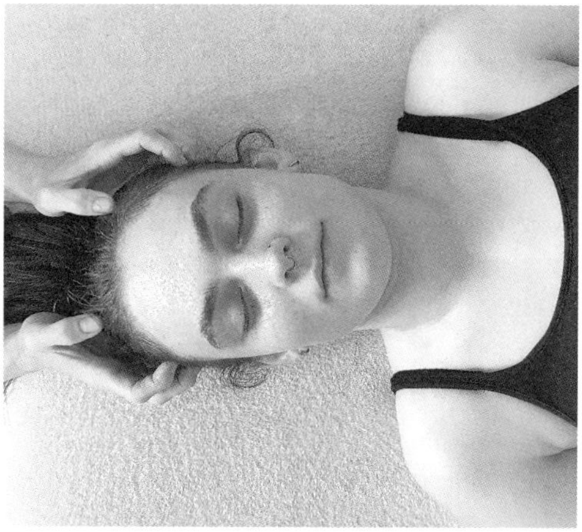

Abbildung 26: Scheitelbein Technik. Eine auf einer Behandlungsliege liegende Person, wird von einer Behandlerin mit den Fingerkuppen cranial der Sutura squamosa links und rechts berührt. Die liegende Person hat die Augen geschlossen und das Gesicht wirkt entspannt.

Produktion des Liquors ein. Eine mediale Bewegung der Scheitelbeine (Os parietale) löst eine verstärkte Liquorproduktion aus, da ein geringes Volumen in den Ventrikeln angenommen wird. Die über Druckrezeptoren motivierte verstärkte Liquorproduktion treibt die Scheitelbeine (Os parietale) lateral. Wenn Sie spüren, dass die Scheitelbeine (Os parietale) lateral shiften, nehmen Sie für etwa 30 Sekunden die Hände vollständig aus dem Kontakt. Diese Technik ist ähnlich wie der **Frontalis Lift** gut geeignet, um die grundlegende Pump- und Saugbewegung des Liquorsystems zu fördern; mit derselben Begründung.

Traktion: Ziehen Sie nun die beiden Scheitelbeine sanft nach cranial, bis die Suturen und dann auch das vertikale Membransystem entspannen können. Hierfür ist die Wiederherstellung der eingehakten Fingernägel hilfreich, um ein Abrutschen über die Scheitelbeine (Os parietale) zu vermeiden.

Abschluss

Geben Sie Platz für den Liquor, der diesen Bereich nun leichter durchspülen kann. Halten Sie die Scheitelbeine (Os parietale) nach cranial gehoben und führen Sie sie nicht zurück in die Ausgangsposition. Beachten Sie die Hinweise für raumgebende Prozesse aus Kapitel 2.5.2. Die Autor*innen empfehlen an dieser Stelle des Technikablaufs, die Sagittalnaht (Sutura sagittalis) lateral zu spreizen, was ebenfalls mit den Fingernägeln nahe der Schädelnaht (Sutura) durchgeführt werden kann. Mit den Nägeln der beiden Daumen oder einhändig, mit dem Daumen auf dem einen und den Nägeln von Zeige- und Mittelfinger auf dem anderen Scheitelbein (Os parietale). Die damit verbundene Spreizung und Entlastung des venösen Blutleiters (Sinus sagittalis) kann sich positiv auf den venösen Blutfluss auswirken. Lassen Sie den Schädel in diesem erweiterten und geöffneten Zustand, um die Technik zu beenden.

> **Hinweis**
>
> Für Menschen mit Autismus, Hochsensibilität oder Angststörungen kann die Weite in diesem Bereich als unangenehm und symptomverstärkend empfunden werden. Bitte bleiben Sie mit Ihren Klient*innen im Austausch über die Auswirkungen der Cranio-Sacralen Methode sowie der einzelnen Techniken.

2.7 Keilbeintechnik

Das Keilbein (Os sphenoidale) hat eine zentrale Rolle im strukturell-funktionalen Ansatz der Cranio-Sacralen Methode. Dies hängt mit drei Faktoren zusammen, die folgend benannt werden. Eine ausführliche Erörterung über die Tragweite dieser Faktoren verlagern wir aus dieser Protokollbeschreibung. Der erste Aspekt, der hier zu nennen ist, bezieht sich auf die Tatsache, dass das Keilbein (Os sphenoidale) zahlreiche Durchtritte für Nerven aufweist. In Tabelle 3-1 finden Sie eine Auflistung der Nerven, die direkt durch das Keilbein (Os sphenoidale) führen oder im direkten Kontakt einen Durchtritt aus dem Schädel haben. Die hierdurch enge Verbindung zur funktionalen Anatomie über das Nervensystem und die direkte mechanische Verbindung hierzu eröffnen dem oder der anatomisch und physiologisch ausreichend geschulten Cranio-Sacral-Anwender*in zahlreiche Möglichkeiten sowohl zur Analyse von Beschwerden und deren Zusammenhänge als auch direkte Einflussmöglichkeiten. Diese sind durch Kenntnisse der Funktionen der durchtretenen Nerven abzuleiten.

Als Zweites kompensiert eine Bewegung in der Frontalachse des Keilbeins (Os sphenoidale) eine eventuelle Beckenschiefstellung, wie sie durch die sogenannte *Unechte Beinlängen-Ungleichheit* bei fast allen Menschen, lediglich mehr oder weniger ausgeprägt, gegeben ist. Hierüber bekommen wir als Anwender*innen der Methode ebenso Informationen über den Ist-Zustand der gesamten Links-rechts-longitudinal-Balance des knöchernen Systems und ebenfalls direkte Einflussmöglichkeiten.

Der dritte Aspekt: Die Hirnanhangsdrüse (Hypophyse) liegt direkt auf dem Türkensattel (Sella turcica/sphenoidale) und die Sehnerven (Nervus opticus [II]), die ihrerseits bereits Teil des Gehirns sind, direkt am Keilbein (Os sphenoidale). Die Gleichgewichtsorgane liegen im direkten Einflussbereich des Keilbeinknochens. Hiermit ist gegeben, dass über das Keilbein (Os sphenoidale) ein direkter Zugang zu höheren Steuerungsarealen des Gehirns möglich sein kann. Dieser Sachverhalt wird bei der Arbeit am Keilbein (Os sphenoidale) deutlich. Wir können einen weitreichenden Einfluss vom Keilbein (Os sphenoidale) auf den gesamten Körper und seine Funktionen nehmen. Beachten Sie bei der beschriebenen Vorgehensweise Effekte, die auf die hier benannten drei Funktionsbereiche zurückzuführen sind.

Kontaktaufnahme

Die Finger liegen am Hinterhauptbein (Os occipitale); je nach Spannweite der Hand genügt es, wenn das lediglich die Kuppe des kleinen Fingers ist. Die Daumenbeeren liegen am Keilbein (Os sphenoidale). Platzieren Sie die Daumenbeeren genau gegenüber dem Kontakt zum Hinterhauptbein (Os occipitale), um bei der Kompression die Finger aufeinander zubewegen zu können; das organisiert die Bewegung an der Senkrechten (**Abbildung 27**). Achten Sie darauf, dass der Druck an den Daumenbeeren leicht bleibt, orientieren Sie sich eher an den fünf als an den 20 Gramm für die Einstellung des Arbeitsdrucks. Durch die hohe neuronale Durchdringung des Knochens, wie im Vorhergehenden beschrieben, ist hier eine sehr hohe Empfindlichkeit gegeben. Beginnen Sie mit der Kompression des Keilbein-Schädelbasisgelenks (Sphenobasilargelenk).

Ausführung

Beginnen Sie mit einer sanften Kompression posterior (Richtung der Kleinfinger am Os occipitale). Achten Sie darauf, dass Sie das Keilbein (Os sphenoidale) zwischen den Daumenbeeren fixiert halten und dass Sie trotz des geringen Drucks, der hier angebracht ist, darauf nicht über die Haut vom Knochen abrutschen.

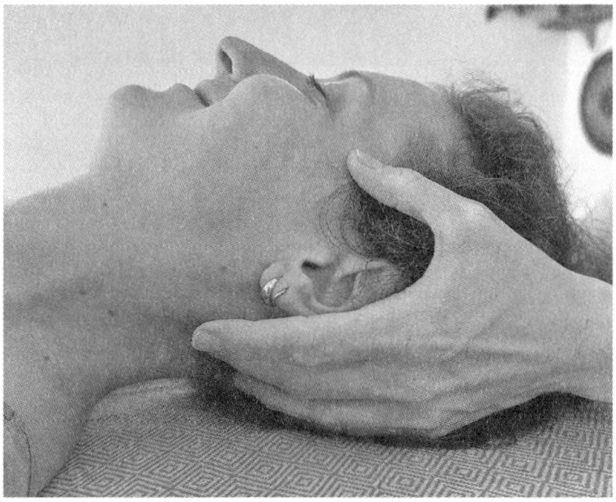

Abbildung 27: Keilbein Technik. Eine Person wird von einem cranial platzierten Behandler mit dessen Daumen an den Schläfenknochen in Verlängerung des Augenwinkels berührt. Die kleinen Finger des/der Behandelnden liegen an der Schädelbasis. Sowohl die Hände des/der Behandelnden als auch der Gesichtsausdruck der liegenden Person wirken entspannt.

Hinweis

Eine Technik sanft auszuführen, bedeutet nicht, dass alle Intentionen sanft sein sollen. Beispiel: Eine Tür vorsichtig öffnen bedeutet nicht gleichzeitig, dass die Türklinke nur leicht berührt werden darf. Analog dazu bedeutet eine sanfte Kompression des Keilbeins nicht, dass das Keilbein so sanft fixiert sein muss, wie die Kompression ausgeführt werden soll. Wird ein Knochen zu locker gehalten, besteht die Gefahr, dass der Kontakt abrutscht. Die Kunst, besonders bei den Schädeltechniken, besteht darin, dass mit sicherem Griff (also mit der Intention von Festigkeit und Halt) der auf diese Weise gehaltene Knochen sanft (also ohne die Intention von Festigkeit) bewegt werden soll. Anders formuliert: Das System kann einen Knochen loslassen, wenn die oder der Behandelnde diesen ‚gut' hält. Wenn der Kno-

chen vom System losgelassen wird, kann er sanft bewegt werden. Dies gilt für alle Techniken, ist jedoch bei der Keilbeintechnik besonders zu beachten.
Als unterstützendes Bild unterrichten wir die Idee, eine Bleistiftmine zwischen den Daumen zu halten. Es bedarf eines geringen medialen Drucks, um diese nicht zu zerbrechen. Nun soll jedoch mit dieser Bleistiftmine das oberste Steuerkreuz einer Marionette ausbalanciert werden, wie weiter unten beschrieben wird. Das erfordert eine weitreichende Vorstellung von der Wirkweite dieser als zerbrechlich imaginierten Struktur.

Die Fingerkuppen der übrigen Finger können am Hinterhaupt (Os occipitale) die Kompression auf das Keilbein (Os sphenoidale) empfangen. Bei geschlossenem Sphenobasilargelenk wird der Kompressionsdruck auf das Hinterhauptbein (Os occipitale) übertragen und an den Fingern spürbar. Halten Sie die Kompression auf das Keilbein (Os sphenoidale) einen Moment aufrecht, bis Sie das Gefühl haben, dass das Sphenobasilargelenk fest geschlossen ist. Dies geht mit einem Qualitätswechsel in der Empfindung einher. Wenn das Sphenobasilargelenk geschlossen ist, endet die posteriore Beweglichkeit des Keilbeins (Os sphenoidale) und eine Übertragung der Dynamik des Keilbeins, welche durch die oben beschriebenen strukturellen Bedingungen gegeben ist, auf das Hinterhauptbein (Os occipitale) kann wahrnehmbar werden.

Dekompression des Sphenobasilargelenks: Das Hinterhauptbein (Os occipitale) wird weiter mit den Fingern gehalten oder berührt. Die Daumen führen das Keilbein (Os sphenoidale) anterior, das Sphenobasilargelenk wird dekomprimiert. Dies kann ohne einen Wechsel der Handhaltung geschehen.

Hinweis

Bei fast allen Techniken besteht die Möglichkeit, dass nach dem Lösen der Strukturen voneinander die nun freigewordenen Spielräume genutzt werden, um in ein *Unwinding* zu gehen. Beim Keilbein (Os sphenoidale) sollte die Dekompressionsintention weiter aufrechterhalten werden, um eine Richtung vorzugeben, statt die unwillkürlichen Bewegungen zu verstärken! Die hohe neuronale Durchdringung sorgt andernfalls für Effekte wie Schwindel, visuelle oder auditive Fehlinformationen im Bewusstsein der liegenden Person. Halten Sie die Dekompression für einen Moment; probieren Sie, ob sich ein Point of balanced tension einstellen lässt.
Stellen Sie sich vor, wie das Keilbein (Os sphenoidale) ruhig und gerade (in allen drei Raumebenen und Achsen) über dem gesamten Körper liegt, wie das Steuerkreuz einer Marionette, an dem jedes Segment des Körpers mit einem Faden befestigt ist.
Für fortgeschrittene Praktizierende ist es nun von hier aus möglich, die Körperachsen des Bewegungsapparates, die sich horizontal durch den Schultergurt, das Becken und die Kniehöhe ziehen lassen, auszubalancieren.

2.8 Kiefergelenk entspannen

Die Entspannung des Kiefergelenks (Articulatio temporomandibularis) wird häufig von Zahnärzt*innen oder Kieferorthopäd*innen bei Cranio-Mandibulärer Dysfunktion empfohlen. Wenn wir einen Blick auf die umfangreichen Interventionen werfen, die im Zusammenhang mit der Cranio-Mandibulärer Dysfunktion verordnet werden, kann diese Technik fast als ein eigenes Arbeitsfeld verstanden werden. Fehlstellungen des Kiefers können ebenso positiv beeinflusst werden wie die häufig auch mit Zahnschienen behandelte Phänomenalität des Zähneknirschens.

Handhaltung für die Kompression des Kiefergelenks

Die Handballen liegen an den Scheitelbeinen (Os parietale) nahe der Coronarnaht (Sutura coronalis). Ggf. können Sie mit der Handfläche die Bewegungen an den Schläfenbeinen (Os temporale) mitverfolgen.

Vorgehensweise

Beginnen Sie mit der Kompression, indem Sie den Unterkiefer (Mandibula) mit Ihren Fingern auf Ihre Handballen zubewegen. Wenn Sie die Kompression an den Handballen und damit an den Schläfenbeinen (Os temporale) wahrnehmen können, können Sie sicher sein, dass das Kiefergelenk (Articulatio temporomandibularis) in seiner sagittalen Dimension vollständig geschlossen ist. Nutzen Sie Ihre Erfahrungen aus der Kompression des Sphenobasilargelenks. Die Übertragung der Qualitätsveränderung ist gegeben. Halten Sie einen Moment lang die Kompression aufrecht (**Abbildung 28**).

Dekompression: Führen Sie nun den Unterkiefer (Mandibula) mit den Fingern caudal. Legen Sie die Finger hierfür von lateral an den Unterkiefer (Mandibula). Die Daumenballen können ihre Lauschposition aufgeben, da sonst die Bewegung für die Dekompression eingeschränkt wäre. Folgen Sie beim weiteren Herausführen des Unterkiefers (Mandibula) aus dem Kiefergelenk (caudal), einer leicht aufsteigenden (anterioren) Parabel; vergleichbar mit einem startenden Flugzeug, zunächst flach über die liegende Person, dann zunehmend ansteigend (anterior) (**Abbildung 29**).

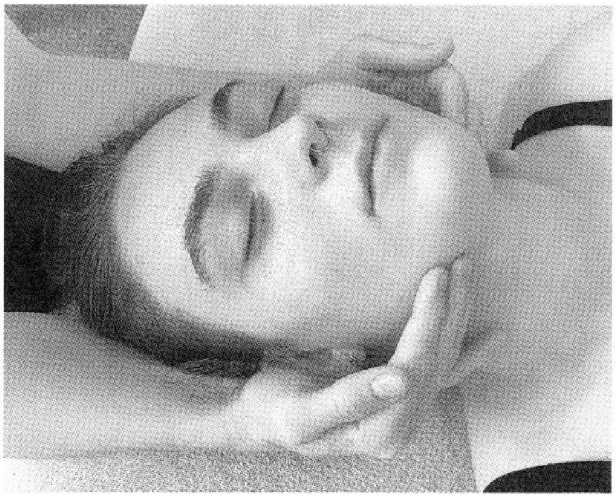

Abbildung 28: Kiefergelenk – Kompression. Eine entspannt wirkende Person liegt mit geschlossenen Augen auf einer Behandlungsliege. Eine cranial platzierte Behandlerin hat jeweils Zeige-, Mittel- und Ringfinger von caudal am Unterkiefer platziert.

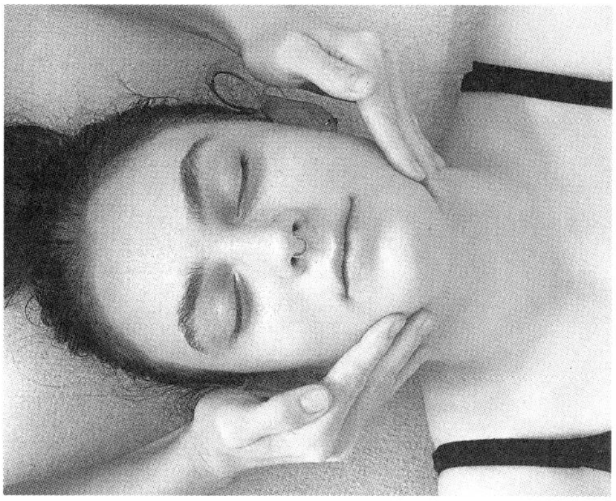

Abbildung 29: Kiefergelenk Entspannen – Dekompression. In der Situation liegen nun die Finger der Behandlerin seitlich am Unterkiefer.

Abschluss

Die Kaumuskulatur führt bis auf das Scheitelbein (Os parietale). Nutzen Sie Ihre anatomischen Kenntnisse und Ihre Vorstellungskraft, um auch diese Strukturen, die momentan unter Ihren Handflächen liegen, zu entspannen. Berücksichtigen Sie dafür Ihr Wissen über die Reaktionszeiten von Rezeptoren, Muskelspindeln,

Hinweis

Die Kaumuskulatur und der Kiefer sind Strukturen, die auf großen Druck ausgelegt sind. So können sie selbst bei stark wirkenden Kräften, wie sie etwa beim Kauen auftreten, ihre Positionen halten. Wenn Sie hier Einfluss nehmen möchten, seien Sie sanft; so vermeiden Sie die Aktivierung von Zug- und Druckrezeptoren. Auf diese Weise lassen sich diese Strukturen nachhaltig lösen und bewegen.

Golgi-Sehnenorganen und die Kalibrierung von Ganglien. Lösen Sie die Bewegung nach caudaventral auf.

2.9 Schläfenbeintechnik

Die Techniken an den Schläfenbeinen (Os temporale) sind in drei Schritte unterteilt. Im ersten Schritt wird die laterale Bewegungsfreiheit der Schläfenbeine (Os temporale) genutzt, um eine fast von selbst weiterlaufende Eigenbewegung zu initiieren. Diese benötigt, einmal aufgebaut, lediglich einen minimalen Impuls zur Fortführung. Diese Technik kann eine über Jahre bestehende Festigkeit lösen und die Mobilität der Region nachhaltig stärken. Eine Entspannung der Kopfwendemuskulatur ist eine häufige Folge dieser Technik. Dieser Schritt in der Schläfenbeintechnik wird immer noch Catwalk oder Wobbeln genannt. Wir erlauben uns, im weiteren Verlauf Vorschläge zur zeitgemäßen Anpassung der Bezeichnung zu geben, was auch in den folgenden Schritten der Schläfenbeintechnik Anwendung findet.

Es folgt eine komplexe Technik zur weiteren Mobilisation der Schläfenbeine (Os temporale) unter Berücksichtigung ihrer Verbindung zum Kleinhirnzelt (Tentorium cerebelli) und dem damit zusammenhängenden Festigkeitspotenzial der Struktur. Wir bezeichnen diese Technik inzwischen mit einem beschreibenden Namen: Temporale Rotation; sie ist bekannt als *Finger-in- the-ear*-Technik. Abschließend folgt die bisher als *Ohrzieh*-Technik bekannte Entspannung des Kleinhirnzeltes (Tentorium cerebelli). Da diese Technik nicht auf das Ohr, sondern auf das Kleinhirnzelt ausgerichtet ist und unter anderem dort ihre Wirkung entfalten soll, gehen wir inzwischen dazu über, diese Technik Tentorium Release zu nennen.

Temporale Lateralshift

Temporale Lateralshift wird auch als Catwalk oder Wobbeln mit den Schläfenbeinen (Os temporale) bezeichnet. Diese Bezeichnungen verwenden wir nur noch der Tradition halber. Sie sind unseres Wissens seit Ende des 19. Jahrhunderts gebräuchlich. Damit soll gewährleistet sein, dass die Tausenden oder gar Hunderttausenden Menschen, die diese Bezeichnungen für die folgende Technik gelernt haben, diese zuordnen können. Wir möchten sie Temporale Lateralshift nennen. Dies ist eine Entsprechung von Bezeichnungen wie dem Frontalis Lift. Die Bezeichnung Catwalk ist abgeleitet von dem Eindruck, den das Gesäß eines Models auf dem Laufsteg, von hinten betrachtet, erweckt. Wir halten diese Analogie für nicht mehr zeitgemäß. Wobbeln hingegen ist nett, jedoch schlichtweg unpräzise. Die Bezeichnung ist dem Gefühl entsprungen, welches beim behandelnden Menschen zwischen den Handballen entsteht; die Schädelbasis (Os temporale und Os occipitale) scheint weich zu werden und kann ein waberndes Gefühl vermitteln.

Kontaktaufnahme

Die Kontaktaufnahme an den Warzenfortsätzen (Processus mastoidei) links und rechts erfolgt im Idealfall mit den Daumenballen. Die Finger werden unter die Nackenlordose geschoben und übereinandergelegt. Sie sollten den Nacken nicht berühren. Wenn die Hände der behandelnden Person eher groß sind und der Kopf- und Nackenbereich der liegenden Person klein ausfällt, kann als Variante der Daumenballen durch zwei oder drei Finger ersetzt werden. Der Nachteil ist eine geringere Kontaktfläche und ein weniger anschmiegsames und weiches Positionieren. Für die Ausführung der Technik ist dies funktional. Es ergeben sich lediglich Einschränkungen in der Wahrnehmungsfähigkeit durch die geringere Kontaktfläche. Ebenfalls verringert ist die Qualität des meist als angenehm empfundenen Gehaltenseins durch die Handballen, welches für ein Loslassen von Strukturen förderlich sein kann. Wir gehen im Folgenden von der Variante mit den Handballen an den Temporales aus. Die Finger liegen locker unter dem Nacken.

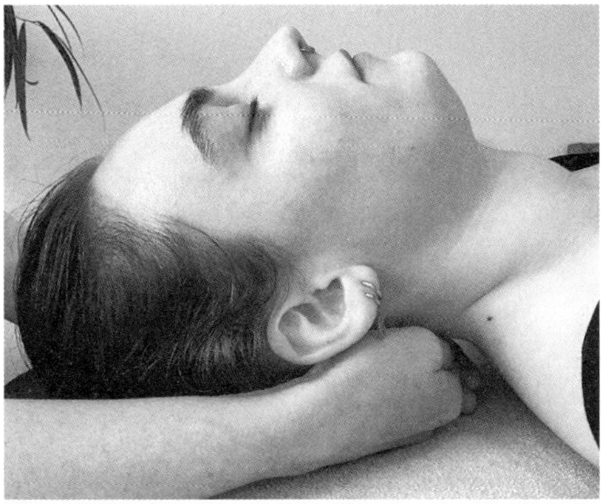

Abbildung 30: Temporale Lateralshift – Wobbeln. Die Daumenballen einer Behandelnden Person, liegen an den Felsenbeinfortsätzen hinter den Ohren einer auf einer Behandlungsliege liegenden Person. Die Finger der Behandlerin kreuzen die Finger der gegenüberliegenden Hand im Nacken der Person, ohne diese zu berühren.

Die paarigen Schläfenbeine (Os temporale) können nach medial beugen (Flexion) und nach lateral strecken (Extension). Fühlen Sie mit den Daumenballen die knöchernen Strukturen der Schläfenbeine (Os temporale) und testen Sie, ob bereits eine Beweglichkeit wahrnehmbar ist. Folgen Sie der Bewegung, falls diese bereits spürbar ist, und evaluieren Sie, welche Seite die leichtgängigere ist (**Abbildung 30**).

Vorgehensweise

Wenn bei der Kontaktaufnahme noch keine Bewegung wahrnehmbar ist, testen Sie zunächst die Direction of Ease. Dies ist die Richtung, in der eine Bewegung leichtgängiger erscheint. Bewegen Sie diese Seite ganz in die Flexion, indem Sie mit dem Daumenballen nach medial führen. Können Sie noch keinen Unterschied zwischen der linken und der rechten Seite wahrnehmen, führen Sie zunächst eine beliebige Seite und dann die andere Seite ganz in die Flexion.

Führen oder halten Sie das Schläfenbein (Os temporale) in der momentan maximalen Flexion – auch Barriere genannt – bis ein Release eintritt. Nun folgen Sie dem Warzenfortsatz (Processus mastoideus) weiter in der Flexion nach medial. Geben Sie auf der gegenüberliegenden Seite Platz mit dem Daumenballen. So ermöglichen Sie eine Querbewegung (Lateralshift) der Schädelbasis (Os temporale, Os occipitale). Vielleicht können Sie den Extensionsimpuls auf der gegenüberliegenden Seite spüren: in Form eines Ihnen in die Hand drängenden Warzenfortsatzes (Processus mastoideus). Beginnen Sie die Technik in die andere Richtung. Bringen Sie hierzu das Schläfenbein (Os temporale) über den Warzenfortsatz (Processus mastoideus) auf der anderen Seite in die Flexion und folgen Sie auf der gegenüberliegenden Seite der Extension.

Sie haben eine Querbewegung (Lateralshift) auf der Transversalachse ausgelöst. Beginnen Sie diese Bewegung wie das Schaukeln einer Welle in langsamen Wogen zu verfolgen und aufrechtzuerhalten. Die Aufrechterhaltung benötigt bei anhaltender Intention immer weniger Zutun.

Beenden der Technik

Wenn Sie jede Seite einmal über die Barriere hinaus in die Flexion gebracht haben, oder wenn Sie nach einigen Wiederholungen des Lateralshifts die Technik beenden möchten, balancieren Sie Flexion und Extension der beiden Schläfenbeine (Os temporale) aus. Wenn beide Seiten synchron laufen, halten Sie noch einen Moment den Kontakt und laden den Liquor ein, wieder mehr unter die Schläfenbeine zu strömen. Nehmen Sie Ihre Hände lateral aus dem Kontakt.

Für Fortgeschrittene: Es lässt sich durch die parallele Extension der Schläfenbeine (Os temporale) ein wirkungstiefer, funktionaler Dekompressionsstillpunkt einleiten. Die Nähe zum dritten und vierten Ventrikel ermöglichen eine tiefe Entspannung der Schädelbasis und, damit verbunden, des Nackens und des Schultergürtels. Verfolgen Sie die Kopfwendemuskulatur, deren Ansatzpunkte im Bereich der Technik liegen. Fokussieren Sie so die muskuläre Entspannung des gesamten Kopf-, Nacken-, Schulter- und Oberkörperbereichs. Diese Vorgehensweise empfehlen wir nach Absprache besonders in den

Anwendungsbereichen: Autismus-Spektrum-Störung, Angststörungen, Überempfindlichkeit, ADHS oder ADS und Überspannung im Zusammenhang mit Posttraumatischer Belastungsstörung (PTBS). Dies ist mit der Wirkung dieser Technik auf die Region des Mittelhirns (Mesencephalon) begründet.

Temporale Rotation – Finger-im-Ohr-Technik (Finger in the ear)

Auch hier möchten wir uns erlauben, der Tradition ein Update anzubieten. Die Bezeichnung Finger in the ear lässt zwar diejenigen, die diese Technik kennen, schnell in Erinnerung rufen, um welche Technik es hierbei geht, da die Position mit dem Finger im Ohr einzigartig erscheint. Sie ist jedoch kein Hinweis auf die Funktionsweise oder Idee der Technik. So schlagen wir hierfür Temporale Rotation vor, was einer Beschreibung der technischen Intention entspricht.

Handhaltung

Die Ringfinger liegen an den Warzenfortsätzen (Processus mastoidei) der Schläfenbeine (Os temporale), die Mittelfinger stecken im Anfang des Gehörganges. Sie dienen lediglich der Orientierung und Lokalisierung der Drehachse der Schläfenbeine (Os temporale) und können für das Ausführen der Technik herausgenommen werden. Die Zeigefinger sind auf den Jochbeinbögen (Arcus zygomaticus). Achten Sie darauf, dass sich die Finger auf dem Schläfenbeinanteil (Pars temporalis) des Jochbeinbogens befinden; dem Jochbeinbogenfortsatz (Processus zygomaticus) des Schläfenbeins (Os temporale) (**Abbildung 31**).

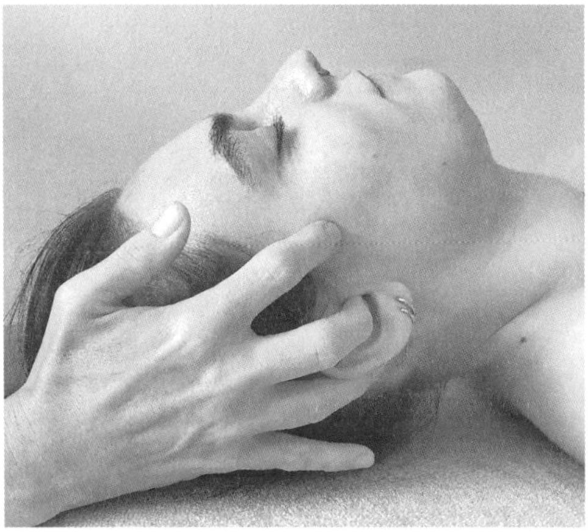

Abbildung 31: Os Temporale Rotation – Finger in the ear. Der Ringfinger am Felsenbeinfortsatz des Os temporalis und der Zeigefinger am Jochbeinfortsatz des Os temporalis. Die liegende Person hat die Augen geschlossen und wirkt entspannt.

Während der Inspirationsphase des Schädels (nach Upledger: Flexion des Cranio-Sacralen Systems) rotiert das Schläfenbein (Os temporale) mit dem oberen Rand vor (anterior), der Jochbeinbogenfortsatz (Processus zygomaticus) nach inferior und der Warzenfortsatz (Processus mastoideus) nach superior und posterior.

Ausführung

Identifizieren Sie die Direction of Ease und rotieren Sie die leichtgängigere Seite zuerst in die leichtgängigere Richtung. Rotieren Sie gleichzeitig die gegenüberliegende Seite in die Gegenrichtung. Die Rotationsachse soll genau im Gehörgang gehalten werden. Verhindern Sie eine Translationsbewegung der Achse. Durch die Rotation spannt sich das zwischen den Schläfenbeinen (Os temporale) liegende Kleinhirnzelt (Tentorium cerebelli).

Bei Menschen, deren Körper über Jahre hinweg starke kompensatorische Kräfte aufbringen mussten, da hoher Leidensdruck bestand, ist diese Technik besonders zu berücksichtigen. Über das Kleinhirnzelt (Tentorium cerebelli) gelangen die Rotationskräfte ins Zentrum der Schädelkapsel. So gelangen Spannungs-, Zug- und Druckveränderungen in Bereiche zwischen Groß- und Kleinhirn. Das Kleinhirnzelt (Tentorium cerebelli) selbst kann nach der Intervention geringere Spannung aufweisen. Dies kann eine tiefe und nachhaltige Entspannung mediocranialer Strukturen unterstützen. Über die Auswirkungen nach und während der Technik kann folgender Wirkbereich angenommen werden: Kleinhirnzelt (Tentorium cerebelli), Kleinhirn (Cerebellum), Mittelhirn (Mesencephalon), Hypothalamus, Thalamus, Liquordruck besonders im Bereich des dritten und vierten Ventrikels, Schläfenlappen (Lobus temporalis) und Sehnerv (N. opticus [II]).

Wenn Sie an eine Barriere gelangen, halten Sie mit sanftem Druck die Rotationsintention gegen diese Barriere. Machen Sie sich bewusst, welche Strukturen für die Barriere verantwortlich sein können. Neben den muskulären Strukturen, die am Schläfenbein (Os temporale) ansetzen oder ihren Ursprung haben, kommen die Hirnhäute (Meningen), im Besonderen das Kleinhirnzelt (Tentorium cerebelli), hinzu, dessen Spannung wiederum von den angrenzenden Gehirnarealen abhängig ist. Geben Sie dem Lösen der Barriere genügend Zeit. Haben Sie Geduld und einen angemessenen Respekt vor den umfangreichen Dimensionen, die auf die angesprochenen Strukturen wirken, die Sie hier auf eine Entspannung einladen. Ein sehr angespanntes Kleinhirnzelt (Tentorium cerebelli) ist ein häufiges Begleitsymptom von jahrelangem Stress. Tinnitus ist als eine mögliche Folge zu nennen. Berücksichtigen Sie unter diesem Gesichtspunkt die Informationen aus dem Vorgespräch.

Löst sich eine Barriere, führen Sie die Rotation weiter bis zu einer zweiten, bei der Sie analog verfahren; eventuell können Sie daraufhin auch bis zu einer dritten weiterrotieren, bevor Sie dann die Rotationsrichtung wechseln. Verfahren Sie auf der gegenüberliegenden Seite analog.

Wiederholen Sie bei Bedarf und ausreichend Zeit die Technikfolge noch zwei bis drei Mal pro Seite.

Abschluss

Führen Sie zum Abschluss der Technik beide Schläfenbeine (Os temporale) in eine parallele Bewegung; ob Sie hierfür zunächst in eine Vor- oder eine Zurückrotation auf beiden Seiten wechseln, sollten Sie nach Ihrem Eindruck entscheiden. Vollführen Sie nun einige parallele Rotationsbewegungen. Lösen Sie die Technik in einer neutralen Stellung auf.

Für Fortgeschrittene: Es ist ähnlich wie nach der Temporale-Lateralshift-Technik nun eine ideale Vorlage gegeben, um einen wirkungskräftigen, funktionalen Dekompressionsstillpunkt über die Schläfenbeine (Os temporale) zu initiieren. Führen Sie hierzu einfach die Lateralfluktuation (die in der Technik zwar nicht bedient wurde, jedoch auch durch die Mobilisation wesentlich verbessert sein müsste), die die Schläfenbeine (Os temporale) in der Inspirationsphase des Schädels erzeugen weiter, indem Sie mit Ihren Fingern nach lateral Platz geben. Obgleich keinerlei mechanische Einhak-Möglichkeiten zur Verfügung stehen, werden Sie erleben, wie durch die starke Verbindung, die sich im Verlauf der Technik zwischen Ihren Händen und den Schläfenbeinknochen gebildet hat, ein nach lateral Führen der Schläfenbeine und ein darauffolgendes lateral Halten wie von selbst möglich sein werden. Besonders geeignet ist diese Technik bei chronischen Ohrproblemen, Schwerhörigkeit und häufigen oder starken Mittelohrentzündungen in der Vergangenheit. Auch Druckempfindlichkeiten (Unterwasserdruck oder Höhendifferenzdruck) können so beeinflusst werden.

Ohrziehtechnik (Earpull)

Wie bereits weiter oben aufgeführt, nennen wir diese Technik inzwischen Tentorium Release (Kleinhirnzelt entspannen). Diese Bezeichnung beschreibt die Intention der Technik. Rückmeldungen bestätigen, dass an den Ohren zu ziehen (engl. „ear pull") oft als Bestrafung verstanden wird und als Technikname zweifelhaft ist. Über den Ohrknorpel (Cartilago auriculae) kann der oder die Behandler*in auf das Kleinhirnzelt (Tentorium cerebelli) wirken. Dessen bindegewebigen Strukturen reichen durch den Gehörgang hindurch, sodass die im Folgenden beschriebene Zugtechnik nach innen (medial) wirken kann.

Kontaktaufnahme

Fassen Sie mit Daumen und Zeigefinger in die Ohrmuschel (Concha auricularis). Platzieren Sie Ihren Daumen innen, ventral gegenüber Ihrem Zeigefinger, der außen, hinten (dorsal pos-

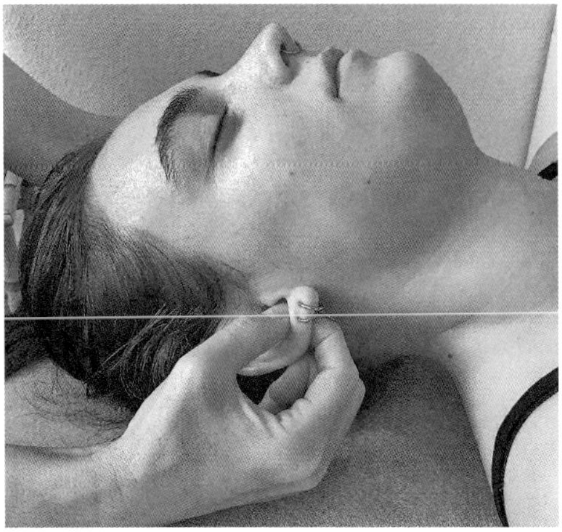

Abbildung 32: Ear Pull. Tentorium cerebelli Release. Mit Daumen und Zeigefinger greift eine Behandlerin den Ohrknorpel. Das Ohrläppchen wird hierbei möglichst wenig berührt. Der Knorpel wird am mediocaudalsten Bereich gefasst, der erreichbar ist. Die liegende Person hat die Augen geschlossen und wirkt entspannt.

terior) am Ohrknorpel platziert ist. Platzieren Sie den Daumen in der großen, tiefen Schale nahe am Gehörgang – caudaventralster Teil des Ohrknorpels (Cartilago auriculae) (**Abbildung 32**). Halten Sie diese knorpelige Struktur ruhig mit viel Druck (als behandelnde Person als viel empfunden) zwischen Daumen und Zeigefinger. Dies wird dazu führen, dass sich eine Entspannung über den Ohrknorpel nach innen übertragen wird. Fragen Sie die liegende Person, wie sie den Druck empfindet. Sie werden in der Regel verwundert sein, wie viel Druck der oder die Liegende hier als angenehm empfindet, da der Knorpel kaum Druckrezeptoren besitzt. Wenn wir mit ausreichendem Druck auf den Knorpel arbeiten, können wir den nun folgenden Zug umso geringer gestalten, was zu einer idealen Ausbreitung der technischen Kraftlinie in das Kleinhirnzelt (Tentorium cerebelli) führt. Die Idee ist hierbei, gut zuzupacken (dies ist individuell, kann im Bereich von über einem Kilogramm liegen) und mit den für die CranioSacralen Methode üblichen 5–20 g die Technik auszuführen. Ziehen Sie caudadorsal und lateral, also vom Ohr fußwärts, in Richtung Behandlungsliege und Schultereckgelenk.

Sie entlasten damit zunächst die Schläfenbeine (Os temporale) von ihrer medialen Fixation. Diese können hierdurch ‚aufschwimmen', wie bereits mehrfach beschrieben. Nun können Sie das Kleinhirnzelt (Tentorium cerebelli) entspannen. Halten Sie hierzu die Traktion aufrecht, bis die Schläfenbeine nicht mehr von den Membranen des Kleinhirnzelts (Tentorium cerebelli) zurückgezogen werden. Nutzen Sie Ihre Vorstellungskraft und Ihre anatomischen Kenntnisse – Stellen Sie sich vor, wie der Liquor cerebrospinalis nun im gesamten Schädel mehr Raum findet, um sich zu äußern. Unterstützen Sie diesen Prozess durch eventuell minimale Richtungskorrekturen. Je nach Liquorraum und Schädelregion öffnen sich unterschiedliche Winkel, Potenziale.

Abschluss

Zum Abschluss können sie ein Unwinding des Kleinhirnzelts (Tentorium cerebelli) herbeiführen. Halten Sie die Ohrknorpel (Cartilago auriculae) in der Position, in der sie sich durch die Traktion befinden. Unterlassen Sie nun die Traktionsintention und wechseln Sie in ein reines Halten. Vergleichen Sie hierzu Kapitel 3.6 zum Thema Unwinding. Folgen Sie den Bewegungen, die das Gewebe ohne jegliches Ziehen vollführen kann. Begleiten Sie einige Zeit und geben Sie ggf. minimale Impulse. Wenn der Bedarf in der Region, z. B. durch dramatische Krafteinwirkungen in der Vergangenheit oder Ähnliches, entsprechend hoch sein sollte, führen Sie das **Tentorium Unwinding** je nach Zeit und Bedarf bis zu zehn Minuten aus. Beenden Sie das Unwinding im Idealfall mit einem Point of balanced tension.

Tipp: Diese Technik wirkt auch, wenn der oder die Therapeut*in kein Feedback vom System erhält und sich nicht sicher ist, welche Wirkung er oder sie in diesem Moment gerade auslöst. Die Technik wirkt bis in die Mitte des Schädels und kann als die höchste (cranialste) der Transversalen Lösetechniken verstanden werden. Besonders wenn Sie sich bei der Keilbeintechnik nicht sicher waren, was Sie genau bewirken konnten, schließen Sie die Schädeltechniken mit der Ohrziehtechnik-Tentorium Release ab. So können Sie das gesamte System über die Schädelmitte ausbalancieren. Öffnen Sie abschließend den Blick, vergleichbar dem Abschluss der Keilbeintechnik, zum longitudinalen Rechts-links-Ausgleich.

2.10 Ausleiten der Sitzung

Das Ausleiten der Sitzung kann und soll der individuellen Situation angepasst werden. Je nach Zeit und Bedarf entscheiden Sie, welche der folgenden Techniken Sie noch durchführen möchten.

Rocking Integration (Tubus schaukeln): Der Vorteil dieser Technik besteht darin, dass Sie über die gesamte Länge (Longitudinale) abschließend einen Eindruck des Cranio-Sacralen Systems bekommen können. Darüber hinaus wird die Technik meist als sehr entspannend empfunden.

Ausführung

Bitten Sie den oder die Klient*in, sich auf die Seite seiner oder ihrer Wahl zu drehen. Legen Sie dem oder der Klient*in ggf. etwas unter den Kopf, sodass die Wirbelsäule gerade (in der Longitudinal-Ebene) liegt. Die caudale Hand liegt parallel zur Wirbelsäule am Kreuzbein (Os sacrum). Die craniale Hand liegt, ebenfalls parallel zur Wirbelsäule, mit dem Handballen am Hinterhauptbein (Os occipitale). Werden Sie rezeptiv. Wenn Sie die Bewegung des Cranio-Sacralen Systems wahrnehmen können, folgen Sie dieser Bewegung einige Male. Sie können die Bewegung leicht unterstützen, indem Sie minimal verstärken, was Sie wahrnehmen. Spüren Sie die Bewegung des Cranio-Sacralen Systems (CSS) nicht, beginnen Sie leicht mit einer Schaukelbewegung zwischen Kopf (Cranium) und Kreuzbein (Os sacrum) (craniocaudal). Halten Sie die Bewegung so lange aufrecht, wie es Ihnen richtig erscheint oder die Zeit es ermöglicht. Zum Abschluss können Sie beide Enden des CSS sanft voneinander wegbewegen (cranial und caudal). Damit strecken Sie das gesamte CSS zum Abschluss noch einmal. Es ist möglich, auf diese Weise einen funktionalen Stillpunkt zu initiieren (**Abbildung 33**).

Stillpunkt

Sie können zum Abschluss einen Stillpunkt von beliebiger Stelle aus initiieren. Entscheiden Sie hierbei ggf. nach der Indikation der Sitzung oder des Sitzungsverlaufs, welche Position Sie hierfür wählen.

Hinweis: Bedenken Sie, dass ein Stillpunkt das vegetative Nervensystem anregt. Haben Sie Ihren oder Ihre Klient*in vor der Sitzung gefragt, ob er oder sie nach der Sitzung mit dem Auto fahren oder andere verantwortungsvolle Aufgaben erfüllen muss? Lenken Sie den Gesamtverlauf an dieser Stelle im Sinne einer ganzheitlichen Arbeit. Arbeiten Sie alltagstauglich. Passen oder sprechen Sie die Rahmenbedingungen an, soweit dies in Ihren Einflussbereich fällt.

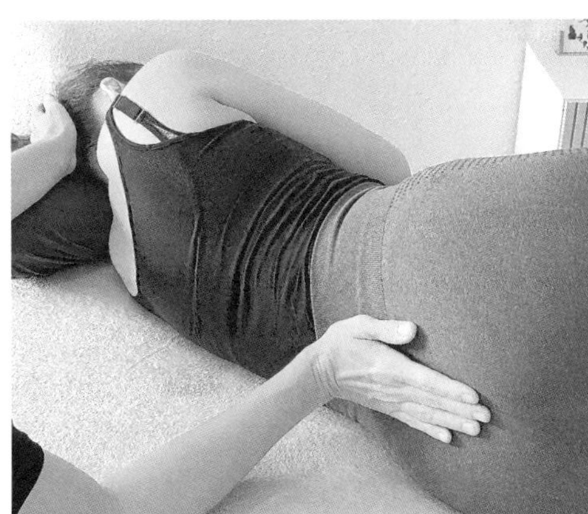

Abbildung 33: Rocking Integration. Eine Person liegt seitlich auf einer Behandlungsliege. Eine Hand, mit den Fingern parallel zur Wirbelsäule und den Fingerspitzen nach cranial an der Schädelbasis, die andere Hand mit den Fingerspitzen nach caudal weisend, am Kreuzbein.

Abschließende Evaluation

Es kann sehr effektiv sein, zum Abschluss einer Sitzung lediglich von einer oder mehreren Lauschpositionen aus eine abschließende Evaluation durchzuführen. Vergegenwärtigen Sie sich, dass die reine Wahrnehmung des Cranio-Sacralen Systems bereits am Anfang der Sitzung Auswirkungen hervorrufen kann. Zum Abschluss der Sitzung, wenn das gesamte System in Bewegung versetzt wurde, kann das bloße Evaluieren eine harmonisierende und entspannende Wirkung haben. Es kann auch der Verbesserung der Kommunikation mit dem oder der Klient*in dienen.

Darüber hinaus kann es nach einem eventuell ersten Termin, in dem der oder die Klient*in zunächst einen Eindruck von der Wirkungsweise der Cranio-Sacralen Methode bekommen möchte, hilfreich sein, eine eventuell schon erreichte Veränderung aufzuzeigen und fühlbar zu machen. Nippold hat in den 2010er-Jahren häufig auf die veränderte Fußposition hingewiesen, wenn Menschen am Anfang der Sitzung gemerkt haben, dass sich die Körperseiten unterschiedlich anfühlten und über die Winkel der Füße gesprochen wurde. Die Winkel, in denen die Füße zur Decke zeigen (anterior) oder entspannter zur Seite (lateral) fallen, werden vom Autor als Indikator zur Vergegenwärtigung von Spannungszuständen genutzt. Ein auch für die Klient*innen sichtbarer Indikator, dass in einer Behandlung ggf. die Synchronität zugenommen oder der Muskeltonus abgenommen hat. Im Allgemeinen ist es zu einem wirkkräftigen Element unserer Arbeit geworden, die Veränderungen, die wir an der liegenden Person wahrnehmen können, auch in das Bewusstsein dieser zu bringen. Das kann durch ein abschließendes In-den-Kontakt-Gehen an den entsprechend nun veränderten Bereichen sein oder durch das Lenken der Aufmerksamkeit und durch Gesprächsführung. Diese Vorgehensweise hilft, neuronale Zustände und auch stärkere Vernetzung schneller und nachhaltig zu integrieren. Es kann hilfreich sein mit einem Spiegel zu arbeiten; in manchen Fällen haben wir auch Fotos gemacht, um die Veränderungen visuell wiedergeben zu können. Häufig ist dies ein veränderter Ausdruck oder eine veränderte Position in den Winkeln der Körperhaltung.

Abschluss des Ausleitens

Wie zu Beginn der Sitzung mehrere Ebenen zur Kontaktaufnahme verwendet wurden, ist es wichtig, die Sitzung bewusst auf diesen Ebenen zu beenden. Überprüfen Sie zum Abschluss, wie viel Raum Sie geben müssen, um den oder die Klient*in nicht einzuengen. Und wie viel Sie halten müssen, um genügend Sicherheit zu geben. Stärken Sie Ihre neutrale Präsenz. Geben Sie sich nicht weniger Mühe, die Verbindung zum oder zur Klient*in zu lösen, als Sie investiert haben, um sie aufzubauen. Kündigen Sie das Lösen des Kontaktes verbal an. Denn die Sitzung soll für den oder die Klient*in genauso deutlich und unmissverständlich enden wie für Sie. Das verhindert Irritationen und ein ungewolltes Nachhängen an Empfindungen und Gedanken, die in die Sitzung gehörten. Kommunizieren Sie auch klar und deutlich, ob und, wenn ja, wie lange der oder die Klient*in, nachdem Sie den Kontakt beendet haben, noch auf der Behandlungsliege liegen soll. Wird der Kontakt uneindeutig gelöst, bekommen besonders Menschen mit geschlossenen Augen dies nicht mit. Der Kontakt der Hände wird in fast allen solchen Fällen weiterhin empfunden. Das ist zu vermeiden.

Je nach Zeitpunkt im Terminverlauf sagt der Autor zum Beispiel: „Der Kreislauf ist nach sechzig Minuten in Rückenlage heruntergefahren, nehmen Sie sich einen Moment, um wieder in die Senkrechte zu kommen.“ Wenn etwas mehr Zeit eingeräumt werden kann, bieten Sie eventuell an, den Körper nochmals – jetzt ohne Kontakt zur behandelnden Person – von Kopf bis Fuß wahrzunehmen. Oder unterstützen Sie, um wieder Kontakt zum Hier und Jetzt herzustellen, wenn bis zum Ende der Sitzung eine tiefe neuronale Entspannung in anderen Wahrnehmungsdimensionen vorgeherrscht hat. Zum Beispiel über den auditiven Kanal: „Es ist jetzt soundso viel Uhr, wir haben noch 15 Minuten

Zeit in diesem Termin, bis die nächste Person kommt", oder Ähnliches. Solche Sätze können helfen, einen reibungslosen Ablauf in einer Praxis zu gewährleisten, aber auch dem oder der Klient*in helfen, sich wieder in einen Alltagsmodus zu versetzen. Wir haben oft erlebt, dass das deutliche Beenden einer Sitzung Menschen schwerfällt (sowohl Behandler*innen als auch Klient*innen). Wenn Sie ausbilden, berücksichtigen Sie diese Tatsache. Wir binden das klare Beenden von Übungsdurchgängen bereits in die ersten Ausbildungstage mit ein. Dies gehört auch zu Nähe und Distanz und kann verhindern, dass Behandelnde nach einem Sitzungstag ausgelaugt sind. Im psychologischen Sinne kann hier von Grenzen setzen gesprochen werden.

Literatur

Agustoni, D. (2006). *Craniosacral-Rhythmus. Praxisbuch zu einer sanften Körpertherapie*. Kösel-Verlag.

Hartmann, C. (Hrsg.) (2008). *Das große Sutherland-Kompendium*. Jolandos.

3 Weitere Techniken der Cranio-Sacralen Körperarbeit

Dieses Kapitel führt weitere Techniken der Cranio-Sacralen Körperarbeit auf, wie intraorale Techniken, Techniken über die Basis hinaus, Arbeit mit den Nerven und andere Techniken.

3.1 Intraorale Techniken

Der intraorale Raum liegt per definitionem außerhalb des Körpers. Ebenso wie der gesamte Verdauungstrakt bis hin zum Mastdarm (Rectum). Für die allgemeine Wahrnehmung des Körpers gehört dieser gesamte Bereich jedoch zum Inneren des Körpers. Dies macht die intraorale Arbeit zu einem sensiblen Thema. Durch die schulmedizinische Realität sind viele an die intraorale Arbeit bei dem oder der Zahnärzt*in gewöhnt. In den seltensten Fällen sind diese Erfahrungen positiv besetzt. Im Gegenteil: Häufig genug sind diese Erfahrungen sogar von traumatischer Natur. Zwei weitverbreitete Grundmuster sind daher:

- Negative Reaktion auf intraorale Arbeit.
- Eine akzeptierende Reaktion auf intraorale Arbeit, die jedoch auf Abstumpfung und Durchhalteparolen basiert und somit ebenfalls negativ ist.

Diese Tatsache sollte berücksichtigt werden, wenn wir intraorale Arbeit in Betracht ziehen.

Behandlungsprotokoll intraorale Arbeit

*Kontaktaufnahme mit den Klient*innen:* Wir müssen mit unseren empathischen Fähigkeiten herausfinden, ob wir mit intraoraler Arbeit bei unseren Klient*innen überhaupt den gewünschten Effekt erzielen können, indem wir nicht nur hören, was der oder die Klient*in sagt, wenn wir nach der Bereitschaft für intraorale Arbeit fragen. Wir sollten auch den Körper und das Cranio-Sacrale System beobachten, wenn wir über die intraorale Arbeit sprechen. Es bietet sich demnach an, die Annäherung an die intraorale Arbeit verbal auf der Behandlungsliege anzugehen und in die Evaluation einfließen zu lassen, wann und ob diese intime Art der Arbeit für Behandler*in und Klient*in stimmig ist. Je nach Indikation entspricht die intraorale Arbeit der Erwartung der Klient*innen. Dann ist umgekehrt die Notwendigkeit einer extraoralen Integration und ganzheitlichen Arbeitsweise zu vermitteln.
Allgemeine Vorbereitungen für intraorale Arbeit: Entscheiden Sie, ob Sie einen Fingerling oder Handschuh für die folgende Übung verwenden möchten. Stellen Sie sich ein Glas mit Leitungswasser bereit sowie Papiertaschentücher o.Ä. Es kann sinnvoll sein mit einer Technik anzufangen, die auf das Umprogrammieren der bereits gemachten (negativen) Erfahrungen abzielt, wie z.B. eine intraorale Massage.
Intraorale Massage: Feuchten Sie Fingerling oder Handschuh an. Beginnen Sie, mit dem Zeigefinger den Übergang vom Zahnhals zum Zahnfleisch mit leichten und kreisenden Bewegungen zu massieren. Achten Sie darauf, dass auch der Kontakt Ihres Fingers zu den

Lippen des oder der Klient*in angenehm ist. Bei der Massage der Backenzähne wird der Mundwinkel ggf. gedehnt. Dies sieht meist für die behandelnde Person unangenehmer aus, als es für den oder die Klient*in ist. Sie können die gleichen Bewegungen anschließend oder alternativ auf der Innenseite der Zähne ausführen.
Kommunikation: Es kann sinnvoll sein, Zeichen zu vereinbaren, da die verbale Kommunikation bei der intraoralen Arbeit vonseiten des oder der Klient*in eingeschränkt ist. Die hier beschriebenen Techniken sollten als angenehm empfunden werden. Ist dies nicht gegeben, ist es besser, die Technik zu beenden oder zu unterbrechen. Hierfür muss die Kommunikation geregelt sein, sodass auch feine Abstufungen möglich sind; nicht nur ein Ja oder Nein.

3.1.1 Mobilisation des Oberkiefers (Maxilla)

Der Oberkiefer (Maxilla) besteht aus einer rechten und einer linken Hälfte des Oberkieferknochens. Bei der Inspirationsphase des Schädels rotiert jede Hälfte um ihre Längsachse nach außen und verbreitert somit den Oberkiefer und den Gesichtsschädel (Extension des Schädels und Weitung des Zahnbogens). Die Flexion (Beugung) ist der Inspirationsphase des Liquor cerebrospinalis zum Schädel (Cranium) zuzuordnen. Die Extension (Streckung) ist der Exspirationsphase des Liquor cerebrospinalis vom Schädel (Cranium) zuzuordnen.

Mögliche Indikation
Bei kieferorthopädischen Maßnahmen wird diese Bewegung häufig vollständig unterbunden. Auch nach Beendigung der Maßnahme kann es sein, dass die auf diese Weise gestoppte Bewegung nicht von selbst zurückkehrt. Eine Reduktion der Bewegungsmöglichkeiten von Schädelknochen haben neben eindeutigen Indikationen einen autonomen Verlauf. Dieser ist vom Alter und von der Lebensführung abhängig.

Handhaltung
Legen Sie Zeige- und Mittelfinger der caudalen Hand auf die Kauflächen der Backenzähne (des Oberkiefers). Die craniale Hand kann den Schädel von cranial halten und von dort aus evaluieren (**Abbildung 34**).

Einfache Mobilisationstechnik
Wenn die Inspiration des Schädels beginnt, unterstützen Sie die Weitung des Zahnbogens durch eine Lateralspreizung der Finger. Wenn die Exspiration des Schädels beginnt, halten Sie die beiden Oberkieferhälften (Maxilla) lateral. Hierdurch leiten Sie ggf. einen funktionalen Stillpunkt ein. Wenn Sie die beiden Oberkieferhälften (Maxilla) wieder in die Bewegung des Cranio-Sacralen Rhythmus entlassen, folgen Sie der Bewegung der Oberkieferhälften (Maxilla) einige Male. Sie können die Bewegung auch bei jedem Wendepunkt ein klein wenig ausweiten. Der Kiefer ist sehr hohen Druck ge-

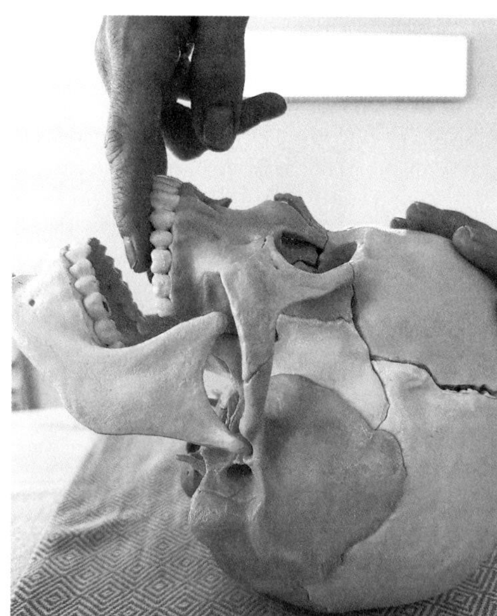

Abbildung 34: Mobilisation der Maxilla. Zeige- und Mittel-Finger locker auf den Backenzähnen des Oberkiefers. Die andere Hand hält locker den Kontakt zum Schädeldach.

wöhnt und bleibt gegen diesen beim Kauen etc. stabil. Bieten Sie dem Kiefer eine andere Erfahrung: Seien Sie sanft. Folgen Sie Ihrer Intuition und der Bewegung des Fluid Body oder des CSR. Beobachten Sie Ihre Klient*innen, um zu sehen, wie sich die Technik und die verschiedenen Intentionen auswirken.

Lösen einer Läsion der Maxilla durch eine indirekte Technik

Es kann sein, dass eine Seite des Oberkiefers (Maxilla) sich weniger weit in die Extension bewegt als die andere. Eine solche Einschränkung wird Läsion genannt. Ist dies gegeben, kann eine indirekte Technik zur Lösung der Läsion verwendet werden.

Folgen Sie der Inspiration des Schädels und der Bewegung des Zahnbogens lateral und unterstützen Sie diese. Bei der Exspiration des Schädels halten Sie den Zahnbogen weit. Die nächste Inspirationsphase wird wieder unterstützt, die nächste Exspiration wieder gehemmt. Wiederholen Sie diesen Zyklus bis zu sechs Mal.

Lösen des Oberkiefers (Maxilla) vom Keilbein (Os sphenoidale) – Transversalverschiebung

Es kann sein, dass die Bewegungen des Keilbeins (Os sphenoidale) und des Oberkiefers (Maxilla) untereinander eingeschränkt sind, da eine Verkantung (Läsion) der beiden Knochen vorliegt. Dann empfiehlt sich eine Transversalverschiebung von Oberkiefer (Maxilla) und Keilbein (Os sphenoidale). Neben der generellen Idee, dass alle Schädelknochen möglichst ungehindert am Cranio-Sacralen Rhythmus teilnehmen, ist es, besonders in der Schule von Upledger, eines der allgemeingültigen Ziele der Cranio-Sacralen Methode, die Beweglichkeit des Keilbeins (Os sphenoidale) in allen seinen Freiheitsgraden wiederherzustellen. Hierfür muss das Keilbein (Os sphenoidale) relativ zum Oberkiefer (Maxilla) beweglich sein.

Handhaltung

Halten Sie mit Daumen und Zeigefinger oder Mittelfinger der cranialen Hand das Keilbein (Os sphenoidale). Mit der anderen Hand halten Sie den Oberkiefer (Maxilla) entweder über die Kauflächen der Backenzähne oder mit Daumen und Zeigefinger von außen.

Ausführung der Technik

Führen Sie den Oberkiefer (Maxilla) parallel zum Keilbein (Os sphenoidale). Suchen Sie die Direction of Ease. Halten Sie die Position am Endpunkt der Beweglichkeit bis zu einem Release. Führen Sie die Transversalverschiebung in die gegenüberliegende Richtung, halten Sie ebenfalls bis zu einem Release. Falls nötig, wiederholen Sie beide Richtungen noch ein- oder zweimal.

Abschluss der Technik

Wenn eine Technik – wie in diesem Fall – nicht mit der natürlichen Bewegung des Cranio-Sacralen Systems (CSS) einhergeht, ist es ratsam, zum Abschluss die Strukturen in ihrer natürlichen CSS-Bewegung einige Male zu begleiten, um sie wieder in die Bewegungen des Cranio-Sacralen Systems einzugliedern.

3.1.2 Pflugscharbein (Vomer)

Das Pflugscharbein (Vomer) ist ein segelförmiger Knochen, der senkrecht unter dem Keilbein (Os sphenoidale) steht. Es sticht in den Spalt der beiden Hälften der Maxilla.

Palpation des Pflugscharbeins (Vomer)

Das Pflugscharbein (Vomer) kann nicht direkt palpiert werden, da die den Gaumen bildenden Teile des Oberkiefers (Maxilla) von caudal aus davor (inferior) liegen. Sind die Hälften des Oberkiefers (Maxillae) jedoch frei, kann die Beweglichkeit des Pflugscharbeins (Vomer) von caudal aus erfasst werden. Die freie Hand liegt auf dem Schädel (Cranium). Beobachten Sie auch die Bewegung des Keilbeins (Os sphenoidale).

- *Torsion links/rechts*: Lässt sich das Pflugscharbein (Vomer) drehen? Die Drehachse liegt senkrecht in der Mitte des Knochens. Mit einem gestreckten Finger an der Gaumennaht des Oberkiefers (Maxilla) kann durch die Naht die Rotation initiiert werden. Test und Korrektur sind technisch identisch.
- *Seitverschiebung (Schwenken) des caudalen Anteils nach links/rechts*: Ob sich das Pflugscharbein (Vomer) von links nach rechts schwenken lässt, steht in Abhängigkeit zur Beweglichkeit des Oberkiefers (Maxilla). Die Handhaltung kann beibehalten werden. Die Schwenkbewegung wird ebenfalls durch die Gaumennaht initiiert.
- *Dekompression anterior-inferior*: Greifen Sie nun den Oberkiefer (Maxilla) mit Daumen und Zeigefinger und ziehen Sie leicht (5–20g) nach anterior-inferior, etwa in einem Winkel von 45 Grad. Halten Sie das Keilbein (Os sphenoidale) zurück (posterior, superior) und befreien Sie damit das Pflugscharbein (Vomer) aus seiner Verkeilung zwischen Keilbein (Os sphenoidale) und Oberkiefer (Maxilla).

3.1.3 Mobilisation der Gaumenbeine (Os palatinum)

Die Mobilisation der Gaumenbeine (Os palatinum) folgt bei ihrer technischen Richtung nicht der Inspirations- und Exspirationsbewegung des Primär Respiratorischen Systems (PRS), sondern einer Richtung, die sie aus ihrer Position zwischen Oberkiefer (Maxilla) und Griffelfortsatz (Processus styloideus) des Keilbeins (Os sphenoidale) befreit. Bei der Mobilisation der Gaumenbeine (Os palatinum) wird mit besonderer Sorgfalt gearbeitet. Der Kontakt soll weich und leicht sein. Die Korrektur geschieht mit wenig Kraft über einen langen Zeitraum.

Palpation

Bewegen Sie einen Finger entlang der Zahnreihe bis zum letzten Backenzahn, von dort einen Zentimeter medial. Beachten Sie den Würgereiz. Ein Herangleiten zur gewünschten Position über außen (lateral) ist empfehlenswert. Besprechen Sie das Vorgehen mit Ihrem oder Ihrer Klient*in. Halten Sie mit der Fingerkuppe ein Gaumenbein (Os palatinum) wie eine Taste.

Bewegen Sie das Gaumenbein (Os palatinum) zunächst cranial, dann lateral. Führen Sie es anschließend auf demselben Weg zurück. Darauffolgend können Sie das Gaumenbein (Os palatinum) einladen, weiter nach caudal zu kommen – als würden Sie es mit dem Finger ansaugen. Hiermit lösen Sie es vom Keilbein (Os sphenoidale). Nutzen Sie den Effekt der Dekompression, den Sie im 10-Schritte-Protokoll erfahren haben.

Wiederholen Sie die Technik auf der anderen Seite.

3.1.4 Jochbeine (Os zygomaticum) lösen

Handhaltung

Gleiten Sie an der oberen Zahnreihe außen (lateral) entlang mit dem Zeigefinger Richtung Augenhöhle (Orbita) unter das Jochbein (Os zygomaticum), mit dem Daumen können Sie von außen (extraoral) zufassen. Nun halten Sie das Jochbein (Os zygomaticum). In den meisten Fällen ist zu Beginn der Intervention eine Platzierung des Zeigefingers hinter (posterior) dem Jochbein (Os zygomaticum) noch nicht möglich, da die Muskulatur den Finger nicht hierhin eindringen lässt. Durch Wiederholen der Technik oder massierendes Aufweichen der Muskulatur wird sich die Möglichkeit, das Jochbein (Os zygomaticum) zu fassen, verbessern. Die andere Hand liegt am Bregma und evaluiert.

Technik

Dekompression nach lateral und ventral. Lösen Sie das Jochbein (Os zygomaticum) vom Oberkiefer (Maxilla) (**Abbildung 35**).

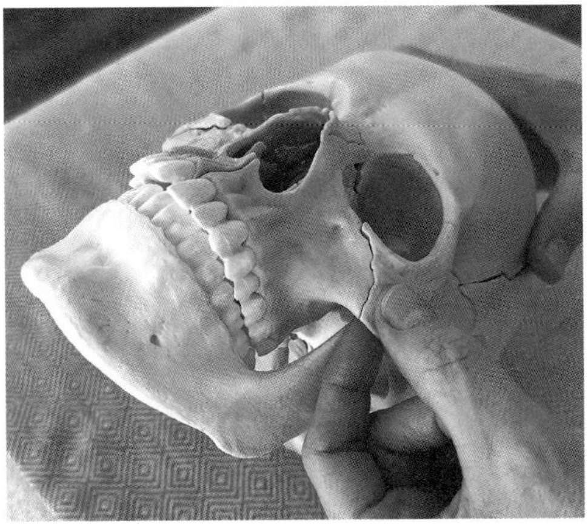

Abbildung 35: Zygomaticae lösen. Der Zeigefinger innerhalb des Mundes. Der Daumen greift von außen auf den Jochbeinbogen.

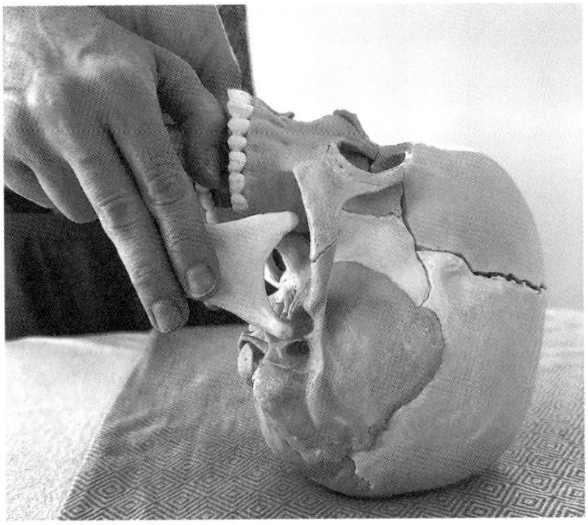

Abbildung 36: Unterkiefer (Mandibula)-Unwinding. Daumen mit Fingerlingen im Mund einer liegenden Person. Zeige- und Ringfinger liegen außen am Kiefer.

3.1.5 Unterkiefer (Mandibula)-Unwinding – intraoral

Das Lösen des Unterkiefers (Mandibula) ist aus folgenden Gründen erschwert: Der Unterkiefer (Mandibula) kann (wie bei einer Schlange gut sichtbar) dem übrigen Skelett entnommen werden. Er wird von der Muskulatur im Kiefergelenk gehalten. Beim Kauen wirken große Druck- und Zugkräfte; diesen muss die Struktur standhalten, ohne sich vom übrigen Skelett zu lösen. Diese beiden Tatsachen sorgen für eine ausgeprägte Fixation bei Krafteinwirkung.

Handhaltung

Pistolengriff: Die Zeigefinger liegen gestreckt an den Seiten des Unterkiefers (Mandibula). Die übrigen Finger sind eingerollt. Die Daumen legen sich wie der Hammer einer mit den Händen geformten Pistole auf die Kauflächen der Backenzähne (**Abbildung 36**).

Technik

Halten Sie den Unterkiefer (Mandibula), sodass die Muskulatur des oder der Klient*in diese Arbeit nicht mehr aufrechterhalten muss. Bewegen Sie ggf. den Unterkiefer (Mandibula) ein wenig, um zu überprüfen und auch dem oder der Klient*in zu spiegeln, inwieweit die Muskulatur den Unterkiefer (Mandibula) losgelassen hat. Verfahren Sie nun wie unter Unwinding beschrieben. Halten Sie den Unterkiefer (Mandibula) mit festem Griff, während Sie die Technik sanft ausführen. Die Differenz zwischen dem Halt der Struktur mittels des Pistolengriffs und der Sanftheit in der technischen Ausführung ist hierbei besonders ausgeprägt, wie eingangs begründet.

3.2 Techniken über die Basis hinaus

In Kapitel 2.7 wurde die Grundlagentechnik am Keilbein (Os sphenoidale) beschrieben. Nun möchten wir über diese eindimensionale Möglichkeit auf der Sagittalachse hinausgehen und alle Dimensionen und damit verbundenen Möglichkeiten der Keilbein-Arbeit aufzeigen.

3.2.1 Erweiterte Keilbeintechniken

Eine mehrdimensionale Arbeitsweise ist bei vielen Techniken, die in diesen Kapiteln aufgezeigt werden, möglich. Am Keilbein (Os sphenoidale) ist dies besonders wirkkräftig. Dies liegt an der komplexen Verbindung vom Keilbein (Os sphenoidale) zu den umliegenden Strukturen. Dies zeigt auch die **Tabelle 3-1**.

Das Keilbein (Os sphenoidale) kann in allen seinen zwölf Freiheitsgraden bewegt werden. Zunächst soll hier ein Blick auf diese Freiheitsgrade geworfen werden. Ein Objekt, ob Keilbein (Os sphenoidale) oder Würfel, kann in einem dreidimensionalen Raum zunächst in drei Dimensionen rotieren. Die Rotationsachsen entsprechen der Sagittalachse, der Frontalachse und Longitudinalachse (siehe auch Teil 1). Da um diese Achsen jeweils in zwei Richtungen rotiert werden kann: anterior und posterior, superior und inferior, sinister und dexter, ergeben sich die ersten sechs Freiheitsgrade. Die nächsten sechs Freiheitsgrade ergeben sich durch Parallelverschiebungen auf den gleichen Achsen, was diese zu Translationsachsen macht. Daraus ergibt sich die Möglichkeit der Verschiebung nach links und rechts auf der Transversalachse (in der Transversalebene), superior und inferior auf der Longitudinalachse (in der Frontalebene) sowie anterior und posterior auf der Sagittalachse (der Sagittalebene) (**Abbildung 37**).

Der Vollständigkeit halber soll hier darauf hingewiesen werden, dass sich sogar noch weitere Bewegungsmöglichkeiten ergeben, wenn wir den Punktum Fixum aus dem Zentrum an einen Eckpunkt verlagern. Hierdurch lassen sich z.B. die in Abbildung 37 gezeigten Verkippungen herstellen. Diese Varianten sind für Fortgeschrittene zur Anpassung, um auf das jeweilige Festigkeitsmuster eines Schädels zu reagieren. Wir verzichten hier jedoch auf eine umfangreiche Darstellung sämtlicher Möglichkeiten. Diese lassen sich aus den konkreten Anwendungen weiter hinten in den Technikbeschreibungen ableiten.

Hinweise zum Lernen und Üben

Das Keilbein (Os sphenoidale) ist von zahlreichen Nervendurchtritten durchzogen. Darüber hinaus sitzen wichtige Strukturen wie der dritte Ventrikel, das Gleichgewichtsorgan und die Hypophyse mehr oder weniger direkt am Os Sphenoidale. So ergeben sich viele Reaktionen, die in Abhängigkeit zu den einzelnen Bewegungsmöglichkeiten zu erwarten sind, wenn mit 5–20 g Druck am Keilbein (Os sphenoidale) gearbeitet wird. Sie können bedenkenlos üben und probieren. Bleiben Sie jedoch unbedingt mit Ihrem oder Ihrer Übungspartner*in in verbalem Austausch, denn es kann nach einer gewissen Zeit anstrengend und überfordernd sein, wenn an den Strukturen geübt wird.
Auch für die Anwendung in einer Sitzung gilt: Ein bis zwei Aktionen am Keilbein (Os sphenoidale) sollten in den meisten Fällen nicht überschritten werden. Ausnahmen können die Regel bestätigen.

Anwendung

Verfahren Sie bei der Anwendung der erweiterten Keilbeintechniken aus technischer Sicht wie bei den bisherigen Techniken am Keilbein (Os sphenoidale): Kompression und Dekompression. Darüber hinaus nutzen Sie Ihr anatomisches und physiologisches Wissen. Nutzen Sie die Beobachtungen aus der Evaluation und die Funktion der Hirnnerven ebenso wie die Informationen aus dem Gespräch im Vorfeld. Häufig ist eine Seite generell fester als die andere Seite oder Ähnliches. Wenn Sie einen umfangreichen Eindruck von der Person vor Ihnen erlangt haben, beginnen Sie zu testen, ob Ihre Vermutungen sich in den Beweglichkeiten des Keilbeins widerspiegeln oder ein stimmiges Bild ergeben.

Tabelle 3-1: Schädelöffnungen mit durchtretenden Strukturen.

Schädelöffnung	Nr	Name	Durchtretene Nerven	Plexus, Vene oder Arterie	Technische Auswirkung
Sphenoidal intern	1	Foramen ovale	N. mandibularis [V/3]	Plexus Venosus foraminis ovalis	dorsoventral: Kompression/ Dekompression von Plexus und Nervus gegeneinander caudacranial: Dehnung und Stauung von Nervus und Plexus
	2	Foramen rot-undum	N. maxillaris [V/2]	Kein Plexus, keine Venen oder Arterien	dorsal: Streckung des Nervus
	3	Canalis opticus	N. opticus [II] Meninges; Vaginae nervi optici	A. ophtalmica (A. Carotis interna)	Dorsoventral: Kompression/ Dekompression Nervus opticus
Inter Sphenoidale … Spheno-temporal: Alle Richtungen als Bewegung des Os Sphenoid beschrieben	4	Foramen spinosum	R. Meningeus (N. mandibularis [V/3])	A. meningea media (A. maxillaris)	Lateral shift medial des Os sphenoid = Dekompression vom Os Temporalis = Dekompression von R. (N.) und A.
	5 a)	Fissura orbitalis superior	N. nasociliaris (N. ophtalmicus [V/1]) N. occulomotorius [III] N. abducens [VI] N. trochlearis [IV] Gemeinsamer Stamm von: – N. frontalis (N. ophtalmicus [V/1]) – N. lacrimalis (N. ophtalmicus [V/1]) R. orbitalis (A. meningea media)	V. ophtalmica superior	Dorsoventral: Kompression/ Dekompression aller N., R. Und V. caudacranial: Dehnung aller N., R. Und V. Lateral shift: Dehnung aller N., R. Und V.
	5 b)	Fissura orbitalis inferior	N. infraorbitalis (N. maxillaris [V/2]) N. zygomaticus (N. maxillaris [V/2])	A. infraorbitalis (A. Maxillaris) V. ophtalmica inferior	s. o.
	6	Foramen lacerum, Fissura sphenopetrosa	N. petrosus minor (N. glossopharyngeus [IX]) N. petrosus major (N. facialis [VII]) N. petrosus profundus (plexus caroticus internus)	A. canalis pterygoidei Ramus meningealis der A. pharyngea ascendens Vv. emissariae	Ventral: Dekompression aller Nn. Dorsal: Kompression aller Nn.

Tabelle 3-1: Fortsetzung

Schädelöffnung	Nr	Name	Durchtretene Nerven	Plexus, Vene oder Arterie	Technische Auswirkung
Temporal Intern: Alle Bewegungen als Bewegung des Os Temporalis beschrieben	7	Canalis caroticus, Apertura interna Canalis carotici	Plexus caroticus internus (Truncus sympathicus, Ganglion cervicale superius) Plexus venosus caroticus internus	A. carotis interna, Pars petrosa	Ventral: Kompression aller Nn. Dorsal: Dekompression aller Nn.
	8	Canaliculus mastoideus	R. articularis nervi vagi (N. vagus [X])	Kein Plexus, keine Venen oder Arterien	caudacranial: Dehnung und Streckung des R.
	9	Porus – meatus acusticus internus	N. facialis [VII] N. vestibulocochlearis [VIII]	A. labyrinthi (A. basilaris) Vv. labyrinthi	Dehnung aller Nn., Vv. und A.
Inter Temporale	10	Foramen jugulare	N. glossopharyngeus [IX] N. vagus [X] R. meningeus (N. vagus [X]) N. accessorius [XI]	Sinus petrosus inferior	Ventral: Dekompression des Foramen = Dekompression aller Nn. Und R. Dorsal: Kompression des Foramen = Kompression aller Nn. und R. Lateral shift: Dehnung aller Nn. und R.
Os occipitale intern	11	Canalis nervi hypoglossi	N. hypoglossus [XII]	Plexus venosus canalis nervi hypoglossi	Einfluss nur begrenzt möglich (Canalis liegt innerhalb des Os occipitale)
	12	Canalis nervi hypoglossi	N. hypoglossus [XII]	Plexus venosus canalis nervi hypoglossi	Einfluss nur begrenzt möglich (Canalis liegt innerhalb des Os occipitale) Dehnung des unteren Teils bei Traktion am Schädel.
	13	Foramen magnum	Radices spinales (N. accessorius [XI]) Medulla oblongata	Plexus venosus vertebralis internus (Sinus marginalis) Aa. vertebrales (A. Subclaviae) A. spinalis anterior (Aa. vertebralis)	s.o.

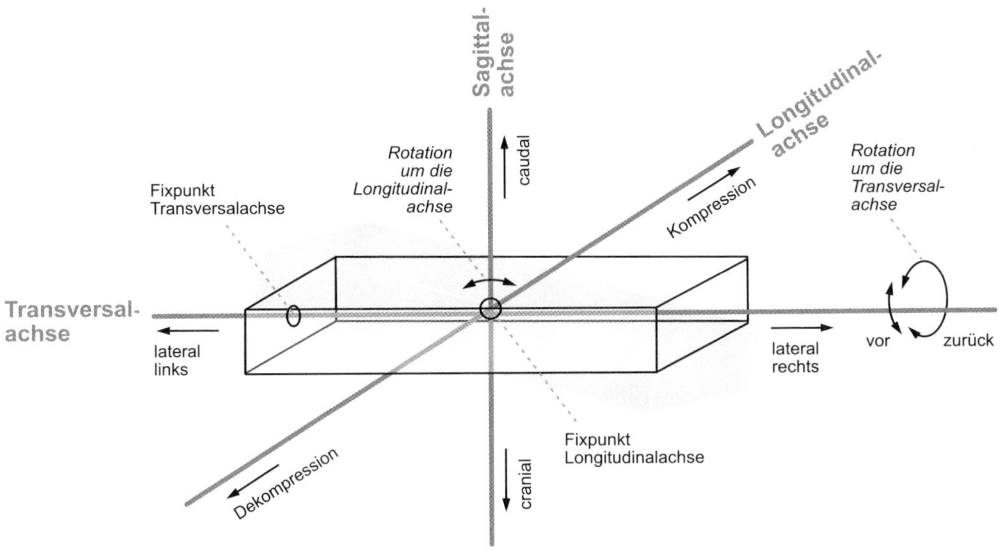

Abbildung 37: Freiheitsgrade des Keilbeins (Os sphenoidale). Schematische Darstellung aller Bewegungsrichtungen eines hier als Rechteck dargestellten Körpers. Perspektive von cranial über den Körper.

Generell gilt: Das Befreien einer Struktur aus einer Festigkeit wird am einfachsten angestrebt, indem wir die bestehenden Beweglichkeiten fördern. Bei Festigkeiten im Keilbein (Os sphenoidale) kann eine Kompression, also das Verstärken der Festigkeit, eine gute Vorbereitung für dessen Lösung sein. Sie können nun die Idee der Kompression und Dekompression ebenso wie die Idee des Points of balanced tension und des funktionalen Stillpunkts auf alle zwölf Freiheitsgrade anwenden. Wie bereits erwähnt auch über diese hinaus.

Hiermit ergeben sich mannigfaltige Interventionsmöglichkeiten auf das Cranio-Sacrale System, auf den Flüssigkeitskörper, auf das Nervensystem sowie das Hormonsystem.

Als fortgeschrittene*r Praktizierende*r sollten Sie am Abschluss einer Sitzung oder Technikreihe vom Keilbein (Os sphenoidale) aus für eine Integration der Veränderungen sorgen.

Beenden Sie die Technik am besten mit einer Kombination aus Point of balanced tension und dem Bild der Achsenausrichtung der Marionette wie in Kapitel 2.7 beschrieben (Keilbeintechnik Abschluss).

3.2.2 Alternative Occipital-Technik

Bereits in Kapitel 2.4.5 wird am atlantooccipitalen Übergang gearbeitet. Diese als Basis zu verstehende Technik ist eine Ausnahmetechnik und arbeitet mit dem Eigengewicht des Kopfes. In der Säuglings- und Babyarbeit ist das kontraindiziert. Im Folgenden beschreiben wir die Technikvariante für Säuglinge, Babys und Kleinkinder. Diese wird von uns auch erfolgreich bei Erwachsenen angewendet. Dies ist indiziert, wenn hohe Empfindlichkeit oder andere die Basistechnik einschränkende Faktoren vorliegen.

Handhaltung

Eine Hand liegt, von cranial kommend, auf der Longitudinalachse. Die Finger enden am atlantooccipitalen Übergang. Dort treffen sie auf die Seite der von lateral kommenden, auf der Transversalachse liegenden Hand. Beide Hände bilden so ein T, welches genau am zu lösenden atlantooccipitalen Übergang seinen Berührungspunkt hat.

Ausführung

1) *Caudaler Schub*: Beide Hände werden als eine Einheit nach caudal geschoben. Dies darf in Anlehnung an die Faszienarbeit mit mehr als 5–20 g Gramm geschehen, da wir nicht am Cranio-Sacralen System arbeiten, sondern die Region faszial und muskulär vorbereiten. Den genauen Druck passen Sie den körperlichen Gegebenheiten der liegenden Person an. Bei einer muskulösen und großen Person kann dieser durchaus bis zu 500 g sein. Da der atlantooccipitale Übergang von den Händen zusammengehalten wird, kann eine Entlastung der Muskulatur erfolgen. Darüber hinaus kann eine Entspannung der faszialen Strukturen angenommen werden.
2) *Cranialer Zug*: Nach einer Weile, in der sich die Entlastungen aus a) zeigen und auswirken können, wird die Richtung umgekehrt. Führen Sie die Hände weiterhin zusammenhaltend nach cranial. Gehen Sie hier auf eine Zugkraft von 5–20 g Gramm, da nun die Strukturen des Cranio-Sacralen Systems in die Traktion geführt werden. Halten Sie die Traktion für ein bis zwei Minuten aufrecht, um die Strukturen nach cranial zu entlasten. Gehen Sie daraufhin zu einer anhaltenden Intentionstraktion über; halten Sie die Idee des Ziehens, um zu verhindern, dass die Struktur in ihre vorherige Stauung zurückfällt. Folgen Sie nun minimalen Bewegungen, vergleichbar mit einem Unwinding. Führen Sie diese haltende und unterstützende Phase je nach Bedarf aus. Bei hohem Bedarf kann dies fünfzehn bis zwanzig Minuten einnehmen.
3) *Öffnung des atlantoccipitalen Übergangs*: Halten Sie die Intentionstraktion mit der cranialen Hand am Hinterhauptbein (Os occipitale) aufrecht. Führen Sie nun mit weniger als 20 g den ersten Halswirbel (Atlas, C1), den zweiten Halswirbel (Dens axis, C2) und den Halswirbelsäulenkomplex mit der caudalen Hand caudal. Halten Sie hier eine Intentionstraktion aufrecht, bis Sie den Eindruck haben, die Öffnung beginnt sich zu äußern. Dies ist an sekundären Reaktionen des Körpers leichter abzulesen als an der tatsächlichen Entlastung und Lösung am atlantooccipitalen Übergang. Die sekundären Reaktionen sind häufig ein mit der Entlastung auftretendes erleichtertes Ausatmen oder eine verstärkte Entspannung der Gliedmaßen, die mit Muskelzucken einhergehen und daher beobachtbar sind u.v.a.

3.3 Arbeit mit Nerven

Die Cranio-Sacrale Körperarbeit arbeitet mit dem gesamten Nervensystem. Im Folgenden betrachten wir die Arbeit mit einzelnen Nerven. Als Erstes skizzieren wir die Arbeit mit den großen Nerven wie den Arm- und Beinnerven. Im weiteren Verlauf wird dann die Arbeit mit den Gehirnnerven erläutert und zum Abschluss die Arbeit mit den Ganglien. Ganglien stellen Verdickungen der Nervenstränge dar und sind eine Anhäufung von Neuronen, die in den Verlauf peripherer Nerven zwischengeschaltet werden (Ganglien, 2016).

3.3.1 Ischiasnerv (Nervus ischiadicus)

Der Ischiasnerv (Nervus ischiadicus) ist der längste und größte Nerv im Körper. Er wird hier nicht nur wegen der häufigen Notwendigkeit, mit ihm zu arbeiten, vorgestellt. Durch seine Größe und meist hohe Spannung lässt sich am Ischiasnerv (Nervus ischiadicus) ideal erfahren, wie sich die Arbeit an einem Nerv anfühlt. Die hieraus gewonnenen Erfahrungen und Empfindungen sind die Grundlage für weitere Techniken an Nerven oder Ganglien.

Kontaktaufnahme

Orientieren Sie sich zunächst am zweiköpfigen Oberschenkelmuskel am langen Kopf (M. biceps femoris, Caput longum). Von hier aus bieten sich zwei Stellen, die, je nach Körperphysi-

Tipp

Bei hohem Muskeltonus und hoher Spannung auf dem Nerv selbst kann das Palpieren des Nervs bereits unangenehm sein. Mit Erfahrung und Feingefühl lässt sich die Annäherung an den Ischiasnerv (Nervus ischiadicus) vollkommen schmerzfrei und angenehm ausgestalten. Bereiten Sie die Region, in der Sie arbeiten möchten, eventuell mit tonussenkenden Techniken vor. Sanfte Faszienarbeit stellt eine Möglichkeit dar.

ognomie der liegenden Person, unterschiedlich gut zu erreichen sind. Wählen Sie eine aus. Für beide Stellen gilt: Stellen Sie Ihre Finger, vergleichbar mit der Atlantooccipital Release-Handhaltung, so auf, dass in diesem Fall zwei Finger, meist werden dies Zeigefinger und Mittelfinger sein, in den ersten Fingergelenken überstreckt sind. So halten Sie eine große Kraft aufrecht, ohne eigene Muskelaktivität zu benötigen. Die Kraft wirkt durch das Eigengewicht des Beines auf Ihre Finger. Vergleichen Sie hierzu auch die Notwendigkeit der entspannten Körpersegmente der behandelnden Person aus Kapitel 1.4.4 im Abschnitt zur Erdung.

Fahren Sie mit den aufgestellten Fingern an die Kanten vom zweiköpfigen Oberschenkelmuskel (Musculus biceps femoris) und großen Gesäßmuskel (Musculus gluteus maximus) (Variante eins) bzw. zwischen zweiköpfigem Oberschenkelmuskel (Musculus biceps femoris) und Halbsehnenmuskel (Musculus semitendinosus) (Variante zwei). Achten Sie in beiden Fällen darauf, nicht auf den Muskel zu drücken, sondern an dessen Kanten vorbeizugleiten. So gelangen Sie zwischen beiden Muskeln hindurch (medial). Wenn Sie auf den Nerv treffen, wird bei einem erhöhten Bedarf der liegende Mensch auf diesen Sachverhalt aufmerksam machen, da eine deutliche Empfindung ausgelöst wird. Der Nerv unterscheidet sich qualitativ in der Palpation von Muskulatur. In der Regel ist der Nerv fester und lokaler gebunden als große Muskeln (**Abbildung 38**).

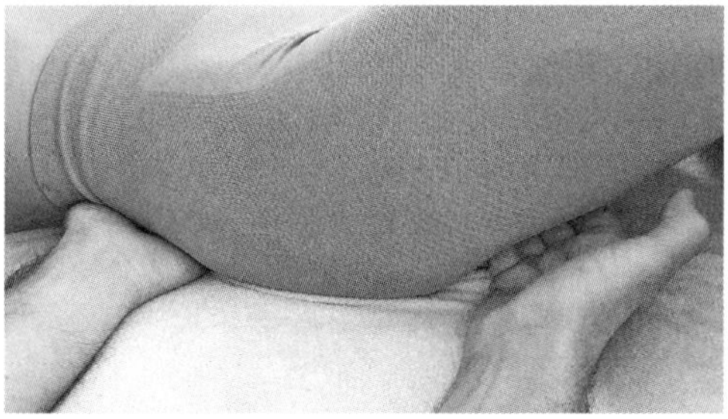

Abbildung 38: Ischiasnerv (Nervus ischiadicus). Aufgestellte Finger nahe der Gesäßfalte am Oberschenkel und eine Hand im Lendenwirbelsäulenbereich.

Vorgehensweise

Wenn Sie mit den Fingerkuppen auf dem Ischiasnerv (Nervus ischiadicus) angelangt sind, versuchen Sie Ihre Position und die Haltung der Hand zu entspannen, ohne dabei die Deutlichkeit des Kontakts zu reduzieren. Schmerz sollte hier nicht von dem oder der Klient*in empfunden werden. Sollte dies der Fall sein, nehmen Sie Druck aus dem Kontakt heraus. Sie spüren nun meist deutlich den Unterschied zwischen den Muskeln, die sich neben Ihren Fingern befinden, und einem festen Strang, der eine innere Dynamik aufweist, welche wir meistens als Strömen bezeichnen können. Vergleichbar mit dem Gefühl, einen Schlauch von außen zu halten, durch den Wasser strömt. Beachten Sie nun die Hinweise aus Kapitel 1.4 zur Erdung, denn eine der Hauptfunktionen in den Techniken mit den großen Nerven ist das Ableiten von überschüssiger Spannung aus dem Nerv selbst beziehungsweise aus seiner direkten Umgebung. Zur Erinnerung: Die Reizweiterleitung des Nervs läuft nur teilweise im Inneren der Nerven ab, der andere Teil der Reizweiterleitung läuft biochemisch auf der Außenseite des Nervs (vgl. Kapitel 1.2).

Halten Sie zunächst für einige Minuten den Kontakt zum Nerv und zur liegenden Person, sprechen Sie mit dieser und beobachten Sie ihre Reaktionen. Ist der Mensch noch äußerlich angespannt, oder kann er loslassen? Verringern Sie ggf. den Druck auf den Nerv und werden Sie rezeptiver, um nicht dem System Energie hinzuzufügen. Ein „Oh, ja – das spüre ich aber deutlich" ist hier als ein Zuviel zu verstehen. Es wird immer wieder als Bestätigung angebracht und von vielen erwartet.

Wenn das Ableiten beginnt, entspannen sich der Körper, die Atmung und der Nerv spürbar. In den meisten Fällen wird der Nerv nun auch mit Eigenbeweglichkeiten beginnen. Die Autor*innen begleiten das Auf- und Absteigen (craniocaudal) von Bewegungen in einer longitudinalen Ausrichtung. Hierbei werden in vielen Fällen ‚Entladungsschwälle' gelöst. Gänsehaut und schüttelfrostartige Empfindungen können als Begleiterscheinung auftreten. Dies ist auf freiwerdende Reize zurückzuführen.

Der **Abschluss** der Technik am Ischiasnerv (Nervus ischiadicus) ist zu jeder Zeit möglich, da eine Entladung bis zum jeweiligen Zeitpunkt vorangeschritten ist und nicht bis zu einem Ende oder anderweitigen Ziel gebracht werden muss. Es ist schön, wenn es möglich ist, die Technik in einem Point of balanced tension zu beenden. Ebenso ist ein funktionaler Stillpunkt möglich, da wir über einen großen Nerv meist ausreichend Kontakt zum Cranio-Sacralen System haben, um diesen einzuleiten (vergleichen Sie hierzu Kapitel 3.7 und 3.8). Beides ist allerdings nur in seltenen Fällen herstellbar.

3.3.2 Armnervengeflecht (Plexus brachialis)

Kontaktpunkt ist das Armnervengeflecht (Plexus brachialis), von dem aus einzelne Nerven bis in die Fingerspitzen verlaufen.

Kontaktaufnahme

Eine Hand greift mit Zeigefinger, Mittelfinger, Ringfinger und kleinem Finger die Schulterrückseite, der Daumen liegt ventral auf der Schlüsselbeingrube. So ist Kontakt zum Armnervengeflecht (Plexus brachialis) gegeben. Die andere Hand kann während der Arbeit mit den Armnerven an weiteren Kontaktstellen wie dem Oberarm, dem Ellenbogen, dem Unterarm oder der Hand liegen. Hierfür kann entweder die ganze Hand oder einzelne Finger verwendet werden. Die craniale Hand bleibt am Armnervengeflecht (Plexus brachialis) (**Abbildung 39**).

Evaluation

Versuchen Sie, sich einen Überblick über den gesamten Nervenstrang vom Armnervengeflecht (Plexus brachialis) bis zu Ihrer ausgewählten zweiten Kontaktstelle zu verschaffen. Spüren Sie zwischen Ihren Händen den Nerv und bekommen Sie einen Eindruck von Dicke, Qualität und Aktivierungszustand.

Vorgehensweise

Während Sie den Nerv halten, bekommen Sie eventuell ein Gefühl, als würden Sie ein Seil oder ein Tau zwischen Ihren Händen halten. Entlasten Sie diesen Strang, indem Sie die beiden Punkte, die Sie halten, etwas aufeinander zubewegen. Folgen Sie Zugrichtungen, die sich

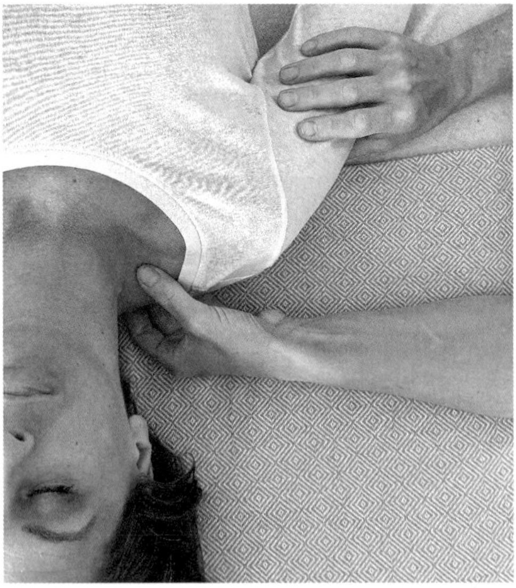

Abbildung 39: Armnervengeflecht (Plexus brachialis). Schulter und Arm einer liegenden Person werden von einer Behandelnden gehalten.

anbieten. Wenn Sie keine Bewegung wahrnehmen, geben Sie eine leichte Zugrichtung vor. Der Nerv wird sich ähnlich einem Unwinding verhalten. Eigenbewegungen in verschiedene Richtungen können auftreten und sich abwechseln. Folgen Sie den Vorschlägen des Nervs und des umliegenden Gewebes und begleiten Sie die Bewegungen. Wahrscheinlich werden Sie feststellen, dass nach einiger Zeit die Bewegung weniger wird. Wenn dies der Fall ist bzw. wenn Sie nicht mehr Zeit an dieser Stelle zur Verfügung stellen möchten, wechseln Sie zur nächsten Position. Behalten Sie eine Hand am Armnervengeflecht (Plexus brachialis), während Sie nun den Arm hinunter nach caudal dem Verlauf der Nerven folgen. Letzter Kontaktpunkt ist die Hand, halten Sie hier sowohl die Handfläche als auch den Handrücken. Das Vorgehen in der Technik bleibt identisch.

3.3.3 Arbeit mit Gehirnnerven

Im Folgenden soll die Arbeit mit den Gehirnnerven exemplarisch am Beispiel des Vagusnervs (Nervus vagus [X]) und des Trigeminusnervs (Nervus trigeminus [V]) aufgezeigt werden. In der folgenden **Tabelle 3-2** finden Sie alle zwölf Hirnnerven und ihre Funktion.

Der Hirnnerv, der sich nicht nur auf die Kopf- und Halspartie beschränkt, sondern auch in den Brust- und Bauchraum zieht, ist der Vagusnerv (Nervus vagus [X]) (umherschweifender Nerv, Positionierung). Der Vagusnerv (Nervus vagus [X]) ist aufgrund einer Vielzahl an parasympathischen Fasern sehr populär geworden, in jeglichen Bereichen von Entspannung, Erholung und Regeneration bis hin zu therapeutischen Indikationen (**Abbildung 40**).

An dieser Stelle folgt ein Protokoll, welches mit den Techniken aus Kapitel 2 bereits ausgeführt werden kann.

Protokoll Vagusnerv (Nervus vagus [X])

1) Kontaktaufnahme: **Becker Hold**.
2) Stillpunkt am Kopf CV4: Durch die Senkung der Frequenz des Nervensystems erfolgt eine Aktivierung des Parasympathikus und ein Einwirken auf den Vagusnerv (Nervus vagus [X]).
3) Gegebenenfalls Dekompression des vierten Ventrikels (DV4; vgl. Kapitel 3.8).
4) Ohrdrehtechnik – Temporale Rotation: Der Austritt des Vagusnerv (Nervus vagus) aus den knöchernen Strukturen liegt im Jochbeinvenenloch (Foramen jugulare). Über die Temporale Rotation und den Temporale Lateralshift wird an den Schläfenbeinen (Os temporale) gearbeitet. Diese bilden zusammen mit dem Hinterhauptbein (Os occipitale) die Jochbeinvenenlöcher (Foramen jugulare). Durch die Erhöhung der Beweglichkeit der knöchernen Strukturen wird auch die Öffnung (Foramen) mehr Spielraum bekommen. Dies verringert den Druck auf die durchziehenden Nerven (Vagusnerv (Nervus vagus [X]) und Beinerv (Nervus accessorius [XI]).
5) Temporale Lateralshift: Begründung vgl. Kapitel 5.3.5.
6) Gürtellösetechniken.
   - *Oberes Atemdiaphragma*: Das obere Diaphragma steht über seine faszialen Verbindungen in Zusammenhang mit dem Hals- und Kopfbereich. Der Vagusnerv (Nervus vagus [X]) zieht mit seinen verschiedenen Fasern durch den Hals in den Brustraum bis hinunter in den Bauchraum. Durch ein Bearbeiten dieser Gewebestrukturen entsteht mehr Platz und Raum in einem meist im Bedarfsfall besonders angespannten Bereich für den durchtretenden Nerv. Durch die Entspannung der Muskeln und Faszien in diesem Bereich sinkt der Tonus der versorgenden Äste. Dies senkt die Spannung insgesamt in diesem Bereich des Nervensystems.

Tabelle 3-2: Hirnnerven

Name des Hirnnervs	**Faserqualität**	**Funktion**	**Austritte, Durchtritte, Verlauf**	**Klinik bei Läsion** (Pschyrembel online)
Nervus olfactorius, Riechnerv	Sensible Fasern	Geruchs-wahrnehmung	Gesamtheit aller Riechfäden, die von der Riechschleimhaut, durch die Knochenplatte des Os ethmoidale, welches das Nasenhöhlendach von der vorderen Schädelgrube abgrenzt (Lamina cribosa, Ossis ethmoidalis), zum Bulbus olfactorius ziehen. (Ausstülpung des Temenzephalons, Teil der Riechbahn)	Hyp- bis Anosmie
Nervus opticus, Sehnerv	Sensible Fasern	Sehen	Entsteht aus den Axonen der Ganglienzellen der Retina und verlässt den Augapfel an der Siebplatte an der Lederhaut **(Lamina cribrosa sclerae)**, verläuft in der Augenhöhle und zieht in die Schädelhöhle. Im Türkensattel des Keilbeins vereinigt er sich mit dem Sehnerv der Gegenseite zur Sehnervenkreuzung und zieht als nach teilweiser Kreuzung der Fasern als Tractus opticus fort zu den Sehzentren des Gehirns. (Vgl. Pschyrembel online)	Visusstörung
N. oculomotorius, Augenbewegungsnerv	Motorische Fasern Parasympathische Fasern	Steuerung der Augenbewegung, des Lidhebers und der Iris	Besteht aus den Hirnnervenkernen Ncl. n. Oculomotorii und ncl. Accessorius n. Oculomotorii; tritt aus dem Mittelhirn aus und durch die Fissura orbitalis superior in die Augenhöhle.	Oculomotoriuslähmung
N. trochlearis, Augenrollnerv,	Motorische Fasern	Steuerung des schrägen, oberen Augenmuskels (m. obliquus superior)	Entspringt auf der Dorsalseite des Gehirns, verläuft vorbei am Mittelhirn und durchbricht die Dura am Vorderrand des Tentorium Cerebelli. Verläuft im Sinus cavernosus bis er durch die Fissura orbitalis superior in die Augenhöhle austritt.	Trochlearislähmung
N. trigeminus, Drillingsnerv	Besteht aus drei Anteilen: – 1. Augenhöhlennerv → sensibel – 2. Oberkiefernerv → sensibel – 3. Unterkiefernerv → sensibel und motorisch	Leitung Informationen des Gesichts ins ZNS und Innervation der Kaumuskulatur	Entspringt an der lateralen Seite der Brücke, zieht zur Felsenbeinpyramide und durchbricht die harte Hirnhaut und teilt sich im Ganglion trigeminale zu drei Ästen: – Nervus ophtalmicus: Zieht durch die Fissura orbitalis superior in die Orbita; Nervenaustrittspunkt: Foramen supraorbitale – Nervus maxillaris: zieht durch das Foramen rotundum (im Keilbein) in die Fossa ptyerygopalatina; Nervenaustrittspunkt: Foramen infraorbitale – Nervus mandibularis: zieht durch das Foramen ovale an die Unterseite der Schädelbasis; Nervenaustrittspunkt: Foramen mentale	Symptomatische Trigemniusneuraligie Sensibilitätsstörungen des Gesichts Kaumuskellähmung

Tabelle 3-2: Fortsetzung

Name des Hirnnervs	Faserqualität	Funktion	Austritte, Durchtritte, Verlauf	Klinik bei Läsion (Pschyrembel online)
N. abducens, Augen-abziehnerv	Motorische Fasern	Steuerung des seitlichen Augen-muskels (m. rectus lateralis)	Tritt zwischen Brücke und verlängerten Rückenmark aus dem Gehirn aus (im Sulcus bulbopontinus), durchbricht die Dura mater und verläuft im Sinus cavernosus und tritt durch die Fissura orbitalis superior in die Augenhöhle ein.	Abduzenslähmung
N. facialis, Gesichtsnerv	Motorische Fasern Parasympathische Fasern Sensible Fasern	– Steuerung der mimischen Ge-sichtsmuskula-tur und des MIt-telohrmuskels (M. stapedius) – Vermittlung der Geschmacks-wahrnehmung in den vorderen zwei Dritteln der Zunge	Tritt aus dem Gehirn am Kleinhirnbrückenwinkel aus und verlässt die Schädelbasis durch das Foramen Stylomastoideum und zieht in die Fossa retromandibularis und weiter in die Ohrspeicheldrüse. In seinem Verlauf gibt er verschiedene Äste ab.	Faszialisparese
N. vestibulo-cochlearis, Hör- und Gleich-gewichtsnerv	Besteht aus zwei Anteilen: – Hörnerv → sensorisch – Gleichgewichts-nerv → senso-risch	Weiterleitung der sensorischen Signale aus der Hörschnecke und dem Gleich-gewichtsorgan	Der vestibuläre Teil hat seinen Ursprung in Kernen von Brücke und verlängerten Rückenmark; der cochleäre Teil in Kernen des Kleinhirnstiels. Beide Teile ziehen vom Kleinhirnbrückenwinkel zum Innenohr.	– Hörminderung – Tinnitus – Zentrale Vestibula-risschädigung: Schwindel, Nystag-mus, vegetative Symptomatik
N. glosso-pharyngeus, Zungen-Rachennerv	Motorische Fasern Parasympathische Fasern Sensible Fasern	– Steuerung der Rachen-muskulatur – Innervation der Ohrspeicheldrüse – Leitung sensori-scher Singale des hinteren Zungenab-schnitts ins ZNS	Ursprung liegt im verlängerten Rückenmark (Medulla oblongata). Er verläuft lateral in der hinteren Schädelgrube und tritt durch das Foramen Jugulare aus.	Glossopharyngeus-lähmung

Tabelle 3-2: Fortsetzung

Name des Hirnnervs	Faserqualität	Funktion	Austritte, Durchtritte, Verlauf	Klinik bei Läsion (Pschyrembel online)
N. vagus, umher-schweifender Nerv	Motorische Fasern Parasympathische Fasern Sensible Fasern	– Hauptnerv des Parasympathikus – Versorgt Stimmlippen, den äußeren Gehörgang alle Brust- und die Mehrzahl der Bauchorgane (Schweitzer & Koeslin, 2014, S. 49)	Ursprung liegt im verlängerten Rückenmark (Medulla oblongata) und tritt durch das Foramen Jugulare aus dem Schädel aus (fürden Verlauf siehe auch Abb. in Kapitel I)	Vaguslähmung
N. accesorius , Beinerv	Motorische Fasern	Innoviert den m. Trapezius und den m. Sternocleido-mastoideus	Der Nerv unterteilt sich in den Rami externus und den Rami internus; Der Remi internus hat es seinen Ursprung im Hirnstamm, der Remi externus hat seinen Ursprung im Rückenmark. Die beiden vereinigen sich in der Schädelhöhle. Der Durchtritt liegt im Foramen Jugulare. Die Äste verlaufen getrennt weiter: – Rami internes schließt sich im Verlauf dem Neruvs Vagus zu Rachen und Kehlkopf an. – Rami externus zieht zum M. Sternocleidomastoideus sowie zum M. Trapezius.	Akzessoriuslähmung
N. hypoglossus, Unterzungen-nerv	Motorische Fasern	Steuerung der Zungenmuskulatur und Zungen-bewegung	Tritt aus dem verlängerten Rückenmark (Medulla Oblongata) aus dem Gehirn aus und verlässt die Schädelhöhle durch den Canalis Nervi hypoglossi. Er verläuft außerhalb des Schädels zwischen V. Jugularis, A. Carotis interna und externa zu den Muskeln Mylohydeideus und Hyoglossus und tritt in die Zunge ein.	Hypoglossuslähmung

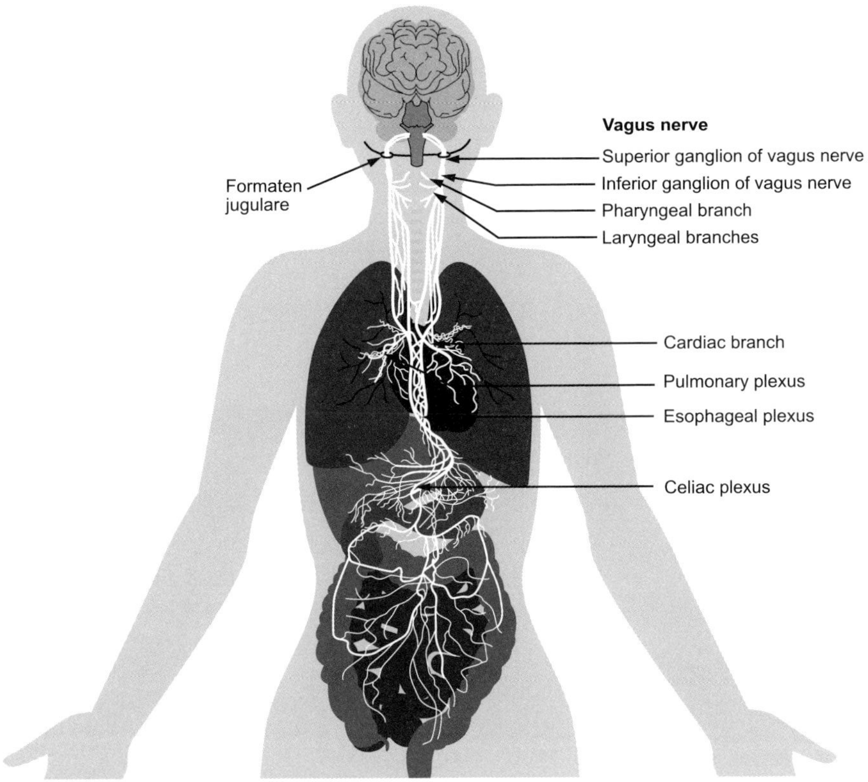

Abbildung 40: Verlauf Vagusnerv (Nervus vagus [X])

- *Mittleres Atemdiaphragma*: Erläuterungen zu der Technik finden Sie in Kapitel 2. Durch die Regulation der Atmung wird das parasympathische Nervensystem angesprochen. Der Vagusnerv (Nervus vagus [X]) muss die transversale Spannung des Zwerchfells (Diaphragma) longitudinal passieren, was durch dessen Entspannung erleichtert ist.

7) Ausgleich von Beinerv (Nervus accessorius [XI]) und Vagusnerv (Nervus vagus [X]).
   - *Vorgehensweise*: Direkt unterhalb der Griffelfortsätze (Processus styloidei) werden mit einem oder zwei Fingern die Nerven palpiert. Durch einfaches Halten des Kontaktes wird ein Links-rechts-Ausgleich eingeleitet, der bis zu scheinbaren Bewegungen der Nerven (cranial, caudal) führen kann, die sich in ihrer Aktivität untereinander anfangen auszugleichen, wenn sie parallel wahrgenommen werden. Führen Sie diesen Prozess bis zu einem Point of balanced tension (**Abbildung 41**).

8) Ausgleich des Vagusnervs (Nervus vagus [X]) von der Austrittsstelle am Schädel (Cranium) mit den Erfolgsbereichen im Brustkorb und Integration in den Cranio-Sacralen Rhythmus.

Handhaltung

Eine Hand liegt am Nacken und hält Kontakt an der Austrittsstelle des Vagusnervs (Nervus vagus [X]). Die andere Hand liegt auf dem Brustbein.

Vorgehensweise

Die Handhaltung bietet die Möglichkeit, den Nerv über einen Teilbereich zu halten. Halten Sie diesen mit der Idee des Ausgleichs und versuchen Sie, diesen abschließend in den Cranio-Sacralen Rhythmus zu integrieren. Mit der Idee, einen Teilbereich des Nervs auszugleichen, können Sie weitere Strukturen bearbeiten:

- Nacken und Kehlkopf, Nacken und Zwerchfell, Nacken und Bauch.
- Stellen Sie sich den Nerv über die Länge zwischen Ihren Händen vor und lassen Sie diesen sich frei entfalten. Vergleichen Sie hierzu die Arbeit mit dem Ischiasnerv (Nervus ischiadicus).

Die **Arbeit am Trigeminusnerv** (Nervus trigeminus [V]) soll anhand eines möglichen Protokolls skizziert werden.

Protokoll Trigeminusnerv (Nervus trigeminus [V])

1) Kontaktaufnahme Becker Hold.
2) Eine Hand hält den Nacken, während die andere Hand lateral am Kopf liegt und die drei Äste des Trigeminus evaluiert; je nach Kopfform und eigener Handgröße ist das unterschiedlich gut umsetzbar. Während des Haltens der drei Äste kann bereits eine neuronale Entladung geschehen; achten Sie auf die Aspekte, die in Kapitel 1.4.4 zur Erdung beschrieben sind.
3) Im Folgenden legen Sie die Finger auf die Nervenaustrittspunkte der einzelnen Äste: Augenhöhle (Augenorbita), Jochbein (Os zygomaticum) und Unterkiefer (Mandibula). Auch an diesen Stellen kommt es bereits durch die Kontaktaufnahme zu Entladungspotenzialen.
4) Halten Sie abschließend die Schläfenbeine (Os temporale) und führen Sie das CSS in einen DV4.

3.3.4 Arbeit mit Ganglien

Ganglien stellen eine Anhäufung von Neuronen dar, die zwischen periphere Nerven geschaltet sind. So verläuft eine Kette von 22–23 autonomen Ganglien, der Grenzstrang (Truncus sympathicus), parallel zur Wirbelsäule auf beiden Seiten. Wir arbeiten mit diesen Ganglien wie folgt:

Kontaktaufnahme

Die Kontaktaufnahme wird vom Kopfende des oder der Klient*in eingeleitet. Positionieren Sie jeweils vier Finger Ihrer Hand nahe der Wirbelsäule, dorsal, während der Daumen in der Schlüsselbeingrube liegt. Achten Sie darauf,

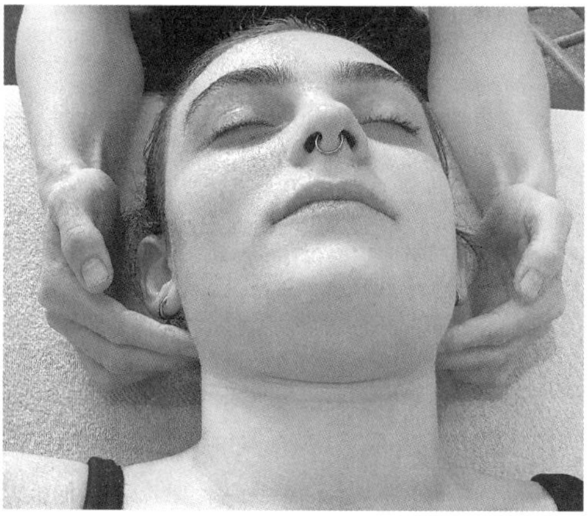

Abbildung 41: Ausgleich an den Griffelfortsätzen (Processus styloidei)

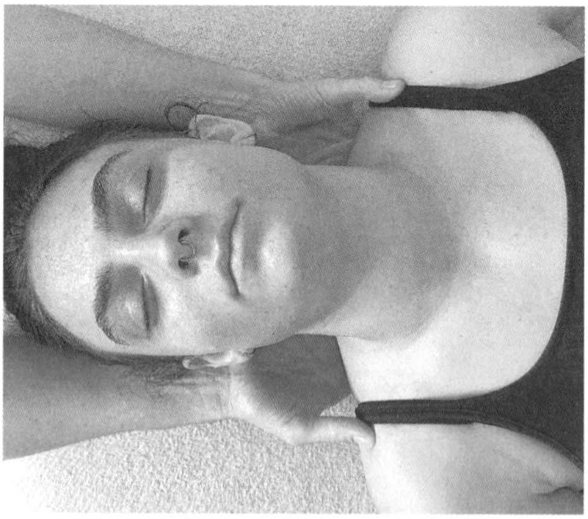

Abbildung 42: Handhaltung: Halten der Ganglienkette. Die Finger kommen links und rechts vom Nacken, seitlich an die Wirbelsäule einer liegenden Person.

dass die vier Finger parallel zur Wirbelsäule liegen. Alternativ oder zusätzlich kann die Handposition nach caudal verschoben werden; die Ganglienkette lässt sich bis zur Lendenwirbelsäule verfolgen (**Abbildung 42**).

Evaluation

Sammeln Sie in der Evaluation umfangreiche Eindrücke dieser langen Nervenketten. Spüren Sie, ob Sie eine Seite eventuell besser wahrnehmen können, ob beide Seiten gleich lang wirken und wie aktiv (strömen, s. o.) sich beide Seiten anfühlen. Suchen Sie nach dem Strömen, welches Sie von der Arbeit mit dem Ischiasnerv (Nervus ischiadicus) kennen. Überprüfen Sie, ob Sie während der Evaluation der Ganglienkette die Liquorbewegung wahrnehmen können und wie sich diese relativ zur Ganglienkette verhält.

Vorgehensweise

Es handelt sich um eine passive Technik. Das bedeutet: Sie müssen mit Ihren Händen nichts tun, außer den Kontakt zur Ganglienkette aufrechtzuerhalten. Sorgen Sie für eine neutrale Haltung, indem Sie Ihre neutrale Präsenz stärken. Werden Sie rezeptiv. Sie bilden eine Verbindung der links und rechts verlaufenden Grenzstränge (Truncus sympathicus). Hierdurch können selbstregulatorische Mechanismen des Nervensystems der liegenden Person aktiv werden. Halten Sie den Kontakt und beobachten Sie, wie sich Aktivitäten der Ganglienketten auf Ihren Fingern frei entfalten können. Sie ermöglichen durch den Halt eine Entladung der Ganglien (vgl. Kapitel 1.3). Sie können diese Entladungen anhand von kleineren Muskelzuckungen und Vibrationen (strömen, s. o.) spüren und beobachten.

Darüber hinaus synchronisieren Sie rechts und links, da Sie eine Brücke für den elektrischen Ausgleich anbieten. Diese ist einmal über Ihre Finger gegeben (siehe Erdung in Kapitel 1.4) und über Ihre Kontaktaufnahme zum Flüssigkeitskörper und dem damit verbundenen Cranio-Sacralen Rhythmus. Harmonisieren Sie die Bewegung, die Sie wahrnehmen können. Über eine Harmonisierung der Bewegung des Flüssigkeitskörpers bieten Sie den wechselwirkenden Ladungspotenzialen der Ganglien ein Verteilungspotenzial. Integrieren Sie abschließend die wahrnehmbaren Bewegungen der Ganglienkette in den Cranio-Sacralen Rhythmus.

Funktion und Auswirkung

Der Flüssigkeitskörper des Liquor cerebrospinalis ist nicht klar begrenzt. Er läuft auf den Spinalnerven aus. Durch eine Integration weitreichender Regionen des Nervensystems direkt an der Wirbelsäule in den Rhythmus des Cranio-Sacralen Systems können die Auslaufsweiten des nervenummantelnden Liquor cerebrospinalis vergrößert werden. Da der Flüssigkeitskörper Überträger der mechanischen Bewegung ist Cranio-Sacraler Rhythmus (CSR), kann auch die Bewegung des CSR auf die Ganglienkette ausgeweitet werden. Je größer das Wirkfeld des Flüssigkeitskörpers, umso höher ist auch die damit einhergehenden Selbstregulation. So werden ungleiche Ladungen durch die Umverteilung der Ionisierung angeglichen.

Diese Technik wird meist als sehr entspannend empfunden. Durch den Halt des sympathischen Nervensystems sorgen Sie für einen Abbau des auf ihm liegenden Erregungspotenzials. Sie wirken auf die unterschiedlichen Körperregionen ein, die die Ganglien ansprechen, da sie über den gesamten Nervenstrang arbeiten.

Bei starker körperlicher Entspannung oder auch starken Ladungen in der Versorgung der Organe kann es zu starken Entladungsphänomenen kommen. Dies können Zuckungen des Bewegungsapparates sein, aber auch Reaktionen einzelner Organe mit entsprechenden Empfindungen wie Übelkeit, Wärmeentwicklung oder Peristaltik.

3.4 Arbeit mit dem Hormonsystem

Bevor die Arbeit mit dem Hormonsystem beschrieben wird, erfolgt eine grobe Skizzierung des Hormonsystems mit seinen zugehörigen Strukturen und Aufgaben.

Hormone sind biochemische Botenstoffe. Das Hormonsystem wird auch als das endokrine System bezeichnet. Die Endokrinologie wird als „Lehre von der Morphologie und Funktion endokriner Drüsen und von den Hormonen sowie deren Regelungs- und Wirkungsmechanismen“ bezeichnet (Endokrinologie, 2016).

Hormone werden oft in endokrinen Drüsen produziert; eine Ausnahme stellen hier die Gewebshormone dar, die, wie der Name schon sagt, in Körpergeweben gebildet werden. Wir beschäftigen uns in diesem Abschnitt mit den Hormonen aus den endokrinen Drüsen.

Zu den wichtigsten Hormondrüsen gehören der Hypothalamus, die Hirnanhangsdrüse (Hypophyse), die Schilddrüse (Glandula thyroidea) und die Nebenschilddrüse (Glandula parathyroidea), die Nebennieren (Glandula suprarenalis), die Bauchspeicheldrüse (genauer: die Langerhans-Inseln des Pankreas), die Eierstöcke (Ovarien) und die Plazenta (Mutterkuchen) sowie der Hoden (Testes). Die Hormonausschüttung wird größtenteils über Regelkreise gesteuert. Die Hormondrüsen geben die Hormone direkt in das Blut ab. Über diesen Transportweg gelangen sie zu ihrer Zielzelle. Eine Reaktion an einer Zelle kann nur ausgelöst werden, wenn die Zielzelle über einen passenden Rezeptor für das Hormon verfügt. Wenn Hormon und Rezeptor zusammenpassen – man nennt dieses Prinzip auch Schlüssel-Schloss-Prinzip – wird an der Zielzelle veranlasst, ihre bestimmte Arbeit auszuführen; also beispielsweise ein Sekret herzustellen oder ein weiteres Hormon zu produzieren. Die Hormone lassen sich aufgrund ihres chemischen Aufbaus in drei Klassen unterteilen: Polypeptidhormone, Steroidhormone und Amine.

Der Einfachheit halber haben wir sie nach ihrer Lage in den Tabellen: Zerebrale Hormondrüsen (**Tabelle 3-3**), Hormondrüsen Rumpf (**Tabelle 3-4**) und Hormondrüsen Becken (**Tabelle 3-5**) zusammengefasst.

Tabelle 3-3: Zerebrale Hormondrüsen (Richter, 2015 und Schweitzer, 2011)

Hormondrüse	Funktion	Hormone	Funktion
Hypothalamus	„Chef“ des Hormonsystems Steuert Aufgaben im Nervensystem Gehört zum limbischen System Freisetzungshormone	Tyreotropin-Releasing H. = TRH	→ TSH- Ausschüttung Hypophyse
		Corticotropin-Releasing H. = CRH	→ ACTH-Ausschüttung Hypophyse
		Somatotropin-Releasing H.= SRH	→ STH-Ausschüttung Hypophyse
		Gonadotropin-Releasing H. = GnRH	→ FSH/LH Ausschüttung Hypophyse
		Prolaktin-Releasing Hormon =PRH	→ Prolaktin Ausschüttung Hypophyse
		Melanoliberin (MRH)	→ MSH Ausschüttung Hypophyse

Tabelle 3-3: Fortsetzung

Hormondrüse	Funktion	Hormone	Funktion
	Hemmhormone	Growth Hormon-Inhibiting H./Somatostatin = SIH	→ Hemmung STH-Ausschüttung
		Prolaktin-Inhibiting H. = PIH	→ Hemmung Prolaktin Ausschüttung
		Melanostatin = MIH	→ Hemmung MSH-Ausschüttung
		Adiuretin	Werden an den Hypophsen-hinterlappen abgegeben zur Speicherung und Abgabe
		Oxytoxin	Werden an den Hypophsen-hinterlappen abgegeben zur Speicherung + Abgabe
Hirnanhangs-drüse (Hypophyse) Hypophysen-vorderlappen	Hormonbildung (TSH, ACTH, FSH, LH, STH, Prolaktin)	Thyroidea stimulierendes Hormon, Thyreotropin = TSH	→ Stimuliert Wachstum und Hormonproduktion der Schilddrüse
		Adrenokortikotropes Hormon, Corticotropin = ACTH	→ Stimuliert die Bildung von Cortisol in der Nebennieren-rinde → Stimuliert die Melaninsynthese (in geringem Umfang)
		Follikelstimulierendes Hormon = FSH	→ Stimuliert die Follikelreifung in den Ovarien und die Spermien-reifung in den Hoden
		Luteinisierendes Hormon = LH	→ Induziert die Follikelreifung, den Eisprung und den Umbau des Graf Follikels in den Gelb-körper → Regt das Wachstum der Leydig Zwischenzellen im Hoden an
		Somatotropes Hormon = STH	→ Wirkt auf den ganzen Körper und stimuliert Wachstum und Entwicklung
		Prolaktin	→ Stimuliert das Wachstum der Brust → Unterdrückt die Ovulation → Setzt zusammen mit Östrogen und Progesteron die Milch-produktion in Gang
		Melanotropin = MSH	→ Stimuliert die pigmentbilden-den Zellen

Tabelle 3-3: Fortsetzung

Hormondrüse	Funktion	Hormone	Funktion
Hypophsen-hinterlappen	Über den Hypophysenstiel abgegebene Hormone des Hypothalamus werden gespeichert und bei Bedarf abgegeben	Adiuretin	→ Wirkt gefäßverengend und Wasser zurückhaltend
		Oxytoxin	→ Stimuliert die glatte Muskulatur der Gebärmutter zur Kontraktion, Wehenbildung → Hat Einfluss auf das soziale Bindungsverhalten → Stimuliert die Milchausführungsgänge; dient der Milchausschüttung
Epiphyse		Melatonin	→ Steuert den Schlaf-Wach Rhythmus

Tabelle 3-4: Hormondrüsen Rumpf (Richter, 2015; Schweitzer, 2011)

Hormondrüse	Funktion	Hormone	Funktion
Schilddrüse		T3, T4 (Prohormon: überwiegend Transport- und Vorratsform)	→ Steigerung des Grundumsatzes → Steigerung der Herztätigkeit → Steigerung der Muskeltätigkeit und des Muskeltonus → Steigerung der Nervenerregbarkeit → Förderung des Längenwachstums und der Skelettreifung → Förderung der Gehirnreifung
		Calcitonin	→ Senkt den Blutkalziumspiegel
Nebenschild-drüse	Produziert das Parathormon autonom, ohne Steuerung einer übergeordneten Drüse	Parathormon	→ Hebt den Blutkalziumspiegel: - Kalzium wird aus dem Knochen freigesetzt. - Die Kalziumaufnahme im Darm wird verbessert. - Die Niere wird veranlasst, mehr Kalzium zu resorbieren.

Tabelle 3-4: Fortsetzung

Hormondrüse	Funktion	Hormone	Funktion
Nebennierenrinde	Produktion von ca. 50 verschiedenen Hormonen, die in drei Hauptgruppen unterteilt werden können	Mineralkortikoide: Hauptvertreter Aldosteron	→ Regelung des Wasser- und Salzhaushaltes
		Glukokortikoide: Hauptvertreter Kortisol	→ Erhöht den Blutdruck – steigert den Blutzucker → Erhöht die Magensaftproduktion → Senkt die Eosinophilen im Blut → Antiallergisch – antientzündlich → Immunsuppressiv
		Androgene: Hauptvertreter Testosteron	→ Sorgt für sekundäre männliche Geschlechtsorgane → Anabole Wirkung auf Muskeln, Knochen, Stoffwechsel und Blutbildung → Spermatogenese → Wichtig für Estradiolsynthese
Nebennierenmark		Adrenalin	→ Regulierung der Blutverteilung → Blutdruckbeschleunigung → Pulsbeschleunigung → Steigerung der Herzkraft → Anhebung des Blutzuckerspiegels
		Noradrenalin	→ Verengt mit Ausnahme der Herzkranzgefäße alle Gefäße → Aufrechterhaltung des Gefäßtonus bzw. Erhöhung
Bauchspeicheldrüse	Der endokrine Anteil der Bauchspeicheldrüse: 2 % des Gesamtgewebes der Bauchspeicheldrüse	Insulin	→ Blutzuckersenkende Wirkung
		Glukagon	→ Hebt den Blutzuckerspiegel an → Fördert die Neubildung von Glukose aus Nicht-Kohlenhydraten
		Somatostatin	→ Hemmt die Ausschüttung diverser Hormone: u. a. STH, TSH, ACTH, Insulin, Glukagon

Tabelle 3-5: Hormondrüsen Becken (Richter, 2015; Schweitzer, 2011)

Hormondrüse	Funktion	Hormone	Funktion
Eierstöcke	Endokriner Anteil: produziert Östrogene, Gestagene und Androgene Exokriner Anteil: produziert Eizellen	Östrogene (Estradiol, Estron, Estriol)	→ Knochenaufbau → Blutgerinnung → Bewirkt Wasserretention, indem es die Resorption von Natrium, Kalzium und Phosphor verbessert → Aufbau Gebärmutterschleimhaut und Follikelreifung → Ausprägung und Aufrechterhaltung der sekundären weiblichen Geschlechtsorgane → Steuert die Milchbildung mit Prolaktin und Progesteron
		Gestagene: v. a. Progesteron	→ Erhöht die Körperkerntemperatur → Aufbau der Gebärmutterschleimhaut → Schwangerschaftserhaltend → Steuert die Milchbildung/ mit Prolaktin und Östrogen)
		Androgene: v. a. Testosteron	→ Aufbau von Muskelgewebe → Wichtig für Estradiolsynthese → Bildung von Erythrozyten → Knochenaufbau
Plazenta		Östrogene (Estradiol, Estron, Estriol)	→ Aufrechterhaltung der Schwangerschaft
		Gestagene: v. a. Progesteron	→ Aufrechterhaltung der Schwangerschaft
Hoden	Endokriner Anteil: In den Leydig Zwischenzellen wird Testosteron hergestellt.	Androgene: v. a. Testosteron	→ Ausbildung der sekundären männlichen Geschlechtsorgane → Anabole Wirkung auf Muskeln, Knochen, Stoffwechsel und Blutbildung → Spermatogenese
		Östrogene	→ Knochenaufbau → Blutgerinnung → Bewirkt Wasserretention, indem es die Resorption von Natrium, Kalzium und Phosphor verbessert

Anhand einiger Regelkreise soll die Funktionsweise des Hormonsystems exemplarisch dargestellt werden.

Regelkreislauf Schilddrüse (Glandula thyroidea)
Die Schilddrüse (Glandula thyroidea) liegt inferior, caudal des Schildknorpels des Kehlkopfes. Sie besteht aus zwei Schilddrüsenlappen. Die Bildung der Hormone der Schilddrüse (Glandula thyroidea) findet im organspezifischen Anteil, im Parenchym, statt. Hier befinden sich kleine Epithelzellen, die auch Follikelzellen genannt werden, die die Hormone T3 (Triiodthyronin) und T4 (Thyroxin) herstellen. Zwischen diesen Follikelzellen befinden sich die C-Zellen, die das Hormon Calcitonin herstellen (zur Wirkung der Hormone T3, T4 und Calcitonin siehe Tabelle 3-4).

Die Schilddrüsenhormone werden kontinuierlich in das Blut abgegeben. Dabei ergibt sich folgender Kreislauf: Die Schilddrüsenhormone werden durch die Ausschüttung des Hormons TSH aus dem Hypophysenvorderlappen angeregt, welches wiederum auf das Hormon TRH aus dem Hypothalamus reagiert. Die Konzentration von T3 und T4 im Blut steigt an, dies wird vom Hypophysenvorderlappen und vom Hypothalamus registriert und die Ausschüttung von TRH (Thyreotropin-Releasing-Hormon) bzw. TSH (Thyroidea Stimulierendes Hormon) wird reglementiert bzw. angepasst. Die Ausschüttung von T3 und T4 ist also letztendlich eine aus dem Hypothalamus und dem Hypophysenvorderlappen entspringende Reaktionskette. Dies ist für uns eine wichtige Möglichkeit, nicht nur auf das Organ selbst, sondern auch auf die gesamte Reaktionskette Einfluss zu nehmen. In Kapitel 4 befassen wir uns weiter mit den Strukturen des Gehirns.

Regelkreis Nebennierenrinde (Cortex glandulae suprarenalis) am Beispiel Kortisol
Die Nebennieren (Glandula suprarenalis) liegen auf den superior, cranialen Polen der Nieren auf. Sie bestehen aus den zwei Anteilen Nebennierenrinde (Cortex glandulae suprarenalis) und Nebennierenmark (Medulla glandulae suprarenalis). Die Nebennierenrinde (Cortex glandulae suprarenalis) wird in drei Schichten eingeteilt: die Außenschicht (Zona glomerulosa), die Mittelschicht (Zona fasciculata) und die Innenschicht (Zona reticularis). Hier werden drei Hormonhauptgruppen gebildet; insgesamt werden ca. 50 verschiedene Hormone produziert. Die drei Hauptgruppen sind Mineralstoffwechselhormone (Mineralokortikoide), Zuckerstoffwechselhormone (Glukokortikoide) und Androgene (Steroidhormone). Die Kortisolausschüttung unterliegt dem folgenden Regelkreis: Der Hypothalamus sorgt mit dem Hormon Corticotropin Releasing Hormon) für eine Ausschüttung des ACTH (Adrenocorticotropes Hormon) im Hypophysenvorderlappen, das ACTH veranlasst die Nebennierenrinde unter anderem dazu, Kortisol freizusetzen. Wird nun im Blut genug Kortisol oder zu viel Kortisol registriert, kann der Hypothalamus die Ausschüttung von CRH stoppen (negative Rückkopplung).

Das Hormonsystem ist ein fein aufeinander abgestimmtes System, welches aus dem Gleichgewicht geraten kann, wenn eine der Hormondrüsen eine Über- oder Unterfunktion aufweist. Dabei reagiert das Hormonsystem auf die Einflüsse unserer Außenwelt, zum Beispiel auf Stress, unzureichende Ernährung sowie auf Alterungsprozesse, Erkrankungen u.a.

3.4.1 Cranio-Sacrale Arbeit mit dem Hormonsystem

In der Cranio-Sacralen Arbeit mit dem Hormonsystem ist es notwendig, das Zusammenspiel der Hormondrüsen des gesamten Menschen zu betrachten sowie seine äußeren Lebens- und Rahmenbedingungen. Erinnern Sie sich hier noch einmal an die Einleitung zu diesem Buch, in dem Stills Sichtweise vom Menschen in seiner Einheit deutlich wurde (Abschnitt zu Geschichte und Gründer).

Konkret für unsere Arbeit bedeutet das, dass wir nicht nur an der ‚problematischen' Drüse arbeiten, sondern das Zusammenspiel der Hormondrüsen berücksichtigen und die übergeordneten Drüsen und Zusammenhänge des Gewebes, der Knochen und des Liquors mit in unsere Arbeit einbeziehen. Eine besonders wichtige Brücke zwischen der Cranio-Sacralen Körperarbeit und dem Hormonsystem stellt der Hypothalamus dar. Er bildet die Schnittstelle zwischen Hormon- und Nervensystem. Wir betrachten dabei Hormon- und Nervensystem als eine Einheit, die harmonisiert werden kann.

Wie immer versuchen wir den Cranio-Sacralen Rhythmus zu fühlen, während wir mit den Drüsen arbeiten, um die Drüsen in den Rhythmus des Nervensystems zurückzuführen.

Die Lebens- und Rahmenbedingungen unserer Klient*innen verändern sich im Laufe der Sitzungen; so beobachten wir oft eine Veränderung des Lebensalltags im Hinblick auf Stressreduktion, Meiden von Menschen, Orten, Situationen, die einem nicht guttun sowie insgesamt einen achtsameren, bewussteren Umgang mit sich selbst. Vielen Klient*innen von uns war auf kognitiver Ebene toxisches Verhalten theoretisch bereits bewusst, zum Beispiel durch therapeutische Begleitung oder Selbstreflexion, Beobachtung und Selbstinformationen. Die Veränderung und Meidung sind damit noch nicht erreicht. Die Umsetzung der Erkenntnisse gelingt häufig erst, wenn eine körperliche Regulation eingeleitet wird. (Dies beinhaltet in manchen Fällen auch eine gefühlsbasierte Anpassung von Bewegungs- und Ernährungsgewohnheiten. Im Idealfall können solche Veränderungen durch eine oder einen Diplomsportwissenschaftler*in oder ähnliche Berufsgruppen begleitet werden. Sehen Sie hierzu auch Teil 2, Kapitel 8.3 und arbeiten Sie z. B. mit einem oder einer Heilpraktiker*in, Arzt oder Ärztin oder einem Netzwerk aus Personen aus dem Gesundheitssystem oder Heilhilfsberufler*innen, zusammen.)

3.4.2 Techniken mit dem Hormonsystem

Im Folgenden wird die Arbeit mit allen Hormondrüsen (von caudal nach cranial) beschrieben. Dies ist später in der Praxis nicht zwingendermaßen ein sinnvolles Protokoll für eine Sitzung, da viel zu umfangreich, dient aber hier der Übersichtlichkeit und einem möglichst umfassenden Überblick.

Für nur einen Termin zusammengefasst kann dieses Protokoll zwar verwendet werden, ist jedoch sehr unspezifisch und von seinem Wirkpotenzial her einfach zu umfangreich. Das bedeutet, dass bei Bedarf daraus abgeleitete Veränderungsprozesse von einem Menschen nicht integriert werden könnten, da die Veränderungen zu umfangreich wären. Es kann jedoch als Vorbereitung für die Arbeit mit spezifischen Themen verwendet werden (s. o.). Beachten Sie auch hier, dass, wie bei der Arbeit mit dem Gehirn, die gezeigten Protokolle teilweise eine mehrmonatige, manchmal auch mehrjährige Begleitung in einem Cranio-Sacralen Körperarbeitsprozess bedürfen.

Eierstöcke (Ovar)

Lokalisation
Siehe Teil 2, Kapitel 11.3.6.

Kontaktaufnahme
Bei der Kontaktaufnahme an den Eierstöcken (Ovarien) ist es wichtig, die Nähe- und Distanz-Thematik miteinzubeziehen. Für die Arbeit am Eierstock (Ovar), wie auch generell, ist es am effizientesten, wenn maximal über eine Stoffschicht gearbeitet wird (vgl. Teil 1, Kapitel 1.4). Die Hände liegen, wie in Teil 2, Kapitel 11.3.6 in Bezug auf die Menstruationstechnik beschrieben. Ein besseres Gefühl für die Eierstöcke (Ovarien) in ihrer Einzelheit kann erreicht werden, wenn eine Hand dorsal unter dem Bereich der Eierstöcke liegt und zwei Finger oder eine Hand auf einem Eierstock (Ovar) (**Abbildung 43**).

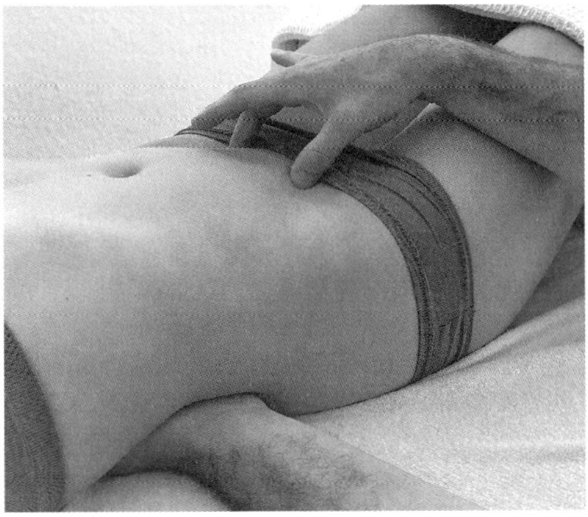

Abbildung 43: Kontakt Eierstöcke (Ovarien). Mit Daumen und Zeigefinger werden die Eierstöcke einer liegenden Person gehalten.

Funktionen und Auswirkungen

Die Funktion der Eierstöcke (Ovarien) wird ausführlich in Tabelle 3-5 aufgezeigt. Generell sollte bei der Funktion der Eierstöcke (Ovarien) beachtet werden, dass die Hormonausschüttung nicht nur von den Eierstöcken (Ovarien) autonom geregelt wird, sondern auch Hypophyse und Hypothalamus in einem Regelkreis beteiligt sind. Im weiter gefassten Sinne sind die im Eierstock (Ovar) hergestellten Hormone maßgeblich an dem Zustand beteiligt, den wir weiblich nennen bzw. was wir mit Weiblichkeit assoziieren. So werden zum Beispiel in den Eierstöcken Östrogene gebildet, die für die Brustentwicklung und das Brustwachstum zuständig sind. Die Brust ist in vielen Teilen der Welt ein Symbol der Weiblichkeit. Das Östrogen ist darüber hinaus für die Formgebung des Körpers in diesem Sinne verantwortlich.

Die Eierstöcke (Ovarien) liegen im Bauchfell (Peritoneum) und werden von einer bindegewebigen Kapsel umgeben, die den Eierstock umschließt. Er besteht aus der Eierstockrinde mit den Follikeln und dem Eierstockmark mit seinen Nerven, Lymphen und bindegewebigen Strukturen. Im Eierstockmark befinden sich kleine Gruppen endokrin aktiver Zellen.

Evaluation

Die Handhaltung ist wie unter Kontaktaufnahme beschrieben; in dieser Position können der Spannungszustand des Eierstocks (Ovar) an sich und der Spannungszustand zum umliegenden Gewebe evaluiert werden.

Vorgehensweise

Die Finger der ventralen Hand durchdringen zunächst das Bauchfell sowie die bindegewebige Kapsel, die den Eierstock (Ovar) umgibt. Die dorsale Hand hält den Eierstock (Ovar) von der Rückseite; der Eierstock (Ovar) befindet sich direkt unter den Fingern der ventralen Hand; die Auswirkungen auf das Umgebungsspannungsgefüge können an der dorsalen Hand gefühlt werden.

Beginnen Sie nun, ähnlich den Transversalen Lösetechniken, mit den ventralen Fingern die Strukturen sanft zu bewegen. Vergegenwärtigen und berücksichtigen Sie, dass der Eierstock (Ovar) durch Bänder mit dem seitlichen Becken und mit der Gebärmutter (Uterus) verbunden ist. Das bedeutet, dass, wenn Sie zunächst einen leichten Zug in Richtung caudal-medial initiieren, Sie die Spannung für einen kurzen Moment verstärken, um daraufhin in der Gegenrichtung eine Entspannung zu erzeugen. So vergrößern Sie die Beweglichkeit (Mobilität) des Eierstocks (Ovars) in Richtung des seitlichen Beckens und verringern die Spannung zwischen Eierstock (Ovar) und Becken. Wenn Sie die Finger im Anschluss mit einem leichten Zug medial führen, lösen oder verringern Sie die Spannung zur Gebärmutter (Uterus).

Generell gilt, falls nicht explizit benannt, dass wir mit 5–20 g Druck arbeiten. Damit ist die Möglichkeit gegeben, durch unsere rezeptive Wahrnehmung Richtungen, in die das Gewebe leichter zu bewegen ist, wahrzunehmen. Diese Kommunikation zwischen Gewebe und Traktion von Behandler*innenseite ist die grundlegende Idee unserer Arbeit. Wir distanzieren uns von Ansätzen, die mit mehr als 20 g an viszeralem Bandgewebe ziehen, da wir von einer vermeidbaren Rezeptoraktivität ausgehen.

Zum Abschluss der Eierstock-Technik geht es um die Lösung der Spannung des Eierstocks (Ovar) in sich selbst (Motilität). Der Eierstock (Ovar) wird zunächst medial komprimiert und dann Weite gebend gehalten. So wird dem Eierstock (Ovar) die Möglichkeit gegeben, in sich vorhandene Spannungen in Form von kleinen Bewegungen zu zeigen und loszulassen. Sie werden von dem oder der Praktizierenden aufgenommen und begleitet. Hierzu fungiert der oder die Praktizierende als Leiter des (eventuell vorher anliegenden) Ionenüberschusses (Reizpotenzial). Der Eierstock (Ovar) wird mit beiden Händen gehalten, was ihn aus seiner sonstigen Umgebungsspannung befreit hält. Das freiwerdende Spannungspotenzial kann sowohl nach außen über den Kontakt des oder der Praktizierenden abfließen als auch in den Körper der liegenden Person.

Hoden (Testes)

Lokalisation

Die Hoden (Testes) befinden sich in einem mehrschichtigen Hautsack, dem Hodensack (Skrotum).

Kontaktaufnahme

Bei der Kontaktaufnahme des Hodens (Testes) sind in erster Linie die Themen Nähe und Distanz und eine gemeinsam besprochene Vorgehensweise zu beachten. Es gilt, wie in Kapitel 1.5 beschrieben, zu klären, ob direkt auf der Haut gearbeitet werden kann oder ob das Arbeiten über eine Stoffschicht vorstellbar ist.

Die Kontaktaufnahme geschieht mit einer Hand von dorsal an den Hoden (Testes). Damit liegt der Hodensack (Skrotum) auf der locker geöffneten Hand. Mit der anderen Hand Halt gebend und evaluierend, beispielsweise an der unteren Lendenwirbelsäule oder über einen beliebigen anderen Kontakt. Die Hand am Hoden (Testes) kann von caudal kommend den Hoden (Testes) schalenartig umfassen oder anliegen. So kann ein Gesamteindruck erfasst werden (**Abbildung 44**).

Funktionen und Auswirkungen

Die Funktion der Hoden (Testes) besteht zum einen in der Herstellung der Samenzellen, zum anderen in der Herstellung des Hormons Testosteron (Richter, 2015). Die spezifischen Funktionen entnehmen Sie bitte der Tabelle 3-5. Generell können Themen wie Männlichkeit, der Umgang und die Identifikation mit der eigenen Männlichkeit, der eigene Wert als Mann oder Sexualität und Verhalten eine Rolle spielen.

Evaluation

Die Hand, die die Hoden (Testes) hält, kann einen ersten Gesamteindruck evaluieren. Können die Hoden (Testes) gut wahrgenommen werden? Welchen Spannungszustand weisen sie auf? Gibt es Größenunterschiede auf den jeweiligen Seiten? Wie ist die Spannung relativ von Hoden (Testes) zu Hodensack (Skrotum)?

Die Hoden (Testes) können eine Eigenbewegung aufweisen und sich Richtung Rumpfinneres nach cranial ziehen. Bei den Bewegungen des Hodens (Testes) und auch des Hodensacks (Skrotum) ist die Nähe- und Distanzthematik weiterhin zu beobachten.

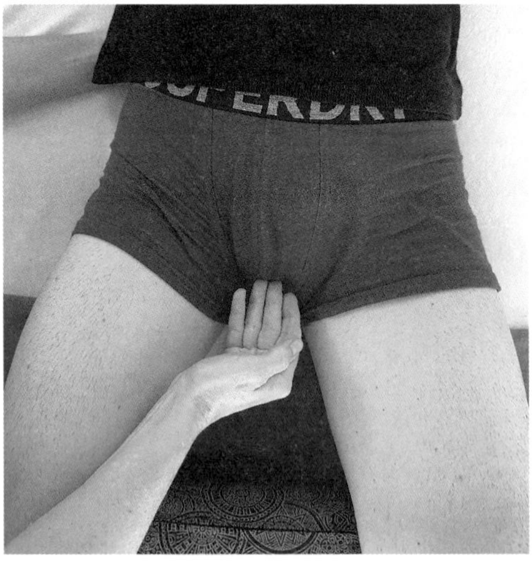

Abbildung 44: Kontakt Hoden (Testes). Die Finger eines Behandlers tragen die Hoden, die nicht sichtbar in einer Hose liegen.

Selbst bei einer vorherigen Einwilligung gilt es nun zu erspüren, wie die liegende Person auf die Berührung der behandelnden Person reagiert. Hierbei ist es wichtig, auseinanderzuhalten, bei welchen Bewegungen und Anspannungen, zum Beispiel ein Zusammenziehen des Hodensacks (Skrotum), eine Spannung ist, die im therapeutischen Sinne zu lösen ist, oder die der aktuellen, meist ungewohnten Situation geschuldet ist. Beachten Sie in diesem Zusammenhang auch die wahrnehmbaren Temperaturen: Raumtemperatur, Körpertemperatur an verschiedenen Stellen (sowohl der liegenden Person als auch der behandelnden, hier besonders die Temperatur der Hände).

Vorgehensweise
Vorbereitend können Becken, Kreuzbein (Os sacrum) und viszerale Techniken am Unterbauch ausgeführt werden. Die Technik an sich ist hauptsächlich ein Halten der Hoden (Testes). Eine Entlastung aus ihrer sonstigen Umgebungsspannung führt zu einer Regeneration und Entspannung. Hier ist es wichtig, in Kommunikation mit dem Klienten zu sein, dahingehend, wie der Kontakt empfunden wird. Auch ist die Füllung der Nebenhoden zu beachten. Sind diese stark gefüllt, kann dies die Spannung der gesamten Region beeinflussen. Durch eine Entspannung der Nebenhoden kann die Resorption aus dem Nebenhoden verbessert werden. Dies ist eine wichtige Entladungsmöglichkeit neben der sexuellen, die immer mit einer Spannungszunahme des Gesamtsystems einhergeht.

Um die Stoffwechselprozesse, die mit dem Hoden (Testes) verbunden sind, zu verbessern, folgen Sie den Bewegungen, die sich wahrnehmen lassen. Für sehr fortgeschrittene und erfahrene Anwendende der Methode kann auch über einen deutlichen Zug nach caudal gearbeitet werden. Dies soll hier nicht weiter vertieft werden, da es den Umfang dieses Buches überfordern würde. Wir bitten Sie, sich bei Bedarf entsprechend fortzubilden. Hierfür empfehlen wir z.B. die chinesischen Gesundheitsmethoden zu studieren: Qigong (Energieübungen) und Nei Kung (innere Übung).

Durch das Halten können sich eventuell Spannungen äußern und entladen. Dies zeigt sich in Form von Kribbeln, Prickeln oder Vibrieren durch einen möglicherweise vorhandenen Ionenüberschuss. Sie können so lange halten, bis sich das Kribbeln verändert hat; in der Regel wird es nach wenigen Minuten schwächer.

Bauchspeicheldrüse (Pankreas)

Lokalisation
Die Bauchspeicheldrüse (Pankreas) befindet sich quer im Oberbauch, größtenteils hinter (posterior) dem Magen (Gaster) an der Bauchwand. Sie besteht aus drei Anteilen: Kopf, Körper und Schwanz, wobei der Kopf in der C-förmigen Schlinge des Zwölffingerdarms (Duodenums) liegt. Der Körper liegt vor der Wirbelsäule und der Schwanz zieht bis zum Milzhilum.

Kontaktaufnahme
Die ventrale Hand liegt mittig auf dem Oberbauch. Die dorsale Hand liegt gegenüber (**Abbildung 45**).

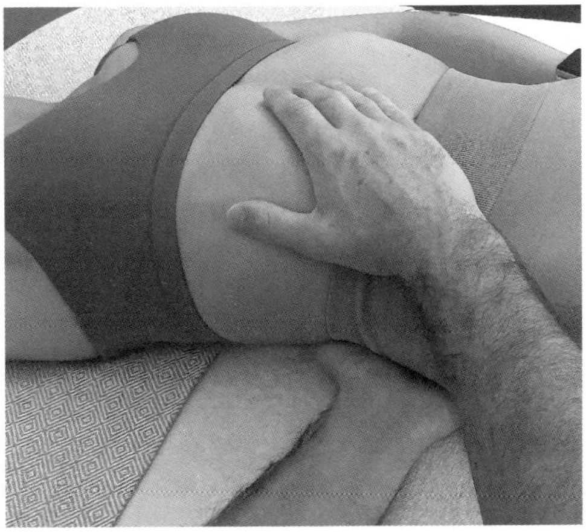

Abbildung 45: Bauchspeicheldrüse (Pankreas). Eine Hand auf dem Bauch mit den Fingern zum Sternum weisend die andere Hand an der Körperrückseite.

Funktion und Auswirkungen

Bei der Bauchspeicheldrüse (Pankreas) handelt es sich um eine gemischte, also sowohl um eine exokrine als auch eine endokrine Drüse. Das bedeutet: Sie ist einerseits für die Hormonproduktion und -ausschüttung zuständig und andererseits, sogar zu 97 % bis 98 %, ist sie eine Drüse mit einem Ausführungsgang, die Verdauungsenzyme produziert. Der endokrine Anteil befindet sich vor allem im Körper und im Schwanz der Bauchspeicheldrüse (Pankreas) in den A- und B-Zellen. Diese sind wie kleine Inseln zwischen den übrigen Bauchspeicheldrüsenzellen eingelagert; deswegen wird der endokrine Teil auch oft Inselorgan oder Langerhans-Inseln (Insulae pancreaticae) genannt. In den A (Alpha)-Zellen wird das blutzuckersteigernde Glukagon, in den B (Beta)-Zellen der Gegenspieler, das blutzuckersenkende Insulin, hergestellt. Tatsächlich ist das Insulin das einzige Hormon im Körper, welches eine blutzuckersenkende Wirkung hat, da es alle Zellen zur Aufnahme von Glukose stimuliert (Schweitzer & Koeslin, 2014).

Evaluation

Die Handhaltung ist wie unter Kontaktaufnahme beschrieben. Die Bauchspeicheldrüse (Pankreas) mit ihren verschiedenen Anteilen befindet sich zwischen Ihren Händen. Evaluieren Sie die verschiedenen Anteile: Fühlt sich der Kopf so an wie der Körper? Möglicherweise stellen Sie einen Unterschied zwischen Körper und Schwanz fest? Die verschiedenen Anteile können sich zum Beispiel unterschiedlich in ihrer Konsistenz und Festigkeit anfühlen. Eventuell stellen Sie auch fest, dass sich ein Teil besonders träge oder leicht vibrierend anfühlt. Bleiben Sie offen für neue Erfahrungen.

Vorgehensweise

Die ventrale Hand liegt mittig auf dem Oberbauch, die dorsale Hand liegt gegenüber. Aufgrund der Lage der Bauchspeicheldrüse (Pankreas) wird sie nicht direkt mobilisiert. Es ist hilfreicher, die umliegenden Strukturen zu lockern, damit die Bauchspeicheldrüse sich in ihrer Weite entfalten kann. Eine konkrete Möglichkeit, umgebende Strukturen zu entspannen, ist eine Mobilisierung des Magens und der Wirbelsäule.

Die Mobilisierung des Magens erfolgt ebenfalls von der linken Seite der Klient*innen aus, die dorsale und die ventrale Hand liegen hierfür etwas lateraler (seitlich, links) als bei der Technik mit der Bauchspeicheldrüse (Pankreas). Mit der Einatmung wird ein caudaler Zug ausgelöst, der mit der Ausatmung Richtung cranial geführt wird. Wiederholen Sie die Zugrichtungen mit der Atmung einige Male. Zur Lockerung der Wirbelsäule können die Transversalen Lösetechniken auf Zwerchfellhöhe angewendet werden (vgl. Kapitel 2.4). Beide Hände verschieben sich dafür in Richtung medial. Achten Sie darauf, dass die Kleinfingerkanten parallel zueinander liegen.

Wenn die umliegenden Strukturen vorbereitet wurden, wenden wir uns der Motilität der Bauchspeicheldrüse (Pankreas) zu. Halten Sie mit beiden Händen den Körper und den Schwanz der Bauchspeicheldrüse (Pankreas). Geben Sie zunächst einen medialen Impuls, die Hände bewegen sich aufeinander zu, umfassen, halten und komprimieren gedanklich Körper und Schwanz der Bauchspeicheldrüse (Pankreas). Dekomprimieren Sie dann die Bauchspeicheldrüse (Pankreas), indem Sie die ventrale Hand nach anterior entspannen und die Kompression damit lösen. Halten Sie Kontakt zur Bauchspeicheldrüse (Pankreas) und seien Sie offen für die mögliche Bewegung im Gewebe. Es kann sich anfühlen wie ein Gleiten des Gewebes, welchem Sie ein Stück weit nachgeben können, ohne den Halt zu verlieren. Meist sind es hier kleine Rotationsbewegungen, die der Entspannung der Bauchspeicheldrüse (Pankreas) entsprechen und die begleitet und geführt werden können. Achten Sie darauf, dass Sie nicht den Bezug Ihrer Hände zueinander verlieren. Sie konzentrieren sich auf den Raum zwischen den Händen und halten die Bauchspeicheldrüse (Pankreas) in einer Weite, in der sich Spannungen zeigen und ausdrücken können. Dies kann so aussehen oder sich so anfühlen, als ob Sie die Finger an eine Stromquelle halten, eventuell kribbelt oder pulsiert es zwischen Ihren Händen. Bei der Bauchspeicheldrüse (Pankreas) kommen unserer Erfahrung nach auch noch blubbernde Geräusche und der Druckausgleich von verschiedenen Flüssigkeitsbereichen hinzu. Verfahren Sie weiter mit dem Gefühl, welches Sie von den Transversalen Lösetechniken kennen; führen Sie Bewegungen zu Barrieren, halten Sie und führen Sie die Bewegungen in weitere Richtungen fort.

Durch den Halt und die unterstützte Motilität der Drüse kann ein (eventuell vorher anliegender) Ionenüberschuss in den vorher vorbereiteten Körper geleitet werden und sich zum Beispiel über Release in Form von Darmgeräuschen oder leichten Zuckimpulsen entladen und auflösen. Ebenso können freiwerdende Ladungsimpulse die ventrale Hand bzw. ihr elektrisches Feld laden. Nehmen Sie bei entsprechender Wahrnehmung die Hand kurz aus dem Kontakt und schlagen Sie die Ionen ab (vgl. Kapitel 1.2. und 1.4). Wenn Sie spüren, dass das Kribbeln weniger wird, halten Sie noch einen Moment die Drüse und lösen Sie dann die Handhaltung.

Nebenniere (Glandula suprarenalis)

Lokalisation

Die Nebennieren (Glandula suprarenalis) liegen auf dem cranialen/superioren Pol der Nieren auf. Die rechte Nebenniere (Glandula suprarenalis) ist dreieckig, die linke halbmondförmig (Richter, 2015).

Die Nebennieren (Glandulae suprarenales) bestehen aus der Nebennierenrinde (Cortex glandulae suprarenalis) und dem Nebennierenmark (Medulla glandulae suprarenalis).

Kontaktaufnahme

Die Orientierung bei der Handhaltung ist der Kontakt zu der rechten bzw. linken Niere. Die dorsale Hand liegt etwas cranialer (superior) an der Niere, um die Nebenniere (Glandula suprarenalis) gut fassen zu können. Die ventrale Hand liegt genau gegenüber (**Abbildung 46**).

Funktionen und Auswirkungen

Die Nebennieren (Glandulae suprarenales) produzieren eine Vielzahl von Hormonen; besonders interessant für unsere Arbeit sind die Hormone, die auf unseren Stresshaushalt einwirken. In der Nebennierenrinde (Cortex glandulae suprarenalis) wird unter anderem das Kortisol produziert, im Nebennierenmark (Medulla glandulae suprarenalis) das Adrenalin. Sie sorgen dafür, dass der Organismus auf Hochtouren läuft; die genauen Funktionen entnehmen Sie bitte der Tabelle 3-4.

Evaluation

Die Handhaltung ist wie unter Kontaktaufnahme beschrieben. Während Sie die Nebenniere (Glandula suprarenalis) zwischen Ihren Händen halten, fühlen Sie den Spannungszustand der Nebenniere (Glandula suprarenalis).

Vorgehensweise

An der Nebenniere (Glandula suprarenalis) wird auf die direkte Mobilisation verzichtet; wir

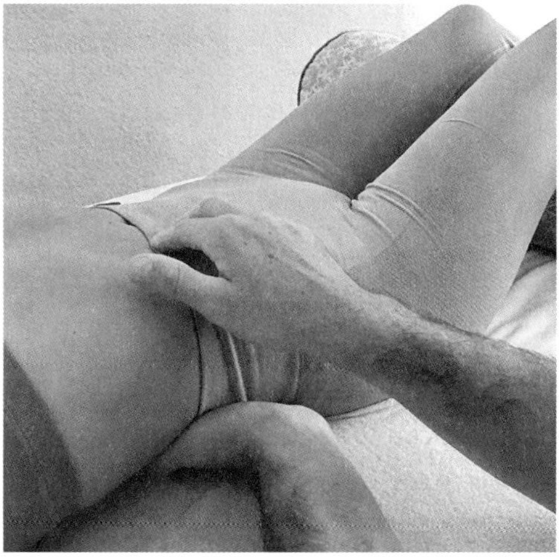

Abbildung 46: Nebenniere (Glandula suprarenalis) Eine Hand am unteren Rippenbogen auf der Körperrückseite, die Finger der Anderen Hand gegenüber.

beginnen mit der Vorbereitung der umliegenden Strukturen. Es empfiehlt sich, den Brustkorb vorbereitend zu mobilisieren sowie das mittlere Diaphragma (vgl. Kapitel 2.4). Die dorsale und die ventrale Hand befinden sich wie unter Kontaktaufnahme beschrieben. Halten Sie mit den Händen die Nebenniere (Glandula suprarenalis) zwischen Ihren Händen. Indem Sie einen geringen medialen Druck anbieten – die Hände bewegen sich leicht aufeinander zu – und diesen Druck anschließend entsprechend einer Dekomprimierung wieder öffnen, bieten Sie den Strukturen einen Raum, Spannungen zu lösen. Halten Sie die Dekomprimierung aufrecht. Durch den Halt der Drüse kann auch hier ein eventuell vorher anliegender Ionenüberschuss in den vorher vorbereiteten Körper geleitet werden.

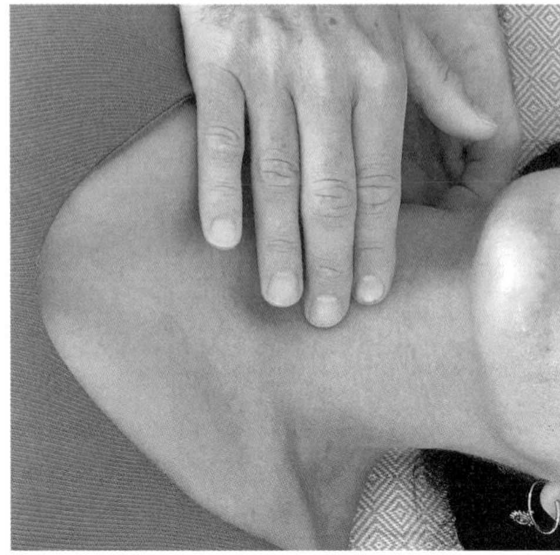

Abbildung 47: Schilddrüse (Glandula thyroidea). Zwei Finger auf dem Hals einer liegenden Person, knapp unterhalb des Kehlkopfes.

Schilddrüse (Glandula thyroidea)

Lokalisation

Die Schilddrüse (Glandula thyroidea) befindet sich inferior des Schildknorpels, anterior der Luftröhre.

Kontaktaufnahme

Zeige- und Mittelfinger stellen den Kontakt zur Schilddrüse (Glandula thyroidea) her. Beachten Sie, dass der Kontakt besonders von Menschen mit Schilddrüsenproblemen als unangenehm empfunden werden kann. (Ebenso bei Personen, die ein Thema/Problem mit dem Halsbereich haben, was durchaus öfter der Fall ist.) (**Abbildung 47**).

Bleiben Sie in Kommunikation über Druck, Positionierung etc., bis Sie eine gute Kontaktmöglichkeit gefunden haben.

Funktionen und Auswirkungen

Die Schilddrüse produziert T3 (Trijodthyronin) und T4 (Thyroxin) sowie das Calcitonin, den Gegenspieler des Parathormons, welches in der Nebenschilddrüse hergestellt wird. Vereinfacht kann man sagen, dass die Schilddrüsenhormone „eine stimulierende Wirkung auf einen Großteil der Körperfunktionen" (Schweitzer, 2011, S. 11) haben. Die genaue Funktion entnehmen Sie bitte der Tabelle 3-4.

Evaluation

Verschaffen Sie sich über den Kontakt der beiden Finger einen Überblick über die Schilddrüse (Glandula thyroidea). Wie groß ist sie? Fühlt sie sich gleichmäßig an? Ist sie gut zu spüren? Fühlt sie sich aktiv oder inaktiv an? Die Frage der Aktivität lässt sich am ehesten über Pulsationen, Kribbeln oder Vibrieren der Schilddrüse erfahren. Diese Phänomene sind physiologischer oder elektromagnetischer Natur und weisen auf eine erhöhte Aktivität hin.

Vorgehensweise

Verfahren Sie mit einer Vorbereitung des umliegenden Gewebes. Hier können Techniken aus Kapitel 2 verwendet werden: z. B. die Zungenbeintechnik, das Lockern der seitlichen Halsmuskulatur, die Lösung der transversalen Strukturen des Brustkorbs und des ersten Halswirbels (Atlas). Die Technik an der Schilddrüse (Glandula thyroidea) selbst ist eine Technik, die einerseits über das Potenzial der Ableitung des

Ionenüberschusses an einer Regulation des Ladungspotenzials arbeitet, andererseits wird die Drüse an sich reguliert.

Für die Ableitung: Über die zwei Finger wird die Schilddrüse (Glandula thyroidea) mit einem sanften medialen Druck in ein Halten nach anterior geführt. Achten Sie darauf, während des Haltens den Kontakt nicht zu verlieren. Fühlen Sie eine Aktivität, vielleicht in Form von Kribbeln, Prickeln oder leichtem Vibrieren, halten Sie den Kontakt und sorgen Sie dafür, dass er sich in die vorbereiteten Bereiche des Halses und Rumpfes oder über Sie (die oder den Praktizierende*n) entladen kann. Achten Sie darauf, wie in Kapitel 1.4 zur Erdung beschrieben, dass Ihre Füße auf dem Boden stehen. Mit der Zeit werden Sie vermutlich spüren, dass diese Empfindungen an Ihren Fingern weniger werden. Halten Sie hier noch einen Moment und lösen Sie dann die Handhaltung.

Für die folgende Regulation der Drüse nehmen Sie erneut Kontakt zur Schilddrüse (Glandula thyroidea) auf, wie oben beschrieben. Die zwischenzeitige Lösung des Kontakts dient der Entladung. Vergleichen Sie hierzu auch den entsprechenden Hinweis in Kapitel 1.4. Unabhängig von der Ausgangslage (ob eine Schilddrüsenüberfunktion oder -unterfunktion vorliegt) halten Sie Kontakt zur Schilddrüse (Glandula thyroidea), während Sie mit einer Hand den Cranio-Sacralen Rhythmus an beliebiger Stelle evaluieren. Integrieren Sie die Bewegung der Schilddrüse (Glandula thyroidea) in den Cranio-Sacralen Rhythmus. Beenden Sie die Technik mit einem Blick und einer Wahrnehmung auf den gesamten Menschen vor Ihnen.

Hirnanhangsdrüse (Hypophyse)

Lokalisation

Die Hirnanhangsdrüse (Hypophyse) ist ein kirschkern- bis haselnussgroßes Organ, welches im Türkensattel (Sella turcica) des Keilbeins (Os sphenoidale), einer knöchernen Vertiefung in der Schädelbasis, liegt (Netter, 2008). Die Hirnanhangsdrüse (Hypophyse) teilt sich in

Exkurs: Energetisches Körperbild

Hier soll in beispielhafter und nicht in erklärender Weise aufgezeigt werden, wie die Hinzunahme eines energetischen Körperbildes das Bild einer Schilddrüsenfehlfunktion ergänzen kann.

Wir erleben häufig eine traumatisierende Biografie im Zusammenhang mit Schilddrüsenfunktionsstörungen. So haben viele Menschen mit entsprechenden Diagnosen berichtet, sich in einer Situation oder Lebensphase nicht mit ihrem Willen durchsetzen, konkreter, sich nicht auf der verbalen Ebene verteidigen oder den eigenen Raum definieren zu können oder zu dürfen. Das bedeutet meist, dass eine gesunde Ausdehnung der Selbstwirksamkeit in einem Bereich um den eigenen Körper herum nicht möglich war.

Nun lässt sich ein Bild kreieren, welches das Ausmaß der traumabedingten Entwicklungsstörungen im psychischen Bereich mit den diagnostischen und symptomatischen Geschichten der Klient*innen zusammenbringt. Da wir an dieser Stelle keine empirischen Daten zur Verfügung stellen können, können wir lediglich zur Selbstforschung einladen. Beobachten Sie die Zusammenhänge von Drüsenfunktion und psychischen Themen. Hier die Ausdehnung über den Halsbereich (Orientierungsmöglichkeit ist die Auseinandersetzung mit Konzepten wie dem Kehlchakra) und der Schilddrüse. Unsere Beobachtungen lassen die folgende These zu: „Wer sich in der Entwicklung nicht über den Halsbereich gesund entfalten, mitteilen oder verteidigen konnte, weist meist Entsprechungen im Drüsensystem auf."

Wir besprechen deshalb die Entwicklung der verbalen Ausdrucksfähigkeit im Heute mit unseren Klient*innen. Entsprechungen der Traumatisierungen werden, falls gegeben, gemeinsam identifiziert. Die Veränderung der Situation im Heute ist Teil unserer ganzheitlichen Arbeit am Drüsensystem, hier der Arbeit mit der Schilddrüse (Glandula thyroidea).

Vorder- und Hinterlappen. Während im Vorderlappen (Adenohypophyse) Hormone produziert werden, sind die Hormone im Hinterlappen (Neurohypophyse) vom Hypothalamus produziert und werden hier gespeichert und nach Bedarf freigesetzt.

Kontaktaufnahme

Die Kontaktaufnahme erfolgt über die Zeige- oder Mittelfinger (je nach Kopfgröße) jeweils mit der Fingerbeere. Die Arbeit mit den Daumen ist ebenfalls möglich. Orientierung ist hier, die Finger von der Augenbraue 2–3 cm dorsal (liegenwärts) zu positionieren. Nehmen Sie ihre Vorstellungskraft hinzu und versuchen Sie sich auf die etwa kirschkerngroße Hirnanhangsdrüse (Hypophyse) zwischen Ihren Fingern zu fokussieren. Nutzen Sie Ihre anatomischen Kenntnisse, um sich Form und Struktur des Keilbeins (Os sphenoidale) zu vergegenwärtigen, und projizieren Sie die Lage der Hirnanhangsdrüse (Hypophyse) in den Türkensattel (Sella turcica) (**Abbildung 48**).

Funktionen und Auswirkungen

Die genauen Funktionen der einzelnen Hormone entnehmen Sie bitte der Tabelle 3-3. Aus Kapitel 3.4.1 wird ersichtlich, welche Rolle die zerebralen Hormondrüsen auf das gesamte Hormonsystem haben. Sowohl die Hormone der Hirnanhangsdrüse (Hypophyse) als auch die Hormone des Hypothalamus initiieren hormonelle Regelkreise im ganzen Körper.

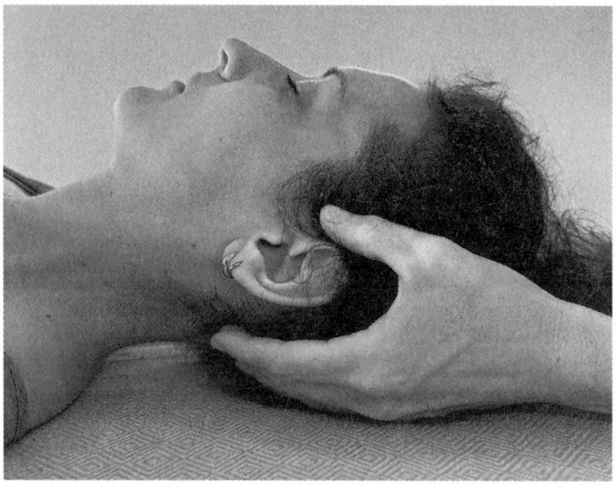

Abbildung 48: Hypophyse und Hypothalamus. Die Daumen eines Behandelnden berühren die Schläfenbeinknochen einer liegenden Person.

Evaluation

Machen Sie sich einen Gesamteindruck der Region des Türkensattels (Sella turcica) und der Hirnanhangsdrüse (Hypophyse). Hierzu gehört auch, ob es Ihnen leicht fällt, einen Kontakt zur Hirnanhangsdrüse (Hypophyse) aufzubauen. Können Sie sie genau mittig wahrnehmen? Fällt es Ihnen auf einer Seite leichter, sie wahrzunehmen? Beeinträchtigen Spannungen in dem Bereich, Bewegungen des Cranio-Sacralen Systems usw. die Wahrnehmung?

Vorgehensweise

Stellen Sie über die Fingerbeeren einen Point of balanced tension der Hirnanhangsdrüsen-Region her. Bleiben Sie währenddessen in Kommunikation über ggf. auftretende Empfindungen. Balancieren Sie den Bereich der Hirnanhangsdrüse (Hypophyse) mit der Liquorfluktuation des dritten Ventrikels. Initiieren Sie hierzu eventuell einen Dekompressionsstillpunkt (siehe Kapitel 3.8 zu funktionalen Stillpunkten). Halten Sie die Hirnanhangsdrüse (Hypophyse), wie auf einer Achse befestigt, zwischen Ihren Fingern/Daumen. Diese Achse ruhig zu halten, bietet den umliegenden Strukturen die Möglichkeit, sich an diesem Fulkrum zu organisieren (vergleichen Sie hierzu Kapitel 3.5). Während die Hirnanhangsdrüse (Hypophyse) das Fulkrum bildet, kann sie sich entspannen, da sie aus der Mitbewegung befreit ist. Ihre Arbeit ist in dieser Konstellation erleichtert. So kann sie selbstregulatorisch wirken, um ihrer Funktion im Folgenden mit weniger Aufwand gerecht zu werden.

Beenden Sie die Technik mit einer Integration der Keilbeinbewegung in den Cranio-Sacralen Rhythmus oder in einen Point of balanced tension zwischen Hirnanhangsdrüse (Hypophyse) und drittem Ventrikel.

Hypothalamus

Lokalisation

Der Hypothalamus („unter dem Thalamus [Kammer]“ – in der uns bekannten medizinischen Fachliteratur ist es nicht gebräuchlich, den deutschen Begriff zu verwenden, deswegen verzichten wir in der Folge darauf) ist ein Teil des Zwischenhirns, der ventrocaudal des Thalamus („Kammer“ – hier gilt dasselbe wie bei der Übersetzung des Begriffs Hypothalamus) liegt, der ebenfalls zum Zwischenhirn gehört. Er bildet den Boden des dritten Ventrikels und besteht aus verschiedenen Strukturen. Beispielsweise wird auch die Sehnervenkreuzung (Chiasma opticum) zum Hypothalamus gezählt sowie der Mamillarkörper (Corpus mamillare), das einen Teil des limbischen Systems darstellt.

Kontaktaufnahme

Die Kontaktaufnahme erfolgt, wie bei der in Kapitel 2 gezeigten Keilbeinkompressions- und -dekompressionstechnik, über die Daumenbeeren am Keilbeinknochen (vergleiche auch Abbildung 27). Es kann hier auch sehr gut mit der flachen Hand und mit zwei oder drei Fingern gearbeitet werden.

Funktionen und Auswirkungen

Die genauen Funktionen der einzelnen Hormone entnehmen Sie bitte der Tabelle 3-3. Was die Auswirkungen betrifft, lesen Sie bitte den Abschnitt „Funktionen und Auswirkungen Hypophyse“. Die Zerebralen Hormondrüsen bilden die zentrale Schaltstelle für die Einstellungen unseres gesamten Hormonsystems.

Evaluation

Die Evaluation erfolgt bei der Dekompression des Keilbeins (Os sphenoidale). Die Fähigkeit zur Dekompression kann uns einen Eindruck über den Zustand des gesamten Hormonsystems geben. Beobachten Sie, ob sich das Keilbein (Os sphenoidale) auf beiden Seiten gleich gut dekomprimieren lässt und wie die von Ihnen initiierte Richtung nach ventral angenommen wird.

Vorgehensweise

Die Vorgehensweise beginnt entsprechend der Keilbeintechnik, wie sie in Kapitel 2 beschrieben ist. Der Fokus liegt nun auf der Dekompression und innerhalb der Dekompression noch einmal speziell auf der ventralen Dimension. Visualisieren Sie den Raum, der in der Dekompression entsteht bzw. eine Volumenzunahme erfährt. Bei dieser Technik wird über die Dekomprimierung eine Verbesserung der Stoffwechselfunktionen des Hypothalamus geschaffen. Beobachten Sie die Veränderung im Bereich des Mittelhirns (Mesencephalon), während Sie die Dekompression aufrechterhalten. Sprechen Sie eventuell mit Ihrem oder Ihrer Klient*in über die begleitenden Wahrnehmungen. Für eine Integration der veränderten Druckverhältnisse in dieser Dekompressionsphase sind eventuelle Verhaltensanpassungen auf der psychologischen Ebene zu erarbeiten. Beobachten und besprechen Sie eventuell ebenfalls die Veränderungen in der momentanen physiologischen Aktivität des Körpers. Evaluieren Sie in der Dekompression den Gesamteindruck. Leiten Sie hier, eventuell erkennbaren Effekten entsprechend, weitere Regulationsbedarfe ab. Die Zusammenhänge der mit dem Hypothalamus in Verbindung stehenden Themen sind umfangreich und eine Besprechung der sich hier eröffnenden Möglichkeiten überschreitet den Umfang dieses Buches. Einen vertiefenden Einblick zur Arbeit mit dem Zwischenhirn (Diencephalon) finden Sie in Kapitel 5.2.

Nach der Dekompression kann mit einem Becker Hold die gesamte Schädelkapsel evaluiert werden. Hierbei wird über die Vorstellungskraft und das anatomische Wissen der Hypothalamus visualisiert. Evaluieren Sie die Spannungen und Beweglichkeit um den Hypothalamus. Entscheiden Sie hieraus, ob durch Lateralfluktuation oder Dekompression des gesamten Schädels ein harmonischeres und entspannteres Erscheinungsbild der Struktur erschließbar erscheint. Gleichen Sie gegebenenfalls abschließend, wie in der Arbeit mit den Gehirnarealen in Kapitel 5.2 beschrieben, das Mittelhirn (Mesencephalon) mit dem Hirnstamm (Truncus cerebri) oder mit dem gesamten Nervensystem aus. Auch eine Harmonisierung mit dem Großhirn (Cerebrum) und den Verstandesarealen sollte gegebenenfalls zusätzlich über die verbale Ebene in Betracht gezogen werden.

3.5 Fulkrum

Das Wort Fulkrum kommt aus dem Lateinischen und bezeichnet eine Stütze oder einen Drehpunkt. Sutherland bezeichnet mit Fulkrum den Ruhepunkt im Körper, um den sich alle Bewegungen bzw. auch alle Spannungen anordnen, quasi den Dreh- und Angelpunkt aller Bewegungen. In der Cranialen Osteopathie bezeichnet der Begriff Fulkrum auch das Sutherland-Fulkrum. Das bezeichnet den Punkt an dem „Falx und Tentorium aufeinandertreffen. Das Fulkrum ist jene stille, unbewegte Hebelverbindung, über bzw. durch die die drei Sicheln physiologisch im kranialen membranösen Spannungsmechanismus wirken, wenn sie die Spannung aufrechterhalten. Wie alle Fulkren kann es von einem Punkt zu einem anderen verschoben werden, bleibt aber bezüglich seiner Hebelfunktion still und unbewegt“ (Hartmann, 2008, S. 2). Als Fulkren im CSS werden die Drehachsen der Schädelknochen bezeichnet (vgl. z. B. Rang & Höppner, 1985). Sutherland und seine Schüler*innen haben immer wieder beobachtet, dass ein Loslassen von Spannungen, Trauma, Emotionen und Denkmustern am leichtesten geschieht, wenn wir dem Körper die Möglichkeit geben, die *Kraft des Fulkrums* zu aktivieren; besser, das Wissen um die Drehachsen zu nutzen.

Es ist ein persönlicher Schwerpunkt Nippolds, Begriffe zu entmystifizieren. Die Kraft des Fulkrums kann missverstanden werden. Ein Beispiel soll für Klarheit sorgen: Das Auge des Hurrikans ist eine Entität, die nicht in ihrer Existenz bezweifelt wird. Es gibt Satellitenbilder und Messungen; die Windgeschwindigkeit im Auge des Hurrikans ist gering, nahezu ausgeglichen. Das Besondere ist die Nicht-Anwesenheit der starken Luftbewegungen des Hurrikans. Die Formulierungen, die in den vergangenen Jahrzehnten in der Cranio-Sacralen Methode verwendet wurden, haben falsche Assoziationen etabliert. Die Kraft des Fulkrums sollte als ein biomechanisches Element zur Beschreibung der Organisation von Kräften verstanden werden. Es handelt sich demnach um reine Biomechanik; diese beschreibt immer nur die Wirkzusammenhänge der Kräfte und ihrer Übertragungen, keine eigene Energie (wie etwa biomechanische Energie).

Noch allgemeiner kann gesagt werden: Ein grundlegendes Verständnis über diese Dreh- und Angelpunkte ist die Grundlage, um von einem Punkt des Körpers aus auf den gesamten Körper zu wirken. Beziehungsweise von einem Punkt eines Systems auf das ganze System. Hier zum Beispiel das Hormonsystem, das Ventrikelsystem und das Nervensystem.

Dem Autoren zufolge ist dies so zu verstehen, dass die Berücksichtigung der möglichen Drehachsen bei der Verwendung eines komplexen Mechanismus zu dessen idealer Funktionalität führt.

3.6 Unwinding

Unwinding ist eine spontane Bewegung, die vom Körper selbst ausgeht und durch Gewebeerinnerung und Zellgedächtnis gesteuert wird. Wir haben diese Unwinding-Bewegungen schon bei der Arbeit an den Diaphragmen (Kapitel 2.4) kennengelernt.

Die Grundlagen des Unwinding

Es können so gut wie alle Strukturen des Körpers unwindet werden. Machen Sie sich ein Bild von sinnvollen Strukturzusammenfassungen als eine Einheit, die unwindet werden kann. Ein Beispiel hierfür wäre ein Arm: Dieser besteht aus vielen unterschiedlichen Strukturen wie Knochen, Muskeln, Sehnen, Bänder etc., wird jedoch fast immer als funktionale Einheit verwendet. Theoretisch wäre es genauso denkbar, nur die Speiche (Radius) zu unwinden; dies könnte bei einer sehr spezifischen Erfahrung/ Einwirkung, die im Besonderen die Speiche betraf (z. B. Unfall oder Operation), eventuell auch sinnvoll sein.

Einzelne Knochen, die sich zum Unwinding anbieten, sind: Zähne und Wirbelkörper. Sinnvolle Komplexe sind: Gliedmaßen, die gesamte Wirbelsäule bzw. der Kopf (Cranium).

Auswahl der Struktur, die unwindet werden soll

Vielleicht können Sie aus dem Vorgespräch oder aus vorangegangenen Sitzungen Rückschlüsse darüber ziehen, welche Strukturen sich für ein Unwinding anbieten. Im Idealfall zeigt sich die zu unwindende Struktur selbst. Dies geschieht, während wir mit der Methode arbeiten, indem sich Bereiche des Körpers, Zusammenhänge, Strukturen etc. scheinbar von selbst anfangen zu bewegen und weder der oder die Klient*in noch die behandelnde Person eindeutig für diese Bewegung zuständig zu sein scheinen. Es handelt sich damit bereits um das erste Auflösen von Spannungsmustern. Diese Bewegungen scheinen autonom abzulaufen, da ihre (Reize auslösenden) Impulse in der Vergangenheit liegen oder der Entspannung unbewusster Areale unterliegen. Diese Bewegungen können in der Regel willentlich unterbunden werden. Diese Möglichkeit erklärt, weshalb die Bewegungen im alltäglichen Spannungsmuster kompensiert werden. Damit verbleiben sie allerdings als Bewegungsimpuls im System.

Vorgehensweise

Beginnen Sie die Sitzung mit der Kontaktaufnahme und lassen Sie sich Zeit, bis Ihnen Ihre Intuition, das Vorwissen aus dem Vorgespräch oder die Erfahrung im Zusammenhang mit eventuell beschriebenen Beschwerden oder Entstehungsgeschichte Ihnen sagt, dass Sie jetzt mit dem Unwinding einer oder mehrerer Strukturen beginnen können (**Abbildung 49**). Die Arbeit auf der Potency-Tide kann hilfreich sein, ist jedoch keine notwendige Bedingung. In manchen Fällen erscheint sie allerdings, wie oben beschrieben, als hinreichendes Kriterium; das bedeutet, dass bei Erreichung der Potency-Tide, ein Unwinding beginnen kann. Versuchen Sie das Gewicht des Körperteils zu tragen und quasi einen schwerelosen Zustand für die zu unwindende Struktur herzustellen. Dies ist die beste Einladung an den Körper, den Prozess des Loslassens und Auflösens von Spannungen zu beginnen. Die haltenden Kräfte werden durch unseren Halt ersetzt; so können die gespeicherten, verworrenen und kompensierten Spannungen zur Entladung oder Lösung gelangen.

Nehmen Sie die gewählte Struktur in ihrer Gesamtheit wahr und nehmen Sie sie als getrennt vom übrigen Körper wahr; sehen Sie sie als getrennt und unabhängig vom Gesamtspannungsgefüge des Körpers. Sehen Sie die Struktur vor Ihrem geistigen Auge, allein und frei im Raum. Halten Sie die Struktur so, dass Sie sie aus dem Gesamtspannungsgefüge des Körpers entnehmen – Sie halten jetzt diese Struktur frei im Raum. Beginnen Sie nicht zu früh, die Struktur bewegen zu wollen. Ähnlich der Intentionstraktion stellen Sie sich zunächst vor, dass die Struktur anfangen könnte sich zu bewegen, da sie nicht mehr von umgebenden Strukturen daran gehindert wird. Dies kann einige Minuten beanspruchen. Bleiben Sie geistig aktiv – war-

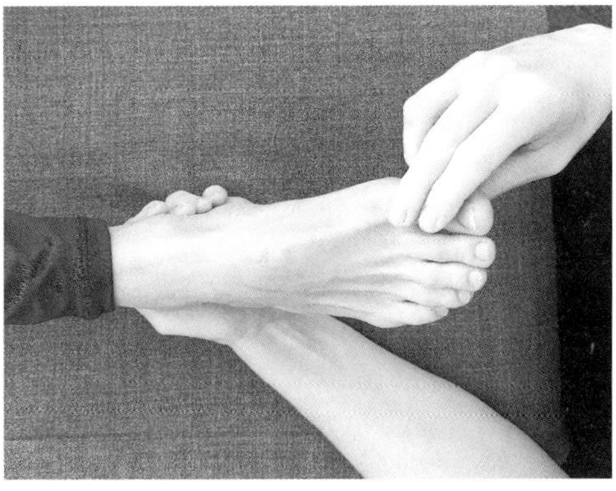

Abbildung 49: Unwinding – Zehen. Mit Daumen und zwei Fingern wird der Großzeh einer liegenden Person gehalten.

ten ist hier meist nicht genug. Beobachten Sie den gesamten Menschen vor Ihnen ebenso wie die gehaltene Struktur.

Wenn sich Bewegungen ergeben, folgen Sie diesen. Wenn sich keine Bewegungen ergeben, probieren Sie leichte und weniger leichte Bewegungsrichtungen zu identifizieren. Eventuell beginnt hieraus eine Eigendynamik. Folgen Sie der Bewegung, die sich jetzt zeigt. Seien Sie dabei geduldig, entspannt und offen. Sind die Bewegungen sehr schnell oder zeigt sich immer wieder das gleiche Bewegungsmuster, so versuchen Sie die Bewegung zu verlangsamen, ohne sie abzubrechen.

Achten Sie auf Momente, in denen die Bewegung stoppt. Oft ist jetzt die therapeutische Position erreicht (vergleichen Sie 3.7 zum Point of balanced tension). Die sich entfaltenden Bewegungen können für eine Struktur typische Bewegungen sein. Bei manchen Strukturen handelt es sich jedoch um einen eigenwilligen ‚Tanz' der Struktur. So können zum Beispiel Zähne anfangen, leicht zu rotieren oder ähnliches.

Beim Unwinden ganzer Gliedmaßen kann es zu Ausdruckseffekten kommen, die typischen Bewegungsmustern der entsprechenden Gliedmaßen zuzuordnen sind. Dies kann zum Beispiel beim Arm ein Beugen, Strecken, Greifen, Ziehen, Schlagen, Wischen, Schubsen oder Stoßen sein (sehen Sie hierzu Teil 2, Kapitel 10.3.1).

3.7 Point of balanced tension

Der Begriff Point of balanced tension beschreibt einen Zustand ausgeglichener Spannung. Zunächst gilt es zu betrachten, welche Spannung als Bedingung für einen Point of balanced tensionausgeglichen sein muss. Es handelt sich um die Spannungen innerhalb eines Bezugssystems. Was bedeutet in diesem Zusammenhang der Begriff Bezugssystem?

Ein Bezugssystem bezeichnet zusammenhängende Strukturen, zwischen denen Bewegungen oder Ladungen stattfinden oder fließen. Wenn solche Bewegungen relativ zueinander zur Ruhe kommen und Ladungen in ihrer Verteilung konstant verbleiben, wäre dies ein Bezugssystem in Ruhe. Einen Knochen in einem Zustand ausgeglichener Spannung zu halten, kann ein Element eines Stillpunktes sein. Ein Bezugssystem kann jedoch auch mehrere Strukturen umfassen: die gesamte Wirbelsäule, den gesamten Schädel, einen Arm etc.

Bezugssysteme können durch dynamische Palpation erkannt werden. Häufig gibt der oder die Klient*in von sich aus Hinweise auf Bezugssysteme; wenn zum Beispiel an den Füßen gearbeitet wird und eine Rückmeldung, die das Befinden betrifft, erfolgt, ist ein Indikator für das Bezugssystem CSS gegeben.

Wir unterscheiden zwischen dem Point of balanced tension, den der oder die Behandler*in erzeugt, indem er oder sie eine Spannung von außen hinzufügt (Transversaltechniken, Temporale Rotation etc.), der eher als quasi Point of balanced tension gesehen werden sollte. Und dem Point of balanced tension, bei dem ein Spannungsgefüge in einem Bezugssystem – z. B. nach einem Unwinding – zurückführt in einen Zustand der harmonisierten Spannung.

Es kann als eine übergeordnete Idee unserer Arbeit verstanden werden, alle Techniken im Zustand eines Point of balanced tension zu beenden. Dies steht in einem scheinbaren Widerspruch zu dem häufig von uns in diesem Buch vorgeschlagenen Abschluss einer Technik mit der Reintegration der behandelten Struktur in den CSR. Es ist jedoch widerspruchsfrei möglich, da in einem Point of balanced tension ein funktionaler Stillpunkt gegeben ist und eine Balance zwischen der gehaltenen oder behandelten Struktur zum Gesamtsystem gegeben ist.

Dieser Zustand ist allgemein als idealer oder erstrebenswerter Behandlungsmodus zu verstehen. Auf eine Einstellung eines solchen Abschlusses sollte nicht beharrend oder versteifend fokussiert werden; wenn zurzeit nicht anders möglich, kann dies immer als übergeordnetes Ziel in der Betrachtung bleiben und in einem längeren Behandlungsprozess für die Zukunft angestrebt werden.

3.8 Stillpunkt

Der Stillpunkt kann als eine der grundlegendsten Ideen der Osteopathie und der Cranio-Sacralen Osteopathie gesehen werden. Nach Liem wird der Stillstand der Liquorfluktuation Stillpunkt genannt (Liem, 2018). Die Idee geht auf Sutherland zurück (Upledger & Vreedevoogd, 1991).

Diese Idee besteht in der Einflussnahme auf die Produktion und die Bewegung des Liquor cerebrospinalis über einen mit den Liquorräumen hierfür in günstiger Verbindung stehenden Knochen. Die drei Klassiker unter den Stillpunkten sind: der CV4 (Compression Ventricle four), der Stillpunkt am Kreuzbein (Os sacrum) oder über die Füße. Alle drei Möglichkeiten sowie die Funktionsweise werden im Folgenden dargelegt.

Die Funktionsweise der Stillpunkte basiert auf dem Prinzip des Liquordruckmodells (Liem, 2018; Upledger & Vreedevoogd, 1991). Durch Einfluss auf die Bewegung eines Knochens, der sich mit dem Liquor bewegt, kann Einfluss auf die Liquorbewegung, den Liquordruck und damit auch auf die Liquorproduktion genommen werden. So wird unter anderem davon ausgegangen, dass Rezeptoren in der Sagittalnaht die Liquorproduktion stoppen, wenn der Druck der beiden Scheitelbeine (Os parietale) gegeneinander ein gewisses Maß unterschreitet. Hierdurch verhindert das System eine Deformation des Kopfes und kann dessen Stabilität aufrechterhalten. Ist diese Funktion gestört, handelt es sich um eine lebensbedrohliche Störung: Hydrocephalus (Wasserkopf).

Ein Stillpunkt lässt sich grundsätzlich in zwei Typen einteilen: Kompressionsstillpunkte und Dekompressionsstillpunkte. Diese Typen werden in allen drei folgenden Techniken als Varianten aufgezeigt.

3.8.1 CV4 – Kompression des vierten Ventrikels

Hierfür wird eine Kompression des vierten Ventrikels über das Hinterhauptbein (Os occipitale) mittels der Handballen beider Hände erzeugt (**Abbildung 50**).

Der Druck auf den Ventrikel suggeriert dem System, dass sich bereits viel Liquor im Ventrikel befindet und stoppt die weitere Filtration, die zur weiteren Auffüllung des Ventrikels führen würde. Währenddessen haben wir allerdings durch Evaluation der Liquorbewegung den maximalen Füllpunkt abgewartet und unterstützen nun mit Beginn der Technik die Leerung des Ventrikels. Das Resultat ist: Der Ventrikel kann sich durch unseren Druck immer weiter entleeren. Gleichzeitig wird die Produktion neuen Liquors ausgesetzt, da der Druck über die Handballen eine maximale Füllung suggeriert. Auf diese Weise lässt sich das System für eine gewisse Zeit irritieren. Da das System nun über einen längeren Zeitraum nicht wieder zur Liquorproduktion zurückkehrt, im

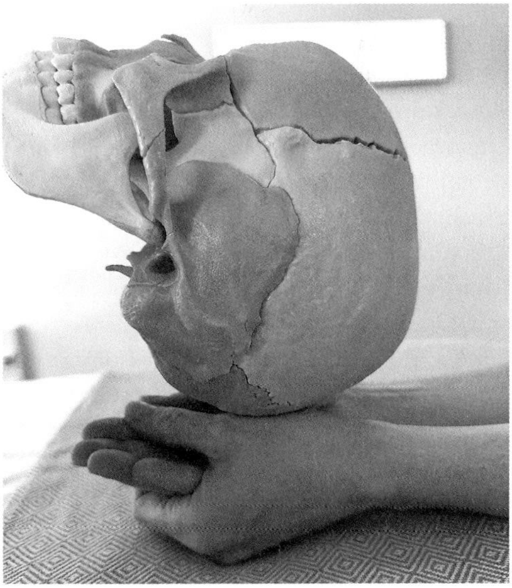

Abbildung 50: CV-4-Stillpunkt am Kopf. Der Kopf einer Person ruht mit der Schädelbasis auf den Handballen ineinander gelegter Hände.

CSR wäre dies nach etwa sechs Sekunden der Fall, wird der Zustand des Systems als Ausnahmezustand erkannt. Eine Reihe von Effekten treten auf, die für uns nach außen sichtbar werden und damit die erfolgreiche Initiierung eines Stillpunktes anzeigen. Diese sind im Kapitel 3.8.4 aufgeführt.

Dekompression des vierten Ventrikels
Als Variante des CV4 ist der DV4 zu nennen: die Dekompression des vierten Ventrikels. Im Gegensatz zur CV4-Technik wird die Füllphase des vierten Ventrikels unterstützt. Durch raumgebende Führung des Hinterhauptbeines (Os occipitale) über die gleiche Handhaltung wie beim CV4 wird immer mehr Druck durch Aufweichen der Handballen von der Schädelbasis genommen. Der vierte Ventrikel füllt sich, während die Druckrezeptoren immer weiter Entlastung erfahren. Auf diese Weise kann die Füllphase von etwa sechs Sekunden im Cranio-Sacralen Rhythmus auf mehrere Minuten ausgedehnt werden.

3.8.2 Stillpunkt am Kreuzbein (Os sacrum)

Über die Handhaltung der Evaluationsposition Kreuzbein (Os sacrum) (Kapitel 2.1) kann die Liquorbewegung am Kreuzbein (Os sacrum) beeinflusst werden. Das Liquordruckmodell beschreibt eine Exspirationsphase des Schädels (Cranium), die eine Inspirationsphase des Kreuzbeins (Os sacrum) zur Folge hat. Die Exspirationsphase des Kreuzbeins (Os sacrum) wird nun durch aktives ventral Führen der Hand (5–20 g Arbeitsdruck) unterstützt. Sind das Kreuzbein (Os sacrum) und die dort befindlichen Liquorräume weitestgehend entleert, wird durch aktives Aufrechterhalten der Position des Kreuzbeins (Os sacrum) das Rückfluten des Liquors nach caudal verhindert. Der Liquordruck im Schädel steigt und über Druckrezeptoren wird dieser Anstieg dem System gemeldet. Die Liquorproduktion wird vorübergehend angehalten; der Stillpunkt ist initiiert (siehe Abbildung 15).

Dekompressionsstillpunkt am Kreuzbein (Os sacrum)
Umgekehrt lässt sich die Füllphase des Kreuzbeins (Os sacrum) unterstützen, indem die Hand die Inspirationsphase des Kreuzbeins (Os sacrum) nach dorsal unterstützt. So kann wesentlich länger und damit auch mehr Liquor von cranial nach caudal verschoben werden. Dies ändert die Druckbedingungen im Schädel. Weit über die sechs Sekunden des Cranio-Sacralen Rhythmus hinaus wird das System keine oder nur eine geringe Druckzunahme an den im Schädel befindlichen Rezeptoren registrieren. Es wird weiterhin Liquor produziert, ohne dass der Druck im System zunimmt. Das System erkennt den Ausnahmezustand und löst die Effekte aus Kapitel 3.8.4 aus.

3.8.3 Stillpunkt von den Füßen

Unsere Annahme war bis vor einigen Jahren noch, dass der Stillpunkt, der über die Füße initiierbar ist, von der Mechanik her dem eines Stillpunktes am Kreuzbein (Os sacrum) entspricht, da sich die Bewegung des Kreuzbeins (Os sacrum) über die Darmbeine (Os ilium) und die Bandschlinge am Oberschenkelkopf auf die Beine überträgt und damit bis zu den Füßen spürbar ist. Diese Grundannahme ist korrekt und beschreibt die Wirkweise des Stillpunktes von den Füßen aus weiterhin. Dies bedeutet, der Stillpunkt, über die Füße initiiert, ist ein Stillpunkt, der durch die Bewegungsbeeinflussung der Beine über die Füße den in Kapitel 3.8.2 beschriebenen Mechanismus auslöst und simultan zu erklären ist. Den Praktiker*innen ist jedoch schon immer ein Unterschied aufgefallen in der Wirkweise und dem Eindruck, der entsteht, wenn wir einen Stillpunkt über die Füße initiieren. Neuere Erkenntnisse weisen darauf hin, dass eine Diffusion von Liquor cerebrospinalis entlang der Spinalnerven bis in die Peripherie stattfindet, was viele Praktiker*innen bereits seit Jahrzehnten wahrnehmen. Wenn wir als Praktizierende nun von den Füßen aus auf das System wirken, können wir durch den mechanischen Einfluss auf die Beine über die Füße eine wesentlich größere Manipulation des gesamten Liquorkörpers annehmen, der nun vollständig vor uns und in unseren Händen liegt. (Im Gegensatz hierzu ist der Fokus vom Kreuzbein (Os sacrum) auf ein im Rumpf und Schädel (Cranium) befindliches System reduziert.)

Die strukturell-funktionale Osteopathie beschreibt den Zusammenhang zwischen der Bewegung des Kreuzbeins (Os sacrum) und den Füßen wie folgt: Bei der Inspirationsphase des Kreuzbeins (Os sacrum) senkt sich die Steißbeinspitze nach dorsal. Damit geht eine ventrale Öffnung der Schambeine (Os pubis) einher; diese wird auch Inspiration des Beckens im Primär Respiratorischen System genannt. Diese ventrale Öffnung des Beckens wirkt sich über die Bandschlingen an den Oberschenkelknochen (Femur) auf die Rotation selbiger aus. Die Auswärtsrotation der Oberschenkel führt zu einer Außenrotation der Füße – begleitet von einer Supination der Füße.

Nach begleiteter und unterstützter Pronation der Füße aus der Handhaltung **Evaluationsposition Füße**, wird die nun eigentlich folgende Supination verhindert (5–20 g Arbeitsdruck) (Abbildung 14). Dies führt zu einer Verhinderung der Inspirationsphase Becken. Der Druck in den Ventrikeln kann nicht, wie sonst im CSR, innerhalb von etwa sechs Sekunden nach caudal entweichen. Der Druck in den Ventrikeln steigt weiter, die Druckrezeptoren sorgen dafür, dass die Liquorproduktion eingestellt wird. Das System geht in einen Stillpunkt mit den in Kapitel 3.8.4 beschriebenen Effekten.

Dekompressionsstillpunkt über die Füße

Als Variante kann die Inspirationsphase des Beckens unterstützt und über die Füße begleitet werden. Hierfür wird die Außenrotation der Füße unterstützt und in ihrem Maximum gehalten; meist kann noch nach dem ersten Ende der Außenrotation weiter nach außen begleitet werden, wenn die Effekte des Stillpunktes sich zu zeigen beginnen. Somit kann die Inspirationsphase des Beckens von sechs Sekunden im Cranio-Sacralen Rhythmus auf bis zu 20 Minuten ausgedehnt werden. Dies ist besonders dann möglich, wenn die ausführende Person die Idee, den gesamten Liquorkörper vor sich in die Ausbreitung zu begleiten und, wie weiter oben aufgezeigt, nicht auf das Cranio-Sacrale System (CSS) beschränkt. Es gilt, mit der Vorstellung und der Wahrnehmung über die Spinalnerven, den Liquorkörper bis in die Füße des liegenden Menschen anzunehmen und damit bis in die eigenen Hände auf sich selbst zuzuführen und zu halten. Beobachten Sie die Ausbreitung des Fluid Body während dieser Technik. Diesem ist über einen distal ausgeführten Dekompressionsstillpunkt eine maximale Ausdehnung möglich.

3.8.4 Indikatoren für Stillpunkte

Wenn das System einen Stillpunkt annimmt, treten folgende Effekte auf: Die Liquorproduktion wird verlangsamt oder eingestellt. Damit verbunden ist eine Reduktion der sympathischen neuronalen Aktivität und eine Zunahme parasympathischer Aktivitäten. Die Frequenz der Gehirnwellen beginnt sich in Richtung langwellig zu verschieben. Die Atmung verändert sich in die Richtung eines entspannten, parasympathisch motivierten Atemmusters bis hin zur hörbar dem Schlaf ähnlichen Atmung des Schnarchens. Das Wachbewusstsein bleibt jedoch aktiv, sowie die Wahrnehmung, Sensorik, Motorik und Kognition. Hinzu kommt der Zugang zu überbewussten und weniger bewussten Ebenen des Gehirns; ein traumähnlicher Zustand kann auftreten. Dieser ist auch mit der Alpha-Welle assoziiert. Je nach Umstand und Fähigkeit des oder der Anwendenden kann der Stillpunkt die Gehirnfrequenz bis auf Theta-Welle herabsetzen.

In den meisten Fällen wird sich das System nach fünf bis zehn Minuten an den Druck von außen anpassen und seine vorherige Funktions- und Arbeitsweise wieder aufnehmen. Dies ist die Adaptations- und Kompensationsmöglichkeit des CSS. Hierdurch wird weitestgehend verhindert, dass anhaltende Einflüsse von außen oder innen das System nachhaltig beeinflussen können.

3.8.5 Wirkweise Stillpunkte

Laut Upledger und Vredevoogd senken Stillpunkte „in manchen Fällen Fieber innerhalb von 30 bis 60 Minuten um mehr als 2 Grad" (Upledger & Vredevoogd, 2000, S. 67). Darüber hinaus entspannen sie das gesamte Bindegewebe des Körpers und senken den Tonus des sympathischen Nervensystems, sodass sie bei Stresspatient*innen zu einer Senkung eines chronischen sympathischen Hypertonus führen können. (Upledger und Vredevoogd, 2000). „Die CV4-Technik beeinflusst die Zwerchfelltätigkeit und die autonome Atemkontrolle. [...] Als Folge eines Ruhepunktes kann man immer eine Verbesserung der autonomen Funktionen erwarten." (Upledger & Vredevoogd, 2000, S. 67)

Weiterhin führen sie eine Wirkweise „bei akuten und chronischen Läsionen der Skelettmuskulatur, bei degenerativen arthritischen Vorgängen, bei intrazerebralen- und Lungenstauungen sowie die Kontrolle von Wehen und die Reduktion von Ödemen an." „Die CV4-Technik ist somit eine ausgezeichnete, schnell wirkende Methode bei einer großen Anzahl von Störungen, weil sie die Gewebe- und Flüssigkeitsbewegung fördert und die Flexibilität der autonomen Reaktion wiederherstellt." (Upledger & Vredevoogd, 2000, S. 67)

In der Literatur finden sich zahlreiche Indikationen für den CV4; hier sollen einige beispielhaft aufgeführt werden. Wir erheben hier keinen Anspruch auf Vollständigkeit:

„Hormonelle Störungen, Depressionen, Lymphstauungen, Druckausgleich der intracranialen Flüssigkeit, Bandscheibenvorfälle, Wirbelsäulenschäden, Sinusitiden, arthritische Veränderungen, Stressreduzierung, Verbesserung bei Sehstörungen, Hörstörungen, Migräne, physische und psychische Trauma, zerebrale Bewegungsstörungen, Apoplexien (mit Ausnahme des durch Hochdruck bedingten Schlaganfalls)." (Lomba & Schröder, 2009, S. 41)

Ebenso sollen hier die Kontraindikationen für den CV4 genannt sein: „Hypertonie, Aneurysmen, Intracraniale Blutungen, Frakturen der Schädelbasis, Einnahme von Antihypertonika." (Lomba & Schröder, 2009, S. 41)

3.8.6 Einsatzbereiche von Stillpunkten

Wir nutzen Stillpunkte in so gut wie jeder Sitzung, falls im Prozessverlauf bereits möglich. Sie bilden die Grundlage für einen anderen Modus im Körper der Klient*innen. Dieser ist, wie bereits beschrieben, unter anderem mit einer herabgesetzten Gehirnwellenlänge assoziiert. Das hat Auswirkungen auf nahezu alle für uns relevanten Bereiche des Seinszustands des Menschen, der vor uns liegt.

Es handelt sich um einen Zustand, der andere Ebenen der Gesprächsführung ebenso zulässt wie andere Ebenen der Wahrnehmung. Bei der Erinnerungsarbeit kann der Stillpunkt auf direktem Weg zu Traumaempfindungen oder zur Exposition führen. Emotionale Zustände können ebenso zugänglich werden wie Körperempfindungen oder auch Gewebeerinnerungen. Gewebeerinnerungen sind Gerüche, Geschmäcke oder Empfindungen, die einer bestimmten Situation in der Vergangenheit zugeordnet werden können. Besonders ist hierbei: Es handelt sich nicht um die Erinnerung an einen Geruch oder Geschmack oder anderes, sondern der Geschmack oder der Geruch bzw. anderes wird im Moment wachgerufen, also geschmeckt, gerochen oder empfunden.

Bei Neurodivergenzen und Stresssymptomen ist der Stillpunkt immer die erste Wahl der

Intervention; es gilt hier natürlich zu schauen, ob er bereits möglich ist oder die Bedingungen erst erarbeitet werden müssen.

Bei der Begleitung von psychischen Prozessen kann der Stillpunkt eine körperliche Regeneration fördern, die Zugang zu positivem Empfinden herstellen kann.

Der Stillpunkt ist eine gute Möglichkeit, Klient*innen die Arbeitsweise der Cranio-Sacralen Methode zu verdeutlichen. So wird eine erlebbare Einflussnahme gezeigt, die auch als vertrauensbildende Maßnahme verstanden werden kann; denn in den meisten Fällen ist ein Stillpunkt eine positive Erfahrung. Ausnahmen sind hier die unter Traumaindikatoren zu verstehenden Ausweichmuster des Systems sowie eine anstehende Traumaexposition. (Hierfür ist das vertrauensbildende Potenzial ebenso gegeben, wenn es mit einer entsprechenden Informationsphase verbunden ist. So kann die Wirkweise der Methode erlebt und eine Arbeitsweise und Vorgehensweise erklärt werden.)

3.9 Schädelhaltegriffe

Es gibt verschiedene Schädelhaltegriffe, die eine gute Evaluationsmöglichkeit sowie eine Grundlage für die Arbeit mit dem Gehirn darstellen (vgl. Kapitel 5). Die Schädelhaltegriffe werden als *Vault Holds* bezeichnet; die ersten beiden gehen zurück auf Sutherland und der dritte ist eine Variante Upledgers. Der vierte und fünfte Schädelhaltegriff ist eine Variante aus unserer Arbeit.

- *Vault Hold I*: Beide Zeigefinger orientieren sich über die großen Flügel (Ala major ossis sphenoidalis), zwei Knochenplatten lateral am Keilbeinkörper, die kleinen Finger befinden sich am Hinterhauptsbein (Os occipitale), die Mittel- und Ringfinger berühren den Kopf nicht. Nach Upledger & Vredevoogd (1994, S. 109) dienen sie dazu, „dem Therapeuten [sic] die propriozeptiven und kinästhetischen Meldungen über die Art und Symmetrie der Bewegungen seiner Hände zu liefern".
- *Vault Hold II*: Eine Hand hält das Hinterhauptbein (Os occipitale), „während der Daumen der freien Hand über einem der großen Keilbeinflügel und der kleine Finger über dem anderen liegt" (Upledger & Vredevoogd, 1994, S. 109).
- *Vault Hold III*: Diese Variante wurde von Upledger entwickelt. „Der Therapeut [sic] spreizt die Finger fächerförmig, um die Kleinfinger der Squama occipitalis [Anmerkung der Autor*innen: flache, schuppenartige Knochenstruktur] des Os occipitale des Patienten [sic] in Berührung zu bringen. Die beiden Ringfinger berühren die Squama des Os occipitale unmittelbar hinter [der] Sutura occipitomastoidea. Die Mittelfinger werden am Processus mastoideus der beiden Ossa temporalia so platziert, dass die Fingerspitzen nach caudal über die Spitzen des Processus verlaufen. Mittel- und Ringfinger liegen aber nicht auf, sondern beidseits parallel der Ossa temporalia. Mittel- und Zeigefinger liegen gespreizt beidseits der Ohrmuschel des Patienten [sic], der Zeigefinger vor den Ohren, mit den Fingerspitzen auf beiden Seiten mehr oder weniger über dem Kiefergelenk, je nach Fingerlänge des Behandlers [sic] und Kopfgröße des Patienten [sic]. Der Therapeut [sic] legt die Daumen über die Ala major (den großen Flügel) des Os sphenoidale. Die Handflächen ruhen leicht auf den Schläfenschuppen, der Sutura squamosa und dem Os parietale." (Upledger & Vredevoogd, 1994, S. 111)
- *Vault Hold IV*: Die Hände liegen seitlich am Schädel und erfassen so viele knöcherne Strukturen wie möglich (genauer in Kap. 5.2.2) (**Abbildung 51** und Abbildung 60).
- *Vault Hold V*: Eine Hand liegt im Nacken und am Hinterhauptbein (Os occipitale), um Kontakt zu den neuronalen Strukturen verlängertes Mark (Medulla oblongata), Brücke (Pons) und Kleinhirn (Cerebellum) aufzunehmen. Darüber hinaus kann die Bewegung vom Hinterhauptbein (Os occipitale) und Schläfenbein (Os temporale) palpiert

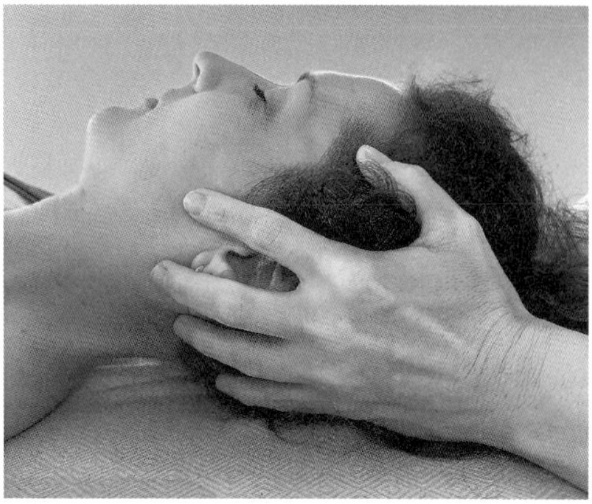

Abbildung 51: Vault Hold IV

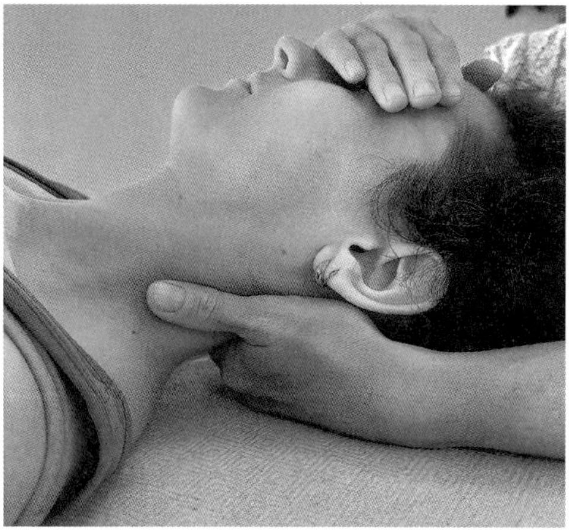

Abbildung 52: Vault Hold V

werden. Die andere Hand liegt locker, quer über den geschlossenen Augen. Über die Augäpfel (Augenbulbi) kann der Kontakt zum Mittelhirn (Mesencephalon) aufgenommen werden. Die Finger palpieren Stirnbein (Os frontale), Keilbein (Os sphenoidale) und Oberkiefer (Maxilla) (**Abbildung 52**).

- *Schädelhaltegriff VI:* Der Schädelhaltegriff VI entspricht der Handhaltung der Variante Atlantooccipital Release für Babys (wie in Teil 1, Kapitel 3.2.2 beschrieben) (Abbildung 59).
- *Becker Hold*: Hier eine Beschreibung eines sehr einfachen, aber umfassenden Schädelgriffes von Rollin Becker: „[D]er Kopf des Patienten [sic] ruht auf den leicht überkreuzten Fingern des Behandlers [sic], wobei die Daumen auf den Partes mastoidea der Ossa temporalia liegen" (Becker, 2007, S. I-204).

Literatur

Becker, R. (2007). *Leben in Bewegung & Stille des Lebens*. Jolandos.

Endokrinologie. (2016). In *Pschyrembel online*. https://www.pschyrembel.de/Endokrinologie/K06TG

Ganglien. (2016). In *Pschyrembel online*. https://www.pschyrembel.de/Ganglien/K08EM/doc/

Hartmann, C. (Hrsg.). (2008). *Das große Sutherland-Kompendium*. Jolandos.

Liem, T. (2018). *Kraniosakrale Osteopathie. Ein praktisches Lehrbuch* (7. Aufl.). Thieme. https://doi.org/10.1055/b-006-161621

Lomba, J. & Schröder, G. (2009). *Cranio-Sacrale Osteopathie in der Kinder- und Erwachsenenpraxis. Eine neurophysiologische Technik*. Richard Pflaum Verlag.

Netter, F.H. (2008). *Atlas der Anatomie*. Urban & Fischer, Elsevier.

Rang, N.G. & Höppner, S. (1998). *CranioSacralOsteopathie. Kurzlehrbuch für Ärzte und Physiotherapeuten*. Hippokrates.

Richter, I. (2015). *Lehrbuch für Heilpraktiker* (11. Aufl.). Urban & Fischer.

Schweitzer, R. & Koeslin, J. (2014). *Neurologie und Psychiatrie*. Urban und Fischer.

Schweitzer, R. (2011). *Endokrinologie mit Stoffwechsel*. Urban und Fischer.

Upledger, J. & Vredevoogd, J.D. (1991). *Lehrbuch der Kraniosakraltherapie*. Haug.

Upledger, J. & Vredevoogd, J.D. (1994). *Lehrbuch der Kraniosakraltherapie*. Haug.

Upledger, J. & Vredevoogd, J.D. (2000). *Lehrbuch der CranioSakralen Therapie*. Haug.

4 Strukturen im Gehirn

Das Zusammenspiel unserer Gehirnstrukturen ist die Grundlage für unser Sein mit seinem breiten Spektrum an Kontrolle und Regulation unserer lebenswichtigsten Funktionen, wie der Atmung und anderen Stoffwechselprozessen, aber auch Gedanken, Erfahrungen, Emotionen und Erinnerungen.

4.1 Überblick

Im Folgenden soll ein Überblick über unsere Gehirnstrukturen sowie ihre Funktionen und Aufgaben im Allgemeinen gegeben werden. Auszugsweise werden Störungen aus Liem (2018) aufgezählt, die dort dem jeweiligen Areal zugeordnet sind. Die Einteilung erfolgt von caudal nach cranial. Der Hirnstamm (Truncus cerebri), der Hypothalamus, der Thalamus, das Kleinhirn (Cerebellum) und das Großhirn (Cerebrum) werden in ihrer Lage, Aufbau und Funktion erörtert (**Abbildung 53**).

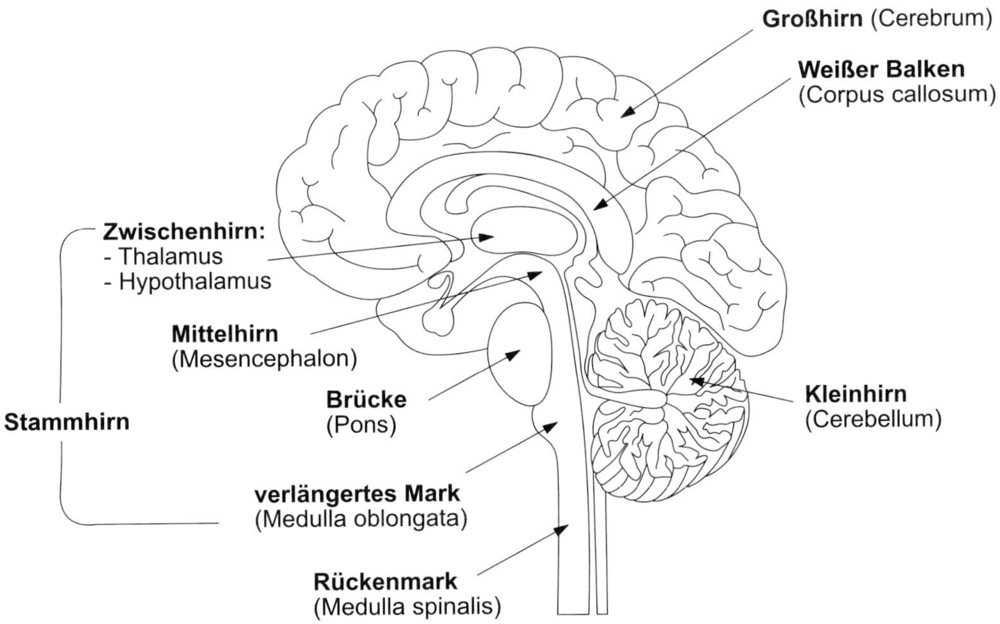

Abbildung 53: Grafik der Gehirnstrukturen

4.2 Der Hirnstamm (Truncus cerebri)

Der Hirnstamm (Truncus cerebri) bildet den inferioren Teil des Gehirns und verbindet das Rückenmark mit den höher liegenden Gehirnstrukturen. Von caudal nach cranial gesehen besteht der Hirnstamm (Truncus cerebri) aus den Anteilen: verlängertes Mark (Medulla oblongata), Brücke (Pons) und Mittelhirn (Mesencephalon). Der Begriff Hirnstamm (Truncus cerebri) wird oft synonym mit dem Begriff Stammhirn verwendet. Der Begriff Stammhirn umfasst allerdings neben verlängertem Mark (Medulla oblongata), Brücke (Pons) und Mittelhirn (Mesencephalon) auch das Zwischenhirn (Diencephalon) mit Hypothalamus und Thalamus. Gebräuchlicher und einheitlicher in der Literatur in Deutschland genutzt wird der Begriff Hirnstamm; deshalb wird dieser hier verwendet werden.

Im Hirnstamm befindet sich die Formatio reticularis, „ein Komplex grauer Substanz" (Trepel, 2017, S. 140), welcher sich netzartig durch den gesamten Hirnstamm zieht. Graue Substanz besteht überwiegend aus Zellkörpern (Perikarya). Die Kerngebiete sind zum Teil nicht klar abgrenzbar. Sie umfassen folgende Funktionen bzw. Zentren: das Weck- oder Wachzentrum (aufsteigendes retikuläres Aktivierungssystem, ARAS), das Atemzentrum, das Kreislaufzentrum, das Brechzentrum, das Miktionszentrum, die Augenbewegungszentren und das motorische Zentrum. Neben Einstellungen zum Atemrhythmus und Blutdruck wird beispielsweise im motorischen Zentrum der Tonus von Rumpf- und Extremitätenmuskulatur beeinflusst. Aus dieser Funktionsliste lässt sich die Relevanz ableiten, Entspannungsansätze unter Berücksichtigung der Hirnstammfunktionen zu etablieren (**Abbildung 54** und **Abbildung 55**).

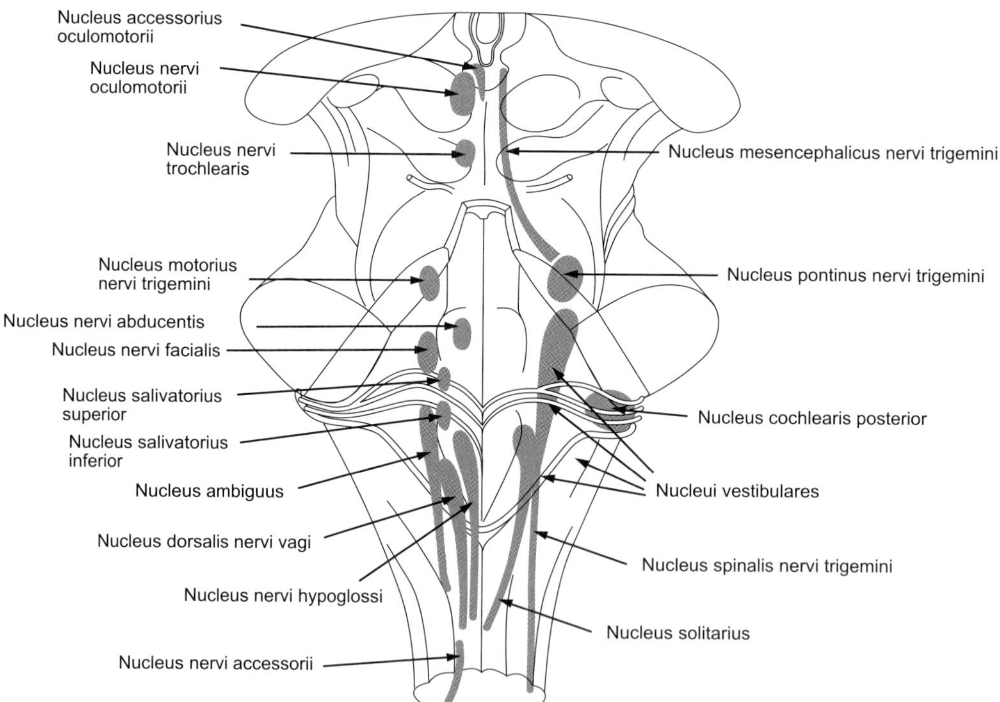

Abbildung 54: Hirnnervenkerne

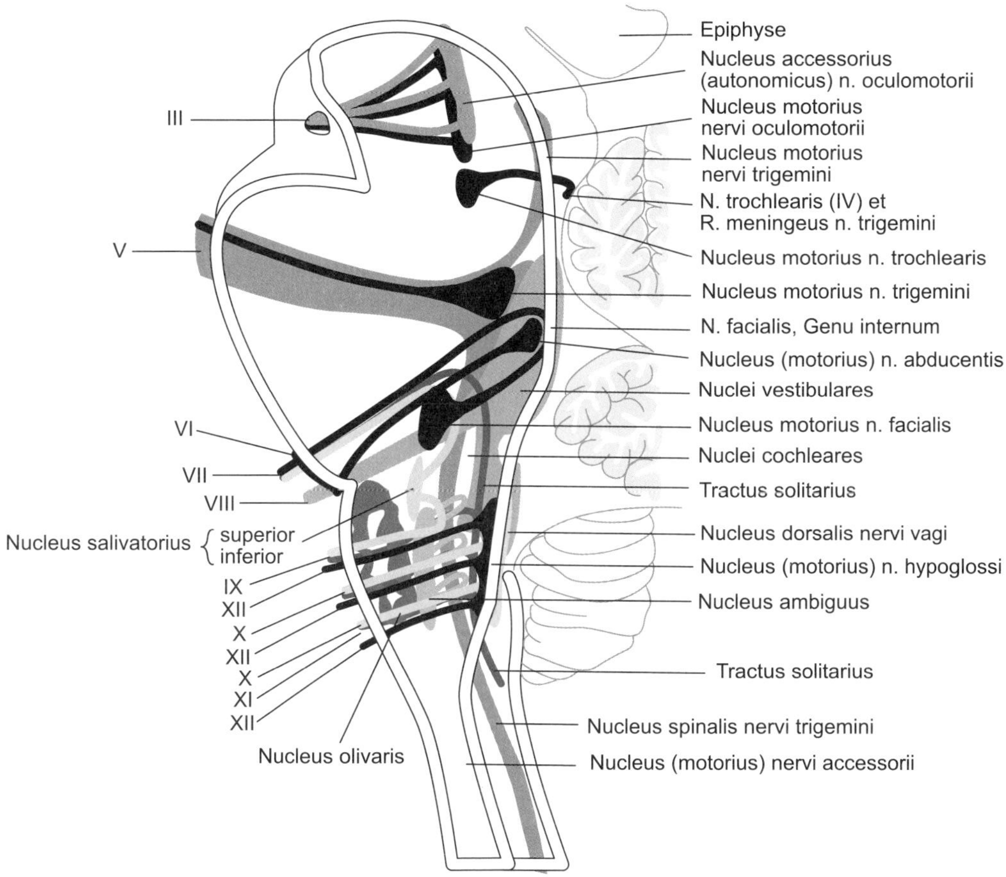

Abbildung 55: Hirnnerven Längsschnitt

Das verlängerte Mark (Medulla oblongata)
Das verlängerte Mark (Medulla oblongata) beginnt im Anschluss an das Rückenmark, oberhalb (superior) des Hinterhauptlochs (Foramen magnum) und hat eine Länge von ungefähr drei Zentimetern. Es besteht aus grauer und weißer Substanz. Die weiße Substanz besteht aus Nervenfasern, die höher gelegene Hirnteile mit dem Rückenmark verbinden. In der grauen Substanz befinden sich Nervenzellkerne wichtiger Steuerungszentren. Das Atemzentrum befindet sich zum größten Teil im verlängerten Mark (Medulla oblongata) und steuert den Atemrhythmus, das Kreislaufzentrum liegt ebenfalls dort und regelt den Blutdruck sowie die Kontraktionskraft des Herzens. Außerdem befinden sich im verlängerten Mark (Medulla oblongata) Reflexzentren wie das Brechzentrum und die Hirnnervenkerne [VII], [IX], [X], [XI] und [XII]. Über die Lage der Hirnnervenkerne ist der Region die Steuerung folgender Funktionen zuzuordnen: Steuerung der Zungenbewegung [XII], motorische Versorgung des Trapezmuskels (Musculus trapezius) und des Kopfwendemuskels (Musculus sternocleidomastoideus), umfangreiche parasympathische Regulation u. a. der Bauchorgane [X], Innervation der Ohrspeicheldrüse, Steuerung des Schluckens, Innervation der Rachenmuskulatur und Afferenzen des hinteren Zungenabschnitts zum Cerebrum [IX]. Über die

Hinterstrangkerne werden Berührungsempfindungen, die aus dem Rückenmark kommen, an den „kontralateralen Thalamus weitergeleitet". (Trepel, 2017, S. 133)

Die Brücke (Pons)
Die Brücke (Pons) befindet sich superior dem verlängerten Mark (Medulla oblongata) und inferior des Mittelhirns (Mesencephalon). Auch hier befindet sich graue und weiße Substanz. Wie im verlängerten Mark (Medulla oblongata) stellt die weiße Substanz eine Verbindung zu anderen Gehirnanteilen dar. Bei der grauen Substanz handelt es sich um Nervenzellkerne, die Nervenimpulse miteinander verschalten. Die Brückenkerne verschalten Afferenzen, also eingehende Impulse aus fast allen Bereichen des Großhirns, vor allem aus dem Frontallappen. Die Funktion der Brücke (Pons) liegt in der Weiterleitung sensorischer und sensibler Informationen an das Kleinhirn (Cerebellum) und in der feinmotorischen Verbesserung der Willkürmotorik.

Das Mittelhirn (Mesencephalon)
Das Mittelhirn (Mesencephalon) liegt superior der Brücke (Pons). Das Mittelhirn (Mesencephalon) wird durchzogen von einem Aquädukt, in dem Liquor cerebrospinalis zwischen dem dritten und vierten Ventrikel fließt. Auch im Mittelhirn (Mesencephalon) befindet sich graue und weiße Substanz. Außerdem befindet sich hier schwarze Substanz (Substantia nigra) und die roten Kerne (Nucleus ruber). Die schwarze Substanz (Substantia nigra) ist „der größte Kernkomplex des Mittelhirns" (Trepel, 2017, S. 151) und ein wichtiges motorisches Zentrum, außerdem wird dort Dopamin hergestellt. In den roten Kernen (Nucleus ruber) werden unbewusste Bewegungsabläufe des Körpers koordiniert. Außerdem ist das Mittelhirn (Mesencephalon) eine Schaltstelle verschiedener neurofunktionaler Systeme, es findet eine Verschaltung visueller Reflexe (wie der Pupillenreflex) sowie die Augenbewegungskoordination statt. Außerdem werden im Mittelhirn (Mesencephalon) akustische Reize verarbeitet und Bewegungen gesteuert. Für die Körperarbeit besonders zu beachten ist die Funktion der Schmerzwahrnehmung, die im periaquäduktalen Höhlengrau gesteuert wird.

4.3 Das Zwischenhirn (Diencephalon)

Das Zwischenhirn (Diencephalon) liegt zwischen dem Großhirn (Cerebrum) und dem Hirnstamm (Truncus cerebri) und um die dritte Hirnkammer (Ventrikel) herum. Hierbei handelt es sich nicht um einen feststehenden, klar begrenzten Bereich, sondern um eine Region. Diese umfasst den Hypothalamus, den Thalamus, den Epithalamus und den Subthalamus (Trepel, 2017). Entwicklungsgeschichtlich und funktional betrachtet, gehören der hintere (posterior) Teil der Hirnanhangsdrüse (Hypophyse), die sogenannte Neurohypophyse sowie der Hypophysenstiel ebenfalls zum Zwischenhirn. Die Funktionen des Zwischenhirns sind u.a. die Ausbildung basaler Empfindungen, Triebe und Instinkte.

4.3.1 Der Hypothalamus

Der Hypothalamus liegt superior des Mittelhirns (Mesencephalon) und inferior des Thalamus. Der Hypothalamus ist über den Hypophysenstiel mit der Hirnanhangsdrüse (Hypophyse) verbunden. Der Hypothalamus ist sowohl ein Teil des Nervensystems als auch ein Teil des Hormonsystems. Darüber hinaus wird er zum limbischen System gezählt.

Als Teil des Nervensystems koordiniert der Hypothalamus vegetative Funktionen. In ihm liegen wichtige Regulationszentren, wie z.B. das Hunger- und Sättigungszentrum und das Temperaturregulationszentrum. Der Hypothalamus sorgt auf der hormonellen Ebene für eine Ausschüttung von Freisetzungs- und Hemmhormonen, die wiederum die hormonellen Regelkreise im Menschen steuern (siehe auch Kapitel 3.4) und eine Ausschüttung von Adiuretin und Oxytocin auslöst. Teile des Hypothalamus zählt man zum limbischen System; diese dienen in erster Linie der Verknüpfung von Gefühlen und vegetativen Funktionen. Zum Beispiel kann Angst zu Durchfall oder zu erhöhter Schweißproduktion führen.

Exkurs: Limbisches System

Das limbische System ist kein fest umrissener Bereich des Gehirns, es sind viele Hirnteile, die gemeinsam eine Art Saum bilden. Das limbische System besteht aus Anteilen des Großhirns (Cerebrum), des Zwischenhirns (Diencephalon) und des Mittelhirns (Mesencephalon). Wichtige Anteile des limbischen Systems sind der Hippocampus (lat. „Seepferdchen") bzw. die beiden Hippocampi, da paarig angelegt; auch hier wird der deutsche Begriff in der medizinischen Literatur nicht genutzt, Teile des Riechhirns, die Mandelkerne (Amygdala) und Teile des Zwischenhirns (Diencephalon). Das limbische System ist für die Gedächtnisbildung zuständig, für die Regulation der vegetativen Funktionen und das Beeinflussen und Bewerten von Emotionen.
Das limbische System entwickelt sich unter Berücksichtigung der ihm zur Verfügung gestellten genetischen Anlagen und des individuellen Temperaments durch die Reaktion auf Erlebtes „größtenteils erst nach der Geburt". (Van der Kolk, 2021, S. 71)

Amygdala
Die paarig angelegten Mandelkerne (Amygdala) liegen an der Innenseite der Schläfenlappen (Lobus temporalis) an der Spitze des Unterhorns der Seitenventrikel (Amygdala, 2016). Der Mandelkern (Amygdala) stellt einen Teil des limbischen Systems dar, der wichtig ist für Lernen und Gedächtnis sowie Emotionen, v.a. Angst.
Störungen: „Fehlen von Empathie, Depression, posttraumatisches Stresssyndrom" (Liem, 2018, S. 579)

Funktion des Hippocampus
- Überprüft den Neuheitswert der verschiedenen sensorischen neokortikalen Eingänge, Gedächtniskonsolidierung, räumliche Orientierung durch Koordinierung von verschiedenen Gedächtnisinhalten.
- Emotionen, Verhalten (beteiligt am Entstehen von Aggressionen, Affektverhalten), Bewusstsein und Motivation
- Verbindungsgrade zu anderen Hirnarealen, v.a. zu handlungssteuernden Bereichen und zur Speicherregion der Langzeiterinnerung des präfrontalen Kortex

Störungen: „Gedächtnisstörungen wie anterograde Amnesie, Demenz, Depression, Schizophrenie, emotionale Traumata, Epilepsie" (Liem, 2018, S. 578).

4.3.2 Der Thalamus

Der Thalamus liegt superior des Hypothalamus, seine „einzelnen Strukturen sind rund um den dritten Ventrikel angeordnet, mit der Hauptmasse ventral davon" (Schweitzer & Koeslin, 2014, S. 26). Der Thalamus bildet die seitlichen Wände des dritten Ventrikels. Der Thalamus besteht weitestgehend aus grauer Substanz und weist eine hohe Dichte von Nervenzellkernen auf (**Abbildung 56**).

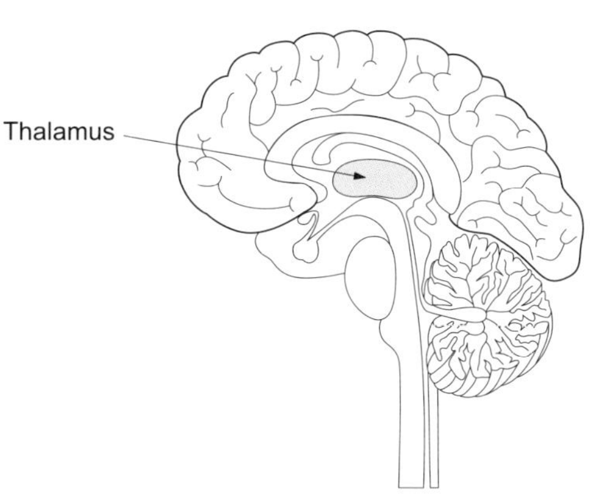

Abbildung 56: Thalamus

Dem Thalamus wird eine Filterfunktion zugeschrieben (siehe auch Teil 2); er sammelt und sortiert sowohl Informationen aus der Außenwelt als auch aus dem Körperinnern. Dabei werden nur wichtige Informationen an das Großhirn (Cerebrum) weitergeleitet; das bedeutet eine Sortierung und Filterung in Richtung Bewusstsein. Eben diese Filterung kann in Gefahrensituation von Nutzen sein, wenn es wichtig ist, fokussiert zu bleiben. Zum Beispiel sorgt der Thalamus dafür, dass Schmerzen in einer überlebenswichtigen Situation ausgeblendet werden können (Richter, 2015). Bei Neurodivergenzen wie der Autismus-Spektrum-Störung ist die Filterung reduziert. Veränderungen der Filter- und Sortierqualität können bei Posttraumatischer Belastungsstörung (PTBS) beobachtbar sein.

4.4 Das Kleinhirn (Cerebellum)

Das Kleinhirn (Cerebellum) liegt posterior des Hirnstamms (Truncus cerebri) und inferior des Großhirns (Cerebrum), getrennt durch das Kleinhirnzelt (Tentorium cerebelli). Das Kleinhirn (Cerebellum) besitzt zahlreiche Windungen, die stark gefaltet sind. Es besteht aus grauer und weißer Substanz. Die Hauptaufgabe des Kleinhirns ist die Kontrolle der Motorik. „Setzt die Großhirnrinde eine Bewegung in Gang, sorgt das Kleinhirn für die Koordination und die regelmäßige Ausführung der Bewegung. Außerdem kontrolliert es die Körperhaltung, koordiniert die Zielmotorik, wirkt bei der Aufrechterhaltung des Gleichgewichts mit und setzt den Muskeltonus herauf." (Richter, 2015, S. 523)

4.5 Das Großhirn (Cerebrum)

Das Großhirn (Cerebrum) stülpt sich wie ein Pilz über das verlängerte Mark, die Brücke (Pons) und das Mittelhirn (Mesencephalon) (Richter, 2015). Es hat zahlreiche Windungen und Furchen und besteht aus grauer und weißer Substanz. Auch hier bildet die weiße Substanz die durchziehenden Nervenfasern und die graue Substanz die Nervenzellkerne. Das Großhirn (Cerebrum) wird je nach Literatur in fünf Hirnlappen (Lobi) unterteilt: den Stirnlappen (Lobus frontalis), den Scheitellappen (Lobus parietalis), den Hinterhauptlappen (Lobus occipitalis), den Schläfenlappen (Lobus temporalis) und den Insellappen (Lobus insularis). In den kommenden Absätzen werden Aufbau und Funktion der einzelnen Hirnlappen (Lobus cerebri) erläutert. Das Großhirn (Cerebrum) ist entwicklungsgeschichtlich der jüngste Teil des Gehirns. Hier geschieht die Verarbeitung der ankommenden Reize; erst die Reize, die das Großhirn erreichen, werden bewusst. Auf der anderen Seite ist das Großhirn (Cerebrum) Ausgangspunkt aller bewussten Handlungen und zuständig für Pläne und Reflexion.

Die **Großhirnhemisphären** befinden sich innerhalb der Schädelkapsel und der Dura Mater, im Liquor cerebrospinalis und werden durch eine Längsfissur, die Fissura longitudinalis cerebri voneinander getrennt. Zwischen den beiden Gehirnhälften liegt eine faserreiche Verbindung: der Balken (Corpus callosum).

Der Stirnlappen (Lobus frontalis)

Der Stirnlappen (Lobus frontalis) befindet sich in der vorderen Schädelgrube im vorderen Teil des Großhirns (Cerebrum). Im Stirnlappen (Lobus frontalis) ist die motorische Rinde lokalisiert, hier befindet sich der „Sitz der Willkürmotorik. Von hier nehmen die Pyramidenbahnen ihren Ausgang" (Richter, 2015, S. 524). Der Präfrontale Kortex (ein Teil des Lobus frontalis) ist für die intellektuelle Kontrolle und die Informationsverarbeitung zuständig. Außerdem ist dem Stirnlappen (Lobus frontalis) das motorische Sprachzentrum, das Broca-Areal, zugeordnet. Hier werden die Bewegungen des Mundes und des Kehlkopfes koordiniert.

Störungen: „Feinmotorik, Augenbewegungen, Durchführung komplexer Aufgaben, Problemlösungsstrategien, vorausschauende Planungen, Antrieb, Spontanität, Wortgewandtheit (linksseitig), nicht sprachliche Gewandtheit (rechtsseitig)" (Liem, 2018, S. 556). „Symptome: Perseverationen, Persönlichkeitsveränderungen, Blickbewegungen zur Herdseite (Area 8), Broca-Aphasie, Vernachlässigung der Verrichtungen des täglichen Lebens“ (Liem, 2018).

Der Scheitellappen (Lobus parietalis)
Im Scheitellappen (Lobus parietalis) auf der hinteren Zentralwindung befindet sich die sensible Rinde. Hier kommen Empfindungen von Rezeptoren an (z. B. Schmerz- oder Tastrezeptoren auch der kontralateralen Seite). Erreichen sensible Empfindungen nicht diese Region, bleiben sie unbewusst. Störungen: „visuell und somatosensorische Agnosien, Neglect [Aufmerksamkeitsstörungen]. Rechts: konstruktive Apraxie, Alexie, Vernachlässigung der kontralateralen Körperhälfte, Gesichtsfeldes und Raums. (Neglect).“ (Liem, 2018)

Der Hinterhauptlappen (Lobus occipitalis)
Der Hinterhauptlappen (Lobus occipitalis) liegt durch das Kleinhirnzelt (Tentorium cerebelli) getrennt auf dem Kleinhirn (Cerebellum). Im Hinterhauptlappen (Lobus occipitalis) findet man die Sehrinde, an der die Sehbahn endet. Areale, die im Hinterhauptlappen (Lobus occipitalis) zu finden sind, sind die Brodmann-Areale 17, 18 und 19. Sie umfassen den primären, sekundären und tertiären visuellen Kortex, die für das Form-, Farben-, Bewegungs- und Tiefensehen zuständig sind; letztendlich integrieren sie die basale Sehinformation in eine umfassende Analyse der visuellen Welt.
Störungen: Hemianopsie zur Gegenseite (Ausfall des Gesichtsfeldes) (Liem, 2018)

Der Schläfenlappen (Lobus temporalis)
Der Schläfenlappen (Lobus temporalis) befindet sich in der mittleren Schädelgrube. Im Schläfenlappen (Lobus temporalis) befindet sich die Hörrinde (auditorischer Cortex) sowie das Wernicke-Zentrum, welches für das Sprachverständnis zuständig ist. Im medialen Teil des Schläfenlappens (Lobus temporalis), von lateral nicht sichtbar, liegt der Gyrus parahippocampalis, der den Hippocampus enthält. Dem Hippocampus wird eine zentrale Rolle bei der Gedächtnisbildung zugeschrieben. Außerdem gehören zum Schläfenlappen (Lobus temporalis) sensible Areale, die die Endstrecke der Hörbahn bilden. Darüber hinaus ist der Schläfenlappen für die Weiterverarbeitung von visuellen Reizen zuständig.
Störungen: Assoziative Areale: Objektagnosie, Prosopagnosie, Amusie (rechts), Aphasien (links). (Liem, 2018)

Der Insellappen (Lobus insularis)
Der Insellappen (Lobus insularis) liegt, verdeckt von Teilen des Frontallappens (Lobus frontalis), des Schläfenlappens (Lobus temporalis) und des Scheitellappens (Lobus parietalis), zwischen dem hinteren sensorischen und dem vorderen motorischen Kortex. Er liegt seitlich in den Großhirnhemisphären. Er steht in Verbindung mit verschiedenen Hirnstrukturen, wie dem limbischen, dem sensorischen, dem motorischen und dem sensiblen und auditorischen System sowie mit dem Thalamus und dem Hypothalamus. Als Bindeglied zwischen den verschiedenen Gehirnbereichen kommt ihm eine wichtige integrative Funktion zu (Gonzalez, 2023).

Die Funktion des Insellappens (Lobus insularis) liegt in der Verarbeitung olfaktorischer sowie gustatorischer Informationen. Außerdem verarbeitet er Emotionen, ist für die Sensomotorik zuständig und hat einen Einfluss auf die Schmerzverarbeitung sowie die Kognition. Darüber hinaus hilft der Insellappen bei der Mustererkennung und spielt eine Rolle bei der Abbildung von: Geschmack, Gastrointestinaltrakt, Atmung/Herz-Kreislauf, Schmerz, Berührungsempfinden, Temperatur, Jucken, Muskelsensationen, viszerale Sensationen. (Liem, 2018).
Störungen: Sucht, Zwangsstörungen, Depression, Chorea Huntington, Tinnitus (Liem, 2018)

Nach diesem ersten Überblick über die Aufgaben der verschiedenen Gehirnstrukturen wird deutlich, dass sich sowohl unsere intellektuellen, kognitiven Fähigkeiten als auch un-

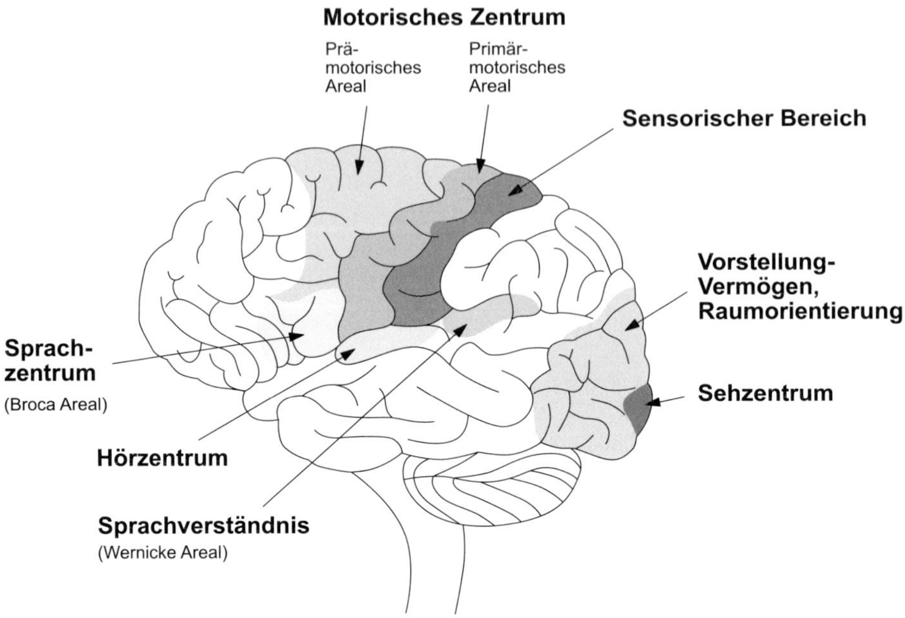

Abbildung 57: Gehirnareale

sere emotionalen und überlebenswichtigen sowie archaischen Muster in diesen Strukturen befinden (**Abbildung 57**).

4.6 Assoziations- und Projektionsbahnen

Als Assoziationsbahnen werden Nervenfasern bezeichnet, die verschiedene Areale innerhalb derselben Großhirnhemisphäre miteinander verbinden (**Abbildung 58**). So gibt es beispielsweise das untere Längsbündel (Fasciculus longitudinalis inferior), das den Schläfenlappen (Lobus temporalis) mit dem Hinterhauptlappen (Lobus occipitalis) verbindet sowie das Russel-Hakenbündel (Fasciculus uncinatus), das den Stirnlappen (Lobus frontalis) mit dem Schläfenlappen (Lobus temporalis) verbindet und das obere Längsbündel (Fasciculus longitudinalis superior), das größte assoziative Faserbündel im Gehirn, welches eine Verbindung zwischen dem Stirnlappen (Lobus frontalis) und den anderen Bereichen der gleichseitigen Hemisphäre (Schläfen- und Scheitellappen) herstellt. Den Assoziationsbahnen ist gemein, dass sie dem horizontalen Leitungssystem entsprechen, entgegen dem vertikalen System der Projektionsbahnen.

Projektionsbahnen bezeichnen die Gesamtheit der auf- und absteigenden Nervenfasern (Afferenzen, Efferenzen), die die Großhirnrinde (Cortex cerebri) mit subkortikalen Zentren im Hirnstamm (Truncus cerebri) und Rückenmark (Medulla spinalis) miteinander verbinden. Die Fasern von der Großhirnrinde (Cortex cerebri) zum Hirnstamm (Truncus cerebri) werden kurze Projektionsbahnen genannt, die Fasern von der Großhirnrinde (Cortex cerebri) zum Rückenmark (Medulla spinalis) lange Projektionsbahnen. Beispiele für Projektionsbahnen sind die Pyramidenbahn, die vom Motokortex aus die größte absteigende Bahn darstellt sowie die Sehbahn (Netzhaut [Retina], Sehnervenkreuzung [Chiasma opticum], Corpus geniculatum laterale im Thalamus, primäre Sehrinde im Hinterhauptlappen, sekundäre Sehrinde im Hinterhauptlappen) und die Hörbahn (Innenohr, Cochleariskerne im Hirnstamm, Lem-

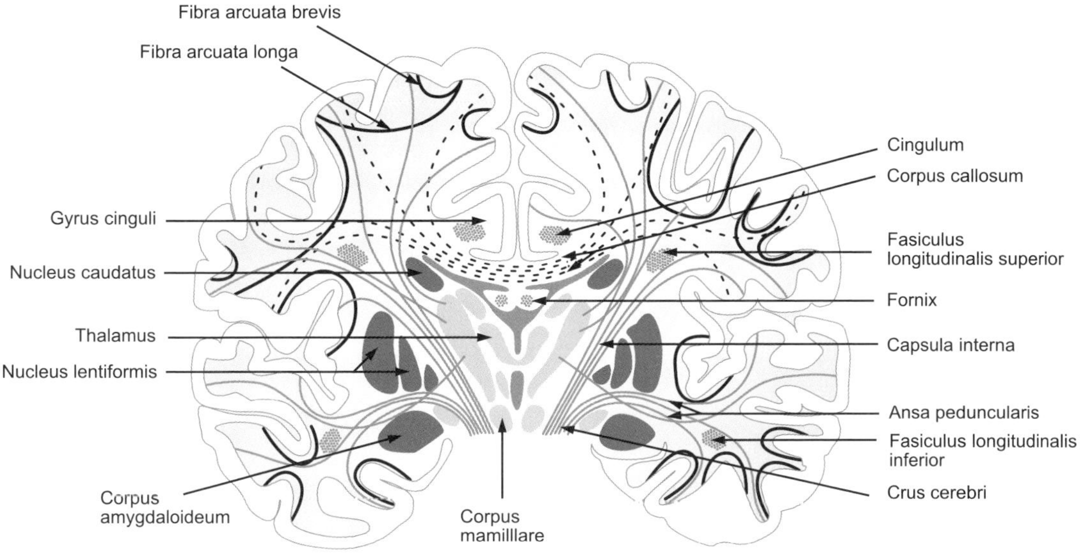

Abbildung 58: Assoziationsbahnen. Fibrae arcuatae (schwarz) verbinden benachbarte Gyri; Fibrae associationes breves (grau) verbinden Areale eines Hirnlappens; Fibrae associationes longae (gestrichelt) verbinden Areale unterschiedlicher Hirnlappen.

niscus lateralis im Mittelhirn, Corpus geniculatum mediale im Thalamus, primäre Hörrinde im Schläfenlappen, sekundäre Hörrinde im Schläfenlappen).

4.7 Glymphatisches System

Das Glymphatische System ist ein physiologischer Mechanismus im Bereich der Gliazellen, welcher den Abtransport von zellulären Abfallprodukten aus dem Gehirn erklärt und im Jahr 2012 erstmalig bei Mäusen (inzwischen auch beim Menschen) nachgewiesen werden konnte. Generell wird in diesem Bereich weiter geforscht. Festhalten lässt sich, dass die Wissenschaft noch nicht alles über die Funktionsweise des Gehirns und speziell dieses Systems erfasst hat. Das Wort Glymphatisches System setzt sich zusammen aus den Begriffen Gliazellen und Lymphatisches System. Lange Zeit nahm man an, dass das lymphatische System nicht im Kopf liegt, sondern im Halsbereich endet.

Dies kann mittlerweile als widerlegt betrachtet werden. Eine Forschergruppe um Louveau und Kipnis sowie Aspelund (Dick-Wallace, 2020) fand heraus, dass die duralen Blutleiter (Sinus) und die Aa. meningeae von Lymphgefäßen begleitet werden, die wiederum eine Verbindung zum Glymphatischen System herstellen. Es gibt verschiedene Arten von Gliazellen: Für Körperarbeit interessant sind zum einen die Astrozyten, die den größten Teil der Gliazellen ausmachen, und die Ependymzellen, die unter anderem für die Produktion des Liquors zuständig sind und im Ventrikelsystem sowie im Rückenmark vorkommen. Die Astrozyten sind sternförmig angeordnet und haben Fortsätze, die eine Grenzmembran zur weichen Hirnhaut (Pia mater) bilden. „Sie bilden die Kontaktebene zwischen den neuronalen Synapsen und den die Gehirngefäße komplett umkleidenden Scheiden. Sie spielen eine wichtige Rolle bei Veränderungen im Blutfluss und bei der Abfallbeseitigung. Der durchfließende Liquor wird von ihnen resorbiert und ans Interstitium von

Gehirn und Rückenmark weitergeleitet." (Dick-Wallace, 2020, S. 35)

Das Glymphatische System ist vor allem während des Schlafes aktiv. Dies ist für die Cranio-Sacrale Arbeit besonders interessant. Stillpunkte können die Frequenz des Nervensystems senken und den oder die Klient*in in ein schlafähnliches Hirnwellenmuster bringen (Alpha bis Theta). Hiervon ausgehend ist anzunehmen, dass das Glymphatische System während einer Cranio-Sacral-Sitzung aktiviert werden und somit der Stoffwechsel im Gehirn angeregt werden kann.

Mit Hilfe des Liquors und einem Membranprotein (Aquaporin-4, einem transmembralen Kanal im Gehirn und den Ependymwänden der Ventrikel) wird das Hirngewebe durchspült, von Abfallstoffen gereinigt und dem lymphatischen System zugeführt.

Man weiß heute, dass diese Reinigung vermutlich über eine Kombination aus *Bulkflow* über einen Strömungsschwall der makroskopischen Anteile geschieht, der im Bereich der weißen Materie am schnellsten und „im perivaskulären Bereich genauso schnell wie der Lymphfluss in der Peripherie fließt" (Dick-Wallace, 2020, S. 34) und über Diffusion der mikroskopischen Stoffe.

4.8 Reaktion des Gehirns auf Stress

In Abgrenzung zu den in Teil 2 aufgezeigten traumatisierten Gehirnstrukturen wird im kommenden Abschnitt eine physiologische Reaktion des Gehirns auf Stress beschrieben. Dies geschieht zunächst im Allgemeinen, anschließend anhand eines Beispiels.

In einer Gefahrensituation kommt es über die verschiedenen Sinneskanäle zu einem Eintritt der Reize; diese werden im Thalamus gesammelt und gefiltert. Der Thalamus ist ein Teil des Zwischenhirns (Diencephalon) sowie ein Teil des limbischen Systems. Von dort aus werden die Impulse an weitere Teile des limbischen Systems, hier die Amygdala, sowie auch zu den Stirnlappen (Lobus frontalis) weitergeleitet. Erst wenn die Reize den Stirnlappen (Lobus frontalis) erreichen, ist eine bewusste Auseinandersetzung möglich. Parallel läuft die Weiterleitung ins limbische System. Van der Kolk bezeichnet die Amygdala auch als „Rauchmelder". Sie prüft mit dem Hippocampus, „der neu eintreffende Informationen mit früheren Erlebnissen abgleicht, ob ein eintreffender Input überlebenswichtig ist" (Van der Kolk, 2021, S. 77). Wird eine Gefahr erkannt, veranlasst sie den Hypothalamus dazu, Stresshormone auszuschütten, die den Herzschlag und die Atmung beschleunigen, als Vorbereitung auf eine Kampf- oder Fluchtreaktion. Dem ‚Rauchmelder' gegenüber steht der ‚Wachturm', der mediale Präfrontale Kortex direkt über den Augen, der einen Gegenspieler zu der Amygdala darstellt. Er sorgt dafür, dass Entscheidungen reflektiert werden und nicht nur von unseren Emotionen oder Impulsen ausgehen.

Beispiel für eine bedrohliche Situation

Ein Haus steht in Flammen; ein Familienvater befindet sich allein zu Hause, als er das Feuer entdeckt. Der Rauch alarmiert sowohl sein limbisches System, im Speziellen die Amygdala, ein Teil des limbischen Systems, welcher überprüft, ob der Input überlebensnotwendig ist und Gefahr meldet. Alarmiert werden auch sein Stammhirn (für die basalen Funktionen zuständig: umfasst Medulla oblongata, Pons, Mesencephalon und Diencephalon) sowie der Präfrontale Kortex (Motivation und höhere kognitive Leistungen). Alle drei Areale spielen eine gleichberechtigte Rolle, keine Funktion oder Reaktion reagiert so überschießend, dass sie eine andere ausschalten würde (vergleiche Traumatisierung in Teil 2). So kommt es, dass der Mann, bevor er das Haus verlässt, sein Mobiltelefon mitnehmen kann, um draußen die Feuerwehr zu rufen (präfrontaler Kortex), aber eben auch das Haus zügig verlässt, ohne weitere Dinge im Haus zu erledigen (Zusammenspiel Amygdala, präfrontaler Kortex und Stammhirn). Dem Familienvater ist es gelungen, das Haus ohne körperlichen und psychischen Schaden zu verlassen und er konnte im Anschluss Hilfe holen. Diese Situation wird (vermutlich) keine Traumatisierung nach sich ziehen, da der Mann handlungskompetent seine Ziele erreichen konnte.

Die hier dargestellte Stressreaktion zeigt ein ausgewogenes Zusammenspiel aller hier betrachteten Hirnstrukturen.

Literatur

Amygdala. (2016). In *Pschyrembel online*. https://www.pschyrembel.de/Amygdala/P05FG

Dick-Wallace, S. F. (2020). Das glymphatische System. *DO-Deutsche Zeitschrift für Osteopathie, 18*, 32–38. https://doi.org/10.1055/a-1084-8564

Gonzalez, N. (2023). *Insula (Inselrinde)*. https://www.kenhub.com/de/library/anatomie/insula

Liem, T. (2018). *Kraniosakrale Osteopathie. Ein praktisches Lehrbuch* (7. Aufl.). Thieme. https://doi.org/10.1055/b-006-161621

Schweitzer, R. & Koeslin, J. (2014). *Neurologie und Psychiatrie*. Urban und Fischer.

Trepel, M. (2017). *Neuroanatomie. Struktur und Funktion*. Urban & Fischer. https://doi.org/10.1016/S1615-9071(17)30021-7

Van der Kolk, B. (2021). *Verkörperter Schrecken*. Probst Verlag.

5 Körperarbeit und Gehirn

Wie kann generell mit den hier dargestellten Strukturen des Gehirns gearbeitet werden? Vorab soll daran erinnert werden, dass der Rahmen auch für die Arbeit am Kopf wesentlich ist. Hier ist zu überprüfen: Wie empfindet der oder die Klient*in den Kontakt am Kopf, wie fest soll der Kontakt sein, um als angenehm und Halt gebend empfunden zu werden? Generell kann unmittelbar mit der Arbeit am Kopf begonnen werden; für viele Klient*innen tauchen dann jedoch Schwierigkeiten auf, wie „Ich kann meinen Kopf nicht loslassen", „Ich habe Angst, die Kontrolle zu verlieren" und andere. Hier vergehen eventuell einige Sitzungen, bis das Vertrauen in den Halt der arbeitenden Person und die Methode gegeben ist und die Kontrolle ggf. ein Stück abgegeben werden kann. Die Möglichkeiten des Loslassens werden durch die Techniken der Methode im Allgemeinen verbessert.

Zur Einschätzung möchten wir einige Eindrücke zur Gewichtung, Arbeit am Kopf (Cranium) im Vergleich zu anderen Techniken herausstellen, die sich aus unserer Erfahrung ergeben haben. In unseren Ausbildungen thematisieren wir die Arbeit am Kopf (Cranium) bereits in den Einführungswochenenden. Hier werden erste Eindrücke gesammelt dahingehend, welche spezifischen Schwierigkeiten bereits bei einer einfachen Kontaktgestaltung am Kopf bestehen; diese sind deutlich höher und komplexer als an vielen anderen Stellen des Körpers. In den folgenden vier Tagen der Ausbildung wird nahezu ausschließlich am Rumpf gearbeitet. Die Themen Nähe und Distanz werden dort geübt und erlebt. Erst mit dieser Erfahrung als Hintergrund widmen wir uns in den folgenden vier Tagen fast ausschließlich den Kopftechniken. Dieses Abbild der Annäherung lässt sich auf zahlreiche Verläufe mit Klient*innen übertragen, selbst wenn diese mit kopfbezogenen Themen zu uns kommen. In einem ersten Termin arbeiten wir höchstens 20 Minuten am Kopf. Im Verlauf von zehn Terminen kann der Zeitraum, bis zum Kopf (Cranium) gewechselt wird, weiter reduziert werden. In manchen Fällen ist es dann etwa nach fünf Terminen bereits möglich, am Kopf (Cranium) zu beginnen. Dann werden die Termine jedoch meist nach einer halben Stunde (bei 60 Minuten Behandlung) zum Rumpf gelenkt. Länger als eine halbe Stunde am Kopf (Cranium) zu arbeiten ist nur in Ausnahmefällen sinnvoll; es muss dann auch gewährleistet sein, dass der Mensch danach ausreichend Zeit für die Regulation hat, bevor etwa Auto gefahren oder andere verantwortungsvolle Tätigkeiten durchgeführt werden müssen. Wichtig ist jedoch, dass es schlicht ineffizient ist, viel Zeit am Kopf (Cranium) zu verbringen und hier Regulationen zu versuchen, wenn der Rumpf und die gesamte Peripherie des Nervensystems nicht mitgenommen werden. Die Veränderungen am Kopf (Cranium) werden dann durch die Wirkkräfte aus dem Rumpf zurückgesetzt.

Hinweis

Eine gute Vorbereitung des Rumpfes ist aus unserer Sicht unerlässlich für eine erfolgreiche Arbeit mit den im Folgenden beschriebenen Techniken.

Wir könnten dies z.B. ‚den Kopf loslassen oder abgeben' nennen. In unserer Gesellschaft kann dies als eine allgemeingültige Forderung im Sinne eines gesellschaftlichen Imperativs verstanden werden. Eine Entladung (siehe hierzu auch Kapitel 1.4.4 zur Erdung) und grundlegende Entspannung, die wohl den meisten guttun würde und die vielen nahezu unzugänglich ist. Oftmals kann auch der Kontakt am Kopf (Cranium) zunächst wie die Erarbeitung einer positiven Ressource gesehen werden.
Wie bei allen positiven Ressourcen kann die Erarbeitung auf negative Empfindungen stoßen.

Beispiel
Bei einer Klientin tauchten bei der Arbeit am Kopf (Cranium) immer ein Schwindelgefühl und das Gefühl von Enge auf. In der **Phase der Information** wurde ihr erklärt, dass es bei der Arbeit am Kopf (Cranium) möglicherweise zu Schwindelgefühlen kommt, da ggf. am Gleichgewichtsorgan mehr Platz und Raum entsteht und Veränderungsprozesse im Energiefluss dann als Bewegung interpretiert werden. Dies nennt man auch Schwindel. Auf der anderen Seite konnte der für sie richtige Halt thematisiert und somit der Kontakt am Kopf (Cranium) verbessert werden. Das Resultat dieser beiden Aspekte konnte dann mit den Techniken am Kopf (Cranium) zum erwünschten Loslassen führen.

Eine erste Kontaktaufnahme und Evaluation des Kopfes (Cranium) kann auf unterschiedlichen strukturellen Ebenen stattfinden. Bevor der knöcherne Raum erschlossen wird, kann vorerst auf der bindegewebigen Ebene gearbeitet werden. Dies wird feinere und umfangreichere Regulationsprozesse über die Knochen ermöglichen, als dies z.B. in den Kapiteln 2.5 bis 2.9 dieses Teils angenommen wird.

Der Schädel (Cranium) ist komplett von Gewebe umgeben, welches je nach Spannungszustand des oder der Klient*in stark festhält. Sowohl um einen guten Kontakt zur knöchernen Struktur herstellen zu können als auch um die Bewegungsmöglichkeiten der Knochen selbst zu verbessern, ist es sinnvoll, dieses Gewebe aufzuweichen, bevor der Kontakt zu den Schädelknochen gesucht wird.

Um die Beweglichkeit des Gewebes zu unterstützen, können vorbereitend leichte Zugbewegungen cranial bzw. caudal eingeleitet werden (zunächst in die Direction of Ease). Falls es die Zeit zulässt, ist es sogar sehr empfehlenswert, das gesamte Faszienprotokoll für Kopf, Nacken, Schultergurt und Arme zur Vorbereitung zu platzieren. Unsere Erfahrung zeigt: Je mehr Zeit in die Vorbereitung für die Arbeit am Kopf (Cranium) investiert wird, desto wahrscheinlicher ist, dass sie gut angenommen werden kann und schnell Wirkung zeigt. Wir bearbeiten demnach auch den Übergang zur Wirbelsäule mit dem Atlantooccipital Release (in Kapitel 2.4 beschrieben) und der Schläfenbein-Technik aus Kapitel 2.9.

Nachdem der Körper in der dargestellten Art vorbereitet wurde, kann nun Kontakt zu den Knochen des Schädels aufgenommen werden.

Hinweis

Beachten Sie bei der Arbeit mit den Gehirnstrukturen die Hinweise aus den Kapiteln 1.2 und 1.4 zum Umgang mit Ionenüberschuss und Erdung. Ein Kontakt am Kopf wird als unangenehm und stressend empfunden, wenn die Hände des oder der Behandelnden eine hohe elektronegative Ladung aufweisen.

Vorgehensweise für die Arbeit mit den Gehirnarealen

Zunächst wird der Schädel evaluiert. Das Halten des kompletten Schädels ist gut sowohl über den Becker Hold als auch über den Schädelhaltegriff IV möglich (vgl. Kapitel 3.9), der die gesamte Schädelkapsel erfassen lässt. Nun kann die Beweglichkeit der Schädelknochen untereinander evaluiert und bei Bedarf durch Techniken verbessert werden (siehe Abbildung 12, Becker Hold als Evaluationsposition). Die Arbeit an den knöchernen Strukturen ist eine gute Vorbereitung für die Arbeit an den Strukturen des Gehirns (Abbildung 53).

Im Folgenden soll dargestellt werden, wie an den einzelnen Gehirnstrukturen gearbeitet werden kann sowie an einer Regulation der Gehirnstrukturen untereinander. In Teil 2, Kapitel 11.5 geht es um die Möglichkeiten der Arbeit an traumatisierten Gehirnstrukturen und die damit verbundenen Möglichkeiten zur Traumaintegration und Regulation von Traumafolgeerscheinungen.

5.1 Grenzen und Möglichkeiten für die Arbeit mit dem Gehirn

Bevor es zu den Techniken geht, ist es uns wichtig, einige grundlegende Beobachtungen klar zu kommunizieren. Die Auswirkungen der im Folgenden beschriebenen Techniken können sehr weitreichend sein; diese werden sowohl im folgenden Abschnitt angezeigt, jedoch weit darüber hinaus in Teil 2, Kapitel 11 und in Teil 3 erörtert.

Besonders bei den Anwendungsbereichen, bei denen es entweder um Traumatisierung geht oder um Neurodivergenzen im Allgemeinen, ist zu betonen, dass die hier in einem Protokoll dargestellten Technikfolgen als ein Ziel für einen Behandlungsplan verstanden werden können und müssen. Das bedeutet in vielen Fällen eine mehrjährige Behandlungszeit einschließlich der Begleitung von Prozessen. Was hier als stringenter Ablauf dargestellt wird, muss als Teil von Interventionen über Monate und Jahre gesehen werden. Sowohl Reihenfolge als auch Wiederholung, Auslassung und Hinzunahme sind individuell zu beurteilen und anzupassen.

Dies bedeutet: Eine Technikfolge kann, wie beschrieben, in einer Sitzung ausgeführt werden. Um das Ergebnis der Technikfolge zu erreichen, sollte zunächst im Sinne einer Evaluation der individuelle Bedarf erörtert werden. Nach einer Abklärung der immer notwendigen Rahmenbedingungen – siehe hierzu Teil 2, Kapitel 8.2 – kann der konkrete Bedarf der Veränderungen der Neuroplastizität grob abgeschätzt werden. Am besten geschieht dies durch das Protokoll, welches in diesem Falle als ein Evaluationsprotokoll verstanden werden kann.

Wenn es im Folgenden zum Beispiel heißt: Die beiden Areale (X und Y) können ausgeglichen werden, kann dies, falls möglich, für ein paar Minuten durchgeführt werden. Die Auswirkungen und der Bedarf an diesem Ausgleich können einen Prozess über Monate oder Jahre begleiten. Dann ist die Technik zum Ausgleichen lediglich ein Impuls, der durch stetige Begleitung weitergeführt werden kann.

Eine zu starke Wirkung der oben beschriebenen Techniken, nachhaltige Überforderung oder ausgelöste Symptome sind nicht bekannt, da der betroffene Mensch besonders am Kopf sein Unwohlsein äußern wird, wenn die Vorstellungen des oder der Behandelnden von der zurzeit möglichen Realität oder Integrierbarkeit abweichen. Selbstverständlich schließt dies nicht aus, dass wir immer achtsam und verantwortungsvoll an einem Menschen arbeiten.

5.2 Techniken mit den Gehirnstrukturen

Die Reihenfolge der beschriebenen Techniken stellt ein theoretisches Protokoll dar. Es ist didaktisch so aufgebaut, dass die Hirnstrukturen in einer für das Erlernen und Verstehen sinnvollen Reihenfolge bearbeitet werden. Der tatsächliche Bedarf ist durch die Evaluation am Schädel und in den jeweiligen Abschnitten Kontaktaufnahme und Handhaltung zu erkennen und abzuleiten!

Wenn eine Region hohe Aktivierung aufweist und die Hände der behandelnden Person entsprechend (vgl. Kapitel 1.4) locker, durchlässig und rezeptiv sind, werden die Finger eventuell sogar sichtbar anfangen zu zittern, vibrieren oder wackeln. Dies ist ein Indikator für die

Notwendigkeit der Ableitung von Energie aus diesem Areal.

5.2.1 Techniken für den Hirnstamm (Truncus cerebri) und das Kleinhirn (Cerebellum)

Lokalisation – Hirnstamm

Der caudalste Teil des Hirnstamms (Truncus cerebri) ist das verlängerte Mark, die Medulla oblongata, nach cranial gefolgt von der Brücke (Pons) und dem Mittelhirn (Mesencephalon). Diese Strukturen können über einen Kontakt am Hinterhaupt (Os occipitale) erreicht werden. Über den Kontakt am Hinterhauptbein wird zunächst der Hinterhauptlappen zu erreichen sein. Diesen gilt es mit dem Fokus zu durchdringen und somit auf den Hirnstamm (Truncus cerebri) zu stoßen. Um die Nähe zu den Strukturen zu bedienen, empfiehlt sich eine Annäherung über den Nacken, nahe des Hinterhauptlochs (Foramen magnum). Der gesamte Hirnstamm (Truncus cerebri) ist fast vollständig ans Liquorsystem angelehnt. Er liegt caudaventral zum dritten und vierten Ventrikel. Dies stellt ebenfalls eine hilfreiche Annäherung dar.

Kontaktaufnahme – Hirnstamm (Truncus cerebri)

Eine Hand hält den Nacken, während die andere den gesamten Hinterkopf in einem 90-Grad-Winkel zur Hand am Nacken trägt (vgl. auch Kapitel 3.2.2). Die Hand am Hinterkopf palpiert den Gelenkspalt des Hinterhauptbeins (Os occipitale) zum ersten Halswirbel (Atlas C1). Die Fingerspitzen, die an der Kante des Hinterhauptbeins liegen, fokussieren die Kontaktaufnahme zum verlängerten Mark (Medulla oblongata) (**Abbildung 59**).

Liem (2018) empfiehlt hier, die Finger auf Höhe des Inion (des am weitesten vorspringenden Punkts des Os occipitale) beidseitig der Mediallinie anzulegen und so intrinsische selbstregulierende Dynamiken auszugleichen, wozu er allerdings auf seine Vorgehensweise am Hypo-

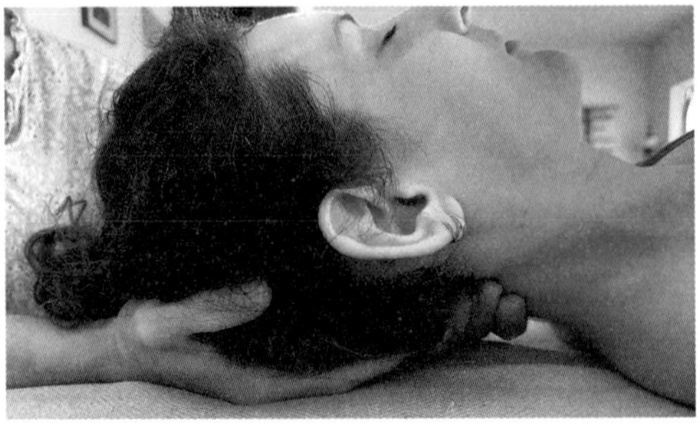

Abbildung 59: Atlantooccipital Release, Baby und Kontaktaufnahme, Hirnstamm und Kleinhirn (Vault Hold VI)

thalamus verweist und keine auf den Hirnstamm (Truncus cerebri) angepasste Vorgehensweise vorstellt.

Probieren Sie beide Varianten aus, sammeln Sie Ihre eigenen Erfahrungen und scheuen Sie sich nicht davor, auch eigene Möglichkeiten und Erkenntnisse in unserem Forum unter forschung.skk-nippold.de zu kommunizieren und zu diskutieren. Wir versuchen ein breites Angebot an Möglichkeiten und Erfahrungsaustausch über die Arbeit mit der Cranio-Sacralen Methode zu schaffen. Wir für unseren Teil können mit den so platzierten Fingern auf die beschriebene Weise nicht vergleichbar gut in Verbindung mit dem Hirnstamm gelangen, da die Kontaktfläche um einiges geringer ist; der Fokus über die Fingerkuppen ist kleiner als der Hirnstamm selbst und sorgt dafür, dass eine punktierende und bohrende Qualität in die Handhaltung kommt, die der Halt gebenden, unterstützenden und tragenden Handhaltung, wie von uns beschrieben, entgegenwirkt.

Unser Tipp: Halten Sie vom Hirnstamm (Truncus cerebri) aus auch die Aufmerksamkeit über das verlängerte Mark (Medulla oblongata) hinaus bis zur Steißbeinspitze und beobachten Sie, wie dies eine Einladung an die Strukturen des Hirnstamms (Truncus cerebri) sein kann sich zu entspannen. Wir nennen dies in der Ausbildung ‚Warten auf den Release' und beharren darauf, dass es sich immer lohnt, hier Zeit zu investieren, die Bedingungen so lange zu verbessern, bis der Release eintritt. Und erst dann mit den Techniken zu beginnen. Ein weiterer Tipp: Nutzen Sie den Atlantooccipital Release (vgl. Kapitel 2.4), um die Nackenmuskulatur aufzuweichen und eine Annäherung an die Medulla oblongata zu verbessern. Und nutzen Sie zusätzlich Nervenaustritte, die mit Ihrer Zielregion in Verbindung stehen, wie am Jochbeinvenenloch (Foramen jugulare) gegeben. Kombiniert mit der Wahrnehmung des Flüssigkeitskörpers können Sie so einen Kontakt über verschiedene physiologische Strukturen gleichzeitig zur Zielregion herstellen.

Funktionen und Auswirkungen

Bereits bei der Kontaktaufnahme ist es sinnvoll, über die Funktionsweise der im Hirnstamm (Truncus cerebri) liegenden Areale informiert zu sein (vgl. Kapitel 4.1). Einen Überblick über die Gehirnfunktionen finden Sie auch unter: https://cranio-sacrale-traumaarbeit.skk-nippold.de/Lehrmaterial.html.

Klient*innen sprechen bei der Betrachtung ihrer Spannung im Nacken gerne von aktuellen körperlichen Belastungen. Diese sind hier jedoch nicht immer als der Ursprung der zu bearbeitenden Spannung anzunehmen. Eine Einschätzung über die Herkunft und Beschaffenheit der Spannungen in diesem Bereich ist wesentlich für ein Verständnis der Komplexität und dem damit verbundenen Aufwand, der bis zu einer Entspannung zu erwarten ist. Dies gilt sowohl für die oder den Behandelnden als auch für den betroffenen Menschen.

Wenn wir zum Beispiel bei der betroffenen Person von einer komplexen Posttraumatischen Belastungsstörung (kPTBS) ausgehen oder von einer stressigen Lebenssituation in den vergangenen Jahren, können wir kaum erwarten, dass wir den Bereich des gesamten Hirnstamms (Truncus cerebri) in einem einzigen Termin oder mit einer einzigen Technik entspannen können. Auf die traumaspezifischen Regulationen wird in Teil 2 eingegangen; wir müssen hier jedoch bereits darauf hinweisen, dass es sich durch die komplexen Aufgaben des Gehirns nicht sagen lassen wird, ob oder wie schnell eine Technik, die wir hier beschreiben, wirkt. Wir müssen bei der Arbeit mit dem Gehirn immer das Wissen über die betroffene Person miteinbeziehen und dann probieren, wie die Reaktionen des gesamten Systems, welches vor uns liegt, verlaufen.

Vorgehensweise

Sind Kontaktaufnahme und Informationsphase ausreichend berücksichtigt, kann eine erste Entspannung bereits durch die Handhaltung hergestellt werden, wie sie unter Kontaktaufnahme beschrieben ist.

Darüber hinaus kann die craniale Hand von ihrer Position am Schädel gelöst werden und Spannungen zu Regionen des Rumpfes ableiten. Besonders beliebte und erfolgreiche Positionen sind: Während die eine Hand im Nacken verbleibt, liegt die andere Hand am Armnervengeflecht (Plexus brachialis), erst einseitig, dann Wechsel zur anderen Schulter. Oder die eine Hand liegt auf dem Brustbein (Sternum), die andere Hand unter der Schulter am Schulterblatt, mit den Fingern am Unterschulterblattmuskel (Musculus subscapularis). Oder die eine Hand greift das Schultereckgelenk und umfasst die Schulter so, dass die Kopfwendemuskulatur (Musculus sternocleidomastoideus) loslassen kann, erst einseitig, dann Wechsel zur anderen Seite.

Beobachten Sie bei all diesen Varianten die Atmung und begleiten Sie diese. Verbinden Sie die Atemaktivität mit der Region des Hirnstamms (Truncus cerebri); lassen Sie den Hirnstamm mit in die Bewegung der Atmung hinein. Dies hat eine beruhigende Wirkung auf die Region des Hirnstamms (Truncus cerebri). Die Atembewegungen können Sie durch eine Verbindung Ihrer eigenen Hände über die Muskelkette des eigenen Schultergurtes herstellen, der so als Informationsbrücke dient. Das Gleiche können Sie auch mit dem Herzschlag vollziehen, wenn Ihnen dieser über eine der Positionen am Brustkorb gewahr ist. Hier ist dann die Impulsübertragung kaum mehr mechanisch über Ihren Schultergurt, sondern vielmehr über Ihre gelenkte Aufmerksamkeit, die den Blutpuls vom Herzen über die Halsschlagader zur Halsregion umfasst. Ebenso über die Ausbreitung der elektromagnetischen Wellen, die vom Herzen kommen (Abbildung 10 und Abbildung 82, Kapitel 1.4 und 1.5). Verstehen Sie diese Schritte als Anbindung des Hirnstamms an das Herz bzw. an die Atmung. Somit stellen Sie eine Brücke zur Positiven Ressourcenarbeit auf einer weiteren konkreten Ebene des Nervensystems her und bilden eine grundlegende Vorbereitung für die in Teil 2 beschriebene Arbeit am Gehirn mit Traumakontext.

Evaluation – Hirnstamm (Truncus cerebri)
Wenn wir uns bemühen, in der Evaluation einen Eindruck über die Funktionsweise und den aktuellen Spannungszustand des Hirnstamms (Truncus cerebri) zu bekommen, ist seine Nähe zum Liquorsystem von großem Vorteil. Wir beginnen die Evaluation von caudal nach cranial also mit dem verlängerten Mark (Medulla oblongata). Dies liegt direkt, caudaventral am vierten Ventrikel. Eine Evaluation des Bereichs Medulla oblongata sollte Informationen, die wir palpatorisch über den vierten Ventrikel bekommen können, miteinbeziehen. Darüber hinaus die Informationen aus den direkt caudaventral vom vierten Ventrikel aus gelegenen Liquorräumen. Hier ist besonders der Austritt der Liquorräume am Hinterhauptsloch (Foramen magnum) interessant. Über die Fingerspitzen, die an dem atlantooccipitalen Übergang liegen, kann die Spannung der Region wahrgenommen werden, soweit sich die Muskulatur über die Techniken aus Kapitel 2.4 ausreichend lösen ließ. Sollte dies nicht der Fall sein, ist dies ein Hinweis, der in unsere Evaluation einfließt, um protokolliert zu werden.

Hinweis

Wenn die Überlebensmechanismen überaktiviert oder oft und stark gefordert wurden, wird der Nacken maximal muskulär geschützt. Dieses Muster ist der Tatsache geschuldet, dass die letzten Fressfeinde der Menschen Raubkatzen waren, die uns/ihrer Beute das Genick gebrochen haben. Dieses Spannungsmuster ist in der Region oft auffindbar.

Die Evaluation des Hirnstamms (Truncus cerebri) wird nun von dem verlängerten Mark (Medulla oblongata) weiter nach caudal ausgedehnt. Da wir davon ausgehen, dass die Nackengrundspannung als solche mit in das Spannungsbild des verlängerten Marks (Medulla oblongata) gehört, evaluieren wir zusätzlich die Spannung des Trapezmuskels (Musculus trapezius), des Kopfwenders (Musculus sternocleidomastoideus) sowie die gesamte Hals- und Kopfstreckermuskulatur.

Vorgehensweise – Verlängertes Mark (Medulla oblongata)
Zunächst gilt es, sämtliche transversale Strukturen caudal des verlängerten Marks (Medulla oblongata) soweit möglich zu entspannen (vgl. Kapitel 2.4). Dann empfehlen wir einen DV4, einen Dekompressions-Stillpunkt des vierten Ventrikels (vgl. Kapitel 3.8). Nun wird eine vergrößerte Liquormenge im Bereich des verlängerten Marks (Medulla oblongata) erwartet. Diese ist nun zu nutzen, um die Liquorräume in der Region in alle Dimensionen zu weiten. Zunächst wird die horizontale Dimension der Liquorräume erweitert, indem über den Lateralshift der Schläfenbeine (Os temporale) (vgl. Kapitel 2.9) nicht nur die Bewegungsweite der Knochen erweitert wird, sondern damit verbunden auch das Raumpotenzial der Liquorräume auf der Transversalebene.

Der Temporale Lateralshift (vgl. Kapitel 2.9) kann als eine der grundlegenden Techniken für die allgemeine Verbesserung der Zugänglichkeit des Stammhirns gesehen werden. Die Autor*innen halten den Temporalen Lateralshift oft in Behandlungen über einen längeren Zeitraum und über mehrere Techniken hinweg aufrecht (einhändige Variante), sowohl bei Techniken am oberen Thorax als auch am Schädel. Hierbei ist aufgefallen, wie der Lateralshift der Schläfenbeine (Os temporale) als grundlegendes Entspannungskriterium parallel auf Strukturen übertragen werden kann. Dies bedeutet konkret, dass nach einer ca. 40-minütigen Entspannung des Bereichs Medulla oblongata und dem weitergeführten Lateralshift der Ossa temporale eine Entspannung des gesamten Schultergurtes über den Trapezmuskel (Musculus trapezius) mit einem Griff an der medialen Kante der Schulterblätter (Scapulae) in weniger als zwei Minuten umzusetzen ist. Anschließend kann die Fluktuation des Liquors sowohl lateral als auch horizontal gefördert werden. Hierfür kann die nun auch aus dem Rumpf verstärkt aufstrebende Flüssigkeitsbewegung durch beliebige Techniken über den Bereich des verlängerten Marks (Medulla oblongata) nach cranial gefördert werden. (Zum Beispiel: Os parietale lift, Os sphenoidale cranial Verschiebung, Tentorium cerebelli Release, o. Ä.)

Um die dreidimensionale Vergrößerung der Liquorräume zu integrieren und aufrecht zu halten, kann über gut etablierte Kontakte eine Weitung des gesamten Liquorraumes fokussiert werden. Hierfür bietet sich ein funktionaler Stillpunkt an. Dieser kann von verschiedenen Stellen initiiert werden. Am schönsten ist es hier, mit der unter Kontaktaufnahme beschriebenen Handhaltung in die Weite zu gehen, sowohl mit der Hand am Nacken als auch mit der unter dem Schädel. Alle Dimensionen können von hier aus in die Weite geführt werden. Die Finger vollziehen gedanklich ein Spreizen der Kondylen aus der Atlaantooccipital-Technik (vgl. Kapitel 2.4), während Sie die eben dort beschriebene Intentionstraktion durchführen. Die Handfläche am Hinterhauptbein (Os occipitale) geht in einer dem DV4 vergleichbaren Weise in die Weite, um die Inspirationsbewegung des Hinterhauptbeins (Os occipitale) zu fördern. Die Hand im Nacken führt gedanklich und mechanisch das Lösen der seitlichen Halsmuskulatur aus und gibt der Wirbelsäule gleichzeitig nach dorsal Entfaltungsraum. Wenn all diese Bewegungen gleichzeitig aufgeführt werden, kann ein Point of balanced tension hergestellt werden. Ein funktionaler Stillpunkt tritt ein und das verlängerte Mark (Medulla oblongata) liegt in einem beruhigten Liquorsystem vor dem vierten Ventrikel.

Zum Abschluss der Technik halten Sie den Zustand, solange Ihnen dies möglich ist, aufrecht. Spüren Sie die elektrische Spannung des Hirnstamms (Truncus cerebri) innerhalb dieser Position. Fokussieren Sie sich auf das verlängerte Mark (Medulla oblongata), lösen Sie dann die Fokussierung von dieser punktuellen Form auf und übergeben Sie die Achtsamkeit auf das gesamte Nervensystem, das vor Ihnen liegt. Nun können Sie beobachten, wie die Muster des verlängerten Marks (Medulla oblongata) sich entladen und der Körper vor Ihnen eventuell die damit verbundenen Entladungen erscheinen lässt. Wie immer gilt: Informieren Sie Ihren oder Ihre Klient*in währenddessen, falls noch nicht ausreichend geschehen, und unterstützen Sie auf diese Weise die Einordnung des Geschehens.

Um die Wirkung optimal weiterzuführen ist es sinnvoll, über einen Einschub eines Vagusnerv-Protokolls an dieser Stelle nachzudenken (beschrieben in Kapitel 3.3). Mit seinem Austritt aus dem verlängerten Mark (Medulla oblongata) kann die hier veränderte Spannung so in den gesamten Körper geleitet werden. Wir haben sehr gute Erfahrungen mit dieser Vorgehensweise gemacht. Sie kann als ein Ausgleich von verlängertem Mark (Medulla oblongata) mit dem Vagusnerv (Nervus vagus [X]) verstanden werden.

Von dem verlängerten Mark (Medulla oblongata) weiter nach cranial richten wir nun die Evaluation auf die Brücke (Pons). Da von hier eine Verbindung und Weiterleitung von sensorischen und sensiblen Informationen zum Kleinhirn (Cerebellum) besteht, ist es sinnvoll, die Brücke (Pons) als eine funktionale Einheit mit dem Kleinhirn (Cerebellum) zu betrachten. Sie liegen beide auf einer transversalen Ebene mit dem vierten Ventrikel.

Kontaktaufnahme – Pons und Kleinhirn

Die Kontaktaufnahme umfasst, über den Hirnstamm (Truncus cerebri) hinaus, das Kleinhirn

(Cerebellum) und den vierten Ventrikel. Alle Handhaltungen und Griffe, die den Schädel evaluieren und geeignet sind, den vierten Ventrikel zu evaluieren, können hier eingesetzt werden. Für die Evaluation des Kleinhirns (Cerebellums) ist sowohl die vorangegangene Handhaltung geeignet als auch ein Becker Hold. Durch die Handhaltung der Alternative für Säuglinge und Kleinkinder, das Atlantooccipital Release aus Kapitel 3.2.2, ist eine gute Position sowohl für den Ausgleich von Brücke (Pons) und Kleinhirn (Cerebellum) gegeben als auch für eine Evaluation (Abbildung 59).

Evaluation – Brücke (Pons) und Kleinhirn
Hier gelten die bereits bei dem verlängerten Mark (Medulla oblongata) genannten Vorgehensweisen zur Evaluation. Der vierte Ventrikel und das Kleinhirn werden in die Evaluation einbezogen.

Vorgehensweise – Pons und Kleinhirn
Beachten Sie die Funktionen von Brücke (Pons) und Kleinhirn (Cerebellum) anhand der oben aufgeführten Informationen. Klären Sie, ob genügend Zeit für die Regulation besteht, bevor etwa eine Teilnahme am Straßenverkehr oder Ähnliches geplant ist.

Da die Brücke (Pons) unmittelbar cranial, superior des verlängerten Marks (Medulla oblongata) liegt, gehen wir davon aus, dass, wenn Sie in der Reihenfolge dieses Buches arbeiten, ein erheblicher Teil der Vorbereitung und Regulation der Pons durch die oben beschriebene Vorgehensweise bereits abgedeckt ist. Sollte dies nicht der Fall sein, orientieren Sie sich bitte an der Vorgehensweise für die Techniken im Bereich des verlängerten Marks (Medulla oblongata). Darüber hinaus kommen spezielle Handhaltungen und technische Ideen für die Arbeit am Kleinhirn (Cerebellum) hinzu.

Das Kleinhirn (Cerebellum) liegt gut geschützt in der Schädelbasis. Sorgen Sie dafür, dass die gesamte Umgebung mit den Techniken aus den Kapiteln 2.7 und 2.9 gut vorbereitet ist. Mobilisieren Sie die Inspirations- und Exspirationsbewegung des Hinterhauptbeins (Os occipitale) durch eine amplitudenerweiternde Technik wie dem Mitgehen und Verstärken oder mit Stillpunkten. Führen Sie die Lateralshift-Techniken der Schläfenbeine (Os temporale) aus und führen Sie zum Abschluss beide Schläfenbeine (Os temporale) nach lateral. Dies funktioniert über einen Fokus auf die Lateralfluktuation der Liquorräume, der hier einen funktionalen Dekompressionsstillpunkt initiiert. Halten Sie diesen Zustand, solange Sie können, aufrecht. Konzentrieren Sie sich währenddessen sowohl auf die Spannung des Kleinhirns, welches sich zwischen ihren Händen befindet, und auf die Verbindung des Kleinhirns zur Brücke (Pons).

Vergegenwärtigen Sie sich, dass Sie auch eine Verbindung über die Liquorräume zu diesen Strukturen haben. Stellen Sie sich vor, wie die Spannung des Kleinhirns (Cerebellum) sich mit der Spannung der Brücke (Pons) ausgleicht. Versuchen Sie die funktionale Einheit von Brücke (Pons) und Kleinhirn (Cerebellum) im Zusammenhang mit dem Liquorsystem wahrzunehmen. Beobachten Sie, wie sich das Kleinhirn (Cerebellum) entspannen kann, wenn es in einem elektromagnetischen Feld liegt, welches durch den funktionalen Dekompressionsstillpunkt an der Schädelbasis sehr weit und ruhig sein kann.

Bieten Sie dem Kleinhirn (Cerebellum) neue Räume an, wenn Sie den Eindruck haben, dass das Kleinhirn (Cerebellum) in einer Richtung eingeschränkt, fest oder eingeengt ist. Wenn Sie sich im funktionalen Dekompressionsstillpunkt befinden, kann dieser Raum über die Schädelknochen hergestellt werden. Nutzen Sie hierfür Ihre Grundlagentechniken zur Vergrößerung des Schädelkapselvolumens, wie sie bereits von Upledger, Becker, Sutherland und anderen beschrieben wurden. Dies bedeutet auch, wenn die Einschränkungen des Kleinhirns nach cranial angenommen werden, mit der Spannung des Kleinhirnzelt (Tentorium cerebelli) zu arbeiten, um eine Volumenzunahme cranial, superior des Kleinhirns (Cerebellum) zu schaffen. Das Kleinhirn ist vollständig von Liquorräumen umgeben. Zusätzlich zu seiner Umspülung liegt der vierte Ventrikel anterior und somit zwischen Brücke (Pons) und Kleinhirn (Cerebellum). Nutzen Sie die hierdurch zahlreich gegebenen Möglichkeiten, über den Liquor auf das Kleinhirn (Cerebellum) zu wirken.

Über die Ohrknorpel kann ein Unwinding des Kleinhirnzeltes (Tentorium cerebelli) erreicht werden. Das Kleinhirnzelt ist aus harter Hirnhaut, umspannt das Kleinhirn (Cerebellum) cranial und grenzt es gegen das Großhirn (Cerebrum) ab. Die Handhaltung hierbei ist: Die Daumen, Zeige- und Mittelfinger fassen den Ohrknorpel wie bei dem Tentorium cerebelli release/Ohrziehtechnik (vgl. Kap. 2.9). Sie geben einen initialen Zug nach caudal und dorsal und halten dann, wie bei einem Unwinding typisch (siehe Kapitel 3.6), lediglich Ohrknorpel und Kleinhirnzelt, bis sich Eigenbewegungen zeigen. Diesen wird dann, ohne die Handhaltung zu verändern, bis zu einem Point of balanced tension gefolgt. So kann eine Entwirrung und meist auch Entladung des Kleinhirnzelts (Tentorium cerebelli) erfolgen, welches unmittelbar mit dem das Kleinhirn (Cerebellum) umgebenden Liquorraum verbunden ist. Auf diese Art und Weise können sich auch die Strukturen des Kleinhirns (Cerebellum) entspannen.

Unabhängig von der Annahme einer räumlichen Einschränkung ist es ohnehin sinnvoll und zu empfehlen, die Techniken am Kleinhirnzelt (Tentorium cerebelli), wie sie in Kapitel 2.9 stehen, im Zusammenhang mit der Arbeit am Kleinhirn (Cerebellum) mitzudenken. Halten Sie Brücke (Pons) und Kleinhirn (Cerebellum), z. B. mit der Handhaltung Alternativer Atlantooccipital Release (Vault Hold VI), um einen Ausgleich der beiden Bereiche zu unterstützen. Lassen Sie die höhere Ladung in Richtung der niedrigeren Ladung in eine gleichmäßigere Verteilung übergehen. Dies kann mechanisch unterstützt werden. Schieben Sie hierzu vom höher geladenen Areal aus und ziehen Sie in Flussrichtung am Gegenpol.

Abschließend lenken Sie Ihre Aufmerksamkeit auf den Pons (Brücke). Beobachten Sie, wie die veränderte Spannung auf der transversalen Ebene des vierten Ventrikels und der Brücke (Pons) nun über das Nervensystem sowohl nach caudal als auch nach lateral wirken kann. Aus unserer Erfahrung sind es vor allem die Auswirkungen nach caudal, die zu einer körperlichen Entspannung führen. Hier wieder besonders im Bereich Schulter und Nacken sowie im Bereich Arme und Brustkorb. Auch die Atmung verändert sich deutlich (siehe hierzu auch Kapitel 4.2. Die Auswirkungen nach cranial sind äußerlich meist nicht direkt sichtbar, sie werden jedoch im weiteren Verlauf dieser Technikfolge eine wichtige Rolle einnehmen.

Wir empfehlen die Arbeit mit dem Trigeminusnerv (Nervus trigeminus [V]) über die Nervenaustrittspunkte im Gesicht. Hiermit decken wir einen häufig spannungsgeladenen Träger mit ab, der nicht nur seinen Ursprung in der Brücke (Pons) hat, sondern auch für die hier beschriebene Technikfolge eine gute Weiterführung der Entspannung Richtung medialer Schädel ermöglicht, der durch seinen Verlauf durch das Mittelhirn gegeben ist.

Die sich ausbreitende Entspannung vom Hirnstamm (Truncus cerebri) wird nun zum Funktionsgeber und Steuerelement der folgenden Techniken. Für diese folgen wir der cranialen Richtung mit der Technikabfolge und gelangen so zum Mittelhirn.

Lokalisation – Mittelhirn (Mesencephalon)

Das Mittelhirn (Mesencephalon) liegt cranial der Brücke (Pons). Es ist das cranialste Areal des Hirnstamms, es wird vom Aquädukt Mesencephali durchzogen, welches eine Verbindung vom dritten zum vierten Ventrikel darstellt. Es ist damit das Liquorsystem umschließend und wirkt mit seiner Spannung und Festigkeit direkt auf den Durchfluss zwischen den Ventrikeln. Die Umkehrung dieser Wirkung ist Teil der Vorgehensweise.

Funktion und Auswirkungen – Mittelhirn (Mesencephalon)

Neben den in Kapitel 4.2 beschriebenen Funktionen, sei hier darauf hingewiesen, dass durch die Verarbeitung von auditiven und visuellen Reizen auch Irritationen auf diesen Ebenen keine Seltenheit darstellen, wenn in diesem Bereich gearbeitet wird. Durch die Aufgaben der Herstellung von Dopamin und Koordination von unbewussten Bewegungsabläufen, kann im Zusammenhang mit Obigem eine nicht alltagsgewohnte Körperwahrnehmung entstehen, in der eine Selbstregulation durch Bewegungen, begleitet von einer veränderten Wahrnehmung, abläuft. Wie immer sind demnach sowohl die Informationsphase als auch die Dosierung dieser Techniken die entscheidenden Kriterien. Sonst werden innere Mechanismen die Entspannung dieser Areale verhindern. Das Aufrechterhalten der Funktionalität ist eine wichtige Aufgabe des Gehirns, die nicht ohne Weiteres eingeschränkt werden wird.

Auf der anderen Seite gilt es an anderer Stelle herauszustellen, wie wichtig eine Entspannung der Mittelhirnregion in der heutigen Zeit ist, die von Reizüberflutung geprägt ist. Bei einer Entspannung kann von einer situationsangepassteren Reizweiterleitung ausgegangen werden, wie sie besonders für Menschen mit Hochsensibilität, ADHS oder mit Autismus-Spektrum-Störung hilfreich sind. Auch eine permanente Überwachsamkeit als Folge von Posttraumatischer Belastungsstörung (PTBS) kann vom Mittelhirn (Mesencephalon) herabgesetzt werden. Das Mittelhirn als Schaltstelle zwischen verschiedenen Gehirnarealen ist somit ein effizientes Steuerungsmedium bei der Stressreduktion.

Kontaktaufnahme – Mittelhirn (Mesencephalon)

Da das Mittelhirn (Mesencephalon) das Aquädukt Mesencephali umschließt, ist der Liquorkörper der einfachste Zugang zum Mittelhirn (Mesencephalon). Eine erfahrene Cranio-Sacral behandelnde Person wird mehrere Möglichkeiten kennen, um Kontakt zu diesem herzustellen und sich auch konkret auf den dritten beziehungsweise vierten Ventrikel zu fokussieren. Um den Rahmen dieses Abschnittes nicht zu überstrapazieren, wird dieses Wissen vorausgesetzt und die Liquorfluktuation zwischen drittem und viertem Ventrikel kann als Ziel der Aufmerksamkeit benannt werden.

Die Autor*innen arbeiten hierfür gerne mit dem Schädelhaltegriff IV. Hiervon wiederum eine Variante, die besonders für die Arbeit auf neuronaler Ebene geeignet ist (siehe Abbildung 60). Es ist jedoch zunächst sinnvoll, wenn in der hier beschriebenen Reihenfolge gearbeitet wird, die Vertikalfluktuation des Liquors aus den vorangegangenen Techniken zu nutzen, um rein mechanisch in die fast in der Mitte des Schädels liegenden Strukturen vorzudringen. So kann etwa zunächst eine Hand weiter in der zuvor genutzten Position verweilen, die vertikale Fluktuation nach cranial führen und mit der anderen Hand zum Beispiel seitlich auf Höhe des Mittelhirns (Mesencephalon) angelegt werden. Der Autor nutzt meistens die drei Äste des Trigeminus [V], der eine neuronale Verbindung direkt zum Mittelhirn (Mesencephalon) ermöglicht, welches er durchzieht. Sein Ursprung liegt in der Brücke (Pons); somit ist im Idealfall bereits eine Vorentspannung und gute Zugänglichkeit zu diesem Nerv erarbeitet. Es kann bei Bedarf ein komplettes Protokoll, nach Vorbild der Arbeit mit den Hirnnerven, eingeschoben werden (vgl. Kapitel 3.3.3). Ebenso kann eine flache Hand, quer über die Augen gelegt (Vault Hold V), einen hervorragenden Zugang zum Mittelhirn (Mesencephalon) gewährleisten. Hier hilft uns der dorthin verlaufende Augenbewegungsnerv (Nervus oculomotorius [III]), eine direkte neuronale Verbindung zu nutzen und darüber auch einen Spannungszustand des Mittelhirns (Mesencephalon) fühlen zu können. Diese Kontaktaufnahme kann als Behandlungsprotokoll bei Hochsensibilität verwendet werden und sollte um die Aspekte der **Erdung** (Kapitel 1.4.4) ergänzt werden.

Vorgehensweise

Die Grundidee der Techniken für das Mittelhirn (Mesencephalon) basiert auf der Lage zu den Liquorräumen. Angestrebt ist eine Balance der Submesencephalon-Areale zu den Supermesencephalon-Arealen. Da es sich bei diesem Ansatz um allgemeine Cranio-Sacrale Arbeit handelt, von der wir hier ausgehen, dass diese weitestgehend beherrscht wird, wenn mit dem Gehirn gearbeitet werden soll, möchten wir diesem Ansatz nicht zu viel Raum an dieser Stelle zukommen lassen. Als kurze Orientierung: Harmonisieren Sie den Liquorfluss durch raumgebende Techniken, sodass ein Gleichgewicht zwischen der Knochenbeweglichkeit um den vierten Ventrikel herum mit den Knochenbewegungen, die der Ebene des dritten Ventrikels entsprechen, gegeben ist. Konkret bedeutet dies: Hinterhauptbeinfrequenz und Amplitude sollen zusammen mit den Schläfenbeinen (Os temporale) harmonisch zu den Bewegungen des Keilbeins (Os sphenoidale) und der Scheitelbeine (Os parietale) laufen. Verwenden Sie hierzu die in Kapitel 2 beschriebenen Techniken. Als Scheidewand zwischen den Sub- und Supermesencephalonen-Arealen kann das Kleinhirnzelt (Tentorium cerebelli) gesehen werden. Beachten Sie hier auch einen Zusammenhang zu den Techniken für die Amygdala (s.u.). Auf diese Weise kann für harmonische Druckverhältnisse über und unterhalb des Mittelhirns (Mesencephalon) gesorgt werden. Durch das Aquädukt Mesencephali wirkt sich diese Harmonisierung direkt auf die Mitte des Mittelhirns (Mesencephalon) aus.

Beobachten Sie nun unbedingt, auf welchen neuronalen Strukturen eine Spannungsauffälligkeit oder Disharmonie evaluiert werden kann. Betrachten Sie dazu die Erfolgsorgane der Hirnnerven. Gleichen Sie die betroffenen Hirnnerven untereinander aus, indem Sie Kontakt zu den jeweiligen Erfolgsregionen aufnehmen. Wie unter Kontaktaufnahme beschrieben, sind es besonders der Augenbewegungsnerv (Nervus oculomotorius [III]), Augenrollnerv (Nervus trochlearis [IV]) und der Trigeminusnerv (Nervus trigeminus [V]), die beachtet werden sollten.

Führen Sie bei Bedarf demnach noch folgende Techniken aus: Weiten des Augenorbits (Augenbewegungsnerv (Nervus oculomotorius [III]), Augenrollnerv (Nervus trochlearis [IV]), Entspannen der Augenrollmuskulatur (Augenrollnerv (Nervus trochlearis [IV]), Trigeminusnerv Regulation durch Dreifingerhaltung und die Kiefertechnik aus Kapitel 2.8 sowie Techniken am Oberkiefer (Maxilla) aus Kapitel 3.3.3 (Trigeminusnerv, Nervus trigeminus [V]).

Abschluss

Zum Abschluss der Arbeit mit dem Mittelhirn empfehlen wir einen lange gehaltenen Dekompressionsstillpunkt. Im Idealfall über den dritten Ventrikel eingeleitet, am einfachsten über die Scheitelbeine (Os parietale) zu erreichen. Der Dekompressionsstillpunkt kann in Anlehnung an die Parietaltechnik aus Kapitel 2.6 eingeleitet werden. Es werden hierfür lediglich die Scheitelbeine (Os parietale) nicht losgelassen, sondern ihr Auseinandertreiben gehalten, zum Beispiel über den Schädelhaltegriff IV. Mit etwas Geschick und ausreichend großen Händen kann ein Dekompressionsstillpunkt des vierten Ventrikels durch die ebenfalls in der Inspirationsbewegung des Hinterhauptbeins (Os occipitale) stattfindende Volumenvergrößerung der Schädelkapsel parallel eingeleitet und gehalten werden. Gelingt dies, wird so am dritten und am vierten Ventrikel gleichzeitig eine Saugbewegung aufrechterhalten. Wir beenden die Technik mit einer Konzentration auf den dünnen Liquorraum im Aquädukt Mesencephalon. Dieser ist nun das Zentrum eines Stillpunktes, welches als Fulkrum für die gesamte craniale Liquorbewegung gesehen und gehalten werden kann. Halten Sie diesen Zustand so lange wie möglich. Er wird teilweise von heftigen Entladungen über die im Idealfall gut vorbereiteten Hirnnerven begleitet. In den meisten Fällen tritt eine sehr bewusste und wache Tiefenentspannung ein. Diese wird öfter als „meditativer Zustand" erlebt und beschrieben.

Vom Mittelhirn (Mesencephalon) aus kommen wir weiter cranial zum obersten und letzten Areal des Stammhirns: dem Zwischenhirn (Diencephalon).

5.2.2 Arbeit mit dem Zwischenhirn (Diencephalon)

Lokalisation – Zwischenhirn (Diencephalon)

Das Zwischenhirn (Diencephalon) aus Thalamus und Hypothalamus umschließt den dritten Ventrikel. Der Hypophysenhinterlappen (Neurohypophyse), der zum Zwischenhirn (Diencephalon) gezählt werden kann, liegt mit seinem vorderen Teil, dem Hypophysenvorderlappen, im Türkensattel (Sella turcica) des Keilbeins (Os sphenoidale). Somit haben wir über alle Keilbeintechniken einen direkten Zugang zum Zwischenhirn (Diencephalon). Diese bewegen nicht nur die Hirnanhangsdrüse (Hypophyse), sondern wirken ebenso auf den dritten Ventrikel.

Funktion und Auswirkung

Der Hypothalamus ist Teil des Nervensystems (Koordination der vegetativen Funktionen Hunger, Temperatur, Durst) und des Hormonsystems (höchste Steuerungsebene: Ausschüttung von Freisetzungs- und Hemmhormonen, vgl. Kapitel 4.3.1). Das Zwischenhirn (Diencephalon) gehört zum limbischen System. Es stellt eine Verknüpfung zwischen Gefühlen und vegetativen Funktionen her (Durchfall, Schwitzen bei Angst). Es sortiert Informationen aus der Außenwelt und aus dem Körperinneren (vgl. Kapitel 4.3.2) und ist somit ein wichtiger Vermittler bei entsprechenden Ungleichgewichten.

Der Sehnerv (N. opticus [II]) kommt vom Thalamus; er ist eine Ausstülpung des Zwischenhirns (Diencephalon) (Schweitzer & Koeslin, 2014, S. 40). Der Ursprung ist ein Zusammenschluss von Axonen der Ganglienzellen der Netzhaut (Retina) (Walek, 2023). Dieser Umstand sorgt dafür, dass nur wichtige Informationen zum Großhirn gelangen und kann diese filtern. Nur Reize, die zum Großhirn (Cerebrum) gelangen, werden bewusst.

Für alle Menschen, die an Reizüberflutung oder Stress leiden, ist eine Beruhigung des Zwischenhirns (Diencephalon) hilfreich (vgl. auch Teil 2, Kapitel 11.5). Wir haben in unseren Praxen überdurchschnittlich viele Klient*innen mit Autismus-Spektrum-Störung. (Dies basiert unter anderem auf unserer Arbeit im Netzwerk. Psycholog*innen, die auf Autismus-Spektrum-Störung spezialisiert sind, empfehlen ihren Klient*innen in manchen Fällen zusätzlich zu der bei ihnen laufenden Therapie die Cranio-Sacrale Methode.) Die Arbeit mit dem Zwischenhirn (Diencephalon) kann einen Zugang zu autistischen Menschen ermöglichen, der ansonsten für neurotypische Menschen unzugänglich bleiben würde.

Kontaktaufnahme

Für die Kontaktaufnahme können Sie sich an den Möglichkeiten aus dem vorangegangenen Kapitel bedienen, die sich auf den dritten Ventrikel beziehen. Die Autoren arbeiten am liebsten mit dem Schädelhaltegriff IV für die Arbeit auf neuronaler Ebene (Abbildung 52 oder **Abbildung 60**, einer Variante der Vault Holds IV für die Arbeit auf der neuronalen Ebene).

Diese Variante nimmt mit den Daumen Kontakt zum Keilbein (Os sphenoidale) auf, die Kleinfinger zum Hinterhauptbein (Os occipitale). Mit den Fingerspitzen der Ringfinger kann der atlantooccipitale Übergang erreicht werden,

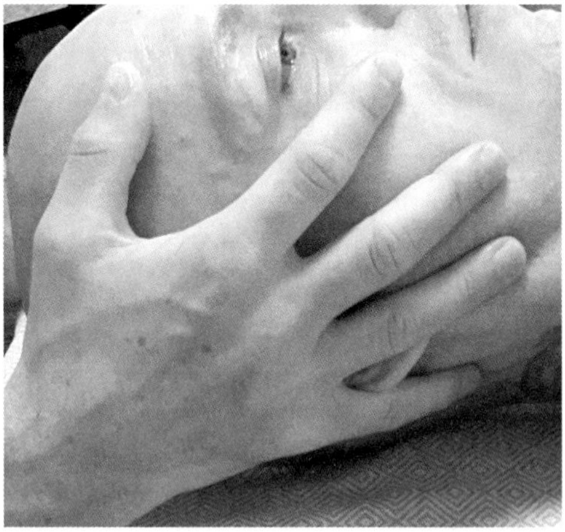

Abbildung 60: Variante von Vault Hold IV für neuronaler Ebene: Ein Kopf wird mit locker gefächerten Fingern seitlich gehalten.

mit den Spitzen der Mittelfinger die Warzenfortsätze (Processus mastoidei) der Schläfenbeine (Os temporale) und mit den Handballen ist gleichzeitig ein Kontakt zu den Scheitelbeinen (Os parietale) möglich. Die Zeigefinger sind noch frei und können variabel arbeiten: zwischen den aus dem Jochbeinvenenloch (Foramen jugulare) austretenden Nerven, Beinerv (Nervus accessorius [XI]) und Vagusnerv (Nervus vagus [X]) auf den Unterkiefer (Mandibula), der bei dieser Haltung hervorragend Spannung abgeben kann oder bis zum mittleren Ast des Trigeminus nach ventral. Diese Handhaltung stellt ein Ideal dar und ist nicht bei jeder Schädelform und eigener Handgröße realisierbar. Varianten sind jedoch kein Problem; hier gilt es zu erkunden, was in der jeweiligen Situation möglich ist.

Evaluation

Mit etwas Übung lassen sich aus der oben beschriebenen Handhaltung die folgenden Zustände evaluieren:

- *Mit den Daumen:* Die Keilbeinläsionen nach Upledger, was für uns bedeutet, alle zwölf Freiheitsgrade nicht nur nach Mobilität zu testen, sondern auch nach Qualität der Bewegungsfreiheit, falls gegeben. Mit den Kleinfingerspitzen: die Bewegungsqualität des Hinterhauptbeins (Os occipitale) mit seinen Eigenschaften in Bezug auf Amplitude und Frequenz.
- *Mit den Ringfingern:* die Mobilität der Schläfenbeine (Os temporale). Hier ist eine wunderbare Möglichkeit gegeben, mit der Grundtechnik des Temporale Lateralshifts (Wobbeln aus Kapitel 2.9) Einfluss auf die Mobilität der Schädelbasis zu nehmen. Die Autor*innen nennen diesen Ansatz Dynamische Evaluation, da bei dieser Art der Bestandsaufnahme der Ist-Zustand bereits beeinflusst wird; beobachtet wird hier eher die Veränderungsfähigkeit als die Ausgangslage/Ist-Zustand.
- Die *Mittelfinger* können den Nervenaustritt am Jochbeinvenenloch (Foramen jugulare) evaluieren oder auf den Unterkiefer (Mandibula) und den hiermit verbundenen caudalen Ast des Trigeminusnervs (Nervus trigeminus [V]) gelegt werden. Sowohl der caudale als auch der mittlere Ast des Trigeminusnervs (Nervus trigeminus [V]) können auch mit den Mittelfingern evaluiert werden. Mit etwas Geschick, oder einfach durch Umplatzieren der Hände, lässt sich auch der craniale Ast des Trigeminusnervs (Nervus trigeminus [V]) an der Augenhöhle erreichen.

Bereits beim Anlegen der Hände in diese Position ist der Kontakt zum Nervensystem der liegenden Person so konkret und umfassend, dass bei einer gestressten oder sonst auf eine Weise leidenden und behandlungswürdigen Person davon auszugehen ist, dass heftige neuronale Lösungserscheinungen auftreten werden. Nehmen Sie gegebenenfalls einige Finger wieder aus dem Kontakt, um die Intensität zu senken. Achten Sie auf Erdung und neutrale Präsenz, verwenden Sie die unter Kapitel 1.4.4 beschriebene Entladung der arbeitenden Hände und Unterarme.

Vorgehensweise

Die Tatsache, dass das Zwischenhirn (Diencephalon) den dritten Ventrikel umgibt, macht die Liquorbewegung im dritten Ventrikel zum Ausgangspunkt der Techniken für das Zwischenhirn (Diencephalon). Durch die Handhaltung (falls wie oben beschrieben einnehmbar) ist der Kontakt zu dieser über die Handballen an den Scheitelbeinen (Os parietale) und über die Daumen am Keilbein (Os sphenoidale) gegeben. Synchronisieren Sie zunächst die Knochenbewegung der Scheitelbeine (Os parietale) mit der Bewegung des Keilbeins (Os sphenoidale). Beobachten Sie dabei die Auswirkungen auf die Frequenz und Amplitude des Hinterhauptbeins (Os occipitale). Falls möglich, halten Sie eine Temporale-Lateralshift-/Wobbel-Bewegung (vgl. Kapitel 2.9) aufrecht, während Sie die Idee des Lateralshifts aus dieser Technik über die Handballen auf die Scheitelbeine (Os parietale) übertragen. (Faktisch ergibt sich so eine Technik, die der bisherigen Logik folgend als *Parietaler Lateralshift* zu bezeichnen ist.) Lösen Sie nun, im Idealfall gleichzeitig, das Keilbein (Os sphenoidale) nach cranioventral. Dies ermöglicht eine deutlich verbesserte Liquorfluktuation nach ventral im dritten Ventrikel, was sich an Reaktionen auf den Nerven währenddessen gut beobachten lässt. Die damit einhergehende Stimulation der Hirnanhangdrüse (Hypophyse) lässt sich meist erst mit einer zeitlichen Verzögerung beobachten. Eine Oxytocin-Ausschüttung kann manchmal bereits währenddessen von dem oder der Klient*in, z. B. in Form einer beruhigenden Welle, die sich im Körper ausbreitet, wahrgenommen werden.

Nun sollte je nach Bedarf gearbeitet werden. Der Bedarf lässt sich durch die evaluierten Spannungen und Mobilitätseinschränkungen beziehungsweise Abweichungen von ihrer Umgebung herleiten. Wenden Sie Techniken an, um den gesamten Bereich in seiner Spannungs- und Bewegungsqualität auszugleichen. Zu beachten sind die Notwendigkeit der folgenden Techniken: Rechts-links-Ausgleich des Vagusnervs (Nervus vagus [X]) und Beinervs (N. accessorius [XI]), Äste am Jochbeinvenenloch (Foramen jugulare). Weiten des Augenorbits zur Entspannung des cranialen Astes des Trigeminusnervs (Nervus trigeminus [V]), Techniken am Unterkiefer (Mandibula), für dessen unteren Ast [V3], Techniken am Oberkiefer (Maxilla) für den mittleren Ast [V2]. Entspannen der Augäpfel (Augenbulbi) und des Sehnervs (Nervus opticus [II]) in Richtung Sehzentrum. Das Fördern der Mobilität der Sagittalnaht durch Techniken an den Scheitelbeinen (Os parietale).

Halten Sie nach den einzelnen Techniken, die sie für nötig oder sinnvoll erachtet haben, den Schädel nun wieder mit Schädelhaltegriff IV oder V, wie eingangs beschrieben. Fokussieren Sie sich auf den im Idealfall bereits gut bearbeiteten subdiencephalen Bereich des Hirnstamms (Truncus cerebri). Integrieren Sie die dort als Ressource zu verstehende Seinsqualität (elektromagnetischer Spannungszustand [Reizpotenziale], Flüssigkeitskörper-Amplitude und Frequenz) nach cranial, indem Sie die Liquorbewegung bewusst und unter Zuhilfenahme aller von Ihnen erreichten Kontaktpunkte nun zum dritten Ventrikel lenken. Fördern Sie die Liquorbewegung nach cranial mit den kleinen Fingern, den Ringfingern und den Mittelfingern. Öffnen Sie erneut den Raum des dritten Ventrikels nach ventral über das Keilbein (Os sphenoidale). Geben Sie mit den Handballen Platz und führen Sie so einen Dekompressionsstillpunkt am dritten Ventrikel herbei. Lösen Sie alle neuronalen Spannungen, die dabei sichtbar werden, mit den Fingern, die Sie frei bewegen können, ohne den Grundgedanken der Technik zu verlieren. Schlagen Sie bei Bedarf regelmäßig die freien Ionen aus dem Behandlungsfeld, wie in Kapitel 1.4.4 beschrieben.

Falls es in der Kommunikation mit dem oder der Klient*in erarbeitet und positiv möglich ist, können Sie nun eine Hand quer über beide Augen legen. Die andere Hand kann im Nacken liegen, was meist einfacher ist, oder, was eine wesentlich elegantere Steuerungsmöglichkeit eröffnet, auf der gegenüberliegenden Seite den Schädel um das Bregma (Konfluenz-Punkt, an dem Pfeilnaht und Kranznaht zusammentreffen) halten. Hier ist darauf zu achten, dass der Halt gut ist und keine Unsicherheit durch eine wacklige Position des Kopfes (einhändiges Halten) die Technik stört. Dies ist hier besonders wichtig, denn es geht um die Entspannung der Innen- und Außenweltkoordination des Thalamus. Es sollte daher Ruhe und Stabilität im Außen gegeben sein. Konzentrieren Sie sich nun auf die Region des Thalamus.

Eine Regulation des Thalamus und seiner Filterfunktion – nur Reize, die vom Thalamus zum Großhirn (Cerebrum) geleitet werden, werden bewusst – kann und muss nicht von uns als behandelnde Person durchgeführt werden. Wir bieten in dieser Haltung eine reizreduzierte Umgebung an. Der im Vorfeld entspannte subdiencephale Hirnstamm (Truncus cerebri) wird sich auf die Strukturen des Zwischenhirns (Diencephalon) auswirken.

Wir können, je nach Einschätzung des Bedarfs aus den Vorgesprächen, noch folgende Varianten anbieten: Zum einen die Amygdalatechnik, die eine Entspannung der Amygdala ermöglicht. Diese kann dann ebenfalls auf den Thalamus wirken; die Umgebung ist dann nicht nur von caudal, sondern auch von lateral entspannter (hierzu lesen Sie mehr in Teil 2, Kapitel 11.5). Auch das Halten des Schädels von lateral, mit einer Abdeckung beider Ohren, kann sehr gut dabei helfen, die Innenwahrnehmung zu stärken. Hier ist es wichtig, in einem guten Austausch mit dem oder der Klient*in zu sein. Nimmt dieser oder diese mehr sein oder ihr Inneres oder mehr die Außenwelt wahr?

Was ist das Ziel der Zwischenhirnregulation? Sollen mehr Reize aus dem Außen wahrgenommen werden oder andere als bisher? Oder sind es eher die Wahrnehmungen aus dem Körperinneren, die mehr oder anders wahrgenommen werden sollen? Da das Gehirn mit seinen verschiedenen Arealen untereinander vernetzt ist, kann also auch über das Gehör und den Verstand gearbeitet werden.

Gesprächsgeführte neuronale Regulation
Sprechen Sie mit Ihren Klient*innen. Gegebenenfalls ist dies im Vorgespräch bereits passiert. Nun kennen Sie seine oder ihre Empfindungswelt etwas. Ist jemand zu sehr in seinem oder ihrem Inneren oder zu sehr von äußeren Reizen abgelenkt, um sich wohlzufühlen? Der Thalamus kann im Zustand der oben beschriebenen Technikfolgen seine Einstellungen verändern. Dies nimmt jedoch einige Zeit in Anspruch. Wiederholen Sie die Techniken in mehreren Sitzungen, denn das Gehirn wird kleinste Veränderungen zunächst im Alltag überprüfen. Das Wichtigste für das Veränderungspotenzial des Gehirns ist, dass wir im Moment unserer Arbeit eine zum Alltag veränderte Wahrnehmungswelt anbieten können. Sie werden erleben, dass Menschen in den hier beschriebenen Phasen der Techniken am Mittelhirn (Mesencephalon) die Welt anders wahrnehmen, als es ihrer Gewohnheit entspricht. Was das genau bedeutet, ist so individuell wie die Erfahrungswelten der verschiedenen Menschen. Durch Bewusstwerdung des Potenzials kann eine veränderte Balance im System kalibriert werden.

Diese Vorgehensweise ist sehr hilfreich, um zum Beispiel die sehr geforderten Gehirnareale neurodivergenter Menschen zu beruhigen sowie die ebenfalls stark beanspruchten Areale von Betroffenen mit Posttraumatischer Belastungsstörung (PTBS) oder vergleichbaren Diagnosen oder Symptomen. Hierzu mehr in Teil 2, Kapitel 11.5 und Teil 3.

Abschließend (auf diese Technikfolge bezogen) stellen Sie einen gleichmäßigen Cranio-Sacralen Rhythmus vom dritten Ventrikel aus her, der sowohl in Amplitude als auch Frequenz der momentanen Empfindungswelt des liegenden Menschen entspricht. Verbreitern Sie die Wirkregion dieses vom dritten Ventrikel und somit von der Mitte des Systems kommenden Rhythmus. Verfolgen Sie sein Wirken so weit wie mög-

Hinweis

Beachten Sie die Lage des Zwischenhirns (Diencephalon) als unter dem Großhirn (Cerebrum) und über dem Hirnstamm (Truncus cerebri) liegend. Wenn Sie in der hier verwendeten Reihenfolge arbeiten, was weitestgehend sinnvoll ist, wäre das Großhirn (Cerebrum) zu diesem Zeitpunkt noch nicht bearbeitet. Eine Entspannung des Zwischenhirns (Diencephalon) ist jedoch von einer Harmonisierung von Großhirn (Cerebrum) und Stammhirn (Truncus cerebri) abhängig. Sie können in einem ersten Technikdurchlauf von caudal nach cranial zum Zwischenhirn (Diencephalon) arbeiten. Es ist dann jedoch sinnvoll, die Areale des Großhirns (Cerebrum) auszugleichen, was im Folgenden (Kapitel 5.3) beschrieben wird. Erst dann wird die folgende Technik (Ausgleich von Hirnstamm [Truncus cerebri] und Großhirn [Cerebrum]) zur Regulation des Zwischenhirns (Diencephalon) ihr volles Potenzial zeigen.

lich in die Peripherie. Arbeiten Sie ggf. über mehrere Monate an dieser Idee; das Ziel ist die Verbreitung des von hier ausgehenden Gefühls bis zu den Füßen und zum Scheitelpunkt.

- *Ausgleich von Hirnstamm (Truncus cerebri) und Großhirn (Cerebrum) zur Regulation des Zwischenhirns (Diencephalon):* Zum Abschluss (auf einen Gesamtverlauf über meist mehrere Sitzungen bezogen) der Regulation des Zwischenhirns (Diencephalon) gleichen Sie das Großhirn (Cerebrum) mit dem Hirnstamm (Truncus cerebri) aus.

Vorgehensweise

Legen Sie eine Hand in den Nacken wie unter Kapitel 5.2.1 beschrieben. Legen Sie die andere Hand so an den Schädel an, dass Sie einen guten Kontakt zum Großhirn (Cerebrum) herstellen können (**Abbildung 61**).

Orientieren Sie sich hierfür an den im Folgenden beschriebenen Hinweisen zur Kontaktaufnahme mit den verschiedenen Arealen des Großhirns (Cerebrum). Da es nicht möglich sein wird, das gesamte Großhirn (Cerebrum) mit nur einer Hand vollkommen abzudecken, sollten Sie aus ggf. vorangegangenen Erfahrungen eine Stelle gefunden haben, von der aus Sie einen guten Zugang zu einem möglichst umfangreichen und zusammenhängenden Großhirn (Cerebrum) fühlen können. Nun nehmen Sie die neuronale Aktivität über die elektromagnetische Wechselwirkung wahr. Die Autor*innen verlassen sich dabei nicht nur auf ihre Handflächen, da diese durch die Unterschiedlichkeit der in ihnen liegenden Strukturen auch eine unterschiedliche haptische Wahrnehmung liefern werden. Sie empfehlen daher die Konzentration auf einen größeren Bereich, von den Handflächen ausgehend bis mindestens über die Unterarme. Nun kann der eigene Körper so positioniert werden, dass die Spannungen (Feldfrequenzen und Ladungen) der jeweiligen Areale harmonisch in den Händen wirken; dies ist mit der Geste eines Abwiegens von Gewichten zu vergleichen. Der eigene Körper und vor allem der eigene Kopf sollten den Spannungsausgleich, welcher nun stattfinden kann, nicht stören.

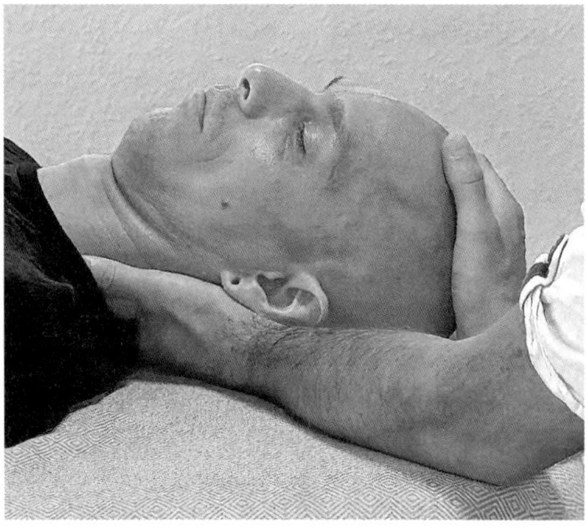

Abbildung 61: Ausgleich Hirnstamm (Truncus cerebri) und Großhirn (Cerebrum). Eine Hand liegt auf dem Schädeldach eine Hand im Nacken einer Person auf dem Behandlungstisch.

Nehmen Sie sich selbst so weit zurück, wie es Ihnen möglich ist. Nicht Sie als behandelnde Person sorgen für den Spannungsausgleich. Diese Regulation folgt den Gesetzen der Elektromechanik. Hier werden freie Ionen von einem Ionenüberschuss zu einem Ionenunterschuss fließen. Dabei gilt es lediglich, selbst als elektrischer Leiter zu fungieren, der den elektromagnetischen Stoffwechsel bereits durch die vorangegangenen Techniken ermöglicht hat. Durch das Aufweichen der Strukturen kann ein erhöhtes Ladungspotenzial eines Gehirnareals nach außen abfließen. Nun wird unser Körper als Leitung verwendet. Halten Sie die Füße hierbei gut auf dem Boden. So kann Elektronegativität geerdet werden. Dies funktioniert nur, wenn Sie keine Gummisohlen an den Schuhen haben. Auch ohne Erdung kann unser Körper eine Ableitung für den oder die Klient*in darstellen, jedoch nicht so gut. Hier wird unser eigener Spannungszustand relevant. Es ist auch möglich, einen temporären Ionenüberschuss von den Händen und Unterarmen mit einer kurzen und plötzlich stoppenden Bewegung wegzuschleudern (vgl. Kapitel 1.4.4). Am einfachsten ist es jedoch, für Erdung zu sorgen. Beachten

Sie hierzu auch die Hinweise zur Erdung und zum Umgang mit Ionenüberschuss aus Kapitel 1.4.4.

Beenden Sie die Regulation des Zwischenhirns (Diencephalon) mit einer Wahrnehmung des gesamten Raums, in dem der Mensch vor Ihnen liegt. Harmonisieren Sie das Gefühl im gesamten Raum, bis Ihre Wahrnehmung ein Gleichgewicht zwischen liegender Person und Umgebung einnimmt. Dies gewährleistet einen sanfteren Übergang für die Klient*innen, wenn Sie von dieser Position aus aus dem Kontakt gehen. Hier gilt besonders: Kündigen Sie das Aus-dem-Kontakt-Gehen an, um Irritationen in der Wahrnehmung der liegenden Person zu verhindern.

Eventuell sind Selbstregulationserscheinungen zu beobachten. Bei der Selbstregulation laufen an sich leicht nachvollziehbare körperliche Prozesse ab. Die Gesamterscheinung ist jedoch sehr unterschiedlich und scheint sich in vielen Fällen der Nachvollziehbarkeit zu entziehen. Dies basiert lediglich auf der Tatsache, dass aus der Vielzahl der kleinen, einzelnen und für sich stehend kaum sichtbaren Effekte sich lösender Körperreaktionen eine Gesamtdynamik akkumuliert. Das Resultat, welches als sekundäre kognitive Diskrepanz beschrieben werden könnte, führt dazu, dass die Erscheinungen von dem oder der Erlebenden selbst nicht nachvollzogen werden könnten. Eine dazu passende Aussage eines Klienten oder einer Klientin könnte sein: „Ich weiß nicht, weshalb ich das jetzt mache." Was er oder sie wiederum damit meint, ist austauschbar; es könnte ein Strecken des rechten Beines sein oder das Schütteln des linken Armes. Die Ausdrucksformen scheinen hier eben kaum begrenzt, da die Zusammensetzung der Spannung eben der Komplexität des Körpers, und damit dessen Erfahrungen und Einflussgrößen der Vergangenheit, unterliegt.

Wir erklären Klient*innen, was aus unserer Sicht gerade in seinem oder ihrem Körper passiert. Viele können dies so noch besser zulassen und den Prozess in Zukunft selbstwirksam mitgestalten. Selbstregulation, die durch die Cranio-Sacrale Körperarbeit vom Körper gelernt oder auch vorher schon integriert war, kann auch ohne den Cranio-Kontext praktiziert werden. Wir wollen und können an dieser Stelle nicht weiter darauf eingehen und verweisen auf Möglichkeiten, die in diesem Buch lediglich beispielhaft zu sehen sind: Yoga oder Sport. Auch hier wird die Erfahrung von freiwerdender Energie vielerorts von Praktizierenden beschrieben.

Faktor Zeit

Die Selbstregulation braucht Zeit. Zeit, die häufig im osteopathisch bedingten Rahmen einer Anwendung nicht gegeben ist. Gemeint ist hier z. B. eine Cranio-Sacrale Anwendung in einem 20-Minuten-Takt, wie sie teilweise angeboten wird (Kassenleistung). Diese ist weder falsch noch nicht hilfreich. Sie ist lediglich zu unterscheiden von einer Anwendung, die von den Rahmenbedingungen her mehr Zeit für selbstregulatorische Prozesse während und nach einer jeden Technik einräumen kann.

Zum Abschluss an die Selbstregulation kann eine Verbindung von mehreren nun besser vernetzten und jetzt, aus mechanischer Sicht, besser miteinander verbundenen Bereichen des Nervensystems mit der Gesamtbewegung des Cranio-Sacralen Systems (CSS) synchronisiert werden.

Die äußere Erscheinung, wenn dies erfolgreich passiert ist, ist ein veränderter Gesamteindruck des Menschen, der vor einem liegt. Alle technisch an der Liquorbewegung beteiligten Knochen, die bereits zuvor die Bewegungen zeigten, sind nun minimal oder auch stärker verändert; Frequenz, Amplitude und Rhythmus ebenfalls. Die Gesamtwirkung des Menschen ist dann deutlich entspannter. Je nach beteiligten Arealen sind der Muskeltonus und die Atmung verändert, meist ruhiger (je nach Regulationsrichtung auch aktiver).

5.3 Arbeit mit dem Großhirn (Cerebrum)

Es folgt eine Folge von ausgleichenden Techniken am Großhirn (Cerebrum), die wie ein Protokoll gelesen werden können und eine in sich stimmige und sinnvolle Struktur bieten. Diese Darstellung dient in erster Linie der Lesbarkeit und Lernbarkeit der Arbeit mit dem Großhirn (Cerebrum). In der Realität eines Praxisalltags wird es kaum möglich oder sinnvoll sein, die gesamte Folge in einem Termin durchzuarbeiten. Es war jedoch nicht unser Anliegen, eine Reihe von etwa einstündigen Protokollen aufzuführen, da diese Darstellung ein Theoretisieren begünstigen würde, dem wir uns verweigern. Wir müssen unserer Ansicht nach auf die individuellen Reaktionen der liegenden Person soweit flexibel reagieren, dass eine Vorhersage oder eine festgelegte Abfolge im engen Sinne falsch wäre. Erarbeiten Sie sich die im Folgenden beschriebenen Techniken und Schritte also in einer auf die Interaktion mit der liegenden Person abgestimmten Vorgehensweise. Sie können durchaus einzelne Schritte in Sitzungen einbauen, die ansonsten weitestgehend anderen Schwerpunkten gewidmet sind, etwa der Arbeit am Rumpf.

Die Technikfolge ist in einer Art idealisiertem Verlauf methodisch und didaktisch stringent gedacht. Im Einzelfall wird der Bedarf einen oder eine erfahrene*n Behandler*in (auch wenn dies noch nicht auf die Arbeit mit dem Cerebrum zutrifft) dabei lenken, eine sinnvolle Reihenfolge und ein sinnvolles Maß zu finden, um die hier beschriebenen Schritte und Techniken in die eigene Arbeit zu integrieren.

Für Übungssitzungen im Kontext von Ausbildungen und Fortbildungen empfehlen wir, die Arbeit am Kopf im Allgemeinen und speziell am Gehirn auf 20 bis 30 Minuten zu begrenzen. Diese Zeitspanne entspricht auch der Konzentrations- und Belastungsfähigkeit der meisten Ausführenden.

Alle hier beschriebenen Schritte hintereinander auszuführen, würde nach unserer Schätzung je nach Reaktion der liegenden Person, und das lässt sich ebenfalls nicht theoretisieren, mindestens zwei Stunden dauern. Dann hätte allerdings so gut wie kein Bedarf vorgelegen; die einzelnen Schritte könnten dann mehr oder weniger einfach ‚durchgegriffen' werden, wie wir es als Übungsdurchlauf bei Protokollen in den Ausbildungen empfehlen. Wenn wir bei der Anwendung des Protokolls auf Regulationsbedarf treffen, sind zwei bis drei der folgenden Schritte das Maximale, was wir in unsere Sitzungen einfließen lassen. Anders gesagt: Das folgende Material, wenn es an einer einzigen Person sinnvoll angewendet wird, liefert Material für einen ca. ein- bis zweijährigen Behandlungsprozess bei einem etwa vier- bis sechswöchigen Rhythmus.

Bei einer so oder ähnlich gearteten Vorgehensweise ist meist gewährleistet, dass nicht nur die behandelte Person selbst, sondern ebenso, falls notwendig, das interagierende Umfeld der Person Zeit für Anpassung und Integration der Veränderungen hat.

5.3.1 Vorbereitende Techniken für die Arbeit am Großhirn (Cerebrum)

Sorgen Sie in jedem Fall dafür, dass der Schädel (Cranium) im Bereich des Großhirns (Cerebrum) im Sinne der strukturell-funktionalen Cranio-Sacralen Körperarbeit gut vorbereitet wurde. Dies erreichen Sie durch eine ausreichende Versorgung des Schädels (Cranium) mit den Möglichkeiten aus den Kapiteln 2.5 bis 2.9. Wenn die knöchernen Strukturen mobilisiert sind, sorgen Sie für eine zum jetzigen Zeitpunkt ideale Vorbereitung der Hirnhäute (Meningen). Dies kann vom Kreuzbein (Os sacrum) aus durch das Ziehen am Duralschlauch eingeleitet werden, wie in Kapitel 2.3.2 beschrieben. Es sollten darüber hinaus sämtliche am Schädel ausführbaren Techniken mitgedacht werden. Evaluieren Sie hierzu den Schädel, wie in Kapitel 2.1 beschrieben, und bilden Sie sich ein Urteil, ob die Liquorfluktuation in einer Dimension eingeschränkt erscheint. Fördern Sie dann zunächst die Liquorfluktuation in dieser Dimension mittels Ihnen zur Verfügung stehenden Techniken. Wenn Sie die grundlegende Funktion der Cranio-Sacralen Mechanik auf diese Weise so weit wie eben möglich optimiert haben, können Sie mit einer Technik, die wir *Liquorpumpe* nennen, die Stoffwechseleigenschaften des Liquors verstärken (vergleichen Sie hierzu Kapitel 1.1).

5.3.2 Liquorpumpe

Für die Liquorpumpe halten Sie den Schädel auf eine für sich und den liegenden Menschen angenehme Weise. Eine umfangreiche Kontaktfläche ist von Vorteil. Verstärken Sie die Exspirationsphase des Liquors aus dem Schädel, indem Sie mit einer inneren Vehemenz (es bleiben 5–20 g Behandlungsdruck) den gesamten Schädel ausquetschen. Die Autoren verwenden hierfür bewusst das Wort ausquetschen, was in Anlehnung an die innere Vehemenz ein unnachgiebiges Weiterführen beschreiben soll, bis der letzte Tropfen Liquor aus dem Schädel gedrückt ist. Dies ist selbstverständlich nur ein Bild der behandelnden Person. Wir möchten jedoch dazu einladen, dieses auszuprobieren, denn wir Menschen neigen hier zu einer zu vorsichtigen und rücksichtsvollen inneren Haltung, die nicht auf die Erfahrung dieser Vehemenz zurückgreifen kann, wenn sie noch nicht als positiv erlebt wurde. Wie immer gilt: Bleiben Sie mit Ihrem oder Ihrer Klient*in im Austausch und fragen Sie nach, wie die Technik empfunden wird. Aus statistischer Sicht kann prognostiziert werden, dass Sie erstaunt sein werden, wie viel Vehemenz und Nachdruck hier von vielen als „total entspannend" empfunden wird. (Ausnahmen bestätigen die Regel – bleiben Sie also achtsam.)

Wenn die so verlängerte und verstärkte Exspirationsphase endgültig als nicht weiterzuführen erscheint, ändern Sie die Richtung. Unterstützen Sie nun die Inspirationsphase auf ähnliche, nur umgekehrte Weise. Ein vehementes Zulassen von einströmendem Liquor ist weniger einfach umzusetzen; Sie können sich jedoch an der Zeit der verstärkten Exspiration orientieren. Sie werden dann eine Inspiration über ihre erste unverstärkte Amplitude hinausbegleiten können. Dies kann an verschiedenen Stellen geschehen. Nutzen Sie die Erfahrungen aus Kapitel 2. Die Autor*innen unterstützen die Inspirationsphase am liebsten an den Scheitelbeinen (Os parietale), indem zum Beispiel die Pfeilnaht (Sutura sagittalis) mit den Fingern bei ihrer Weitung unterstützt wird oder der Lateralshift der Scheitelbeine (Os parietale) mit den Handballen. Ein Heben der Stirn wie in Kapitel 2.5 ist hierbei genauso möglich und sinnvoll wie eine Unterstützung am Keilbein (Os sphenoidale) als Dekompression, wie in Kapitel 2.7 beschrieben.

Führen Sie die Pumpbewegung so lange und so intensiv aus, bis Sie das Gefühl haben, die Schädelkapsel kann als Ganzes einen verbesserten Flüssigkeitsaustausch in den Liquorräumen aufrechterhalten, wenn Sie die Unterstützung einstellen. Das Großhirn (Cerebrum) wird jetzt besser mit Nährstoffen versorgt und auch der Abtransport von Stoffen ist verbessert. Ein erstes Lösen von Ionenüberschüssen kann so bereits über den Liquor passieren. Wir brauchen uns um diesen Prozess nicht weiter zu kümmern; er läuft von allein. Elektronegative Ladung an der Großhirnoberfläche wird durch die verstärkte Flüssigkeitsbewegung verteilt.

Berücksichtigen Sie bei der Anwendung der Liquorpumpe auch die Informationen aus Kapitel 4.7 über das Glymphatische System. Durch den verbesserten Flüssigkeitsaustausch werden sowohl die Gefäße als auch die Zellen, hier speziell die Glia- und Ependymzellen, angeregt ihre Funktion zu optimieren. Die Folge ist ein verstärkter Abtransport von Abfallstoffen (Stoffwechselprodukten und Giften).

5.3.3 Hirnhemisphären

Kontaktaufnahme
Zu Beginn können beide Hände jeweils seitlich am Kopf, ähnlich dem Schädelhaltegriff IV, einen Kontakt zu beiden Hirnhemisphären herstellen. Liem (2018) schlägt hier die Schädeldachhaltung nach Sutherland vor, die sehr ähnlich ist und demnach kein Widerspruch. Finden Sie eine Position, die vor allem frei von eigenen Spannungen in den Händen ist, anstelle einer ‚richtigen' oder besonders guten Position nachzueifern. Wenn Sie sich die Größe der Hirnhemisphären vergegenwärtigen, werden Sie bemerken, dass die Handhaltung nicht in dem Sinne präzise sein kann (**Abbildung 62**).

Vorgehensweise
Zunächst soll hier die Vorgehensweise nach Liem (2018) vorgestellt werden:

- „Der Therapeut [sic] palpiert die Mobilität der Hirnschädelknochen gegenüber der Großhirnhemisphäre.
- Passive Testung der Großhirnhemisphären: Wahrnehmung von Form, Symmetrie, Frequenz, Kraft und Leichtigkeit der Bewegung, Amplitude, Endgefühl, natürlichem Disengagement, natürlicher Nähe/Reaktion, Zugspannungen, aberranten Bewegungen, Dichte, Volumen usw.
- Der Therapeut [sic] lässt eine Resonanz zu den entwicklungsdynamischen Kraftvektoren entstehen, z. B. indem er eine sanfte Kompression an der Schädelbasis (und auch am Schädeldach) [...] ausübt.
- Innerhalb des Kompressionsfeldes werden die Inspirations- und Exspirationsphasen wahrgenommen
- PBT (Point of balanced tension) und DBT (Dynamic Balanced Tension nach James Jealous)
- Es etabliert sich ein Fulkrum zwischen Mesoektoderm und Großhirnhemisphären [...]."

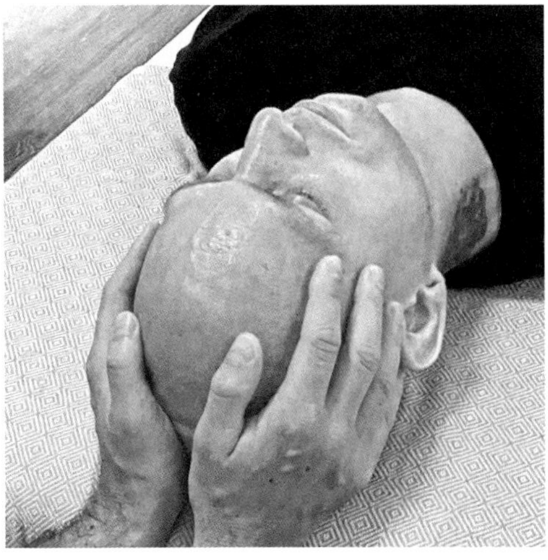

Abbildung 62: Cerebrum. Ausgleich der Hemisphären. Zwei Hände halten einen Schädel von cranial, die Finger liegen locker an den Schläfen.

Nach Etablierung des Fulkrums tritt möglicherweise ein Disengagement innerhalb der Großhirnhemisphären und zwischen ihnen und den umgebenden Strukturen auf. „Der Therapeut [sic] unterstützt diesen Prozess, indem er ihn in einem sanften Kompressionsfeld zur Entfaltung kommen lässt [...]:

- Zunächst erfolgt zumeist die Wahrnehmung einer nach superior und anterior gerichteten exzentrischen Kraft ausgehend vom Kopf und Großhirn
- Ein Fluid Drive kann bei Bedarf vom schräg gegenüberliegenden Bereich der dysfunktionalen Struktur ausgeübt werden. [...]
- Am Ende der Behandlung können, wenn nötig, auch der Hirnschädel und die reziproke Spannungsmembran ins Gleichgewicht gebracht werden.
- Jeder der Hirnlappen kann auch einzeln oder in Beziehung zu anderen Geweben getestet und behandelt werden. [...]" (Liem, 2018, S. 556)

Für uns stehen bei der Arbeit mit dem Cerebrum der Ver- und Ausgleich zwischen der rechten und der linken Hemisphäre im Vordergrund. Die in der Vorgehensweise von Liem beschriebenen Punkte sollten größtenteils durch eine Cranio-Sacrale Vorbereitung bereits hergestellt sein, wie zu Beginn dieses Kapitels beschrieben.

Vergleichen Sie nun das Gefühl unter Ihren Händen zwischen links und rechts. Nutzen Sie Ihr physiologisches Wissen und die Informationen aus dem Vorgespräch, um einen Eindruck davon zu bekommen, ob bei dem vor Ihnen liegenden Gehirn die linke oder die rechte Hemisphäre aktiver ist. Lassen Sie nun die Gehirnhälften, soweit dies zum jetzigen Zeitpunkt bereits möglich ist, sich selbst ausgleichen. Hierfür steht dem Cerebrum die Brücke ebenso zur Verfügung wie die elektrische Leitfähigkeit, die über das Außen, über Ihre Hände gestärkt, gegeben ist. Die Hände der arbeitenden Person müssen kaum etwas tun. Wir gehen jedoch davon aus, dass der oder die geübte Praktizierende Intentionen wie die Balanced Fluid Tension nach Jealous oder die Balanced Electrodynamic Tension (Liem, 2018) auf eine Art und Weise verinnerlicht haben, das minimale Impulse die Prozesse innerhalb des Gehirns unterstützen. Auch der von Liem vorgeschlagene Fluid Drive (siehe oben) kann in diese Position einfließen.

Der oder die geübte Cranio-Praktizierende ist ohnehin mit dem Flüssigkeitskörper und dem elektromagnetischen Feld der liegenden Person verbunden. Dies ist die Grundlage dafür, dass sich Ausgleichsprozesse schneller und umfangreicher vollziehen, wenn sie von erfahrenen Behandler*innen durchgeführt beziehungsweise begleitet oder initiiert werden. Sie können eventuell wahrnehmen, wie die Ladung der einen Seite abnimmt und sich eine Gleichverteilung einstellt.

Ausgeglichene Gehirnhälften sind, pauschal gesagt, erstrebenswert. Da es sich bei einem gesunden Gehirn nicht um einen statischen Zustand handelt, sondern um eine der jeweiligen Situation und Anforderung an das Gehirn entsprechende Einstellung, gilt es, eine jeweils passende, einseitige Dominanz temporär herstellen zu können. Wir möchten dies hier temporär adaptive Polarisierung nennen.

Was wir mit der grundlegenden Ausgleichstechnik anstreben, ist demnach nicht ein Spannungszustand, den wir als behandelnde Personen für richtig halten, sondern wir stärken die Fähigkeit des Gehirns, die Gehirnhälften zu balancieren. Das bedeutet auch temporär, eine starke Polarisierung der eventuell zu bewältigenden Situation entsprechend schnell aufbauen und nach Beendigung der Situation wieder abbauen zu können beziehungsweise zurückzuverschieben. Gestärkt wird hier besonders die Leit- und Ausgleichsfähigkeit des Balkens. Trainiert wird die Bandbreite von Ladungsverteilungen.

Gut informiert über die unterschiedlichen Funktionen der Hemisphären, kann zusätzlich durch Gesprächsbegleitung evaluiert und gearbeitet werden.

Abschluss

Die Intention eines Point of balanced tension kann aus unserer Sicht auch bei einer weiterhin nicht identischen Polarisierung der Hemisphären gesetzt werden. Die Balance beschreibt dann lediglich das Beenden einer Veränderung und das Einpendeln auf einen stabilen Zustand, der der momentanen Situation entsprechend ist. Falls möglich, führen Sie das gesamte Großhirn (Cerebrum) in einen solchen Point of balanced tension.

5.3.4 Stirnlappen (Lobus frontalis)

Kontaktaufnahme

Eine Hand befindet sich auf der Stirn und die andere Hand entweder an der Kranznaht (Sutura coronalis) auf den Scheitelbeinen (Os parietale) – dies ist eine Handhaltung, die sehr intensiv das Bewusstsein in den Präfrontalen Kortex steuern kann – oder Sie halten den Schädel mit der anderen Hand vom Hinterhauptbein (Os occipitale) aus. Diese Handhaltung ist etwas harmonischer und ermöglicht bereits ein erstes Ausgleichen und Ableiten von den häufig sehr belasteten Verstandesarealen des Stirnlappens (Lobus frontalis) (**Abbildung 63**).

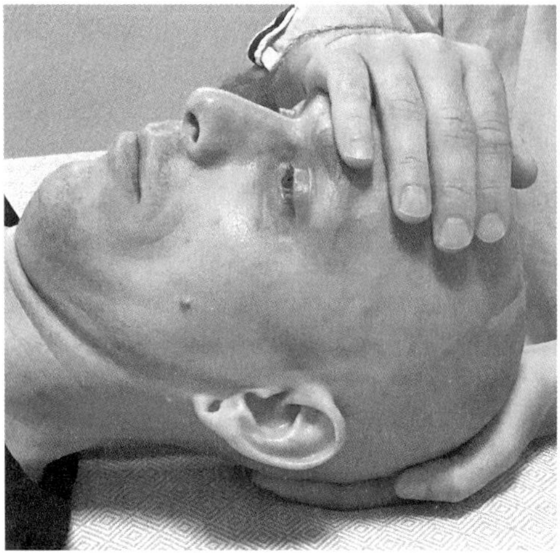

Abbildung 63: Stirnlappen (Lobus frontalis). Mit der Kleinfinger Kante, nahe der Augenbrauen, liegt eine Hand auf der Stirn, die andere hält den Kopf an der Schädelbasis.

Vorgehensweise

Initiieren Sie einen funktionalen Dekompressionsstillpunkt über das Stirnbein (Os frontale). Fördern Sie so die Durchspülung der Liquorräume und den venösen Blutfluss in der Stirnregion. Verbessern Sie indirekt den Stoffwechsel im Bereich des Stirnlappens (Lobus frontalis), indem Sie den über die Arachnoidalzotten (Granulationes arachnoideae) resorbierenden Liquor einige Zeit in diesem druckreduzierten Modus halten. Nach Ulrike und Helmut Kinon (https://www.kinon-cranio.de) können sich die Gliazellen, genauer die Astrozyten, so in diesem Bereich entspannen und aufrichten (siehe auch Kapitel 4.7). Spüren Sie, wie eine Regulation zwischen Stirnlappen (Lobus frontalis) und Hinterhauptlappen (Lobus occipitalis) beginnt. Beginnen Sie die Ausdehnung der Liquorräume vom Stirnlappen (Lobus frontalis) aus, über die Scheitelregion bis hin zum Hinterhauptlappen (Lobus occipitalis). Der Stirnlappen (Lobus frontalis) ist entwicklungsgeschichtlich der jüngste Teil des Gehirns, er ist von den dorsal und caudal liegenden Arealen abhängig. Seine Entspannung gelingt am besten, wenn dessen Integration über die Flüssigkeitskörper hergestellt ist. Fahren Sie so lange mit der Technik fort, bis sich der Stirnlappen (Lobus frontalis) und das übrige Gehirn wie eine Einheit anfühlen.

Es gibt häufig in unserer Gesellschaft das Phänomen, dass das, was wir denken und das, was wir fühlen oder ‚eigentlich' wissen, in scheinbarem Widerspruch zueinander stehen. Umgangssprachlich könnte hier auch der Begriff Kopfmensch aufgeführt werden. Integrieren Sie den ‚Kopf'/verstandesorientierten Stirnlappen (Lobus frontalis) in den gesamten Menschen, indem sie ein harmonisches Bild der ‚Kaulquappe'/dem übrigen Cranio-Sacralen System anstreben. Integrieren Sie die Mobilität des Stirnbeins (Os frontale) in den Cranio-Sacralen Rhythmus. Verfolgen Sie die Entwicklung durch Evaluationen in der Zukunft: Können Sie Verhaltensweisen identifizieren, nach denen sich die Mobilität des Stirnbeins (Os frontale) wieder zurückgesetzt hat? Die Veränderungen der Stirnlappen-Integration können verhaltenstherapeutisch beurteilt werden. Die Integration des Stirnlappens (Lobus frontalis) in das Gesamtgefüge kann wie eine Einheit in der Person erscheinen; frei von einer Diskrepanz zwischen Kopf/Verstand und Gefühl/Bauch. Dies macht eine Entspannung des Stirnlappens (Lobus frontalis) zu einem wirksamen Mittel, um Menschen wieder mit ihrem Bauchgefühl, ihrer Intuition und ihrem aus dem Körper stammenden Selbstvertrauen zu verbinden. Die Informationen aus den tieferen Gehirnarealen gelangen leichter in den Stirnlappen (Lobus frontalis).

Abschluss

Halten Sie den Stirnlappen (Lobus frontalis) bis Sie den Eindruck haben, dass er, so gut wie zum jetzigen Zeitpunkt möglich, sowohl an das übrige Nervensystem angebunden ist als auch an die Gliazellen, die das Hirngewebe an seiner Oberfläche gegen die Hirnhäute und die Blutgefäße abgrenzen (Tallen, 2014). Hierüber können wir als behandelnde Person natürlich nur spekulieren; es gibt jedoch über die elektromagnetische

Wechselwirkung ein Gefühl einer beruhigten Oberfläche des Großhirns (Cerebrum), welches sich mit der Zeit bei der Durchführung der hier beschriebenen Technik einstellt.

5.3.5 Scheitellappen (Lobus parietalis)

Kontaktaufnahme

Der Kontakt zu den Scheitellappen (Lobus parietalis) kann großflächig mit beiden Händen auf der jeweiligen Seite des Kopfes gesucht werden. Zur Orientierung: Der Bereich oberhalb des Ohrkomplexes umfasst die Scheitelbeine, hinter denen die Scheitellappen liegen. Suchen Sie auch hier, wie bei den vorangegangenen Handhaltungen, in erster Linie nach einem für Ihre Hände spannungsfreien Modus. Beide Hände an den Scheitelbeinen (Os parietale) zu haben, kann von cranial am Klienten oder an der Klientin sitzend ungünstig und anstrengend sein; falls dies bequem geht, würden wir das als Idealposition bezeichnen. Seien Sie hier kreativ (Abbildung 62).

Vorgehensweise

Wenn Sie eine gute Handposition gefunden haben, begleiten Sie die Liquorfluktuation nach lateral und halten Sie die Scheitelbeine (Os parietale) in ihrer Inspirationsphase. So initiieren Sie im Idealfall einen Dekompressionsstillpunkt. Halten Sie die Hände ruhig und geben Sie Platz und Raum für den Liquor und für das Disengagement der Scheitellappen (Lobus parietalis).

Wie in Kapitel 5.3.4 beschrieben, können sich die Gliazellen in diesem Bereich so entspannen und aufrichten. Dadurch wird die Möglichkeit eines verbesserten Stoffwechsels geschaffen (vergleichen Sie auch Kapitel 4.7 zum Glymphatischen System). Halten Sie diese Phase nach eigenem Empfinden mehrere Minuten und beobachten Sie den gesamten Körper des vor Ihnen liegenden Menschen. Nehmen Sie wahr, ob sich ein Unterschied zwischen linker und rechter Hemisphäre wahrnehmen lässt. Ordnen Sie Ihre Empfindung in Ihr Gesamtbild des oder der Klient*in ein. Vergegenwärtigen Sie sich die Funktion der Scheitellappen (Lobus parietalis) und gleichen Sie die Thematik, die Ihnen von Ihrem oder Ihrer Klient*in bekannt ist, mit den Funktionen ab (vergleichen Sie auch Kapitel 4). Der primär für die Verarbeitung von Sinneseindrücken in Bezug auf Geschmack, Druck, Temperatur und Berührung stehende Bereich des Gehirns sollte mit einem empathischen Verständnis der Person, ihrer Geschichte und ihrer aktuellen Lebenssituation wahrgenommen werden. Bei der Vorgehensweise, die hier vorgeschlagen wird, geht es unter anderem darum, bisher gültige Aussagen eines Menschen als wieder veränderbare Tatsachen zu verstehen. Zum Beispiel die Aussage: „Ich mag keine Berührungen." Hierfür sind bestehende Vernetzungen umzubauen.

Sprechen Sie in dieser Position mit Ihrem oder Ihrer Klient*in und nehmen Sie die Reaktionen der Scheitellappen (Lobus parietalis) bei verschiedenen Themen wahr. Lernen Sie so zunächst, wie das Gehirn bisher auf verschiedene Themen reagiert. Wenn verschiedene Zustände des Gehirns über unsere Hände als behandelnde Person ein somit erweitertes Bewusstseinspotenzial bekommen (unsere Wahrnehmung), können verschiedene Zustände leichter oder schneller wiederhergestellt werden. Wir können Veränderungen, die wir wahrnehmen, auch dem liegenden Menschen widerspiegeln. Das ermöglicht es uns, gesprächsbasierte Übungen für das Gehirn individuell zu entwickeln.

Beispiel

„Als Sie gerade von (was auch immer: Ihre Mutter, Ihrer Arbeit, Ihrem Kind, ...) gesprochen haben, habe ich (die behandelnde Person) auf der rechten oder linken Seite oder im gesamten Bereich der Scheitellappen (Lobus parietalis) eine Zunahme/Abnahme der Spannung wahrnehmen können." Ein derartiges Bewusstwerden kann dazu beitragen, dass ein eventuell scheinbar unabänderbarer oder sonst wie gearteter

Sachverhalt, über den gerade von Klient*innenseite berichtet wurde, eine geringere neuronale Aktivierung auslöst. Da die Überaktivierung, auf diese Weise gespiegelt, als schädlich, ungesund oder vermeidenswert wahrgenommen werden kann, wird Veränderung angestrebt. Ohne diese Rückkopplung kann das Gehirn auf die Richtigkeit des Inhalts verweisen (was einem Wiedererleben entspricht), wodurch sich die Belastung des Beschriebenen nicht verändert.

Diese Form der gesprächsbasierten Arbeit an den Scheitellappen (Lobus parietalis) bedarf etwas Übung; trauen Sie sich ruhig, es auszuprobieren, Sie können aus unserer Sicht nichts verlieren. Klären Sie hierfür die Rahmenbedingungen.

Alternativ oder zusätzlich können Sie mechanisch mit den Scheitellappen (Lobus parietalis) arbeiten. Beginnen Sie hierfür mit den Scheitelbeinen (Os parietale) zu wobbeln, sprich: sie in einen Dynamischen Lateralshift zu führen (vergleiche hierzu auch Kapitel 2.9). Wenn die Scheitelbeine (Os parietale) in die Dynamik dieser Technik eingetreten sind, evaluieren Sie zunächst, ob die Scheitellappen (Lobus parietalis) der Bewegung inhärent oder ihr konträr erscheinen. Versuchen Sie durch Projektion des elektromagnetischen Wirkfeldes Ihrer Handflächen auf die Oberfläche der Lappen, diese in die Bewegung zu integrieren. Diese sehr starke mechanische Intervention sollten Sie langsam beginnen und gleichzeitig in verbaler Kommunikation mit der liegenden Person bleiben. Es kann als sehr angenehm empfunden werden und in eine sehr tiefe Entspannung führen. Ist dies zurzeit nicht möglich, wird dies leicht sichtbar, spürbar und meist direkt kommuniziert.

Abschluss
Abschließend evaluieren Sie den Zustand der Scheitellappen (Lobus parietalis), um daraus ein eventuelles weiteres Vorgehen abzuleiten. Beispiele sind: Ausgleich der Scheitellappen (Lobus parietalis) links/rechts, Ausgleich der Scheitellappen (Lobus parietalis) mit dem Mittelhirn (Mesencephalon), Zwischenhirn (Diencephalon) oder Hirnstamm (Truncus cerebri), Ausgleich der Scheitellappen (Lobus parietalis) mit dem Stirnlappen (Lobus frontalis) oder Ausgleich eines Scheitellappens mit dem gleichseitigen oder gegenüberliegenden Schläfenlappen (Lobus temporalis). Leiten Sie den Bedarf entsprechend der beschriebenen Funktionen der Areale ab, indem Sie die Situation der betreffenden Person aus den Gesprächen miteinbeziehen.

5.3.6 Schläfenlappen (Lobus temporalis)

Kontaktaufnahme
Für eine erste Kontaktaufnahme zu den Schläfenlappen (Lobus temporalis) ist der Bereich rund um das Ohr eine gute Evaluations- und Palpationsmöglichkeit.

Finden Sie eine Position, die in erster Linie für Ihre eigenen Hände möglichst spannungsfrei ist. Achten Sie auch auf einen angenehmen Kontakt, zum Beispiel darauf, keinen Kontakt zu den Ohren zu haben, der für viele Menschen ein Stressor sein könnte.

Machen Sie sich bewusst, wie bereits bei allen anderen Kontaktaufnahmen, welche Funktionen aus dem Bereich unter Ihren Händen gesteuert werden. In diesem Fall haben wir mit der Wernicke-Region und dem Broca-Areal wichtige Bereiche für das Sprachverständnis und die Sprachbildung. Beobachten Sie also in diesem Fall besonders die Sprache in der Kommunikation mit dem oder der Klient*in.

Für unsere praktische Arbeit ist es sinnvoll, an dieser Stelle auch Lage und Funktion des Insellappens (Lobus insularis) zu erwähnen. Denn im Gegensatz zu anatomischen Lehrbüchern können wir in der Praxis den medial zum Schläfenlappen (Lobus temporalis) liegenden Insellappen (Lobus insularis) kaum differenziert wahrnehmen. Dies ist aus unserer Erfahrung jedoch auch nicht nötig, da eine separate Betrachtung der Areale eher einen akademischen Nutzen hat. Bei weiterem Fortschreiten in Erfahrung und Wissen werden Sie selbst immer differenzierter und konkreter mit den verschiedenen Gehirnarealen arbeiten können. Lesen Sie an dieser Stelle die Informationen zur Lage und Funktion des Insellappens (Lobus insularis) aus Kapitel 4.5 und eventuell auch die Zusammenhänge zum Thema Trauma aus Teil 2.

Evaluation
Vergleichen Sie die linke und die rechte Seite. Beurteilen Sie, ob die Schläfenlappen (Lobus temporalis) in der Bewegung des Schläfenbeins (Os temporale) inhärent sind oder etwa konträr dazu stehen. Machen Sie sich bewusst, welche Strukturen sich nach medial, also von Ihrer Hand aus, hinter den Schläfenlappen (Lobus temporalis) befinden, und versuchen Sie eine Verbindung zwischen Ihren beiden Händen herzustellen. Hierbei nehmen Sie bereits Kontakt zu allen medial, also zwischen den Schläfenlappen (Lobus temporalis) befindlichen Strukturen auf. Diese sind die Seitenventrikel (erster und zweiter Ventrikel), Teile des limbischen Systems, der Insellappen (Lobus insularis), die Amygdala, der Thalamus und der dritte Ventrikel. Machen Sie sich ein Bild davon, ob die beiden Schläfenlappen (Lobus temporalis) einheitlich und über die Mitte des Gehirns miteinander verbunden sind. Die Qualität dieser verbundenen Seiten kann etwa mit einem Liquor Flow von der einen Seite zur anderen verdeutlicht und getestet werden. Nehmen Sie die Qualität der Verbundenheit hier lediglich wahr; werten Sie nicht eine geringe Verbundenheit als negativ. Aus unserer Erfahrung können zwei gut voneinander getrennte laterale Lappen, wie die Schläfenlappen (Lobus temporalis), eine sehr gesunde und funktionale Entsprechung sein.

Vorgehensweise
Folgen Sie zunächst den Eigenbewegungen der Schläfenlappen (Lobus temporalis). Führen Sie sie in einen funktionalen Dekompressionsstillpunkt. Beachten Sie hierbei die individuellen Empfindungen, besonders von Hochsensiblen oder anderen neurodivergenten Menschen. Bieten Sie alternativ einen Stillpunkt über Kompression an. Dieser kann, wie bereits weiter oben beschrieben, mit einer empfundenen Vehemenz des Ausquetschens der Schädelkapsel ausgeführt werden. Bleiben Sie für diese Entscheidungen mit Ihrem oder Ihrer Klient*in in verbalem Austausch. Während des Stillpunktes geben Sie dem Schläfenlappen (Lobus temporalis) die Möglichkeit, in der Ruhe zu entspannen, die Sie durch eine ggf. die Ohren abdeckende Handhaltung anbieten. Mit Ruhe ist hier jedoch nicht die dadurch entstehende Stille gemeint, sondern der empfundene Schutz und Halt, den die Schläfenlappen (Lobus temporalis) in fast allen Fällen dankbar annehmen. (Während ein Kontakt an der Stirn oder an anderen Stellen des Kopfes in vielen Fällen zunächst Stress auslöst, ist das seitliche Halten des Gehirns fast immer sehr schnell eine dankbar angenommene Entspannung.)

Lassen Sie die Schläfenlappen (Lobus temporalis) mit den medialen Strukturen austauschen, bis hinein in den dritten Ventrikel. Beobachten Sie, ob die Amygdala als Spannungsquelle hervorsticht; falls dies der Fall ist, gehen Sie nun zu Techniken mit der Amygdala aus Teil 2 über. Beobachten Sie, ob die medial des Schläfenlappens (Lobus temporalis) liegende Insula (Lobus insularis) als Einheit zum Schläfenlappen (Lobus temporalis) erscheint, also haptisch unsichtbar oder mit einer eigenen Festigkeit sekundär palpierbar erscheint. Nehmen Sie diese Eindrücke für Ihr weiteres Vorgehen in eventuellen weiteren Terminen mit in Ihr Protokoll auf.

Sorgen Sie mit Techniken des strukturell-funktionalen Ansatzes für ausreichend Raum um die Schläfenlappen (Lobus temporalis). Sowohl das Kleinhirnzelt (Tentorium cerebelli) als auch die Schläfenbeine (Os temporale) sollten den Bereich nicht einengen. In diesem Bereich ist die Druckregulation in vielen Fällen nachhaltig gestört (Stresssymptome wie Tinnitus, Mittelohrentzündungen in der Vergangenheit u.v.m. können Ursachen sein).

Hinweis

Die Neuroplastizität des Gehirns ermöglicht Vernetzungen auch im Erwachsenenalter, die in diesem Bereich ein Ausmaß annehmen können, dass wir hier durchaus von einem Potenzial zur Persönlichkeitsentwicklung durch die Arbeit am Großhirn (Cerebrum) im Allgemeinen oder wie hier über die Schläfenlappen (Lobus temporalis) und den Insellappen (Lobus insularis) im Speziellen sprechen können. Wir beobachten bei Klient*innen, die über Jahre zu uns kommen, eine, falls nötig und sinnvoll, teilweise völlig veränderte Lebensführung und Verhaltensweise. Natürlich können wir bei solch komplexen Betrachtungsgrößen wie Lebensführung und Verhalten keine Kausalitäten zu den von uns angebotenen Techniken belegen. Die Beobachtungen erscheinen lediglich als passend und werden von Äußerungen gestützt, die darauf hinweisen, dass ein gewisses Verhalten oder eine Lebensweise schon länger angestrebt war, es an der Umsetzung jedoch scheiterte. Als These können wir festhalten: Besonders im Bereich der Schläfenlappen (Lobus temporalis) und der Insellappen (Lobus insularis) können Stressoren vorliegen, die uns davon abhalten, ein zufriedenes und entspanntes Leben zu führen. Diese Potenziale scheinen leichter erschließbar zu sein, wenn die lateralen Lobi des Cerebrums gut mit den hier beschriebenen Techniken entspannt und in ihrer Vernetzung balanciert wurden.

Abschluss

Stellen Sie über den Druck und das Gefühl von Halt versus Weite (siehe hierzu auch Übungen für Nähe und Distanz) eine für den liegenden Menschen angenehme Situation her. Machen Sie eventuell leichte Stimm- und Sprechübungen mit Ihren Klient*innen, falls diese der Symptomatik und dem Anliegen entsprechen sollten. Lenken Sie die Wahrnehmung mit den Klient*innen zusammen auf das Körperinnere, wenn Sie den Eindruck hatten, dass Ihr oder Ihre Klient*in meistens mit der Wahrnehmung im Außen verweilt. Verfahren Sie gegenteilig, wenn Umgekehrtes der Fall sein sollte. Arbeiten Sie bewusst mit den Möglichkeiten der abgedeckten oder nicht abgedeckten Ohren.

Die Arbeit mit den Schläfenlappen (Lobus temporalis) ist eine gute Möglichkeit eine Sitzung auszuleiten. Halten Sie ggf. zum Abschluss einfach für einige Momente die Schläfenlappen (Lobus temporalis). Öffnen Sie zum Abschluss deutlich – eventuell verbal untermauert – die Handhaltung, damit ein klares Ende fühlbar ist.

Bemerkung: Aus unserer Erfahrung ist der Eindruck entstanden, als hätten wir in vielen Fällen über die Arbeit an den Schläfenlappen (Lobus temporalis) das Tor zwischen Innenwelt und Außenwelt der liegenden Person gefunden. Nutzen Sie diese Erkenntnisse und probieren Sie aus, welchen Eindruck Sie hier gewinnen und welche Möglichkeiten sich ggf. in der Gesprächsführung von hier aus eröffnen lassen.

5.3.7 Hinterhauptlappen (Lobus occipitalis)

Kontaktaufnahme

Der Hinterhauptlappen (Lobus occipitalis) wird über einen einfachen Becker Hold (**Abbildung 12**) oder durch einen Kontakt, einerseits am Nacken, andererseits am Hinterkopf, gegriffen.

Der Hinterhauptlappen (Lobus occipitalis) liegt, wie sein Name irreführenderweise nicht ganz treffend beschreibt, größtenteils cranial des Hinterhauptbeins (Os occipitale), auf dessen Höhe sich das Kleinhirn (Cerebellum) befindet. Sein caudalster Teil reicht soeben bis hinter das Hinterhauptbein (Os occipitale), der größte Teil befindet sich von unseren Händen aus gesehen hinter dem Scheitelbein (Os parietale). Es ist also theoretisch besser, die Hand anstelle des Nackens auf die Scheitelbeine (Os parietale) zu legen (Abbildung 59). Hier zeigt sich jedoch aus unserer Sicht wieder einmal die Differenzierung zwischen Theorie und Praxis, die es laut Albert Einstein in der Theorie zwar nicht gibt, in der Praxis jedoch sehr wohl. Wir bekommen über den Stütze und Halt gebenden Einfluss der Hand im Nacken eine wesentlich bessere Verbindung zum Hinterhauptlappen (Lobus occipitalis) als ohne diese Hand dort. Auch hier gilt: Probieren Sie selbst, sammeln Sie Erfahrungen. Wichtig ist, nicht aus den Augen zu verlieren, was Sie anstreben, und das ist aus unserer Sicht ein guter Kontakt zu dem Bereich des Gehirns, in dem die Informationen aus dem Sehnerv (Nervus opticus [II]) eintreffen und der damit einen immensen Beitrag zu unserer Realitätsbildung liefert. (Wir gehen davon aus, dass in diesem Jahrhundert lebende Menschen der modernen westlichen Gesellschaft nicht nur als Kopf-, sondern auch als Sehmenschen bezeichnet werden können. Gemeint ist damit, dass wir in einem sehr hohen Maße die Ich-Identifikation mit dem Gesehenen verbinden. Das war sicherlich nicht immer so stark ausgeprägt.) Vergegenwärtigen Sie sich also, dass Sie die Brodmann-Areale 17–19 halten möchten. Falls nötig, verschaffen Sie sich einen Überblick über die grundlegenden Funktionen der verschiedenen Gehirnareale.

Um der starken Einwirkung des Sehnervs (Nervus opticus [II]) auf den Hinterhauptlappen (Lobus occipitalis) gerecht zu werden, legen die Autoren die freie Hand auf die geschlossenen Augen. Stellen Sie sich eine direkte Verbindung über die Augäpfel zum Sehnerv (Nervus opticus [II]) vor, der eine Ausstülpung des Thalamus ist. Über dessen Filterfunktion gelangen die Informationen von der Netzhaut (Retina) in die Brodmann-Areale 17–19, über eine Rückkopplung werden diese zu Bildern und räumlicher Wahrnehmung weiterverarbeiteten Informationen über den Thalamus teilweise ins Bewusstsein gelassen.

Wie mächtig diese Filterfunktion ist, lässt sich unter anderem unter Hypnose beobachten. So ist es z. B. möglich, dass Dinge, die von allen Anwesenden gesehen werden können, nicht in das Bewusstsein eines freiwilligen Probanden zurückgegeben werden. Das bedeutet: Was wir sehen, ist nicht allein von unseren Augen abhängig, sondern von den Verschaltungen in unserem Gehirn. Für die Themen Stress, Angst, Traumatisierung, Reizüberflutung, Ablenkung bzw. Konzentration ist dies elementar.

Sie können bei der Kontaktaufnahme mit der freien Hand auch beliebige andere Stellen des Körpers wählen oder, wie eingangs beschrieben, in einer parallelen Haltung, dem Becker Hold ähnlich oder auch dem Schädelhaltegriff VI, auf Ihren Händen ruhen lassen (vgl. Kapitel 3.9).

Evaluation

Beobachten Sie die Reaktionen der Augenrollmuskulatur, ggf. auch unter den geschlossenen Augenlidern. Wenn Sie die Augen, wie oben beschrieben, abgedeckt haben, ist die Beobachtung der Augenrollmuskulatur fast noch einfacher, da sie gut durch die Augenlider spürbar ist. Beobachten Sie die Atmung der liegenden Person. Evaluieren Sie die Bewegung des Hinterhauptbeins (Os occipitale) und der Schläfenbeine (Os temporale) im Cranio-Sacralen Rhythmus. Versuchen Sie, das Kleinhirnzelt (Tentorium cerebelli) zu lokalisieren. Probieren Sie, eine differenzierte Wahrnehmung zwischen Kleinhirn (Cerebellum) und Hinterhauptlappen (Lobus occipitalis) zu erreichen. Vergleichen Sie die unterschiedlichen Qualitäten von Kleinhirn (Cerebellum) oder anderen von Ihnen wahrgenommenen Bereichen mit der Qualität des Hinterhauptlappens (Lobus occipitalis). Können Sie eine Verbindung zu den Augen wahrnehmen, ist der Lappen (Lobus) fest, gestresst oder locker? Schwimmt er im Liquor oder ist er eng am Knochen und Kleinhirnzelt (Tentorium cerebelli) sowie der Großhirnsichel (Falx cerebri)?

Vorgehensweise

Nutzen Sie Ihre grundlegenden Schädeltechniken in den Bereichen Hinterhauptbein (Os occipitale) und Scheitelbein (Os parietale), um ggf. eine erste Verbesserung der Umgebung durch Ihnen bekannte Cranio-Sacrale Techniken zu erreichen. Laden Sie den Hinterhauptlappen (Lobus occipitalis) nun zu einer Entfaltung ein, die sich in einer raumgreifenden Ausdehnung äußern kann. Entfernen Sie hierfür jeglichen Druck oder Zug, den Sie durch Ihre momentane Handhaltung erreichen können. Die Region leidet, pauschal angenommen, in erster Linie an Druck und Enge, die durch eine erhöhte Nackenspannung und einen starken Zug oder Druck über die Dura Mater verursacht oder aufrechterhalten werden. Sie können die Schädelbasis auch mit Faszientechniken lockern und lösen, falls Sie in dem Bereich Qualifikationen besitzen. Halten Sie den Hinterhauptlappen (Lobus occipitalis) einfach in Ihren Händen oder in der einen Hand und sorgen währenddessen für eine Entlastung. Führen Sie dies immer wieder bewusst mechanisch auch über Techniken herbei. Stellen Sie sich als Ziel der Technik vor, wie Sie den Hinterhauptlappen (Lobus occipitalis) in einer Flüssigkeit (dem Liquor) in Ihren Händen frei schwimmen oder treiben lassen. Leiten Sie freiwerdende Spannungen, unter Berücksichtigung der Kapitel 1.4.4 und 1.4.2, aus dem Bereich des Hinterhauptlappens (Lobus occipitalis) ab. Öffnen Sie bei Bedarf den atlantooccipitalen Übergang und sorgen Sie für eine ausreichende Verbindung zum Rumpf, um weitere Entladungs- und Entspannungsprozesse des Hinterhauptlappens (Lobus occipitalis) zu fördern. Hierfür kann es hilfreich sein, Kontakt zu großen Nerven aufzunehmen, die Richtung Rumpf ziehen, oder z. B. direkt am Armnervengeflecht (Plexus brachialis) in Kontakt zu gehen.

Abschluss

Beginnen Sie nun ggf. den Hinterhauptlappen (Lobus occipitalis) mit anderen Arealen auszugleichen. Besonders sinnvoll sind hier der Ausgleich mit dem Stirnlappen (Lobus frontalis), Ausgleich mit dem Hirnstamm (Truncus cerebri), je nach Fähigkeiten und Zeit eventuell auch nur mit dem Zwischenhirn (Diencephalon), welches je nach Definition zum Stammhirn gehört, jedoch nicht zum Hirnstamm. Versuchen Sie abschließend eine Einheit vom verlängerten Rückenmark (Medulla oblongata) bis zur Oberkante des Hinterhauptlappens (Lobus occipitalis) herzustellen. Führen Sie diesen Komplex in eine möglichst symmetrische und harmonische Bewegung im Cranio-Sacralen Rhythmus. Vergrößern Sie die Amplitude dieser Bewegung, bis Sie das Gefühl haben, die Rückseite der ‚Kaulquappe' schwingt in einer riesigen einheitlichen Wellenbewegung. Je nach Zustand und Eindruck, den Sie von Ihrem oder Ihrer Klient*in haben – benötigt diese*r eher Erdung oder Inspiration? – beenden Sie die Technik in einer Inspirationsphase des Schädels, für einen Inspirationseffekt zum Abschluss der Sitzung. Beenden Sie die Technik mit der Exspirationsphase, können Sie einen erdenden und beruhigenden Effekt als Abschluss der hier als Behandlungsprotokoll zusammengefassten Techniken mitgeben.

Hinweis

Für Menschen, die häufig unter Kopfschmerzen leiden, hier ist besonders die Migräne zu nennen, ist es meist für die Symptomatik förderlich, mit der Inspiration und der maximalen mechanischen Weite aus dem Kontakt zu gehen. Hinweis: Wie schnell dann nach einer ersten Verbesserung etwaige Beschwerden zurückkehren, ist meist aus dem individuellen Belastungsmuster abzuleiten, welches Sie sich in den Vor- und Nachgesprächen anhören. Allgemein gilt: Die Kopf- und Gehirntechniken sind eine empfehlenswerte Wahl, um innerhalb von zwei bis maximal fünf Terminen herauszufinden, ob Sie einen Einfluss auf eine chronische Kopfschmerzthematik bekommen können. Da Kopfschmerzen ein sehr komplexes Thema sind, sind Pauschalisierungen in dem Bereich aus unserer Sicht verantwortungslos. Wir machen niemals Versprechungen oder Einschätzungen, ob und, wenn ja, wie schnell wir mit der Methode Einfluss auf Kopfschmerzen haben werden.
Die Erfahrung zeigt jedoch, dass, wenn der ganzheitliche Ansatz nicht vernachlässigt wird (das bedeutet in erster Linie, Menschen auch

darauf hinzuweisen, wenn Verhaltensweisen identifiziert worden sind, die Kontraindikationen für eine nachhaltige Auflösung der Symptome darstellen), eine durchaus realistische Möglichkeit besteht, chronische und immer wiederkehrende Kopfschmerzen nachhaltig zu lindern und auch ganz zu lösen.
Darüber hinaus empfiehlt es sich, mit diesem Protokoll – beziehungsweise einer langwierigen Behandlungsphase auf der Grundlage dieses Protokolls, mit den eventuell notwendigen und sinnvollen Ergänzungen und Erweiterungen – die Reaktion von Schmerzpatient*innen zu testen, bei denen keine physiologischen Ursachen für den Schmerz gefunden wurden. Des Weiteren haben wir gute Ergebnisse mit diesem Ansatz bei den folgenden Themen, immer unter der Voraussetzung, dass die Ganzheitlichkeit nicht gestört wurde: Angststörungen, sexuelle Unausgeglichenheit (Über- oder Unteraktivierung), Überaktivität, Überempfindlichkeiten, Hochsensibilität, Allergien und Stress, Regulation des Nervensystems bei einer Autismus-Spektrum-Störung, Schlafstörungen im Zusammenhang mit Posttraumatischer Belastungsstörung (PTBS) und komplexer Posttraumatischer Belastungsstörung (kPTBS), Dauerspannung im Zusammenhang mit Posttraumatischer Belastungsstörung (PTBS) und komplexer Posttraumatischer Belastungsstörung (kPTBS). Sehen Sie dazu allerdings bitte die Hinweise in Teil 3 zur Arbeit mit traumatisierten Menschen und Neurodivergenz.

Literatur

Liem, T. (2018). *Kraniosakrale Osteopathie. Ein praktisches Lehrbuch* (7. Aufl.). Thieme. https://doi.org/10.1055/b-006-161621

Schweitzer, R. & Koeslin, J. (2014). *Neurologie und Psychiatrie*. Urban und Fischer.

Tallen, G. (2014). *Aufbau und Funktion des Zentralnervensystems (ZNS)*. Kompetenznetz Pädiatrische Onkologie und Hämatologie. https://www.gpoh.de/kinderkrebsinfo/content/e9031/e10566/e28007/e145819/AufbauundFunktiondesZNS-25062015_ger.pdf

Walek, J. (2023). *Hirnnerven. Neuroanatomie*. https://www.kenhub.com/de/library/anatomie/die-hirnnerven

Teil 2:
Traumaarbeit in der Cranio-Sacralen Körperarbeit

Es gibt verschiedene Definitionen von Trauma. Trauma, nach dem altgriechischen Ursprung des Wortes, bedeutet Wunde oder Verletzung. Dabei ist nicht festgelegt, ob es sich um eine physische, geistige, emotionale oder neuronale/reflexive Verletzung handelt. Im ICD-11 (International Classification of Diseases) sind Traumata definiert als Ereignis oder Serie von Ereignissen von außergewöhnlicher Bedrohung oder katastrophenartigem Ausmaß (Maercker, 2019). Auch in der DSM-V (Falkai & Wittchen, 2018), einem anderen Standardwerk der Medizin, geht es bei der Definition von Trauma primär um das Ereignis an sich: „Konfrontation mit tatsächlichem oder drohendem Tod, ernsthafter Verletzung oder sexueller Gewalt“. Fischer und Riedesser (2020, S. 88) definieren in ihrem Lehrbuch der Psychotraumatologie ein Trauma als ein „vitales Diskrepanzerlebnis zwischen bedrohlichen Situationsfaktoren und den individuellen Bewältigungsmöglichkeiten, das mit Gefühlen von Hilflosigkeit und schutzloser Preisgabe einhergeht und so eine dauerhafte Erschütterung von Selbst- und Weltverständnis bewirkt“.

Unsere Definition von Trauma:

Eine mögliche Definition für unsere Arbeit könnte lauten: Ein Trauma ist ein nicht vollendeter Heilungs- oder Verarbeitungsprozess nach einer traumatisierenden – etwa einer als lebensbedrohlich empfundenen – Situation.

Hieraus leitet sich die grundlegende Idee unserer Arbeit ab: die Weiterführung des Heilungs- und Verarbeitungsprozesses, der zu einem bestimmten Zeitpunkt in der Vergangenheit unterbrochen wurde und somit bisher nicht vollendet werden konnte. Wenn wir mit Klient*innen sprechen oder Medienberichten folgen, wird häufig die traumatisierende Situation als Trauma bezeichnet. Für uns ist jedoch wichtig, Trauma und traumatisierende Situation zu unterscheiden.

Für die Arbeit mit der Cranio-Sacralen Methode ist es notwendig, nicht die Verletzung selbst als Trauma zu begreifen. Vielmehr sind für uns die Bedingungen interessant, die zum Zeitpunkt/Zeitabschnitt der traumatisierenden Situation oder des Dramas vorgeherrscht haben. Sie führten zur Unterbrechung des Heilungs- und Verarbeitungsprozesses bzw. zu seiner Nicht-Einleitung und damit zur Traumatisierung oder zum Trauma. In einem erweiterten Verständnis (Nippold, 2016) kann Trauma auch als eine Beendigung der Umsetzung von Lebendigkeit gesehen werden. Diese Definition impliziert schon den nächsten Schritt: nämlich das Wiederherstellen der Lebendigkeit als Beendigung von Traumatisierung.

Literatur

Nippold, S. (2016). *Cranio-Sacrale Körperarbeit (Skript V)*. (Unveröffentlichtes Ausbildungsskript). SKK-Verlag.

Falkai, P. & Wittchen, H.-U. (Hrsg.). (2018). *Diagnostisches und Statistisches Manual Psychischer Störungen DSM-5® (APA)*. Hogrefe.

Fischer, G. & Riedesser, P. (2020). *Lehrbuch der Psychotraumatologie*. Ernst Reinhardt Verlag. https://doi.org/10.36198/9783838587691

Maercker, A. (Hrsg.). (2019). Traumafolgestörungen. In A. Maercker & M. Augsburger (Hrsg.), *Die Posttraumatische Belastungsstörung* (S. 15–45). Springer. https://doi.org/10.1007/978-3-662-58470-5

6 Neurobiologische Grundlagen von Trauma

Im Laufe der letzten Jahre wurde mit Hilfe von bildgebenden Verfahren die Neurobiologie von Trauma erforscht. Besonders Van der Kolk konnte mithilfe dieser Verfahren die Reaktionen von Trauma in einem Gehirn nachvollziehbar und sichtbar machen (Van der Kolk, 2021). Allgemein lässt sich festhalten, dass die Funktionsweisen einzelner Hirnstrukturen durch Traumata gestört oder, besser gesagt, verändert werden. Bevor wir diese veränderten Funktionsweisen im Einzelnen betrachten, wird zuerst ein Lösungsversuch (oder eine Reaktion) des Gehirns im Hinblick auf Traumatisierung betrachtet, und zwar die Dissoziation. Dissoziation kommt aus dem Lateinischen (disassociare) und bedeutet „trennen", „spalten". Wir fächern den Begriff Dissoziation hier zunächst auf, da er oft unterschiedlich gebraucht und manchmal sehr eng oder auch sehr weit gefasst wird. Hier soll er zuerst einmal im nicht-pathologischen und dann im pathologisch-psychologischen Sinne bzw. im klinischen Sinne betrachtet werden.

Eine Dissoziation im nicht-pathologischen Sinne bezeichnet zum Beispiel das Ablaufen automatisierter Verhaltensweisen; ein Beispiel wäre hier das Autofahren, welches durch ein automatisiertes Muster eine geteilte Aufmerksamkeit ermöglicht.

Im klinischen Sinne geht es bei der Dissoziation um eine „teilweise oder vollständige Abspaltung psychischer Funktionen wie Bewusstsein, Gedächtnis und personale Identität, eigener Gefühle und Körperempfindungen, der Wahrnehmung der eigenen Person und/oder der Umgebung" (Dissoziation, 2016)

In der DSM-5 (Falkai & Wittchen, 2018) wird die Dissoziation als eine „Unterbrechung der normalerweise integrativen Funktion des Bewusstseins, des Gedächtnisses, der Identität oder der Wahrnehmung" beschrieben. Die ICD-11 (Bach & Simonsen, 2025) fächert den Begriff Dissoziative Störungen wie folgt auf: „Dissoziative Störungen sind gekennzeichnet durch eine unwillkürliche Unterbrechung oder Diskontinuität der normalen Integration eines oder mehrerer der folgenden Bereiche: Identität, Empfindungen, Wahrnehmungen, Affekte, Gedanken, Erinnerungen, Kontrolle über Körperbewegungen oder Verhalten. Die Unterbrechung oder Diskontinuität kann vollständig sein, ist aber häufiger partiell und kann von Tag zu Tag oder sogar von Stunde zu Stunde variieren." In der ICD-11 werden unter anderem die folgenden dissoziativen Störungen unterschieden: Dissoziative Störungen mit neurologischen Symptomen, Dissoziative Amnesie, Depersonalisations- oder Derealisationsstörung. Gerade durch die Dissoziationsstörungen mit neurologischen Symptomen wie Seh-, Hör-, Sprech-, Gang- und Bewegungsstörungen wird klar, dass der Ursprung der Dissoziation in der Neurobiologie verankert sein muss. Der Thalamus, der wie die Amygdala zum limbischen System gehört (Van der Kolk, 2021, S. 75), hat die Funktion eines Filters. Er kann unsere Wahrnehmung fokussieren sowie unsere Wahrnehmung auf Bereiche ausdehnen. Er stellt ein Tor (Filter) dar, an dem selektiert wird, welche Informationen ins Großhirn gelangen und welche nicht. Gelangt das Selektierte zum Großhirn, wird es bewusst.

Bei Traumatisierung ist der Thalamus in seiner Funktion als Filter gestört. „Im Thalamus kommt es zu einer Einengung des Wahrnehmungsfeldes, die mit einer Fokussierung auf wenige zentrale Aspekte mit besonderer Gefahrenrelevanz einhergeht unter Ausklammerung von peripheren Kontextaspekten.“ (Kapfhammer, 2001, S. 119)

Dadurch kann das Gefühl entstehen, sich wie in einem Tunnel zu befinden, oder aber der oder die Betroffene verliert komplett die Fähigkeit zu filtern. Dann scheint alles auf die traumatisierte Person einzuströmen, es gibt keine Möglichkeit zur Abgrenzung und Priorisierung einzelner Aspekte. Diese Überforderung führt dann oftmals zur Abschaltung der gesamten Wahrnehmung, um das Gefühl des Überflutetseins zu verhindern. Auch dissoziative Symptome wie eine veränderte Wahrnehmung, die dann ggf. zu einem Gefühl des Irrealen oder Nicht-mehr-Mensch-Seins führt – Derealisation und Depersonalisation –, sind demnach auch auf den Thalamus zurückzuführen.

6.1 Überaktivierte Gehirnstrukturen

Die rechtsseitige Amygdala (Mandelkern) in einem traumatisierten Gehirn ist dauerhaft aktiviert. Dies führt zu einer erhöhten Fehleranfälligkeit. Sie bleibt – oder ist schneller – auf einem erhöhten Aktivierungspotenzial. Die Amygdala, hier auffällig die rechtsseitige (Kapfhammer, 2001; Van der Kolk, 2021), spielt eine zentrale Rolle in der emotionalen Traumaerinnerung. Das erhöhte Erregungspotenzial korreliert negativ mit den hippocampalen Funktionen. „Erinnerungen werden lediglich als affektive Zustände vorrangig in somatischen Sensationen und visuellen Bildern encodiert.“ (Kapfhammer, 2001, S. 119)

Durch die gestörte Verbindung zum Hippocampus kann kein Abgleich zu früheren Erfahrungen geschehen. Dies fördert das fragmentierte Erleben, welches auch innerhalb der Dissoziation typisch ist. Ein gutes Bild für dieses fragmentierte Erleben wird bei Fisher (2019) beschrieben: Die Menschen sind hin- und hergerissen zwischen einerseits ihrem traumaassoziierten Erleben der Wirklichkeit und andererseits der aktuellen Einschätzung der Gefahrenlage. Diese beiden Komponenten scheinen nicht zusammenzupassen, stehen für sich nebeneinander und können nicht integrativ verarbeitet werden.

Insgesamt lässt sich festhalten, dass die gesamte rechte Hirnhemisphäre bei Traumatisierung verstärkt aktiviert ist. Van der Kolk (2021) berichtet in seinem Buch „Verkörperter Schrecken“ über die Hirnscans seiner Probanden bei Aktivierung eines *Flashbacks*. Die Aktivität verlagerte sich auf eine Seite des Gehirns, und zwar wurden die Gehirne der Probanden während eines Flashbacks nur rechtsseitig aktiviert.

Eine weitere verstärkt aktivierte Struktur bei Traumatisierung ist der Temporallappen. Dieser wird durch die gestörte Amygdala-Hippocampus-Achse ebenfalls aktiviert. Ein durch Trauma bedingter übererregter Temporallappen kann Zustände von Depersonalisation und Derealisation begünstigen. Eine Abbildung soll die Trennung innerhalb der Gehirnareale verdeutlichen (**Abbildung 64**).

Ein ebenfalls überaktiviertes Areal bei Trauma ist die Inselrinde (Cortex insularis) oder auch Insellappen (Lobus insularis) genannt (vgl. Teil 1, Kapitel 4.5). Er ist allerdings auch aufgrund seiner Lage, medial also von außen betrachtet inferior oder posterior des Schläfenlappens (Lobus temporalis), des Stirnlappens (Lobus frontalis) und des Scheitellappens (Lobus parietalis), noch nicht umfassend erforscht. Van der Kolk stellte „bei fast jeder Brain-Imaging-Studie mit Traumapatienten eine abnorme Aktivierung der Insel fest“ (Van der Kolk, 2021, S. 295). Die Inselrinde „integriert und deutet den Input der inneren Organe ..., die Insel kann Signale an die Amygdala übermitteln, die Kampf- und Fluchtreaktionen auslösen“ (Van der Kolk, 2021, S. 295).

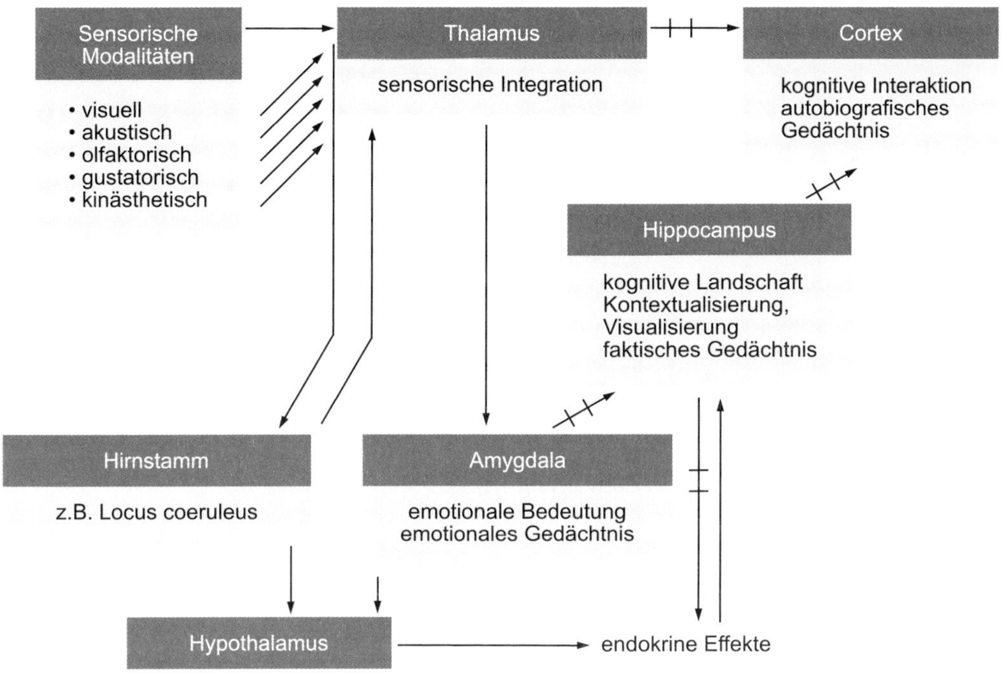

Abbildung 64: Zerebrale Verarbeitung bei Extremstress. Das Schaubild zeigt die Reizweiterleitung zwischen Amygdala, Thalamus, Hippocampus, Hirnstamm und Hypothalamus (nach Kapfhammer, 2001)

Eine Forscher*innengruppe aus dem Max-Planck-Institut um Nadine Gogolla (Forschungsgruppenleiterin am Max-Planck-Institut für Neurobiologie) stellte einen Einfluss der Inselrinde auf das Verhalten fest. So bewirkte die „Aktivierung der Nervenbahn von der Inselrinde zur Amygdala vor allem Verhaltensanpassungen an Angst“. In einem Versuch mit Mäusen zeigte sich, dass die Tiere weniger ängstlich waren, wenn die Aktivität dieser Nervenbahn unterdrückt wurde. (Max-Planck-Gesellschaft, 2019).

Da die Inselrinde (Cortex insularis) als ein verbindendes Element zwischen den Gehirnarealen fungiert, ist sie maßgeblich an einer Überaktivierung einzelner Areale beteiligt. Dies erzeugt eine Ambivalenz: Dissoziierende/traumatisierte Personen sind „ständig vom Ursprung körperlicher Empfindungen bedrängt, aber auf der Ebene des Bewusstseins von ihnen abgeschnitten“ (Max-Planck-Gesellschaft, 2019).

Deaktivierung bzw. Ausfall einzelner Areale

Eine weitere Folge ist, dass unter Extremstress, der bei Traumatisierung typischerweise vorhanden ist, die hippocampalen Funktionen zusammenbrechen (Kapfhammer, 2001). Dies kann zu dissoziativer Amnesie führen, da Erinnerungen nur noch fragmentiert im impliziten Gedächtnis abgespeichert werden können (siehe auch den Abschnitt zum Abspeichern von Erinnerungen in Kapitel 9).

Darüber hinaus kann es auch während eines Flashbacks zu einer Deaktivierung der linken Gehirnhälfte kommen. Van der Kolk (2021) berichtet beispielsweise von einem Areal im linken Frontallappen, welches auf dem Hirnscan während eines Flashbacks eine geringe Aktivität aufzeigte. Diese geringe Aktivität betraf das Broca-Areal, in dem Gedanken und Gefühle in Worte gefasst werden. Dies erklärt, warum bei

Traumata in der Regel Schwierigkeiten mit dem sprachlichen Ausdruck vorliegen.

Zusammenfassend lässt sich festhalten, dass bei Traumatisierung eine Unausgeglichenheit bzw. Unausgewogenheit verschiedener Gehirnstrukturen vorliegt. „Im Falle einer PTBS verändert sich die Balance zwischen Amygdala und medialem präfrontalem Kortex radikal.“ (Van der Kolk, 2021, S. 78) Starke Emotionen wie Wut, Furcht und Angst verstärken die Aktivierung der subkortikalen Hirnfunktionen und verringern die hemmende Wirkung des medialen präfrontalen Kortex. Die Fähigkeit zu reflektieren und zu planen ist eingeschränkt. Der präfrontale Kortex ist durch die starke Aktivierung der subkortikalen Hirnfunktionen (Funktionen inferior der Großhirnrinde, wie z. B. Hirnstamm, Fluchtimpuls) in seiner Leistungsfähigkeit gedrosselt. Van der Kolk (2021) berichtet auch von einer Abschaltung der medialen Präfrontalrinde (Cortex prefrontalis) sowie der dorsolateralen (rückseitig seitlichen) Präfrontalrinde (Cortex prefrontalis), die eine zeitliche Einordnung von Erlebnissen ermöglicht. Ohne diese zeitliche Einordnungsmöglichkeit fühlt sich das traumatische Erleben als nie endend an und es kann keine Unterscheidung zum Hier und Heute stattfinden.

Nicht nur die Balance zwischen den Gehirnstrukturen ändert sich; man kann feststellen, dass ein Austausch bzw. eine Verbindung zwischen diesen Arealen nicht stattfindet. Diese Beobachtung bildet für unsere Arbeit den entscheidenden Ansatz, wie wir in Kapitel 11.5 aufweisen werden. Dort soll es um die Wiederherstellung und Förderung eben dieser Verbindungen gehen. In Teil 1, Kapitel 4.8 haben wir anhand eines Beispiels die Reaktion des Gehirns auf Stress betrachtet. Wir werden im Folgenden ein Beispiel ergänzen, welches das Gehirn in einer potenziell traumatisierenden Situation zeigt.

Beispiel (für eine Situation mit Traumabedingungen):

Ein Haus steht in Flammen. Ein Familienvater weiß nicht, ob er sich allein im Haus befindet. Der Gedanke, dass er nicht weiß, ob sein Sohn ebenfalls noch im Haus ist, verhindert den Impuls seines Stammhirns sofort, das Haus zu verlassen. Die Gefahrenmeldung der Amygdala wird unterdrückt, bis er sich in jedem Zimmer vergewissert hat, dass sein Sohn nicht im Haus ist. Das Feuer hat sich in der Zeit so weit ausgebreitet, dass er das Haus nicht mehr verlassen kann, die Flammen haben ihn umzingelt. Der Impuls des Stammhirns zu handeln – in dem Fall, das Haus zu verlassen – kann nicht ausgeführt werden. Der Mann wird schließlich durch die Einatmung des Rauchs ohnmächtig und wird von der Feuerwehr gerettet, die ein Nachbar gerufen hat. Dieses Beispiel hat das Potenzial, zu einer Traumatisierung zu führen. Die einzelnen Impulse der Gehirnareale konnten nicht ausagiert werden und die Situation endete in einer erlebten Hilflosigkeit.

Um die Auswirkungen einer traumatisierenden Situation auf das Gehirn zu verstehen, soll hier weiter betrachtet werden, wie sich die Traumatisierung manifestieren könnte. Der Mann versucht sein gewohntes Leben wieder aufzunehmen und weiterzumachen, als sei nichts geschehen. Als nun ein Kollege des Mannes sich auf der Arbeit eine Ofenpizza zubereitet und diese im Backofen vergisst, erlebt der Mann Teile der traumatisierenden Situation noch einmal. Der Geruch des Rauchs gelangt über den Thalamus als olfaktorischer Reiz ins Gehirn; dieser Reiz aktiviert die Amygdala, welche diese Information zum Zwecke des Abgleichs mit der früheren traumatisierenden Situation zum Hippocampus schickt. Die damals erfahrene Hilflosigkeit lässt die Amygdala daraufhin so stark reagieren, dass der Weg zum präfrontalen Kortex erschwert wird. Der Körper beginnt Stressreaktionen zu zeigen wie einen beschleunigten Herzschlag, eine beschleunigte Atmung und vermehrtes

Schwitzen. Der präfrontale Kortex schaltet sich ab, ebenso wie das Broca-Areal. Der Mann kann seine Angst nicht in Worte fassen und auch keine zeitliche und räumliche Differenzierung mehr vornehmen. (Eventuell erreicht der Geruch und der damit verbundene Stress nicht einmal seinen Verstand.) Diese Kopplung wird *Trigger* genannt. Der Trigger ist in dem Fall der Geruch nach Rauch, der die Assoziationskette auslöst. Das Ausmaß der Reaktion und der Grad der Bewusstheit, die durch einen Trigger ausgelöst werden können, unterliegen einer großen Varianz.

Es macht einen Unterschied, ob jemand, wie in unserem oben aufgeführten Beispiel, einem einmaligen, beendeten traumatischen Ereignis ausgesetzt war oder ob es sich um traumatische Bedingungen handelte, die jahrelang auf die Person einwirkten. In der DSM-5 wie auch in der ICD-11 wird darauf hingewiesen, dass dissoziative Störungen nach Belastungen oder Traumata auftreten bzw. oft einhergehen mit frühen traumatischen Entwicklungsbedingungen. Ein für unsere Arbeit interessantes Modell ist das Modell der strukturellen Dissoziation nach Van der Hart, Nijenhuis und Steele (2008), da hier der Begriff der Dissoziation mit neurobiologischen Erkenntnissen zusammengebracht wird. Dieser Ansatz wird als die Grundlage der Psychotraumatologie betrachtet und als Ansatz für ein Modell chronischer Traumatisierung.

Grundlage ist hier zunächst die primär strukturelle Dissoziation; das bedeutet, dass aufgrund eines lebensbedrohlichen Ereignisses zwei Zustände existieren. Zum einen die Persönlichkeitsstruktur, die versucht, das lebensbedrohliche Ereignis auszublenden und den Alltag aufrechtzuerhalten, sowie die Persönlichkeitsstruktur, die das emotionale und kognitive Erleben des Traumas gespeichert hat. Die zuerst genannte Persönlichkeitsstruktur wird als ANP (Apparently Normal Personality) bezeichnet. Die Struktur, die das Trauma gespeichert hat, als EP (Emotional Personality). Weiter auffächern lässt sich das Ganze in sekundäre strukturelle Dissoziation und in tertiäre strukturelle Dissoziation. Im Gegensatz zu einer primären strukturellen Dissoziation, bei der sich eine ANP und eine EP bilden, werden bei der sekundären strukturellen Dissoziation bereits mehrere EPs angenommen. Bei der tertiären strukturellen Dissoziation geht man von dem Vorhandensein mehrerer ANPs und EPs aus. Während man bei der Entstehung der primären strukturellen Dissoziation von einem Monotrauma ausgeht, sind es bei der sekundären strukturellen Dissoziation mehrere sich wiederholende lebensbedrohliche Ereignisse (Polytraumata), die das Auftreten mehrerer EPs manifestieren.

Bei der tertiären strukturellen Dissoziation nimmt man an, dass es zu frühen (unter dem sechsten Lebensjahr) und langjährigen Traumatisierungen durch enge Bindungspersonen kam, die dann die Voraussetzungen für das Fragmentieren geschaffen haben. Man hat festgestellt, dass verschiedene dissoziative Zustände in unterschiedlichen neuronalen Netzwerken abgebildet sind. Wichtig hervorzuheben ist, dass diese voneinander getrennten neuronalen Netzwerke eine Lösung waren. So konnte meist etwa die Funktionalität und damit das Überleben gesichert werden.

Wir möchten an dieser Stelle das Beispiel eines Stromkreislaufs hinzuziehen: In einem Stromkreislauf kann es zu Unterbrechungen kommen, wenn die Verbindungen gekappt sind. Dieses Bild ist vergleichbar mit einem dissoziierten Gehirn. Flashbacks, Trigger oder Switches können dann mit dem Bild eines Schalters verstanden werden. Durch einen Auslöser kann ein abgeschalteter Bereich hinzugeschaltet werden. Mit der Cranio-Sacralen Methode kann an der Funktionsweise der Schalter gearbeitet werden; hierdurch kann die Kontrolle über den Zugang zum Traumagedächtnis erlangt werden.

6.2 Auswirkungen von Trauma auf Neurotransmittersysteme

Beispielhaft soll die Auswirkung von Trauma auf Neurotransmittersysteme am noradrenergen und serotonergen System erläutert werden.

Noradrenerge Dysfunktionen
Noradrenalin zählt zu den Katecholaminen, die im Nebennierenmark gebildet werden. Ausgelöst wird ihre Ausschüttung über sympathische Fasern, die zum Nebennierenmark führen. Diese Fasern haben ihren Ursprung im Locus caeruleus (Kerngebiet himmelblau), einem Gebiet im Hirnstamm (Truncus cerebri), in dem noradrenerge Ganglienzellen liegen. Dieses Ursprungsgebiet reagiert sehr anfällig auf Extremstress und führt zu einer überschießenden Ausschüttung von Noradrenalin. Diese überschießenden Antworten „tragen zu den bei PTSD (Posttraumatic Stress Disorder) häufigen Symptomen eines autonomen Hyperarousals bei". (Kapfhammer, 2001, S. 120)

Mit anderen Worten: Diese überschießende Ausschüttung von Noradrenalin führt zu einer Übererregung des Nervensystems und den damit verbundenen Konsequenzen wie zum Beispiel Anspannung, Schmerzzuständen, Nervosität, Ängsten, Überempfindlichkeit etc.

Das Noradrenalin hat außerdem einen Einfluss auf den Corticotropin-Releasing-Faktor, der wiederum das Hypothalamus-Hypophysen-Nebennierenrinden-System (HPA-Achse, vgl. auch Teil 1, Kapitel 3.4) beeinflusst und sich somit zusätzlich ein Einfluss auf den Cortisolspiegel ableiten lässt. „Langanhaltende Überaktivierung der Hypothalamus-Hypophysen-Nebennierenachse führt schließlich zu einem ‚Crash' im Stresssystem mit Unterfunktion dieser Achse und Hypocortisolismus und/oder einer Glukokortikoidresistenz. Weil Cortisol hemmend auf das Immunsystem und die Entzündungsreaktion wirkt, prädisponiert ein tiefer Cortisolspiegel zu entzündlichen und autoimmunen Erkrankungen. Ein Zusammenhang mit frühkindlicher Traumatisierung lässt sich beispielsweise für die koronare Herzkrankheit, Krebs, chronische Lungenerkrankungen, Rheuma, Asthma, Morbus Crohn, Fibromyalgie und Lebererkrankungen nachweisen." (Schubert, 2014; Wilhelm, nach Kaul & Fischer, 2024, S. 212)

Serotonerge Dysfunktionen
Serotonin ist ein Neurotransmitter, der im Peripheren und Zentralen Nervensystem vorkommt. Ca. 90 % des Serotonins befinden sich im Magen-Darm-Trakt (Gastrointestinaltrakt), wo es unter anderem für eine Steigerung der Darmperistaltik zuständig ist, während die anderen 10 % des Serotonins im ZNS, hauptsächlich in den Raphe-Kernen des Hirnstamms (Truncus cerebri), zu finden sind. Die Raphe-Kerne haben maßgeblichen Einfluss auf die Schmerzregulation. Ihre aufsteigenden Nervenfasern (Afferenzen) kommen von dem die Wasserleitung des Mittelhirns (Aquäductus mesencephalus) umgebenden zentralen Höhlengrau (Substantia grisea centralis) und ziehen in viele Teile des Gehirns. Somit ist diese Region sehr wichtig für die Arbeit mit sämtlichen Schmerzthematiken.

Generell hat Serotonin einen modulierenden und hemmenden Einfluss auf die neuronale Aktivität. „Eine balancierte serotonerge Funktionalität zentriert und pointiert die Wahrnehmung und scheint eine entscheidende Voraussetzung für eine flexible Realitätsorientierung und einen situationsadäquaten Einsatz von Reaktionsweisen zu sein." (Kapfhammer, 2001, S. 120)

Extremer Stress bewirkt einen Abfall der Serotoninkonzentration. Dies führt zu inadäquater Informationsverarbeitung und demnach zu Zuständen wie Trance, Depersonalisation, Halluzinationen, Schlafstörungen, Depression und Apathie (Kapfhammer, 2001).

Allein dieser kurze Einblick in die Neurotransmittersysteme zeigt auf, dass die körperinhärenten Systeme bei Trauma differenzierte Einflüsse auf den Körper haben. Im letzten Abschnitt des Teils Neurobiologie von Trauma werfen wir noch einen Blick auf das autonome Nervensystem in seiner Reaktion auf Trauma.

Reaktionen auf traumatische Ereignisse können sein: Kampf, Flucht oder Erstarrung. Während für die Reaktionen Kampf oder Flucht die eben erwähnten Neurotransmitter, Serotonin, Noradrenalin sowie Adrenalin und Cortisol großen Einfluss auf den Körper nehmen, kommt bei der Reaktion Erstarrung ein anderer Aspekt hinzu. Erstarrung oder tonische Immobilität (Levine, 2011) wird ein Zustand genannt, der eine ausgeprägte parasympathische Aktivität zur Folge hat.

Sympathikus und Parasympathikus bilden gemeinsam mit dem Nervengeflecht des Magen-Darm-Traktes (enterischen Nervensystem) das unwillkürliche Nervensystem. Während der Sympathikus auch als Kampf- oder Fluchtnerv bezeichnet wird, wird der Parasympathikus auch Ruhe- und Erholungsnerv genannt. Der Parasympathikus hat seinen Ursprung in den Kernen des Hirnstamms (Truncus cerebri) und in den Seitenhörnern der Kreuzbeinsegmente; der wichtigste Teil des Parasympathikus ist der 10. Hirnnerv, der Vagusnerv (Nervus vagus [X]). Er ist der Einzige der Hirnnerven, der auch in den Brust- und Bauchraum absteigt. In Studien zur tonischen Immobilität hat man festgestellt, dass hier der dorsolaterale Teil des Vagusnervs (Nervus vagus [X]) aktiviert ist. Porges unterscheidet in seiner Polyvagaltheorie drei grundlegende physiologische Zustände unseres Nervensystems (Kaul & Fischer, 2024; Van der Kolk, 2021).

Auch wenn Porges Theorie stellenweise kritisiert wird, soll sie hier als Modell für unterschiedliche Funktionsweisen des Nervensystems herangezogen werden: Der erste physiologische Zustand ist der des sozialen Engagements. Er wird primär aktiviert, um Hilfe und Unterstützung zu suchen. Der zweite Zustand ist der Kampf- oder Fluchtmodus, der dritte Zustand ist der der Erstarrung bzw. des Kollabierens. Der erste Zustand wird durch den ventralen Vagalkomplex bestimmt, der zweite Zustand wird primär über das sympathische Nervensystem gesteuert, der dritte Zustand wird über den dorsalen Vagalkomplex bestimmt. „Das System wirkt bis unterhalb des Zwerchfells in Magen, Nieren und Darm hinein und reduziert die Stoffwechselaktivität im gesamten Körper drastisch. [...] [W]ir können nicht atmen, und der Verdauungstrakt stellt seine Tätigkeit ein oder entleert sich." (Van der Kolk, 2021, S. 101).

„Außerdem wird in diesem Zustand der Herzschlag verlangsamt, und die Atmung wird flacher. Sobald dieses System die Kontrolle übernimmt, spielen andere Menschen und sogar wir selbst keine Rolle mehr." (Van der Kolk, 2021, S. 102). Der Ansatz des dorsolateralen Vaguskomplexes stellt eine weitere mögliche Erklärung für Zustände wie Depersonalisation und Derealisation dar.

Literatur

Bach, B. & Simonsen, S. (2015). *ICD-11 Persönlichkeitsstörungen. Ein klinischer Leitfaden*. Hogrefe.

Dissoziation. (2016). In *Pschyrembel online*. https://www.pschyrembel.de/Dissoziation%20%5BPsychologie%5D/P0550/doc/

Falkai, P. & Wittchen, H.-U. (Hrsg.). (2018). *Diagnostisches und Statistisches Manual Psychischer Störungen DSM-5® (APA)*. Hogrefe.

Fisher, J. (2019). *Die Arbeit mit Selbstanteilen in der Traumatherapie*. Junfermann.

Kaul, E. & Fischer, M. (Hrsg.). (2024). *Einführung in die integrative Körperpsychotherapie IBP (Integrative Body Psychotherapy)*. Hogrefe. https://doi.org/10.1024/86327-000

Kapfhammer, H.P. (2001). Trauma und Dissoziation – eine neurobiologische Perspektive. *Psychotherapie, 6*, 1, 114–129.

Levine, P. (2011). *Sprache ohne Worte*. Kösel.

Max-Planck-Gesellschaft. (2019, 18. August). *Eine Insel für negative Gefühle*. München, Max-Planck-Gesellschaft. https://www.mpg.de/13836998/0826-psy-056402-ab-auf-die-insel-mit-negativen-empfindungen

Schubert, C. (2014). Psychoneuroimmunologie des Lebenslaufs: Einfluss von Stress in der Kindheit auf Immunfunktionsstörung und entzündliche Erkrankung im weiteren Leben. *Psychotherapie, Psychosomatik, Medizinische Psychologie, 64*, 171–180.

Van der Hart, O., Nijenhuis, E. & Steele, K. (2008). *Das verfolgte Selbst*. Junfermann.

Van der Kolk, B. (2021). *Verkörperter Schrecken*. Probst Verlag.

7 Traumaarbeit in der Psychotherapie

Bereits seit Pierre Janet (1889) gibt es die Einteilung in drei Phasen der Traumapsychotherapie (Leutner & Gronauer, 2022). Diese drei Phasen bestehen aus Stabilisierung, Konfrontation und Integration. Im Folgenden sollen diese drei Phasen kurz skizziert werden, damit im weiteren Verlauf ein Vergleich und auch eine Abgrenzung zu unserer Arbeit möglich wird. Der Begriff Stabilisierung wird von den unterschiedlichen Ansätzen in der Traumapsychotherapie meist als eine Voraussetzung für Traumaarbeit und für die folgenden zwei Phasen, Konfrontation und Integration, gesehen. Umstritten ist diese Phase dennoch, vor allem in ihrer Dauer. Einige Ansätze gehen davon aus, dass eine zu lange Stabilisierungsphase negative Folgen für eine anschließende Konfrontation habe, andere Ansätze befürchten durch eine zu kurze Stabilisierung eine unzureichende Vorbereitung auf die anschließende Konfrontation mit der Gefahr eines Überflutetwerdens. Wesentlich scheint zu sein, „dass neuronale Netzwerke, die Ressourcen beinhalten, deutlich aktiver sind als traumaassoziierte." (Rießbeck & Müller, 2019, S. 25)

Oftmals ist auch bei aktuellen Ansätzen keine klare Abgrenzung zwischen der Stabilisierungsphase und den folgenden Phasen möglich. Hier wird zum Beispiel während der Konfrontation immer wieder im Hier und Jetzt verankert.

Die Phase der Konfrontation bzw. der Exposition unterliegt ebenfalls Veränderungen und Entwicklungen. Auch über die Dosierung der Konfrontationsphase herrscht Uneinigkeit. Vom möglichst „lebendigen und detailgetreuen Wiedererleben des traumatischen Erlebnisses über einen längeren Zeitraum hinweg in der Vorstellung" – bei Boos –, geht es bereits bei Reddemann schon um „die wohldosierte Konfrontation mit den traumatischen Szenen" (Rießbeck & Müller, 2019, S. 20). In der Psychologie wird auch zunehmend der Begriff Konfrontation kritisiert. Es wird deutlich, dass der Begriff an sich unscharf ist, da die traumatische Situation in der Vergangenheit liegt. Neben dem Begriff der Exposition prägte unter anderem Huber den Begriff des Prozessierens. Informationen, die bisher voneinander getrennt gehalten wurden, werden wieder miteinander verknüpft, sodass Verstehen möglich wird. Dieser Ansatz entspricht der bei uns in der Körperarbeit angedachten Vorgehensweise am meisten. Bei der Körperarbeit geht es hier jedoch dann über das Verstehen hinaus. Durch Verflechtung und Verbindung von abgetrennten Aspekten können auch die Empfindungsfähigkeit und die Ausdrucksfähigkeit zurückgewonnen werden.

In vielen Ansätzen geht es darum, durch die Konfrontation eine Art Narrativ entwickeln zu können, sodass das Erlebte wieder in einen Bezug zum Selbst und seiner Umwelt gesetzt werden kann. Van der Kolk (2021, S. 234) schreibt über dieses Narrativ: „Es kann transformierend wirken, Worte für das Erlebte zu finden, aber dies reicht nicht immer aus, um die Flashbacks zu unterbinden oder die Konzentrationsfähigkeit zu verbessern, die Lebensfreude zu heben oder Hypersensibilität gegenüber Enttäuschung und wahrgenommenen Verletzungen zu verringern. Die meisten Teilnehmer unserer Studie konnten eine zusammenhängende Geschichte erzählen und den mit ihr verbundenen Schmerz erleben, wurden aber trotzdem weiter von unerträglichen Bildern und Körperempfindungen gequält. Untersuchungen über die heutige Expositionstherapie, eine Spezialität der kognitiv-behavioralen Therapie, sind zu ähnlich enttäuschenden Resultaten gelangt: Bei den meisten nach dieser Methode behandelten Patienten wurden drei Monate nach Behandlung weiterhin starke PTBS-Symptome beobachtet." Letztendlich geht es bei der Traumakonfrontation um die Frage der Dosierung.

Es gibt zwei psychotherapeutische Methoden, die in der Traumakonfrontation eine Wirksamkeit anhand ihrer Studienlage beweisen können. Das ist zum einen die kognitiv-behavioristische Expositionstherapie und zum anderen das EMDR (Eye Movement Desensitization and Reprocessing). „Einigkeit herrscht allenfalls darüber, dass konfrontative Anteile für eine wirksame Traumatherapie unabdingbar sind." (Rießbeck & Müller, 2019, S. 30)

„Bei der Recherche zu Nebenwirkungen von Konfrontationsbehandlungen fiel auf, dass diese von einigen Autoren kaum erwähnt werden." (Rießbeck & Müller, 2019, S. 27). Wirksamkeit bedeutet hier: Der Nachweis ist über eine randomisiert-kontrollierte Studie erbracht; nicht betrachtet werden hier komplexe Posttraumatische Belastungsstörungen sowie Patient*innen mit Komorbiditäten (Rießbeck & Müller, 2019).

Aus den Ergebnissen lässt sich insgesamt ableiten, dass eine gewisse Aktivierung des neuronalen Traumanetzwerkes notwendig für einen Behandlungserfolg ist. Nicht geklärt ist jedoch, inwieweit dies geschehen muss. Reicht es, Teilbereiche wieder zu erschließen oder muss jedes Detail durchgearbeitet werden? Rießbeck und Müller (2019, S. 31) schreiben hierzu „In welchem Maße das Traumanetzwerk aktiviert werden muss, um die gewünschte integrative Wirkung zu entfalten, ist noch nicht ausreichend geklärt."

Auf diese Frage werden wir noch einmal in Kapitel 11 eingehen. Die Nonverbale Traumaarbeit mit integrativem Ansatz bietet hier Antwortmöglichkeiten oder zumindest einen neuen Ansatz bei der Fragestellung. Die Konfrontation kann mit Hilfe verschiedener Dosierungstechniken gesteuert werden. In psychotherapeutischen Verfahren ist dies zum Beispiel mit Hilfe von Techniken wie Portionierung und Fraktionierung sowie mit Distanzierung oder sogar mithilfe der Dissoziation möglich.

Anmerkung: Da die Diagnose Komplexe Posttraumatische Belastungsstörung erst im ICD-11 benannt wird, ist eine Wirksamkeit der oben genannten Therapiemethoden bei komplex traumatisierten Personen (noch?) nicht nachgewiesen.

Die letzte Phase stellt die Phase der Traumaintegration dar. In Rießbeck und Müller (2019, S. 31) wird Traumaintegration folgendermaßen definiert: „Prozess der völligen Akzeptanz oder vielleicht besser Assoziation aller dissoziierten Aspekte wie Gedanken, Gefühle, Ängste, Kognitionen, Erfahrungen, Gedächtnisinhalte." Die Traumaintegration wird oft als das wichtigste Ziel der gesamten Traumatherapie angesehen. Die Phase der Integration ist davon geprägt, das Abgespaltene zu integrieren; der Weg dorthin ist aber je nach Therapieform unterschiedlich. Es gibt auch je nach Therapie unterschiedliche Gewichtungen der Traumakonfrontation und -integration. Im Folgenden soll hier anhand der EMDR-Methode einmal beispielhaft die folgende Arbeitsweise herangezogen werden. „Nach dem Modell der adaptiven Informationsverarbeitung tritt der Augenblick der Einsicht und Integration dann ein, wenn zwei neuronale Netzwerke sich miteinander verbinden." (Shapiro, 2013, S. 73)

Am Ende dieses Teils folgt ein Experteninterview mit Frau Dr. Juliane Becker zum Thema EMDR und Cranio-Sacrale Körperarbeit. Auf die Neuvernetzung verschiedener neuronaler Bereiche in der Cranio-Sacralen Körperarbeit gehen wir in Teil 1, Kapitel 5.2 und in diesem Teil in den Kapiteln 11.1 und 11.2 sowie 11.5 weiter ein.

Literatur

Janet, P. (1889). *L'automatisme psychologique*. Alcan.

Leutner, S. & Cronauer, E. (2022). *Traumatherapie-Kompass. Begegnung, Prozess und Selbstentwicklung in der Therapie mit Persönlichkeitsanteilen*. Vandenhoeck & Ruprecht.

Rießbeck, H. & Müller, G. (Hrsg.). (2019). *Traumakonfrontation – Traumaintegration. Therapiemethoden im Vergleich*. Kohlhammer.

Van der Kolk, B. (2021). *Verkörperter Schrecken*. Probst Verlag.

Shapiro, F. (2013). *Frei werden von der Vergangenheit: Trauma-Selbsthilfe nach der EMDR-Methode*. Kösel-Verlag.

8 Möglichkeiten und Grenzen der Traumaarbeit mit der Cranio-Sacralen Körperarbeit

Die Möglichkeiten der Cranio-Sacralen Körperarbeit stehen oftmals in Korrelation zu ihren Grenzen. Begrenzungen können zum Beispiel finanzieller Natur sein oder sich als instabile Lebenssituation darstellen, wie zum Beispiel eine Trennung, Arbeitslosigkeit etc.

Ein Auflösen bzw. Integrieren der Traumatisierung ist darüber hinaus nur vollständig möglich, wenn die Rahmenbedingungen im Heute anders sind.

Beispiel

Der oder die Klient*in hat früher Unterdrückung erlebt und ist dadurch traumatisiert. Am Ende der Cranio-Sacralen Sitzung geht der oder die Klient*in wieder nach Hause, wo er oder sie heute weiterhin Unterdrückung in der Ehe erlebt.

Oder diese Beziehung wurde dann zwar beendet, er oder sie erlebt aber nun Ähnliches in einer neuen Beziehung sowie auch am Arbeitsplatz und wird regelmäßig durch diese Rahmenbedingungen getriggert. Der oder die Klient*in empfindet daher die Einschränkungen seiner oder ihrer Freiheit viel intensiver, als diese im Heute tatsächlich gegeben sind.

In unserem Beispiel würde eine Exploration (gleichbedeutend mit dem in der Psychologie verwendeten Begriff der Exposition) unterbunden werden, da das Gehirn oder Bewusstsein die aus den Cranio-Sacralen Sitzungen hervortretenden Erkenntnisse und Veränderungen im Nervensystem durch die permanenten Trigger nicht aufrechterhalten bzw. weiterführen kann. Gerade innerhalb solcher Rahmenbedingungen ist es wichtig, den Aufbau positiver Ressourcen zu fokussieren, um im nächsten Schritt die Ablösung aus Situationen zu ermöglichen, die weiterhin schaden und die Weiterführung des Heilungsprozesses hemmen oder sogar verhindern.

Hier kommt ein wichtiger Teil unserer Arbeit zum Tragen: Wir trauen uns, über die Lebensbedingungen unserer Klient*innen zu sprechen. Dies passiert in erster Linie in den Vorgesprächen. Wir nehmen uns die Zeit, einen Eindruck der Rahmenbedingungen zu bekommen, der über die Evaluation der reinen Beschwerdelage hinausgeht.

Wenn durch eine Krankenkassenanerkennung der Methode indirekt auf den möglichen (Zeit-)Aufwand für einen Termin Einfluss genommen wird, kann dies die Wirkungsweite der Cranio-Sacralen Körperarbeit einschränken. (Beispielsweise gibt es im Rahmen von REHA- oder physiotherapeutischen Maßnahmen – 20-minütige Cranio-Sacrale Einheiten. Dies schließt Traumaarbeit zwar nicht grundsätzlich aus, entspricht dann allerdings nicht unserer Arbeitsweise.)

8.1 Spezielle Kontraindikationen in der Traumaarbeit

Es gelten hier zunächst die allgemeinen Kontraindikationen für Cranio-Sacrale Körperarbeit (siehe Teil 1, Kapitel 1.6). Darüber hinaus gilt für die Traumaarbeit:

Wenn der oder die Klient*in sich in ärztlicher oder therapeutischer Behandlung befindet, sollte die zusätzliche Arbeit mit der Cranio-Sacralen Methode mit den behandelnden Ärzt*innen oder Therapeut*innen abgeklärt und mit deren Einverständnis stattfinden. Darüber hinaus wäre es ideal, die Phasen Stabilisierung, Exploration und Integration untereinander abzustimmen. Es kann zu starken Verwirrungen kommen, wenn hier beispielsweise gegensätzlich gearbeitet wird.

Beispiel

In der Psychotherapie wird häufig mit Konzepten wie der Tresormethode gearbeitet: Traumatisierendes soll nicht bearbeitet werden, sondern wird vielmehr zur Seite geschoben, um im Alltag funktional zu sein. Hier wäre es konträr, über die Körperarbeit an explorative Aspekte zu gehen.

Es ist für uns in der Cranio-Sacralen Arbeit wichtig, die Funktionalität des oder der Klient*in im Alltag zu berücksichtigen. In der Traumaarbeit arbeiten wir daher zum Beispiel sowohl mit positiven physiologischen Ressourcen (Kapitel 10.1) als auch mit visuellen Ankern im Hier und Jetzt. Stabilisierung spielt in unserer Arbeit insofern eine Rolle, als wir sie nutzen, um den oder die Klient*in dahingehend einzuladen bzw. anzuleiten, sich mit dem traumatischen Erleben und den dazugehörigen Empfindungen zu befassen. So kann während einer Sitzung zum Beispiel ein visueller Anker im Hier und Jetzt gesetzt werden (beispielsweise kann so ein Anker die Hand des oder der Behandler*in sein). Wir können mithilfe eines solchen Ankers regulierend Einfluss auf die Intensität des traumatischen Erlebens nehmen und somit einem Überwältigtwerden der traumatisierten Person vorbeugen. Über den Anker lernt der betroffene Mensch, sich vom traumatischen Erleben zu distanzieren. Es wird vor allem eine zeitliche Brücke gebildet, über die traumatische Empfindungen als Erinnerungen abgebildet werden, anstelle einer Beeinflussung des Seins im Jetzt.

Ob, in welchen Fällen und für wie lange die Funktionalität des Alltags durch die Tresormethode gewährleistet werden kann und wie viel kompensatorischer Aufwand dazu nötig ist, soll an dieser Stelle nicht diskutiert werden. Generell muss darauf geachtet werden, dass wir nicht entgegengesetzt zu den Zielen der ggf. parallel laufenden Psychotherapie arbeiten. Im Idealfall wird ergänzend gearbeitet. Hierfür sollte in jedem Fall bekannt sein, wenn parallel zur Cranio-Sacralen Methode Tresor- oder vergleichbare Techniken verwendet werden.

Sollte Ihr oder Ihre Klient*in zurzeit nicht in Behandlung sein, sollten Sie sich nach vorliegenden Diagnosen erkundigen. Im Zweifelsfall sollte immer eine der Diagnose entsprechende Fachkraft konsultiert werden.

8.2 Rahmenbedingungen für Traumaarbeit

Ob eine Situation traumatisierend ist oder nicht, ist von den zur Verfügung stehenden Ressourcen im Moment des Geschehens abhängig. Daraus ergibt sich, dass der Stand der Ressourcen im Heute zunächst überprüft und dann (meist) aufgebaut werden sollte. Verdrängung, Verleugnung und/oder Kompensierung haben die betroffene Person meist über Jahre geschwächt und vorhandene Ressourcen reduziert oder gar aufgebraucht. Traumaarbeit beginnt also meist nicht mit der Aufarbeitung des Traumas, sondern mit der Herstellung von positiven Bedingungen für die Traumaarbeit. Streng genommen kann erst dann mit der eigentlichen Arbeit an der Traumatisierung begonnen werden, wenn positive Ressourcen ausreichend zugänglich sind. Unserer Erfahrung nach lösen sich allerdings auch schon viele Einschränkungen und Festigkeiten auf dem Weg dahin. Weitere wichtige Grundvoraussetzungen für Traumaarbeit sind zum einen die Bereitschaft des oder der Klient*in, sich dem Trauma zu stellen sowie die Bereitschaft, sich zu verändern oder sich auf Veränderungen einzulassen. Zum anderen erlaubt das Umfeld der traumatisierten Person im Idealfall die Auseinandersetzung mit sich und den Problemen und unterstützt ebenfalls die möglichen anstehenden Veränderungen. Ein mögliches Beispiel für ein Verhindern der Veränderung wäre ein oder eine Arbeitgeber*in, der oder die seinem oder ihrer Arbeitnehmer*in nicht erlaubt, sich eine Auszeit zu nehmen, sondern immer weiter Druck auf ihn oder sie ausübt. Mangelnde Unterstützung kann auch aus dem privaten, familiären Umfeld erlebt werden.

Es gilt also, permanent die äußere Lebenssituation zu berücksichtigen. Man kann den Menschen nicht losgelöst von seiner Umgebung betrachten. Es spielen hierbei meist mehrere Faktoren zusammen, wie Familiensystem, finanzielle Sicherheit, Arbeitsplatz etc. Unserer Erfahrung nach zeigt sich, dass, je besser ein oder eine Klient*in im Außen aufgestellt ist, desto leichter die Traumaarbeit fällt.

Besser im Außen aufgestellt sein bedeutet zum Beispiel: finanziellen Rückhalt haben, umgeben sein von Freunden bzw. einem unterstützenden sozialen Umfeld, einen Beruf ausüben, in dem man zufrieden ist und in dem man sich respektiert fühlt. Davon abgesehen muss die äußere Sicherheit gewährleistet sein. In erster Linie bedeutet das, dass keine Abhängigkeit, oft auch kein Kontakt bzw. eine Einbindung in das traumatisierende Umfeld mehr besteht. Oft erleben wir in unserer Arbeit ein Erreichen von Meilensteinen erst, wenn die die traumatisierende Bedingung aufrechterhaltende Person (oftmals der oder die Täter*in) gestorben ist. Doch auch wenn die Traumabedingungen noch bestehen, arbeiten wir mit den betroffenen Personen im Sinne einer prozessorientierten Körperarbeit. Veränderungen im Kontakt und im Umgang mit dem privaten und familiären Umfeld sollten soweit möglich besprochen werden und es sollte eventuell für Begleitung gesorgt werden. Wir weisen darauf hin, auch andere Hilfen hinzuzuziehen (zum Beispiel den Notruf für vergewaltigte Frauen, den Fonds für sexuellen Missbrauch, BERTA e. V., Weißer Ring etc.), die unterstützen können, aus Strukturen zu befreien. Hier ist es wichtig zu berücksichtigen, an welcher Stelle im eigenen Prozess der oder die Klient*in gerade steht. Kann sich beispielsweise noch nicht vorgestellt werden, den wöchentlichen Sonntagsbesuch bei der Mutter abzusagen, aus Angst diese zu enttäuschen, gilt es zunächst diesen Glaubenssatz zu hinterfragen und eventuell gesetzte, einschränkende Grenzen zu verschieben. Es kann oftmals erst eine Distanzierung im Außen umgesetzt werden, wenn eine geistige Distanzierung möglich ist.

8.3 Arbeiten im Netzwerk

Wie stellt sich das Gesamtbild von Klient*in, Cranio-Sacraler Methode und anderen unterstützenden Personen wie Ärzt*innen, Therapeut*innen oder Berater*innen dar? Hier wird einmal der Idealfall skizziert: Wünschenswert und sinnvoll ist eine Zusammenarbeit zwischen Cranio-Sacral-Praktizierenden, Ärzt*innen, Therapeut*innen und Berater*innen.

Zusammenarbeit mit Psychotherapeut*innen

In unserem Fall gibt es einige Psychotherapeut*innen, die mit uns zusammenarbeiten. Sie verweisen Klient*innen an uns, wenn sie merken, dass sie mit reiner Gesprächstherapie oder anderen ihnen zur Verfügung stehenden Möglichkeiten an Grenzen stoßen; oftmals, wenn körperliche Symptome, Auffälligkeiten oder Ursachen auftreten, die wir über den Körper und das Nervensystem erreichen können.

Die traumatisierte Person hat häufig eine Thematik vom Verstand her komplett erfasst und kann genau erklären, wie und warum es zu dem jeweiligen Verhalten und den daraus resultierenden Folgen kam. Dennoch bleibt beispielsweise das Gefühl der Hilflosigkeit und der Ohnmacht hartnäckig bestehen und lässt die betroffene Person nicht los. Hier kann es sich daneben auch um körperliche Symptome wie ein Schmerzgefühl oder körperliche Angst, Stress und Spannungsempfinden handeln. Auch kann es sein, dass eine Empfindung so stark eingeschränkt oder unterdrückt ist, dass sie nicht wahrgenommen wird. Hier wird durch die Körperarbeit in manchen Fällen das Empfindungsspektrum maßgeblich erweitert. Diesen Klient*innen wird von Psychotherapeut*innen, die die Cranio-Sacrale Methode kennen, nahegelegt, uns oder andere, ähnlich Arbeitende, aufzusuchen. Sie können sich dann von den körperlichen Entsprechungen ihrer Traumatisierung endgültig befreien und sich damit auch aus den oft jahrelang anhaltenden, einschränkenden Gedankenschleifen lösen.

In anderen Fällen ist die kognitive Aufarbeitung schlichtweg nicht möglich, da die eigentliche Traumatisierung nicht zugänglich ist. Dies könnte sowohl bedeuten, dass die Situation noch vollkommen verdrängt ist – dies trifft sehr oft bei Missbrauch in der Kindheit zu. Oder die Situation ist zwar bekannt, aber die eigentliche Traumatisierung besteht in einem Gefühl, aufgegeben zu haben etc., welches nicht zugänglich ist.

Eine dritte Möglichkeit ist, dass die Traumatisierung zu einer Zeit begonnen/stattgefunden hat, in der das Bewusstsein noch nicht voll ausgeprägt war. Hier sind zum Beispiel Angstzustände und Stress im Mutterleib gemeint, verursacht durch Alkohol, Zigaretten, Stress, Gewalt und/oder Unfreiheit der Mutter. Auch auf der Ebene der Perspektiven für die Zukunft des Kindes können traumatische Bedingungen bereits zum Lebensbeginn gegeben sein. Auch gemeint sind die ersten Lebenstage, Monate und Jahre vor der vollständigen Entwicklung einer Persönlichkeit, einer Ich-Identifikation und einem Ich-Bewusstsein. Folglich ist die gemeinsame Arbeit von Psychotherapeut*innen und Körpertherapeut*innen absolut unterstützenswert. Sie dient der Verbesserung von Lebenssituationen betroffener Personen auf allen Ebenen. Eine Aufklärung darüber, wie wertvoll die Cranio-Sacrale Körperarbeit ergänzend zur Psychotherapie sein kann, ist hier sinnvoll und wäre nach unserer Ansicht weiterzutragen bis in die strukturellen Ebenen der Psychotherapeut*innenausbildungen und Praxen. So kann es langfristig eine Zusammenarbeit im Dienst traumatisierter Menschen geben.

Dies gilt ebenso im umgekehrten Sinne: Wir erleben, dass teilweise mit therapeutischem Halbwissen von Cranio-Sacral-Therapeut*innen versucht wird, die Gesprächsebene mitzubedienen. Dies geschieht dann durch nicht entsprechend ausgebildete Personen. Gegebenenfalls werden hier eigene Ansätze auf der Grundlage von Büchern oder Fortbildungen sowie eigenen Erfahrungen gebildet. Hierbei reicht die Spannweite von Arbeit mit dem Inneren Kind nach Reddemann, Integration des Herzens beispielsweise nach Milne, Kinon oder anderen, verhaltenstherapeutischen Ansätzen, „Tu' doch mal was für dich"-Weisheiten aus Alltagsratgebern bis hin zu Eingriffen in die Lebensgestaltung wie Ratschläge zur Lebensführung, Ernährung und Beziehungsgestaltung.

Hier sollte sehr sauber getrennt werden und ggf. im Nachgespräch vielmehr darauf verwiesen werden, dass eine ergänzende Begleitung sinnvoll sein kann. Nach unserer Erfahrung verzichten viele Klient*innen dennoch auf eine zusätzliche Begleitung, da sie sich in der Cranio-Sacralen Behandlung gut aufgehoben fühlen. Das sollte jedoch niemals vorausgesetzt werden. Es ist eben nicht jeder oder jede Cranio-Therapeut*in in der Lage, etwa eine Depression, eine Essstörung oder eine Persönlichkeitsstörung zu identifizieren. Darüber hinaus ist je nach Ausbildungsstand keine Befugnis für das Stellen einer Diagnose gegeben. Behandeln darf der oder die Cranio-Sacral-Praktizierende diese Krankheitsbilder ohnehin nicht und könnte das unterstützende Potenzial am besten ausreizen, indem er oder sie sich seiner oder ihrer Grenzen bewusst ist und diese auch klar kommuniziert.

Der Autor kann als Sportwissenschaftler in den Nachgesprächen zu seinen Terminen z. B.

gut mit Übungen zur Selbsthilfe dienen. Dies sind Übungen, unter anderem aus den Bereichen Yoga und Qigong, für die Wirbelsäule, Atmung und Konzentration oder auch Lebensgestaltung im Sinne der sportpsychologischen Mentaltrainings, die dem Diplomstudium inhärent waren und seit 2004 vom Autor unterrichtet werden. Die Autorin berät als Heilpraktikerin unter anderem zu Darmgesundheit und Ähnlichem und gibt auf Wunsch Übungen aus dem Qigong und Taiji zur Erdung, Stabilisierung, Stressregulation und Beweglichkeitsförderung.

Zusammenarbeit mit Ärzt*innen

Bei der Zusammenarbeit mit Ärzt*innen gilt es zu beachten, von welcher Perspektive aus auf die Traumatisierung geschaut wird. Die Medizin richtet den Fokus im Allgemeinen auf die Krankheit und weniger auf die Gesundheit und die Lebendigkeit. Unserer Erfahrung nach geht Krankheit zurück, wenn man nach den funktionierenden Bereichen schaut und diese wieder stärkt (siehe auch die Bezeichnung White Rabbit in Teil 1, Kapitel 1.5). Gerade bei Erkrankungen, die mit Medikamenten behandelt werden, ist es von hohem Wert, mit einem Arzt oder einer Ärztin zusammenzuarbeiten, der oder die der Körperarbeit gegenüber offen eingestellt ist. Hier kann medizinisch verfolgt werden, welche Auswirkungen die Körperarbeit auf den Organismus der betroffenen Person hat und inwieweit Medikamente reduziert oder vermieden werden können. Angesichts oft zahlreicher Nebenwirkungen von Medikamenten kann dies eine ungeheure Erhöhung der Lebensqualität für die Klient*innen bewirken. Es ist leider offensichtlich, dass ein Interessenskonflikt seitens der Pharmaindustrie und Krankenkassen besteht, Methoden anzuerkennen oder zu fördern, die die Gesundheit Betroffener langfristig und nachhaltig ohne den Einsatz von Medikamenten aufrechterhalten können.

Keine Notfallambulanz

Cranio-Sacrale Körperarbeit ist in den meisten Praxen keine Notfallambulanz. Wichtig ist es, einerseits Hilfe und Unterstützung anzubieten, aber auch an andere Hilfen verweisen zu können. In akuten Krisen ist der oder die Cranio-Sacral-Praktizierende meist nicht 24 Stunden erreichbar. (Außer, es handelt sich um eine Vollversorgungsklinik. Das Hinzuziehen von Cranio-Sacral-Praktizierenden könnte eine sinnvolle Ergänzung für den klinischen Sektor sowie in Hospizen und Notfall-/Trauma-Ambulanzen in der Zukunft sein.) Die Cranio-Sacrale Arbeit soll keine psychotherapeutische Arbeit oder einen Arztbesuch ersetzen. Sie kann eine Ergänzung sein, die den Menschen, der zu uns kommt, als eine Einheit betrachtet, mit seinem Körper, seinem Verstand und seinen Emotionen. Die Ebene der Emotionen sowie körperliche Spannungsmuster können mit der Cranio-Sacralen Arbeit gut erreicht und verändert werden. Abgespaltene Aspekte (Persönlichkeitsanteile, Empfindungen, Teilaspekte von Emotionen, Schmerzen oder haptische Empfindungen sowie Teile davon) können durch die Arbeit wieder an die Oberfläche transportiert werden. Erst dadurch können sie dauerhaft verarbeitet und gelöst (bzw. integriert/neuronal neu- oder wiederverknüpft oder entspannt) werden.

8.4 Kritik an der bisherigen Traumaarbeit in der Cranio-Sacralen Körperarbeit

In den 1980er-Jahren gab es die Maxime, in der Cranio-Sacralen Arbeit ‚alles' loszulassen, teilweise mit spektakulärem Ausagieren des Körpers. Die Begleitung dieses Prozesses war allenfalls während des Ausagierens gegeben, das Einsortieren und Integrieren des Erlebten spielte eine untergeordnete Rolle. Das Zutage-Gekommene war teilweise überfordernd und wurde oft aufgrund fehlender weiterer Begleitung wieder verschlossen. Hier entstand dann eine Diskrepanz zwischen dem wirklich und nachhaltig Losgelassenen und dem nur vermeintlich Losgelassenen.

Sehr viele Klient*innen und auch Personen, die wir in Aus- und Fortbildungen treffen, berichten daraus resultierend: „Ich habe mich doch schon so lange damit befasst" oder: „Das habe ich doch schon bearbeitet". Aus unserer Sicht gab es jedoch oft keine Integration, Auflösung oder sonstige Art der ‚Heilung'. Es wurde in vielen Fällen lediglich ein Trauma exploriert oder eine Empfindung einmal ausgedrückt. In manchen Fällen mag dies ausreichend gewesen sein. Falls jedoch eine weitere Vertiefung und Aufarbeitung notwendig gewesen wäre, diese jedoch ausblieb, bestehen Schwierigkeiten oder Symptome weiterhin oder kehren zurück. Dies führt zu einer Art Irritation und Frustration im Heute. Solche ‚Heilumgebungen', wie es sie auch heute noch in vielen Wochenend- und Selbsterfahrungskursen gibt, halten wir für kontraproduktiv. Es genügt hier nicht, nur auf kognitiver Ebene zu verstehen, dass eine traumatisierende Situation in der Vergangenheit liegt und beendet ist. Auch wenn dies ein wichtiger Schritt im Heilungsprozess ist, der nicht übersprungen werden darf. Ebenso ist ein einmaliges Wiedererleben von Verdrängtem lediglich ein Schritt in einem Prozess, jedoch keine Integration. Für eine Exploration mit positivem Effekt fehlt häufig die Integration ins Hier und Jetzt und auch die Verknüpfung mit positiven Ressourcen und Empfindungen aus der Gegenwart auf neuronaler Ebene.

Beispiel:

Eine Klientin ist in ihren Empfindungen so weit in der Vergangenheit, dass das Empfinden von damals aktiviert ist. In diesem Fall ging es um sexuellen Missbrauch in der Familie. Sie hat den visuellen Anker von damals vor Augen: das Fenster, auf das sie sich fixiert hat und auch die haptische Empfindung eines Fingers in ihrer Vagina. Die Situation löst bei ihr Erstarrungsgefühle aus. Dahinter liegen Fluchtimpulse, die Beine werden aktiviert und möchten wegrennen. Es ist nun wichtig, dass konkret aus dieser Situation weggelaufen wird, um sich von den Auswirkungen auf das jetzige Leben zu befreien und dass nicht nur im Allgemeinen der Fluchtimpuls ausgelebt wird. Bei einer zu allgemeinen Bearbeitung bleibt ggf. die Situation im Inneren noch bestehen. Der Fluchtimpuls wird sich nicht komplett auflösen lassen, wenn nicht aus dieser konkreten oder einer stellvertretenden Situation weggelaufen wurde.

8.5 Abgrenzung zu bisherigen Vorgehensweisen in der Traumaarbeit innerhalb der Cranio-Sacralen Methode

Von dem spektakulären Ausagieren von Empfindungen entfernen wir uns immer weiter. In unserer Arbeit konnten wir feststellen, dass das Beschäftigen mit dem kompletten Trauma ins Drama hineinführen kann. Wir werden in Kapitel 11 den spezifischen Ansatz der Autor*innen in der Traumaarbeit ausführlich erläutern. Eine Abgrenzung zur bisherigen Traumaarbeit in der Cranio-Sacralen Therapie soll hier gezogen werden.

Während es früher üblich war, alles auf einmal loszulassen bzw. voll in das Geschehene einzutauchen, arbeiten wir heute u.a. mit der **Schnellkochtopfmethode**. Hierbei handelt es sich um eine Möglichkeit der Dosierung. Diese wird in Kapitel 11.1.1 ausführlich erläutert. In einem Satz ausgedrückt, geht es um die Kontrolle über den Kontrollverlust. Der Kontrollverlust ist hier die Entsprechung des Loslassens, welches meist notwendig ist, um in die Exposition zu gelangen. Losgelassen werden die kompensatorischen Kräfte, die das traumatische Erleben unterdrücken und die Funktionalität der betroffenen Person damit gewährleisten. Dieses Loslassen kann dann zur überfordernden Situation führen, wenn alle Empfindungen und Erinnerungen gleichermaßen auftauchen, die mit der traumatischen Situation verbunden waren. Das führt eventuell zur erneuten Überforderung des Nervensystems oder der Psyche des betroffenen Menschen. In diesem Zusammenhang kennen wir eher die Idee, dass in einem Termin etwas, im Sinne von einem kleinen Teil, gelöst und damit auch beendet wird – während wir nahezu immer von einem Prozess ausgehen.

Die Methode des Schnellkochtopfs erlaubt es, die unterdrückten Gefühle, Bilder und Spannungen stückweise ins Bewusstsein zu lassen. Der Name bezieht sich auf die Tatsache, dass das plötzliche Öffnen eines Schnellkochtopfes zu einem explosionsartigen Herausschleudern des Topfinhalts führen würde. Das richtige Vorgehen ist das sich wiederholende Ablassen von Druck. Auf die Traumaexploration übertragen bedeutet dies, nicht nur einzelne Aspekte wie den dazugehörigen Schmerz oder die damit verbundene Angst, sondern auch nur prozentuale Anteile dieser zuzulassen. Zum Beispiel 5 % keine Luft zu bekommen oder 20 % Angst, die dann mit Luftanhalten kombiniert erlebt wird, jedoch steuerbar bleibt. Dadurch entsteht der Vorteil, dass die Selbstkompetenz des oder der Klient*in gestärkt wird. Der oder die Klient*in, selbst an dem ‚Regler', der die momentan im Explorationsprozess befindlichen Empfindungen steuert, erfährt, Einstellungen vornehmen zu können, und zwar soweit es ihm oder ihr im gegenwärtigen Moment zumutbar erscheint. Hierdurch werden auch ungünstige Abhängigkeiten zwischen Behandler*in und Klient*in vermieden. Der oder die Klient*in wird also befähigt selbst zu entscheiden und den Prozess zu gestalten. Dies vermeidet die Gefahr der Co-Abhängigkeit, die bei einigen anderen Methoden der Körperarbeit oder auch manchmal in der Psychotherapie und anderen Methoden gegeben ist. Der oder die Klient*in ist dabei nicht aktiv, sondern dem, was der oder die Behandelnde praktiziert, mehr oder weniger ausgeliefert. Transparenz und eine fortlaufende Informationsphase, wie sie auch in Kapitel 11 weiter beschrieben wird, laden den oder die Klient*in ein, den eigenen Prozess mit zu überblicken und zu gestalten.

Der oder die Klient*in lernt in einigen Fällen sogar, ohne die Unterstützung einer behandelnden Person in Situationen, Empfindungen oder Erinnerungen kontrolliert einzutauchen – oder eben auch nicht. Hierdurch können potenzielle Alpträume oder Angstattacken reduziert werden. Trigger können im Laufe der Zeit anders wahrgenommen und entschärft werden.

8.6 Stärkung der Person durch Spannungslinderung als Vorbereitung für die Traumaarbeit oder Therapie

Manchmal ist es (noch) nicht möglich an der Traumatisierung zu arbeiten, da die Klient*innen so starke Spannungen haben, dass sie noch nicht in die in Teil 1 erwähnte Entspannungsfähigkeit kommen können. Hier ist es sinnvoll, die Wahrnehmung von Spannungen und den Umgang damit als eine Vorbereitung auf die Traumaarbeit zu sehen. Das Loslassen der Spannungen kann eine positive Ressource werden. Oftmals ist es sogar so, dass die Realisierung der Spannungen der erste Schritt ist. Durch jahrelange Kompensation hat der Körper Spannungen unterdrückt, weil er funktionieren musste. Das Akzeptieren und Zulassen dieser Spannungen kann einen direkten Einstieg in die Traumaarbeit darstellen, muss aber nicht mit einer Traumaexploration einhergehen. Hier ist es wichtig, die Dosierung gemeinsam mit den Klient*innen zu steuern. Die zugelassenen Spannungen können Einfluss auf den Gesamtspannungszustand der Klient*innen nehmen, diesen lindern und zu einem befreiteren, gelösteren Allgemeinbefinden führen. Hinzu kommt, dass durch die losgelassenen Spannungen die Entspannungsfähigkeit der Klient*innen zunehmen kann. Bei vielen Betroffenen hat sich das Wort Entspannung nämlich bereits mit negativen Assoziationen verknüpft. So kann zum Beispiel je nach Klient*in Entspannungsmusik eher als Zumutung empfunden werden.

Es gibt sogar ein gesellschaftliches „Jetzt entspann' dich mal", das faktisch so nicht funktioniert. Es führt vielmehr zu einem Sich-unverstanden-Fühlen auf Seiten der Klient*innen, da ihnen genau dieses Entspannen nicht möglich ist. Das Loslassen von oberflächlichen Spannungen kann zu einer ersten Akzeptanz von sich selbst und zu einem Vertrauen in die Methode führen. Im Sinne von: „So kann Entspannung auch aussehen; so wie ich bin, bin ich in Ordnung. Mein Körper darf sich ausdrücken, zum Beispiel in Form von Zucken beim Lösen von Spannungen." Wichtig zu beachten ist, dass im großen Ausmaß auch von den Rahmenbedingungen abhängig ist, inwieweit sich Spannungen lösen lassen. Wenn jemand stressige Lebensgewohnheiten nicht verändert, kann Spannung immer wieder neu aufgeladen werden. Und gerade, wenn die Folgeerscheinungen nach einer komplexen Polytraumatisierung groß sind, ist dies zu erwarten. Die Spannungen sind eventuell sogar notwendig, um das gewohnte Pensum des Alltags zu bewältigen.

Die an dieser Stelle zu nennende These lautet: Entspannung ist dann nicht oder nur zu einem gewissen Maß möglich, wenn mit der Entspannung die Erinnerungen oder traumabezogenen Empfindungen aufsteigen und das Bewusstsein erreichen würden. Ein stressiger Alltag oder andere Faktoren, die die Funktion der Spannungserhaltung erfüllen, können somit zum Mittel der Verdrängung von Trauma identifiziert werden.

Diese These führt zu der Notwendigkeit, die Grenzen der zurzeit möglichen Entspannung und eventuell damit verbundenen Linderung von Symptomen zu erkennen. Das Überschreiten dieser Grenze ist dann möglich, wenn die Bedingungen für Traumaexploration gegeben sind.

9 Grundlegende Begriffe in der Cranio-Sacralen Traumaarbeit

Traumaindikatoren zeigen sich, wenn der Körper nicht mehr in der Lage ist, den Erregungszustand, der durch Traumatisierung entstanden ist, zu kompensieren. Nach Levine (2011) funktionieren diese Symptome wie eine Art Sicherheitsventil des Nervensystems. Ohne Anspruch auf Vollständigkeit sollen hier solche Indikatoren genannt werden: Gefühle der Hilflosigkeit, Dissoziation, ungewöhnlich starke Erregungszustände, erhöhte Wachsamkeit, Hyperaktivität, Schlafstörungen, Empfindlichkeit gegenüber Licht oder Geräuschen, abrupte Stimmungsschwankungen, verringerte Stresstoleranz, psychosomatische Krankheiten, motorische Effekte wie das Restless-Legs-Syndrom (RLS), Zucken des Körpers oder Körperteilen sowie Zittern, Angst-, Ess- oder Zwangsstörungen. Diese Indikatoren können uns in unserer Arbeit einen Hinweis auf mögliche vorliegende Traumatisierungen geben. Jeder einzelne kann auch andere Ursachen haben.

Positive Ressourcen

Positive Ressourcen sind Voraussetzung für Traumaarbeit. Sie werden in dem Sinne gebraucht, dass sie eine Kraft zur Bewältigung von Traumatisierung im Körper darstellen. Beim Aufbau positiver Ressourcen kommt neben der physiologischen Kraft, die bei kompensatorischen Mustern nicht zur Verfügung steht, auch das Potenzial für Wohlbefinden in den Körper zurück. Dies ist unter anderem notwendig, um einen Anreiz für ein kompensationsfreies Leben zu schaffen.

Alle physiologischen Prozesse des Körpers, die ein oder eine Klient*in wahrnehmen kann, können als Ressource genutzt werden. Als Beispiel nennen wir an dieser Stelle zunächst die klassischen Ressourcen, wie sie unter anderem an der Kinon-Akademie (https://www.kinon-cranio.de) gelehrt werden: die Atmung, der Herzschlag und der physische Kontakt zur Umwelt. Diese können zu Beginn einer Traumasitzung abgefragt und, falls nicht oder nur gering vorhanden, ausgebaut werden. Davon abgesehen, kann jeder physiologische Prozess im Körper, der als positiv empfunden wird oder das Potenzial dazu hat, als positive Ressource genutzt werden.

Traumarealisation

Traumarealisation bedeutet, dass die Bereitschaft bei den Klient*innen gegeben ist, sich dem Trauma zu stellen und es nicht abzulehnen. Während der Traumarealisation realisiert die betroffene Person, dass bestimmte Verhaltensweisen oder Empfindungen des gegenwärtigen Alltagserlebens mit negativen Situationen oder Phasen ihres bisherigen Lebens verbunden sind. Wo bisher kein Zusammenhang gesehen wurde, wird ggf. eingeräumt, dass die oben beschriebenen Phänomene, wie die Entstehung von Glaubenssätzen oder Spannungen im Körper, auf traumatische Ereignisse zurückzuführen sein könnten.

In manchen Fällen, und zwar bei einer Verdrängung (siehe unten), kann die Traumarealisation auch bedeuten, dass die traumatische Situation wieder erinnert und angenommen wird.

Der Begriff der Verdrängung ist weithin geläufig. Jedoch ist das Ausmaß der Erscheinungen von Verdrängung vielleicht größer als der

Laie sich dies im Allgemeinen vorstellt. Die Traumaverdrängung äußert sich meist wie eine Gedächtnislücke. Eine wichtige Unterscheidung besteht zwischen der Gedächtnislücke, die als solche wiederum im Gedächtnis auffindbar ist („... und danach erinnere ich mich an nichts mehr") und der Gedächtnislücke, die vom Gedächtnis nicht erkannt wird – hier fehlt zwar ein Stück in der Erinnerung, dies merkt die betroffene Person jedoch nur durch Reflexion von außen; z. B. durch Konfrontation und Nachfragen. Im Falle der Verdrängung leugnet die betroffene Person die Tatsachen nicht, sondern kann sich lediglich nicht erinnern.

Verleugnung

Im Gegensatz zur Verdrängung, bei der die betroffene Person die Tatsachen aus der Erinnerungslücke nicht ins Bewusstsein zurückholen kann, werden bei der Verleugnung Konfrontationen bereits im Vorfeld abgewehrt. Es werden Situationen vermieden, die ähnlich sind oder zu einer Konfrontation führen könnten. Es wird bei einer Konfrontation behauptet, dass es nicht sein kann. Bei starker Ausprägung wird nicht nur die traumatische Situation geleugnet, sondern eventuell sogar ein größerer Zusammenhang. Zum Beispiel niemals überhaupt nur in dem Land des Geschehens gewesen zu sein oder Ähnliches.

Traumaexploration und -exposition

Der Begriff Exploration kommt vom lateinischen Wort „explorare" und meint „entdecken". In einigen Fällen werden Empfindungen entdeckt, die dem Körper aufgrund von Traumatisierung nicht mehr zugänglich waren. Diese Aspekte können visueller, auditiver, sensibler, olfaktorischer oder emotionaler Natur sein. Der Begriff Exposition bezeichnet das Herausstellen oder Herausarbeiten oder Herauskommenlassen und wird im Text synonym verwendet.

Unserer Erfahrung nach kann sich die Exploration wie eine verloren gegangene Geschichte aufblättern. Häufiger ist es jedoch der Fall, dass sukzessiv wieder zugänglich werdende Erfahrungen zunächst keinen stringenten Handlungsstrang ergeben. Dieser ergibt sich dann häufig erst mit dem weiter fortschreitenden Explorationsprozess. In anderen Fällen tauchen komplette Situationen oder sogar sich wiederholende Situationen über mehrere Jahre wieder im Bewusstsein auf. Während die Basis für eine Aufarbeitung oftmals die zusammenhängende Geschichte ist, können wir in der Körperarbeit mit den einzelnen auftauchenden Fragmenten arbeiten. Dieses fragmentarische Auftauchen von einzelnen Teilkomponenten ergibt auch Sinn, wenn berücksichtigt wird, wie Erinnerungen abgespeichert werden.

Das Abspeichern von Erinnerungen

Erinnerungen werden in unserem Kopf nach Martin Korte (2017) in einer Art Gedächtnissystem gespeichert. Uns soll im Folgenden das Langzeitgedächtnis interessieren. Dieses besteht aus zwei großen Teilen: dem deklarativen und dem impliziten oder auch prozeduralen Gedächtnis. Der gesamte deklarative Teil besteht aus unseren persönlichen Episoden, unserem Leben, aus Wissen aus Filmen und Büchern sowie klassischem Schulwissen. Er umfasst nochmals drei Untersysteme: das autobiografische, das episodische und das semantische. Hirnorganisch gesehen ist der Hippocampus mit Teilen des Stirn- und Schläfenlappens (Lobus frontalis und Lobus parietalis) für das Speichern und Abrufen von Erinnerungen im autobiografischen Gedächtnis verantwortlich. Das reibungslose Zusammenarbeiten dieser Teile ist bei Traumatisierung nicht möglich. Dies kommt daher, dass auf dem Weg der Erinnerungsbildung das limbische System passiert wird. Hier werden Erinnerungen mit Emotionen vernetzt. Bei Traumatisierung sind die Emotionen in der Regel so überfordernd, dass sie das eigentliche Geschehen mit Überforderung überfluten. Durch starke Erregungszustände wird eine adäquate Abspeicherung und Integration des Erlebten verhindert. Weiter noch zeigt sich bei einer Reaktivierung des traumatischen Inhalts oft die Ausschaltung der höheren Hirnregionen. Ist das Trauma reaktiviert, ist oft die Verbindung zum sprachlichen Zentrum, aber auch zum räumlichen und zeitlichen Einordnen unterbrochen. Dies hat zur Folge, dass der betroffenen Person nur noch Bruchstücke in Form von Fragmenten zugänglich sind.

Dieser Abschnitt macht deutlich, dass Erinnerungen keineswegs linear und kohärent auftauchen und daher auch nicht so auflösbar sind. Es wird deutlich, wie sie demzufolge auch in der Exploration auftauchen können. Wie damit umzugehen ist, wird in Kapitel 11 beschrieben.

Traumaintegration

Bei einer Traumatisierung wurden Prozesse des Menschen nicht oder nicht vollständig vollzogen. Hierdurch entsteht eine Abspaltung der mit diesen Prozessen assoziierten Anteile des Menschen oder Teilen von diesen. Diese Anteile können physisch (Körperteile und deren neuronale Versorgung), neuronal (Bewegungsmuster oder spezifische Körperfunktionen), emotional (Spektren der Empfindsamkeit oder Empathie und/oder der Ausdrucksfähigkeit) oder mental/seelisch sein (psychische Auffälligkeiten, Störungen und Verhaltensweisen). Bei der Traumaintegration geht es nun darum, die Aufspaltung rückgängig zu machen. Auf neuronaler Ebene bedeutet dies, die abgespaltenen Aspekte wieder zuzulassen und zu fühlen. Hierbei ist es besonders wichtig, nicht zu 100 % in die traumatisierenden Empfindungen zu gehen (Retraumatisierungspotenzial). Es ist unser Ansatz, die traumatisierenden Empfindungen nur so weit zuzulassen, dass die Distanz zum Erlebten gewahrt bleibt. Dies geschieht in einer Behandlungssituation, in der sich der Mensch so sicher fühlt, wie das zum gegebenen Zeitpunkt möglich ist und im Idealfall von einem mit positiven Ressourcen ausgestatteten Körper heraus. So können Verbindungen zwischen den Bewusstseinsbereichen gebildet werden, die das Ende der Traumatisierung kennen, und den Empfindungen aus der traumatisierenden Situation. Wie eine Vernetzung im zentralen Nervensystem, die einer solchen Verbindung entspricht, ermöglicht und gefördert werden kann, wird ausführlich in Kapitel 11.1.1 beschrieben.

Gewebeerinnerung

Beim Berühren einer Körperstelle kann es sein, dass Schmerzen, Empfindungen, Gedanken und Emotionen auftauchen. Wie beim Auslesen eines Computerspeichers können wir diese nicht nur zugänglich machen, sondern darüber hinaus auch integrieren, über die Berührung sowie das Halten des oder der Klient*in auf einer bestimmten Frequenz (vgl. Teil 1, Kapitel 1.3 und 1.4). Oft wird diese Integration begleitet durch ein Freisetzen von Hitze im Körper sowie ein Pulsieren (siehe auch Teil 1, Kapitel 1.2). Die Gewebeerinnerungen stellen einen Zugang zur Traumaexploration dar. Wichtig ist es zu wissen, dass Körperempfindungen oft falsch gedeutet werden, wenn die traumatisierende Dimension hinter ihrer Entstehung nicht bekannt ist; in vielen Fällen etwa als eine rein körperliche Beschwerde. Dies führt für Betroffene in der Folge oft zu einer Odyssee von Arzt zu Arzt, während die Ursachen des Leids auf körperlichen Ebenen nicht gefunden werden können.

Die Arbeit mit verschiedenen Anteilen

Hier geht es um die Arbeit mit Schichten oder auch Modi, die sich in der Prozessarbeit zeigen. Diese Schichten können vom Umfang und der Qualität her vollkommen unterschiedlich sein. Es können zum Beispiel Schichten sein, die ein bestimmtes Alter in sich tragen und eine bestimmte Persönlichkeit; es können aber auch Schichten sein, die aus einzelnen emotionalen Zuständen oder körperlichen Ausprägungen bestehen. Entstehungsursache dieser Anteile ist die Trennung des Selbst in verschiedene Teile, aus Überforderung und Todesangst. Eine umfangreiche Darstellung hierzu befindet sich in Kapitel 11.2.

Persönlichkeitsanteile
Ein mittlerweile allgemein bekannter Persönlichkeitsanteil, mit dem in der Psychotherapie öfter gearbeitet wird, ist das *Innere Kind*. Man baut in der Arbeit mit dem Inneren Kind einen Kontakt zu diesem Anteil auf und versucht, Zugang zu den Erfahrungen zu gewinnen sowie Trost in dieser Ebene zu verkörpern. In der psychotherapeutischen Arbeit mit dissoziativen Klient*innen wird ebenfalls von Persönlichkeitsanteilen gesprochen. Hier wird davon ausgegangen, dass es mindestens zwei voneinander unabhängige Persönlichkeiten innerhalb einer Person gibt, die ggf. keinen Zugang zueinander haben. Früher unter dem Begriff Multiple Persönlichkeitsstörung bekannt, verwendet man heute den Begriff Dissoziative Identitätsstörung. Wenn ein Persönlichkeitsanteil bewusst bleibt (ganz oder teilweise), während der andere Persönlichkeitsanteil agiert, spricht man hier von Co-Bewusstsein. Wie heute Persönlichkeitsanteile in unserer Arbeit betrachtet werden wie auch eine weitere Ausdifferenzierung des Begriffs befinden sich in Kapitel 11.2.

Körperteile und Organe
In unserer Arbeit können wir mit einzelnen Körperteilen bzw. Organen arbeiten. Oftmals haben wir zu Körperteilen unmittelbar Zugang, manchmal muss der Kontakt erst aufgebaut werden (vgl. hierzu u. a. Kapitel 10.1. zur Anbindung ans Herz und Kapitel 11.3 zur Arbeit mit den Organen). Des Weiteren kann es auch eine Kombination aus der Arbeit mit den Persönlichkeitsanteilen und der Arbeit mit den Organen geben.

Bewusstseinsschichten
In der Prozessarbeit ist es möglich, durch die Arbeit auf den verschiedenen Tiden (vgl. hierzu Teil 1, Kapitel 1.3.2) unterschiedliche Bewusstseinszustände zu erreichen. Wir unterscheiden zwischen bewusster und unbewusster Wahrnehmung. Die meisten kortikalen Prozesse laufen unbewusst ab. Die Arbeit auf langwelligen Frequenzen eröffnet uns die Möglichkeit, an unbewusste Wahrnehmungen heranzukommen. Diese können so mit dem Bewusstsein verknüpft werden. Neuronal bedeutet dies eine Vernetzung von bewussten und unbewussten Arealen, was wiederum zu mehr Bewusstsein führt; in Abgrenzung zur Hypnose etwa, bei der der Zugang zu Unbewusstem ebenfalls möglich ist, eine Trennung zur Bewusstseinsebene jedoch bestehen bleibt und der oder die Patient*in eventuell während einer Hypnose die dort angesteuerten Ebenen nicht gut integrieren kann. Der oder die Patient*in kann sich durch den unbewussten Zugang auch überfordert und machtlos fühlen, den Prozess der Traumaintegration mitzugestalten. Dies ist in unserer Arbeit einer der wichtigen Aspekte.

Emotionale Zustände
Emotionen wurden im Moment der Traumatisierung als eventuell überfordernd und lebensbedrohlich, da neuronal überflutend, empfunden. Aus diesem Grund werden sie oft abgespalten, um die Funktionsfähigkeit sowohl in der Situation als auch danach aufrechtzuerhalten. Sie sind damit jedoch nicht aufgelöst, sondern werden im Körper gespeichert. In unserer Arbeit können wir diese emotionalen Zustände zugänglich machen; dies geschieht über die Steuerung der Frequenz des Nervensystems und die Lenkung des Bewusstseins im Körper. Beispiele für emotionale Zustände können sein: Verzweiflung, Hilflosigkeit, Wut etc. Wenn die Gefühle wieder zugänglich werden, können sie bearbeitet werden. Dabei geht es in erster Linie um eine Akzeptanz und Reintegration auf neuronaler Ebene. Wie genau so ein Ablauf aussehen könnte, wird in Kapitel 11 beschrieben. Emotionale Zustände können auch durch Glaubenssatzkonstruktionen verdeckt oder abgewehrt werden, worauf in Kapitel 10.4 eingegangen wird.

Funktionsgebundene und dysfunktionsgebundene Anteile

Es gibt Anteile, die eine gewisse Funktion erfüllen und in denen die Energie so lange gebunden bleibt, bis diese aufgelöst wird. Solche funktionsgebundenen Anteile können in den archetypischen Reaktionsmustern auf Überlebenskampf gebunden sein, wie Fliehen, Kämpfen oder Erstarren. Konnten eins oder mehrere dieser Reaktionsmuster nicht ausgeführt werden, bleibt es mithilfe kompensatorischer Kräfte so lange als Potenzial auf dem Nervensystem bestehen, bis es ausgeführt bzw. aufgelöst werden kann. Wichtig ist, den funktionsgebundenen Aspekt zu sehen und zu verstehen. Solange die Funktion notwendig erscheint, kann sie nicht aufgelöst werden.

Beispielsweise war im Moment der als lebensbedrohlich empfundenen Traumatisierung das Reaktionsmuster Erstarren im Körper hilfreich, um keine weitere Angriffsfläche zu bieten und sich geistig aus der Situation herauszuziehen. Dieses Muster wird auch aktiviert, um den eintretenden Tod erträglicher zu machen. Die Wahrnehmung des eigenen Körpers wird hierfür reduziert bzw. vollständig ausgeschaltet. Diese Funktion muss, bevor sie aufgelöst werden kann, als damals sinnvoll und als Lösung, aber heute als nicht mehr notwendig anerkannt werden. Über die erfahrene Nicht-mehr-Notwendigkeit ist eine Störung des heutigen Systems zu erkennen und zu beschreiben. Dies könnte, im Beispiel bleibend, eine eingeschränkte Wahrnehmungsfähigkeit des Körpers sein. Zur Erläuterung: Die Erstarrung wirkt sich oft auf den heutigen Alltag der betroffenen Person insofern aus, als dass diese das Gefühl hat, nicht(s) zu empfinden, gar nicht da zu sein oder Ähnliches. Ebenso ist eine Dämpfung der Empfindungen eine häufige Folge. Der Wille zur Veränderung dieses Zustandes kann ein Motor sein, um die Erstarrung auflösen zu wollen. Die Bereitschaft der traumatisierten Person ist notwendig, das Risiko des Wieder-da-sein- und Lebendig-sein-Wollens einzugehen, auch wenn dies bedeutet, mit Gefühlen wie Verletzlichkeit und Sterblichkeit in Kontakt zu kommen.

Genauso gibt es Anteile, die eine Funktion, die sie schützen sollte, unterdrückt haben: zum Beispiel Anteile, die nicht sprechen konnten, nicht für sich einstehen, nicht handeln konnten, nicht wütend sein konnten, nicht (klar) denken konnten, nicht weinen konnten. Auch hier kann im Sinne unserer Traumadefinition die gebundene Energie aufgelöst und der bisher nicht abgeschlossene Heilungsprozess vollendet werden, indem die dysfunktionalen Anteile wieder erlernen, ihrer Funktion nachzukommen. Diese hemmenden Anteile nennen wir dysfunktionsgebundene Anteile.

Glaubenssatzarbeit

Glaubenssatzarbeit in der Cranio-Sacralen Prozessarbeit bedeutet, dass ein Glaubenssatz, wie zum Beispiel „Ich bin immer schuld", auf der körperlichen Ebene gefühlt und empfunden werden kann. Wenn dieser auf der physiologischen Ebene bewusst spürbar ist, ist es möglich, diesen zu verändern. Dies wird in erster Linie dadurch ermöglicht, dass die negative Körperempfindung als ein zu beendender Zustand empfunden wird. Bei einer rein kognitiven Konfrontation mit dem Glaubenssatz bleibt die negative Empfindung meist aus.

Was in der Körperarbeit die Veränderung des Glaubenssatzes betrifft, so wird nicht die Kognition als das Veränderungswürdige empfunden, sondern das damit verbundene Gefühl. Wenn das Gefühl, welches mit dem Glaubenssatz einhergeht, zunächst wahrgenommen, dann als unangenehm eingestuft und nicht erstrebenswert erkannt worden ist, kann die Veränderung beginnen. Die Alternative zum Glaubenssatz muss dann nicht wie eine Affirmation kognitiv gesucht und gesetzt werden, sie ergibt sich durch das Auflösen der negativen Körperempfindung, die mit dem Glaubenssatz verknüpft war. Die Auflösung dieser Empfindung bringt eine neue Empfindung. Diese ist stärker als eine Affirmation, da es sich um ein Gefühl im Körper handelt und damit mehr Reizpotenziale und Vernetzungsmöglichkeiten beinhaltet als eine Kognition. Das neue Gefühl wirkt sowohl bewusst als auch unbewusst und unterbewusst. Wie diese Veränderung in der Cranio-Sacralen Körperarbeit ablaufen kann, wird in Kapitel 10.4 erläutert.

Literatur

Korte, M. (2017). *Wir sind Gedächtnis*. Pantheon.
Levine, P. (2011). *Sprache ohne Worte*. Kösel.

10 Grundidee der Traumaarbeit in der Cranio-Sacralen Körperarbeit

10.1 Positive Ressourcenarbeit

Die positive Ressourcenarbeit in der Cranio-Sacralen Körperarbeit orientiert sich an physiologischen, im Körper fühlbaren Zuständen und Empfindungen. Besonders betont wurden in der bisherigen Arbeit die Schwerkraft, die Atmung und die Anbindung ans Herz. Wichtig für das Verständnis von positiven Ressourcen ist, dass eine Ressource nur als positive Ressource verstanden wird, wenn diese auch als positiv empfunden wird. In der prozessorientierten Körperarbeit wird davon ausgegangen, dass potenzielle Ressourcen meist zunächst als negativ empfunden werden. Es geht im Verlauf der Arbeit darum, negativ empfundene Ressourcen zu positiven umzubauen und positive Ressourcen auszubauen. Atmung, Schwerkraft und die Anbindung ans Herz sind demnach genau genommen nicht positive Ressourcen, sondern haben positives Ressourcenpotenzial.

Anbindung an die Schwerkraft

Eine erste positive Ressource kann die Anbindung an die Schwerkraft sein. Konkret geht es darum, den Körper in Kontakt zur Behandlungsliege wahrnehmen zu können. Diese sollte als angenehm und unterstützend empfunden werden. Das Unterstützende hat hier eine konkrete und wörtliche Bedeutung. Wenn die Unterlage als tragend und unterstützend wahrgenommen wird, kann die Muskulatur des Körpers loslassen. Das ist eine erste Entspannung des Körpers, die als Teil der Körperarbeit verstanden werden kann. Neben den Techniken der Methode, die den Körper durch Entspannung besser auf die Behandlungsliege sinken lassen, können zusätzlich gesprächsbegleitende Elemente verwendet werden. Zum Beispiel kann das Bewusstsein der liegenden Person durch Fragen in verschiedene Körperbereiche gelenkt werden. Fragestellungen können zum Beispiel sein: Welche Körperstellen können gefühlt werden? An welchen Körperstellen wird der Kontakt zur Behandlungsliege als besonders angenehm oder auch als besonders unangenehm wahrgenommen? Gibt es Seitenunterschiede? Gibt es Unterschiede zwischen dem Ober- und dem Unterkörper? Generell gilt es, nach Möglichkeit offene Fragen zu stellen und Suggestionen zu vermeiden. So suchen wir zunächst Körperbereiche, die schon als positiv wahrgenommen werden. Von dort aus probieren wir aus, ob sich das Positive bereits ausbreiten lässt.

Im Idealfall wird an einer Stelle verweilt, die gut wahrnehmbar ist und an der die Aufmerksamkeit bewusst für einige Minuten bleiben kann. Kann in dieser Zeit die empfundene Kontaktfläche zur Behandlungsliege vergrößert werden?

Neben der gesprächsbasierten Lenkung lenkt auch das weitere Anbieten und Durchführen von Techniken der Cranio-Sacralen Methode das Bewusstsein. Unter der Berücksichtigung aller in Teil 1 beschriebenen Aspekte kann der Fokus auf den Körper und auf die zunehmende Entspannung weiter gestärkt werden. Die Entspannung ist besonders dann gewährleistet, wenn in der Phase der positiven Ressourcenarbeit zunächst nur als angenehm empfundene Kontaktpunkte und Techniken verwendet werden. In dieser Phase dürfen wir die negativen

Empfindungen protokollieren, damit wir uns später, ggf. als Einstieg in eine Traumaarbeit, darauf beziehen können. Wir sollten jedoch zunächst alles negative Potenzial umgehen.

Umgang mit Negativität

Erfahrungsgemäß wird von Klient*innen zunächst der Fokus auf eventuelle Schmerzen gelenkt. Informieren Sie über den Ansatz, den Sie verfolgen. Protokollieren Sie die benannten Schmerzen und kommen Sie auch hier zu einem späteren Zeitpunkt darauf zurück. In manchen Fällen ist der benannte Schmerz dann tatsächlich nicht mehr wahrnehmbar. Dies ist besonders dann zu erwarten, wenn es sich bei der Ursache für den Schmerz um Spannungen handelt, da diese durch die positive Ressourcenarbeit im Gesamten gesenkt werden.

Wir bemühen uns, Positives im Körper zu unterstützen und auszubauen. Dieser Aspekt ist unter dem Begriff White rabbit in Teil 1, Kapitel 1.5 beschrieben. Hierbei ist es wichtig, die Informationsphase für die zu behandelnde Person zu berücksichtigen, sodass diese unsere Vorgehensweise versteht. Sonst könnte ein Nicht-verstanden- oder Nicht-gesehen-werden-Gefühl gefördert werden.

Anbindung an die Atmung

Die zweite der drei positiven Ressourcen ist die Atmung, im Sinne der körperlich spürbaren und erlebbaren Atmung. Hierbei geht es einerseits um die Lenkung des Bewusstseins auf die Bereiche im Körper, in denen die Atmung spürbar ist und wie sie sich dort anfühlt. Andererseits um die Bewusstwerdung von Bereichen und um die Veränderung und Vernetzung der Wahrnehmung der Atmung. Darüber hinaus kann die Atmung selbst und damit auch deren Wahrnehmung verändert werden. Dies geschieht mittels der Techniken der Cranio-Sacralen Methode, wie sie in Teil 1 beschrieben sind. Hinzu kommt die Gesprächsführung, die zur Lenkung und Bewusstwerdung hinzugenommen wird. Mögliche Fragen für die Gesprächsbegleitung sind: Bis wohin geht die Atmung? In welchen Körperteilen können Sie oder kannst du die Atmung spüren? Wie ist sie? Flach, tief, schnell, ruhig etc.? Kann sich die Atmung in andere Körperregionen ausdehnen? Wie fühlt sich die Grenze, also der Übergang von dem Bereich mit Atemwahrnehmung zu dem Bereich ohne Atemwahrnehmung, an? Ist es dort fest, gibt es eine Wand, Barriere oder Ähnliches? Was wir als behandelnde Person an Atembewegung sehen können, kann eine hilfreiche Rückmeldung bei der Bewusstseinsbewegung für die Klient*innen sein.

Häufig gilt es, zunächst ein Missverständnis zu korrigieren: Die meisten Laien sind der Meinung, eine tiefe Atmung wäre ein Zeichen für Entspanntheit. In Rückenlage und zunehmender Tiefenentspannung ist die Atmung jedoch normalerweise ganz flach, denn die körperliche Passivität bedarf keiner muskulär intensiv verstärkten Stoffwechselbewegung der Lungen. Aufklärung kann hier hilfreich sein, eine kognitive Negation zu entkräften. Die Wahrnehmung der eigenen Atmung soll als richtig, gut und der Situation angemessen empfunden werden und als frei von Einschränkungen erscheinen und wahrgenommen werden können.

Werden verschiedene Bereiche der Atmung gefühlt, kann – wenn sie schon als positiv empfunden werden – an der Verschmelzung dieser Bereiche und dem damit verbundenen Vergrößern gearbeitet werden. Ein Idealbild wäre, dass der ganze Körper atmet. Wird dieser Prozess von negativen Empfindungen wie Enge oder Festigkeit gestört, gilt es, diese zunächst zu einem positiven Empfinden um- oder auszubauen. Auch hier geht es darum, das Positive zu unterstützen und nicht vorschnell Festigkeit oder Enge als eindeutig negativ zu kategorisieren. Vorübergehend kann eine Enge etwa als einschränkend, jedoch genug Sauerstoffversorgung zulassend, um entspannt auf dem Rücken liegend zu sein, empfunden werden. So kann in der Einschränkung ein Entspannungsmoment gefunden werden.

Die frühere Cranio-Sacrale Körperarbeit lenkte bei einer negativ empfundenen Atmung ein: „Warum ist das so?“ und „Was macht das mit Ihnen oder dir?“ Diese Fragen werden als möglicher Einstieg in die Traumaarbeit gesehen. In unserem Ansatz jedoch ziehen wir solche Fragen lediglich erst später im Prozess in Betracht. Zunächst wird mit den Techniken, wie sie unter anderem in Teil 1 beschrieben sind, der Ist-Zustand verbessert, soweit dies bereits möglich ist. Die Techniken am Rumpf (vgl. Kapitel 2.4) lassen sich verwenden, um den Körper und die Atemhilfsmuskulatur weicher zu bekommen und damit die Atmung zu erleichtern. Besonders der Kontakt am oberen Atemdiaphragma wird von den meisten Menschen als sehr angenehm empfunden, wenn der Behandlungsdruck richtig eingestellt werden konnte.

Anbindung ans Herz

Die dritte Ressource ist die Anbindung an das eigene physiologische, schlagende Herz. Dieses wird von den allermeisten Menschen zunächst nicht wahrgenommen. Bei der Wahrnehmung des Herzens steht oft ein verkopftes Bild vom Herzen bzw. vom Herzraum im Weg. Hier muss ggf. Aufklärungsarbeit betrieben werden. Uns interessiert das schlagende, physiologische Herz und nicht ein Bild davon. Hier helfen wir in der Regel wieder mit gesprächsgeführter Bewusstseinslenkung. Wir führen die Wahrnehmung der Klient*innen zum Beispiel in die Bereiche, in denen wir den Blutpuls eventuell bereits von außen als Behandler*in sehen können. Dies ist oft an der Bauchaorta der Fall oder an den Halsschlagadern. Eventuell lassen wir die Klient*innen selbst nach ihrem pochenden Blutpuls tasten. Dabei nähern wir uns mit Vorschlägen dem Herzen an.

Das Pulsieren kann eventuell erst im Verlauf der Arbeit an der Stelle des Herzens empfunden werden. Es ist ebenfalls hilfreich, wenn wir als Behandelnde das Herz wahrnehmen und ggf. auch beschreiben, wie es sich zum Beispiel gerade unter unserer Hand anfühlt. Dann kann die Hand des oder der Klient*in an dieser Stelle das Gefühl suchen und übernehmen. Gemeinsam wird die Empfindung dann eingeordnet und bewertet: Ist sie negativ, beängstigend, neutral oder positiv?

Traumatisierungen haben häufig zur Folge, dass die Wahrnehmung des Herzens erschwert ist oder dass das Herz negativ wahrgenommen wird. Ersteres meist als Reaktion auf Zweiteres. Dann gilt es, eine neue Verbindung und ein neues Vertrauen in die eigene Lebenskraft aufzubauen. Denn mit der Ausschaltung der Herzwahrnehmung verliert die betroffene Person meist auch Teile des Wahrnehmungsspektrums der mit der Herzebene assoziierten emotionalen Ebenen. Diese sind neben Güte, Geduld und liebevoller Grundhaltung auch Entspanntheit, Selbstvertrauen, Gesundheit, Lebendigkeit und Selbstsicherheit. Ersetzt wurde diese Ebene eher durch Bilder wie ein Herz aus Stein oder durch einen leeren Bereich. Hinter den Mauern dieser Bilder, die einen Schutz darstellen, befinden sich meist Wahrnehmungen von Schmerz oder negativen Emotionen.

Es kann sich anbieten, mit freiwilligen Aufgaben zu arbeiten. Täglich 1–2 Minuten das eigene schlagende Herz wahrzunehmen kann die positive Ressourcenarbeit deutlich beschleunigen und hat außerdem den positiven Effekt, dass der oder die Klient*in lernt, nicht nur während einer Cranio-Sacralen Sitzung in den eigenen Körper hineinzuspüren.

Sollte es nicht möglich sein, ein positives Bild des Herzens im Hier und Jetzt herzustellen, kann die Arbeit mit verschiedenen Persönlichkeitsanteilen angewandt werden. Wenn das Gefühl vorherrscht, es sei schon immer alles schlecht oder negativ besetzt gewesen, beginnen wir oft im vorgeburtlichen Raum: Am 21. Tag der Schwangerschaft fängt das Herz nur dann an zu schlagen, wenn alle Bedingungen dafür entsprechend gegeben sind. In diesem Fall begleitet man den oder die Klient*in zum Zeitpunkt des 21. Tages zurück. An diesem Punkt müssen die Bedingungen so weit in Ordnung gewesen sein, dass das Herz anfangen konnte zu schlagen. Die Körperempfindung des eigenen schlagenden Herzens kann eventuell an dieser Stelle empfunden werden. Die

Verbindung zu dieser unversehrten Kraft wird oft als eine starke positive Ressource empfunden. Wir priorisieren hiermit einen Zugang zur rein biologischen und physiologischen Realität der Lebendigkeit und klammern somit eine geistig-kognitive Interpretation der eigenen Lebensumstände weitestgehend aus. Das Empfinden „Alles“ und „Immer“ kann so relativiert werden, die reine physiologische, physikalische Lebendigkeit kommt in die Wahrnehmung und kann so erlebt werden. Dieses Prinzip lässt sich auf sämtliche Situationen übertragen, denn da die Menschen immer in einem Zustand relativer Gesundheit zu uns kommen (da keine Notfallambulanz), kann von einer Aufrechterhaltung der Funktionalität des Herzens ausgegangen werden. Dies gilt unabhängig von den Empfindungen in einer belastenden Situation oder Lebensphase.

Die Anbindung an das Herz stellt einerseits eine Voraussetzung für Traumaarbeit dar, andererseits ist deren Überprüfung oder Herstellung häufig der Einstieg in ein Thema der Traumatisierung: „Weshalb schmerzt das Herz?“, oder „Weshalb fühlt es sich an wie ein Stein?“ Nicht selten sind die Beschreibungen von Klient*innen, das eigene Herz betreffend mit „dunkel“, „fest“ oder „hinter einer Mauer“, ein Zugang zu den Gründen, die zumindest mitverantwortlich dafür waren, dass Traumabedingungen vorlagen.

Unser Ziel bleibt bei der positiven Ressourcenarbeit zunächst, den gesamten Körper als warm, pulsierend, weit und hell wahrzunehmen („hell“ ist eine von Klient*innen so häufig genannte Wahrnehmung, dass sie hier mit aufgezählt wird. Es handelt sich um ein tatsächliches Hellerwerden, hinter geschlossenen Augen, welches mit freiwerdenden Reizpotenzialen und Verbindungen, Vernetzungen zum Sehnerv und Sehzentrum einhergeht.). Sollte dies noch nicht mit dem gesamten Körper möglich sein, werden Teile des Körpers so weit wie eben möglich in diese Richtung geführt.

10.2 Traumaexploration

Wie in Kapitel 6 definiert, geht es um Unbewusstes, Erlebtes, das verdrängt wurde, welches wieder zugänglich gemacht und integriert werden kann. Der Begriff Traumaexploration ist mit den in der Psychotherapie verwendeten Begriffen Traumaexposition bzw. Traumakonfrontation vergleichbar.

Das Unbewusste kann im Gegensatz zu einer in der Psychotherapie angewandten Methode der kognitiven Bewusstmachung nicht nur über den Verstand ins Bewusstsein kommen, sondern über Körperempfindungen und über auf dem Nervensystem liegende sowie im Gewebe gespeicherte Informationen. Diese können ebenso fragmentarisch auftauchen, wie sie abgespeichert wurden. Vergleiche hierzu auch Kapitel 9.

Vorgehensweise

Eine sehr leichte Vorgehensweise für die Traumaexploration, die oft nahezu von selbst geschieht, ist die Ableitung aus der positiven Ressourcenarbeit. Hierfür wird, auf der Suche nach Positivem, nun dem auftauchenden Negativen gefolgt. Ansätze, an welchen Stellen dies sich häufig von selbst anbietet oder ergibt, sind in Kapitel 10.1 unter der jeweiligen positiven Ressource genannt.

Wenn entschieden wurde, dass die Stabilisierung und die Anbindung an das Positive und das Hier und Jetzt ausreichend gegeben sind, kann einer Einschränkung nachgegangen werden. Dann wird kontrolliert und dosiert in die negative Empfindung gegangen. Hierbei sollte zunächst der *Exitpoint* getestet werden. Dies bedeutet: Wie kommen wir (behandelnde und liegende Person) einfach und unkompliziert zurück ins Positive? Diesen Wechsel der Richtungen – hinein ins Negative und wieder hinaus zum Positiven – sollte das Team aus behandelnder und liegender Person üben, bis sich beide darin sicher fühlen. Wenn dies gelungen ist, kann eine zweite Sondierung tiefer gehen, um die darunter liegenden Empfindungen zu sondieren oder den quantitativen Unterschied wahrzunehmen, der beim tieferen Eintauchen erscheinen kann.

Nun kann mit einem wiederholten Hinein und Hinab und wieder Hinauf und Hinaus gearbeitet werden, bis sich die Navigation im Trauma souverän, sicher und geübt anfühlt. In dieser Phase verwenden die Autor*innen auch den Faktor Humor. Natürlich nehmen wir unsere Klient*innen ernst und auch das, was diese erlebt haben. Die Inhalte des Dramas bleiben schlimm und nicht lustig. Dem Autor begegnet immer wieder große Dankbarkeit, wenn besonders bei sehr ernsten Themen wie Misshandlung, Tod und Krankheit nicht mitleidig und auf das Drama eingehend reagiert wird, sondern die Leichtigkeit der Arbeit und der Vorgehensweise herausgehoben wird. Das hierfür nötige Fingerspitzengefühl lässt sich wohl nur in der Erfahrung finden und nicht theoretisch vermitteln.

Wenn Fragmente wieder zugelassen und wahrgenommen werden können, ist auch eine Verarbeitung der damit verbundenen Informationen im Sinne einer Integration möglich. Dabei ist es wichtig, dass die Fragmente nicht noch einmal im Kontext einer Überforderung erlebt werden, sondern angebunden an das Heute, die Lebendigkeit und an positive Ressourcen. Hier wurden zahlreiche Methoden von den Autoren und anderen entwickelt, die einen dosierten Umgang mit den traumatischen Inhalten/Fragmenten ermöglichen. Eine der Methoden des Autors ist die Arbeit mit dem Schnellkochtopf, die in Kapitel 11.1 detailliert erläutert wird. Eine weitere Methode ist die vorübergehende Annahme von allem, auch unwahrscheinlich Wirkendem, durch Erläuterungen und Wissen über die Funktionsweise des Gehirns (mehr hierzu ebenfalls in Kapitel 11).

Oft erleben wir bei der Exploration, dass Erlebtes, weil es durch Überforderung nicht verarbeitet werden konnte, nacheinander wieder in das Bewusstsein kommt. Während die Anbindung ans Hier und Jetzt mit positiven Ressourcen aufrechterhalten wird, kann eine Traumaexploration aus einer gesunden Distanz des betroffenen Menschen zu allem, was zu explorieren ist, aufrechterhalten werden. In diesem Fall befindet sich der Großteil der Wahrnehmung der liegenden Person im Hier und Jetzt. Parallel dazu kann ein Teil der Wahrnehmung in die einst traumatisierende Situation und in die damit verbundenen Empfindungen gleiten. Als Orientierung oder Idee für diese Arbeitsweise kann festgehalten werden, dass mindestens 60 % des Bewusstseins im Hier und Jetzt verankert sein sollten. Bei weniger als dieser Prozentzahl würde das Retraumatisierungspotenzial zunehmen und die Situation wird nicht mehr mit Handlungskompetenz und als freiwillig (wieder)erlebt empfunden.

Beispiel für eine Schichtung von Empfindungen

Bei einer Klientin tauchte zunächst der Geruch von Alkohol wie auch der Geschmack von Sperma wieder auf, bevor an die Vergewaltigung an sich erinnert wurde. Erst im Laufe der Zeit zeigten sich Gefühle der Hilflosigkeit und Ohnmacht sowie Schmerzen im Unterleib.

Fallbeispiel

Ein Klient spürt zunächst gar nichts, dann wird ihm die Wut in einer ihm bekannten Situation zugänglich. Nachdem die Wut Ausdruck gefunden hat, kann nun die Emotion dahinter gefühlt werden, in diesem Beispiel Traurigkeit. Nachdem der Traurigkeit Raum und ggf. Ausdruck gegeben wurde, kann das darunter liegende Gefühl ans Licht kommen, in diesem Beispiel Hilflosigkeit.
Je nach Geschichte, sprich je nach Konstruktion der dramatischen Situation, kann die hier beschriebene Abfolge auch nahezu sämtliche andere oder weitere Kombinationen von Empfindungen in unterschiedlicher Schichtung aufweisen.
Ohne Anbindung an das Hier und Jetzt, in welchem es eine Wahrnehmung des Körpers gibt,

könnte nicht in die absolute Empfindungslosigkeit oder ein anderes absolutes Gefühl gegangen werden. Dies würde einer Selbstauflösung nahekommen und wird vom Nervensystem nicht unterstützt.

Ein technischer Ansatz aus der früheren Traumaarbeit wird im Folgenden ausgeführt, um weitere Möglichkeiten zu eröffnen. Anhand einer gedachten Zeitleiste wird eine positive Situation im Leben der Klient*innen gesucht, die vor der traumatisierenden Situation liegt. Diese wird als positive Ressource genutzt. Von dieser positiven Situation aus wird vorwärts auf der Zeitleiste bis zu Veränderungen des positiven Grundgefühls gegangen. Nun wird an dieser Stelle mit dem heutigen Wissen über die Situation nach einer Alternative gesucht, die das Trauma vermeidet – nicht unbedingt die traumatisierende Situation selbst. Das bedeutet, dass die traumatisierende Situation nun in einer alternativen Erinnerung erlebt werden kann. In dieser Erinnerung kann die Handlungskompetenz aufrechterhalten bleiben oder andere Faktoren, die zur Traumatisierung in der traumatisierenden Situation geführt hatten, anders erlebt werden. Häufig ist es der Gedanke oder das Gefühl zu sterben. Dies kann durch das Wissen und die Erfahrung, dass es nicht eingetreten ist, nun leicht alternativ erlebt werden. Ein Nachteil aus unserer Sicht liegt darin, dass einige unserer Klient*innen keinerlei positive Situationen in ihrer Kindheit aufzeigen bzw. benennen können. Des Weiteren wird dieser Ansatz vom Verstand aus begonnen. Wir haben den Eindruck gewonnen, dass Ansätze, die aus der Erinnerung und einer Kognition heraus begonnen werden, schwer auf die Empfindungsebene zu lenken sind. Demnach empfehlen wir, bei der körperorientierten Traumaarbeit mit der Empfindung des Körpers zu beginnen und, soweit möglich, bei der Empfindung zu bleiben. Erst, wenn nötig, nehmen wir eventuelle Deutungen und mentale Positionierungen hinzu und akzeptieren ansonsten das Spürbare und die aus dem Körper auftauchende Reihenfolge der Empfindungen oder Gefühle als Leiter durch die Exploration.

Weitere Möglichkeiten, in die Exploration einzusteigen, sie zu lenken, auszuwerten und deren Inhalte zu integrieren, finden Sie im Kapitel 11, insbesondere im Kapitel 11.1.

10.3 Traumaintegration

In der Traumaintegration werden Aspekte und Teile, die dem Organismus nicht mehr zur Verfügung standen, wieder zugänglich gemacht. Dies beinhaltet neben der Bewusstwerdung eine neuronale Vernetzung. In der klassischen Traumaarbeit (seit den 1980er-Jahren bis ca. 2018) bestand die Traumaintegration in der Cranio-Sacralen Körperarbeit hauptsächlich aus dem Nachholen von Bewegungsimpulsen und dem Annehmen von Gefühlen. Diese beiden Vorgehensweisen werden im Folgenden dargestellt. Wie sich die Traumaarbeit in der Cranio-Sacralen Methode weiterentwickelt hat, wird im Kapitel 11 ausgeführt.

10.3.1 Das Nachholen von Bewegungsimpulsen

Es gibt drei archetypische Reaktionsmöglichkeiten des Nervensystems, um auf Lebensgefahr zu reagieren: Flucht, Kampf und Erstarrung.

Besonders die Reaktionsmuster Flucht und Kampf gehen auf die Arbeit von Walter B. Cannon zurück, der in den 20er-Jahren des 20. Jahrhunderts über das sympathische, adrenalingesteuerte Nervensystem forschte. Erstarren wird besonders bei Peter Levine (2011, S. 73) ausführlich beschrieben. Er verweist auf eine Starre, die vielmehr einer Immobilität entspricht, in der die „Muskeln kollabieren, als entwiche ihnen alle Kraft“. Man befindet sich in einem „Zustand hilfloser Resignation und hat keine Energie sein Leben aktiv zu leben". Levine spricht hier von tonischer Immobilität.

Weitere Reaktionsmöglichkeiten des Nervensystems auf Lebensgefahr sind nicht bekannt. War das angewendete Reaktionsmuster in einer Situation nicht hilfreich oder konnte es nicht angewendet werden, kommt es fast immer zu einer Traumatisierung. Die Energie, die vom Nervensystem bereitgestellt wurde, um das Reaktionsmuster durchzuführen, sammelt sich als potenzielle Energie „im Gedächtnis des sensomotorischen Systems" (Levine, 2011, S. 125). Das bereitgestellte Aktionspotenzial auf dem Nerv wird nicht entladen und liegt fortan dauerhaft als Reizpotenzial auf dem Nervensystem. Hier sorgt es in aller Regel für Dysfunktionen der betroffenen Areale oder zu Übertonus, Untertonus oder anderen Effekten, die im Alltag nicht hilfreich, sondern störend sind. Diese Potenziale können sich akkumulieren und blockieren oder sogar krankmachende Auswirkungen haben, wie zum Beispiel permanente Anspannung, Übererregtheit, Schmerzzustände, Schlaflosigkeit oder Alpträume – um nur einige aufzuzählen.

Nach Levine, aber auch nach den Grundsätzen der Physiologie, muss die gesamte Energie, die sich im sensomotorischen Speicher befindet und die für das ursprünglich geplante Handeln bereitgestellt wurde, wieder abgebaut werden. Levine beschreibt in seinem Buch „Sprache ohne Worte", „dass eine ähnliche Energiemenge (Erregung) wie die, die für Angriff oder Flucht mobilisiert wurde, durch effektives Handeln und Beben/Zittern entladen werden muss." (Levine, 2011, S. 125). Erst dann kann der Körper frei von den Auswirkungen der Traumatisierung werden.

Wie in Kapitel 9 bereits dargestellt, geht es in der Arbeit mit der Cranio-Sacralen Methode darum, die abgespaltenen Aspekte, Empfindungen und Bewegungen wieder zuzulassen und ggf. das nachzuholen, was bisher nicht ausgeführt werden konnte. Im Hinblick auf unsere Definition von Trauma, in der Trauma als ein nicht vollendeter Heilungsprozess gesehen wird, geht es darum, den unterbrochenen Handlungsimpuls des Körpers – hier eben eine Handlung beziehungsweise das dafür bereitgestellte Reizpotenzial – auf dem Nervensystem Richtung Erfolgsorgan fließen zu lassen, den Prozess der Reizentwicklung und Verarbeitung so weiterzuführen und zu einem Abschluss zu bringen.

Fliehen

Wie das Nachholen von Bewegungsimpulsen in der Cranio-Sacralen Körperarbeit aussehen kann, soll hier im Folgenden anhand von einigen Beispielen dargestellt werden. Zunächst betrachten wir den archetypischen Impuls Weglaufen oder Flucht.

Fallbeispiel: Der Fluchtimpuls war unterdrückt

Eine Klientin musste mit ansehen, wie einer ihrer Schüler auf dem Schulhof vor ihren Augen in Folge einer Prügelei starb. Sie musste an Ort und Stelle bleiben, erste Hilfe leisten und vor den anderen Schüler*innen Ruhe bewahren. Sie wäre am liebsten weggelaufen; dies war jedoch von ihrem kognitiven Konstrukt und ihrem Verantwortungsbewusstsein her nicht möglich. Auf der Behandlungsliege stellte die Autorin fest, dass ihr Körper in diesem Moment eine enorme Bewegungsenergie bereitgestellt hatte. Diese potenzielle Bewegungsenergie ist auf der Behandlungsliege wieder spürbar geworden. Die Beine zeigen in solchen Fällen Bewegungsimpulse, Kribbeln oder Ähnliches. Nach der Aufforderung, diese Bewegungsimpulse zuzulassen, wurde die Bewegung in den Beinen immer stärker und die Klientin führte auf der Behandlungsliege zunächst kleine und dann schneller werdende Laufbewegungen aus. Am Ende wurden diese so deutlich, dass sie schließlich das Gefühl hatte, sich von dem Ort wirklich entfernt zu haben. Danach setzte ein Gefühl der Erleichterung ein und auch die Beine fühlten sich anders an: lebendiger.

Häufig beginnen solche Bewegungsimpulse ohne verbale Aufforderung und ohne einen in diesem Moment bewussten Kontext. Wir lassen diese einfach geschehen. Das Ergebnis besteht dann meist ebenfalls in sich angenehmer anfühlenden, leichteren Beinen wie im Beispiel oder Ähnlichem. Die dazugehörige Situation kommt in einigen Fällen erst nach einer solchen Lösung von Bewegungsimpulsen nach und nach ins Bewusstsein. Eventuell kommt die dazugehörige Situation auch erst Jahre später oder überhaupt nicht, oder zumindest nicht zuordenbar, ins Bewusstsein.

In unserer Praxis erleben wir regelmäßig, dass, wenn der unaufgelöste Fluchtimpuls nachgeholt werden kann, das Nervensystem danach – manchmal zum ersten Mal – Spannung loslassen kann oder überhaupt erst ein Bewusstsein in den Beinen wahrgenommen wird und Lebendigkeit gespürt werden kann. Dies stellt dann eine bessere Grundentspannung dar und ist eine wichtige Voraussetzung für eventuell weitere Ebenen der Exploration, etwa auf emotionalen Ebenen.

Kämpfen als weitere archetypische Reaktion

Konnte das Kämpfen nicht vollzogen werden, steckt der Impuls hierfür noch im Nervensystem. Die Gründe für das Nichtkämpfen sind mannigfaltig. Kräftemäßige Unterlegenheit, ein geistiges Konstrukt, welches der betroffenen Person das Kämpfen verboten hat – beispielsweise „Du sollst Vater und Mutter ehren" – oder eingeschränkte Bewegungsfreiheit. Auch hier soll ein konkretes Beispiel für eine bessere Vorstellung sorgen.

Auch bei der nachgeholten Kampfreaktion wird der Körper in der Regel anschließend deutlich bewusster und angenehmer wahrgenommen. In manchen Fällen, hier ist Dosierung gefragt, kommen auch leichte Schmerzen durch das Schlagen in Form von Impact und muskulärer Belastung hinzu. Das Ergebnis ist dennoch positiv. Es folgt auch häufig eine Erschöpfung oder eine weitere Emotion. Bei Missbrauchsfällen und innerfamiliärer Traumatisierung ist es sehr oft eine Scham- und Schuld-Thematik, die durch das Agieren ausgelöst wird. Dann können wir eine Schleife zur Glaubenssatzauflösung, wie in Kapitel 10.4.1 beschrieben, einplanen. Dies ist meist notwendig, bevor die Handlung als vollkommen positiv wahrgenommen werden kann, sodass auf die körperliche Erleichterung eine mentale Erleichterung folgt.

Beispiel: Kämpfen war nicht möglich

Eine Klientin, die jahrelang von ihrem Vater sexuell missbraucht worden war, konnte sich erst aus der Wehrlosigkeit befreien, als ihr das Gedankenkonstrukt „Das macht man nicht" (hier: sich gegen die Eltern auflehnen) bewusst wurde und noch einmal hinterfragt werden konnte (vergleiche hierzu auch Kapitel 10.4.2). Nachdem die Überzeugung als heute nicht mehr zutreffend erkannt wurde, konnte die Klientin zum ersten Mal ihren Vater auf Abstand halten. In einem weiteren Schritt konnte sie die körperlich gespeicherte Energie für das Kämpfen zulassen; hier als Faustschläge auf eine Pratze (Übungsgerät für Kampfsportler, befindet sich in der Regel in all unseren Praxen und wird relativ regelmäßig angeboten, um ein Feedback für die Handlungsaktionen zu bekommen, die sich gegen etwas oder jemanden richten).

Unserer Beobachtung nach lassen sich auch einige chronische Schmerzzustände über diese nachzuholenden Impulse auflösen. Dies ist möglich, falls diese durch die permanente Anspannung und innere Kampfbereitschaft verursacht wurden.

Beispiel: Auflösen von chronischen Schmerzen

Eine Klientin litt seit einigen Jahren an Schmerzzuständen in der Schulter, die teilweise bis in den Nacken zogen. Auf der Behandlungsliege wurde klar, dass ihr Arm nicht unter ihrer Kontrolle war, sondern ihrem Gefühl nach ihrer Mutter ‚gehörte'. Als sie ihren Arm zurückeroberte und die Mutter vor ihrem geistigen Auge anschließend unter Einsatz ihres zurückerlangten Armes ein Stück von sich wegschob, konnte zum ersten Mal seit Jahren die Spannung in der Schulter nachlassen.

Erstarren

Das dritte Reaktionsmuster, das Erstarren oder auch das Sich-Totstellen, weist gewisse Besonderheiten auf, die hier erläutert werden sollen. Zunächst einmal: Immobilität geht mit einem Verlust des Lebenswillens einher. Levine weist jedoch in seinem Buch „Sprache ohne Worte" auf, dass diese Immobilität mindestens vier wichtige Überlebensfunktionen erfüllt. Die erste Funktion wird an einem Opossum vielleicht am besten verdeutlicht. Durch das Sich-Totstellen verlieren die Angreifer die Lust und den Drang zu töten bzw. zu fressen. Die zweite Funktion der Immobilität ist eine gewisse Unsichtbarkeit vor dem Gegner. Die dritte Funktion ist sozusagen ein Sich-Opfern zum Wohle anderer. Während ein Herdentier reglos zusammenbricht, kann der Rest der Herde fliehen. Letzte Funktion der Immobilität nach Levine (2011) ist, dass sie einen veränderten Bewusstseinszustand herbeiführt, und zwar einen Zustand von tiefer Betäubtheit. Dieses Aus-sich-Heraustreten, Den-Körper-nicht-mehr-Fühlen, Sich-wie-betäubt-Fühlen kennen wir von vielen Klient*innen, die bereits in der Kindheit Gewalt, Missbrauch oder Vernachlässigung erfahren haben. Ebenso von Unfallopfern oder im Zusammenhang mit anderen schweren Verletzungen. Es ist ein Zeichen einer Abspaltung mindestens eines Aspekts oder einer Empfindung. Der Begriff Abspaltung bzw. Dissoziation wird in Kapitel 6 genauer erläutert.

Eine weitere wichtige Funktion der Abspaltung ist das Erträglich-Gestalten des Sterbens. Diese Funktion führt den Autor immer wieder zu dem Beispiel, dass der vom Nervensystem angenommene Tod letztendlich nicht eingetreten ist und eben diese Tatsache dann die Traumatisierung darstellt. Der nicht vollendete Prozess aus der Traumadefinition kann also das Sterben sein. Dieser Prozess soll dann nicht zu Ende geführt, sondern mit der Erkenntnis über die irrtümliche Annahme beendet und rückgängig gemacht werden.

Vorgehensweise

Wenn sich der Körper beim Zugänglich-Werden der Erstarrungspotenziale anfängt zu verfestigen, sorgen wir durch die Informationsphase dafür, dass die liegende Person permanent ihrer Möglichkeit gewahr bleibt, nicht weiter in die Starre gehen zu müssen und im Hier und Jetzt angebunden zu bleiben. So kann das Erstarren nach eigenem Ermessen zugelassen werden. Hierfür ist in vielen Fällen etwas Mut und Unterstützung notwendig, da sich dieser Prozess tatsächlich lebensbedrohlich anfühlen kann.

Fallbeispiel: Nicht vollendete Erstarrung

Eine Klientin erlebte immer wieder die cholerischen Ausbrüche ihres alkoholisierten Vaters. In diesen Situationen erstarrte ihr ganzer Körper und sie kam sich vollkommen bewegungsunfähig vor. Meist war es jedoch so, dass der Vater eine Aktivität der Tochter forderte und sie immer wieder aus der Erstarrung herausgeholt wurde. Hier ist es sinnvoll, einmal den Körper komplett in die Erstarrung gehen zu lassen, ganz im Sinne eines unvollendeten Heilungsprozesses, der vollendet werden kann. Die völlige Starre wurde bis dahin nicht komplett zugelassen, sondern immer durch den cholerischen Vater unterbrochen. Das Nachholen der Erstarrung bringt die Erstarrungsenergie, die auf dem Nervensystem bereitgestellt wurde, zu einem Abschluss.

Hinweis: In den meisten Fällen ist es wahrscheinlich, dass sich dieser Zwischenschritt für die Betroffenen unangenehm oder bedrohlich anfühlt, da eine Befreiung aus dem Trauma noch nicht gegeben ist. Das Zulassen der Erstarrung ist ein notwendiger Schritt auf dem Weg in die eigene Handlungskompetenz.

Durfte die Erstarrungsenergie einmal zugelassen werden, folgt ihr meist ein Abzittern des Körpers. Hier handelt es sich um ein sichtbares Zeichen dafür, dass der Körper endlich die seit langer Zeit bereitgestellte Energie genutzt hat und nun loslassen kann. Wir können diesen Mechanismus des Zitterns auch bei Wildtieren beobachten, die auf diesem Wege, etwa nach einem Autounfall, aus der vorübergehenden Erstarrung in die Handlungskompetenz zurückkehren und dann fliehen; falls noch möglich. Wie wichtig es ist, diese Prozesse auf neuronalphysiologischer Ebene zu durchlaufen, weisen unsere Beispiele und Erfahrungen auf. Wird ein Ereignis oder Lebensabschnitt bloß auf der kognitiven Ebene beleuchtet und der Körper nicht miteinbezogen, so bleibt das Erregungspotenzial im Körper bestehen. Dies zeigt Grenzen unter anderem der Gesprächstherapie auf. Nach Levine und van der Kolk gilt es die Bottom-up-Arbeitsrichtung aufzunehmen. Im Gegensatz zu der Top-down-Verarbeitung, die sich hauptsächlich auf das Denken und die Verarbeitung ‚von oben nach unten', also vom Verstand aus auf den Körper konzentriert, geht es bei der Bottom-up-Verarbeitung in erster Linie um das Bewusstwerden von Körperempfindungen und dann um ihre Veränderung. So schreibt Levine: „Ich schlage deshalb in den Anfangsstadien der therapeutischen Heilungsarbeit die Bottom-up-Verarbeitung als Standardvorgehen vor. Mit anderen Worten: Wenn wir uns zuerst der Körpersprache einer Klientin zuwenden und dann allmählich ihre Emotionen, ihre Wahrnehmung und ihre Erkenntnisse einbeziehen, ist das nicht nur wertvoll, sondern geradezu essenziell." (Levine, 2011, S. 69)

Ansätze der Integrativen Körperpsychotherapie zeigen ebenfalls die Bedeutung der Wahrnehmung und die damit gegebene Verbindung zum Erleben im Körper: „Wir nutzen das Integrationsmodell zur Wahrnehmungsschulung, zum Aufspüren individueller Fühl-, Denk- und Verhaltensmuster und über die gezielte Veränderung eines Wahrnehmungsinhaltes als therapeutische Intervention." (Kaul & Fischer, 2024, S. 34) Während Kaul und Fischer die Technik der Aktualisierung beschreiben, ein gesprächsgeführtes Konzept, das den oder die Patientin zum Vorstellen der Situation motiviert, kann die Körperarbeit die Empfindungen, ohne den Verstand dafür zu nutzen, aus dem Körper aufsteigen lassen. Das von ihnen beschriebene Vorgehen nutzen Therapeut*innen „bei der Problemaktualisierung als auch bei der Ressourcenaktivierung, beides grundlegende Wirkfaktoren von Psychotherapie" (Grawe, nach Kaul & Fischer, 2024).

10.3.2 Das Annehmen von Gefühlen

Das Zurückerobern des emotionalen Potenzials: Der Zugang zu Emotionen, die seit der Traumatisierung unbewusst oder blockiert waren, ist manchmal erst nach der Befreiung des Körpers bzw. der Bewegung möglich. Dies liegt vermutlich unter anderem daran, dass die existentiellen Impulse Kämpfen, Fliehen und Erstarren zielgerichtete Emotionen in ihrer Handlungsphase verhindern. Zum Beispiel kann der Fluchtimpuls die Emotionen überlagern. Als Situation sei hier ein Beispiel genannt:

Beispiel: Fluchtimpuls überlagert Emotionen

Die Flucht aus dem brennenden Wald: Eine Person verliert dabei drei Familienangehörige und verletzt sich am Zeh. Die Reihenfolge der Handlungsimpulse sieht hier wie folgt aus: erst aus dem brennenden Wald fliehen, dann trauern und am Schluss sich selbst versorgen. Im Idealfall (wenn man es denn so nennen darf) bricht die betroffene Person also erst in Tränen aus, wenn sie sich in Sicherheit befindet. Erst nach dieser ausgiebigen Trauerempfindung wird der Schmerz am Fuß wahrgenommen und die Selbstversorgung kann beginnen.

Manchmal jedoch ist das Zulassen der Bewegungen erst möglich, nachdem die Emotionen befreit wurden, die seit der Traumatisierung nicht mehr empfunden werden konnten.

Beispiel: Unterdrückte Wut

Ein Mensch befindet sich in gewaltgeprägten Bedingungen in seiner Kindheit. Die gefühlte Wut wird unterdrückt, da die Situation sonst nur noch schlimmer werden würde. Darüber hinaus ist klar, dass die Gesamtsituation nicht durch die eigene Wut verändert werden kann. So bleibt der Impuls, sich gegen die allgemeinen Umstände zu wehren oder sich daraus zu befreien, unausgelebt. Dies führt zu einem resignierten Verhalten, welches nicht mehr beinhaltet, sich in einer konkreten Situation zu wehren.
Erst wenn die Wut auf die Situation von damals zugänglich wird, können die Impulse, sich zu wehren oder zu fliehen, wieder empfunden werden.
Wut wird von uns in diesem Sinne als ein Impuls und eine Kraft verstanden, die dazu dient, eine Situation im Außen so umzugestalten, dass sie einem selbst nicht mehr oder zumindest weniger schadet.
Diese Option ist in den beschriebenen Lebensumständen nicht wahrnehmbar und somit wird diese Energie auch nicht gefühlt.

Wie nun mehrfach gezeigt, kann es sein, dass ein Reaktionsmuster nicht ausgeführt bzw. zugelassen werden kann. Das Versagen des Reaktionsmusters führt fast immer zu einem Einbrechen des Selbstwertgefühls. Oft ist es dann zunächst Teil der Arbeit zu erkennen, was am Ausführen bzw. Zulassen hindert. Dies führt häufig zu dem Inhalt des folgenden Kapitels: der Glaubenssatzarbeit.

10.4 Glaubenssatzarbeit

Durch die Traumatisierung werden auf der mentalen Ebene meist Glaubenssätze manifestiert, die auch nach der eigentlichen Traumatisierung weiterwirken. Dies führt häufig dazu, dass durch unbewusstes Verhalten diese Glaubenssätze in späteren Situationen bestätigt werden. Wenn die traumatisierende Situation als solche aufgearbeitet ist, kann auf Grundlage der wiederhergestellten Einheit von Körper, Geist und Seele das Konstrukt der eigenen Werte erneut betrachtet werden. Werte, die dem heutigen Lebenskonzept und -umständen nicht mehr entsprechen, können ersetzt werden.

Bei der Konfrontation mit Glaubenssätzen oder Grundannahmen in der Cranio-Sacralen Körperarbeit geht es darum, die Glaubenssätze auf der körperlichen Ebene zu erfahren und zu spüren. Erst wenn gespürt wird, wie sich ein Glaubenssatz auch auf körperlicher Ebene anfühlt, kann vollumfänglich erfasst werden, was dieser für das eigene Empfinden, Handeln und Sein bedeutet.

Den Begriff der Glaubenssatzarbeit findet man kaum in der Psychotherapie; obgleich es darum geht kognitive Muster, die in der Vergangenheit entstanden sind, zu identifizieren, zu überprüfen und gegebenenfalls durch für sich gegenwärtig passendere zu ersetzen. So kann zum Beispiel in der Verhaltenstherapie an negativen Mustern und Gedanken gearbeitet werden, die im Laufe der Therapie betrachtet werden. Die Beschäftigung mit den Glaubenssätzen arbeitet überwiegend auf kognitiver Ebene. Der Körper wird in manchen Therapierichtungen mit einbezogen, durch ein Zuordnen des Verhaltensmusters bzw. der dahinter liegenden Emotion zu einer oder mehreren Körperstellen. Im Coaching und in der Beratung trifft man des Öfteren auf den Begriff der Glaubenssatzarbeit. Beispielsweise wird in diesen Bereichen viel mit positiven Affirmationen gearbeitet, die den Geist (mindset ist hier ein aktueller Begriff) verändern sollen. Émile Coué, der Begründer der bewussten Autosuggestion, kann hier als ein gedanklicher Vorreiter genannt werden.

10.4.1 Spüren von Glaubenssätzen auf körperlicher Ebene

Es gibt verschiedene Möglichkeiten, mit dem Spüren der Glaubenssätze auf körperlicher Ebene zu arbeiten. Einmal kann es sein, dass Glaubenssätze im Zuge einer Exploration bewusst werden. Der Glaubenssatz ist dann meist die letzte Schicht, die sich im Prozess zeigt. Dann besteht die Möglichkeit zu erleben, wie es sich im Körper anfühlt, sich diesen Glaubenssatz auferlegt zu haben. In einigen Fällen sind Glaubenssätze auch übernommene Konstrukte von nahen Bezugspersonen.

Beispiel

Bei einer Klientin gab es keine Möglichkeit sich gegen den sexuell missbrauchenden Vater zu wehren. Als die Situation auf der Behandlungsliege einmal verändert erlebt werden sollte, konnte sie sich nicht vorstellen, den Vater auf Abstand zu halten. Der Satz „Du sollst Vater und Mutter ehren!“ war so fest in ihrem Kopf verankert, dass die Möglichkeit, sich zu wehren, nicht gegeben war. Der Glaubenssatz war vermutlich aus religiösen Strukturen in ihrer Familie übernommen worden, ohne von ihr hinterfragt zu werden. Erst nachdem dieses gedankliche Konstrukt klar identifiziert wurde, konnte entschieden werden, ob dies heute noch gelten soll. Nachdem sie entschieden hatte diese Überzeugung loszulassen, konnte die Situation verändert werden.

Es ist sinnvoll zu spüren, wie der Körper sich anfühlt, während ein Glaubenssatz wirkt. Oft schildern die Betroffenen Wahrnehmungen wie Enge, Spannung, Kälte etc. Die Cranio-Sacrale Methode kann hier im Sinne einer ganzheitlichen positiven Ressourcenarbeit genutzt werden. Mit Hilfe der Techniken aus Teil 1 kann der Körper anders empfunden werden. Über das Lösen von Spannungen, Enge und Härte kann über die daraus resultierende körperliche Empfindung von Weite, Wärme und Entspannung bzw. Wohlbefinden eine Veränderung erreicht werden.

Eine andere Vorgehensweise ist die Arbeit, die zunächst über die Glaubenssätze hin zur Exploration führt. Bei Kinon (https://www.kinon-cranio.de) wird dies als die Arbeit mit dem Signifikanzdetektor bezeichnet.

Es wird ein Glaubenssatz ausgewählt, z. B. „Ich verdiene keine Anerkennung“. Nun nimmt die behandelnde Person Kontakt zum Cranio-Sacralen Rhythmus der liegenden Person auf. So kann im Körper des liegenden Menschen gespürt werden, ob dieser in Resonanz geht; das heißt, ob ihn dieses Thema betrifft. Oftmals wirkt sich der Satz auf den gesamten Körper des oder der Klient*in aus. Der Cranio-Sacrale Rhythmus stockt und es ist, als würde das gesamte System des oder der Klient*in innehalten bzw. erstarren. Von hier ausgehend, kann nun über die Körperempfindungen der Glaubenssatz in all seinen Qualitäten und Aspekten erfasst werden. Von hier bietet sich ein Einstieg in die Exploration an.

10.4.2 Das Auflösen von Glaubenssätzen

Im Folgenden wird beschrieben, wie Glaubenssätze auf körperlicher Ebene aufgelöst werden können. Wie in Kapitel 10.4.1 beschrieben, konnte der betroffenen Person ermöglicht werden, den Glaubenssatz auf der körperlichen Ebene zu erfahren. Zugleich konnte sie über die Techniken der Methode spüren, wie sich der Körper im positiven Sinne anfühlen kann und dass eine Veränderung ihres körperlichen (und auch geistigen) Zustandes möglich ist. Um dieses Veränderungspotenzial auf der kognitiven Ebene bewusst werden zu lassen, können Fragen wie „Wie fühlt sich der Körper jetzt an?“

oder „Wie soll sich der Körper anfühlen?" hinzugenommen werden. Über die Wahrnehmung des positiven Körperzustandes kann die den negativen Körperzustand manifestierende Glaubenssatzkonstruktion losgelassen werden.

Eine andere Möglichkeit, bei der das Herz als positive Ressource (siehe Kapitel 10.1) genutzt wird (und demnach die Herzanbindung schon vorangeschritten sein sollte), beschreiben wir im folgenden Beispiel.

Beispiel

Der Glaubenssatz „Ich bin nichts wert" konnte identifiziert werden. Der oder die Klient*in darf körperlich zulassen, wie sich dieser Glaubenssatz anfühlt. Oft fühlt sich der Körper bei solch negativen Glaubenssätzen eng, hart, angespannt an. Ggf. kommt eine Enge in der Brust und im Hals hinzu, welche die Atmung erschwert. Manchmal wird auch eine Einengung im Kopf, im Blickfeld etc. wahrgenommen. Dies kann auf körperlicher Ebene nun vollumfänglich gefühlt werden. Parallel dazu wird ein guter Kontakt zum schlagenden Herzen aufgebaut. Eventuell kann der oder die Klient*in ermutigt werden, selbst mit seiner oder ihrer Hand das Herz zu spüren (siehe hierzu auch Kapitel 10.1). Können der Glaubenssatz und das Herz gleichzeitig gefühlt werden, kann der oder die Klient*in beginnen, die Empfindungen der Enge, des Angespanntseins etc. zum Herz zu atmen. Hierbei ist eine gute Anbindung an die Atmung Voraussetzung sowie dass die Atmung bereits als positive Ressource weitestgehend erschlossen wurde. Andernfalls könnte es sein, dass der oder die Klient*in dazu neigt, die Luft anzuhalten, während sich alles eng und starr anfühlt.
In manchen früheren Richtungen der Cranio-Sacralen Körperarbeit wird das Herz als eine transformierende Kraftquelle gesehen, welche die Anspannungsenergie umwandeln kann. Dies ist insofern zutreffend, dass Energie in Form von Spannungen auf dem Nervensystem natürlich vom Herz in Muskelkontraktion umgewandelt werden kann. Somit trägt das Herz und die damit verbundene Wahrnehmung von Lebendigkeit mit zur Entspannung bei, die durch das Loslassen eines negativ besetzten Gedankenkonstrukts möglich wird. Nachdem ausreichend zum Herz geatmet wurde, fühlt sich der Körper in der Regel befreit und leicht an. Die Spannung ist nicht mehr im Körper auffindbar. Eine spezielle Transformationskraft mit eigener physiologischer oder gar übernatürlicher Qualität muss dafür nicht angenommen werden.

Literatur

Kaul, E. & Fischer, M. (Hrsg.). (2024). *Einführung in die integrative Körperpsychotherapie IBP (Integrative Body Psychotherapy)*. Hogrefe. https://doi.org/10.1024/86327-000

Levine, P. (2011). *Sprache ohne Worte*. Kösel.

11 Traumaarbeit – ein neuer Ansatz

Wir möchten mit einer Frage beginnen: Wie kam die Traumaarbeit in die Körperarbeit? Es ist aus verschiedenen Richtungen der Körperarbeit bekannt, dass Menschen bei Berührung des Körpers unterschiedlich reagieren. Diese Reaktion liegt bei aller physiologischen Gleichheit, die es neben der physiologischen Ungleichheit gibt, an der mentalen und psychischen Verfassung und der Geschichte des Menschen, dem dieser Körper angehört.

Um einen der Begriffe aus Kapitel 1 aufzugreifen: Es war sicher nicht die erste Intention einer Körperarbeit, Traumaexploration zu fokussieren. Es ist jedoch in vielen Bereichen passiert, dass Menschen Zugang zu ihren Emotionen über die Arbeit am Körper gefunden haben. So konnte eine Kette von Lösungen dazu führen, dass eine Vertiefung des Empfindens bis hin zu einer Bewusstwerdung geschah.

Dieser natürlichen Gegebenheit möchten wir nachgehen. Unser Anliegen ist es, sowohl einen (endlich) systematisierten Ansatz für Körperarbeit im Allgemeinen zu schaffen als auch eine Aufklärung im Sinne der traumasensiblen Körperarbeit zu betreiben, da Körperarbeit die benannte, natürliche Gegebenheit inhärent hat. Das bedeutet, dass Körperarbeit immer traumasensibel sein sollte. Darüber hinaus möchten wir die zu einer eigenen Methode gewordene Cranio-Sacrale Traumaarbeit erklären und etablieren. Für diese Vorhaben gilt es, Klarheit in die theoretischen Hintergründe der Thematik zu bringen und Aufklärung in ein gewachsenes System. Hierfür werden vier psychologische Themen als Grundlage für unsere Arbeit in Kürze vorgestellt und in Zusammenhang gebracht.

Stabilisierung, Konfrontation, Integration

Wir stabilisieren die betroffene Person immer und in jeder Sitzung, soweit dies möglich ist, über die körperliche Entspannung. Wenn sich der Körper nicht entspannen lässt, ist es unserem Ansatz inhärent, herauszufinden, weshalb dies nicht oder nur eingeschränkt funktioniert. Wobei sich das Herausfinden auf eine akzeptierende, weitere Möglichkeit zur Entspannung anbieten, bezieht. Diese Ebene der Stabilisierung wird auch in Phasen der Konfrontation oder Integration nicht verändert oder reduziert. Sie ist die Grundlage für die Konfrontation, die dann von alleine geschieht und auch nicht veränderbar ist (Exploration). Dies ist die eingangs genannte natürliche Reaktion auf Körperarbeit, die weder geplant, fokussiert noch beabsichtigt sein muss, um sich zu ergeben. Besonders die Integration des Explorierten geht mit einer weiteren Stabilisierung einher: einer Stabilisierung des eigentlichen oder ursprünglichen Seins, welches die zu integrierenden Anteile immer beinhaltet hatte, jedoch kompensatorisch mittragen musste. Konfrontation und Integration werden somit Aspekte einer weiter voranschreitenden Stabilisierung.

Dosierung

Die Dosierung wird im Idealfall von überbewussten Mechanismen gesteuert. Diese wurden früher, zum Beispiel von der Ausbilder*innen-Generation, bei der der Autor zwischen 2002 und 2009 lernte, *Kommunikation der inneren Ärzte* genannt. Diesen Begriff möchten wir konkretisieren und sprechen heute von einem Komplex aus bewussten und unbewussten

Rahmenbedingungsfaktoren. Diese können sowohl auf Seite der Klient*innen als auch auf Seite des oder der Behandelnden bestehen. Solche Rahmenbedingungsfaktoren können zum Beispiel Urlaub, Renteneintritt und andere Einschränkungen sein, die den Prozess der Klient*innen maßgeblich mit beeinflussen. Hinzu kommen Faktoren wie der Gesundheitszustand von Körper und Geist, finanzielle und räumliche Möglichkeiten sowie sämtliche weiteren Stressoren und das jeweils auf beiden Seiten, also bei Behandler*in und Klient*in. Aus dieser Betrachtung lässt sich ableiten, dass keine pauschalen Behandlungspläne für Symptome auf verschiedene Menschen in unterschiedlichen Situationen übertragen werden können. Die damals so benannte Kommunikation der Inneren Ärzte geht von mindestens vier Stimmen/Wissensebenen aus: Der Verstand, das Bewusste und das Unbewusste der Klient*innen und der Verstand, das Bewusste und das Unbewusste der behandelnden Person. Die Berücksichtigung der unbewussten Stimmen/Wissensebenen wird Intuition oder Gefühl genannt.

Wie die Dosierung im Einzelnen gestaltet werden kann, wird in den jeweiligen Abschnitten im Detail erläutert. Allgemein gilt: Eine Überforderung wird vermieden, indem nicht mit dem Wissen oder Mutmaßungen der behandelnden Person ein Tempo oder eine Richtung vorgegeben wird. Im Idealfall lösen sich die Themen in der Reihenfolge und Geschwindigkeit aus dem Nervensystem der Klient*innen, in der sie zu berücksichtigen und zu bearbeiten sind. Die behandelnde Person hilft bei der Einordnung, wenn sich der Prozess in Form von Empfindungen zu äußern beginnt.

Aktivierung des Traumanetzwerkes

Wie eingangs beschrieben, scheint Einigkeit darin zu bestehen, dass das Traumanetzwerk auf neuronaler Ebene aktiviert werden muss, um es wieder zu integrieren. Uneinigkeit herrscht lediglich in der Frage, wie weit oder umfangreich eine solche Aktivierung geschehen muss. Hier kommt der Neue Ansatz zum Tragen – besonders unter der Berücksichtigung des Unspektakulären Ansatzes kann davon ausgegangen werden, dass eine Aktivierung des Traumanetzwerkes durch eine ganzheitliche, dem Nervensystem zugewandte Körperarbeit vollständig gegeben sein wird. Lediglich die Dosierung wird eine Rolle spielen, wenn es um die unspektakuläre Ausgestaltung der Traumaarbeit geht. Die Integration folgt bei der von uns als Neuen Ansatz beschriebenen Arbeitsweise nicht der Exploration, sondern wird im gleichen Maße und teilweise Schicht für Schicht weit unterhalb der Bewusstseinsebene begonnen. Demnach wird vor der Exploration begonnen und über Teilexplorationen weitergeführt.

Beispiel

Eine Exploration (s. o.) ist noch nicht vollständig, ein Grund für eine auftauchende Empfindung ist noch nicht bekannt. In dieser Phase kann die Empfindung jedoch bereits integriert werden. Eine Neubewertung aus heutiger Sicht wird möglich; präkontextuell. Dies kann bereits als Teil der Traumaintegration verstanden werden und geschieht zu einem Zeitpunkt, bevor das Thema vollständig oder nur teilweise ins Bewusstsein gekommen sein muss. Das Traumanetzwerk auf dem Nervensystem kann Aspekt für Aspekt und Ebene für Ebene integriert werden.

Integration

Die Integration von unbewussten Ebenen, Persönlichkeitsanteilen, Empfindungen, Grundannahmen, Gefühlen und Verhaltensweisen, die neu bewertet werden müssen, kann von der ersten Sitzung an stattfinden. Neuronale Integration kann durch die ganzheitliche Arbeit am Nervensystem auf den unterschiedlichsten Ebenen teilweise und unabhängig von der Entstehungszeit unterstützt werden.

Dies ist besonders bei komplexen Traumatisierungen von Vorteil, bei denen nicht eine Traumatisierung oder Lebenssituation den

Therapiebedarf ausgelöst hat, sondern ein ganzes Spektrum. Die aus verschiedenen Jahrzehnten und Lebensphasen stammenden Empfindungen können zusammengefasst werden, ohne die einzelnen Lebensthemen dabei getrennt besprechen oder empfinden zu müssen. Es ist im Einzelfall wichtig, eine eventuelle psychologische Unterstützung in diesen Prozess hinzuzuziehen oder anzubieten, um eine eventuelle mentale Überforderung aufzufangen, die bei einer kompletten Neustrukturierung der Denk- und Lebensweise auftreten kann.

Integriert wird in erster Linie auf neuronaler Ebene. Dies geschieht über die Arbeit am Nervensystem. Die mit einer Neuvernetzung oder Reintegration verbundenen Empfindungen werden beim Vernetzungsprozess wahrnehmbar. Hierdurch sind die Steuerungsgröße und Geschwindigkeit gegeben. Das Empfindungspotenzial beinhaltet neben dem Traumanetzwerk, also den negativen Schichten, auch die mit der Traumatisierung einhergegangenen Verluste von positivem Empfindungspotenzial. Diese Verluste sind mit der Reduktion von Wahrnehmung gekoppelt, die für eine gewisse Zeit notwendig war. Eine Folge der Integration ist somit ein neuronal bedingt besseres Selbstbewusstsein. Selbstbewusstsein ist aus unserer Sicht teilweise aus dem neuronalen Bewusstsein des Selbsts gebildet. Eine bessere, umfangreichere, vollständigere Bewusstheit des eigenen Körpers und somit des eigenen Selbst entspricht somit einem höheren Maß an Selbstbewusstsein. Diese auch als positive Ressource zu verstehende Selbstwahrnehmung wird mit zur treibenden Kraft und Steuerungsgröße für weitere Vernetzung und damit für weitere Integration.

11.1 Nonverbale Traumaarbeit

Um die Einführung in den Ansatz der Nonverbalen Traumaarbeit mit einem scheinbaren Paradox zu beginnen: Die Nonverbale Traumaarbeit lässt die Gesprächsführung keinesfalls außen vor. Es handelt sich in erster Linie um eine Verschiebung der Gesprächsanteile, weg von der Behandlungsliege, hin zu einem Vor- und einem Nachgespräch. Und um eine deutliche Verschiebung von der Gesprächsbegleitung im direkten Bezug zu der Thematik oder Geschichte der betroffenen Person hin zu einer allgemeiner gehaltenen Informationsphase. Was das im Einzelnen bedeutet, wie dabei vorgegangen werden kann, welche Vorteile sich daraus ableiten und welche Nachteile umgangen werden, soll im Folgenden gezeigt werden.

Im Weiteren wird ausführlich aufgezeigt, aus welchen Beweggründen die Gesprächsführung im Ansatz der Nonverbalen Traumaarbeit aus den Momenten an der Behandlungsliege, und dort besonders den Momenten, in denen es um die Exploration von Situationen oder einzelnen Aspekten gehen soll, herausgenommen werden sollte. Zuvor werden einige Nebenströmungen aufgezeigt, die unserer Ansicht nach durch zu viel Sprechen und zu wenig Fühlen und Wahrnehmen entstanden sind. Diese können bereits als Beispiel für die später folgende Darstellung/Begründung gesehen werden. Die Konzentration auf die Methode selbst und das in diesem Moment Mögliche wurde vielerorts mit Vorwissen und Wissen aus anderen Fort- und Weiterbildungen vermischt. Dies ist unter anderem mit der Struktur des Aus-, Fort- und Weiterbildungsmarktes zu erklären; hierauf soll jedoch nicht eingegangen werden. Das Resultat: eine unklare Erscheinung der Cranio-Sacralen Methode bei den Klient*innen und teilweise auch in Ausbildungen.

Kompetenzüberschreitung und Vermischung

Zunächst beleuchten wir das Thema Vermischung. Ein leider nicht seltenes Problem, welches hier thematisiert werden soll. Dies geschieht, um einen Beitrag zu leisten, sowohl die Überflüssigkeit als auch den potenziellen Schaden für die Methode und im schlechtesten Fall auch für die behandelte Person, erkennen zu können. Unter anderem, da die Cranio-Sacrale

Methode manchmal eine von vielen oder mehreren Methoden ist, die ein therapeutisch arbeitender Mensch anbietet und gelernt hat, finden sich im Portfolio von Anbietern häufig viele Skills, Werkzeuge und Methoden, was zunächst nichts Schlechtes ist. Für das Vertrauensverhältnis zwischen Behandler*in und einem traumatisierten Menschen ist es empfehlenswert, dem ‚Kontrollanteil' der betroffenen Person klare Informationen darüber zu geben, was angewendet wird und was zu erwarten ist; was man über die Wirkweise oder den Hintergrund der Methode wissen kann. Demnach halten wir es für wichtig, unabhängig davon, wie gut und hilfreich weitere Fähigkeiten der behandelnden Person sind, klar darüber zu informieren, was die Cranio-Sacrale Methode ist und, wenn dies der Fall ist, weshalb andere Einflüsse in den Termin genommen werden. Darüber hinaus ist zu benennen, welche diese sind. Das Einverständnis hierfür kann nicht vorausgesetzt werden.

Leider erleben wir es auf Fortbildungen, die wir selbst besuchen, und auch in unseren Einführungsveranstaltungen für die Ausbildung in der Cranio-Sacralen Methode immer wieder, dass Menschen, die eine Form von Energiearbeit erlernt haben, zum Beispiel Reiki, diese ungefragt während der Arbeit am Behandlungstisch einsetzen.

Ob dies gut, hilfreich oder sinnvoll ist oder nicht, ist aus unserer Sicht hier irrelevant: Wenn es nicht abgesprochen ist, ist es übergriffig und somit zu unterlassen. Der Mensch, der sich vor uns auf eine Behandlungsliege legt, sollte uns vertrauen können. Besonders bei der Arbeit mit traumatisierten Menschen halten wir es für falsch, mehr hinzuzufügen als abgesprochen.

Darüber hinaus ist es unserer Erfahrung nach bisher nicht nötig gewesen, Energiearbeit hinzuzunehmen, wenn wir mit der Cranio-Sacralen Methode arbeiten. Daher halten wir es auch nach Absprache für ungünstig, Energiearbeit in die Cranio-Sacrale Methode zu integrieren. Es wird für die betroffene Person schwieriger einzuschätzen, welche Methode was bewirkt. Die Methoden verwässern ebenfalls das Bild in der Gesellschaft und Fachwelt, was die Cranio-Sacrale Methode ist und wie und auf welchen Ebenen sie wirkt.

Neben der Energiearbeit gilt das für alle anderen Methoden in ähnlicher Weise. Wenn etwas hinzugenommen wird, sollte dies unmissverständlich angekündigt, erfragt und auch begründet werden.

Besonders für die Traumaarbeit, und hier im Speziellen bei dem hier als Neuen Ansatz bezeichneten Vorgehen, ist dies auch nicht nötig. Wenn der Mensch neben den Bedürfnissen, die durch diese Vorgehensweise abgedeckt werden können, weitere Bedarfe hat, können diese im entsprechenden Kontext angeboten oder an entsprechendes Fachpersonal, welches das Angebot erweitert, verwiesen werden.

In der Vermischung bildet sich eine Schnittmenge zur **Kompetenzüberschreitung**. In einem ausführlichen Beratungsgespräch sollte vor dem Termin geklärt werden, welche Rahmenbedingungen der oder die Anwendende anbieten kann. Diese sind nicht ausschließlich von der Methode abhängig, sondern ebenso vom Arbeits- oder Beschäftigungsverhältnis der anbietenden Person.

Hoffnungen und Erwartungen sollten abgeglichen werden. Die Rechtslage und die Abgrenzung zu medizinischen Interventionen und anderen Therapieformen wie Psychotherapie, psychiatrische Behandlung etc. und Kontraindikationen sollten besprochen werden. Als Beispiel wäre die Kontraindikation „Akute Suizidgefahr" zu nennen. Hier wird deutlich, dass es nicht an der Methode liegt, ob wir mit einem Menschen arbeiten können, sollten oder dürfen, sondern am Rahmen. Wenn der Rahmen weder 24-Stunden-Betreuung ermöglicht noch alle weiteren Notwendigkeiten, die der Gesetzgeber in einem solchen Fall vorsieht, ist dies das Ausschlusskriterium. Sollte unter ärztlicher Weisung und innerhalb der entsprechenden Strukturen gearbeitet werden können, wäre hier der Ansatz einer positiven Ressourcenarbeit nicht kontraindiziert.

Bei der Kompetenzüberschreitung geht es also in erster Linie darum, dass die anbietende Person ihre Grenzen und Möglichkeiten – auch auf struktureller Ebene – sowie die Rechtslage kennt.

Aus unserer Sicht handelt es sich um ein mangelndes Vertrauen in die eigene Methode, eventuell berechtigterweise, entstanden etwa durch Praktizierende, die unzureichend ausgebildet sind oder selbst in der Ausbildung nicht alles gut aufnehmen und einüben konnten. Diese Defizite werden dann eventuell mit anderen Ansätzen (scheinbar) kompensiert.

Dies kann dazu führen, dass verhaltenstherapeutische Ansätze oder Lebensweisheiten aus anderen Fortbildungen nahezu unbemerkt ins Gespräch, in die Körperarbeit oder beides einfließen. Tendenzen, die sich scheinbar des Öfteren entwickeln, wenn praktizierende Menschen keine regelmäßige Supervision ihrer Arbeitsweise bekommen, oder diese Vermischung nicht als Problem sehen oder erkennen.

Informationsphase

Die Informationsphase ist wichtig, um betroffenen Personen den Unterschied zu einer Gesprächstherapie und anderen Behandlungsmöglichkeiten zu verdeutlichen. Kontraindikationen müssen abgeklärt werden. Im Idealfall liegt eine ärztliche Beurteilung vor, die die Cranio-Sacrale Traumaarbeit ausdrücklich und nach Absprache mit der betroffenen Person empfiehlt. Nach diesen auf die Rahmenbedingungen abzielenden Informationen erklären wir den Ansatz den mündigen Klient*innen. Eine Mündigkeit im vollen Umfang, kann nur als gegeben angesehen werden, wenn der betreffenden Person ausreichend Informationen vorliegen, um Entscheidungen treffen zu können. Demnach machen wir uns ein Bild, inwieweit es möglich und sinnvoll ist, unseren Klient*innen das Potenzial der Methode zu erklären. Hierbei erklären wir eher im Allgemeinen die Methode, als eine auf die Symptome ausgerichtete Veränderung zu prognostizieren. So kann der oder die Klient*in selbst mitentscheiden, nachvollziehen und einschätzen, wie vorgegangen wird und was zu erwarten sein kann. Hierbei ist der Aspekt der Ganzheitlichkeit hervorzuheben; denn Klient*innen kommen in der Regel mit einem klaren Anliegen, etwa einem Symptom, das aufgelöst werden soll.

Kein Heilversprechen

Bei der Frage nach der Wirksamkeit gehen wir meistens statistisch und offen vor. Dies bedeutet, wir können darauf verweisen, was bei einem Behandlungsprozess meistens geschieht und was zu erwarten ist. Wir können jedoch nicht genau vorhersehen, wie es im einzelnen Fall laufen wird, wenn wir mit der Arbeit beginnen. Dies kann sich von Termin zu Termin zeigen. Da jedoch ein wichtiger Teil der Traumaarbeit die Integration von abgespaltenen oder verdrängten Informationen ist, gehen wir von Beginn an von einer prozessorientierten Arbeit aus. Das beinhaltet die Annahme einer Entwicklungsdynamik und einer damit einhergehenden geringen Vorhersehbarkeit, auf die Gänze betrachtet.

Wir können erklären, unter welchen Bedingungen es zu einer Reintegration kommen kann. Und hierfür wichtig: Wir können auch erklären, unter welchen Umständen, eben im statistischen Sinne, es zu Abspaltungen und Verdrängungsmustern kommen kann. So kann der betroffene Mensch sich selbst im Vorfeld der Anwendungen einen Eindruck seines eigenen Bedarfes an Integration machen. Auch hier setzen wir auf die Hinzunahme von unbewussten Informationen aus dem Gehirn der betroffenen Personen, die bei der Informationsphase helfen, eine Orientierung zu finden. Dies äußert sich im Gespräch dadurch, dass die betroffene Person sich von den Möglichkeiten angesprochen fühlt oder eben eine Abneigung zu gewissen Themen zeigt. Diese Abneigungen erkennen und eventuell als Widerstände deuten zu können, bedarf ausgeprägter Erfahrung und ist nicht in einem Buch vermittelbar. Eine solche Einschätzung ist erfahrenen Anwendern mit Supervision zuzuschreiben und Fachkräften, die entsprechend geschult sind.

Es könnte ein funktionierendes Vorgehen darstellen, solche Informationsphasen in einem Team zu vollziehen. So könnten die Kompetenzen der Cranio-Sacralen Methode bei dem oder der Anwender*in der Methode liegen, während eine traumatherapeutische Einordnung einer entsprechenden Fachperson zugeordnet werden kann. Zur allgemeinen Traumatheorie sind bereits zahlreiche Bücher erschienen (u.a. Fisher, 2019; Van der Hart et al., 2008). Jedoch bleibt auch hier hinzuzufügen, dass eine Ausbildung mit Supervision erforderlich bleibt, um verantwortungsbewusst mit Menschen zu arbeiten; dies gilt methodenunabhängig.

Für Ausbilder*innen

Menschen, die mit der Cranio-Sacralen Methode arbeiten möchten und auch Traumaarbeit anbieten, sollten in jedem Fall in diesem Bereich ausreichend ausgebildet sein. Hier sei darauf hingewiesen, dass das Lesen dieses Buches eine entsprechende Ausbildung nicht ersetzt oder sogar zum Anwenden der Methode qualifiziert. (Hier erleben wir leider immer wieder kuriose Auslegungen von Kompetenz.) Eine Ausbildung sollte unseres Erachtens unbedingt die Möglichkeit bieten, auch nach Abschluss im Austausch mit Ausbilder*innen bleiben zu können. Supervisionsgruppen aus der eigenen Ausbildungsgeneration sind gut, sollten jedoch auch von erfahreneren Praktizierenden, Psycholog*innen oder anderem Fachpersonal begleitet werden. Dies auch, um die eigenen Abgrenzungsqualitäten weiter im Blick zu behalten, wenn nach abgeschlossener Ausbildung die Tätigkeit in eigener Praxis zum Alltag wird.

Neben all den Informationen, die der oder die Klient*in benötigt, gilt es nun Folgendes zu berücksichtigen: Es benötigt bereits Erfahrungen und Fingerspitzengefühl, Menschen über das hier Geschriebene ausreichend zu informieren. Sollte die betroffene Person entsprechenden Bedarf haben, ist zu erwarten, dass die Person auf diese Informationen bereits mit einigen Traumaindikatoren reagiert. Es ist keine Seltenheit, dass erste dissoziative Effekte auftreten, wenn von der Wirkweise der Abspaltung gesprochen wird. Die betroffene Person kann dann bereits eventuell nicht mehr richtig zuhören oder versteht trotz einfacher Erklärung nicht, was gesagt wurde. Hier ist es noch einmal wichtig darauf hinzuweisen, dass die Vorgehensweise besprochen und abgeklärt ist.

Es folgt eine schematische Darstellung unserer Arbeitsweise. Die Einordnung des Traumatisierungsstandes kann so in einer logischen Reihenfolge und jeweils in ihrer Gänze benannt werden. Es ist jedoch keinesfalls so, dass wir im Arbeitsalltag all die theoretisch im Vorfeld zu klärenden Dinge in einem einzigen Vorgespräch abarbeiten können. Es handelt sich somit bei der folgenden Vorgehensweise nicht um ein Protokoll, sondern um einen theoretischen Hintergrund, der Praktizierenden in Gänze als Hintergrund bewusst sein soll.

In einem ersten Gespräch gilt es herauszufinden, wo der oder die Klient*in steht und wie sein oder ihr Wissensstand ist. Der Situation angepasstes Arbeiten ist unsere oberste Priorität. In manchen Fällen kann dies bedeuten, nach einem kurzen Informationsteil über die Methode mit der Praxis zu beginnen und im Verlauf des Termins weiter zu informieren. Eventuell zieht sich das in diesem Kapitel Zusammengefasste über viele Termine. Eventuell wechselt das Thema von einer akuten Beschwerdelage erst im Laufe der Jahre, in denen ein oder eine Klient*in das Vertrauen in die behandelnde Person und die Methode aufgebaut hat, auf die Ebene, welche die Überlegungen und Vorgehensweisen, die im Folgenden beschrieben werden, überhaupt erst relevant machen.

Einordnung des Traumatisierungsstandes

Für die beschriebene Arbeit ist es wichtig, folgende Bedingungen erkennen und auseinanderhalten zu können.

- Version 1: Traumatisierende Bedingungen sind dem oder der Klient*in bekannt – dieser oder diese kommt jedoch wegen Beschwerden, die er oder sie nicht damit in Verbindung bringt (Traumarealisation noch ausstehend).
- Version 2: Traumatisierende Bedingungen sind dem oder der Klient*in bekannt, dieser oder diese kommt jedoch wegen etwas anderem, wie in Version 1. Nun kommt hinzu, dass der oder die Klient*in meint, dass die Traumata bereits bearbeitet seien.
  Der oder die Klient*in ist sich sicher, dass die körperlichen Beschwerden, die vorliegen, mit Traumatisierung nichts zu tun haben. Die Traumata seien bereits bearbeitet worden und die Person möchte nicht mehr auf das Traumathema eingehen (Traumarealisation noch ausstehend).
- Version 3: Traumabedingungen sind nicht bekannt, da das Trauma zum Beispiel vollständig verdrängt ist oder geleugnet wird (Traumaexploration noch ausstehend).
- Version 4: Traumabedingungen sind nicht bekannt, da in sehr früher Kindheit geschehen, bei oder bereits vor der Geburt (Traumaexploration kann eventuell vernachlässigt werden; steht noch aus. Traumaintegration ist möglich).
- Version 5: Traumabedingungen sind bekannt, werden jedoch nicht als Traumabedingungen erkannt (Traumarealisation steht noch aus).
- Version 6: Traumabedingungen sind bekannt, es wird jedoch ein bestimmter Aspekt dieser Bedingungen als traumatisierend benannt und die Traumatisierung liegt (ggf. auch) in einem ganz anderen Aspekt innerhalb der gleichen Bedingungen (Traumaexploration kann weitergeführt werden. Traumarealisation steht teilweise noch aus).
- Version 7: Traumabedingungen sind bekannt, es gibt jedoch noch weitere Traumabedingungen, die nicht bekannt sind (Traumaexploration kann weitergeführt werden. Traumarealisation steht teilweise noch aus).
- Version 8: Es können alle sieben vorherigen Varianten innerhalb einer Person willkürlich verteilt vorliegen.

Da nach der für uns relevanten Definition von Trauma nicht die Schwere einer tragischen Situation das Ausmaß der Traumatisierung ausmacht, sondern die Verarbeitungsbedingungen einen der wichtigsten Faktoren darstellen, führt eine frühe Traumatisierung leider in vielen Fällen zu Version 8. Wenn die Resilienz nicht aufgebaut werden konnte oder seit früher Kindheit eingeschränkt ist, da schon früh Störungen im Umfeld vorlagen, häufen sich nicht nur die Traumatisierungspotenziale, sondern auch die Einordnungsmöglichkeiten verschieben sich. Damit sind die neuronalen Verarbeitungsmechanismen nur eingeschränkt wirksam. Anders ist dies, wenn jemand mit guten Resilienzen im Erwachsenenalter einen Unfall erleidet, und nun sein Empfinden mit dem Leben vor dem Unfall vergleichen kann. Beispielsweise tat der Person vor dem Unfall die Hüfte nicht weh und sie hatte keine Angst vor dem Fliegen/Motorradfahren, etc.

Ist das Selbstwertgefühl einer Person bereits in der Entwicklung eingeschränkt, die Ausdrucksmöglichkeiten und Umgebungsbedingungen, die Kompetenz wie z. B. sich Hilfe holen zu können und weiteres nicht gut ausgebildet, kann auch ein Trauma nicht aufgelöst werden, indem nur der Zustand davor wieder hergestellt werden muss.

Ganz besonders in komplexen Fällen ist der Nonverbale Ansatz sehr passend und hilfreich. Was hierdurch verhindert wird, ist ein rein kognitiver, also verkopfter Ansatz. Ist die Komplexität hoch, können kognitive Strategien leicht scheitern oder unnötige Schwierigkeiten mit sich bringen. Plötzlich auftauchende Themen können von der gerade bearbeiteten Struktur ablenken, es bilden sich mehrere Handlungsstränge. Den Überblick zu behalten ist kompliziert und eine Priorisierung kann in die Irre führen, wenn es zu weiteren Verzweigungen kommt. Erfahrene Behandler*innen kennen solche Verläufe zur Genüge. Im Nonverbalen Ansatz wird darauf vertraut, dass der Körper Empfindungen und Themen in einer integrierbaren Reihenfolge zutage treten lässt. So kann diese Reihenfolge zwar für den Verstand verwirrend sein, doch wenn zum Beispiel Ängste aus verschiedenen Lebensphasen auftauchen, kann, ohne auf die jeweilige Lebensphase einzugehen, Angst gelöst werden. So können Anwendende auf eine Entscheidung zur Konfrontation, oder wann welchem Thema nachgegangen wird, verzichten.

Verkopft bei der behandelnden Person – verhindern

Besonders bei den Varianten sechs bis acht kann ein verkopftes Vorgehen den Prozess in die Länge ziehen und zum Stagnieren bringen. Die behandelnde Person kann Erwartungen an die Situation haben, die an einer Auflösung der relevanten Spannungen vorbeigehen. Oder sie verfolgt eigene Gedanken und Vorstellungen, die ebenfalls kontraproduktiv sind und eine Lösung der Spannungen verhindern.

Wir erklären dieses Ablenkungs- und Verwirrungspotenzial gerne am Beispiel des sexuellen Missbrauchs, da dieser direkt an mehreren Stellen die oben beschriebenen Hindernisse für den oder die Behandler*in bereithält. Da wir bei einer Traumatisierung davon ausgehen, dass eine Aufspaltung der Wahrnehmung stattgefunden haben könnte (bisher war das bei allen von uns behandelten Fällen so), liegen auch mehrere Empfindungen im Körper der betroffenen Person vor. Diese werden nicht alle gleichzeitig wahrgenommen. Dies führt demnach zu dem Irrtum, dass ein oder eine Behandler*in eine Vorstellung davon haben kann (vorausgesetzt er oder sie hat es nicht selbst erlebt), wie sich eine solche Situation anfühlt. Statt ergebnisoffen zu hören, was vom betroffenen Menschen erzählt wird, kann allein die Annahme, dass es sehr unangenehm sein muss, bereits in die Irre führen. Denn selbst wenn es unangenehme Aspekte gibt – und die gibt es letztendlich aus unserer Erfahrung auch immer –, so liegen diese nicht unbedingt ‚oben' auf dem Stapel der Empfindungen, die bei der Auflösung aus dem Körper auftauchen. Wenn es sich bei den zuallererst auftauchenden Empfindungen um unangenehme handelt, so haben diese meist nicht direkt etwas mit dem Sexuellen im Missbrauch zu tun. Im Detail soll dieser Tatsache im weiteren Verlauf noch ausreichend Platz gegeben werden. An dieser Stelle nur so weit: Hat der oder die Behandler*in eine Beschreibung der Traumatisierung vorliegen, die etwa aus der Erinnerung der Person stammt oder aus der Vermutung einer tiefenpsychologischen Anamnese/Analyse oder einer anderen Quelle, kann der Erwartungshorizont hierdurch eingeengt werden. Wenn wir mit dem Nonverbalen Ansatz arbeiten, ist es manchmal eine kleine, drückende Stelle am Körper, ein Kleidungsstück, das der betroffenen Person ins Bewusstsein drängt oder ein Gegenstand in der Umgebung, der als Erstes in der Empfindung und/oder der Erinnerung auftaucht.

Zu Beginn einer Bearbeitung ist demnach oft kein Problem oder zumindest nicht das vermutete oder gewusste Problem oder Thema in der Wahrnehmung und kann somit noch nicht behandelt werden.

Verkopft bei der liegenden Person – verhindern

Zunächst einmal sind ausreichende Begründungen in der Beschreibung der Versionen eins bis acht gegeben, weshalb über den Kopf und damit über die Erinnerung der betroffenen Person nicht das abzurufen sein wird, was den Prozess weiterbringen kann. Einige unserer Klient*innen berichten in diesem Zusammenhang davon, dass jahrelange Gesprächstherapien nicht weitergeführt haben. Eine Verbesserung von Symptomen oder eine Klarheit darüber, was genau passiert ist oder wie es sich angefühlt hat, konnte so nicht erzielt werden. Damit bleibt auch verborgen, was eigentlich passieren muss, um die Traumatisierung wieder zu integrieren und den Heilungsprozess fortzusetzen.

Hinzu kommen dieselben Hindernisse, welche für die behandelnde Person weiter oben aufgeführt wurden. Wenn wir von einer Zergliederung des Bewusstseins ausgehen, kann der betroffene Mensch ebenso wenig wie ein Außenstehender sagen, wie es sich angefühlt hat, das Erlebte zu erleben. Es ist nicht mehr in seiner Gänze zugänglich. Dies wird sich erst ergeben, wenn die Zergliederung in eine Zusammenführung gebracht wurde. Das bedeutet, eine Zusammenführung/Integration ist oft erst nach der Integration von Teilaspekten möglich.

Ein wichtiger Aspekt ist zudem, dass die Aktivierung der Ebene im Gehirn, die wir für Verbalisierung und Versprachlichung brauchen (Schläfenlappen [Lobus temporalis] und Stirnlappen [Lobus frontalis]), um in Sprache zu denken, eventuell die Ebene mancher Empfindungen ausschließt (Limbisches System, Zwischen-, Mittel- und Stammhirn). Dies ist unter anderem der Fall, wenn Empfindungen mit Sprachlosigkeit oder Erstarrung vernetzt sind.

In Teil 1 sind die Techniken beschrieben, mittels derer der Zugang zu Ebenen, in denen das reine Wahrnehmen im Vordergrund steht, ermöglicht wird. Vereinfacht gesagt: Entweder wird darüber nachgedacht, was passiert ist, oder die Zuwendung richtet sich auf die Empfindung und deren Verarbeitung. Dafür braucht das Gehirn jedoch Ruhe vom sprachlichen Denken; die Aktivierungen von Broca- und Wernicke-Areal bleiben reduziert. Die Frequenz des Cranio-Sacralen Rhythmus liegt im Bereich von Potency-Tide oder Long-Tide (vergleiche hierzu auch Teil 1, Kapitel 1.3, 1.4 und 4).

Darüber hinaus kann das Unglaubliche nicht durch Denken gefunden werden, da sich neuronale Netze bilden, die Unglaubliches zu eben diesem machen. So wird das Gehirn zunächst alles Mögliche eher als Erklärung kreieren oder akzeptieren als das Unglaubliche selbst. Verdrängte Erlebnisse sind meist genau das: unglaublich. Wenn wir also mit dem Verstand der liegenden Person arbeiten, schließen wir die verdrängten Ebenen quasi per definitionem aus. Das Ausschließen der Annahme des Traumanetzwerkes entspricht einer myelinierten Struktur auf dem Nervensystem. Eine kognitive Annäherung vom Bewusstsein aus ist daher ausgeschlossen.

Des Weiteren ist zu nennen, dass aufsteigende Empfindungen bereits in der Anbahnung einen ersten Eindruck davon vermitteln können, welcher Qualität sie entsprechen und was sie zeigen werden, wenn sie sich voll entfalten dürften. Wenn die liegende Person das Aufsteigende nicht aushalten oder wahrhaben kann, werden unbewusste Effekte noch vor der Entfaltung für ein Zurückdrücken der Empfindung sorgen. Eine plötzliche Ablenkung ist hier die häufigste Erscheinung. Dies kann etwa ein Toilettengang sein, ein Gedanke oder eine Wahrnehmung, welche in eine ganz andere Richtung führt. Daher sollte der Kopf/Verstand so weit wie möglich aus dem Mitdenken und Mitmachen herausgehalten werden. Die Empfindungen beider Personen lenken im Idealfall das Geschehen.

Als Letztes noch einer der vielleicht interessantesten Aspekte der nonverbalen Arbeit. Wir gehen durch Beobachtung und Erfahrung davon aus, dass sich Gefühle und Empfindungen im Laufe einer traumatisierenden Situation, die ggf. auch nur einige Minuten dauert, im Nervensystem anfangen zu überlagern. Beispiel: Eine Person erlebt Schmerzen durch einen akuten Unfall, kombiniert mit Angst, dass der Körper ernstzunehmend geschädigt, verstümmelt oder sogar sterbend auf das Geschehene reagieren wird. Trotz alledem fühlt die Person ggf. noch Schuld, da sie selbst durch ihr Verhalten oder eine Tat dafür verantwortlich ist, was gerade passiert.

Dieses Potpourri führt dazu, dass die einzelnen Wahrnehmungen nicht mehr vom Verstand verarbeitet werden können. Wenn die einzelnen Empfindungen wie Schmerz, Angst und Schuld zu einem großen Effekt werden, der das Nervensystem überflutet, schlagen die Verarbeitungsmechanismen fehl. Wir werden im Weiteren aufzeigen, wie der Nonverbale Ansatz in der Arbeit die Empfindungen wieder separieren kann und dies als Bedingung für die Auflösung verstanden werden kann. Im Text finden

Sie hierzu den Begriff *Cocktail* (vgl. Kapitel 11.1.1). Bei einem Cocktail können die einzelnen Zutaten nicht herausgeschmeckt werden und ergeben ein neues Gesamterlebnis. Für die neuronale Verarbeitung von Empfindungen werden jedoch die einzelnen Grundempfindungen (Zutaten) benötigt. So kann dann jede einzelne Grundempfindung – das könnte etwa Angst sein – wahrgenommen und eingeordnet werden. Nach der Einordnung der Empfindung ist eine Integration derselben möglich.

Wenn Denken und Sprechen nicht möglich sind

Zunächst wird eine Ebene beleuchtet, die schwer oder gar nicht zugänglich ist, wenn der Verstand, die in Sprache denkenden Gehirnareale und die Vernunft sowie Logik des Geistes das Auftauchende lenken. Hierbei handelt es sich einmal um Empfindungen, die mit Sprachlosigkeit im sprichwörtlichen Sinne assoziiert werden können. Des Weiteren tauchen gegebenenfalls Empfindungen auf, die keinen sprachlichen Ausdruck erlauben, da die Möglichkeit der Lautgebung in der traumatisierenden Situation nicht gegeben war. Dies ist immer dann der Fall, wenn der Stimmapparat blockiert war, zum Beispiel auf körperlicher Ebene durch eine blockierte Atmung. Das Auszudrückende kann dann nicht mehr versprachlicht werden, wenn die Nicht-Versprachlichung konditioniert wurde. Es findet sich dann bei der betroffenen Person eine vergleichbare Sprachlosigkeit, die auf der Verstandesebene eine unüberwindbare Barriere bilden kann. Die betroffene Person versteht nicht, weshalb sie sich nicht äußern kann, und kann dies ebenfalls hierdurch nicht äußern und zusätzlich nicht uneingeschränkt empfinden.

Vergleichbar, jedoch durchaus unterscheidbar ist die Ebene der Überforderung, in der es zum gleichen Effekt kommt: das Verbalisieren oder auch nur die Lautgebung sind durch vollkommene neuronale Überforderung nicht mehr funktional. Das Nervensystem kommt in einen Tilt. Die einzelnen Funktionen können nicht mehr störungsfrei umgesetzt werden. Das Neuronenfeuer, die einzelnen Reizpotenziale, flutet über die Isolierungen hinaus in Nachbarareale. In der Empfindung wird demnach nicht gedacht: „Ich kann gerade nicht sprechen." Vielmehr ist die betroffene Person in der Ebene körperlos, sodass Sprechen oder Auf-sich-aufmerksam-Machen nicht empfunden oder gedacht werden kann. Ggf. ist die Empfindung nicht mehr: „Ich bin ein Mensch, dem das hier gerade passiert, mit einem Körper und kenne meine Möglichkeiten", sondern vielmehr eine Gesamtempfindung der Situation. Alles verschwimmt zu einer Wahrnehmung. Dies kann eine einzelne Empfindung sein, wie Schmerz, oder auch eine Emotion oder, wie bereits weiter oben beschrieben, eine Mischung aus verschiedenen Empfindungen, die sich gegenseitig überlagern und nicht mehr verstanden werden können. Vergleichen Sie hierzu auch die Erläuterungen zum Begriff Depersonalisierung und Derealisation in Kapitel 6. Häufig legt sich auch ein Bild über diese Ansammlung von Informationen, das weiter oben bereits als „Cocktail" benannt wurde. Dann ist beispielsweise alles rot, oder es gibt nur noch ein Objekt, welches in der Situation gegenwärtig war und welches nun gesehen wird.

Fazit

Die hier beschriebenen Überlegungen und Erfahrungen sollten in jede Sitzung einfließen. In unserer Praxis stellt es sich oft so dar, dass die Menschen mit vergleichbar geringen Schwierigkeiten vorstellig werden; etwa mit Schulterschmerzen. Wenn die hier aufgeführten Überlegungen im Portfolio liegen, kann ein fließender Übergang von der strukturellen Arbeit und der symptomorientierten Osteopathie zur Nonverbalen Traumaarbeit gelingen. Die als Beispiel dienenden Schulterschmerzen werden sich meist erst später, manchmal sogar erst, wenn sowohl Behandler*in als auch Klient*in den gesamten Prozess besser überblicken können, in die Erkenntnisse und Zusammenhänge der Traumaarbeit einordnen lassen. Solche Symptome sind also nicht etwa ein Vorwand oder Ähnliches, welcher den oder die Klient*in zur Körperarbeit geführt hat, sondern tatsächlich ein Symptom, das oft am Ende einer langen Kette von Ursache und Wirkung, meist über Spannungen im Körper, entsteht.

11.1.1 Das Auflösen von Gewebeerinnerungen über den Unspektakulären Ansatz

Dass Gewebeerinnerungen existieren, ist unserer Einschätzung nach fast allen Menschen bekannt, die mit den Körpern von Menschen arbeiten und – das ist der entscheidende Punkt – entsprechende Rahmenbedingungen bieten. Ob es entsprechende Effekte gibt, die eine Auslösung der im Gewebe gespeicherten Erinnerungen oder Empfindungen hervorrufen, scheint nicht in erster Linie an der Methode zu liegen. Wir kennen Erfahrungsberichte aus der Physiotherapie, aus dem Yoga, dem Feldenkrais, der Massage oder einem Entspannungskurs, in deren Kontexten entsprechende Phänomene auftauchen. Wenn der Rahmen stimmt oder vom Gefühl der betroffenen Person her als passend empfunden wird, kommt es zur Befreiung von Emotionen aus dem Körper, sowohl bei den genannten Methoden als auch bei der Cranio-Sacralen Körperarbeit.

Bevor wir uns im Folgenden der Auflösung oder Befreiung dieser Gewebeerinnerungen widmen, werden die Faktoren für eine Auflösung zusammengefasst und die Auflösung von einer reinen Ansprache oder Triggern von Teilaspekten dieser Gewebeerinnerungen abgegrenzt.

Wie erscheinen diese Gewebeerinnerungen in der Praxis? Wenn über eine Form der Körperarbeit ein Teilbereich des Körpers entspannt – häufig wird die Formulierung ‚Loslassen' in diesem Zusammenhang gebraucht – kann es zur Befreiung von Emotionen oder anderen Empfindungen kommen. Die Erscheinung der Emotionen ist in diesem Fall nicht aus der momentanen Situation zu erklären, in der sich die betroffene Person befindet. Die Gefühle kommen aus der Vergangenheit und sind über die Ansprache einer Körperregion auslösbar. Bei dieser Art der Lösung möchten wir zunächst zwei Kategorien unterscheiden. Einmal die Variante, in der die betroffene Person die mit der Emotion verbundene Lebensphase oder Situation kennt, und in diesem Moment auch Zugang zu dieser hat, in Unterscheidung zur anderen Variante, in der eine Emotion auftritt, eine Zuordnung zu deren Entstehung jedoch nicht unmittelbar zugänglich ist.

In der zweiten Variante kann aus unserer Sicht eine Art Cocktail (s. o.) aus der Vergangenheit gelöst werden, ohne dass bekannt sein muss, wann und aus welchem Grund diese Informationen in den Körper gekommen sind. Einfach gesagt: Der betroffene Mensch entspannt auf einer ganzheitlichen Ebene. Die Spannungen, die zuvor nicht nur auf muskulärer Ebene im Körper gespeichert waren, sondern u. a. auf neuronaler Ebene, können den Körper nun verlassen.

An dieser Stelle kann festgehalten werden: Für eine gewisse Ebene der Lösung von Gewebeerinnerungen benötigt es keine neuen, hier vorgestellten Erkenntnisse, die nur oder im Besonderen mit der Cranio-Sacralen Methode in Verbindung stehen. Hier sind es die Rahmenbedingungen, die als Wirkmechanismus genannt werden können (siehe hierzu Teil 1).

Die Auflösung unterstützen

Gehen wir zunächst von Folgendem aus: An einer gewissen Körperstelle berührt, reagiert ein Mensch emotional. Ganz im Sinne einer Selbsthilfegruppe, einer Selbsterfahrungsveranstaltung, eines gut geleiteten Kurses für Körperübungen, einer Veranstaltung, bei der mit Körperarbeit, Stimmarbeit oder energetischen Techniken gearbeitet wird, gilt meist: „Alles kann, nichts muss", „Gefühle dürfen da sein", „Es ist auch in Ordnung, wenn man hier weint" oder ähnliches. Diese Haltung soll für die vorliegende Idee als Grundhaltung angesehen werden. Dieser Ansatz gehört schon seit vielen Jahren in unsere Informationsphase, was bedeutet, dass wir ggf. auch der Person, die „nur mit Schulterschmerzen" kommt, diese Art der Information in angemessenem Rahmen geben. Hiermit wird die Wahrscheinlichkeit erhöht, dass die Person sich auch für emotionale Ebenen während der Behandlung öffnen kann. Wenn sie andernfalls den Termin, in dem mit der Cranio-Sacralen Methode gearbeitet wird, mit ihrem Termin bei einem oder einer Physiotherapeut*in mit 20-Minuten-Taktung vergleicht, wird die Person sich selbst reglementieren. Dies soll durch die Informationsphase verhindert werden.

Nun beginnt eine aktive Unterstützung in der Arbeitsweise. Die Idee ist, über das, was sich ohnehin gerade löst, die Möglichkeit zu eröffnen, tiefer liegende Ebenen und weitere neuronale Verbindungen mit in die Auflösung zu nehmen – zunächst in Abgrenzung zum nicht ganz so Unspektakulären Ansatz, wie wir ihn noch von den Lehrern der 1980er gut kennen. Hier wurde mit dem Wissen, dass sich dort, wo sich gerade Emotionen im Körper zeigen, auch häufig noch mehr verbergen, entweder mehr von der gleichen Emotion oder mit Blick auf die Entstehungsgeschichte auch weitere Empfindungen, gesucht, manchmal sogar danach gegraben. Dabei wurde verstärkt auf der Gesprächsebene gearbeitet. Ein aus unserer Sicht ungünstiger Abzweig: vom aus dem Körper gelösten zum über den Kopf/Verstand gesuchten Weiterführen oder Empfinden. An dieser Stelle kann eventuell die Informationsphase nochmals wiederholt, vertieft oder aufgegriffen werden. Nach Möglichkeit sollte die weitere Lösung ebenso aus dem Körper erfolgen; diese ist dann in vielen Fällen überraschend und scheint also nicht einer offensichtlichen Logik folgend erwartbar gewesen zu sein.

Für die aktive Weiterführung ist es wichtig eine gesellschaftliche Grundidee zu berücksichtigen: die des Tröstens. Um bei einer gründlichen Auflösung weiterarbeiten zu können, müssen eventuelle verbale Einwirkungen wie: „Es geht gleich wieder" oder „Es tut mir leid" aufgegriffen und vertiefend erklärt werden. Diese Ideen haben vermutlich mit dazu beigetragen, dass Empfindungen beendet wurden. Allerdings nicht durch eine Auflösung, sondern durch eine Zurückdrängung, Hemmung oder Überlagerung (vgl. Kapitel 11.3). Das Beenden von Empfindungen, aus welchem Grund auch immer, fällt in unsere hier verwendete Definition von Trauma (siehe Definition von Trauma zu Beginn dieses Abschnitts).

Es geht bei einer aktiv unterstützten Auflösung um eine Weiterführung; hier um das Durchleben von emotionalen Zuständen. Die von uns angebotene Weiterführung zur Auflösung ist das Gewahr-werden-Lassen der Wirkung der verbalen Intervention. So kann erlebt werden, dass die Traurigkeit abgebrochen wurde. Wenn die Wirkung der verbalen Intervention erkannt wurde, kann eine Weiterführung stattfinden. Die behandelte Person ist mit einem Blick auf das Darunterliegende aus der aktuellen Empfindung in die nächste zu führen; zum Beispiel kommt nach der Traurigkeit Wut. Diese kann erst gespürt werden, wenn die Traurigkeit sie nicht überdeckt, deckelt oder hemmt (vgl. Kapitel 11.5). Die erste sich selbst gelöste Empfindung wird aktiv weitergeführt und beleuchtet, bis etwa eine Beruhigung oder Befriedigung eintritt.

Bei unserer Arbeit und für unsere Arbeit ist es von geringer Bedeutung, weshalb eine Empfindung unterbrochen wurde und die Analyse führt eher wieder in den Kopf, ins Denken, ins Fragen und in die Geschichte der betroffenen Person. In manchen Fällen ist es für die betroffene Person wichtig, dass wir anbieten, uns die Geschichte anzuhören, da dies eine zwischenmenschliche Erwartung sein kann. Wir erklären an dieser Stelle, dass die Geschichte für die Auflösung nicht notwendigerweise erzählt werden muss. Manche Details wiederum sind hilfreich, da daraus konkrete Handlungen oder Reaktionen klarer werden. Wenn alles, was auftaucht, keinen Sinn zu ergeben scheint, arbeiten wir mit der Idee des Cocktails (s. u.).

> **Hinweis**
>
> Die Erfahrung zeigt: Wenn in einer Sitzung heftige Empfindungen, die mit intensiven Situationen verbunden waren, auftauchen, spielt fast immer Verwirrung eine Rolle – sonst hätte sich daraus eventuell keine Traumatisierung ergeben. Es nimmt dann einige weitere Termine in Anspruch, in welchen sich die Empfindungen zu einer nachvollziehbaren Reaktionskette zusammensetzen. Die Verwirrung kann auch darin begründet liegen, dass Empfindungen für das Verständnis der vorliegenden Entstehungsgeschichte unlogisch erscheinen. Ebenfalls kann es verwirrend sein, wenn Empfindungen auftauchen, von denen die betroffene Person glaubte, diese nicht im Persönlichkeitsspektrum zu haben (zum Beispiel gewalttätig zu sein).

Den Cocktail auflösen

Der Cocktail wird von uns seit einigen Jahren als Beispiel für eine Qualität genannt, die ihre Entstehung verschleiert. Bei einem Cocktail können Geschmack und Aussehen klar beschrieben werden, die einzelnen Zutaten und deren Anteile im Verhältnis zueinander können jedoch kaum erkannt werden. Im Körper scheint es die Anlagerungen von cocktailartigen Gefühls- und Empfindungsmischungen zu geben. Wenn diese in der Wahrnehmung erscheinen, sind sie keinem gebräuchlichen Wort zuzuordnen, wie Wut, Schmerz, Kummer, Glückseligkeit, Wärme. Unter der Berücksichtigung von zwei unterschiedlichen Tatsachen ist dies wichtig zu wissen. Zunächst: Wenn bereits beim Auftauchen einer Empfindung eine Einordnung passiert – „Dies ist jetzt Traurigkeit oder Wut oder Schmerz“ – wird die Wahrnehmung sich auf diesen Aspekt konzentrieren und die weiteren ‚Zutaten‘ des Empfindungscocktails werden nicht bewusst. Darüber hinaus bietet der Cocktail bereits eine erste Erklärung, weshalb das Gehirn die entsprechenden Empfindungen noch nicht selbst zuordnen, verarbeiten und loslassen konnte. Wenn Angst, mit Schuld und Scham gemischt, unter einer Decke von Traurigkeit liegt, ist es für das Gehirn in dieser Form nicht mehr erkenn- und somit verstehbar. Dies wäre jedoch nötig für eine neuronale Reintegration bzw. Auflösung oder Beendigung und somit für eine Traumaintegration. Allein das Wissen darüber, wie Empfindungen im Körper vorliegen können und somit auch wieder auftauchen können, ist der erste Schritt in unserer Arbeit. Nachdem wir als Behandelnde über diese Kenntnisse verfügen müssen, sollten wir auch unsere Klient*innen in der erweiterten Informationsphase mit einbeziehen. Wir sprechen von mündigen Klient*innen, die von uns über viele Aspekte der Arbeit aufgeklärt werden, damit ihr Unbewusstes und Überbewusstes selbst- und eigenständig im Sinne unserer Arbeit mitwirken können. Unserer Erfahrung nach funktioniert dies einwandfrei. Die Klient*innen verstehen sich selbst und ihre Empfindungen von Beginn an besser. Sie fühlen sich verstanden und gesehen. Sie können ihren eigenen Prozess einschätzen und mitgestalten. Und bei vielen gilt auch: Sie fühlen sich nicht mehr verrückt, unverstehbar oder anders als andere, was eine mögliche Folge bei nicht verstehbaren Empfindungen ist. Dies stärkt die Selbstakzeptanz.

Ist der betroffene Mensch nun ausreichend informiert, lenken der Nonverbale und Unspektakuläre Ansatz nun nicht weiter in den Kopf, sondern in die Gewebeschichten hinein, aus der die ersten Empfindungen aufzusteigen begannen.

Das Gewebe technisch unterstützen

Während die Augen und die Hände beobachten, was im Körper passiert, werden diese Impulse gleichzeitig mitgehalten und getragen und Bewegungsrichtungen, die sich ergeben, unterstützt. Dies kann auf unterschiedlichen Ebenen geschehen.

Geht das Gewebe im Kontakt zu den Händen der behandelnden Person in einer Bewegung weiter oder leichter in eine Richtung, so wird dieser Möglichkeit entsprechend die Bewegung des Gewebes unterstützt. Eventuell steigt die Empfindung beim Schieben oder Führen einer Struktur in eine Richtung auf, dann wird diese Bewegung weiter gehalten und unterstützt.

Möglicherweise beginnt ein Teil des Körpers sich zu bewegen (vgl. Teil 1, Kapitel 3.6). Sollte dies von der Handhabung her möglich sein, kann auch dieses Körperteil in seiner Bewegung unterstützt werden. Eventuell kann auch über die verbale Ebene kommuniziert werden, wenn die behandelnde Person einen Bewegungsimpuls wahrnimmt, ob visuell oder haptisch. Eine Einladung oder Ermutigung der liegenden Person, dieser Bewegung zu folgen oder sie in dem aufsteigenden Empfindungscocktail ggf. überhaupt erst einmal selbst wahrzunehmen, ist eine Wiederaufnahme des Gedankens aus der im Anfang des Abschnittes als Grundhaltung beschriebenen Idee. Dies führt im Weiteren eventuell zu einer Bewegung des gesamten Körpers. Sollte sich eine Bewegung des gesamten Körpers zeigen, gilt dasselbe wie bereits bei den kleineren Dimensionen von Bewegungen. Hinzu kommt lediglich die Abwägung, inwieweit die Rahmenbedingungen noch ausreichend sind für die Ausdrucksmöglichkeiten des Gewebes oder des gesamten Menschen. Weglaufen, Kämpfen oder Schreien sind Ausdrucksformen, die wir des Öfteren unterstützen. Sie entwickeln sich in einer Folge von zunächst unscheinbaren und uneindeutigen Impulsen zu ihrer eindeutigen Ausprägung.

Für das Weiterführen einer Bewegung ist es hin und wieder notwendig, dem Körper soweit zu folgen, dass die behandelnde Person sich selbst mitbewegen, aufstehen oder um den Behandlungstisch herumgehen muss. Eine deutliche Erklärung kann dazu führen, dass der liegende Mensch sich traut der Bewegung weiter zu folgen. Eventuell war diesem nicht bewusst, dass man sich auf die Seite drehen ‚darf', zusammenrollen oder anderes. Was auch immer der Körper tut; wir unterstützen diesen Impuls so weit das möglich ist, ohne den Grund der Bewegung kennen zu müssen. Am Ende einer Bewegung angekommen, ergänzt in vielen Fällen der liegende Mensch das Ergebnis mit einer Erinnerung. Zum Beispiel: „So habe ich mich immer gefühlt, wenn ...", oder Ähnliches. (Weglaufen wird von uns unterstützt durch das Angebot, draußen durch den Park zu laufen. Dies muss natürlich entsprechend abgesprochen und eingeplant werden. Die Rahmenbedingungen sind zu beachten.)

Hier kommt die Idee des Unspektakulären in besonderer Form zum Tragen. Zunächst in einer Abgrenzung zu den häufig nicht unspektakulären Expressions- und Selbsterfahrungskursen, die in den vergangenen Jahrzehnten angeboten wurden und weiter angeboten werden. (An dieser Stelle soll nicht grundsätzlich gegen diese Art der Arbeit gesprochen werden. Sie schließt lediglich vieles für viele aus und hat, wie alles, auch Nachteile.) Eine nicht unbedeutende Menge unserer Klient*innen kennt ggf. Seminare oder Kurse der Art, in denen „alles mal ausgeschüttelt", gebrüllt oder auch geschlagen (gegen Kissen etc.) werden sollte. Bei manchen bleibt eine positive Erfahrung zurück, für manche bleibt jedoch die Erkenntnis, dass es im Nachhinein zu keiner positiven Veränderung geführt hat. Manch einer oder eine unserer Klient*innen fühlte sich in einem solchen Kontext lediglich überfordert und fehl am Platz. Aus dieser Kultur des Auslebens heraus sind Formulierungen entstanden, wie: „Alles, was mir und dem Inventar nicht schadet, kann oder soll losgelassen werden." Im Folgenden soll aufgezeigt werden, wie die positiven Aspekte hieraus genutzt werden können, die Nachteile jedoch aus unserer Sicht deutlich reduziert werden können. Ein kontrolliertes Ausleben ist möglich und oftmals leichter zu initiieren. Die Nachhaltigkeit kann durch Weiterverarbeitung des Erlebten in einem planbaren Prozess gewährleistet werden.

Die Kontrolle über den Kontrollverlust behalten – Der Schnellkochtopf

Durch das Informieren und die Kompetenzverschiebung von uns in Richtung der Klient*innen, können wir den oben beschriebenen emotionalen und heftigen Ausdruck auf eine Weise ermöglichen, die wir den Unspektakulären Ansatz nennen. Vorweg möchten wir einige Vorteile aufzeigen.

- *Erstens*: Die behandelnde Person braucht sich um die eigene körperliche Sicherheit und das Inventar des Ortes weniger Sorgen machen, da von vornherein die Einladung, „alles, was sich zeigt“, loszulassen, mit dem deutlichen Hinweis versehen wird, dass dies dosiert geschehen kann. Dies wird weiter unten mit dem Beispiel eines Ventils eines Schnellkochtopfes verdeutlicht.
- *Zweitens*: Ggf. war die Möglichkeit in einem oben beschriebenen Kurs, alle Empfindungen auszudrücken, nicht als gegeben empfunden worden, da einem selbst das Empfundene oder Sich-Anbahnende als zu groß oder zu viel vorkam. Dann wird die Möglichkeit der Unterteilung in kleine Pakete oder dünne Schichten von etwas dankbar angenommen.
- *Drittens*: Wenn unbewusst wahrgenommen wird, dass auch noch unangenehme Details mit dem verbunden sind, was sich auf der Gefühlsebene anbahnt (eventuell Missbrauch oder anderes), kommt einem selbst wahrscheinlich der Rahmen als unpassend vor. Eventuell auch zu Recht, da an einem Selbsterfahrungskurs, z.B. an einem Wochenende, nicht die Gesamtthematik aufgearbeitet werden könnte. Dann wird lieber gleich alles zurückgehalten. Ein sinnvoller Selbstschutz in diesem Fall.

Zum Schnellkochtopf: Um unseren Klient*innen zu verdeutlichen, wie wichtig eine gesunde Dosierung des Zu- und Loslassens von Empfindungen ist, ziehen wir das Bild eines Schnellkochtopfes heran. Hierbei erklären wir unseren Klient*innen die Funktionsweise des Sicherheitsventils. Würde man den Schnellkochtopf plötzlich ganz öffnen, würde sich die darin kochende Suppe in der gesamten Küche verteilen. Hierbei wird bei betroffenen Personen bereits häufig ein Gefühl der Erleichterung sichtbar, da sie sich in unserer Betrachtungsweise bereits hier im Beispiel schon erkennen: „Das würde mir auch passieren, wenn ich mich öffne/wenn ich diese Gefühlswelt zulasse, die sich da anbahnt!“ Dann erklären wir, dass man das Ventil beim Schnellkochtopf nur sehr kurz öffnet und dann sofort wieder loslässt, einen Moment wartet und das Ganze so lange wiederholt, bis der Druck ganz entwichen ist. Somit müssen wir und der oder die Klient*in nicht alles heute zu- bzw. loslassen. Mit diesem vergleichenden Bild des Schnellkochtopfs und dem Wissen um die Möglichkeit der Dosierung besteht bei Klient*innen kaum noch Angst oder ein Grund, etwas von dem als inneren Druck Empfundenen loszulassen.

Grundlage dafür ist die Anbindung ans Hier und Jetzt und die Anbindung an die behandelnde Person. Die Gesprächsführung ist nun in erster Linie nicht zum Hineinführen in traumatisches Empfinden da – dies geschieht über die Techniken am Körper –, sondern um den Steuerteil des Bewusstseins, der das Ventil, die Dosierung kontrolliert, in der Behandlung zu halten. Das Steuerbewusstsein liegt nun bei dem oder der Klient*in; die Möglichkeit zur Öffnung der körperlichen Strukturen, die das Empfinden eingeschlossen gehalten hatten, bei der behandelnden Person.

Bei all dem in diesem Abschnitt über die Schnellkochtopf-Methode Beschriebenen wird es in der Praxis in erster Linie darum gehen, die Klient*innen ins Wahrnehmen zu führen und dort zu halten. Des Weiteren geht es darum, das Wissen und die Erfahrung zu nutzen, dass den Klient*innen der Ausstieg und die Reduzierung ihrer Wahrnehmung parallel gegenwärtig ist.

Durch eine Zunahme der Unterstützung des Körpers von Bewegungen in deren Bewegungsrichtung, gelangen die Klient*innen zu einer Vertiefung ihrer Wahrnehmung und ihres Erlebens. Eine Weiterführung wird möglich bis zu einem Punkt, an dem weitere Informationen notwendig sind. Wenn die Kontrolle wieder hochgefahren wurde, kann dem oder der Klient*in die Sicherheit geben werden, die Kontrolle über das Loslassen weiterhin zu haben und somit sich selbst und andere nicht zu überfordern. Die Aufgabe der behandelnden Person ist in dem Fall, zu überblicken, ob der liegenden Person noch gewahr ist, die Kontrolle über den Kontrollverlust zu haben.

Hier soll abschließend zu dem Gedanken der Steuerung noch ein für unsere Arbeit sehr wichtiger Aspekt beleuchtet werden: die Steuerbarkeit der Terminlänge. Dadurch, dass wir den aufsteigenden Empfindungen nie die alleinige Kontrolle über das, was geschieht, überlassen, sondern immer den Klient*innen die Steuerung der Menge anvertrauen, bleibt es an uns als behandelnde Personen, die Klient*innen über den zeitlichen Ablauf des Termins zu informieren. Dies ist eine sehr hilfreiche Erfahrung, um den Prozess insgesamt entdramatisieren zu können. Es hilft nicht nur uns als Anbieter*innen, sondern im Besonderen den Klient*innen, die ggf. immer das Gefühl hatten zu viel zu sein, oder dass es hier nicht reinpasst, wenn „das alles mal hochkommt". Über die Information der verbleibenden Zeit in einem Termin wird die noch zu erreichende Tiefe oder Weite reguliert. Dies geschieht dann wiederum intuitiv und wird der Steuerung des Nervensystems der Klient*innen überlassen. Die oberste Kontrolle bleibt bei der behandelnden Person, die durch die Techniken in die Tiefe der Empfindungen geführt wurde und über die Kognition darüber hinaus.

Oft werden wir mit der Sorge konfrontiert, dass, wenn das Bewusstsein an einem bestimmten Punkt in der Erinnerung angelangt ist, bei einer Unterbrechung, etwa durch einen Toilettengang oder das Ende eines Termins, nicht mehr an diesen Punkt angeknüpft werden kann. Da wir jedoch systematisch an das im Innen liegende Gefühl oder Thema herangegangen sind und die Steuerbarkeit von Beginn an mit aufgebaut haben, kann fast an jedem beliebigen Punkt aufgehört und bei Bedarf zu einem späteren Zeitpunkt dort weitergearbeitet werden. Diese Punkte liegen im Körper, auf dem Nervensystem und im Gewebe und können uns nicht verloren gehen, bis sie aufgelöst oder integriert sind.

Ein wesentlicher Punkt zu allen Überlegungen und Vorgehensweisen, die hier genannt sind, ist der Folgende: Das Wissen um diese Aspekte in Theorie und Praxis und die Bereitschaft so zu arbeiten, scheinen unserer Erfahrung nach den Unterschied in der Wirkweise der Arbeit zu bestimmen. Ob und inwieweit durch die bereits jahrzehntelang bekannten Techniken eine Auflösung und Reintegration der Spannungsmuster aus dem Gewebe stattfindet, was wir das Auflösen von Gewebeerinnerungen nennen, liegt nicht in erster Linie an der Methode. Die Auflösung und Integration sind Mechanismen des Nervensystems; bei passenden Bedingungen werden diese vom Nervensystem ausgeführt, nicht von einem behandelnden Menschen oder einer Methode.

Ohne die Berücksichtigung der hier genannten Aspekte kommt es oft zu einem Ansprechen oder Triggern der traumatisierenden Ereignisse und damit ausgelösten Empfindungen, jedoch nicht zur Auflösung auf körperlicher Ebene. Technisch gesehen ist nicht viel Neues zur Arbeitsweise der 80er-Jahre hinzugekommen. Was sich bei uns in erster Linie technisch geändert hat, ist, dass bei der Auflösung von Gewebeerinnerungen die Erfahrungen aus der Faszienarbeit mit eingeflossen sind sowie die Arbeit mit verschiedenen Gehirnarealen, Drüsen und die Arbeit mit den Organen. Dies führt im Einzelfall dazu, dass technisch etwas anders gearbeitet werden kann, da eine Gewebeerinnerung, die gefunden wird, uns nun in die genannten Bereiche weiterführen kann. Hieraus ergeben sich zwar im Detail mannigfaltige Möglichkeiten, es handelt sich jedoch nicht um eine generelle oder grundlegende Veränderung der technischen Arbeit. Wo bei der Betrachtung vor zwei Jahrzehnten die Bewegung scheinbar endete, sehen wir heute Möglichkeiten die Bewegung oder Empfindung auf diesen Ebenen (cerebrale, neuronale, hormonelle und fasziale) zu verfolgen. Ein Weiterführen von körperlichen Lösungsprozessen ist so durch die Nachverfolgung von Ursache- und Wirkungsketten auf physiologischer Ebene möglich.

Dies führt uns zu der Arbeit mit verschiedenen Ebenen des Körpers wie den verschiedenen Organen in Kapitel 11.3, dem Zusammenspiel von Körperempfindungen von Geist und der Psyche in Kapitel 11.5 und den verschiedenen Aspekten in der Psyche in den Kapiteln 10.4. und 11.4.

Um die Arbeit mit den einzelnen Ebenen des Körpers nachvollziehen zu können, wird zunächst das Auflösen von Impulsen aus dem Nervensystem über den Unspektakulären Ansatz beschrieben. Im weiteren Verlauf wird noch die Bedeutung des Wachbewusstseins beim Unspektakulären Verlauf beleuchtet.

11.1.2 Das Auflösen von Impulsen aus dem Nervensystem über den Unspektakulären Ansatz

Zunächst werden die Art und Entstehung der Impulse aufgezeigt, die über den Unspektakulären Ansatz aufgelöst werden können. Kurz wird darauf eingegangen, welche Auswirkungen solche Impulse haben können, wenn sie nicht aufgelöst sind.

Traumatisierung als nicht vollendeter Prozess

Wie bei der für uns sinnvollen Definition von Trauma bereits beschrieben, handelt es sich um einen nicht vollendeten Prozess. Ein Prozess kann auf vielen Ebenen stattfinden. Hier soll als Beispiel ein einfach gehaltener, austauschbarer Ablauf beschrieben werden, wie in einer potenziell traumatisierenden Situation eine Reaktion durch den Körper laufen könnte. Hieraus soll ein Verständnis für das Auflösen von Impulsen auf dem Nervensystem resultieren. Im weiteren Verlauf werden weitere Prozesse als Beispiele herangezogen. Wir konzentrieren uns in diesen Beispielen jeweils auf ein entsprechendes Organ oder andere Strukturen, um in diesen konkreten Fällen die Arbeitsweise zu erklären. Ob es sich um eine traumatisierende Situation gehandelt haben wird oder nicht, liegt, wie hier noch einmal deutlich werden wird, nicht an der Situation selbst, sondern im Erleben des betroffenen Menschen.

Beispiel einer potenziell traumatisierenden Situation

Einer Person, hier soll es ein Kind sein, wird von einem Erwachsenen Gewalt angetan (im Außen). Was im Inneren der Person abläuft, wird in den folgenden Abschnitten in verschiedenen Varianten beschrieben.

Das Beispiel ist absichtlich einfach, kurz und undifferenziert gehalten. Dies ermöglicht eine zunächst möglichst pauschale Beschreibung von Aktion und Reaktion. Die Ausdifferenzierung in Richtung Realität, die deutlich komplexer ist, wird dann bereits verwendet, um konkretere Verläufe zu beleuchten.

Variante 1: Extreme Vereinfachung

Im Beispiel für einen Prozess soll hier genügen, dass die Person, die Gewalt erfährt, dies nicht möchte und daraus der Impuls entsteht, sich zu wehren.

Würde dieser Impuls erfolgreich ausgelebt, indem das Kind auf körperlicher Ebene oder über die sprachlichen Ausdrucksmöglichkeiten dafür sorgt, dass die Gewalteinwirkung endet, bleibt es eine unangenehme Erfahrung. Aus der für uns geltenden Definition ist es jedoch nicht traumatisierend. Die Situation kann als beendet betrachtet werden. Der Prozess im Detail würde lauten: Das Nervensystem des Kindes erfährt Schmerz durch äußere Gewalteinwirkung eines Erwachsenen. Ein Impuls, dies zu beenden, entsteht. Der Impuls wird ausgelebt. Entweder über die Sprache: „Bitte hör auf damit" oder über den Körper: Das Kind wehrt sich erfolgreich, indem es den Erwachsenen z. B. wegschubst, sich gegen die Aktion wehrt und damit erreicht, dass die Gewalteinwirkung stoppt. So wäre der Prozess abgeschlossen; die Situation ist nicht traumatisierend. Die Traumatisierung kommt erst durch eine Unterbrechung dieser logischen und einfachen Kette zustande.

Das Beispiel soll hier in zwei traumatisierenden Varianten durchgespielt werden. Einmal in der Unterbrechung auf der verbalen Ebene und einmal in der Unterbrechung auf der körperlichen Ebene.

Zunächst die Reaktionsfolge, weiterhin stark vereinfacht, auf der verbalen Ebene. Das Kind möchte die Gewalteinwirkung beenden, es spürt ggf., wie die Worte schon auf der Zunge liegen. Die Bitte um Unterlassung oder andere Ideen, seine Uneinvernehmlichkeit mit der Situation kundzutun, liegen dem Kind im Bewusstsein vor. Es hat jedoch bereits die Erfahrung gemacht, dass dies nicht funktionieren wird. Handelt es sich um einen Wiederholungsfall, kann hier davon ausgegangen werden, dass das Nervensystem lernt. Die Erfahrung, dass das Verbalisieren des Anliegens nicht erfolgversprechend ist, verhindert den verbalen Ausdruck. Hierin liegt die Unterbrechung des Prozesses, der im Folgenden als hier weiterzuführen beschrieben wird. Zuvor noch eine erste Vertiefung der Traumatisierungsebene an dieser Stelle. Eventuell hat das Kind hier bereits sogar die Erfahrung gemacht, dass der Versuch der verbalen Intervention negative Folgen hat. Eventuell wurde die Gewalt hierdurch noch verstärkt, oder die Gewalt wurde nun zusätzlich auf der verbalen Ebene ausgeführt. Nun hat das Kind im Endeffekt gelernt, Schlimmeres zu verhindern, wenn es hier den Versuch der verbalen Intervention unterlässt.

Bevor hier nun das Weiterführen der Prozesse in der Cranio-Sacralen Methode beleuchtet wird, noch ein Blick auf die Variante der körperlichen Intervention. Der Impuls, das Passierende zu stoppen, könnte als eine körperliche Reaktion des Zurückschlagens oder Wegschubsens empfunden werden. Hier kann nun der oben beschriebene verbale Verlauf übertragen werden. Eventuell hat das Kind auch bei der körperlichen Intervention bereits die Erfahrung gemacht, dass es die Situation für sich selbst nur verschlimmert, statt sie zu lösen. In beiden Fällen kommt die Unterbrechung des Prozesses vom Kind selbst. Es sind Erfahrungen aus dem Gedächtnis des Kindes, die die Unterbindung des natürlichen Prozesses bewirken.

Für uns ist hierbei Folgendes wichtig zu sehen: In der akuten Situation war das Nichtausleben der Impulse des Kindes nachvollziehbar und richtig. Wenn dieses Verhalten jedoch die Traumatisierung ist, so liegt dessen Auflösung ebenso im Nervensystem des Kindes wie seine Entstehung. Hier ist es wichtig, die Schuldfrage nicht zu einer Täter-Opfer-Umkehr werden zu lassen, aber die Kausalität klar zu erkennen. Wenn das Kind die Entscheidung getroffen hat, ist es auch das Kind (heute ggf. erwachsen), welches diese Entscheidung rückgängig machen kann. Das ist ein Vorteil. Denn den Verursacher der Situation, hier den Erwachsenen, können wir in unserer Arbeit nicht zu einer Veränderung heranziehen. So kann der betroffene Mensch, der zwar durch Rahmenbedingungen gezwungen war, einen Prozess zu unterbrechen, diesen nun selbst weiterführen. Anders gesagt: Der Mensch hat sich – durch Einwirkung von außen, alternativlos – selbst traumatisiert (einen Prozess richtiger- bzw. alternativloserweise unterbrochen). Somit liegt auch das Auflösungspotenzial bei ihm selbst, in der Weiterführung des unterbrochenen Prozesses.

Schauen wir uns die Auflösung von Impulsen aus dem Nervensystem im Detail an. Der Impuls etwas zu sagen oder zu handeln, soll in dieser ersten Variante der Betrachtung gleichbehandelt und Impuls genannt werden. Der Impuls kommt je nachdem aus tieferliegenden Arealen des Gehirns, in diesem Fall aus dem Instinkt-Gehirn (Stammhirn: verlängertes Mark, Brücke, Mittelhirn und Zwischenhirn). Reflexartiges Handeln oder Reagieren kommt aus unbewussten Bereichen des Gehirns. Reflexe laufen unmittelbar und unwillkürlich ab; die Reizaufnahme erfolgt über einen Rezeptor, der dann den Reflex über einen Reflexbogen zum Erfolgsorgan weiterleitet. Dieser Reflexbogen wird in unserem Beispiel unterbrochen. Genauer gesagt: Erfahrungen unterbrechen diesen Impuls. Wichtig für das Verständnis unserer Arbeit ist: Der Impuls wird unterbrochen, bevor er ausgelebt wird. Dies bedeutet, der Impuls existiert bereits in materieller Form eines biochemischen Reizes. Teile des Bewusstseins haben diesen Impuls registriert und seine Unterbrechung wurde gestartet. Dies ist neuronal etwas vollkommen anderes, als würde die Entstehung des Impulses verhindert, denn hier wirken nun hemmende Neuronen. Diese wirken hemmend auf die Weiterleitung des Impulses von seiner Kernregion (graue Substanz) zum Erfolgsorgan (meist motorische Endplatte, Hormondrüsen, gespeicherte (Bewegungs-) Muster in anderen Regionen des Nervensystems, wie dem Kleinhirn).

Impulse auf dem Nervensystem übermitteln in Form von Reizpotentialen Informationen. Diese Informationen sind eine biochemische Verteilung von elektrischer Ladung, also von Spannung am Nerv. Auch hemmende Impulse sind elektrische Ladungen, also Spannungen. Spannungen, die aufrechterhalten werden müssen. Das System benötigt von nun an kompensatorische elektrische Ladungen, um einen Zustand aufrechtzuerhalten, der von außen betrachtet keine Handlung oder sonstige Aktion erkennen lässt (**Abbildung 65**).

Die Unterbrechung des Impulses kann sich nun wie durch einen Schalter in einem einfachen Stromkreis vorgestellt werden. Ein anderes Gehirnareal, welches die Erinnerung und die Erfahrung beinhaltet, dass der Impuls Schaden verursachen wird, statt eine Lösung darzustellen, schaltet den erzeugten Energiefluss der bereits gestarteten Aktion ab, indem die Leitung unterbrochen wird. Die abgeschaltete, oder besser, in der Weiterleitung gehemmte Reaktion bleibt jedoch als Ladung im Nervensystem zurück. Die Aktivierung des Unterbrechungsschalters benötigt ebenfalls einen elektrischen Impuls.

Woher können wir wissen, dass die Impulse noch auf dem Nervensystem liegen? Es ist die Erfahrung von zahllosen Körpertherapeut*innen, die zeigt, dass Bewegungen noch Jahrzehnte nach ihrer Auslösung als Potenzial auf dem Nervensystem liegen. In manchen Fällen können ganze Wörter, in gut verstehbarer Art und Weise, noch aus dem Nervensystem gelöst werden. Der betroffene Mensch fragt sich häufig selbst, wo diese Erscheinungen plötzlich herkamen. Das Gleiche gilt für einfache bis komplexere Bewegungen. Ein Wegschubsen oder ein Schlag gehören hier zu den häufigen Varianten von Bewegungsimpulsen.

Interessanterweise finden wir häufig die Tatsache vor, dass betroffene Menschen in den letzten Jahrzehnten/Jahren Persönlichkeitsmerkmale zeigten, die Hemmung entsprechen. Das bedeutet, diese Personen beschreiben sich selbst als, um im Beispiel zu bleiben, nicht

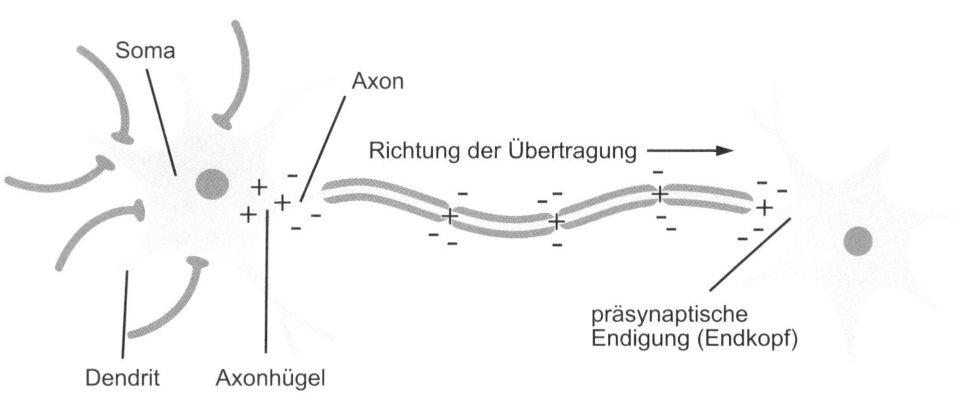

Abbildung 65: Reizpotenzial am Nerv. Die elektrische Ladung bei einer Reizweiterleitung ist vom Axonhügel über ein Axon dargestellt.

schlagend, schubsend oder für sich einstehend, die Stimme erhebend. Die Hemmung verhindert den Einsatz dieser Qualitäten des Sich-Wehrens und Für-sich-Einstehens. Da es im Nervensystem den Schalter gibt, der Verteidigung verhindern soll, konnten eigene Grenzen eventuell schlechter gesetzt oder verteidigt werden. Häufig führt das dazu, dass die Menschen, die nun plötzlich wie aus dem Nichts einen Impuls loslassen, von diesem selbst am meisten überrascht sind.

Das Auflösen von Impulsen aus technischer Sicht

Das Ziel beim Unspektakulären Ansatz ist es, Impulse, die auf dem Nervensystem liegen, abfließen zu lassen. Genauer gesagt, ihre Weiterleitung zum Erfolgsorgan zu ermöglichen. Eine Erklärung oder Begründung für die Impulse, ebenso wie ein Verständnis oder eine Wertung, sind ebenso wenig notwendig, wie ein Bewussthaben der Situation, der dieser Impuls zugeordnet werden könnte.

Technisch gesehen ist das Abfließenlassen mit dem Überbrücken eines Schalters zu vergleichen. Hierbei ist es ebenso wenig notwendig, die Frage beantworten zu können, weshalb der Schalter auf Aus gestellt wurde. Es genügt zu wissen, wo die Leitungen verlaufen. Auf dem Nervensystem ist dies recht einfach nachzuvollziehen. In unserem Beispiel kommen die verhindernden, hemmenden Impulse aus Teilen des Gehirns, die Bewusstsein tragen, und die Impulse, die verhindert wurden, aus reflexartig agierenden Teilen, ggf. sogar von Ganglien. Die Impulse befinden sich auf dem Weg zum Erfolgsorgan. Von dort aus können wir den Weg des Impulses zurückverfolgen, bis wir einen Abschnitt lokalisiert und evaluiert haben, der Spannung trägt. Hierzu können Sie die Vorgehensweise, die unter Kapitel 3.3 in Teil 1 beschrieben ist, verwenden. So finden Sie Spannungen, die auf dem Nervensystem liegen. Diese Spannung trägt den Bewegungs- oder Handlungsimpuls, der gelöst werden kann. Die verhindernde oder hemmende Stelle auf dem Nervensystem ist zu diesem Zeitpunkt noch unwichtig zu kennen. Sie wird sich erfahrungsgemäß nach der Auflösung von selbst zeigen und unmittelbar ein Argument für die Ausschaltung mitliefern. Mehr dazu weiter unten.

Zur Vorgehensweise

Während eine Hand Kontakt zu Nervensträngen hat, die Richtung Erfolgsorgane führen, entspannt die andere Hand die Höhe des Rückenmarks, auf der die Austrittspunkte für den entsprechenden Nerv liegen. Dies wird zum Beispiel in Abbildung 38 gezeigt. Dieses Grundprinzip kann übertragen werden. Sollte sich eine Reaktionskette finden, die nicht über Spinalnerven zum Erfolgsorgan führt, gilt die Nachverfolgung der Kette vom Ursprung zum Ansatz. Der Nerv, der bearbeitet werden kann, oder Teile der zu bearbeitenden Kette ergeben sich durch ihre Erreichbarkeit. Entspannen Sie zunächst die dem Ursprung naheliegendste Region, falls der Ursprung selbst nicht erreicht oder entspannt werden kann. Führen Sie die Entspannung durch eine Absenkung der Frequenz des Nervensystems in diesem Bereich bei. Die Arbeitsweise kann Teil 1, Kapitel 5.2 entnommen werden. Die Sichtweise und Erfahrung von Kapitel 11.2 und 11.3 können den Hintergrund bilden.

Variante für Fortgeschrittene:

Je nachdem ist es auch nicht mehr nötig, die Nervenstränge Richtung Erfolgsorgan direkt zu halten. Wenn durch ausreichende Vorarbeit am gesamten System die Entspannung des Nervensystems entsprechend fortgeschritten ist, lösen sich die Bewegungsimpulse durch weiteres Absenken der Frequenzen im Bereich des Rückenmarks von selbst. Diese Vorgehensweise ist weiterführbar bis zu einem Halten des Nackens und des Kopfes. Bei ausreichender Vorarbeit ist ein Lösen aller Spannungen aus dem gesamten Körper, zum Beispiel vom Nacken aus, möglich (vgl. Teil 1, Kapitel 5.2).

Der Körper der behandelnden Person wirkt wie ein Überbrückungskabel. Es werden die hemmenden Neuronen überbrückt oder herunterreguliert, bis die aufgestauten Impulse abfließen. Die behandelnde Person ist dabei vollkommen wertfrei und neutral. Es gibt keine negativen Energien, Emotionen oder Gefühle, vor denen sich die behandelnde Person schützen müsste. Bei ausreichender Sensitivität ist die elektrische Bewegung vom Körper der liegenden Person erfahrbar. Es handelt sich lediglich um Bewegung der Reizpotenziale auf dem Nervensystem. Durch Erdung, hier genügt es, die Füße auf dem Boden zu haben, kann ein Ionenüberschuss abfließen, falls er nicht vollständig vom Erfolgsorgan verstoffwechselt wird. Der Körper der betroffenen Person fühlt sich nach diesen Entladungen meist erleichtert, aber auch erschöpft an. Es ergibt im Nachhinein das Gefühl, mehr Energie zur Verfügung zu haben, da diese nicht mehr blockiert ist und leichter fließen kann. Dies ist ein deutlicher Hinweis darauf, dass Energie abgeflossen ist, die bereits im Körper vorlag, im Gegensatz zu einer erneuten Innervierung eines Impulses. Diese kann auftreten, wenn kognitiv und verbal dazu eingeladen wird, eine Handlung zu vollziehen.

Dieses Vorgehen soll gründlich von Methoden abgegrenzt werden, bei denen der Mensch zu Handlungen wie Schlagen, Sprechen, Schreien oder Sonstigem aufgefordert wird. Es ist ein grundsätzlich anderer Prozess, selbst etwas zu initialisieren, als etwas Bestehendes freizulassen. Wie etwa in einer Schreitherapie, auch wenn sich das für viele gut anfühlt, ist es ein Unterschied im energetischen Prozess. Die Erfahrung, dass „mal Schreien" auch erleichternd sein kann, muss ggf. dann wiederholt werden, da der ursprüngliche Impuls immer noch im Körper verblieben ist. Ein neuer Impuls zu schreien – hier nur als ein Beispiel, ebenso gilt dies für Weglaufen oder Kämpfen – löst nicht den verhinderten Impuls aus dem Nervensystem ab. Er löst auch nicht die damit verbundene Glaubenssatzkonstruktion auf, auf welche wir im folgenden Abschnitt noch eingehen werden. Dies führt zu einem Phänomen, was vielfach beobachtbar ist. Im Beispiel des Weglaufimpulses oder des Kämpfens haben Menschen des Öfteren erfahren, wie angenehm es sich anfühlt zu laufen oder zu kämpfen. Diese Handlungen werden dann in manchen Fällen regelmäßig als Sport ausgeführt. Die in Traumabedingungen bereitgestellte Energie verbleibt jedoch auf dem Nervensystem. Das ist erkennbar, da Traumasitzungen bei Läufern ebenso Fluchtimpulse freilegen können, wie es bei Nicht-Läufern der Fall ist.

Unterschiedliche Klarheit der Impulse

Wir können in der Praxis ein großes Spektrum beim Auflösen der Impulse aus dem Nervensystem beobachten. Dieses Spektrum wird von seiner geringen und unauffälligen Weise bis zur deutlichen und intensiven Weise aufgezeigt werden. Wir teilen dieses Spektrum in drei Intensitätsstufen ein.

Im sanftesten Fall können wir den Körper dabei beobachten, wie er durch die angebotene Möglichkeit, sich zu entspannen, langsam ruhiger wird. Häufig ist eine Entspannung der Muskulatur des Bewegungsapparates zu beobachten. Die Schultern senken sich Richtung Liege, die Arme werden vom Rumpf genommen und seitlich neben den Körper gelegt. Wenn der untere Rücken unterstützt wurde, ist so gut wie immer eine Absenkung der Lendenwirbelsäule zu beobachten; Abflachung der Lendenlordose. Wenn diese Entspannungsbewegungen mit dem leichten Gefühl von Strömen oder Kribbeln begleitet werden, was sowohl von der liegenden als auch von der behandelnden Person wahrgenommen werden könnte, kann dies bereits ein erstes Lösen von Impulsen aus dem Nervensystem sein. Hierbei ist wichtig zu beachten, dass es oberflächliche Impulse gibt, die tagesaktuell und situationsbedingt abgebaut werden. Nichtsdestotrotz gehören auch diese Impulse zu der Betrachtung der Impulsentladungen aus dem Nervensystem. Im weiteren Verlauf wird deutlich, wo die Grenze zu alten Impulsen aus traumatisierenden Situationen zu sehen ist. Solche oberflächlichen Spannungen müssen jedoch in vielen Fällen zunächst bis auf ein gewisses Maß abgeflossen sein. Sonst verhindert diese Grundspannung des Menschen ein Loslassen von Impulsen aus älteren Schichten, also Bereichen, in denen ein Impuls ggf. seit Jahren oder Jahrzehnten liegt. Diese Bereiche haben auf dem Nervensystem gegebenenfalls für die Anlagerung von Strukturen gesorgt, die jetzt zum Teil des Nervensystems geworden sind. Hier sind Myelinisierungen und Nervendicke zu nennen. (Mehr zu den Auswirkungen von neuronalen Impulsen auf das Nervensystem in neurophysiologischer Sicht in Teil 1, Kapitel 1.2.)

Ob bei der Entspannung des Körpers ein Strömen wahrgenommen wird, ob von der liegenden Person, der behandelnden Person oder beiden, hängt einerseits von der Intensität ab, andererseits von der Wahrnehmungsgewohnheit der Personen und den Rahmenbedingungen, die ggf. auf der mentalen Ebene ablenken, z. B. durch Gedanken. Häufig tritt die Wahrnehmung des Strömens erst auf, nachdem das Gespräch, welches wir während der Arbeit führen, eingestellt und auf die Körperwahrnehmung gelenkt wird. Meist mit einem Satz wie: „Wie fühlt sich Ihr oder dein gesamter Körper jetzt gerade an?" Bei der allersanftesten Stufe der Auflösung von Impulsen aus dem Nervensystem ist kein elektrisches Strömen zu benennen, wenn es unter der Wahrnehmungsschwelle von beiden liegt. Wie kommen wir ungeachtet dessen zu der Annahme, dass es bereits Entladungen gegeben haben kann? Es gibt Auswirkungen, die sich direkt mit dem Auflösen von Impulsen aus dem Nervensystem verbinden lassen, wie weiter unten noch gezeigt wird. Zunächst sollen jedoch alle Abstufungen weiter ausgeführt werden. Anhand der Auswirkungen, die besonders bei den intensiven Verläufen eindeutig sind, lässt sich ableiten, dass in vielen Sitzungen die hier beschriebenen Entladungen unter der Wahrnehmungsschwelle gelaufen sind, da dieselben Auswirkungen beobachtbar werden; eben auch in abgeschwächter Form, jedoch eindeutig qualitativ identisch.

Aus dieser Beschreibung der geringsten Intensität lässt sich die darüberliegende Intensität leicht ableiten. Das Strömen oder Kribbeln ist von einer der beiden Personen deutlich in einem kleinen Bereich oder im gesamten Körper spürbar. Diese kurze und unspektakuläre Beschreibung beinhaltet ein gewaltiges Spektrum von Empfindungen, die seit vielen Jahren in der Cranio-Sacralen Methode bekannt sind. Sie reichen von einem einfachen Nichtspüren des Strömens, wie oben beschrieben, bis hin zu wilden Beschreibungen und Einordnungen seitens der liegenden Person. Dies ist meist abhängig von der Vorerfahrung, den Rahmenbedingungen und dem Weltbild der liegenden Person. Häufig wird das Gefühl beschrieben, die behandelnde Person würde Energie in den Körper leiten, ähnlich wie beim Reiki oder anderer Energiearbeit; dass dies nicht der Fall ist, wurde bereits ausführlich dargelegt. Die Annahme zeigt die Wahrnehmung eines Strömens an, welches von der liegenden Person nicht anders erklärt werden kann. Wir weisen in unseren Terminen immer wieder darauf hin und erklären die einzelnen Phänomene, von denen hier einige exemplarisch beschrieben werden sollen.

Wenn sich Energie, also Reizpotenziale, auf dem Nervensystem bewegen, ist das, was wahrgenommen werden kann, fast genauso weiträumig wie der Empfindungsraum eines Menschen. Es kommt lediglich auf die Region und den Nerv an, über den die Energie des Impulses abfließt, um zu erklären, weshalb dieses Empfinden damit verbunden ist. Die jeweilige Erklärung ist durch die Funktion des betreffenden Nervs oder neuronalen Netzwerks gegeben. Wenn sich Reizpotenziale im Kopf bewegen, kann dies z. B. den Sehnerv betreffen. Somit sind visuelle Effekte keine Seltenheit. Dies kann bedeuten, dass es etwas heller wird hinter den geschlossenen Augen (Bucke, 1988). Wird die freiwerdende Energie den vestibulären Analysator erreichen, kann eine veränderte Körperlage wahrgenommen werden; die Empfindung, die Liege sei um 45 Grad zur Seite geneigt, ist z. B. keine Seltenheit in der Wahrnehmung von liegenden Personen. Diese Zustände sind temporär, halten allerhöchstens bis zum Ende des Termins an und sind mit dem Aufsitzen und spätestens nach ein paar gegangenen Schritten wieder vollständig normalisiert.

Weitere Phänomene sind unwillkürliches Zucken und das Freiwerden von Wärme. Auch hier wird häufig empfunden, die Energie käme von dem oder der Behandelnden. Tatsächlich werden die Hände der behandelnden Person bei der Methode warm. Diese Wärme wird jedoch, den thermodynamischen Gesetzen der Physik folgend, durch das Lösen der Spannungen aus dem Nervensystem der liegenden Person frei. Die warmen Hände werden demnach durch die wirkenden Resultate der Arbeit im Körper der liegenden Person erzeugt und nicht durch einen zusätzlichen Energieaufwand des oder der Behandler*in.

Das unwillkürliche Zucken ist Äußerung von Reizpotenzialen, die die motorischen Endplatten von Muskeln erreichen. Beim Zucken können wieder verschiedene Intensitäten unterschieden werden. Es kann in einem kleinen Bereich auftreten, wie am Augenlid oder an einem einzelnen Muskelstrang und auf eine oder wenige Wiederholungen begrenzt sein. Ist die Entladung eine Kategorie höher einzuordnen, führt das Zucken zur Bewegung einer gesamten Extremität oder gar zum Aufbäumen des gesamten Körpers. Ebenso ist eine ruckartige Bewegung des Kopfes nicht ungewöhnlich. Diese Phänomene gehören in die zweite Intensitätsstufe des Lösens von Reizpotenzialen: Die Klarheit nimmt zu. Der ursprüngliche Impuls hinter den Reizpotenzialen wird erkennbar. Es kann zu einer Folge kommen, die über mehrere Minuten fortläuft.

Wenn die Intensität der Impulse weiter zunimmt, wird als dritte Stufe eventuell eine Handlung oder Reaktion erkennbar, die mit dem Zucken in Verbindung gebracht werden kann. Beispiele hierfür sind: Der Kopf wird deutlich zur Seite gedreht, als wollte der Mensch etwas verhindern, etwas ausweichen oder sich abwenden. Hier wird die Brücke geschlagen von einem scheinbar unwillkürlichen und wahllosen Impuls hin zu einer erkennbaren Handlung, einer Bewegung oder Reaktion. An dieser Schnittstelle beginnt die Möglichkeit, Impulse bereits in ihre Entstehungsgeschichte einzubinden – ob diese bekannt ist, spielt, wie bereits dargelegt, zu diesem Zeitpunkt keine Rolle – zumindest auf technischer Ebene und für die Vorgehensweise noch nicht. Wenn und wodurch sich dies ggf. ändert, wird im Folgenden aufgezeigt.

Das Lösen von Impulsen aus dem Nervensystem ist ein bereits lange bekanntes Phänomen. Es existiert auch außerhalb der Cranio-Sacralen Methode. Insbesondere soll noch einmal herausgestellt werden, was den speziellen Unterschied in der hier vorgestellten unspektakulären Vorgehensweise ausmacht. Erst nachdem dies abschließend erläutert wurde, werden darüber hinausreichende weitere technische Möglichkeiten aufgezeigt.

Die Informationsphase, die auf einer sachlichen und allgemeinen Ebene im Vorgespräch begonnen hat, kann hier von Intensitätsstufe zu Intensitätsstufe am Behandlungstisch weitergeführt werden. In einer ersten Phase kann der Schwerpunkt darauf liegen, überhaupt darauf aufmerksam zu machen, dass auf dem Nervensystem Wahrnehmbares abläuft. Die zu den Empfindungen der liegenden Person passenden Erweiterungen und Erklärungen der Physiologie stärken das Vertrauen in die behandelnde Person, die Methode und den Prozess des Loslassens. Wenn es darauf folgend zu den hier als zweite und dritte Stufe benannten Intensitäten kommt, dann eventuell nur, da der liegende Mensch nun diese Ebenen zulässt. Manchmal sogar mit einem Stück weit an Begeisterung über den faszinierenden Einfluss auf den ihm sonst so scheinbar bekannten Körper. Besonders wenn wir in Richtung der Auswirkungen der dritten Intensitätsstufe gelangen und in den Bereich der Klarheit von Impulsen kommen, neigen einige Traumatherapeut*innen in der Cranio-Sacralen Methode dazu, wieder den Kopf und die Sprachebene hinzuzunehmen durch Fragen wie: „Was ist das, was sich da gerade zeigt?" Oder durch Fragen, die, aus Erfahrung abgeleitet, schon etwas vorwegnehmen, was ihrer Meinung nach mit Sicherheit hinter der Bewegung oder dem Impuls, der sich dort zeigt, stecken müsste.

Die Autor*innen beschreiben in vielen Fällen einen klaren Eindruck von dem zu bekommen, was sich im Nervensystem der liegenden Person anfängt zu zeigen. Sie empfehlen, vorsichtig mit diesen Beobachtungen umzugehen und nur Stück für Stück Hinweise zu geben, wenn es mal nicht weitergehen sollte. Hier kommt der wirkkräftige Bereich der Abwehrmechanismen ins Spiel, dem ein eigenes Kapitel gewidmet ist (vgl. Teil 1, Kapitel 1.5.2).

Es geht darum zu erkennen, ob sich die liegende Person mit der traumatisierenden Situation schon konfrontieren kann, möchte oder sollte, die mit der Klarheit zugänglich wird. Dies kann nicht pauschal beantwortet werden. Hier soll nochmals darauf hingewiesen werden, dass die Rahmenbedingungen, und dazu gehören unter anderem auch die momentanen Lebensbedingungen der liegenden Person, einen entscheidenden Faktor darstellen. Der Prozess der Lösung von Impulsen auf dem Nervensystem hängt von einer gut geführten Prozessplanung ab. In diesem Fall bedeutet Planung nicht unbedingt, dass etwas bereits geplant ist, im Sinne von bereits gewusst und entschieden sein muss oder sollte. Vielmehr ist es die Kenntnis um den Stand des Wissens des oder der Klient*in, welchen die behandelnde Person in erster Linie haben sollte. Das bedeutet konkret: Was weiß die behandelnde Person bereits von dem betroffenen Menschen, von seiner Geschichte, seinem Wissensstand über die eventuelle eigene Traumatisierung und was über dessen therapeutischen Werdegang und die bereits gemachten Erfahrungen im therapeutischen oder sonstigen Sinne, die im Zusammenhang zu seiner oder ihrer Traumatisierung gehören.

Zur Abgrenzung: Sollten keine besonderen Traumatisierungen vorliegen, d.h. zumindest keine verdrängten oder besonders belastenden etc., wird die Auflösung der Impulse aus dem Nervensystem ohne weitere Schwierigkeiten weiterlaufen können. So verlaufende Entladungen kommen in eine Beruhigung und führen in einen Zustand aufgelöster Spannungen, Entspanntheit.

Fallbeispiel

Beispiel sexueller Missbrauch: Häufig sind bei der Arbeit Schutzmuster zu erkennen, wie sie bei sexuellem Missbrauch auf dem Nervensystem ausgelöst werden. Wenn dieser Missbrauch verdrängt und die Exploration noch nicht stattgefunden hat, ist es angemessen, hier sehr sensibel mit der Vermutung (dem scheinbaren Wissen) umzugehen und nur auf das wirklich Offensichtliche hinzuweisen: die Bewegung und deren Zweck in Teilen der liegenden Person zugänglich zu machen, sodass sich diese in ihrem eigenen Tempo und zu einem in ihrem Leben passenden Zeitraum – z.B. nicht zwei Wochen vor dem Abitur oder einer anderen wichtigen Aufgabe im Leben – dem Gefühl stellen kann. Die Muster, die hier gemeint sind, sind unter anderem Schutzbewegungen oder Ähnliches.
Die Exploration von solch einschlägigen Erlebnissen im Leben führt in vielen – fast allen uns bekannten – Fällen zu einer weitreichenden Umpositionierung im gesamten Leben. Dies kann sich auf die Arbeitswelt, die Wohnsituation, die Beziehung oder Sonstiges auswirken.

Auch hier ist es in erster Linie das Wissen des behandelnden Menschen um diese Zusammenhänge und die eventuellen Auswirkungen, welches ermöglicht, dass die Art der Lösungen von Impulsen aus dem Nervensystem angemessen geführt werden kann. Wie hierbei technisch vorzugehen ist, bleibt einfach und größtenteils – zumindest bis hierhin – bekannt. Wir, die Behandelnden, führen also sowohl den momentanen, lokalen, aber auch den im größeren Zusammenhang stehenden Prozess in die Auflösung mit unserer geistigen Haltung und dem Überblick über den Gesamtprozess. Der momentane, lokale Prozess kann eine erste Bewegung sein, die nach Beendigung eine Folge weiterer Möglichkeiten eröffnet. Diese ebenfalls einordnend begleitend kann eine Überführung der Situation von der Behandlungsliege in den Gesamtprozess geschehen. (Die im Behandlungskontext wiedergefundenen Potentiale sind noch nicht ins Leben integriert; dies gilt es zu begleiten.) Solange nicht nötig, wird auf der Gesprächsebene nicht Richtung Kopf/Verstand, also in Richtung von Gedanken und der Geschichte, theoretisiert. Dies führt meist auf direktem Weg in die dramatische Situation und somit zu Abwehrmechanismen, die unbewusst beginnen, das weitere Loslassen zu unterbinden; z. B. durch Festhalten von weiteren Impulsen. Dies kann muskulär geschehen oder durch ein geistiges Wegschauen. Das geistige Wegschauen ist mit einem Rückzug des Bewusstseins aus betroffenen Körperbereichen verbunden.

Wichtig ist es, einschätzen zu können, in welchem Ausmaß die Informationsphase weitergetrieben werden sollte, um die Lösung von Impulsen weiter laufen lassen zu können. Mit der Lösung kann es zur Exploration von Traumata kommen. Dies soll im Abschnitt Exploration ausführlich beschrieben werden. Hier ist es von enormer Bedeutung, den Überblick über die sich ausbreitenden Möglichkeiten zu haben, die mit einer immer weiteren Lösung von Impulsen aus dem Nervensystem einhergehen.

Die behandelnde Person kommt jetzt in eine Phase, in der er oder sie den Steuerprozess teilweise an den liegenden Menschen übergeben kann und sollte. Diese Steuerung des Loslassens wird eigens unter Kapitel 11.1.1 behandelt. Die dort beschriebene Vorgehensweise ist hier im Lösungsprozess zu berücksichtigen. Es empfiehlt sich, eventuell ebenso stufenweise in diese Vorgehensweise einzuführen, so, wie sich auch der Lösungsprozess selbst langsam entwickelte. Jemandem zu Beginn, ohne ein dazugehöriges Gefühl oder die notwendige Erfahrung, von einer Steuerung zu erzählen, die benutzt werden soll, damit etwas nicht zu viel wird, produziert unnötige Angst und Unsicherheit. Dies bedeutet: Die Informationsphase läuft parallel zur Prozessentwicklung.

Das Heraustreten von Symptomen

Häufig werden wir in unseren Ausbildungen oder von Klient*innen mit dem Begriff *Erstverschlimmerung* konfrontiert. Wir persönlich finden diesen Begriff für unsere Art von Arbeit nicht passend. Zunächst wird dargestellt, was mit dem Begriff gemeint ist und warum er uns als nicht passend erscheint. Daraufhin wird herausgestellt, wie der beschriebene Effekt in unserer Arbeit zu verstehen ist. Abschließend wird eine Reihe von alternativen Formulierungen hierzu angeboten.

Eine Verschlimmerung bezeichnet einen Zustand, der tatsächlich und im Totalen schlechter ist als ein Zustand, den es vorher gegeben hat. Einen solchen Verlauf können wir bei der Cranio-Sacralen Körperarbeit nicht beobachten. Daher trifft Erstverschlimmerung nicht zu.

Der Begriff der Erstverschlimmerung ist in verschiedenen Methoden bekannt und beschreibt das Phänomen, dass nach einer Maßnahme bestimmte Symptome scheinbar schlimmer oder zumindest deutlicher wahrnehmbar sind. Der Autor benutzt gerne das Bild einer Sanduhr zur Erklärung. Wenn der ganze Sand oben ist, erscheint ein einheitliches Bild der Sandoberfläche. Erst wenn ein Teil des Sandes heruntergelaufen ist, kann sichtbar werden, ob sich im oberen Teil Festigkeiten gebildet haben, etwa durch das Eindringen von Feuchtigkeit. Diese bleiben dann als Knubbel oder felsenartige Struktur stehen. Auf den Menschen übertragen bedeutet dies: Erst nachdem eine oberflächliche Spannung abgeflossen ist, kann eine darunterliegende, jedoch vorher bereits existierende Spannung wahrgenommen oder deutlicher wahrgenommen werden. Im Beispiel Sanduhr ist klar, dass sich der Knubbel oder die felsenartige Struktur im oberen Sand nicht durch das Ablaufen gebildet hat; d. h. das Ablaufen ist nicht Ursache für die Strukturbildung. Diese lag bereits vor, der Zustand hat sich also nicht geändert, er ist nur sichtbar oder wahrnehmbar geworden. Von daher handelt es sich bei der von uns beobachteten Reaktion nicht um Verschlimmerungen und auch nicht um Erstverschlimmerungen. Wir können nicht beobachten, dass sich der Zustand eines Menschen durch die Anwendung der Methode verschlimmert.

Das Phänomen, mit Symptomen, Empfindungen oder Ähnlichem deutlicher konfrontiert zu sein, zeigt sich nach Sitzungen bei Klient*innen oft. Und deshalb weisen wir beim Thema des Auflösens von Spannungen aus dem Nervensystem darauf hin, dass mit ausreichender Erfahrung auch an einer gewissen Schwelle ein „Genug für heute!" eine gute Wahl sein könnte. Ein Gefühl, das die liegende Person nicht unbedingt selbst zur Verfügung hat, da die Lösungen sich zum gegebenen Zeitpunkt nicht unbedingt als Anstrengung zeigen. Eine emotional herausfordernde Empfindungswelt kann sich in den Stunden nach dem Termin entfalten. Es gilt abzuwarten, wie der liegende Mensch auf diesen Termin reagiert, um dann bei weiteren Terminen besser einschätzen zu können, was eine gute Dosierung für das Loslassen ist. Dies gilt für alle Beteiligten, die liegende und die arbeitende Person.

Alternative Formulierungen

Unter dem zunächst hier noch Erstverschlimmerung genannten Phänomen reichen die Effekte von Muskelkater, Schmerzen, Übelkeit bis hin zu Gewebeerinnerungen. Muskelkater kann durch die Tatsache ausgelöst werden, dass kleinere Muskelschichten, die eng an den Knochen liegen und nicht im Bewegungsapparat mitbewegt werden, beansprucht wurden oder ihren Tonus änderten. Ebenso durch Muskeln des Bewegungsapparates, die nach einer Reintegration von Bewegungsmustern Muskelkater aufweisen. Eventuell durch die Intensität der Innervierung oder durch eine Veränderung ihres Tonus. Es handelt sich, wie anhand der Gewebeerinnerung beschrieben, häufig um ein Wiederauftauchen längst verschwundener Empfindungen. Dies ist ebenfalls keine Verschlimmerung, sondern etwas wie eine Erinnerung. Wir sprechen auch von Körpererinnerungen.

Als Alternativen zum Begriff Erstverschlimmerung bieten wir hier einige Ideen an: Muskelkater, Erschöpfung nach einem Termin, Auftreten von Empfindungen aus der Vergangenheit, Auftreten von Gerüchen, Gefühlen, Schmerzen, die der Körper mal gehabt haben muss, die damals nicht gespürt wurden. Oder ein Deutlicherwerden des körperlichen Zustandes, da die Ablenkung gesunken ist – das entspricht dem Bild der Sanduhr.

Viele Personen sagen einfach: „Es arbeitet noch nach und das kann anstrengend sein und auch intensiv." Es hat sich auch der Begriff „Entspannungskater" etabliert. Auch ist es sinnvoll darauf hinzuweisen, dass etwa nach der Arbeit am Unterbauch und den Sexualorganen von Frauen Effekte wie Zwischenblutungen oder Rhythmusveränderungen von Zyklen auftreten können. Schäden im Sinne von Nebenwirkungen, die über das Unpraktische oder Unangenehme hinausgehen können, sind nicht bekannt.

Das verhindernde Areal meldet sich nach der Lösung des Impulses

Ein wichtiger Aspekt zum Schluss des Abschnitts zur Auflösung von Impulsen aus dem Nervensystem: Wenn die Rahmenbedingungen gut sind und die Informationsphase ausreichend fortgeschritten ist, kommt es häufig zu einem Effekt, der sonst unterbunden und unbewusst verhindert worden wäre. Es wird ein Bewegungsimpuls gelöst, den die betroffene Person zu einem früheren Zeitpunkt aus einem dort geltenden Grund unterdrückt hatte. Wenn sich dieser Impuls nun löst, kann der Grund, weshalb der Impuls damals unterdrückt wurde, fühlbar werden. Zunächst ein Beispiel hierzu, bevor wir dann noch abschließend betrachten, weshalb es wichtig ist, über diese Zusammenhänge Bescheid zu wissen, um entsprechend mit dem Auftretenden arbeiten zu können.

Fallbeispiel

Jemand hatte sich nicht gewehrt; etwa gegenüber einer Gewaltanwendung. Die Person bewertet Gewalt daraufhin als etwas Negatives. Wenn sich diese Person nun selbst mit einer Form von Gewalt körperlich wehrt, fühlt sich das demnach nicht befreiend an, sondern die Handlung ist vielmehr mit Schuld und Scham belastet. Die Intention der Befreiung war der eigentliche Grund, weshalb der Körper der Person den Impuls gestartet hatte, sich zu wehren. Befreiung kann aber eventuell nicht empfunden werden.

Schuld, Scham oder Angst tauchen auf und erklären den verhindernden Mechanismus. Gegebenenfalls kommt die Angst hoch, die mit den damaligen potentiellen Konsequenzen einhergeht. Zum Beispiel die Erfahrung, dass sich zu wehren es nur schlimmer macht und Ähnliches. Nichtsdestotrotz sehen wir, dass die Bewegungen des Sich-Wehrens, Zu- und damit Loslassen ein notwendiger Schritt ist, um diesen bereits gestarteten Impuls aus dem Nervensystem zu entlassen. Die damit verbundenen Reizpotenziale können abfließen. Das entsprechende Gehirnareal kommt zur Ruhe, da die Aufgabe oder die Idee umgesetzt wurde. Als Behandler*in heißt es nun, zu vermeiden anzunehmen, dass, wenn die Bewegung zur Ruhe kommt, Entspannung die Folge ist. Die emotionale Belastung, die nun auftauchen kann, ist auf der körperlichen Ebene eventuell unsichtbar. Erfahrung und ein allgemeines Grundverständnis, wie sich Geschichten entwickeln könnten, und was für Empfindungen auf allen Seiten als wahrscheinlich anzunehmen sind, sind hier wichtig. Das bedeutet, um in diesem Beispiel zu bleiben, nicht nur den Körper der zu behandelnden Person zu sehen, sondern auch im Geiste bei einer, falls bekannten, Situation die Reaktion der anderen Beteiligten zu antizipieren oder zu erfragen, wenn in der Erinnerung Informationen dazu vorliegen, wie diese reagiert haben oder ob eine Vorstellung davon existiert, wie diese reagiert hätten. Zu anderen Rahmenbedingungen kommen wir beim Abschnitt Traumaarbeit vor der Exploration – Arbeit mit unbewussten Traumata.

Das Vorgehen zwischen der Technik und der Integration in den Gesamtprozess ist hin und wieder langwierig und komplex. Es schließt vor allem aus, dass in einer verschulten Ausbildung, wie sie heute in den Osteopathie-Schulen teilweise ausgestaltet ist, Techniken und Gesamtvorgehensweisen vermittelt werden könnten, wie mit dieser Komplexität umzugehen ist. Eine Ausbildung muss die sozialen und emotionalen Verhaltensweisen von Traumabedingungen mit ausbilden. Dies ist in diesen Kontexten schwer vorstellbar, bleibt jedoch notwendig, um Prozesse dieser Art begleiten zu können. Eine auf die technische Vorgehensweise beschränkte Ausbildung wird das Potential einschränken.

Es wird klar, dass die Auflösung des Bewegungsimpulses aus diesem Beispiel nur möglich ist, wenn die dadurch auftauchenden Gefühle von Schuld und Scham mitberücksichtigt werden. Ansonsten wird der Mensch sich nach dem Lösen dieses Bewegungsimpulses zwar anders als vorher, jedoch weiterhin nicht gut fühlen. Das Nervensystem beobachtet den neuen Zustand, der emotional belastet ist, und wird eventuell den vorherigen wiederherstellen. Das Resultat: Der Termin hat Kraft gekostet, er wurde im Gesamten nachhaltig als unangenehm empfunden und nachdem die Beschwerden kurze Zeit anders waren – emotionaler und weniger körperlich vielleicht –, hat sich am Ende, nach einer gewissen Zeit betrachtet, nichts verändert. Der vorherige Zustand wurde auf dem Nervensystem zurückgesetzt. Hierfür werden die Speichermöglichkeiten der Ganglien genutzt.

Schilderungen solcher Erfahrungen hören wir in unserer Praxis immer wieder. Verläufe dieser Art sind methodenübergreifend zu beobachten. Dies gilt es im Besonderen zu vermeiden, da eine Frustration und ein „Nicht-mehr-an-Hilfe-glauben-Können" die betroffene Person weiter schädigen können.

Es muss nicht jede einzelne Situation im Leben, die unangenehm war, auf diese Art bearbeitet werden. Es genügt stellvertretend, die scheinbar unlösbaren Dilemmata an einem Beispiel in eine für das Gehirn lösbare Variante zu überführen. Der Gedanke bei Klient*innen „Ich habe so oft Schlimmes erlebt, deshalb würde das bei mir ewig dauern", ist schlicht nicht richtig. Denn es geht nicht darum, wie oft etwas passiert ist und auch nicht, wie schlimm dieses eine Mal war. Es geht darum, an welcher Stelle das Gehirn ein Drama erlebt oder platziert und dadurch ein Prozess nicht zu Ende geführt werden kann. Ist ein Ablauf einmal traumatisiert, wird er nicht nochmals traumatisiert. Im Beispiel bleibend: Einmal geschlagen werden, sich nicht wehren können oder wollen, weil es nicht half, ist die Traumatisierung. Eine Wiederholung festigt die Strukturen zwar, es bleibt jedoch eine Traumatisierung. Somit steigt nicht zwangsweise die Anzahl der nötigen Anwendungen mit der Anzahl der Gewalteinwirkungen. Dies geschieht lediglich durch eine mit der Wiederholung eventuell erhöhte Komplexität. Vergleichbares einhundert Mal zu erleben, bleibt eventuell *eine* Traumatisierung.

Die Bedeutung des Wachbewussten beim Unspektakulären Ansatz

Durch einige Klient*innen, die über mehrere Jahre und relativ regelmäßig zu Terminen gekommen sind, hat sich eine interessante Beobachtung ergeben. Grundlegend für diese Beobachtung ist, dass sie auf einer spezifischen Gruppe basiert, die schnell in eine Tiefenentspannung übergegangen ist, wenn sie auf dem Behandlungstisch lag. Das Aufrechterhalten des Wachbewussten war hier häufig schwierig. Die Klient*innen sind von der Frequenz im Bereich Alpha-Welle in einen Schlafzustand übergegangen, in dem sie nicht mehr oder kaum noch auf Gesprächsführung reagierten. Die hier beschriebenen Klient*innen hatten durch die Informationsphase ausreichend Kenntnis von der Anwendungsbreite der Methode, schienen sich jedoch nicht für die Trauma- und Prozessarbeit zu interessieren und suchten nach Entspannung. So wurde es meist von Seiten der Klient*innen kommuniziert.

Bei Betrachtung dieser Gruppe hat sich ergeben: Trotz mehrjähriger Anwendung der Methode, im Schnitt ca. zwei Jahre mit ca. zehn Terminen im Jahr, blieben einige Themen im Leben und auf körperlicher Ebene unverändert. Durch eine Zuspitzung der Lebenssituation oder einer gesteigerten Unzufriedenheit dieser Personen mit ihrem unveränderten Leben, Körper oder geistigen Situation bzw. Zustand wurde der Modus gewechselt. Eine abgestimmte Informationsphase hat das Einverständnis gestärkt, nicht abzutauchen ins Unbewusste, Langwellige. Zunächst bleibt festzuhalten, dass dies nicht ganz einfach ist; die Klient*innen hatten die Angewohnheit, wegzudriften, und ihre Gehirnwellen-Frequenz wurde trotz Gesprächsbegleitung so langwellig, dass sie manchmal einschliefen. Sie wurden dann vereinbarungsgemäß weiter angesprochen, bis sie wieder reagierten. Die Techniken wurden entsprechend angepasst.

Erst in dieser Phase konnten Empfindungen, die offensichtlich (Außenbeobachtung) in den Jahren vorher ebenfalls aus dem Körper aufgetaucht waren, erkannt und benannt werden. Dass diese sich zuvor im Unbewussten bewegt haben, lässt sich von außen vermuten. Es entspricht den Schilderungen, wie es den liegenden Personen in den unbewussten Phasen ergangen ist, und mit welchem Gefühl und welchen Effekten sie aus diesen Zuständen zurückkehrten. Dieser Schritt des Erkennens und Benennens durch das Aufrechterhalten des Wachbewusstseins war notwendig, um eine Weiterführung der Arbeit zu lenken. In einem konkreten Beispiel ist es die Empfindung der Wut, die einmal im wachbewussten Zustand der liegenden Person gefühlt und zugeordnet werden musste. Im Unbewussten schien – im Nachhinein betrachtet – die Wut immer aufgetaucht zu sein. Durch die Qualität des Schlafes bleibt der Körper jedoch in einer nicht handelnden Grundhaltung. Dies liegt unter anderem an der für den Schlaf und damit die Erholung des Körpers zuständigen Hemmung der motorischen Rinde. Diese wiederum sorgt dafür, dass die gefühlten und in traumartigen Phasen erlebten Situationen den Körper nicht anstrengen. Damit ist jedoch eine Form von Verarbeitung ausgeschlossen. Für das Befreien von z. B. Wut scheint es maßgeblich erforderlich zu sein, diese ins Außen zu lenken. Die Ladungspotenziale müssen über die motorische Rinde, das Zwischen-, Mittel- und Kleinhirn (Diencephalon, Mesencephalon und Cerebellum) in die Peripherie und somit zu ihren Erfolgsorganen gelangen. Diese Ladungspotenziale der Gehirnareale und die eventuell bereits gefeuerten Aktionspotenziale können sonst nicht in die Entspannung geführt werden.

Wut wird bei uns als eine Energie verstanden, die dazu gedacht ist, Veränderungen im Außen zu bewirken, damit das Außen dem oder der Betroffenen weniger schadet. Die Wut wird hier als ein Beispiel weitergeführt; andere Empfindungen und Reaktionen können analog dazu verstanden werden.

Im unbewussten Zustand kann die Wut (oder andere Reaktionen) nicht nach außen gelenkt werden. Die (bereitgestellte Energie für die) Empfindung existiert jedoch bereits. Die Wut hat sich oft in einer traumatisierenden Situation gegen die betroffene Person selbst gerichtet, da die Situation überfordernd oder schier aussichtslos erschien. Diese Fehlleitung der Wut lässt sich meist nur in einem bewussten Zustand umleiten. Wenn wir in unbewussten Entspannungszuständen, eben dem Einschlafen auf der Liege, an diese Wut kommen, geht sie den im Nervensystem gewohnten, konditionierten, vernetzten und myelinisierten Weg: Sie richtet sich immer weiter gegen den eigenen Körper. Die entstehende Spannung schadet dem Körper, die biochemische Bereitstellung der Energie führt zu einer ins Saure verschobenen Säure-Basen-Einstellung. Der Körper kann übersäuern. Für Aktionen bereitgestelltes Adrenalin verbleibt in der Muskulatur. Die Stoffwechselprozesse werden blockiert. Es bilden sich Anlagerungen, die Schlackenstoffe genannt werden. Es können geistige, mentale Verhaltensweisen entstehen und sich etablieren (selbstzerstörerisches, selbstverletzendes Verhalten, Suizidalität und andere).

Ist der oder die Klient*in in einem wachbewussten Zustand, kann er oder sie mit den heutigen geistigen Kapazitäten und ggf. geringer Gesprächsbegleitung dabei unterstützt werden, eine neue Richtung, Vernetzung, Weiterleitung für die Impulse der Wut zu finden und zu etablieren. Dies darf bei unserer Arbeit in vielen Fällen die verursachende Person oder Personen sein, gegen die sich diese Wut dann richtet, was ggf. mit Ausagieren von Bewegungsimpulsen verbunden ist (vgl. Kapitel 10.3.1). Erst wenn die Richtung, in die die Wut fließt, geändert wurde, kann sie auch in unbewussten Zuständen durch Körperarbeit gelöst werden und folgt dann dem neuen Weg: nicht gegen sich selbst. Nun können die für alle meist entspanntesten, effizientesten und nachhaltigsten Sitzungstypen stattfinden. Besonders zu beobachten ist die Verbesserung der Schlafqualität von betroffenen Personen. Träume und neuronale Verarbeitungsprozesse, die nachts im Schlaf ablaufen, können die neu etablierten Vernetzungen nutzen. Das Gefühl ist eine erholsamere Nachtruhe.

Die Wut ist nur ein Beispiel für die Bedeutung des Wachbewussten im unspektakulären Ansatz. Es ist wichtig, im Gehirn neue Verbindungen und Reaktionsketten zu verankern. Besonders erfolgreich ist, dies kleinschrittig, konstant und planbar zu gestalten; dies sind Aspekte des Unspektakulären Ansatzes. Unspektakulär bedeutet auch, dass wir diese Veränderung der Emotionsreaktionen nicht unbedingt in einer der größten oder schwierigsten traumatisierenden Situationen erkennen und umbauen müssen. Es ist möglich, in einer Traumasitzung an einem alltäglichen Beispiel die Wut zu verfolgen, um dem oder der Klient*in spürbar zu machen, wie der Mechanismus der Emotionskette in ihm oder ihr verankert ist. Wenn in einer nicht überfordernden Situation die Umlenkung von Wut gelingt, ist die weitere Verankerung leichter. Diese weitere Verankerung kann dann auch ab einem gewissen Grad in die unbewusste Arbeit verschoben werden. Vernetzungen, die konstruktive Verläufe ermöglichen, müssen hierfür etabliert sein. Auf der unbewussten Ebene sind andere Verarbeitungsgeschwindigkeiten möglich und die Arbeit wird mit der Zeit effizienter. Der Verstand und das Wachbewusstsein sind u.a. durch ihr sprachliches Denken und visuelles Wahrnehmen in ihrer Verarbeitungsgeschwindigkeit eingeschränkt. Auf neu gebildete neuronale Netzwerke kann bei der Verarbeitung von Empfindungen im neuronalen Netzwerk zugegriffen werden. Die Veränderung in der Neuroplastizität führt über die Zeit zu Veränderungen der Person, die im Außen nicht nur durch Verhalten und Empfinden der Person vorliegen, sondern darüber hinaus auch sichtbar werden (veränderte Gesichtszüge etc.).

Das Wachbewusstsein ist demnach in manchen Fällen unabdingbar für die weitere Auflösung von Spannungen aus dem System. Wenn eine kognitive Entscheidung gefällt werden muss, erfolgt ein Umschalten von ggf. durch die Traumatisierung gelernten und schädlichen Mustern, die die Spannung im Körper auch nach deren Herabsetzung wieder aufbauen. Generell können dies neben der Wut auch Ängste sein, deren Entstehung noch nicht von ungünstigen Kopplungen gelöst wurden. Ansonsten ist Angst, wenn von tatsächlich beängstigenden Auslösern abhängig, ein gesunder Mechanismus, der den Organismus vor Schaden bewahren soll und kann.

In vielen Fällen lässt sich eine ungünstige Kombination von Empfindungen finden, die die Auflösung für das Gehirn allein unmöglich macht. Ein Beispiel: Die Empfindung Wut steigt nach oder während einer ungerechten Situation auf. Wenn man sich wehren würde, z.B. körperlich, bahnt sich Scham an: „Man darf das nicht!“ oder „Du sollst Vater und Mutter ehren!“ Die sich anbahnende Scham kann unterdrückt werden, indem die Selbstverteidigung nicht ausgeführt wird. Das Resultat: Das Leid wird in Kauf genommen und ertragen, was zu einer Kette von ungünstigen Glaubenssätzen/Grundannahmen führt und zu einem zerstörten oder herabgesetzten Selbstwertgefühl mit beiträgt.

Bei diesem Thema gibt es einen Transfer zur Glaubenssatzarbeit/Arbeit mit Grundannahmen. Wenn eine Empfindung in eine ausweglose Situation führt und das Gehirn diese nicht innerhalb von ca. zehn Tagen durch kreative Kombinationsmöglichkeiten (Phantasieren) lösen konnte, braucht es die Unterstützung von außen, wie weitere Informationen, eine erweiterte Sichtweise, eine Supervision, eine therapeutische Intervention, um einen neuen Ansatz zu finden. Das Wiederholen von Tiefenentspannung führt nicht zu Veränderung.

Wenn die auslösenden Trigger nur im Unbewussten aus dem Nervensystem gelöst werden, handelt es sich bei einem nicht unwesentlichen Teil unserer Klient*innen oft um Schmerzen, die wie Erinnerungsflashbacks auftreten können. Dies ist dann meistens nachts der Fall. Die betroffenen Personen stehen geräderter auf, als sie eingeschlafen sind oder können generell nicht durchschlafen, wachen schweißgebadet auf oder mit einem Panikanfall/einer Panikattacke. Es ist notwendig, die Trigger im Wachbewussten zu entlarven und dann mit dem Hier und Jetzt abzugleichen und so zu entschärfen und nach und nach zu entkoppeln. Dann kann eine weitere Entspannung und Lösung von Impulsen im Unbewussten gestärkt werden.

Es ergeben sich Vorteile, wenn die Verarbeitung nicht komplett mit dem Bewusstsein verfolgt werden muss, wie im Folgenden gezeigt wird.

11.1.3 Der Segen der nicht wachbewussten Weiterführung

In Traumasitzungen wurde von Betroffenen häufig die Erfahrung gemacht, dass wir in mehreren Terminen erfolgreich eine Situation aus der Vergangenheit, die als traumatisierend erlebt wurde, umgestalten konnten. Hierbei ging es bei diesem Beispiel um einen kurzen Moment: Etwa eine Reaktion auf eine Gewaltanwendung von außen, die damals unterlassen worden ist, da der Körper zum traumatisierenden Zeitpunkt bereits gelernt hatte, dass es „nichts bringt", sich zu wehren. Der Impuls, den Arm zu heben, ist nicht mehr als Bewegungsimpuls spürbar, sondern als Schmerz. In den Sitzungen wurde angeleitet und aufgeklärt über das Verbleiben von Informationen auf dem Nervensystem und dem Aufbau von positiven Ressourcen sowie Vertrauen aufgebaut und auch Ausstiegspunkte kennengelernt, die sofort wieder ins Hier und Jetzt führen und bereits erprobt und als funktionierend gelernt werden konnten. Dies führte dazu, dass das Erleben der traumatisierenden Situation noch weiter zugelassen werden konnte. Das bedeutet bei unserer Arbeit: Es werden weitere Gehirnareale oder Bereiche des Nervensystems hinzugenommen. So bleibt es zum Beispiel nicht nur bei einem Bild oder einer Erinnerung, sondern nun kommt auch der Geruch, ein Geräusch, ein anderer Teil des Körpers hinzu oder es wird überhaupt etwas vom Körper spürbar. Es kann sich um Emotionen handeln oder auch um haptisches Erleben, was nicht direkt mit der Bedrohung zu tun hat (Letzteres ist im Übrigen sehr häufig und ist als Fluchtpunkt – Exitpoint – nutzbar). Durch Vertiefung der Wahrnehmung kommt die reale Bewegung des Armes wieder ins Bewusstsein, sie wird tatsächlich nicht nur spürbar, sondern kann wie ein bereits gezündeter Impuls zugelassen werden. In der Folge ist eine deutliche körperliche Erleichterung in der gesamten Schulter- und Armpartie zu erleben, es sei denn, es gibt weitere Faktoren, die das positive Erleben einschränken (dies entspricht den Kapiteln 10.1–10.4, 11.1.1–11.1.3 und 11.2–11.4).

Wenn, um beim Beispiel zu bleiben, drei Traumatermine nötig waren, um diesen kurzen Moment umzugestalten, dann ergibt sich die verständliche Frage bei manchen Klient*innen: Wie viele Termine benötigt es, um eine gesamte Kindheit und ggf. Jugend aufzuarbeiten, in der solche Situationen an der Tagesordnung waren? Wenn jede Gewaltanwendung und jede mentale Unterdrückung oder unfreie Situation so umgestaltet werden müssten, würde es Jahrzehnte in Anspruch nehmen, bei mehreren Terminen pro Woche. Dieses Gefühl wird uns auch beim ersten Erleben hin und wieder geschildert. Dies ist zum Glück nicht valide.

Wenn zum Beispiel die Scham, dass man so etwas nicht tut (hier: sich zu wehren) oder die Schuld, wenn es getan wurde oder die Angst, die Situation noch weiter zu verschlechtern, vorliegen, geht es um eine Umprogrammierung dieser Konditionierung. Einmal zu fühlen, dass es sich gut anfühlt, sich zu wehren, ist eine Grundlage, die im Gehirn vorliegen muss und dann für weitere Verknüpfungen zur Verfügung steht.

Wie oben bereits aufgezeigt, ist es häufig notwendig, eine ganze Kette von sich gegenseitig bedingenden Blockierungen zu lösen, damit freies Handeln als positiv empfunden werden kann. Jede einzelne Bahn oder Reaktionskette auf dem Nervensystem kann zunächst im Wachbewusstsein verankert werden. Wesentlich effizienter ist jedoch darauffolgend, die Verankerung von diesen nun als positiv erlebbaren Aktionsketten in den unbewussten Schichten, in denen kindliche Anteile, häufig jede Nacht, manchmal auch im Hintergrund jeden Tag, unter den Einwirkungen der Vergangenheit leiden, zu integrieren. Solange eine Situation im Inneren noch nicht abgeschlossen ist und ein positiver Verlauf bei jeder Wiederholung unmöglich bleibt, solange die Ressourcen und Handlungsmöglichkeiten nicht verändert wurden, kommt es nachts, im Traum, wenn das Gehirn versucht, Erlebtes zu verarbeiten, zu einer Traumawiederholung. Sind die Bedingungen verändert, kann im Traum ebenso gut die Weiterbefreiung von belastenden Situationen erlebt werden. Das Gleiche gilt für unbewusst laufende neuronale Aktivitäten im Tagesverlauf.

Die Erschließung dieser Ebene passiert im Wachbewusstsein, fast immer in Gesprächsbegleitung. Ist diese ausreichend verankert, kommt der besonders hilfreiche Modus der Cranio-Sacralen Methode voll zum Tragen: nonverbale, neuronale Reintegration, Entladung und Regulation von neuronalen Dysbalancen auf dem Nervensystem.

Unspektakuläre, Nonverbale Traumaarbeit im Idealfall

Wenn die oben beschriebenen Bedingungen erschlossen sind, kann eine Reihe von Erfahrungen aus der Vergangenheit in einer Geschwindigkeit bearbeitet werden, in der der Verstand nicht mitkommt oder mitkommen würde. Der Verstand ist an eine Verarbeitungsgeschwindigkeit gebunden, die in etwa dem Sprechen und Realisieren von Bildern im Wachbewussten entspricht. Hierdurch ist die verstandesbasierte Verarbeitungsgeschwindigkeit entsprechend begrenzt.

Tiefenbewusste Auflösung

Der oder die Klient*in wird auf die Mid-Tide oder Long-Tide geführt (vgl. Teil 1, Kapitel 1.3). Sie oder er ist im Inneren (neuronal), also über den Verstand hinaus, darüber informiert (neuronal vernetzt), wie die Verarbeitungsketten laufen können und hat diese bereits erlebt. Nun ist die Arbeit des oder der Behandelnden sehr einfach. Es gilt die Klientin oder den Klienten auf den langen Tiden (Mid-Tide oder Long-Tide) zu halten. Dies geschieht durch die Techniken aus Teil 1. Emotionale Reaktionen und körperliche Empfindungen werden im Außen teilweise sichtbar, jedoch werden so viele Empfindungen und Situationen in hoher Geschwindigkeit wiedererlebt, dass von außen im Grunde nichts mehr zu erkennen ist, außer dass der Körper in Aktivität zu sein scheint; wie bei einer intensiv träumenden Person. Körperliche Bewegungen finden kaum statt. Wenn äußerlich noch stärker sichtbare Bewegungen laufen, ist dies auch in Ordnung, es handelt sich dann jedoch um eine noch wesentlich anstrengendere Art der Verarbeitung – und um eine entsprechend langsamere, da die Verarbeitungsgeschwindigkeit noch an motorisches Erleben gebunden ist, welches ebenfalls Zeit und Energie benötigt. In einem solchen Fall würden wir dazu raten, das Wachbewusstsein nach einer gewissen Zeit zu aktivieren – dies ist von der Person und ihrer Resilienz im Heute und der Einschätzung der behandelnden Person abhängig – als Orientierung würden wir sagen: Es ist nicht nötig, jemanden mehr als zehn Minuten sich anstrengen zu lassen. Ist ein Termin zu anstrengend, wird die Methode als belastend empfunden. Das ist nicht nötig.

Wir haben die Erfahrung gemacht, dass sich diese Phase verändern lässt, die es bei schwerer Traumatisierung am Anfang, d.h. in den ersten zwei bis sechs Terminen meistens gibt. Eine sanftere Ausgestaltung lässt sich erreichen, wenn wir weiter mit unseren Informationsphasen und dem Wachbewussten arbeiten, statt auf Effekthascherei, die teilweise seit den 80er-Jahren zur Verbreitung der Methode geführt hat, zu verfallen. Die Intensität der Empfindungen wurde teilweise als etwas Besonderes dargestellt, um die besondere Wirkung der Methode zu betonen. Das schweißgebadete Durchleben gilt teilweise immer noch als ein Beleg für eine hohe Wirksamkeit der Methode.

Wir empfehlen, die Integration soweit zu glätten, dass der Termin selbst möglichst bald als angenehm und aufladend empfunden werden kann. Hierbei ist die Steuerung zwischen Informationsphase, wachbewusstem Aufbau von Ressourcen und wachbewusstem Annähern an traumatisierende Situationen sinnvoll. Die mit eventuellen Traumatisierungen verbundenen Empfindungen – häufig ist die Exploration noch nicht vollzogen – sollen nach und nach thematisiert werden und das Potenzial der Tiefenentspannung, die eben nur dann Entspannung ist, wenn die Realisationsphase entsprechend aufgebaut ist, muss ebenso erklärt werden wie die einschränkenden Faktoren.

Die langwellige Entspannung sollte gesprächsbegleitend eingeleitet und weitergeführt werden, damit die Schwelle, an der das Unangenehme auftaucht, beiden, Behandler*in und Klient*in, von Anfang an bekannt ist. Diese Schwelle ist nicht nur über die Frequenz, sondern auch über die Lokalisation von Körperstellen und Modi des Körpers zu definieren.

Hierdurch soll gewährleistet werden, so viel Positives wie zum jeweiligen Zeitpunkt möglich mit in das Unbewusste zu nehmen, Negatives zu kennen, zu identifizieren und vorerst meiden und umgehen zu können.

Für die Frage, wie es gelingt, von der Traumaexploration, im Sinne einer erschreckenden und angsteinflößenden sowie plötzlichen Erkenntnis, immer mehr Abstand nehmen zu können, soll auch das folgende Kapitel weitere Hilfestellungen und Orientierungen liefern.

11.2 Lokalisation von Regionen, Teilen und Modi: Eine erweiterte Evaluation

„(Worte sind Macht.) ... meine Stimme musste ich mir also als erstes zurückerobern. [...] nichts konnte mehr wehtun als die großen Worte in meinem engen Hals.“ (Leben, 2024, S. 38). Wie bereits in Teil 1 aufgezeigt, ist es als selbstverständlich zu betrachten, dass die behandelnde Person nicht davon ausgehen sollte, dass ihre Berührung oder Technik als angenehm empfunden werden muss. Wie ebenfalls bereits beschrieben, können wir nicht davon ausgehen, dass, trotz Aufforderung, unser Gegenüber dies auch kommunizieren kann; was das eingängliche Zitat zeigen soll. Um die Idee aus dem vorherigen Kapitel optimal aufgreifen zu können, benötigen wir eine Phase der Evaluation, die über die Evaluation in der Cranio-Sacralen Methode, wie diese hier bisher verstanden wurde, hinausgeht.

Diese Evaluation soll eine umfangreiche Karte des zu behandelnden Menschen erstellen, die neben den Cranio-Sacralen Beurteilungen an einer Stelle vor allem die persönlichen Empfindungen des liegenden Menschen mit abbildet. Es handelt sich um eine Phase der ausführlichen Lokalisation von Anteilen, Teilen und Bereichen. Was dies im Einzelnen bedeutet, wird im Folgenden erklärt.

Bemerkung: Um dem vorliegenden Text eine möglichst übersichtliche Struktur zu verleihen, wird eine Arbeitsweise aufgezeigt, die wie eine zusammenhängende Phase verstanden werden könnte, die es vor dem eigentlichen Arbeiten zu erledigen gilt. Dies hat jedoch nichts mit unserer Arbeitsrealität zu tun. Die beschriebenen Schritte werden je nach Bedarf wie selbstverständlich an der Stelle aufgegriffen, an der sie sich anbieten. Dies kann manchmal schon beim Betreten der Räumlichkeiten eines oder einer Klient*in der Fall sein, manchmal erst nach vielen Terminen zu einem Teil weitergeführt oder angefangen werden, wenn sich das Thema oder die Intensität ändert. Das Folgende wird am ehesten in dem hier aufgezeigten Zusammenhang Anwendung finden, wenn eine starke Störung des Wohlbefindens im Ersttermin vorliegt. Selbst wenn wir die oder den Betroffene*n möglichst bald aus dieser mit Leid verbundenen Art zu leben hinausbegleiten möchten, sollte in solchen Fällen nicht am Anfang verkompliziert und zu vorsichtig gehandhabt werden. Je nachdem möchte jemand mit besonderer Belastung einfach ein Stück weit ‚normal' behandelt werden. Wenn ein Ersttermin hauptsächlich aus Fragen besteht, wie „Ist das in Ordnung, wenn wir jetzt ...“ und weiteren Optionen, kann dies überfordern. Wie immer also sind Feingefühl und ein gesundes Mittelmaß gefragt. Bei aller Vorsicht bei der Vorbereitung soll das Arbeiten am Körper im Fokus bleiben, denn dabei wird die gewünschte Veränderung und Erfahrung erreicht. Die Autor*innen empfehlen, auch in einem ersten Termin nach 15 bis 25 Minuten Gespräch zur Behandlungsliege zu wechseln. Dort kann weiter verbal kommuniziert werden, falls dies nötig erscheint. So ist gewährleistet, dass den Körper sowie das Heute betreffende Empfindungen Raum bekommen.

Ein Beispiel vorweg: Schon mehrfach haben die Autoren erst im zweiten Termin gemeinsam mit dem oder der Klient*in festgehalten, dass er oder sie eigentlich gar nicht berührt werden möchte. Diese Erkenntnis ist dann bereits erfahrungsbasiert und nicht theoretisiert; damit ist sie für die Körperarbeit nutzbar und wertvoll. Der Umgang hiermit wird im Weiteren aufgezeigt.

11.2.1 Lokalisieren von Körperstellen als Auslöser

In diesem Kapitel wird in Anlehnung an das 10-Schritte-Protokoll aus Teil 1 der Körper evaluiert. Verschiedene Körperregionen und Kontaktarten werden thematisiert. Körperstellen können Empfindungswelten zugeordnet werden.

Der erste Kontakt beginnt bei unserer Arbeit häufig an den Füßen. Wie in Teil 1 beschrieben, soll unsere Evaluation auch auf diesem Level der weiterentwickelten Methode von dort beginnen. Dem oben angesprochenen Feingefühl für die Situation folgend, soll nun herausgefunden werden, wie die liegende Person diesen Kontakt empfindet. In einem ersten Termin gilt es herauszufinden, wann in die Gesprächsführung überzugehen ist. Hierfür beobachten Sie den Spannungszustand des vor Ihnen befindlichen Körpers. Kann dieser sich mit voranschreitender Zeit entspannen, oder scheint eine Erwartungshaltung das Spannungsmoment im Körper aufrechtzuerhalten? Ist eine Erwartungshaltung wahrnehmbar oder wird sie vermutet, kann eine Informationsphase gesetzt werden. Der Inhalt dieser ersten Informationsphase kann sich darauf beziehen, dass nichts ‚Besonderes' zu erwarten ist. Dies kann die oft ungestellte Frage, was auf der Behandlungsliege passieren wird, beantworten und beruhigen.

Die Notwendigkeit für eine solche Informationsphase ist von den Vorerfahrungen der liegenden Person abhängig. Ist diese vergleichbaren Methoden gegenüber bereits aufgeschlossen und hat im Idealfall bereits positive Erfahrungen gemacht, kann hier meist durch Techniken an den Füßen eine weitaus wichtigere Ebene der Vertrauensbildung geschehen, als dies durch Gesprächsführung möglich ist. Viele Rückmeldungen über eine Informationsphase, die den Grund der Informationsphase selbst beinhaltet, also die hier geschriebenen Informationen letztendlich wiedergibt, zeigen auf, dass viele Anwender*innen von Körperarbeit in diesen ersten Minuten die Unsicherheit der liegenden Person nicht wahrnehmen oder gar schüren und damit bereits einen möglichen Zugang zum liegenden Menschen verlieren. Wenn lange an den Füßen sitzend nicht gesprochen wird und keine eindeutige Empfindung beim liegenden Menschen entsteht, gibt dies Raum für Unsicherheiten.

Vergegenwärtigen Sie sich als behandelnde Person, ob Sie sich mit dem vor Ihnen liegenden Körper verbunden fühlen. Wenn dies bereits der Fall ist, können Sie weiter auf der nonverbalen Ebene arbeiten. Sollte die Verbindung nicht eindeutig sein, verbalisieren Sie dies. Gehen Sie hierfür am besten von Ihrer Wahrnehmung aus und gleichen Sie diese mit der Wahrnehmung der liegenden Person ab. Entsteht hierbei der Eindruck, dass die Verbindung zwischen liegender und behandelnder Person verbessert werden könnte, nutzen Sie hierfür die allgemeinen Möglichkeiten der Cranio-Sacralen Methode, wie in Teil 1 beschrieben. Besonders empfiehlt sich die Verbindung zwischen behandelnder und liegender Person unter Berücksichtigung der elektromagnetischen Feldsituation zu betrachten (Teil 1, Kapitel 1). Die Verbindung kann auch zu Bereichen wie etwa zum Kopf besser oder schlechter sein als zu anderen Bereichen.

Tipp für Ausbilder*innen

Machen Sie in Ihren Ausbildungen Übungen zur Kontaktaufnahme. Geben Sie dem liegenden Menschen den Gedanken vor, es als unangenehm zu empfinden, berührt zu werden. Es genügt, dass dies gedacht wird, ggf. mit einer unangenehmen Erinnerung gekoppelt, falls eine solche zur Verfügung steht. Dann kommt ein lernender Mensch an die Behandlungsliege, der nicht weiß, ob die liegende Person diese Aufgabe bekommen, keinen Gedankenauftrag oder sogar den Gedanken, es angenehm und heilsam zu empfinden, berührt zu werden, als Aufgabe bekommen hat. Unserer Erfahrung nach ist es so möglich, zu üben und zu lernen, wie es sich anfühlt, wenn wir den Kontakt zur liegenden Person herstellen und dieser nicht als positiv empfunden wird. Eine geringere Verbundenheit ist das Resultat in der Wahrnehmung. Es ist wichtig, mit verschiedenen Personen zu üben, um die Individualität und persönliche Themen in einer so konstruierten und gedanklich manipulierten Übung möglichst zu reduzieren.

In mehreren Beispielen aus unserer Praxis war es erst nach einer Traumaexploration möglich, dass betroffene Menschen äußern konnten, dass eine Berührung als unangenehm empfunden wird. In manchen dieser Fälle lag schwerer Missbrauch zugrunde. In einem dieser Fälle wurden die Füße in einer traumatischen Situation gefesselt. Hier wird deutlich, dass nicht jedes Thema vor einem ersten Kontakt in einem ersten Termin geklärt, bekannt und thematisiert sein kann. Somit wurde dies im ersten Termin auch nicht exploriert. Es wurde jedoch klar, dass Berührung ebenso wie die Idee der Entspannung in diesem Fall negativ besetzt waren. Der Schlüssel ist, den Menschen als Ganzes zu sehen, nicht an der Evaluationsposition Füße verhaftet zu bleiben und offen für eine Kontaktaufnahme auf anderen Ebenen zu sein; und die sonst häufig gute Position an den Füßen nicht routinegemäß als gut anzunehmen. Vielmehr ist es wichtig, permanent das wahrzunehmen, was ist; über den eigenen Erwartungshorizont hinaus. Zur Arbeitsweise im Evaluationsprotokoll:

Im Protokoll gilt es lediglich zu notieren: Kontakt an den Füßen unangenehm. Der Begriff oder die Aufforderung zu entspannen kontraproduktiv.

Wichtig erscheint uns, dies nicht als schlecht zu werten und verändern zu wollen. Stattdessen gehen wir weiter und schauen, ob es möglich ist, den Körper zu berühren ohne negative Assoziationen auszulösen. Sollte dies nicht gegeben sein, wird dies so im Protokoll festgehalten und im weiteren Verlauf berücksichtigt.

Bevor wir uns hier im Text auf die Suche nach weiteren Stellen im Körper begeben, die eventuell als positiv oder wenigstens als neutral empfunden werden, wenn sie berührt werden, wenden wir uns einem sehr wichtigen Punkt zu, der die Reaktion der liegenden Person stark beeinflusst.

Zurück zur Informationsphase und zum Moduswechsel der liegenden Person: Wenn die Intention für die Berührung deutlich gemacht werden kann, die eventuell bis dahin noch nicht als ausreichend positiv empfunden werden konnte, kann sich die Wahrnehmung des Berührtwerdens vollständig verändern. Im Folgenden wird ein Moduswechsel beschrieben.

Für gewöhnlich könnte in einem ersten Termin vor dem ersten Kontakt an den Füßen (wie bereits weiter oben beschrieben) darüber informiert worden sein, weshalb die behandelnde Person nun die Füße berühren wird. Hier schwingen folgende Tatsachen mit: Der behandelnde Mensch möchte etwas vom liegenden Menschen, nämlich Informationen über seinen oder ihren Seinszustand. Die liegende Person gibt hiermit Informationen von sich preis, über sein oder ihr Inneres, welches vermutlich Unangenehmes trägt. Diese Informationspreisgabe kann von der liegenden Person, zumindest aus ihrer Sicht, nicht kontrolliert werden. Das Gefühl, „hinter die Stirn geschaut zu bekommen" bzw. etwas von sich zu offenbaren, kann hier mitschwingen. Die liegende Person, die ggf. auch verängstigte Schichten in sich trägt und möglicherweise auch innere kindliche Anteile oder andere Schichten, die nicht intellektuell gut aufgestellt sind, hat dies scheinbar nicht mitentschieden. Ein solches mit einem Gefühl der Fremdbestimmtheit versehenes Szenario gilt es zu vermeiden.

Moduswechsel 1 – Wechsel der liegenden Person

Um einen Moduswechsel einzuleiten, kann die Ausgangssituation verändert werden. Dies kann ermöglicht werden, indem die liegende Person entscheiden darf, an welcher Stelle zuerst in den Kontakt getreten werden kann oder auch, ob überhaupt und zu welchem Zeitpunkt.

Anmerkung:

Hier wird auf Kapitel 11.2.3 vorgegriffen, da die Identifizierung der Modi meist bei der Positionssuche an der Behandlungsliege passiert. In Kapitel 11.2.4 wird eine Zusammenfassung der Modi gegeben. Im Folgenden wird der Modus ‚ausgeliefert/passiv' in ‚mitgestaltend/aktiv' gewechselt.

Im Kontakt bietet sich eine Übung an, in der der liegende Mensch die behandelnde Person bitten darf, den hergestellten Kontakt wieder aufzugeben. Unsere Erfahrung mit dieser Übung hat gezeigt: Häufig haben Menschen gedacht, diese Erfahrung bräuchten sie nicht und sie könnten sagen, wenn sie etwas nicht möchten. Die Betroffenen merkten jedoch, dass diese Annahme nicht zutreffend war und spürten in der Übung massive Widerstände. Schnell wird hier klar, dass die eigene Unfähigkeit, sich mitzuteilen vielen Klient*innen nicht bewusst ist. Oder das Ausmaß der Auswirkungen ins Heute und in scheinbar harmlosen Situationen wird und wurde unterschätzt.

Wenn die liegende Person die Führung bekommt und die behandelnde Person an seinem oder ihrem Körper lenken darf, treten zwei Folgeprobleme auf. Das erste ist: Der oder die Klient*in merkt, dass es keine Behandlung werden kann, die hilft, wenn die behandelnde Person vom Problem weggelenkt werden kann; auch wenn das zunächst eine Sicherheit bringt. Zweitens: Es ist für die meisten Klient*innen ungewohnt, jemandem der eigentlich wissen sollte, was er oder sie tut, beim Handeln Anweisungen zu geben. Dies führt dazu, dass dies als eine Übung betrachtet werden muss, um die Erfahrung zu schulen, dass hier als liegende Person ein Mitgestaltungspotenzial existiert, welches auch ernst genommen wird. Diese Erfahrung scheint unvergleichbar mehr Einfluss auf das Vertrauensverhältnis zu haben als lediglich eine verbale Information, ggf. aus dem Vorgespräch. Solche Informationen lauten in etwa: „Alles kann, nichts muss!" oder „Wenn was unangenehm ist, sagen Sie es einfach." Selbst wenn der Verstand das akzeptiert, werden Aussagen dieser Art den Körper nicht im gleichen Ausmaß entspannen, wie es durch diese Übung erfahren wird.

Moduswechsel 2 – Wechsel der behandelnden Person

Zurück zu dem Modus, bei dem ggf. Angst und Unsicherheit bei der liegenden Person ausgelöst oder zumindest keine Ruhe und Entspannung gefördert werden. Die Haltung etwas herausfinden und evaluieren zu wollen, kann gewechselt werden, indem direkte Hilfe angeboten wird. In manchen Fällen gehen die Autoren direkt an den Schmerz (im Widerspruch zur ganzheitlichen Arbeitsweise). Auf diese Art und Weise wird das Gefühl, Hilfe zu bekommen an erste Stelle gesetzt. Das Gefühl, beobachtet oder analysiert zu werden, wird somit umgangen.

Der hier beschriebenen Methode gerecht werdend, bleibt die Tatsache im Bewusstsein der behandelnden Person, dass der Schmerz zwar zunächst direkt angegangen wird, jedoch als vertrauensbildende Maßnahme und Kontaktaufnahme zu der zu behandelnden Person. Es entspricht im Sinne einer ganzheitlichen Auflösung einer Thematik oder eines Zustandes nicht unserer Arbeitsweise, direkt auf einen Schmerzpunkt zu gehen, um diesen mit Techniken verändern zu wollen. Dies stellt lediglich eine Kontaktaufnahme zu den betroffenen Ebenen des Nervensystems dar. Diese sollen so gesehen, wahrgenommen und beruhigt werden. Der Kontakt zum Schmerz ist in diesem Fall eine vertrauensbildende Maßnahme, die einen von dort an weiteren Behandlungsverlauf überhaupt erst ermöglicht. Im Folgenden soll ein Beispiel aufzeigen, wie aus der vertrauensbildenden Maßnahme der Kontaktaufnahme mit dem Schmerz zu unserer Arbeitsweise hingelenkt wurde. Es handelt sich bei der Klientin um eine Person, die schwere Misshandlungen in der Kindheit erlebt hatte, welche für ihre heutigen Symptome mitverantwortlich waren. Diese

Misshandlungen scheinen auch sexueller Natur gewesen zu sein – dies ist zum Zeitpunkt der Texterstellung noch nicht mit Sicherheit zu sagen. Die Unwissenheit darüber ist ein gutes Beispiel für unsere hier beschriebene Arbeitsweise. Das scheinbar Paradoxe in diesem Fall ist das Folgende. Eben bei solcher Biographie könnte ein besonders vorsichtiges, behutsames Vorgehen als das Richtige vermutet werden. Entspannen konnte die Person allerdings zum ersten Mal (über verschiedene Kontexte hinweg) in einem Kontakt, der direkt am Schmerzpunkt ansetzte. Dieser Schmerzpunkt lag fast schon dorsal unterhalb des Schambeins in der Leistengegend. Dieser Punkt konnte zunächst nur mit sehr viel Druck erreicht werden. Die Klientin konnte sich entspannen, als der Schmerzpunkt erreicht wurde, was erst möglich war, nachdem sie selbst mehrfach darum gebeten hatte, dass weiter dorsal, also tiefer ins Gewebe eindringend und fester gearbeitet werden könne oder besser solle. Dabei führte sie die Kontaktstelle unter eigener Anleitung auch weiter caudal, sodass sich die Entfernung zum Genitalbereich weiter verringerte. Erst mit hoher Intensität im Druck und nicht zurückhaltender Annäherung an die Stelle, an der sich für die betroffene Person der Schmerz befindet, konnte diese sich entspannen. Von dieser Erfahrung ausgehend, konnte über weitere drei Termine eine Arbeitsweise entwickelt werden, die den für uns üblichen Positionen und Druckverhältnissen entspricht.

Dies ist ein Beispiel, welches ein weiteres Mal die Wichtigkeit der Kommunikation unterstreichen soll. Und hier ist die Flexibilität der behandelnden Person eine entscheidende Fähigkeit. Sie ermöglicht durch Abweichen von der eigenen routinierten Arbeitsweise, einen unverzichtbaren Aspekt, nämlich den tatsächlichen Kontakt zum oder zur Klient*in, aufbauen zu können. Nicht nur verbal, sondern über diesen Umweg auch zu einer als angenehm empfundenen Berührung, die der Arbeitsweise entspricht. Beachtenswert ist, dass sich der Schmerz in diesem Beispielfall anfing zu verschieben, nachdem er erreicht wurde. Als die zunächst schmerzhafte Stelle berührt wurde, konnten die Spannungen von dort ausgehend weiter im Körper verfolgt werden. Diesen Spannungen konnte gemeinsam gefolgt werden. Der Schmerzpunkt wanderte zunächst die Leiste nach oben (craniolateral) Richtung Beckenkamm, dann mal nach innen Richtung Bauch (medial), dann Richtung Blase. Auf dieser Reise wurde klar, dass es sich um viele verschiedene Bereiche handelt, die hier zu dieser einen ersten Empfindung geführt hatten, dem Schmerz am Schambein (Os pubis). Hinter diesen verschiedenen Bereichen, die während der Verschiebung des einen Schmerzpunktes durchlaufen wurden, verbargen sich verschiedene Themen. Die vollständige Auflösung aller Themen ist hier noch nicht geschehen. Eine Verbesserung des Wohlbefindens ist jedoch seit dem ersten Termin zu beobachten; dieser Prozess wird weiterverfolgt. Der Moduswechsel ist hier in der Ebene der Zielsetzung zu sehen. Die eigene Arbeitsweise wurde zurückgestellt und auf das aktuelle Befinden der liegenden Person wurde eingegangen. Der Modus der behandelnden Person wechselt von ‚Meine Arbeit funktioniert so‘ zu ‚Was ist für die liegende Person jetzt möglich und gut?‘

Für den Unterpunkt in Kapitel 11.2.4 kann festgehalten werden, dass ein Modus gefunden wurde, der bei vorsichtiger Berührung aktiviert wird. Dieser Modus löste Angst und andere ungünstige Empfindungen aus. Der Modus kann umgangen werden, seitdem er erkannt wurde. Nun sind (im Rahmen der Behandlung der Person aus dem Beispiel) sanfte Annäherungen und Kontakte der Cranio-Sacralen Arbeitsweise ohne Weiteres möglich. Der Körper, und nicht nur der Verstand, hat die Methode und den damit verbundenen Kontakt als hilfreich und unterstützend kennengelernt.

Weitere Evaluation von Kontaktpunkten und Auslösern

Der nächste Kontaktpunkt im angenommenen Evaluationsprotokoll ist die Steißbeinposition bzw. die Kreuzbeinposition. Hier gilt es oft, den Modus ‚zurückgezogenes Bewusstsein' zu vermeiden. Zu fragen, ob bei einer Person – in diesem Beispiel möchten wir von einer (weiblichen) Klientin ausgehen – über die Kreuzbeinposition an ihrem Becken gearbeitet werden kann, auch mit dem Zusatz, dass sie es ja nur sagen bräuchte, wenn es unangenehm sei, bringt aus unserer Erfahrung nicht den gewünschten entspannten Kontakt/Modus. Viele Frauen haben gelernt – das wurde uns durch Gespräche oft bestätigt – sich etwa bei einer Untersuchung bei dem oder der Frauenärzt*in kurz mit dem Bewusstsein zurückzuziehen und zu warten, bis es vorbei ist. Diesen Modus möchten wir vermeiden. Für die kompakte Wiederholbarkeit nennen wir diesen Modus Frauenärzt*innen-Modus. Wird dieser Modus ausgelöst, können wir über die Steißbeinposition keine (gute) Verbindung zu unserer Klientin herstellen. (Der Modus existiert bei Männern ebenfalls. Dies wird durch unsere Namensgebung nicht berücksichtigt und sollte in Zukunft verbessert werden.) Daraus leitet sich eine Definition ab. Ein guter Kontakt im Sinne unserer Arbeit erfordert ein Bewusstsein des Kontaktes beider Personen.

Wenn notwendig, verwenden wir das Beispiel mit der Situation bei dem oder der Frauenärzt*in als Informationsphase, während wir bereits im Kontakt mit dem Becken sind. Es ist aus unserer Sicht sinnvoll, bereits im Kontakt zu sein, da sonst eine potenziell bedrohliche Zukunft konstruiert wird. Nun spürt die betroffene Person, wie es sich anfühlt, in diesem Kontakt zu sein und kann beurteilen, inwieweit sie sich mit der Wahrnehmung aus dem Kontaktbereich zurückzieht. Ein vorwegnehmendes Theoretisieren kann so vermieden werden.

Der Umgang und die Reaktion der liegenden Person in Bezug zum Kontakt am Kreuzbein können nun von der behandelnden Person als Modus wahrgenommen werden, ein Modus zwischen einem vollständigen und guten Bewusstsein des Beckens in diesem Kontakt bis zu einem vollkommen vom Bewusstsein ausgeblendeten Becken. Vergegenwärtigen Sie sich den hier gefundenen Modus. Eine Auflistung weiterer verschiedener Modi befindet sich in Kapitel 11.2.4. Ziel dieser Evaluationsphase ist es, zunächst lediglich diese gefundenen Modi zu notieren. Die Frage, wie mit ihnen umzugehen ist, wird an anderen Stellen im weiteren Verlauf beantwortet.

Falls es möglich erscheint – wir bleiben in obigem Beispiel –, mit der Klientin in den Kontakt zu kommen, versuchen wir diesen Kontakt zu stärken und auszubauen. Dies geschieht, indem Fragen zu den Empfindungen gestellt werden, die mit diesem Kontakt einhergehen. Wir haben gute Erfahrungen gemacht, wenn mit der Armbrücke (vgl. Teil 1, Kapitel 2) oder L5/S1 begonnen wird, bevor wir Fragen stellen. Dies führt zu einer Klarheit, falls die Auswirkungen der Technik im Körper bereits wahrnehmbar sein sollten. Und zwar die, dass nicht der einfache Kontakt, sondern die im Idealfall positiven Empfindungen wie die Zunahme von Platz und Raum im Bereich des Beckens (Armbrücke) oder im Bereich der Lendenwirbelsäule L5/S1 auftreten. Denn die Evaluationstätigkeit wird nur von feinfühligen Menschen im ersten Termin als eine Technik oder etwas an sich positiv Wirkendes wahrgenommen. Auf eine positive oder zumindest konkrete Empfindung ist es einfacher, sich emotional einzulassen, als auf die Frage: "Wie fühlt es sich an?", ohne genau zu wissen, worauf der Fokus gerichtet sein soll.

Bevor wir dann die erste Frage stellen, in der es darum geht herauszufinden, wie es sich in dem Kontaktbereich am Becken anfühlt, gehen wir meist noch einen Schritt weiter, denn es lässt sich eine erste körperliche Reaktion von hier aus erarbeiten. In den meisten Fällen wird ein Bauchgeräusch die zunehmende Aktivität des Vagusnervs (Nervus vagus [X]) begleiten. Nun ist eine Gelegenheit geschaffen, um Vertrauen zu erzeugen, da der Entspannungsbegriff auf physiologischer Ebene erklärt werden kann und Entspannung hier nachweislich stattgefunden hat. Häufig ist Entspannung als Qualität noch nicht die Empfindung oder das Wort, das der liegende Mensch als Beschreibung für diesen Moment und diesen Kontakt verwenden würde. Entspannung auf neuronaler Ebene erlaubt es dem liegenden Menschen, sich mental noch angespannt zu fühlen, ohne in einen Widerspruch zu geraten. Der liegenden Person wird somit die Möglichkeit gewahr, dass mehrere Modi parallel existieren können. Bereiche des Körpers können entspannen und loslassen, während andere Bereiche, wie das Bewusstsein, konstant (zum Beispiel: hellwach, gestresst oder angestrengt) bleiben.

Der auf diese Weise hergestellte Kontakt kann nun vertieft werden. Dazu fragen wir, wie der Kontakt zu den Händen empfunden wird oder wie sich der Bereich, hier das Becken, anfühlt. Auf diese Weise sammeln wir als Behandler*innen nicht nur Informationen darüber, wie hart oder weich wir eine Region des Körpers aus unserer Sicht empfinden, sondern bekommen die gegenseitige Empfindung hinzu. Das Abbild des Körpers, welches wir bekommen, wird von Beginn an ergänzt von Aussagen der liegenden Person, wie sie den Kontakt dort empfindet. Somit arbeiten wir von Beginn an an einer dynamischen Abbildung einer Region, die eventuelle Modi, Auslöser und Konsequenzen mit in die zu zeichnende Karte aufnimmt.

Es handelt sich bei der Karte, die in der Evaluationsphase erstellt wird, um ein interaktives 3D-Modell der Klient*innen, auf dem neben den Grundzuständen des Körpers auch Wirkungsmöglichkeiten bezüglich eines Bereichs notiert werden. Regionen können mit Warnhinweisen, Ausrufezeichen, Fragezeichen oder mit positiven Vermerken oder Verknüpfungen versehen werden.

11.2.2 Unterschiedliche Kontaktarten

Neben der Region des Körpers und der Intention ist die Art, also die Qualität des Kontaktes entscheidend, wie dieser empfunden wird. Dem weiteren Verlauf des 10-Schritte-Protokolls aus Teil 1 folgend, bieten sich die Transversalen Lösetechniken für eine genauere Betrachtung verschiedener Qualitäten an. Die Erfahrung zeigt, dass die Transversalen Gürtellösetechniken meist als besonders angenehm empfunden werden können. Betrachten wir nun neben der Region verschiedene Kontaktqualitäten.

Kontakt am Bauch

Es gibt viel zu beachten, um einen angenehmen Kontakt am Bauch zu erreichen. Tatsächlich löst ein Kontakt am Bauch bei Klient*innen häufiger ein unangenehmes Gefühl aus als etwa, wie weiter oben beschrieben, ein Kontakt im Bereich des Beckens. Die eigene Emotionalität, die hier scheinbar stark mit der Wahrnehmung des eigenen Bauches verbunden ist, soll hier nicht weiter thematisiert, jedoch berücksichtigt werden. Folgen Sie Ihrer Intuition und Ihrem Vorwissen aus dem Vorgespräch, um zu entscheiden, ob Sie im ersten Termin am Bauch arbeiten möchten. Wie die Qualität des Kontakts am Bauch sein sollte, können Sie den folgenden Beschreibungen entnehmen.

Im Verlauf des Evaluationsprotokolls arbeiten wir von den Füßen Richtung Kopf. Falls es keine Notwendigkeit gibt, ist es besser, im späteren Verlauf am Bauch zu arbeiten, wenn das Vertrauen und die verbale Kommunikation auf einem guten Niveau sind.

Pauschal lässt sich ableiten: Die Region Bauch ist (oft) emotional negativ besetzt. Für die Landkarte gilt es, dies, falls es zutrifft, zu notieren. Dann kann entschieden werden, ob und wann es thematisch passt, sich der Bauchregion zu nähern.

Die Kontaktart der Transversalen Techniken kann als *einsinkend* beschrieben werden (siehe Teil 1). Dies wird auf Höhe des Zwerchfells häufig von Beginn an als angenehm empfunden, da es entlastend wirkt. Es ist jedoch nicht die Intention dieses Abschnitts zu spekulieren, auf welche möglichen Empfindungen der Klient*innen man in einer Körperregion treffen wird. Bis auf weiteres gilt es stets offen zu sein und zu erfassen, wie das elektromagnetische

Feld, das Gesicht und der Körper der Klient*innen im Allgemeinen auf den Kontakt reagieren sowie natürlich auch zu erspüren, wie die Region des Körpers reagiert, mit der wir in den Kontakt treten.

Das Feedback des Körpers an den bisher beschriebenen Positionen ist anfangs noch nicht als besonders hilfreich einzustufen. Es ist schwer zu erspüren, wie die Fersen oder die Steißbeinregion darauf reagieren, berührt zu werden, denn diese Strukturen verfügen nicht über geeignete Ausdrucksmöglichkeiten, außer dem Festwerden oder Veränderungen im Cranio-Sacralen Rhythmus. Da wir ohne vorherige Berührung aber keinen Eindruck von der bereits gegebenen Gewebefestigkeit oder des Cranio-Sacralen Rhythmus erhalten, haben wir keinen Maßstab für Veränderungen, die wir als Reaktion auf unseren Kontakt werten könnten. Ohne diese Veränderung müssen wir eine Festigkeit einfach als eine Festigkeit werten. Den durch unseren Kontakt ausgelösten Anteil dieser Festigkeit können wir nicht evaluieren. Mit zunehmender Erfahrung wird es möglich, hierüber hinaus von den Fersen oder vergleichbaren Körperstellen Eindrücke zu bekommen, welche darauf schließen lassen, wie der Kontakt bewertet wird.

Kontakt am Zwerchfell (Diaphragma)

Das Zwerchfell (Diaphragma) kann als großer Muskelkomplex direkt auf einen Kontakt reagieren. Es bietet uns eine großartige Möglichkeit, unseren Kontakt im direkten Austausch auf der verbalen Ebene mit den Klient*innen und gleichzeitig auf ein unmittelbares Feedback aus deren Körpern einzustellen. Die Atmung als halbautonomer Mechanismus ist eine Schnittstelle für uns, um verschiedene Anteile des gesamten Menschen, der vor uns liegt, zusammenzubringen und zu evaluieren. Über die Atmung hat der Mensch einen Zugang zu seinen unbewusst laufenden Mechanismen, diese kann er jedoch bewusst wahrnehmen und eine Verschmelzung von unbewussten Anteilen mit bewussten Anteilen passiert, wenn bei der Gesprächsführung über die Empfindungen, die im Zusammenhang zur Atmung gemacht werden können, gesprochen wird.

Atmung als eigenständiges Feedback

Die Atmung ist ein Sammelpunkt für viele mit Traumatisierungen in Verbindung stehende Effekte. Die Luft anhalten, ganz kurz und flach atmen aber auch Emotionalisierungen wie Angst, Beklemmungen oder Druck können in oder über die Atmung wahrgenommen werden. Wenn wir im Evaluationsprotokoll an einen Bereich gelangen, der in die Atembewegung involviert ist, ist dies eine gute Stelle, um über mit der Atmung Verbundenes zu sprechen und Muster und Modi zu lokalisieren. Häufig wird hier von Klient*innen schon selbst ein Modus benannt, zum Beispiel das Luftanhalten oder ganz flach und leise Atmen. Vielen ist dieser Modus bereits bekannt. Für uns gilt hier weiterhin: Zunächst wird der Modus nur benannt und mit der Körperstelle verbunden notiert.

Brustkorb

Das Thema Atmung begleitet uns weiter auf dem Weg Richtung Kopf. Die Arbeit auf dem Brustkorb bietet viel Raum für die Lokalisation von Bereichen und damit verbundenen Modi.

Ein weiteres Element für die Arbeit am Brustkorb bildet die Thematik der weiblichen Brust. Es ist für die Arbeit am Brustkorb von entscheidender Rolle, ob die Kleidung, die den Brüsten Halt geben soll, selbigen etwa medial zum Brustbein (Sternum) schiebt, was meist der Fall ist. Die Arbeit an den knöchernen Strukturen wie Brustbein (Sternum), Schlüsselbeine (Clavicula), Brustbeinrippengelenke usw. ist je nach Umfang der Brust (und Beschaffenheit der Kleidung) nicht oder nur eingeschränkt möglich, ohne wiederum mit diesen in Kontakt zu kommen. Hierbei sind zwei Faktoren wichtig. Erstens ist es nicht nur eine Frage der sekundären Geschlechtsteile als solche, die beachtet werden muss im Sinne der respektvollen Arbeit mit einem anderen Körper. Darüber hinaus ist zweitens festzuhalten, dass durch das Brustgewebe, besonders, wenn es durch Kleidung komprimiert wird, nicht auf die knöchernen Strukturen durchgefühlt werden kann. Selbst wenn die liegende Person in ersterer Thematik kein Problem empfindet, gilt die faktische Einschränkung. Wie bereits in Teil 1 ausgeführt, gilt es hier, günstige Arbeitsbedingungen zu schaffen. Die Definition von günstigen Arbeitsbedingungen kann und soll hier im Abschnitt über das Identifizieren von Körperstellen und besonders von Modi eine vertiefende Betrachtungsweise ermöglichen.

Ähnlich wie beim Bereich Bauch, hat der Autor als männlicher Behandler in einigen Fällen darauf verzichtet, die Tatsache anzusprechen, dass die oben beschriebene Bedingung, die Medialkompression der Brüste zu einem Dekolleté, zwischen welches nicht oder nur unzureichend gefasst werden kann, die Techniken, die sinnvoll wären anzuwenden, ausschließt.

Es gibt Varianten, mit querliegender Hand deutlich oberhalb der Brust zu arbeiten usw. (vgl. hierzu auch Teil 1, Kapitel 2.4). Es ist jedoch ein Abwägen notwendig, denn ausgerechnet die Position, die hier nicht ohne Einschränkungen möglich ist, gehört zu den fast ausnahmslos als sehr angenehm und vertrauensaufbauend wirkenden Positionen. Von dieser Position aus bekommen wir als arbeitende Person Zugang zu Atmung und Herz. Wenn die Einführung dieser Position gelingt, haben wir in fast allen Fällen einen guten Zugang zu den Klient*innen. Diesen Kontakt können wir auf vielen Ebenen etablieren, wenn wir uns genügend Zeit nehmen.

Von dieser Position können wir in den meisten Fällen beruhigend auf den Körper der liegenden Person einwirken, da wir Zugang zur Atmung haben. Wir können auf die emotionale Ebene gelangen, da wir in der Nähe des Herzens sind. Es ist von hier aus auch gut möglich, mit dem liegenden Menschen zu sprechen, da die Nähe und Position zum Kopf günstig sind.

Da diese Position viele Möglichkeiten mit sich bringt, kann von hier auch ggf. gesteuert und überprüft werden, ob sich ein Termin in Richtung Exploration oder aber Glättung lenken lässt. Über die Atmung kann meist gut auf die emotionale Ebene und auf die Traumatisierung thematisch hingearbeitet werden, ebenso auf die Beruhigung im Hier und Jetzt. Wir empfehlen, diese Position gründlich zu evaluieren, um einschätzen zu können, wann diese im Prozessverlauf wichtig werden könnte. Diese Position sollte gut vorbereitet bzw. eingeführt und evaluiert sein, bevor es in eine Exploration von Trauma geht.

Kontakt am Hals

Die Position an der seitlichen Halsmuskulatur hat bereits bei der Annäherung schnell einen einengenden Charakter. Die Position erinnert viele Menschen an ein Gewürgt-Werden. Gleiches gilt für den Griff zum Zungenbein (Os hyoideum). Als Vorbereitung für diese Positionen verwenden wir häufig die Arbeit an den Schildknorpelplättchen oder ein Kehlkopfunwinding (vgl. Kapitel 11.3.4). Der Modus, der durch die Arbeit am Hals ausgelöst werden könnte, ist in vielen Fällen mit dem Gefühl, keine Luft mehr zu bekommen, assoziiert. Wir möchten ihn hier im Hinblick auf den Abschnitt 11.2.4 ‚Beklemmtheit‘ nennen. Überprüfen Sie das Potenzial von Modi für die Arbeit am Hals und notieren Sie zunächst das Ergebnis wertfrei.

Kontakt am Nacken

Ohne auch hier pauschale Aussagen treffen zu wollen, wird die Arbeit am Nacken oft als sehr entspannend empfunden, vor allem wenn die sanften Varianten der Techniken angeboten werden (**Abbildung 66**). Die intensivste Technik, die die Cranio-Sacrale Methode beinhaltet, ist der Atlantooccipital Release. Diese Technik arbeitet mit dem Eigengewicht des Kopfes und nicht, wie fast alle übrigen Techniken, mit einem Behandlungsdruck oder -zug von 5–20 g. Trotzdem ist sie auch in dieser Ausführung noch als eine sanfte Technik anzusehen, wenn sie mit Techniken anderer Methoden, etwa aus dem Bereich der Chiropraktik oder diverser Massagetechniken, verglichen wird. Nichtsdes-

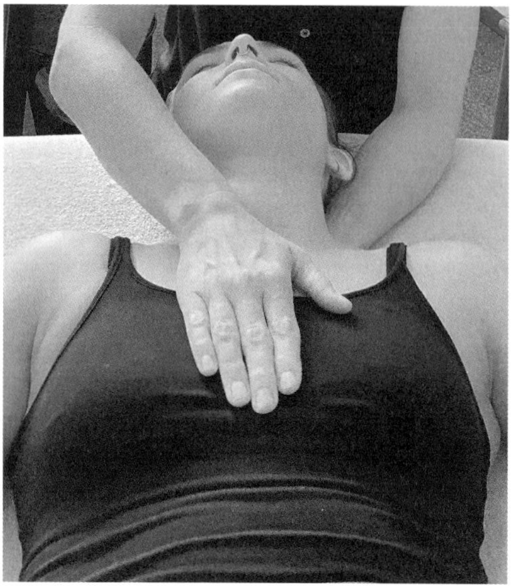

Abbildung 66: Kontakt am Brustkorb und Nacken. Eine Hand liegt auf dem Brustbein mit den Fingern nach caudal. Die andere Hand liegt dorsal gegenüber.

totrotz ist der Kontakt mit den aufgestellten Fingern (vgl. Teil 1, Kapitel 2.4.5) nicht immer ideal für Menschen, die entweder einen sehr hohen akuten Spannungszustand haben oder die bereits negative Erfahrungen bei Anwendungen gemacht haben. Leider ist dies keine Seltenheit. Ebenso sind akute oder vergangene Schädigungen der Wirbelsäule, Bandscheibenvorfälle oder Ähnliches zu beachten. Trotz der Hinweise von Klient*innen an Dritte, besonders sorgsam mit dem Nacken umzugehen, haben sich viele nicht gut behandelt gefühlt. Des Öfteren hören wir den Vorwurf, Beschwerden seien durch eine invasive Anwendung im Nacken erst entstanden.

Am Nacken haben wir in den letzten Jahren eine sehr deutliche Verbesserung der Geschwindigkeit erreicht, in der wir an eine Nackenthematik herankommen und eine erste deutliche und nachhaltige Verbesserung erzielen. Der Wandel hängt mit einem Moduswechsel der behandelnden Person zusammen, der hier technisch bedingt ist.

Wir haben angefangen, die Techniken, die in der Osteopathie und der Cranio-Sacralen Methode für Säuglinge und Kleinkinder entwickelt wurden, bei Erwachsenen anzuwenden. Kombiniert haben wir diese besonders sanft ausgeführten Techniken mit Techniken aus der Faszienarbeit. Da es sich sowohl bei der Faszienarbeit als auch bei der Arbeit mit Säuglingen und Kleinkindern jeweils um ein eigenes Arbeitsfeld handelt, haben wir uns entschlossen, diese Thematik hier nicht zu weit auszuführen, um den Rahmen dieses Buches klar definiert zu halten. Wir geben jedoch in Teil 1, Kapitel 3.2.2 eine kurze Darstellung der Techniken, die wir aus heutiger Sicht für die Arbeit am Nacken für unerlässlich und als absolut verbreitenswert erachten.

Der Wechsel zu noch sanfteren Berührungen und deutlich geringeren Kräften am Nacken führt wieder zu einem Moduswechsel, den wir als ‚Angst vor Intervention' beschreiben möchten. Der Nacken ist einer der sensibelsten Stellen des Körpers, wenn es um das Aufrechterhalten der Lebendigkeit geht. Er war der Bereich, der evolutionär betrachtet die Angriffsstelle für unsere letzten Fressfeinde gewesen ist.

Diese waren, wie bereits in einschlägiger Literatur oft zitiert, Raubkatzen, die den Humanoiden das Genick brachen, nachdem sie sie hierzu in den Nacken gebissen und mit den Krallen gehalten hatten. Diese Tatsache führt auch zu der Phänomenologie, dass so viele der heutigen Ängste immer noch in diesem Bereich Verankerung finden. Diese Theorien gehen zurück auf die Verhaltensforschung sowie die Verhaltensbiologie rund um Konrad Lorenz. Dieser führte den Begriff des angeborenen Auslösemechanismus ein: Das bedeutet, es gibt eine bestimmte Reaktion auf einen Reiz, die angeboren und nicht erlernt ist.

Auf dieser Tatsache ist unser Modus begründet, der maximalen Schutz und Sicherheit auf der Empfindungsebene anbietet. Stehen Ihnen lediglich die Techniken der Erwachsenenarbeit zur Verfügung, verzichten Sie so lange auf invasives Arbeiten am Nacken, bis Sie die eindeutige Information erhalten haben, dass dies so erwünscht und als angenehm empfunden wird. Als eindeutige Information ist hier mehr als das verbale Einverständnis zu verstehen, wie bereits erläutert.

Kontakt am Kopf (Cranium)

Der Kopf (Cranium) selbst bildet nochmals die Komplexität des gesamten Körpers ab. Beachten Sie zu diesem Abschnitt in jedem Fall auch die Hinweise, die in Teil 1, den grundlegenden Techniken der Arbeit, gegeben werden. Am Kopf (Cranium) wird die Individualität der Empfindungen besonders deutlich. Eine pauschale Vorgehensweise oder etwa ein funktionierendes ‚Richtig' lässt sich somit kaum definieren. Wichtig ist jedoch für unsere Arbeit, dass diese Individualität meist Ausdruck der Prägung ist, die ein Mensch im Laufe seines Lebens bekommen hat. Dies führt zu der Überlegung, dass es sehr wohl ein ‚Richtig' geben könnte, welches lediglich zum momentanen Zeitpunkt noch nicht gültig ist. Auf diese etwaige Entwicklung zu einer gesünderen Wahrnehmung hin, jedoch die momentane Wahrnehmung ernst nehmend, ist dieser Abschnitt zu verstehen.

Das Evaluationsprotokoll folgt weiter der Richtung von caudal nach cranial. So erreichen wir vom Nacken aus als nächstes die Felsenbeine (Pars petrosa ossis temporalis). Die Arbeit an den Felsenbeinen (Pars petrosa ossis temporalis) wird meist als angenehm empfunden. Von dort ist eine Stimulation des Vagusnervs (Nervus vagus [X]) möglich. Am Ohr ist eine unmittelbare Kontaktaufnahme über die Haut mit einem Ast des Vagusnervs (Nervus vagus [X]) möglich (Rami auriculares). Die Position ist deshalb sinnvoll da der Rami auricularis, der Ast am Ohr, den einzigen Hautast des Vagusnervs (Nervus vagus [X]) darstellt. Ein deutlicher Kontakt, etwa wie bei der Technik Wobbeln (siehe Teil 1), kann zu einer zusätzlichen Entspannung führen und Halt geben. Dies liegt u.a. daran, dass diese knöchernen Strukturen selbst eine gewisse Masse und von ihrer Struktur her eine gewisse Wichtigkeit haben. Die Felsenbeine (Pars petrosa ossis temporalis) bilden einen Schutz für das Nervensystem und bilden gleichzeitig mehrere Austrittsstellen für Nerven, die in den Rumpf ziehen (**Abbildung 67, 68**).

Ein Moduswechsel Richtung Entspannung und Vertrauen ist von hier aus oft möglich. Ob diese Option besteht, sollte mit hoher Priorität probiert werden. Eine sehr sanfte Berührung an diesen Stellen kann als unangenehm empfunden werden. Dies liegt daran, dass hier große Nervenstrukturen verlaufen. Sind diese stark geladen, ist eine sanfte Berührung unangenehm.

Während durch deutlichen Kontakt die Ebene der Knochen in den Vordergrund der Wahr-

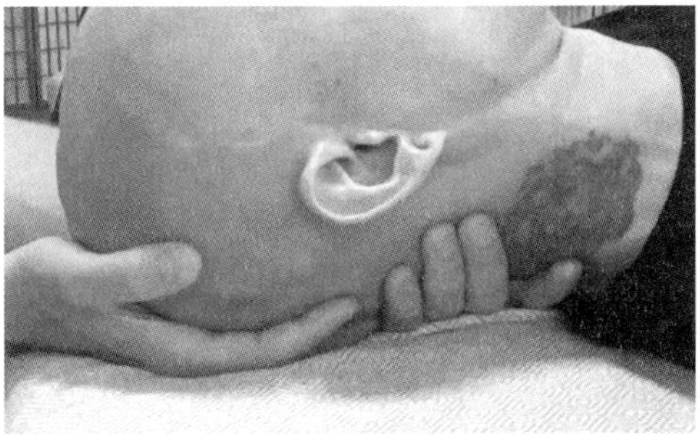

Abbildung 67: Atlantooccipital Release. Variante aus der Säuglings- und Babyarbeit. Eine Hand liegt quer im Nacken, die andere berührt mit den Fingern T-förmig und hält den Schädel.

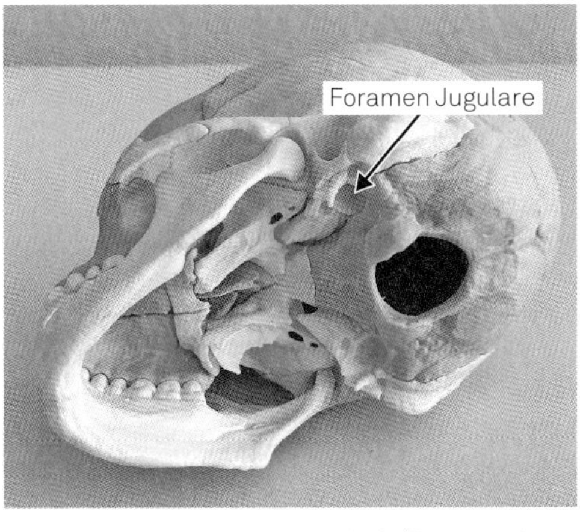

Abbildung 68: Jochbeinvenenloch (Foramen Jugulare). Didaktischer Schädel von caudal. Das Foramen Jugulare ist gut zu erkennen, so wie das Formen Magnum.

nehmung rückt, gelangt man mit weniger Druck auf die Wahrnehmungsebene der Nerven.

Hieraus formulieren wir die Einladung, mit deutlichem Druck beziehungsweise deutlichem Kontakt zu arbeiten sowie fragend zu experimentieren. Eine Grammzahl möchten wir nicht angeben, da es am besten ist, die Empfindung zu erfragen, während die Aufrechterhaltung der Cranio-Sacralen Arbeitsweise als solche selbst im Auge behalten wird. Lediglich als Orientierung soll erwähnt sein: Der Autor arbeitet in Ausnahmefällen mit ca. 500 g, anstelle der auch hier im Buch als üblich genannten 5–20 g Druck. Sehen Sie solche Anpassungen als Moduswechsel. Sie dienen einer Kontaktaufnahme und können bei hergestelltem Kontakt sukzessive verändert werden.

Wenn wir den Druck verringern und, wie oben geschrieben, mehr auf die neuronale Ebene wirken, hängt es vom Stresslevel der betroffenen Person und Region ab, ob diese Vorgehensweise als angenehm empfunden wird. Wenn ohnehin zu viel Energie auf den Nerven im Bereich des Schädels liegt, ist eine sanfte Berührung ggf. eine elektromagnetische Stimulation und erstmal zu vermeiden, während eine deutliche Berührung erdend wirkt.

Pauschal kann die These formuliert werden: Der gestresste Mensch braucht eine deutliche, haltgebende und damit erdende Berührung am Kopf. Je weiter die oberflächliche Spannung abgebaut ist, desto sanfter kann gearbeitet und damit auch auf deutlich tiefer liegende Regionen der neuronalen Strukturen gewirkt werden. Diese Option wird von daher auch in Kapitel 11.2.2 als Moduswechsel aufgeführt. Ähnlich ist es bei den darüber liegenden Scheitelbeinen (Os parietale) und noch deutlicher beim Keilbein (Os sphenoidale).

Kontakt an den Scheitelbeinen (Os parietale)

Dem Evaluationsprotokoll folgend, kommen wir zu den Scheitelbeinen (Os parietale). Zunächst ein Erklärungsansatz für häufig bei der Arbeit mit den Scheitelbeinen (Os parietale) auftretende Empfindungen. Die Scheitelbeine (Os parietale) bedecken einen Großteil der Oberfläche des Gehirns (Cerebrum). Sie sind somit die Knochen, die bei einer Einwirkung den direktesten Einfluss auf die Oberfläche dieses Organs darstellen. Bei der Betrachtung der Wirkungsweise der Arbeit an diesen Knochen ist es also von wesentlicher Bedeutung, nicht nur den Zusammenhang zum Liquordruckmodell zu sehen. Denn hier ist die Bedeutung nach außen hin der Schutz des Gehirns. Eine Berührung sollte also, dieser Funktion entsprechend, einen Schutz des Gehirns deutlich machen. Bei ausreichendem Druck kann dieses Gefühl gestärkt werden, wenn keine Überempfindlichkeit im Speziellen gegeben ist.

Durch einen Kontakt, wie er in der Cranio-Sacralen Methode üblich ist (5–20 g), wird jedoch genau diese Abgrenzung aufgeweicht und relativiert. Dies wiederum bedeutet, dass die ursprüngliche Qualität der Abgrenzung vom Nervensystem – hier vom Großhirn (Cerebrum) – zur Außenwelt relativiert wird und in seiner Deutlichkeit eingeschränkt wird.

Dies führt zu der in der Praxis immer wieder belegten These, dass Menschen mit Stress, Überempfindlichkeit, starken Angstmustern oder Neurodivergenzen auf einen so (sanften, mit 5–20 g Arbeitsdruck) gearteten Kontakt eher negativ reagieren. Je nach Traumatisierung oder Prägung kann dies jedoch nicht verbalisiert werden. Wenn Grenzüberschreitung Teil der Thematik der Traumatisierung ist, kann nicht klar empfunden werden, was das Unangenehme ist und es wird auch daher nicht benannt. Dies zu erkennen, bedarf der Erfahrung der arbeitenden Person, die durch Beobachtung, etwa der Gesichtszüge oder des Atmens der liegenden Person erkennen kann, dass Warnmechanismen des Körpers aktiviert werden. Eine Vertiefung soll die hier beschriebene Erfahrung von Akzeptanz oder Abwehr weiterführend darstellen.

Das Glymphatische System ist ein physiologischer Mechanismus im Bereich der Gliazellen, welcher den Abtransport von zellulären Abfallprodukten aus dem Gehirn erklärt und im Jahr

2012 bei Mäusen (inzwischen auch beim Menschen) nachgewiesen werden konnte (**Abbildung 69**). Das Glymphatische System ist vor allem während des Schlafes aktiv. Mit Hilfe des Liquors und einem Membranprotein (Aquaporin-4) wird das Hirngewebe durchspült und von Abfallstoffen gereinigt und dem lymphatischen System zugeführt. Astrozyten stellen den Großteil der Gliazellen im Zentralen Nervensystem dar. Sie sind sternförmig angeordnet und haben Fortsätze, die die Grenzmembran zur weichen Hirnhaut (Pia mater) bilden. Sie haben auf neuronaler Ebene eine starke Assoziation mit der Wahrnehmung der Außenwelt. Es gibt eine bildhafte Vorstellung, die von vielen unserer sehr sensiblen Klient*innen geteilt wird. (Wir möchten so oft wie irgend möglich auf die Stigmatisierung und Pathologisierung durch feststehende Begriffe verzichten; somit wird hier nicht etwa von hochsensiblen oder hypersensiblen Klient*innen gesprochen.) In diesem Bild stellen sich die Gliazellen am oberen Rande des Großhirns auf wie Antennen, die in Alarmbereitschaft sind. Dies läuft zusammen mit der inneren Wahrnehmung, dass die Haare Antennen seien, die auf eine sehr empfindliche und unangenehme Weise die Außenwelt in das Schädelinnere leiten. Durch Stimulieren des elektromagnetischen Feldes des Schädels solcher Menschen wird die Empfindung noch erhöht. Die von unserer Seite als pauschal vollkommen richtige Idee der Cranio-Sacralen Körperarbeit, überall im Cranio-Sacralen System mehr Platz und Raum zu schaffen, bekommt hier eine Einschränkung.

Durch Anheben der Scheitelbeine (Os parietale) würde sich zwar der Raum unterhalb dieser vergrößern, was als sinnvolle und auch notwendige Intervention weiterhin Ziel der Anwendung bleibt. Es ist jedoch dann auch mit einer einhergehenden Verstärkung der Aufrichtung und Sensibilisierung der Großhirnoberfläche zu rechnen. In Teil 1, Kapitel 5.3.3 wird eine Technik eingeführt, die das Glätten der Gliazellen und eine Beruhigung dieser Re-

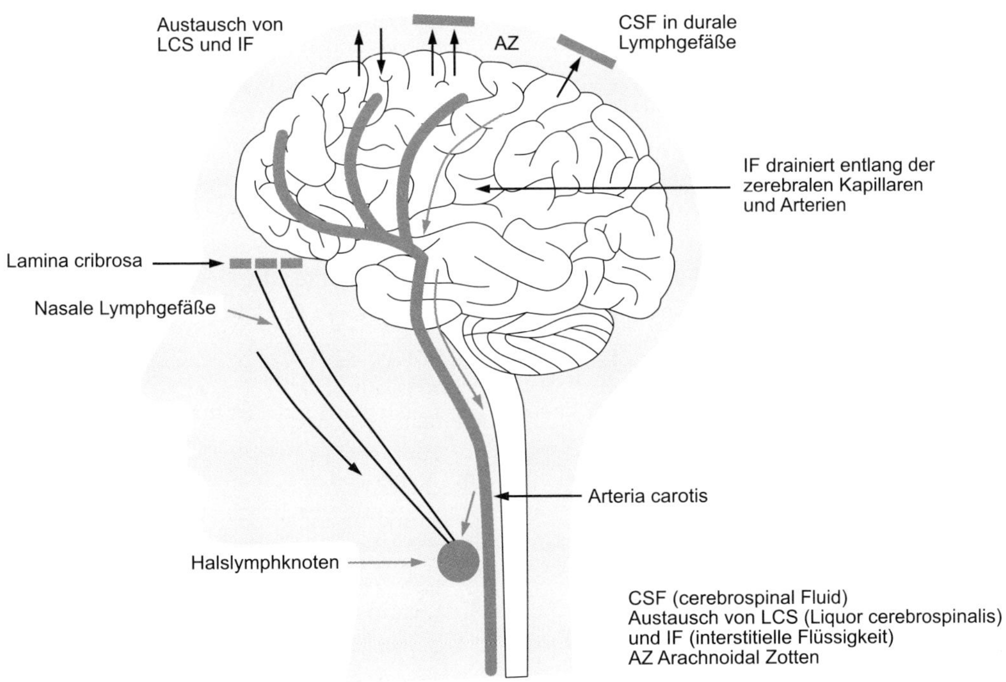

Abbildung 69: Zusammenspiel von Blutleitern und Lymphsystem sowie der Stoffwechsel ins Liquorsystem am Gehirn (nach Liem, 2017)

gion als Zielsetzung hat. An dieser Stelle soll es genügen auf die Diskrepanz hinzuweisen, dass eine sanftere Berührung hier zielführend sei. Ein durch Absprache auszuarbeitendes Druckverhältnis ist die zunächst sinnvollste und erste Vorgehensweise, die wir hier vorschlagen.

Aus dieser Erfahrung abgeleitet, möchten wir eine technische Variante empfehlen, die wir in Teil 1, Kapitel 5.3.1 und 5.3.2 genauer beschreiben. Diese Variante nennen wir Komprimierung und Dekomprimierung des Schädels als Liquorpumpe.

Obwohl die Scheitelbeine (Os parietale) selbst recht große Knochen sind, kann eine Diskrepanz zwischen ihrer als Schutzplatten gedachten Bedeutung und der für uns daraus abzuleitenden Vorgehensweise festgehalten werden. Wie wir unter anderem bei der Arbeit mit dem Kiefergelenk aufzeigen, gehen wir davon aus, dass an Strukturen, die dafür ausgelegt sind, viel Druck aushalten zu können – was bei einer Schutzplatte für das Gehirn angenommen wird – mit möglichst wenig Druck gearbeitet werden sollte. Dieses Vorgehen basiert auf der Idee, der gewohnten oder gedachten Verwendung der Struktur entgegenzuwirken, um eine Bewegung zu erreichen. Die Scheitelbeine (Os parietale) sollen das Gehirn dadurch schützen, dass sie bei Druck nicht nachgeben. Bei den Scheitelbeinen (Os parietale) haben wir festgestellt: Die Scheitelbeine (Os parietale) bewegen sich manchmal erst, wenn ein Griff mit wesentlich mehr Halt und Druck angesetzt werden kann, während die craniale Liftbewegung mit den für die Cranio-Sacrale Methode üblichen 5–20 g ausgeführt wird. Der Griff selbst beinhaltet nicht die technische Zugrichtung (hier cranial), sondern gibt dem Knochen selbst Halt. So kann dieser relativ zu seinen umgebenden Knochen bewegt werden. Der Modus ist hier als haltgebend und den Schutz der Strukturen qualitativ abbildend zu bezeichnen.

Die Beweglichkeit der Scheitelbeine (Os parietale) wiederum spielt eine sehr wichtige Rolle bei der Betrachtung der Beweglichkeit des Keilbeins (Os sphenoidale). Das Keilbein (Os sphenoidale) selbst wiederum spielt ohnehin noch einmal eine besonders wichtige Rolle bei der gesamten strukturellen Cranio-Sacralen Arbeit. Dies liegt an der Vielzahl der Durchtrittspunkte, wie bereits in Teil 1 gezeigt. Hinzu kommt seine Lage in der Nähe zur Hypophyse.

In unseren Ausbildungen bestätigt sich immer wieder, dass die Arbeit am Keilbein (Os sphenoidale) einer ganz besonderen Vorsicht und eines ganz besonders geringen Drucks bedarf. Wenn wir diese Tatsache nun jedoch mit den festgehaltenen Aspekten der Abschnitte aus Scheitelbein (Os parietale) und Felsenbein (Pars petrosa ossis temporalis) berücksichtigen, bekommen wir ein schwer lösbares Dilemma. Fester Druck als Lösung ist bei der Arbeit am Keilbein (Os sphenoidale) eher auszuschließen.

Zunächst zur Relativierung: Tatsächlich ist es möglich, den Druck, der für die Empfindung der Erdung nötig ist, über eine Handhaltung auf den Schädel zu geben, der einem Vault Hold I vergleichbar ist. Ähnlich wie in der bereits weiter oben erwähnten Technikvariante der Schädelkompression als Liquorpumpe, kann eine Position gefunden werden, über die wir mit vielen Teilen der Hand ausreichend Druck auf den Schädel geben können, um die benötigte Sicherheit und Erdung zu gewährleisten. Nun brauchen wir nur noch zwei Finger – dies können auch die Daumen sein – aus dieser Handhaltung zu separieren und schon können wir mit großer Sanftheit die Keilbeintechniken ausführen, wie sie in Teil 1, Kapitel 2.7 beschrieben sind, während wir die Anforderung der Erdung und der Sicherheit auf das System mit den übrigen Teilen der Hand ausführen.

Dies ist zugegebenermaßen recht anspruchsvoll. Daher soll hier auch ein alltagstauglicher Umgang mit der beschriebenen Überspannungsthematik aufgezeigt werden, der ggf. für einige Anwendende realistischer ist. Sie gilt für alle Techniken am Kopf, die durch die Empfindung einer Überspannung im entsprechenden Bereich erschwert scheinen.

Zunächst ein Beispiel aus der Praxis: Bei einer Klientin war der aktuelle Stresszustand so ausgeprägt, dass eine Kontaktaufnahme am Keilbein (Os sphenoidale), wie sie in Teil 1, Kapitel 2.7 beschrieben ist, nicht möglich war. Wenn der Autor mit seinem Daumen ca. 1 cm von ihrem linken Keilbeinflügel (Os sphenoidale) entfernt war, begann der Daumen unkontrolliert zu wackeln, zu zittern und weitere unwillkürliche Verhaltensweisen aufzuzeigen. Eine Überspannung in diesem Bereich ist die Annahme. Dass dies am Spannungszustand der Klientin lag, ist dadurch belegt, dass (im Beobachtungszeitraum) dieses Verhalten nur bei dieser Klientin und nur am linken Keilbeinflügel auftrat. Sowohl bei anderen Personen als auch an anderen Körperstellen funktionierte der Daumen im gleichen Zeitraum, wie gewohnt; d.h. weitestgehend störungsfrei und unter gewohnter motorischer Kontrolle. Mit abnehmendem akutem Stress der Klientin in den folgenden vier Terminen konnte eine immer bessere Kontaktmöglichkeit zum Keilbein (Os sphenoidale) festgestellt werden. Im konkreten Beispiel bedeutet dies: Im vierten Termin konnten die Keilbeintechniken zum ersten Mal ungestört ausgeführt werden. In den Terminen davor wurde sich lediglich der Evaluation halber dem Keilbein (Os sphenoidale) kurz genähert, um dann festzustellen, dass es zwar von Termin zu Termin besser wurde, die Störung jedoch noch ausreichend vorlag, um auf die Ausführung der Technik zu verzichten. (Das Phänomen zeigt sich über diese Beispiele hinaus in unterschiedlichen Ausprägungen.)

Im Beispiel ist der empfohlene Umgang mit der Überspannungsthematik aufgezeigt. Zusammengefasst: Durch Techniken, die ohne Schwierigkeiten durch Überspannungen möglich sind, kann der Gesamtspannungszustand gesenkt werden. Durch Überspannung erschwerte Techniken werden hierdurch möglich. Nicht oder schlecht mögliche Techniken gilt es zu protokollieren, um zu gewährleisten, dass die Arbeit mit darauf ausgerichtet bleibt, diesen Zustand zu verändern.

Um, über die Körperrückseite denkend, den weiteren Verlauf von den Füßen über den Nacken und die Schläfenbeine (Os temporale) weiterzuführen, kommen wir nach der Betrachtung und den Überlegungen zum Keilbein (Os sphenoidale) abschließend zum Mund und der intraoralen Arbeit.

Intraorale Arbeit

Als Erstes soll hier der bereits erwähnte Zahnärzt*innenmodus (vgl. Teil 1, Kapitel 1.5.1) wiederholend genannt werden. Die Themen der intraoralen Arbeit sind an sich noch einmal komplex und sollen hier der Vollständigkeit halber kurz aufgeführt werden. Neben den zugrunde liegenden Erfahrungen bei Zahnärzt*innen, kommt auch die von verschiedenen Methoden invasive Vorgehensweise bei Kiefergelenksbeschwerden zum Erfahrungsschatz vieler Klient*innen hinzu. Wie bei allen vorangegangenen Bereichen versuchen wir hier eine Alternative anzubieten, indem wir eine präzise Kommunikation einüben. Diesmal nicht über Worte, sondern über die Einigung auf eine Zeichensprache. So schaffen wir Raum für Einordnung und Abstufung; für mehr Ausdrucksmöglichkeiten als nur ein OK oder Nicht-OK. Demnach führen wir für gewöhnlich eine kurze Zeichensprache ein, die auch die Möglichkeit beinhaltet zu kommunizieren: „Es ist zwar gerade unangenehm, ich empfinde dies jedoch als hilfreich und spüre, wie sich Spannungen lösen; also bitte weitermachen, aber nicht noch fester/intensiver oder tiefer für den Moment.“ Dies ist bei uns der zur Seite weisende Daumen. Der nach oben gerichtete Daumen bedeutet: „Es ist nicht nur alles in Ordnung, sondern es wird auch nichts als unangenehm empfunden.” Während ein Daumen nach unten heißt: „Es ist unangenehm und ich wünsche, dass es aufhört.”

Wir leiten darüber hinaus in der Ausbildung die intraorale Arbeit mit einer Zahnfleischmassage ein. Diese soll den Klient*innen zeigen, dass wir uns Zeit nehmen und dass ein Kontakt im Mund nicht sofort auf das Problem zielt und damit potenziell schon unangenehm ist. Ob dies nun wiederum als angenehm empfunden wird, ist ebenso nicht vorauszusetzen, wie bereits in anderen Kapiteln erwähnt. Nicht alles Gutgemeinte kommt auch gut an. Z.B. kann der Begriff Massage hier als störend oder unpassend empfunden werden. Wir sprechen dann manchmal davon, dass die Speicheldrüsen und die Mundschleimhaut wie das Zahnfleisch auf den Kontakt vorbereitet werden. Dies ist für viele Klient*innen nachvollziehbarer, als überraschend eine Massage zu bekommen in einem Kontext, der keine Wellness- oder Massageintention hat.

Sammeln Sie Informationen über sämtliche Kontaktbereiche des oder der Klient*in, die für Sie relevant erscheinen. Folgen Sie dabei der Abfolge des 10-Schritte-Protokolls als Orientierung. Übertragen Sie die hier beschriebenen Kontaktqualitäten, als Potenzial auf die zu evaluierende Person. Seien Sie nun offen, herausfinden zu dürfen, auf welcher Höhe, in welchem Bereich Ihr kommunikativer Zugang zu dieser Person liegt. Wie bei der Verwendung von Techniken nutzen Sie die Kommunikation, die am stabilsten und sichersten erscheint. Bedenken Sie die Ebenen visuell, auditiv und haptisch. Bauen Sie eine Kommunikation, die bewusst alle Ebenen auf die von Ihnen gewählten Bereiche Ihres Gegenübers ausrichtet. Finden Sie Ihre individuelle Zuwendung zur liegenden Person. Sehen Sie mehrere Ebenen und damit verbundene Körperbereiche und Themen.

Die vorangegangenen Erläuterungen sollen einen Überblick darüber geben, welche Modi ggf. im Zusammenhang mit Körperbereichen und Stellen am Körper in Verbindung stehen könnten oder zumindest häufig in Verbindung stehen. Weitere Modi und die Auslösung dieser und der hier genannten Modi, unabhängig der hier benannten Körperregion, werden in Kapitel 11.2.4 aufgeführt.

11.2.3 Lokalisieren von Teilen

In diesem Kapitel möchten wir den Begriff *Teil* einführen und definieren. In unserer eigenen Aus- und Weiterbildung haben wir den Begriff **Persönlichkeitsanteil** kennengelernt. Persönlichkeitsanteile verwenden wir weiterhin. Sie sind bei uns inzwischen eine Kategorie von Teilen. Eine Definition hierzu befindet sich in Kapitel 9 unter „Persönlichkeitsanteil“.

> **Hinweis**
>
> Wir verwenden die Formulierung Persönlichkeitsanteil nur, wenn eine entsprechende Diagnose Dritter vorliegt.

Zu unserem heutigen Verständnis des Begriffs Teil oder Anteil sollen zunächst einige Beispiele aus unserer Arbeit aufzeigen, was uns zu der am Ende des Abschnitts aufgeführten Definition von Teil oder Anteil führte.

Wir haben bei unserer Arbeit immer mehr Anteile gefunden, bei denen der Begriff Persönlichkeitsanteil fast passte, jedoch einige Aspekte dabei fehlten, um hier von einer eigenständigen Persönlichkeit zu sprechen oder einem Teil einer Persönlichkeit. Vielmehr schienen es zunächst nur einzelne Empfindungen zu sein, die jedoch mehr waren als ein Modus oder eben tatsächlich nur eine Empfindung. Denn wenn wir in der Arbeit dieser Empfindung nachgegangen sind – dies bedeutet, ihr mehr Platz und Raum verschafft haben, sie im gesamten Körper gesucht und verfolgt haben und den auftretenden Effekten das Da-sein-Dürfen bestätigt haben – stellte sich heraus, dass aus diesen Empfindungen mehr erwuchs. Dies kann z.B. bedeuten, dass aus einer Empfindung heraus eine Handlung oder ein Handlungsimpuls folgte. Oder es wurde aus einer Empfindung eine Kette von Empfindungen und Gedanken, die, wenn man diesen wiederum folgte, zu Bildern, Erinnerungen oder Weiterem führten.

Als es dann Erscheinungen gab, bei denen einzelne Empfindungen oder Körperteile scheinbar einen ‚persönlichkeitscharakterähnlichen‘ Ausdruck annehmen konnten, wurde klar, dass es sinnvoll ist von Teilen zu sprechen. Ein Teil kann also eine Empfindung oder ein

Arm sein oder ein Kopf oder ein Bein. Ebenso aber auch der Verstand als Ganzes oder Empfindungsebenen wie die Herz- oder Bauchebene. Wenn von Bauchgefühl gesprochen werden kann, wenn ein Aspekt, z. B. ‚das, was ein Arm will' bzw. was für Bewegungsimpulse dort anliegen oder ‚das, was das Herz sagen würde', separat wahrnehmbar ist, nennen wir dies einen Teil. Es ist ggf. kein Persönlichkeitsanteil, wenn es eben nur ein Arm ist. Persönlichkeitsanteile können dann im Umkehrschluss auch ohne Arme auskommen, da eben eventuell zwischen dem Verstand und dem emotionalen Gefühl oder dem Bauchgefühl dieses Persönlichkeitsanteils eine Abspaltung zu dessen Arm vorliegen kann.

Eine Abspaltung wird vorliegen, wenn ‚der Wille des Arms' (die dort anliegenden Bewegungsimpulse) nicht mit der Wahrnehmung oder den Glaubenssätzen von anderen Schichten dieses Systems kompatibel ist.

Fallbeispiel

Die Wut ist im Arm in Form einer Bewegung festgehalten. Der Arm wurde abgespalten – eben nicht nur die Wut, sondern der gesamte Arm mit seiner Wut – während der Kopf ‚zu viel Angst' gespeichert hat, um diese Wut zu fühlen, denn wenn der Arm der Wut entsprechend handeln würde, hätte das in der Entstehungsgeschichte der Abspaltung negative Konsequenzen gehabt. Hier in etwa so vorstellbar: Ein Kind hätte sich mit Gewalt gegen eine körperlich und geistig übermächtige Person gewehrt. Vielleicht hat sie es sogar einmal probiert und die Erfahrung gemacht, wie schrecklich dann die Konsequenzen waren. Der Bewegungsimpuls wird in der Folge unterdrückt.

Wir sprechen von Teilen, wenn ein Aspekt gefunden wird, der nur ein Teil einer Persönlichkeit sein könnte, die abgespalten wurde. Wir kennen das Auftreten von Empfindungen, die eigentlich zu einem abgespaltenen Persönlichkeitsanteil gehören. Diese bilden dann häufig einen ersten Zugangspunkt zu diesem Persönlichkeitsanteil. Es wäre dann als ein Aspekt oder eine Empfindung des Persönlichkeitsanteils zu benennen. Wir nennen diesen Teilaspekt bereits bei seinem ersten Auftreten Teil. Also z. B. der Teil, der Übelkeit empfindet oder der Teil, der Schmerzen empfindet oder, noch konkreter, der Teil, der Schmerz in der Schulter empfindet.

Diese Benennung von Teilen in der Arbeit mit der Cranio-Sacralen Methode eröffnet die folgende Arbeitsweise: In die erweiterte Evaluation, wie sie unter anderem in Kapitel 11.2 dargestellt ist, fließen Eindrücke mit ein, die über die körperlichen Segmente eines Körpers hinaus individuelle, geistige Muster, mit abbilden. Es ergibt sich ein nicht-statisches Körperbild, welches die veränderten Reaktionsmuster und Handlungsfähigkeiten eines Menschen mit abbildet. Neben einer angespannten Struktur steht die Frage, ob ein Zustand, ein Modus über diese Struktur mit ausgelöst wird. Im Evaluationsverlauf werden erste Zusammenhänge gesammelt. Die evaluierende Person arbeitet mit der Frage: Wann, über welche Körperstellen und über welche Kontaktqualitäten wird ein Modus oder eine Empfindung ausgelöst und was empfindet dieser Teil? Es kann sein, dass zunächst nur ein Arm, der sich bei Berührung anspannt, vorliegt. Wir nennen diese Empfindung dann Teil, der sich bei Berührung anspannt und verbinden ihn in diesem Fall mit diesem Arm. Bei fortschreitender Arbeit kann es sein, dass wir über diesen genannten Teil einen ganzen Persönlichkeitsanteil finden, der eventuell in einer Situation am Arm festgehalten wurde und sich deshalb anspannt. Von der am Arm ausgelösten Empfindung ist eventuell eine Schicht, ein Persönlichkeitsanteil oder eine Ebene, ein Modus erreichbar, der sich generell bei Berührung anspannt. Diese Schicht kann jedoch durch Funktionalitätsaspekte in anderen Körperbereichen über die Jahre überdeckt worden sein.

Durch die Verallgemeinerung des Begriffs Teil, lassen wir offen, um was es sich genau handelt, wenn wir einen Effekt, einen Zustand oder eine Reaktion bei dem oder der Klient*in finden und schränken die Entwicklung eines ganzheitlichen Abbildes der zu evaluierenden Person nicht ein. Hierauf wird weiter eingegangen in den Kapiteln 8.5, 9, 11.3 und 11.4 und ist in diesen zu berücksichtigen.

Hier wird ersichtlich, dass die Arbeit mit Anteilen in einem wesentlich weiter gefassten Verständnis als der Definition aus Kapitel 9 entsprechend einen Teil unserer Arbeit ausmacht. Die Cranio-Sacrale Methode, wie wir sie hier schwerpunktmäßig darstellen möchten, hat als Grundverständnis die Reintegration und Harmonisierung von Anteilen eines Menschen auf der Ebene des Nervensystems.

Wir versuchen, die Barrieren und harten Übergänge zwischen den verschiedenen Aspekten des Seins (Teilen) durch eine Harmonisierung der Liquorbewegung zu glätten und zu lösen, um das Nervensystem wieder zu einer Einheit zurückzuführen.

Dies führt uns nun zu folgender Definition von Teilen: „Teile sind sämtliche Aspekte, Körperregionen, Organe, Empfindungen oder Modi wie Verhaltensmuster oder glaubenssatzgeprägte Eigenschaften, die auf dem Nervensystem oder am Körper unterscheidbar wahrgenommen werden können."

Ziel einer ganzheitlichen Cranio-Sacralen Körperarbeit ist es, diese Teile untereinander zu vernetzen und miteinander zu einem Ganzen zu verbinden. Im Gegensatz zu dem Zustand, den wir häufig vorfinden: dass das Empfinden eines Teils das Empfinden eines anderen Teils auszuschließen scheint. Die Integration und Harmonisierung lösen die Abspaltung und die damit verbundene Unfähigkeit zur Lösung der darin liegenden Nervenimpulse. In der Folge nehmen Symptome ab, in welchen sich diese Nervenimpulse bisher äußerten, wie etwa Schmerz, Angst oder anderes.

Pathologisierung in der Sprache vermeiden

Wir möchten Menschen nach Möglichkeit nicht pathologisieren. Des Weiteren erleichtert es die Kommunikation mit den Klient*innen, wenn wir nicht von einem Persönlichkeitsanteil sprechen, sobald sich ein erster Effekt zeigt, der auf eine Abspaltung hinweist.

Exkurs

Leider erleben wir es allzu oft, dass Klient*innen mit einer ganzen Liste von Diagnosen zu uns kommen. Jahrelange Therapien haben die Liste der Diagnosen häufig verlängert, wobei von einigen klar sein müsste, dass die Symptome entweder auf Traumatisierung beruhen oder sogar auf Medikamentierungen zurückzuführen sind. Aus unserer Sicht wäre es hier für die Betroffenen häufig sinnvoll, lediglich die Diagnose Posttraumatische Belastungsstörung (PTBS) zu bekommen und die weiteren Symptome, falls zutreffend, als Symptome zu benennen und nicht als eigene Krankheit. Es führt möglicherweise zu der Empfindung: „Jetzt, nachdem es mir eh nicht gut ging, habe ich also auch noch die Krankheit Depression, Persönlichkeitsstörung, Antriebslosigkeit, Restless-Legs-Syndrom etc."

Wichtig ist uns, das Folgende klarzustellen: Das hier Geschriebene ist ausschließlich auf unsere Arbeit bezogen. Im Kontext der Körperarbeit ist die beschriebene Vorstellung hilfreich und gibt der Arbeitsweise einen sehr gut funktionierenden Rahmen. Dies darf jedoch keinesfalls bedeuten, dass außerhalb der Anwendung selbst der Eindruck entsteht, man könne Diagnosen relativieren oder sogar annehmen, dass unterschiedliche Diagnosen sogar alle dasselbe seien. Auch darf es nicht bedeuten anzunehmen, dass alle, etwa auch nicht diagnostizierte Personen, ein bisschen mehr oder weniger etwa eine Dissoziative Identitätsstörung (DIS) oder anderes haben könnten. Hierzu noch einmal Leben (2024, S. 156):

(...) Genauso wenig kann man Innenpersonen mit den Rollen vergleichen, die man im Alltag ein-

nimmt. Dass man auf der Arbeit anders auftritt als man sich als Ehefrau, beste Freundin und Mutter verhält ist nicht pathologisch, sondern menschlich. (...) Doch auch eine Innenperson kann in verschiedene Rollen schlüpfen und immer noch sie selbst bleiben. Man kann es nicht vergleichen. Aber man darf es, um in Ansätzen unser Erleben zu verstehen, solange man nicht vergisst, dass es nur der Ansatz ist.
Zwischen den Anteilen, die jeder Mensch hat, und ganzen Innenpersonen, wie sie bei einer DIS vorhanden sind, gibt es noch weitere Abstufungen. Erlebt ein Mensch Trauma, können verschiedene Aspekte aus der Situation dissoziiert (abgetrennt) werden. Das können Emotionen, Gedankengänge oder Glaubenssätze, Geräusche, Erinnerungsbilder, Körperwahrnehmungen sein. Bei einer DIS ist es eine ganze Identität, die mehrere dieser Aspekte tragen kann. Bei Menschen ohne DIS kann es passieren, dass diese Ich-Zustände einfrieren und an einem Ort im Inneren ruhen, an dem sie nicht mehr zugänglich sind. Dann fehlt zum Beispiel die Erinnerung an ein Trauma oder die Fähigkeit Wut zu empfinden. Kommt es zu einem Trigger, der die damalige Situation wieder wachruft, können diese Zustände wieder auftauen.

Genau dieses hier beschriebene Auftauen eines Ego-State kann auf neuronaler Ebene, also ohne Trigger, durch die Cranio-Sacrale Methode erreicht werden. So können diese Zustände gelöst werden. Von daher funktioniert diese Arbeitsweise auch mit allen in dem Abschnitt genannten Aspekten, ob Teilen, Fragmenten oder Körperteilen ebenso wie mit ganzen Persönlichkeitsanteilen, die geweckt, angesprochen oder erreicht werden können. Was für unsere Arbeit funktioniert, darf nicht zu dem Gedanken führen, Menschen miteinander zu vergleichen, oder Diagnosen zu relativieren.

Hier einige Kategorien von Teilen die gefunden werden könnten:

- Persönlichkeitsanteile (definiert in ICD-11)
- Innere Kinder bzw. Inneres Kind (definiert nach Luise Reddemann)

Wir halten es nicht für sinnvoll, nur vom Inneren Kind zu sprechen. Dies ist häufig zu unpräzise. Wir haben es eher mit ‚der Dreijährigen' oder ‚dem Fünfjährigen' zu tun. Es geht nicht um das genaue Treffen der Jahreszahl. Eine intuitive Zuordnung ist für unsere Arbeit vollkommen ausreichend. Innerhalb dieser Inneren Kinder kann es ebenfalls zu weiteren Aufspaltungen kommen, sodass die unten aufgeführten Modi innerhalb der einzelnen Schichten nochmals zu einer Multiplikation dieser Anteile führen können.

- Angepasster Anteil (kann auch als Modus verstanden werden, je nach Ausprägung)
- Wutkörper (häufig voller Schmerz oder sieht nur rot, fühlt sich wie ein Feuerball)

Als Multiplikatoren müssen also hier sämtliche Kombinationsmöglichkeiten mitgedacht werden. Ein Beispiel:

- Wutkörper der dreijährigen Person,
- Wutkörper der 18-jährigen Person,
- Arm des Wutkörpers der 18-jährigen Person,
- Herz des Wutkörpers der dreijährigen Person,
- Erwachsene*r (so wird ein Teil öfter in gesprächstherapeutischen Ansätzen genannt, der dem heutigen Körper entsprechen soll).

Auch hier halten wir es nicht für sinnvoll, von nur einem Erwachsenenanteil zu sprechen. Vielmehr sollte die gesamte Komplexität der Persönlichkeitsteile und Modibildung auch auf den Erwachsenen angewendet werden. Da dieser per definitionem (sonst gäbe es keine*n Erwachsene*n) bereits als Kind mit dem Abspalten begonnen hat, wird dieser Modus wahrscheinlich auch weiter benutzt. So gibt es dann wieder einen Wutkörper des oder der Erwachsenen usw. Einige Beispiele:

- Verstand des oder der Erwachsenen,
- ressourcengestärkte*r Erwachsene*r,
- Unterbewusstsein des oder der verstandesbegabten und ressourcengestärkten Erwachsenen, welches nachts die Träume bestimmt (ein Beispiel dafür, weshalb manchmal kog-

nitive Ansätze nicht ihre volle Wirkung entfalten können, und besonders körperbezogene Symptome bestehen bleiben),
- funktionsgebundene Teile (können auch als Modi verstanden werden, je nach Ausprägung).

Für unsere Arbeit ist die hier gestellte Frage nach der Grenze nicht entscheidend. Bitte beachten Sie bei diesem Hinweis auch Teil 3, Kapitel 14.3, wo nochmals auf die Thematik der Diagnosestellung eingegangen wird. Durch die hier für unsere Arbeit vorgeschlagene Aufweichung der Grenzen soll nicht die Idee entstehen, dass durch die Lokalisation eines hier beschriebenen Effektes auf eine Dissoziative Identitätsstörung (DIS) oder anderes geschlossen werden kann. Wir verweisen ausdrücklich auf die Tatsache, dass es in diesem Buch nicht um Diagnostik geht. Ebenso ist ein Bagatellisieren durch Verallgemeinerung oder Gleichsetzung bzw. das reine Vergleichen zu vermeiden.

Fallbeispiel

Es gibt eventuell einen Anteil im Menschen, der einer beruflichen Arbeit nachgeht, einen Anteil, der das Bordell besucht und einen Anteil, der einer Sucht nachgeht, usw.
„Ab wann ist eine Innenperson eine vollständige Innenperson? Wenn sie sehr beschränkt auf einen Gedankengang, eine Emotion oder eine Handlung ist, zählt sie dann nicht eher als Fragment? Wir bestehen immer darauf, jeweils als vollständige Menschen gesehen zu werden. Dabei sind nicht alle von uns gleich vielschichtig. Es gibt Personen, die nur ein Wort sagen können und weder in der Gegenwart noch in der Vergangenheit orientiert sind. Trotzdem sehe ich bei einigen das Potenzial sich weiterzuentwickeln – vorausgesetzt, sie könnten neue Erfahrungen sammeln. Andere Anteile sind eindeutig nicht mehr als Fragmente, die eine isolierte Emotion, Erinnerung oder einen Handlungsimpuls verkörpern. Diese nehme ich als diffus und ohne Charakter wahr. Doch wo ist die Grenze?“ (Leben, 2024, S. 61)

11.2.4 Lokalisieren von Modi

In Kapitel 11.2.1 ist aufgezeigt worden, dass das Lokalisieren von Modi zu einem großen Teil mit dem Lokalisieren von Körperstellen, die Auslöser für Modi sind, in Verbindung zu sehen ist. Bisher sind auf der Suche nach Körperstellen im Evaluationsprozess in diesem Teil folgende Modi benannt worden:
- Frauenärzt*innenmodus (zieht das Bewusstsein aus einer Körperregion).
- Zahnärzt*innenmodus (bejaht die als schwierig empfundene Situation in Ermangelung einer ernst empfundenen Alternative).
- Sich-berühren-Lassen als Über-sich-ergehen-Lassen. Deutlich abgeschwächter als im Zahnärzt*innenmodus. Jedoch ausreichend unzureichend für unsere Arbeit (subtiler und schwerer zu finden). Entspannung wird von abwartendem Festhalten unterbunden.
- Luft anhalten.
- Beklemmtheit (in Hals oder Brustkorb).
- Druck auf den Schultern oder dem Brustkorb.
- ‚Die Kontrolle über das, was hier passiert, haben‘-Modus (z. B. der oder die Klient*in, der oder die sagen darf, wo und wie der Kontakt sein soll und ihn auch zurückweisen oder verweigern darf.)
- Stellen oder Vorgehensweisen, die ‚Erstarren‘ auslösen.
- Stellen oder Vorgehensweisen, die ‚Fliehen‘ auslösen.
- Stellen oder Vorgehensweisen, die ‚Kämpfen-Wollen‘, auslösen.
- Stellen oder Vorgehensweisen, die ‚Nicht-mehr-sprechen-Können‘ auslösen.

Diese Zuordnung entspricht einer Häufigkeit im Auftreten. Es kann festgehalten werden, dass alle hier aufgezeigten Modi auch an anderen Stellen oder durch Verhalten und Kommunikation zwischen Behandler*in und Klient*in ausgelöst werden können. Weitere Modi, die hier unabhängig von auslösenden Bereichen am Körper aufgeführt werden sollen:

- Sicherheit und Erdung durch mehr Druck: dadurch mehr Halt und Entspannung (ein: ‚Art-der-Behandlung-/Arbeitsweisenmodus').
- Neuronaler sympathischer Anteil, der viel redet und auf dem Behandlungstisch nicht auf parasympathische Aktivität umschaltet:
  - Redet, um sich nicht zu fühlen.
  - Kennt es nicht anders im Alltag.
  - Versucht, Erwartungen zu erfüllen.
  - Hat Angst einzuschlafen; dies ist gefährlich:
    - Man gibt sich Blöße,
    - das Innere wird sichtbar,
    - die Traumwelt kommt dann mit auf die Behandlungsliege.
- Neuronaler parasympathischer Modus: könnte auf der Behandlungsliege zu schnell einschlafen, um den Empfindungen und Themen mit dem Wachbewussten zu entkommen.
- Überangepasster Modus: überschreitet seine Grenzen, um dem Gegenüber, hier der behandelnden Person, gerecht zu werden.
- Skeptischer Modus: hat schon viele Therapien oder andere Anwendungen kennengelernt und das hat alles nichts gebracht. Denkt oder sagt: „Wieso sollte das (die hier angewendete Methode) was bringen?"
  - Angst vor fremden Orten.
  - Angst vor Berührung im Allgemeinen.
  - Angst davor, Fehler zu machen, sowohl im Gespräch als auch auf dem Behandlungstisch. Denkt oder fragt sich: "Muss ich was fühlen, muss ich was sagen?"

Modi können ausgelöst werden, wie oben beschrieben. Ggf. werden die Modi schon mit in den Raum gebracht. Eine durchaus nicht seltene Beschreibung von Klient*innen ist, dass bereits auf dem Weg zum Termin, in den Tagen vorher oder beim Betreten der Räumlichkeiten dieser oder jener Modus (s.o.) deutlich wahrnehmbar war.

Solche hilfreichen Informationen bekommen wir als Arbeitende natürlich nur von schon gut reflektierten Klient*innen. Dies kann uns helfen, unsere Arbeitsweise in dem Sinne anzupassen, dass auch das Sich-auf-den-Termin-Zubewegen im zeitlichen und auch im räumlichen Sinne ggf. noch angenehmer werden sollte. D. h. bei einer Prozessplanung – die wir ggf. hier für uns selbst vornehmen – sollte eine insgesamt weniger beängstigende Wirkung der Arbeit in den Vordergrund gestellt werden. Um es in Form von Äußerungen, die eventuell in einem Vorgespräch oder bei einer Terminvereinbarung verwendet werden könnten, zu benennen: Statt „wir können mit dieser Methode sehr schnell an die tiefliegenden Ängste, die in ihrem Körper gespeichert sind, herankommen!", eher ein „es ist wichtig, dass Sie sich mit der gesamten Anwendung wohlfühlen. Erst wenn alles in Ihrem Alltag und die momentane Arbeit auf der Behandlungsliege sich so weit wie möglich sicher und gut anfühlen, ist es sinnvoll, auch auf die unangenehmen Aspekte einzugehen, die in Ihrem Körper auch gespeichert sind."

Seien Sie offen für alles, was Ihnen begegnet, denn es ist manchmal nicht vorstellbar, was uns begegnen könnte, wenn die Rahmenbedingungen dafür gegeben sind. Leben (2024, S. 68) beschreibt, wie ein Täter*innen-Introjekt entstehen kann: „Manchmal ist es auch das Gewalt ausübende Gegenüber, das von der Psyche nachgestellt wird. Denn manchmal ist es am ungefährlichsten, wenn man einem solchen Gegenüber in Auftreten und innerer Haltung gleicht."

Offenheit gegenüber Nichtvorstellbarem oder -erwartbarem ist eine mit der Erfahrung wachsende Qualität, zu deren Erlangung wir ermutigen möchten. Seien Sie nicht überrascht, wenn sich auch unangenehme Aspekte Ihrer Klient*innen zeigen. Heißen Sie diese ebenso willkommen wie alle anderen Aspekte auch. Diese eventuell ablehnenden oder anderweitig negativen Teile sind meist die besonders hilfsbedürftigen Schichten des Seins einer Person. Die friedvolle, angepasste Fassade von Menschen benötigt meist weniger Hilfe und Unterstützung. Diese Teile sagen oder denken eher: „Nein danke, das geht schon. Ich schaffe das schon. Ist nicht so schlimm", wenn Hilfe angeboten wird. Nehmen Sie den Menschen vor sich als Ganzes wahr und erkennen Sie wenn möglich die Schichten, Modi oder Teile, die hinter einer solchen Aussage parallel anwesend sind.

11.3 Lösen von traumatisch bedingten Organeinstellungen

Ein ganzheitliches Verständnis im Viszeralraum: Im folgenden Abschnitt werden wesentliche Elemente unserer Arbeitsweise in die Arbeit mit den Organen eingebettet. Diese haben eine Allgemeingültigkeit, über die Arbeit mit den Organen hinaus. Wir haben darauf verzichtet, die allgemeingültigen Aspekte in einem separaten Kapitel vorzuschalten, um dann, einem Behandlungsprotokoll auf rein technischer Ebene folgend, durch die Arbeit mit den Organen zu führen. Durch eine solche Darstellung könnte der Eindruck verbreitet werden, die beschriebenen Techniken allein könnten Dysfunktionen der Organe regulieren. Es ist unser Anliegen darauf hinzuweisen, dass die Qualität der aufgezeigten Arbeit nicht allein darauf basiert, ‚was' gemacht wird, sondern ‚wie', mit welchem Hintergrund und damit in welchem Zusammenhang. Die ganzheitliche und traumasensible Herangehensweise wird durch Zuordnung beispielhaft in den Kontext eingeflochten.

Da das Fachbuch auch einen Lehrbuch- und Nachschlagewerkcharakter haben soll, haben wir es für sinnvoll erachtet, der vermuteten Nutzung entgegenzukommen; die wenigsten werden dieses Buch von vorne nach hinten durchlesen – auch wenn das einige Vorteile mit sich bringt. Bei einer vorangeschalteten Beschreibung der Arbeitsweise im Allgemeinen bleibt die Ausführung der Technik auf einer Ebene substanzlos und leer. Wir erhoffen uns ein tieferes Verständnis über die konkrete Wirkung unserer Arbeitsweise, wenn sie an einer bestimmten Stelle/Behandlungssituation, die somit auch einer bestimmten Emotionalität und Thematik zugeordnet werden kann, aufgezeigt wird.

Für rein technische Anleitungen, wie mit den Organen gearbeitet werden kann, existiert ausreichend Lehrmaterial im Bereich der viszeralen Osteopathie. Hier verzichten wir auf eine umfassende, den Umfang überstrapazierende Darstellung der gesamten anatomischen und physiologischen Zusammenhänge der Arbeit mit den Organen. Dieses Wissen hat Allgemeingültigkeit und kann ohne eine Verbindung mit unserer Arbeit nachgelesen werden. Hierfür eignen sich Anatomie- und Physiologie-Atlanten sowie Checklisten für Osteopath*innen, Ärzt*innen und Heilpraktiker*innen.

Zusammenwirken von Körper und Geist

Bevor in den folgenden Abschnitten auf einzelne Organe eingegangen wird, soll ein Blick auf die Auswirkung einer den Körper belastenden Situation helfen, die komplexen Wechselwirkungen zwischen den einzelnen Organen und der Gesamtverfassung des Menschen beim Lesen leichter verfolgen zu können.

Wenn es beispielsweise in Kapitel 11.3.1 um die Funktionsweise der Leber und Interventionsmöglichkeiten gehen wird, soll unserer Auffassung nach nicht der Eindruck entstehen, es werde so etwas wie eine Leberfunktionsstörung, die aus sich heraus existieren kann, behandelt.

Wir behandeln den gesamten Menschen. In den folgenden Abschnitten kann dies bedeuten, dass unsere Ausgangsposition für die Betrachtung und den Ansatz an diesem Menschen ein Organ und, hier noch genauer, eine spezifische Funktion des Organs ist. Von hier aus betrachtet und behandelt wird es wieder darum gehen, die gesamte Entstehungsgeschichte zu der eventuellen Dysfunktion oder pathologischen Veränderung der Funktionsweise mitzusehen oder mitzudenken; auch wenn wir diese eventuell noch nicht kennen oder gar nicht kennen können.

Um dieser Sichtweise gerecht zu werden, soll als Hinleitung zum hier als Erstes behandelten Organ, zur Leber, eine Funktionseinschränkung derselbigen über eine Belastungskette aufgezeigt werden. Es werden auch bei weiteren Organen Reaktionsketten dargestellt. Die Wirkkomplexe sind exemplarisch und können durch allgemeine Funktionslehre der Physiologie, Anatomie und Pathologie erweitert werden.

Gesteigerte Atemaktivität des Zwerchfells (Diaphragma) in Ruhe

Befindet sich der Körper in einer Ruheposition, müssen sich sein Organismus und alle seine Körperfunktionen dieser Situation anpassen können (Helsmoortel et al., 2002). Das hat auch Einfluss auf den peritonealen Inhalt. In Ruhe wird dieser nicht durch die Atemaktivität des Zwerchfells (Diaphragma) bewegt.

Drei Beispiele für eine Veränderung der Organeinstellung in Ruheposition sollen zeigen, wie alltäglich und unproblematisch diese zunächst verstanden werden können. Im dritten Beispiel soll dann die Brücke geschlagen werden zu einer langfristigen Veränderung des Gesundheitszustandes, der sich manifestieren kann. Hier wird die Aktivierung der Innervation mit osteopathischen oder Cranio-Sacralen Techniken als Möglichkeit aufgezeigt, die ‚gesunden' Ausgangsorganeinstellungen wieder zu ermöglichen.

- Beispiel 1: Aufgrund einer körperlichen Belastung, z.B. sportlicher Natur, liegt ein erhöhter Sauerstoffbedarf des Körpers vor. Obwohl der betrachtete Körper bereits in einer Ruheposition – etwa in Rückenlage – befindlich ist, ist die Atmung noch gesteigert. Sobald der Sauerstoffbedarf reguliert ist, wird sich auch die Atmung wieder regulieren.
- Beispiel 2: Eine große Mahlzeit kann den Organismus dazu veranlassen, dem Magen über eine Atemmobilisation von außen bei der Verarbeitung zu helfen. Hier gilt ebenfalls: Ist die Mahlzeit verdaut beziehungsweise weiter vorangeschritten, wird auch hier die Atmung reguliert sein.
- Beispiel 3: Die Atemaktivität ist durch eine psychische Erregung erhöht. Im Regelfall ist nach der initiierenden Situation, die der psychischen Erregung zugrunde lag, auch die Atmung wieder reguliert. Psychische Belastungen können über einen längeren Zeitraum wirken und haben nicht immer ein klar empfundenes Ende. Bei längerer Wirkzeit wird der Körper immer wieder in Ruhepositionen gebracht (nachts), während das Atemmuster weiter der psychischen Belastung entspricht.

Zu den Auswirkungen: Durch die anhaltende Mobilisation werden die peritonealen Strukturen an die erhöhte körperliche Belastung angepasst.

Kann sich die Atmung nicht an die Ruhesituation adaptieren und bleibt dauerhaft vertieft, kommt der Organismus in Ruhe nicht zur Ruhe. Vertieft bedeutet nicht immer eine Atmung mit einer vertieften Amplitude. Viel häufiger verschiebt sich die Atemmittellage in Richtung Inspiration. Das Zwerchfell (Diaphragma) steht dann tiefer und verursacht mit den 550 cm2 Ruheatmung im Abdomen eine räumliche Bewegung. Die Lungen funktionieren in einer Inspirationsposition, die funktionelle Residualkapazität[1] hat sich erhöht. Diese veränderte Atemaktivität ist dann eine Kompensation und Zeichen einer Dysfunktion. (Helsmoortel et al., 2002, S. 89)

Als Überleitung in die Abschnitte der einzelnen Organe soll abschließend für diese Vorüberlegungen auf Folgendes hingewiesen werden. Die Peritonealorgane werden mechanisch durch die Bewegung des Zwerchfells (Diaphragma) informiert. Ihre Funktionsweise ist je nach Organ mehr oder weniger stark von dieser Infor-

1 Residualkapazität beschreibt das Gasvolumen, welches nach einer ruhigen Ausatmung in der Lunge verbleibt.

mation abhängig. So wird der mit dem Senken des Zwerchfells (Diaphragma) zunehmende Druck auf die abdominalen Strukturen synchron dem Atemrhythmus durch eine reflektorische Erhöhung des Ruhetonus der abdominalen Körperwand unterstützt. Diese Phase nennt sich auch Kompressionsphase. Gefolgt wird diese von der Mobilisationsphase der Organe durch ein weiteres Absinken des Zwerchfells (Diaphragma). Zusammen ergibt sich ein fein abgestimmtes Spiel, welches für den Stoffwechsel und hier besonders für die Blutzufuhr in und aus den Organen verantwortlich ist. Neben der Neuroneninnervierung ist diese mechanische Information wesentlicher Bestandteil der Kommunikation der Organe mit dem Gesamtsystem und darf bei unserer Arbeit nicht außer Acht gelassen werden.

Sind Bauchorgane bereits abgesunken und in ihrer Mobilität hierdurch beeinträchtigt, wird eine neuronale (gemäß Teil 1, Kapitel 3.3 und 4.8) oder hormonelle (gemäß Teil 1, Kapitel 3.4) Innervation nicht ihr Wirkungspotential erreichen. Für die Reintegration des Organs in das Gesamtgefüge sollten alle Teile der Innervierung gesehen und bekannt sein. Somit gilt für die Arbeit an den Bauchorganen, wie ohnehin sinnvoll: Bei einer Evaluation im Sinne des 10-Schritte-Protokolls, wie in Teil 1, Kapitel 2, sollte nicht nur auf eine Funktionalität hin am Zwerchfell gearbeitet worden sein. Darüber hinaus sollte die von dort aus zum jeweiligen Zeitpunkt bereits mögliche Mobilisation der Diaphragmen bereits bearbeitet worden sein. Auch hier gilt es, die Einschränkungen, die eventuell vorliegen, zunächst so zu lassen, bevor man sich lange mit der Mobilisation einer Struktur aufhält und ggf. die Bauchorgane zu evaluieren, um die Zusammenhänge zwischen den Bewegungseinschränkungen oder Dysfunktionalitäten möglichst früh zu erkennen. Ab dann kann an allen Strukturen im richtigen Ausmaß, im Wechsel oder eben an der Stelle, wo Veränderung zum jetzigen Zeitpunkt am ehesten möglich ist, gearbeitet werden.

Die TCM-Perspektive in der ganzheitlichen Körperarbeit

Bei der Arbeit mit einigen Organen halten wir es für sinnvoll, eine Zuordnung aus dem Bereich der TCM (der Traditionellen Chinesischen Medizin) mitzudenken. Hierbei ist es uns nach wie vor wichtig, Methoden und Herangehensweisen nicht unreflektiert zu vermischen. Ebenso sind wir der Meinung, dass es wichtig ist, eine in sich so umfangreiche Sichtweise, wie sie der TCM zugrunde liegt, nicht in einen Nebensatz zu zwängen und damit zu erklären oder ein vollumfängliches Verständnis suggerieren zu wollen.

Die hier aufgezeigten Parallelen zur TCM sind aus unserer praktischen Erfahrung so offensichtlich und eindeutig, dass wir es für fahrlässig halten, nicht darauf zu verweisen. Es besteht hier also nicht der Anspruch, die TCM zu verstehen oder zu integrieren, sondern lediglich eine Möglichkeit, Wissensquellen zu vernetzen, da es offensichtlich eine Erfahrungs- und Erkenntnisgemeinsamkeit gibt.

11.3.1 Arbeit mit der Leber (Hepar) und Gallenblase (Vesica fellea)

In der TCM ist die Leber (Hepar) einem Organkomplex zugeordnet. Dieser wiederum ist den Wandlungsphasen zugeordnet, die in unserem Sprachgebrauch meist als die fünf Elemente bezeichnet werden. Die Leber (Hepar) ist hierüber der Wandlungsphase Holz zugeordnet. (Hempen, 2001)

Über diese Zuordnung lässt sich weiter ableiten, wie die emotionalen Gemütszustände des Menschen mit den Organen und deren Aktivität zusammenhängen. Wie oben bereits geschrieben, soll dieses Wissen und dieser Ansatz hier nicht weiter vertieft oder erklärt werden. Es genügt uns an dieser Stelle, das vereinfachte und kurzgehaltene Ergebnis dieser so umfangreichen und über lange Zeit gewachsenen, erfahrungsbasierten Sichtweise mit hinzuzubringen. Für das vorliegende Buch ist aus unserer

Sicht interessant zu wissen, dass die Leber der Emotion Wut zugeordnet wird, „sie ist der Sitz dieser Gefühle". (Upledger, 1999, S. 127)

Hier ist durch das Zitat von Upledger eine frühere Zuordnung von Leber (Hepar) zur Wut in der Osteopathie gegeben. Es ist dieser Gedanke, der uns für ein allgemeines Verständnis unserer Arbeit helfen soll, eine ausführliche und zutreffende Evaluation mit einer Vorgehensweise zu verknüpfen, die zur Gesundheit und nicht zu weiteren Schwierigkeiten oder zur Verlagerung eines Problems beiträgt.

Im Beispiel der Leber (Hepar) bedeutet dies konkret: Sind wir an dem Punkt bei einer Behandlungssequenz oder Einzelbehandlung angelangt, an dem es sinnvoll erscheint, an oder mit der Leber (Hepar) zu arbeiten, sollte abgeklärt sein, ob die betroffene Person neben den Indikatoren, die auf körperlicher Ebene ggf. auf die Arbeit mit der Leber (Hepar) verwiesen haben, frei oder weitestgehend frei von psychomentalen Einflüssen ist, die eine Problematik der Leber (Hepar) eventuell verursachen.

Mit anderen Worten: Vergewissern Sie sich, dass der Kaffeelöffel aus der Tasse entfernt wurde, wenn ihr oder ihre Klient*in von stechendem Druckschmerz im Auge berichtet (der immer nur auftritt, wenn er oder sie einen Schluck Kaffee trinkt). Ist die betroffene Person gezwungen, Wut – ggf. weiterhin – zu unterdrücken, um die aktuelle Lebenssituation aufrecht zu erhalten und eventuell das Funktionieren im Alltag zu ermöglichen, so wird eine vollständige Regulation der Leber (Hepar) noch nicht gelingen.

Unterdrückte Wut gehört – leider – nach allem, was wir von unseren Klient*innen über die Jahre gehört haben und wie uns im Austausch mit unseren Kolleg*innen aus den psychologischen Praxen bestätigt wird, zu den prägenden Elementen einer Erziehung, die dem Kind die Wut als etwas Negatives spiegelt. Auch hier möchten wir auf die umfangreiche Literatur verweisen, die es bereits zu diesem Thema gibt. Für uns soll an dieser Stelle genügen festzuhalten: Eine bilanzierte Einstellung zur Wut ist eher die Seltenheit. Umso wichtiger ist die Anwendung der folgenden Techniken, um dazu beizutragen, dass diese Regulation auf der körperlichen Ebene betrieben werden kann.

Kontaktaufnahme mit der Leber (Hepar) – Evaluation

Für eine Kontaktaufnahme mit der Leber (Hepar) sitzen Sie rechts von dem oder der Klient*in und schieben Sie Ihre linke Hand auf Höhe des unteren Rippenbogens auf die dorsale Seite. Dann nehmen Sie Kontakt mit der rechten Hand auf der ventralen Seite, ebenfalls auf Höhe des unteren Rippenbogens, auf (**Abbildung 70**). Anders als in der Viszeralen Osteopathie verzichten wir in den meisten Fällen darauf, den oder die Klient*in in die Seitenlage zu bitten. Ebenso wie wir in fast allen Fällen mit weitestgehend bekleideten Menschen arbeiten und eine Stoffschicht bei der Evaluation zwischen den palpierenden Händen und der Haut der Klient*innen nicht als Problem empfinden, verzichten wir hier lieber auf einige Möglichkeiten der Präzisierung in der Evaluationsphase. Wir sehen den Vorteil des Sich-geschützt-Fühlens der Klient*innen und ermöglichen damit unseres Erachtens die emotionale Öffnung, die häufig wenige Minuten nach der hier beschriebe-

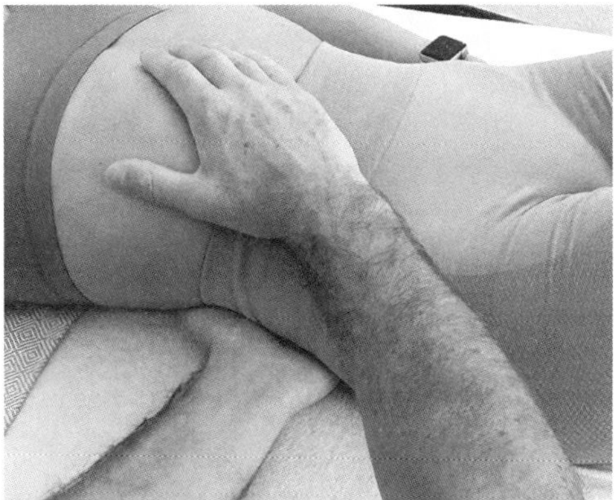

Abbildung 70: Handhaltung Leber und Gallenblase. Ein Rumpf wird seitlich gehalten, auf Höhe der Leber, unterhalb des rechten unteren Rippenbogens.

nen Kontaktaufnahme bereits beginnt. Diese emotionale Öffnung passt nicht zu einer in Unterwäsche befindlichen Person, die zu Untersuchungszwecken auf der Seite und dann wieder auf dem Rücken liegend unseren Anweisungen folgt. Die gesamte Situation bekommt so einen vertrauensvolleren Charakter als eine eher medizinisch wirkende Untersuchung des Körpers und seiner Organe. Aus dieser Position halten wir den Bereich, in dem sich die Leber (Hepar) befindet.

Hinweis

Wenn sich die Leber (Hepar) als Organ palpieren lässt, liegt nach Helsmoortel et al. (2002) bereits eine Dysfunktion vor.

Dysfunktionen der Leber (Hepar) gibt es zahlreiche und es würde den Umfang dieses Buches überfordern, auf diese einzugehen und eine entsprechende Behandlung dazu anbieten zu wollen. Stattdessen soll ein Überblick über die Tendenzen gegeben werden, zu denen eine Leber neigt. Die Diagnose und Behandlung spezifischer Dysfunktionen gehört in das Arbeitsfeld der Viszeral-Osteopath*innen, Heilpraktiker*innen und Ärzt*innen. Diese können mit umfangreichen Klang- und Reaktionstests die einzelnen Dysfunktionen recht zuverlässig diagnostizieren. Auch eine Behandlung der Dysfunktionen ist mit den viszeralen Techniken der Osteopathie möglich. Diese können in vielen Fällen auch eine Alternative zu einem operativen Eingriff bieten. Ein Beispiel hierfür ist das Öffnen des Oddi-Sphinkters. Während der oder die Osteopath*in lediglich mit einem Finger die Ringmuskulatur durch Druck und leichte vibrationsartige Bewegungen versucht zu lösen, um den Abfluss aus der Bauchspeicheldrüse wieder zu ermöglichen oder zu verbessern, wird hier in manchen Fällen zu einem Durchtrennen der Muskulatur geraten, ohne Obiges manuell, nichtinvasiv versucht zu haben. Sollte eine diagnostizierte Dysfunktion wie der oben beschriebene Leberstau vorliegen, so sollte immer zu den entsprechenden Fachleuten verwiesen werden!

Neben einer Dysfunktion, die ggf. einen operativen Eingriff erfordert, gibt es jedoch zahlreiche Abstufungen, die unter der Schwelle einer Diagnose liegen. Besonders in diesen Fällen kann die hier beschriebene Arbeitsweise eine sanfte Alternative darstellen. Des Weiteren kann, wenn eine Diagnose vorliegt, zusätzlich und ergänzend und in Absprache mit allen Beteiligten hiermit eine hervorragende Ergänzung angeboten werden.

Im Folgenden soll also davon ausgegangen werden, dass entweder kein diagnostizierter Leberstau oder eine andere Leberdysfunktion besteht oder es sich um eine sehr leichte Variante handelt und die Vorgehensweise mit allen Beteiligten abgesprochen ist, um nicht einer eventuell notwendigen medizinischen Intervention ungewollt die Initiierung von Klient*innenseite aus zu nehmen. Es wird jedoch ebenso davon ausgegangen, dass wir bei der Evaluation zumindest einen Eindruck von Dysfunktionalitäten auffinden. Ansonsten müsste das Folgende als eine Prävention verstanden werden. Ebenso ist eine Anwendung im Sinne einer Rehabilitierung denkbar.

In der Evaluationsposition bekommen wir einen Eindruck von der Region zwischen unseren Händen. Während wir möglichst unvoreingenommen wahrnehmen, gehen wir die folgenden Themenbereiche, die die Funktion der Leber betreffen, geistig durch.

Leberstau

Entsteht der Eindruck, dass es sich zwischen den Händen zu voll, zu fest, zu schwer, zu flüssigkeitslastig anfühlt? Sollte dies der Fall sein, vergegenwärtigen Sie sich die Zu- und Ablaufbereiche von Flüssigkeiten der Leber. Hier haben wir den bereits thematisierten Abfluss von Gallenflüssigkeit in Richtung Gallenblase. Dieser könnte im Bereich des Oddi-Sphinkters gestaut sein. Die Leber bekommt ihr sauerstoffreiches Blut über die Leberarterie (Arteria hepatica) und die nährstoffreiche, aber sauerstoffarme Versorgung erfolgt über die Pfortader (Vena portae). Sollten sich Stauungen in diesem Bereich befinden, können diese bis in die Halsvene zurückstauen. Von daher ist es sinnvoll bei der Evaluation der Leber, den Fokus nicht zu eng auf das Organ allein zu richten. Versuchen Sie, die Bewegung des Zwerchfells visuell und haptisch genauso mit in die Betrachtung zu nehmen wie die Halsvenen. Die Leber (Hepar) ist im Bereich der Area nuda mit dem Zwerchfell verwachsen und somit dort fixiert. Über die Beobachtung der Atembewegung kann ein guter Eindruck über die Funktionsweise und Mobilität der Leber (Hepar) erhalten werden. Dies gilt ggf. in umgekehrter Kausalität. Da die Funktionalität der Leber (Hepar) von der Bewegung des Zwerchfells (Diaphragma) abhängt, kann eine Funktionsstörung oder Einschränkung der Leber (Hepar) von einer entsprechenden Mobilitätseinschränkung des Zwerchfells (Diaphragma) hervorgerufen werden. Ebenso kann eine abgesunkene und flüssigkeitsüberfüllte Leber am Zwerchfell (Diaphragma) ziehen und die Mobilität dieser einschränken. Diese gegenseitige Beeinträchtigung und Abhängigkeit der Bauchorgane und Funktionen untereinander zeigt, wie wichtig es ist, nicht in die Pathologisierung eines Organs zu verfallen, wenn hier eine Funktionalitätsstörung gefunden werden konnte.

Die Pumpbewegung des Zwerchfells drückt mit der Einatmung auf die intraperitonealen Organe. Hierdurch wird Blut aus diesen herausgedrückt. Mit der Ausatmung wird Blut in die Organe gesaugt. Die Leber (Hepar) bekommt so in erster Linie das nährstoffreiche Blut aus der Pfortader (Vena portae). Hier befinden sich Nährstoffe, die teilweise weiterverarbeitet werden müssen, um ihren weiteren Bestimmungswegen folgen zu können. Auch hier soll auf die existierende Literatur verwiesen sein, um sich die vielen Aufgaben der Leber (Hepar) zu vergegenwärtigen. Es ist in der Position wichtig, einen Überblick über die Flüssigkeitsbewegungen in und aus der Leber (Hepar) zu bekommen sowie eine Vorstellung von ihrer idealen Mobilität zu haben, um Abweichungen hiervon erkennen zu können.

Nun beobachten wir die Beweglichkeit der Leber (Hepar), indem wir der Bewegung, die sie durch die Bewegung des Zwerchfells (Diaphragma) machen müsste, folgen. Wir halten dabei lediglich mit sanftem Druck aus der Ausgangsposition die Flanke des oder der Klient*in im Bereich des unteren Rippenbogens.

Bei den folgenden Techniken haben wir nicht den Anspruch einer zielgerichteten Korrektur, einer aus der Evaluation abgeleiteten Notwendigkeit heraus. Vielmehr nehmen wir diesen ersten Eindruck und beobachten, wie die Leber (Hepar) und der gesamte Mensch, an dem wir arbeiten, auf die einzelnen Schritte reagiert.

Lösen des Oddi-Sphinkters: Im Gegensatz zu den osteopathischen Techniken der großen Verbände versuchen wir nicht, mit dem Finger bis auf den Muskel vorzudringen. Wir vergewissern uns über die ungefähre Lage und kommen mit der ventralen Hand, die vom unteren Rippenbogen gelöst wird, vom Querdarm (Colon transversum) aus, dem Gallengang folgend Richtung Gallenblase (Vesica fellea). Wir versuchen, einen Bereich der Leber (Hepar) und die Gallenblase (Vesica fellea) bis zum Querdarm (Colon transversum) unter vier aufgestellte Finger zu bekommen. Mit den vier aufgestellten Fingern gehen wir, im Sinne der Cranio-Sacralen Körperarbeit, mit 5–20 g Gramm Behandlungsdruck – der Druck durch die oberste Schicht der Bauchdecke darf ggf. deutlich über 20 Gramm liegen, um überhaupt in den Viszeraltrakt zu wirken – auf den Gallengang. Den Gallengang erreicht, beginnen wir mit einem Zug nach cranial. Es handelt sich um einen Cranial-Lift des Gallengangs.

Während die rechte Hand konstant den Cranial-Lift des Gallengangs aufrechterhält, kann mit der linken Hand bei Bedarf die Pumpbewegung der Leber (Hepar) unterstützt werden, die ggf. durch Absinken und Flüssigkeitsüberfüllung oder eingeschränkte Zwerchfell-Bewegungen nicht mehr ideal arbeitet. Hierbei kann und sollte sich die Zwerchfell-Bewegung zu Nutze gemacht werden. Die Pumpsaugwirkung wird verstärkt, indem die Leber beim Heben des Zwerchfells (Diaphragma) zurückgehalten wird. Die Pumpdruckbewegung wird verstärkend unterstützt, wenn die Zwerchfell-Bewegung auf die Leber (Hepar) drückt, und damit in ihrer Deszendenz gefördert wird. So bekommen alle an die Leber (Hepar) gebundenen Flüssigkeitssysteme eine Unterstützung. Dies bedeutet, der venöse Blutfluss über die Hohlvene (Vena cava) kann verbessert werden, da die Ansaugbewegung verstärkt wird. Die Ausleitung von Schadstoffen und die Weiterleitung von Nährstoffen werden verstärkt. Die Leber (Hepar) wird in ihrer Arbeit mechanisch unterstützt. Hierdurch wird auch die Mobilität der Leber (Hepar) gefördert. Dies senkt den Stress in der Leber selbst und in den umliegenden Strukturen in den meisten Fällen bereits deutlich.

Der Oddi-Sphinkter (Musculus sphinkter Oddi) wird unterstützt und über seine Innervation reguliert und relaxiert. Sollte dies zum jetzigen Zeitpunkt noch nicht passiert sein, ist bei entsprechendem Bedarf ein deutliches „Blubb" unter den Fingern zu palpieren, wenn sich die Struktur meist plötzlich entspannt. Wechseln Sie mit der linken Hand auf die gegenüberliegende Seite und nehmen Sie Kontakt zu den innervierenden Nervensträngen der Region auf. Dies bedeutet zunächst einfach ein Halten, eher großflächig mit der rückseitigen Hand, die mit einer hebenden (ventral gerichteten) Qualität die Strukturen lokal entlastet. Hierbei versuchen wir nicht, einzelne Nervenstränge zu palpieren oder zu treffen; tragen oder heben Sie die Region als Ganzes. Unterstützen Sie so die Arbeit der haltenden Strukturen und entlasten Sie Teile des Nervensystems, die diese innervieren (Ganglion coeliacum), gelegen in der oberen Bauchhöhle, Aorta.

Sollte die Region weiterhin fest wirken, gehen wir der Vermutung nach, dass die versorgenden sympathischen Strukturen nicht loslassen können, da von höheren neuronalen Ebenen noch neuronales Feuer aufrechterhalten wird. Die sympathische Versorgung der Gallenwege erfolgt aus dem thorakalen Mark (Th6–9). Es zieht in den Eingeweidenerven (Nervi splanchnici) unverschaltet durch den Grenzstrang (Truncus sympathicus) zum Ganglion coeliacum, wird dort verschaltet und läuft mit den Arterien zu den Gallenwegen. Demnach wechseln Sie mit der linken Hand auf der dorsalen Seite, je nachdem, welche Höhe bequem erreichbar ist, in den Bereich von Th6–9. Auch hier ist die Intention nicht das genaue Treffen eines Nervs. Es genügt meistens, nachdem dem Körper die Region durch die bisherigen Maßnahmen ausreichend gezeigt worden ist, in der Überprüfung und Regulation gewünscht sind, den Impuls des Loslassens in diesen Bereich des Nervensystems zu transportieren. Das Transportieren dieses Impulses erfolgt durch die eigene Haltung; also eine eigene geringe Spannung im Nervensystem, zumindest in den Regionen der arbeitenden Hände. Besonders bei dem Positionswechsel der Hand in den höheren Bereich ist darauf zu achten, die eigene neutrale Präsenz nicht zu verlieren und ggf. ungeduldig den nächsten Schritt auszuprobieren, damit diese Region sich entspannt.

Wichtig ist die Entspannung des Bauchraums, das Unterstützen der Region mit der rechten Hand, was sich über die gesamte Anwendungszeit bis hier nicht verändert hat, und das leichte Aufeinanderzuführen beider Hände. Durch das Aufeinanderzuführen beider Hände ergibt sich ein Bereich, der auf diese Art und Weise gehalten ist. Dieser Bereich umfasst Erfolgsorgan und gut erreichbare Versorgungsbahnen. Diese Bereichsdefinition ist auf andere Regionen übertragbar. Auch in der neuen Position, die dem nun größeren Bereich, wieder als funktionale Einheit wahrgenommen, unterstützend Halt gibt, sehen Sie den gesamten Menschen und sehen Sie gegebenenfalls die Quellen der Spannung. Beachten Sie die Evaluation gemäß Kapitel 10.3.2 und Kapitel 10.4.1.

Entspannt sich das Erfolgsorgan noch nicht im gewünschten Ausmaß, kann die Idee aufgegriffen werden, zunächst andere Bereiche zu entspannen, die mit dem neu definierten Bereich in Verbindung stehen. Auch das Öffnen der Behandlung auf die Gesprächsebene kann weiterhelfen. Eventuell kommt über das Nachfragen, wie es dem oder der Klient*in zurzeit geht, eine weitere Dimension hinzu, die erklärt, auf welcher Ebene nun gearbeitet werden sollte. Es kann sein, dass Bilder, Erinnerungen oder Empfindungen bei Klient*innen auftauchen, während an der Leber und dem Gallengang gearbeitet worden ist. Eventuell zeigt sich hier eine mit der Emotion Wut verbundene Situation, in der Wut nicht erfolgreich gelebt werden konnte. Dies führt uns zu einer Definition von Wut, die wir in Sitzungen den Klient*innen näherbringen. Diese Definition von Wut ist über gesellschaftliche Konzepte in erster Linie eine gesundheitlich-physikalische Definition.

Definition von Wut

Wut ist eine für den eigenen Organismus positive Energie (neuronale Reaktionskette, mit Freisetzungen motorischer und endokriner Reaktionsketten), die freigesetzt wird, um sein Außen so umzugestalten, dass es einem weniger oder gar nicht mehr schadet! Viele Klient*innen sind über diese Definition und Erklärung überrascht, denn sie hielten Wut für etwas Schlechtes. Hierauf wird weiter unten in Kapitel 11.4 eingegangen.

Nachdem nun eventuell der Abfluss über den Gallengang erleichtert ist, wird der gesamte Stoffwechsel, der hauptsächlich über die Hohlvene (Vena cava) sowie die Zwerchfell-Bewegung reguliert wird, wieder in den Fokus genommen. Hierzu wird die Mobilität der Leber wieder beobachtet und in allen Dimensionen unterstützt.

Aus physiologischer Sicht ist der Zusammenhang zwischen Wut und Leber durch die Tatsache bedingt, dass die Leber bei Stress durch Abbau von Glycogen schnell Energie freisetzen kann. Diese schnelle Energie wird, wenn sie nicht, wie oben beschrieben, zur Umgestaltung der Umwelt genutzt werden kann, als Stress empfunden. Die Stressempfindung basiert auf den neuronalen Reaktionsketten, die motorische und endokrine Reaktionsketten bereits ausgelöst hatten (s. o.).

Mittels der folgenden Technik werden die bereits ausgelösten Reaktionsketten weitergeführt und zu einem Abschluss gebracht. Um die Komplexität der neuronalen, motorischen und endokrinen Reaktionsketten zu bedienen, beginnen Sie im Idealfall am Ursprung. Lokalisieren Sie mittels der Evaluation gemäß Teil 1, Kapitel 5 den Ursprung und verfolgen Sie von dort aus die Leitungsbahnen bis zu ihrer Innervationsstelle. Von dort ausgehend projizieren Sie die Leitbahnen der Ihnen bekannten Reaktionsketten bis zum Erfolgsorgan. Führen Sie in mehreren Sitzungen Reaktionsketten zu einem Abschluss; gemäß Kapitel 11.4 und für die Leber Kapitel 11.4.3

Mobilisation der Leber (Hepar)

Bei der Mobilisation der Leber (Hepar) ist das Vorgehen, die Leber (Hepar) in den Bewegungen zu unterstützen, die sie von sich aus machen würde, wenn sie vollkommen uneingeschränkt wäre (Mobilitätsfreiheit). Hierzu werfen wir zunächst einen Blick auf diese Bewegungen. Eine grobe und ungefähre Vorstellung der Mobilität der Leber (Hepar) genügt für die beschriebenen Techniken. Es ist das Fühlen und Beobachten, welche Reaktionen durch die unterstützenden Bewegungen ausgelöst werden und diesen Hinweisen des Körpers zu folgen und zu vertrauen. Denn die Mobilität der Leber (Hepar) ist sehr komplex. Eine vollständige dreidimensionale Vorstellung dieser Roll-, Kipp- und Sinkbewegungen, die auf der rechten und linken Seite auch noch unterschiedlich ablaufen und im Verlauf eines Atemzuges in mehrere Phasen unterteilt werden können, wäre eine an sich bereits herausragende kognitive Leistung. Darüber hinaus müssten sehr fundierte Studien dieser Mobilität zugrunde liegen. Wenn wir von unseren Auszubildenden eine solch komplexe räumliche Vorstellung von der Bewegung jedes Organs voraussetzen würden, müssten wir in unserer Ausbildung einen sehr hohen zeitlichen Aufwand auf das Erlernen dieser komplexen Bewegungen der Organe legen. Wir stellen jedoch fest, dass dies nicht nötig ist, viel mehr braucht der oder die Auszubildende die Erfahrung, welche emotionalen Zusammenhänge sich zeigen und sollte an die Hand genommen werden, diese zu begleiten und auch für die oder den Klient*in erklärbar zu machen. Das Unterrichten einer Informationsphase steht für uns im Vordergrund, gegenüber der Genauigkeit im Ablauf der Mobilität in den verschiedenen Phasen eines Atemzugs.

Mobilität der Leber (Hepar)

Da die Leber (Hepar) im Bereich der Area nuda am Zwerchfell (Diaphragma) fixiert ist, ist ihre Mobilität in diesem Bereich synchron mit der Zwerchfell (Diaphragma)-Bewegung.

Wenn Sie sich beim Lesen nicht sicher sind, wie sich das Zwerchfell (Diaphragma) bei der Atmung bewegt oder laut Lehrbuch bewegen sollte, verweisen wir an dieser Stelle auf die Literatur, die dies sehr umfangreich abbildet – bis hin zu der Entwicklung von verschiedenen Thorax-Formen und damit verbundenen Hinweisen, um was für einen Atemtyp es sich bei dem vor uns liegenden Menschen handelt. Für unsere Betrachtungen genügt die vereinfachte Sichtweise, dass es sich um ein Absenken des Zwerchfells handelt, welches den gesamten Peritonealraum komprimiert und herunterführt. Für uns ist es von wesentlicher Bedeutung, den vor uns liegenden Menschen zu sehen, zu fühlen und, was die Atmung betrifft, auch zu hören. Inwieweit hebt und senkt sich der Brustkorb? Wie viel der Ruheatmung wird durch ein Heben der Bauchdecke sichtbar?

Für die Beweglichkeit der Leber ist es sinnvoll, die Begrenzung zunächst nach oben zu mobilisieren. Durch eine vertiefte Einatmung könnte der Druck auf die Leber noch vergrößert werden. Wenn wir die Klient*innen bitten, diese bewusst in den oberen Bereich des Brustkorbes zu führen, hebt sich das Rippengerüst mehr an und anstatt einer Kompression auf die Leber können wir eine Sogwirkung auf den Viszeralraum wahrnehmen. Nun können wir durch unseren bereits seit mehreren Minuten verbesserten Kontakt zur Leberregion den gesamten Bereich der Leber (Hepar) caudal halten. Hierdurch bekommt die Leber (Hepar) mehr Raum. Der Innendruck nimmt ab und es kann mehr frisches Blut in die Leber (Hepar) gelangen; sowohl vom sauerstoffreichen Blut über die Leberarterie (Arteria hepatica) als auch vom nährstoffreichen und sauerstoffarmen Blut über die Pfortader (Vena portae). Diese Sogverstärkung kann je nach Bedarf für drei oder auch 20 Atemzüge durchgeführt werden. Beobachten Sie, ob es Ihrem oder Ihrer Klient*in leichtfällt, auf die beschriebene Weise zu atmen, oder ob es sich wie eine Belastung anfühlt. Im zweiten Fall belassen Sie es bei wenigen Atemzügen und arbeiten an anderen Bereichen wie dem Brustkorb, Selbstbewusstsein oder an Ängsten, was es herauszufinden gilt. Ggf. kann dies mit den Glaubenssätzen/Grundannahmen zusammenhängen, die weiter unten besprochen werden, oder aber mit Festigkeiten auf struktureller Ebene. Dann gilt es eventuell die Techniken des 10-Schritte-Protokolls weiterzuführen und die Rahmenbedingungen im Auge zu behalten, inwieweit Veränderung für den vor uns liegenden Menschen jetzt möglich ist.

Ist die Leber (Hepar) über einen längeren Zeitraum durch ein manifestiertes verändertes Atemverhalten gestresst, wie in der Einleitung dieses Abschnitts beschrieben, reagieren die Strukturen in der Leber (Hepar) ebenfalls auf diese Veränderungen und manifestieren ihr eigenes Muster. Für die Außenwand der Leber (Hepar) bedeutet dies mit ziemlicher Sicherheit eine Erhöhung der Festigkeit. Diese Festigkeit ist über den Sympathikus reguliert. Hier ist es sinnvoll, sich die neuronale Versorgung visuell zu vergegenwärtigen.

Entspannung der sympathischen Innervation

Der Orthosympathicus kommt von Höhe Th6–9, zieht unverschaltet bilateral durch den Grenzstrang (Truncus sympathicus) und läuft als Eingeweidenerven (Nervi splanchnici major) durch beide Zwerchfellschenkel (Crura diaphragmatica) zum Ganglion coeliacum. Dort werden die Fasern verschaltet und laufen gemeinsam mit den Gefäßen zur Leber (Hepar). Das Ganglion coeliacum lässt sich nicht direkt palpieren, letztendlich zielt die folgende Haltung jedoch auf eine Kalibrierung desselben ab. Um die sympathische Innervation zu entspannen, nimmt man Kontakt von dorsal im Bereich von Th6–9 auf, um vom Grenzstrang her auf das Ganglion zu wirken, während die andere Hand von ventral, unterhalb des Brustbeins (Sternum), an Leber (Hepar) und Magen (Gaster) vorbei auf das Ganglion zielt. Nun liegt die neuronale Versorgung der Leberwand zwischen beiden Händen. Wir empfehlen in dieser Position zunächst einen Moment zu verweilen, um eine gute Verbindung zum elektromagnetischen Innervationsgeschehen der Leber (Hepar) aufzubauen.

Nun gilt es, die Verbindung zum neuronalen Geschehen nicht aus der Wahrnehmung zu verlieren, wenn mit den Händen so weit nach lateral gearbeitet wird, dass die Bewegung der Leber (Hepar) wieder gut begleitet werden kann. Jetzt kann die Leber in ihrer Mobilität begleitet werden. Hierbei gibt es viele verschiedene Spielmöglichkeiten, die nicht in ein festes Schema oder ein Behandlungsprotokoll gezwängt werden sollen. Vielmehr möchten wir eine grundlegende Vorgehensweise beschreiben, die dann im Einzelfall selbst erprobt und gestaltet werden kann.

Die Leber (Hepar) wird bei ihrer Mobilität unterstützt, indem die Bewegung des Zwerchfells (Diaphragma) aufgenommen und begleitet wird. Hierbei ist es sinnvoll sich die Fixation der Leber (Hepar) über die beiden Dreieckbänder (Ligamentum triangulare) zu vergegenwärtigen. Da sich die beiden Hemisphären des Zwerchfells (Diaphragma) unabhängig voneinander und in entgegengesetzter Richtung rotierend bewegen, wird über die Dreieckbänder (Ligamentum triangulare) auch eine unterschiedliche Information in die linke und rechte Seite der Leber gegeben. Deren Bewegung wird hierdurch komplexer. Sutherland berichtet davon, wie Still, sein Lehrer, immer wieder davon sprach, die Leber umzudrehen,

Grundlegendes zur Arbeit mit den Organen

Wir halten es für sinnvoll, die Kontaktaufnahme mit den versorgenden Ganglien und Nervensträngen in die Behandlung eines Organs miteinzubeziehen. Hierdurch können wir wesentlich geringer invasiv mit den Organen arbeiten und erhalten einen langanhaltenden Effekt. Als Grundidee kann festgehalten werden, das Organ in einer Funktion zu unterstützen, indem Halt gegeben und Mobilität unterstützt wird wie auch Veränderung, die währenddessen geschieht, auf neuronaler Ebene zu transportieren, indem wir die für uns in der Cranio-Sacralen Arbeit gewöhnliche Integration von neuen Bewegungsmustern in das Nervensystem unterstützen. Dies geschieht durch die Aufrechterhaltung des Fokus auf die Bewegung der Cranio-Sacralen Flüssigkeit und die damit verbundenen neuronalen und elektromagnetischen Phänomene, wie sie bereits weiter oben beschrieben worden sind (vgl. Teil 1, Kapitel 1.4.2. u.a.).

Wir sind darüber hinaus der Auffassung, dass dies der Ursprung der Osteopathie und auch der Viszeralen Osteopathie gewesen ist, wenn wir in die alten Texte und Briefsammlungen der Gründungsväter schauen (zum Beispiel: Becker, 2007; Hartmann, 2008, 2005)

Die Fixierung auf die einzelnen Organe und eine direkte ‚Technik-pro-Problem-Lösung', die sich entwickelt haben, könnten einer Hofierung schulmedizinischen Denkens geschuldet sein. Es geht hierbei um Abrechnungsposten und klare Indikationen. Diese Entwicklung sehen wir eher kritisch. Die Einbindung in ein ganzheitliches Behandlungskonzept bei langanhaltenden Indikatoren im Viszeralraum scheint für eine Nachhaltigkeit der Interventionen notwendig.

ohne jedoch näher darauf einzugehen (Hartmann, 2008). Dies ist ein Hinweis darauf, wie unkonkret damals teilweise vermittelt wurde. Trotzdem sind die entscheidenden Aspekte vermittelt worden, um eine funktionierende Methode weiterzuentwickeln.

Eine darüber hinausgehende Möglichkeit ist, wie bereits bei der Entstauung gezeigt, dass ein Bereich der Leber (Hepar) in seiner Bewegung zurückgehalten wird, während ein anderer Bereich in die Bewegung begleitet wird. Dies führt zu einer Streckung oder Komprimierung der Leber (Hepar) oder einzelner Bereiche. So müsste in ihrer Mobilität auch ein Nach-außen-Rollen stattfinden, welches ebenso zurückgehalten wie unterstützt werden kann. Die Rotation organisiert sich um die Hohlvene (Vena cava). Dies zu wissen ist hilfreich, um die Hände an den Fulkren platzieren zu können, um die sich die Leber (Hepar) organisiert. Ebenso ist die Lage der sichelförmigen Bauchfellduplikatur (Ligamentum falciforme hepatis) interessant, um die Organisation der Bewegung besser nachvollziehen zu können. Neben der zu unterstützenden Mobilität im Bauchraum kommt hier die interne Mobilität der Leber (Hepar) hinzu; auch Motilität genannt. Der linke Lappen (Lobus) rotiert in der Inspirationsphase des Zwerchfells (Diaphragma) nach dorsal, während der rechte eher nach ventral rotiert. Hierdurch kommt es zu einer Verwringung innerhalb der Leber. Sowohl die Kenntnis über dieses Verhalten als auch über die Tatsache, dass das Dreieckband (Ligamentum triangulare) bis zum Mageneingang reicht, können bei der Mitbewegung der Leber helfen. Die Verbindung des Dreieckbands (Ligamentum triangulare) zum Mageneingang sorgt für eine häufig stressende Fixation der Leber an die Magenregion.

Diese Spannung kann zunächst temporär entlastet werden, indem Leber (Hepar) und Mageneingang aufeinander zubewegt werden. Das Aufeinander-Zubewegen der Hände kann als ein allgemeingültiges Werkzeug zur Erzeugung eines Entspannungsmoments von Strukturen festgehalten werden.

Da eine Hand ggf. immer noch im Bereich des Ganglion coeliacum liegt, kann diese nun Kontakt mit dem Bereich des Mageneingangs aufbauen, während die andere Hand von dorsal lateral die Leber dem Magen entgegenbringt. Durch die temporäre Entspannung des Dreieckbandes (Ligamentum triangulare) ergibt sich in fast allen Fällen eine spontane Entspannung der Region des Mageneingangs.

Über das Organ hinausdenken:

Die Verbindung von der Leber (Hepar) über das Dreieckband (Ligamentum triangulare) zum Mageneingang bietet eine Brücke, um auch die Sichtweise wieder von der Leber (Hepar) zu lösen, obgleich sie im Zentrum der Arbeit bleiben soll. Die Leber (Hepar) bekommt Nährstoffe, die bereits durch den Darm gewandert sind und erst kurz vor dem Mastdarm (Rectum) zur Leber (Hepar) geleitet werden. Auf der anderen Seite haben wir den Mageneingang mit einer direkten Verbindung zur Leber; sie ist also gut an den Hauptteil des Verdauungstraktes angeschlossen und mit diesem verbunden. Eine der vielen Aufgaben der Leber ist es, zu steuern, was im Körper Verwendung finden soll und was ausgeschieden werden muss. Auf Höhe des Magens (Gaster) gibt es ebenfalls für den Körper die Gelegenheit, bereits aufgenommene und vorverdaute Nahrung wieder aus dem Körper zu entlassen; durch den Vorgang des Übergebens.

Wenn wir diese Perspektive weiter öffnen, sehen wir vor uns einen Körper, den wir am Kontakt an der Leber (Hepar) generell mit den Fragen „Was ist gut für diesen Körper? Und was ist nicht gut für den Körper und sollte ihn wieder verlassen?" konfrontiert sehen. Diese komplexe Thematik kann und muss die Leber (Hepar) nicht allein bewerkstelligen. Sie ist Teil eines Organkomplexes. Wenn wir den Fokus weiter von den Bauchorganen lösen, bekommen wir über den Riech- und Tastsinn weitere Strukturen, die an der Entscheidung, was für den Körper in frühen Phasen der Nahrungsaufnahme

hilfreich ist, zur Seite stehen können beziehungsweise sollten.
Noch weiter geöffnet, kommen bewusste und unbewusste Strukturen des Nervensystems hinzu, die gelernte, konditionierte oder spontane Verhaltensweisen beinhalten, die ebenfalls bei der Entscheidung der Einverleibung eine Rolle spielen können.
Um einen letzten Schritt in diese Richtung zu wagen, geht es letztendlich nicht mehr nur um die Nahrungsaufnahme und die Verdauung und das Ausscheiden von Nährstoffen oder Giftstoffen. Der Gedanke lässt sich weiterführen bis hin zu emotionalen Situationen, auf die ein Verdauungstrakt reagiert. Auch hier muss entschieden werden: „Nehme ich das auf und versuche das zu verdauen, oder lehne ich die Einverleibung ab?" Dies bezieht sich zum Beispiel auf das Annehmen etwa einer verbalen Kritik, Beleidigung oder Anderem.
Beachten Sie also: Die Gesprächsführung und Informationsphase sollen weit über die Pathologisierung der Organe, Diagnosen oder Befunde hinausgedacht werden. Erst wenn auf der Verhaltensebene der Schutzfilterfunktionen bei der vor uns liegenden Person ein Mindestmaß an Klarheit herrscht, können wir auch mit regulierbaren Strukturen rechnen. Beobachten Sie, ob der Mensch vor Ihnen gewohnt ist, sich selbst zu schaden oder Schädliches aufzunehmen. Lassen Sie diese Beobachtung in Ihre Behandlung mit einfließen.

Der Mageneingang lässt sich mit einem sanften Schieben in Richtung der Leber (Hepar) entlasten und entspannen. Wir nehmen die emotionale Entspannung der Klient*innen hinzu, die meist, wenn wir an der Leber (Hepar) arbeiten, aus psychomentaler Sicht nicht in einem Termin vollständig reguliert werden kann. Im Gegenteil: Bei den mit der Leber (Hepar) verbundenen Themen, wie die bereits erwähnte Wut, ist es meist umgekehrt. Die Klient*innen kommen und haben kein Problem mit der Wut, da diese oft unterdrückt ist. Durch die Arbeit wird manchmal erst im Verlauf von mehreren Terminen klar, dass das, was sie da fühlen, Wut sein könnte. Dieses Gefühl nimmt dann Konkretisierung an und wird zunächst stärker und unangenehmer. In dieser Phase nehmen auch in vielen Fällen die mentalen Probleme des oder der Klient*in zwischen den Terminen zu. Hier gilt es, eine gute Prozessplanung und eine ausreichende Informationsphase begleitend anzubieten. Es kommt hierbei des Öfteren zu Reibungen mit anderen Personen im privaten oder beruflichen Umfeld. Dies ist besonders dann der Fall, wenn es in diesen Beziehungen noch Klärungsbedarf gibt.

Wie eine Technik kann diese Informationsphase nun zu einer weiteren Verbesserung der Mobilität führen, wenn der oder die Klient*in lernt, dass die Aktivität der Leber nicht schlecht, sondern gut für seinen oder ihren eigenen Organismus ist. Die Annahme oder Erfahrung, dass die mit der Leberaktivierung einhergehende schnelle Energiezufuhr negativ ist, war häufig die Verkehrung in der neuronalen Ansteuerung. Der oder die Klient*in hat meist früher gelernt, dass er oder sie einem anderen Menschen nicht schaden möchte. Dies hat jedoch den Schaden auf sich selbst gerichtet. Die Bereitstellung von Energie (s. o.) durch Wut erfolgt trotzdem. Die bereitgestellte Energie verbleibt im Körper. Die Folgen lassen sich nicht durch rein mechanische Techniken vollständig auflösen. Denn dies löst lediglich die physikalisch vorliegenden Zustände; diese sind in der Vergangenheit ausgelöst. Für eine Regeneration der Strukturen ist es notwendig die erneute Bereitstellung und Verwendung der Energie umzugestalten. Ggf. ist psychotherapeutische Begleitung sinnvoll.

Entspannung der Leber (Hepar)
Ggf. wurden die Struktur der Leber (Hepar) selbst sowie ihre umliegenden Strukturen durch die bisher beschriebenen Interventionen zwar unterstützt. Veränderung ist jedoch auch immer ein Stress für Strukturen, die eventuell über einen langen Zeitraum in einem anderen Zustand waren. Wir schließen die Arbeit an der Leber

(Hepar) demnach gerne mit einem einfachen Halten der Leber (Hepar) mit einer dorsalen und einer ventralen Hand ab. Eine weitere oder zusätzliche Möglichkeit ist die Entspannung der Leber (Hepar) über die sichelförmige Bauchfellduplikatur (Ligamentum falciforme hepatis). Hierfür werden ein bis zwei Finger der ventralen Hand auf eine gut erreichbare Stelle des Ligamentums gelegt. Die dorsale Hand verbleibt an ihrer Position.

Lokalisation der sichelförmigen Bauchfellduplikatur (Ligamentum falciforme hepatis): Als Orientierung für die Palpation des Ligamentums gehen wir von dem sehr gut ertastbaren caudalen Ende des Brustbeins (Sternum) weiter caudal. Hier ist eine ausreichend lange Strecke, auf der die Finger platziert werden können, da das Ligamentum die Leber (Hepar) auf ihrer gesamten Höhe begleitet. Da der Bauchraum in dem Bereich – meist nicht nur die Leber (Hepar), sondern auch Magen (Gaster) und ggf. auch Bauchspeicheldrüse (Pankreas) – in fast allen Fällen bereits beim Ertasten des Ligamentums, vom Brustbein (Sternum) kommend, sofort reagiert, bleiben wir am cranialen Bereich des Ligamentums.

Die Technik der Leberentspannung ist mit der Palpation und dem folgenden Kontakt des Ligamentums eventuell nach einfachem Halten abgeschlossen. Je nachdem, welcher Eindruck bei der Arbeit mit der Leber (Hepar) gewonnen wurde, kann von hier aus noch eine Entlastung in entsprechender Richtung gegeben werden.

Bei einer Ptosis (Absenkung) ist dies ein cranial Halten. In allen Fällen tut es der Region gut, wenn das Band auf diese Weise durch einen leichten Kontakt von anterior entspannt wird. Wir verweisen auf eine hier im Buch beschriebene Cranio-Sacrale Arbeitsweise mit einem Behandlungsdruck von 5–20 g Gramm. Dies mag für die eine oder andere in Viszeraler Osteopathie ausgebildete Person befremdlich erscheinen. Denn die Kräfte, die auf den Bändern des Körpers anliegen, sind meist deutlich höher. Es ist jedoch nicht die Intention, das Band im Sinne einer Mobilisation in größerem Umfang zu bewegen. Wir möchten eine eventuelle Ptosis nicht durch mechanische Intervention ‚beheben'. Vielmehr ist es unsere Intention, die Struktur selbst zu entspannen. Es erscheint dann häufig so, als könnte diese Struktur nun von ihrer Arbeit eine Pause einnehmen. In dieser Pause können sich die Strukturen neu organisieren. Die im Vorfeld durchgeführten Cranio-Techniken auf einer entsprechenden Frequenz und einem damit verbundenen Modus erlauben es, diese entspannte Neuorganisation neuronal zu speichern. Halten Sie die Leber in der entspannten Position, während Sie die neuronale Integrität über die Verbindung zum Fluid Body herstellen; gemäß Teil 1, Kapitel 1.3.

Der weitere Verlauf nach der Mobilisation der Leber (Hepar)

Wir empfehlen, die Mobilisation der Leber (Hepar) nicht an das Ende einer Sitzung zu platzieren, um die freiwerdenden Energien (Reaktionsketten, s. o.) sich weiter im Körper verteilen und verarbeiten lassen zu können. Tatsächlich haben wir oft gehört, dass Klient*innen nach einer Sitzung, in der ein intensiver Prozess im Bereich der Leber (Hepar) ausgelöst wurde, im Alltag in einen bereits ausstehenden Konflikt gerieten. Wir können jedoch auch berichten, dass es immer eine Wandlung zum Guten als Folge hatte. Hier gilt es konkret, über die Dynamik zu informieren, eventuell mit dem eigenen Verhalten über die Stränge zu schlagen oder Unbeteiligte als Projektionsfläche zu sehen, wenn die Reaktionsketten noch unausgeglichen, reaktiviert im Körper vorliegen. Diese Thematik kann nach der beschriebenen Mobilisation noch in der Behandlung verbalisiert werden. Dazugehörige Energien und Emotionen können so bereits gelenkt, im Körper verteilt und bewusst gemacht werden (auch ist ein Ausleben denkbar, wenn die Impulse gemäß Kapitel 10.3.1 die Erfolgsregionen erreichen. Berücksichtigen Sie die in Kapitel 11.1.2 gegebenen Möglichkeiten der unspektakulären Ausagierung/Impulsregulation. Beachten Sie die Begleitung des Potentials, welches durch sich lösende Gewebeerinnerungen gegeben ist, gemäß Kapitel 11.1.1.)

Die kognitive Integration kann sowohl verbal als auch durch die Arbeit am Kopf abgerundet werden, ebenso ist die Arbeit am Thorax mit dem Fokus auf die Atmung regulierend und beruhigend. Die Reintegration der Leberregion in ein verändertes Atemmuster ist beispielsweise durch Bewegungsbegleitung gemäß Entspannung der sympathischen Innervation (vgl. Kapitel 11.3.1) zu fördern.

Eine weitere Möglichkeit besteht Richtung Verdauung in der Arbeit mit dem Darm, der nun eventuell eine anders zusammengesetzte Gallenflüssigkeit zur Verfügung gestellt bekommt, da diese in der Leber (Hepar) produziert wird. Eventuell ist auch der Nährstoffabtransport deutlich verbessert, da es einen geringeren Flüssigkeitsdruck innerhalb der Leber gibt und somit die Versorgung über die Pfortader (Vena portae) leichtgängiger ist. Die Verdauung wird im ganzheitlichen Sinne nicht ausschließlich der Verarbeitung von Nährstoffen zugeordnet, sondern darüber hinaus der Verarbeitung von emotionalen, geistigen Themen. Öffnen Sie Ihre Perspektive bei der Beurteilung der Leberfunktion also auch auf die Stoffwechselprozesse des Menschen im Gesamten. Arbeiten Sie wechselseitig an Leber (Hepar), Lunge (Pulmo), Magen (Gaster) und Darm (Intestinum). Beobachten Sie Veränderungen in Atmung, Verdauung und Stressempfinden über den Verlauf mehrerer Termine. Bedenken Sie, dass Veränderungen von Lebensgewohnheiten langsamer ablaufen als die durch Techniken beeinflussten physiologischen Prozesse.

Falls das Herz bereits als Ressource (gemäß Kapitel 10.1) zur Verfügung steht, ist dies eine wundervolle Ergänzung im Spektrum der Leber-Arbeit. Wenn die Qualität von Wut, die genutzt werden kann, um die eigene Umwelt so umzugestalten, dass sie einem weniger schadet, auf der Herzebene integriert werden kann, bedeutet dies einen enormen Zuwachs an Selbstwert (Selbstwirksamkeit, Handlungskompetenz, Selbstsicherheit). Beachten Sie auch Kapitel 11.4.1 für die Arbeit mit dem Herz, Kapitel 11.1.3 für die unbewusste Weiterführung und Kapitel 11.4.3. zum Auflösen von Glaubenssätzen im Zusammenhang mit Leberfunktionen.

Vielen, die durch eine blockierte Wut geprägt wurden, war der Verlust von Selbstwert auf der körperlichen Ebene nicht bewusst, als sie sich zu uns in Behandlung begaben. Sie hätten und haben auf der kognitiven Ebene abgestritten, dass sie einen Mangel an Selbstwert haben und Argumente gebracht, an denen ablesbar sei, dass ihr Selbstwert in Ordnung sei. Zu fühlen, wie man in der Vergangenheit Leid auf sich genommen hatte, welches nun auf körperlicher Ebene in einem direkten, reflexiven Verhaltensimpuls abgelehnt wird, ist für viele Menschen eine komplett neue Erfahrung. Beispiele hierfür haben wir in unseren Praxen zahlreiche gehört. Eines soll diesen Abschnitt abschließend abrunden.

Beispiel: Der Klient arbeitet in einem Bereich, in dem er vom Vorgesetzten Aufgaben erhielt, der persönlich mit der Aufgabenübermittlung zu ihm ins Büro kam. Die Aufgaben waren des Öfteren nicht in der geforderten Zeit zu erfüllen, da der Vorgesetzte die Abläufe nicht kannte und nicht wusste, welche Unteraufgaben nötig und welche Bearbeitungszeiten damit nicht zu unterschreiten waren. Nach nur zwei Terminen konnte der Klient spüren, wie die zeitliche Verzögerung, die bisher immer verhindert hatte, dem Vorgesetzten direkt zu sagen, dass es so nicht gehen wird, verschwunden war. Er spürte die Emotionen Angst und Wut, während er sich jedoch selbst schon sprechen hörte, wie er den Sachverhalt erklärte. Die Reaktion des Vorgesetzten war in dem Fall sehr positiv und der Klient hat Lob für die kompetente Einschätzung der Lage bekommen sowie das Eingeständnis, dass der Vorgesetzte diese Übersicht eben gar nicht hatte. Der Klient berichtete nachher: Es hat sich angefühlt, als würde der Körper selbst entscheiden, diese Belastung nicht mit ins Wochenende nehmen zu wollen und sie einfach sofort zurückzugeben und zu klären. Bis zu diesem Zeitpunkt liefen die Situationen jeweils anders: Der Vorgesetzte kam zur Aufgabenübermittlung. Während er sprach, merkte der Klient, dass es so nicht gehen wird. Die Angst vor der Autorität ließ ihn verstummen, denn sein Ärger über das Unlösbare war negativ gehemmt. Den Widerspruch hatte er immer im Kopf, wenn der Vorgesetzte den Raum bereits verlassen hatte. Genau diese Verzögerung entspricht der neuronalen Hemmung während der Anwesenheit des Vorgesetzten. Nach deren Lösung konnte während der Anwesenheit des Vorgesetzten sachlich argumentiert werden.

Haften Sie bei der Arbeit an der Leber (Hepar) nicht an den vielen Bewegungsmöglichkeiten und viszeralen Interventionsmöglichkeiten an, ohne den oder die Klient*in und seiner oder ihrer mentalen Verfassung zu sehen und mitzuberücksichtigen.

Sollten Sie Genaueres über die Bewegungen der Leber (Hepar) und ihre Dysfunktionen verstehen wollen, so können wir die Arbeit von Jérôme Helsmoortel empfehlen. Etwa in seinem Handbuch der viszeralen Osteopathie beschreibt er Mobilität und Motrizität ebenso wie die embryologische Entwicklung, die Fixationen und Innervationsmöglichkeiten der peritonealen Organe. Seien Sie mutig, mit diesem Wissen kreativ umzugehen und die Intensität und Innervierungsphilosophie, die dort beschrieben wird, mal zu unterschreiten und im Stile der hier beschriebenen Vorgehensweise dieses Wissen zu verwenden. Sie werden sehen, es eröffnet Möglichkeiten, während es kaum Potenziale ausschließt. Der Autor, der Helsmoortel 1999 kennenlernte, berichtet, dass dieser damals schon viel sanfter und mit wesentlich weniger Positionswechseln arbeitete, als es das Lehrbuch der Osteopathie, welches 2002 im Thieme Verlag erschienen ist, suggeriert.

11.3.2 Arbeit mit der Milz

Physiologische Grundlagen der Milz (Lien): Im Gegensatz zur Leber (Hepar) hat die Milz (Lien) eine eigene Kontraktionsfähigkeit. Diese ist in eine intrinsische und extrinsische Regulation zu unterteilen. Zu der intrinsischen Regulation schreiben Helsmoortel, Hirth und Wührl (Helsmoortel et al., 2002, S. 89):

Die lokale Autoregulation der kapillaren Gefäße und Sinus der Milz wurde zwar experimentell nachgewiesen, es wurde jedoch nicht beschrieben, wie sie genau funktioniert. [...] Die Druckschwankungen in der Milzpulpa sind gering, da eine lokale Autoregulation der terminalen Zirkulation eine kontinuierliche Anpassung der rhythmischen Schwankungen durchführt. Es ist zu vermuten, dass deshalb Druckschwankungen an der gesunden Milz unter experimentellen Bedingungen schwer zu erfahren sind. Die lokale Autonomie reagiert derart empfindlich auf mechanische und thermische Reize, dass sofort eine Anpassung stattfindet.

Über diese intrinsische Regulation hinaus ist die Milz (Lien) orthosympathisch innerviert. Die orthosympathische Innervation erfolgt vom Ganglion coeliacum. Hiermit ist gewährleistet, dass die Milz (Lien), anders als die Leber (Hepar), nicht oder zumindest bei weitem nicht so stark von einer gut funktionierenden Atembewegung abhängig ist.

Wenn wir die Abschnitte dieses Kapitels als Behandlungsprotokoll verstehen möchten, was zumindest zum Üben und zum Erlernen der beschriebenen Arbeitsweise sinnvoll sein kann, haben wir bei der Arbeit mit der Leber (Hepar) bereits Kontakt mit dem Ganglion coealiacum aufgenommen. Der gesamte neuronale Bereich, der auch für die Innervation der Milz (Lien) zuständig ist, wurde bereits, soweit möglich, angesprochen und entspannt. Auch die Vorarbeit am Mageneingang über das Dreieckband (Ligamentum triangulare) und die Entspannung der Leber (Hepar) über die sichelförmige Bauchfellduplikatur (Ligamentum falciforme hepatis) sind als absolut zu empfehlende Vorarbeit für die Arbeit mit der Milz (Lien) zu nennen. Hierdurch kann der gesamte Orthosympathicus bereits auf ein anderes Tonus-Level begleitet werden. Besonders im Bereich des

Ganglion coeliacum, von dem die orthosympathische Innervation der Milz (Lien) erfolgt. Die Stringenz und Lesart eines Behandlungsprotokolls dieses Kapitels bietet zusätzlich eine Orientierung, von der Ausgangslage (Indikation an einem Organ zu arbeiten) das Vorgehen dem ganzheitlichen Ansatz anzunähern. So können umliegende Strukturen berücksichtigt werden, um Reaktionsketten zwischen und über die einzelnen Organe hinaus nachvollziehen und behandeln zu können.

Handhaltungen zur Annäherung an die Milz (Lien)

Auf der linken Seite des oder der Klient*in sitzend, kann die rechte Hand im Bereich Th6–9 liegen, um den Ursprungsregionen der neuronalen Versorgung am Grenzstrang (Truncus sympathicus) Halt zu geben. Die linke Hand kann über dem Ganglion coeliacum, also zentral unterhalb des Sternums liegen (**Abbildung 71**). Die mentale Ausrichtung geht an Leber (Hepar) und Magen (Gaster) vorbei beziehungsweise hindurch auf das anterior der Wirbelsäule liegende Ganglion coealiacum. Die beiden Hände halten die elektrochemisch aktiven Strukturen, u. a den Plexus coeliacus. Indem wir in dieser Handhaltung wieder Kontakt zum Cranio-Sacralen Rhythmus der Person aufnehmen, können wir den Bereich konkret einladen, weiter in die Entspannung zu gehen. Ebenfalls mental können wir von hier aus bereits die Milz (Lien) mit in die Wahrnehmung nehmen. Das mentale Wahrnehmen soll an der Stelle noch einmal eine Konkretisierung erfahren.

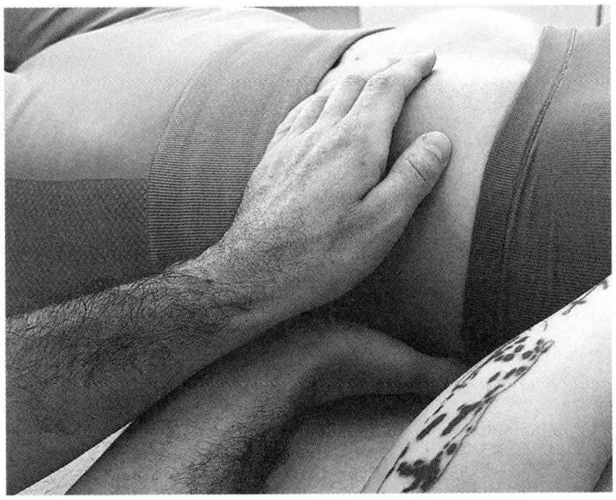

Abbildung 71: Handhaltung Milz. Am linken, unteren Rippenbogen wird ein Rumpf auf Höhe der Milz seitlich gehalten, die Hände sind locker.

Mentales (mental = den Geist oder das Denken betreffend) Wahrnehmen: Es ist eine Qualität des Geistes, ausgerichtet oder offen zu sein, fokussiert oder rezeptiv. Wenn der Geist als denkendes Bewusstsein des Menschen verstanden wird, ist es möglich, dem geistigen Zustand mehrere Attribute parallel abzuverlangen. Diese Gleichzeitigkeit in der Wahrnehmung lässt sich besonders gut aufbauen und trainieren, wenn die einzelnen Aspekte zunächst nacheinander aufgebaut und in mehreren Schritten zu einem umfangreichen Wahrnehmungsfeld ausgebaut und integriert werden können. Dies wird am Beispiel der Kontaktaufnahme mit der Milz (Lien) beispielhaft ausgeführt. Diese mentale Arbeitsweise ist als grundlegendes Element unserer Arbeitsweise zu verstehen und kann in allen Techniken geübt und verwendet werden.

Zunächst liegen die Hände an Körperstellen des oder der Klient*in an, von denen wir über Anatomiestudien wissen, dass sie eine relative Nähe zu anatomischen Strukturen aufweisen, mit denen wir arbeiten wollen. In diesem Beispiel sind diese der Grenzstrang (Truncus sympathicus), das Ganglion coeliacum und die Milz. Je besser unsere anatomische Studienlage ist, desto konkreter kann über die Vorstellungskraft die Lage der entsprechenden Strukturen projiziert werden. Die Lage der Milz (Lien) wird unten nochmals konkretisiert. Wir empfehlen, von bildreichem Material, wie es in reinen Anatomieatlanten vorliegt, Gebrauch zu machen oder, falls möglich, auch Präparate zu betrachten, um die visuelle Vorstellungskraft zu nähren. Die Präparate etwa in anatomischen Seminaren der Medizinischen Fakultäten oder auch die künstlerisch aufbereiteten Arbeiten Gunther von Hagens (Körperwelten) bieten etwas, was in den meisten Anatomieatlanten zu kurz kommt; zumindest aus unserer Sicht: die Darstellung von Abweichungen von der Norm, wie z. B. die Milz eines sehr alten Menschen oder die Leber eines sehr außergewöhnlich proportionierten Menschen. Die Anatomieatlanten zeigen fast immer eine Norm, die durchschnittlich und gesund zu sein scheint. Wenn Pathologien gezeigt werden, sind diese meist sehr deutlich, wie etwa die Lunge eines starken Rauchers. Unterrepräsentiert ist die Lunge z. B. eines älteren, ungesunden, in der Stadt lebenden Menschen, der wenig Sport treibt usw. Vergleichsweise ist die Abbildung in digitalen Varianten der Anatomie-Lehrmaterialien. Diese wiederum bieten sehr gute Möglichkeiten, Einbettungen und Relationen von Strukturen zueinander zu betrachten, die in Lehrbüchern in verschiedene Kapitel getrennt werden. So können Sie bei digitalem Lehrmaterial z. B. die Umgebung der Milz mit Knochen, bindegewebigen Strukturen oder Nerven anzeigen lassen.

Nun gilt es, anatomisches Wissen auf die Person, die vor uns liegt, zu projizieren und abzugleichen. Neben den oben genannten Varianzen kommen hier Bewegungen (Mobilität und Motilität) hinzu, die in den Präparaten und Abbildungen nicht enthalten sind. (Stand 2025; vielleicht entwickeln sich die digitalen Lehrmaterialien rasant weiter und bilden dies bald ab?) Bei der Milz (Lien) bedeutet dies: Wie die Leber (Hepar) wird die Milz (Lien) von der Bewegung des Zwerchfells (Diaphragma) beeinflusst/informiert. Ebenso wird sie vom einströmenden Blut beeinflusst/informiert, dessen Druck- und Volumenbeeinflussenden Faktor sie jedoch fast vollständig kompensiert (siehe intrinsische Regulation in diesem Abschnitt).

Vor dem geistigen Auge sollten Sie die für die folgenden Techniken relevanten Strukturen projizieren beziehungsweise sich visuell vorstellen. Bleiben Sie hierbei offen, um die Varianz zwischen Erwartung, optischem und haptischem Eindruck zuzulassen. Da es unmöglich ist, das Ganglion coeliacum von ventral aus direkt zu palpieren (von dorsal aus ebenfalls), ist eine sogenannte energetische Kontaktaufnahme vonnöten. Diese energetische Kontaktaufnahme ist von Menschen, die durch esoterische Konzepte verwirrt waren, in der Vergangenheit fehlinterpretiert worden. Es wurde eine Art Energieverbindung postuliert, die auf einer den Wissenschaftlern nicht bekannten Energie basiere: eine Art Heilenergie oder geistige Kraft des behandelnden Menschen. Genannt wurde und wird diese Art der Verbindung unterschiedlich; z. B. als Kontaktaufnahme mit dem Feld (nicht näher definiert und von daher mit Unklarheit verbunden) der Milz.

Eine energetische Kontaktaufnahme basiert auf Elektromagnetismus und führt zu einer energetischen Verbindung. Der Aufbau einer solchen energetischen Verbindung ist im Folgenden gezeigt: Wenn wir das Konstrukt der Milz (Lien) mit seiner Umgebung genauer betrachten, bekommen wir eine Vorstellung von den Wirkzusammenhängen und Reaktionsketten. Über diese Zusammenhänge kann unsere Wahrnehmung lernen, den für uns relevanten Strängen und Strukturen (Nervenbahnen, Steuerungskreisen, Band- und Muskelverbindungen) in einem Körper zu folgen. So sind unter anderem Auswirkungen des Ganglions und des Grenzstranges (Truncus sympathicus), die den Bereich durchfluten und steuern, wahrnehmbar. Ein Zugang besteht darüber hinaus zum Plexus coeliacus und zum Sonnengeflecht (Plexus solaris).

Wenn wir nun mit unseren haptischen Sensoren den Bereich ertasten, bekommen wir einen Eindruck von den Strukturen und können die von dort kommenden Auswirkungen bis zum Ganglion coeliacum und zum Grenzstrang (Truncus sympathicus) zurückverfolgen. Wir bilden uns bei dieser Art von Kontakt nicht ein, das Ganglion selbst zu fühlen. Es ist jedoch für den Sprachgebrauch und die eigene Vorstellungskraft sinnvoll, mit der Idee, das Ganglion zu halten und zu fühlen, zu arbeiten. Jedoch sollte immer korrekt relativiert werden, wenn wir außerhalb der Praxis davon sprechen. Es handelt sich um eine Annäherung an das Ganglion über Nervenstränge und andere umgebende Strukturen. Es zeigt sich über diese Herangehensweise, dass eine Einflussnahme auf die Innervierung möglich ist. Generell gilt für diese Art der Kontaktgestaltung: Sehen und fühlen Sie Funktionsketten und Struktureinheiten anstelle von einzelnen Strukturen oder Organen. Regulieren Sie, beruhigend oder aktivierend, immer über die Wahrnehmung des gesamten Menschen. Nehmen Sie die Verteilung der elektromagnetischen Ladungen gemäß Teil 1, Kapitel 1.4. wahr.

Diese Kontaktaufnahme mit der Milz (Lien) kann nun über den Kontakt mit den Händen hinaus ausgedehnt werden. Da die behandelnde Person nun mit ihrem Rumpf direkt vor dem Zielorgan der Innervation, der Milz (Lien), sitzt, lohnt es sich auszuprobieren, welche Erfahrungen Sie machen können, wenn Sie versuchen, die Region der Milz (Lien) über die elektromagnetische Verbindung, wie wir sie in Teil 1 beschrieben haben, wahrzunehmen. Nun haben wir zusätzlich zu der Wahrnehmung über den Rumpf den optischen und auditiven Kanal. Hinzu kommt die Haptik über die Hände und Unterarme. Es mag beim reinen Lesen und ohne eigene Erfahrungen mit solchen Techniken schwer nachvollziehbar erscheinen. Die Erfahrung in den Ausbildungen zeigt, dass auch die Menschen, die sehr rational und voller Zweifel in die entsprechenden Übungen gehen, positive Erfahrungen machen. Ein Glaube an (Heil-)Felder ist unangebracht, unsachlich und für die positiven Erfahrungen und Wirkmöglichkeiten nicht notwendig. Auf diese Weise kann eine weitaus wirkkräftigere und deutlichere Verbindung zur Ansteuerung der Milz (Lien) hergestellt werden. Der Ansatz ist es, das elektromagnetische Feld vor uns mit dem eigenen Rumpf/Körper wahrzunehmen. Nun kann über die Hände wie gewohnt eine Integration der gehaltenen Strukturen in den Cranio-Sacralen Rhythmus (CSR) angestrebt werden. Siehe hierzu Teil 1, Kapitel 3.7. und 3.8. (Übungen hierzu finden Sie in unserer Videoreihe: Cranio-Sacrale Körperarbeit.)

Handhaltung für die Arbeit mit der Milz (Lien)

In der nächsten Phase kommt die haptische Kontaktaufnahme hinzu. Die Fixierung auf die elektromagnetisch dominierte Umgebung der Milz (Lien) sollte aufrechterhalten bleiben. Hier ergibt sich eine wunderbare Möglichkeit die Vielschichtigkeit in einem einzigen geistigen Modus zu erleben, zu üben oder, falls bereits eingeübt, zu trainieren. Während Rezeptivität und Fokussierung zumindest latent widersprüchlich verstanden werden können, geht es hier um diese Erweiterung der geistigen Qualität. Die Fixierung wandert einerseits auf die Milz (Lien), während die Fokussierung auf die neuronale Versorgung aufrechterhalten bleibt. Hierdurch ergibt sich eine sowohl fixierte als auch rezeptiv offene geistige Haltung an der Milz (Lien).

Während eine Hand von dorsal und die andere von ventral locker lateral am Rumpf liegt, entscheiden eher individuelle anatomische Gegebenheiten und Praktikabilität über die genaue Position. Der Kontakt geschieht nicht ausschließlich über die Hände. Wir haben uns im Idealfall mental, sowohl haptisch als auch elektromagnetisch, gedanklich und visuell projizierend mit der Milz (Lien) und mit der gesamten Region verbunden. Nun vervollständigen wir die Wahrnehmung der haptischen und der visuellen Einflüsse, indem wir die Umgebung der Milz (Lien) auf der anatomischen Ebene komplettieren.

Umgebung der Milz (Lien): Als direkter Nachbar der Milz (Lien) ist der Magen (Gaster) zu nennen, der in der embryologischen Entwicklung der Ursprungsort der Milz (Lien) ist. Sie ist nach der abgeschlossenen Entwicklungsphase dem Magen (Gaster) wie ein Rucksack anhängig. Die Nachbarschaft über die Bursa omentalis ermöglicht in dem Bereich eine gute Beweglichkeit zueinander. Die Bursa omentalis ist ein spiralförmiger Verschiebe持raum, der sich als Falte aus dem Bauchfell (Peritoneum) bildet. Des Weiteren ist die Milz (Lien) über das Ligamentum gastrolienale mit dem Magen (Gaster) verbunden. Die Milz (Lien) ruht oder stützt sich auf das Ligamentum colophrenicum, ohne mit ihm verbunden zu sein. Hierbei ist besonders die damit gegebene Nähe zum oberen linken Colonwinkel zu beachten. Bei entsprechender Füllung in diesem Bereich kann sich ein deutlicher Druck auf die Milz (Lien) ergeben. Als weitere Nachbarn sind der peritonalisierte Bauchspeicheldrüsenschwanz zu nennen sowie die Nähe zur linken Niere (Ren). Die Nieren (Renes) gehören nicht zu den Organen des Bauchfells (Peritonealorgane) und sollten mechanisch hierdurch eine geringe Rolle in der direkten Umgebung spielen. Wenn jedoch die Nieren unter Dauerstress stehen, wirkt sich dies auf die im Bauchfell (Peritoneum) gelegene Milzregion aus. Wir empfehlen, die Behandlung der Nieren (Renes) unabhängig von der Arbeit mit der Milz (Lien) zu sehen und dies eher in den Behandlungszusammenhang mit Harnleiter (Ureter), Harnblase (Vesica urinaria) und Geschlechtsorganen (Organum genitale) zu legen. Wie immer gilt es, wenn es im Bereich der Milz (Lien) nicht zu den gewünschten Interventionsergebnissen kommen sollte, den Fokus zu erweitern, einem Protokoll oder der Intuition oder aus der Geschichte des oder der Klient*in abgeleiteten Logik folgend, zu weiteren Techniken überzugehen und die Ganzheitlichkeit nicht aus dem Geist zu verlieren.

Funktionen der Milz (Lien)

Die Milz hat zahlreiche Funktionen, sowohl hämatologische als auch immunologische. „There is no Element of blood, Cellular or Plasma, that the Spleen does not effect.“ (Weiss, 1984, nach Helsmoortel et al., 2002, S. 89) Im Folgenden sollen nur einige wenige genannt werden:

- Reifung und Abbau der Erythrozyten,
- Depot für Thrombozyten,
- Produktion und Reifung von Leukozyten,
- sie ist Teil des Monozyten-Makrophagen-Systems MMS wie die Leber und der Darm,
- Bildung von IgM-Antikörpern,
- Reifung von B- und T-Lymphozyten.

Wir verweisen an der Stelle auf die zahlreichen Werke, die es im Bereich der Physiologie bereits gibt. Hier werden wir den Schwerpunkt auf die allgemeine, geistige und mentale Rolle des Organs legen, welche wir aus den physiologischen Funktionen ableiten.

Die Milz (Lien) ist besonders gefordert, wenn Menschen über einen längeren Zeitraum eine erhöhte Immunreaktion hatten. Diese kann mit einer entsprechenden Erkrankung zusammenhängen oder aber auch mit einer Autoimmunerkrankung, bei der die Immunreaktion selbst einen Teil der Erkrankung darstellt. Bei vielen Autoimmunerkrankungen ist die Ursache nicht geklärt. Wir möchten hier einen Gedanken ins Spiel bringen, der aus der Erfahrung entstanden ist, und mit dem wir seit Jahren erfolgreich arbeiten.

Das Immunsystem scheint auf Stress zu reagieren. Wenn Stressoren hinzukommen, können etwa allergische Reaktionen auftreten oder bestehende verstärkt werden. Diese Stressoren können einmal aus den Nahrungsmitteln, Umwelteinflüssen oder sonstigen stofflichen Wechselwirkungen stammen oder auch mentaler Natur sein.

Unserer Beobachtung nach lässt sich über die Behandlung der Milz (Lien) eine Reduktion von Immunreaktionen erwirken. Wir sehen die Milz (Lien) im mentalen, geistigen Sinne als das Hauptsteuerorgan des Immunsystems. Unser Anliegen bei der Behandlung der Milz (Lien) ist es weniger, sie bei ihrer Arbeit zu unterstützen, wie es etwa bei der Leber (Hepar) der Fall war. Wir gehen davon aus, dass es in den meisten Fällen zu einer Linderung von Symptomen kommt, wenn die Milz (Lien) herunterreguliert wird. Im Fokus steht somit meist eine Entspannung der Milz (Lien) und der gesamten Region sowie der neuronalen Versorgungsbahnen.

Eine deutlich überstrapazierte Milz (Lien) ist an einer Volumenvergrößerung zu erkennen. Dies kann bis zu einem Druckschmerz führen. Die Betrachtung der Funktionen der Milz (Lien) und ihrer Wirkungsweise sowie ihre Einordnung in die mentale Verfassung eines Menschen gehören zu der mentalen Kontaktaufnahme. Dies bedeutet, dass auch eine Informationsphase

> **Hinweis**
>
> Ein Druckschmerz und/oder eine vergrößerte Milz (Lien) sind nicht zwangsweise auf eine Überbeanspruchung zurückzuführen. Auch ein Tumor oder eine Erkrankung der Milz (Lien) können hierfür verantwortlich sein. An dieser Stelle noch einmal der Hinweis, dass keine der hier genannten Beobachtungen oder Feststellungen übertragen und etwa für eine Diagnose verwendet werden dürfen. Es handelt sich nicht um ein medizinisches Werk zur Bestimmung und Behandlung von Krankheiten.

stattgefunden haben sollte oder spätestens jetzt, im Behandlungsverlauf, gut in der hier beschriebenen Position abgehalten werden kann. Die Hände halten zum jetzigen Zeitpunkt locker und entspannt die Region der Milz (Lien).

Als Abschluss der Kontaktaufnahme mit der Milz (Lien) soll der gesamte Mensch gesehen werden. Dazu gehören ein Verständnis und das Wissen darüber, wie die von ihm berichteten Umstände des eigenen Lebens, die ihn eventuell auch zu uns geführt haben, auf ihn als Mensch gewirkt haben – sowohl körperlich als auch psychisch.

Das Immunsystem hat die Aufgabe zu entscheiden, was gut für den Organismus ist und was bekämpft und ausgeschieden werden muss. Analog zur Leber sollten auf einer meditativen Ebene die Fragen im Geist präsent sein: Was hat den Körper, der vor uns liegt, gestresst? Welche als Angriff empfundenen, stofflichen, mechanischen, geistigen oder mentalen und emotionalen Wechselwirkungen bringt dieser Organismus mit?

Behandlung der Milz (Lien)

Bei der Arbeit mit der Milz gilt es zu beachten, dass ein ‚Halten' der Milz (Lien), wie wir es in der Methode häufig tun, ein Mitbewegen mit der Zwerchfell-Bewegung einschließt. In vielen Fällen ist die Ruheatmung jedoch so gering, dass sich die Milz (Lien) ohne jegliche Bewegung halten lässt. Von der linken Körperseite aus wird die Milz gehalten; mit einem zur Leber (Hepar) hin geöffneten Blick und Fokus. Dieser geht nun über die neuronale Versorgung, den Grenzstrang (Truncus sympathicus) und das Ganglion coeliacum hinaus bis an den rechten lateralen Rumpf. Der Blick und der Fokus umfassen die Leber (Hepar) mit ihrer Verbindung zum Darm (Intestinum), sowohl die des Gallengangs (Ductus choledochus) als auch die der Pfortader (Vena portae). Auf der qualitativen Ebene fokussiert der Blick den gesamten Verdauungsapparat als Teil des Immunsystems. Aus dieser Haltung heraus kann eine Gesprächsführung sinnvoll sein. Es gilt zu evaluieren, welche Stressoren dem liegenden Menschen in diesem Moment im Bewusstsein sind. Diese weichen durch die erarbeitete Haltung von den im Vorgespräch formulierten Anliegen eventuell ab.

Während bei der Leber (Hepar) das Thema Wut auf der emotionalen Ebene genannt wurde, ist die qualitative Ebene der Milz (Lien) die Erregung im Sinne einer Abwehrreaktion. Die Milz (Lien) scheint mit ihrer Aufgabe, zu entscheiden, was gut für den Organismus ist und was ihm schadet, immer dann Schwierigkeiten zu bekommen, wenn die Informationen nicht eindeutig sind. Auf der emotionalen, mentalen Ebene kann dies bedeuten, dass eine aufgenommene Qualität nicht sofort und eindeutig als schädlich empfunden wurde, wie etwa eine eindeutige Beleidigung oder eine Belastung im physischen Sinne. Es handelt sich bei den für die Milz (Lien) irritierenden Einflüssen meist um sanft ummantelte negative Einflüsse. Diese können ebenso mechanische, physische sein wie mentale, emotionale oder geistige. Einige Beispiele sollen das Verständnis verbessern, was mit sanft ummantelten negativen Einflüssen gemeint ist.

- *Beispiel 1, physisch:* Es gibt ein großes Spektrum von körperlicher Nähe, die aus unterschiedlichsten Glaubenssatzkonstruktionen, gesellschaftlichen oder sonstigen Überzeugungen heraus, als einvernehmlich empfunden werden. Bei der Körperarbeit, wie wir sie durchführen, kann in vielen Fällen erst durch eine Weiterentwicklung der eigenen Persönlichkeit und, damit verbunden, durch ein anderes Selbstwertgefühl und eine andere Körperwahrnehmung sowie ein anderes körperliches Selbstverständnis manche Erfahrung der Vergangenheit als unangenehm empfunden oder benannt werden. Bis hin zu den extremen Varianten, in denen in der Vergangenheit als einvernehmlich empfundener Sex heute als Missbrauch und sexuelle und emotionale Ausbeutung empfunden, gesehen und benannt werden kann. Dies gilt in umfangreichem Ausmaß für Fälle von sexuellem Kindesmissbrauch im engeren familiären Umfeld. Die Betroffenen würden in vielen Fällen zur Zeit des Missbrauchs nicht klar und deutlich sagen können, dass sie das nicht möchten, da sie es nicht klar und eindeutig so empfinden. Erst in einer Unterteilung der emotionalen Überflutung, im Laufe der Körperarbeit etwa, können eventuell Schmerz, Ekel oder anderes empfunden werden, die damals von Stolz und anderen positiven oder negativen Empfindungen überdeckt wurden, die von Täterseite teilweise bewusst gesetzt werden können. Neben diesen positiven oder negativen Überdeckungen kommt die angenommene Normalität hinzu. Was auch immer ein Mensch erlebt, wenn nichts anderes bekannt ist, wird Normalität auf neuronaler Ebene versucht herzustellen. Das Resultat: Das Erlebte ist das Normale. Etwas anderes wird weder erwartet noch angestrebt. Sanfte Ummantelung kann in diesem Kontext mannigfaltig sein. Jede Form der Legitimation ist hierbei zu nennen. Auch die Verknüpfung mit Vorteilen ist als Ummantelung zu nennen. Ebenso die Drohung negativer Konsequenzen, die zu einer Einwilligung führen.

Beispiel 2, emotional und mental: Zunächst ist der entsprechende nicht-körperliche Anteil aus Beispiel 1 zu nennen. Dort ist er lediglich mit einer physischen Komponente verbunden. Diese ist jedoch nicht notwendig, um die Körperlichkeit einer Person zu irritieren und die Wahrnehmung, ob ein Verhalten oder eine Situation dem eigenen Körper schadet oder nicht, zu überblenden. Durch verbale Motivation oder das Zur-Verfügung-Stellen von Vorbildern kann, ob in der frühen Kindheit, im Rahmen der Erziehung oder auch im kollektiven Sinne durch eine gesamtgesellschaftliche Überzeugung, ein Verhalten gelernt werden, welches sich zwar schädlich anfühlt, jedoch vom Verstand positiv gewertet wird. Hierzu gehören: „Ein Indianer kennt keinen Schmerz", „Ohne Fleiß, kein Preis", „Erst die Arbeit, dann das Vergnügen", „Unfreiwillige Enthaltsamkeit" oder unfreiwillige Ernährungs- bzw. Verhaltensweisen wie unter anderem Drogenkonsum, Alkoholmissbrauch, übertriebene sportliche Leistungen oder andere extreme Verhaltensweisen, die auf einen natürlichen Widerspruch des Körpers stoßen müssten. Das Körperempfinden wird negiert und verbal umgedeutet.

Arbeit mit der Milz (Lien) oder Gesprächstherapie?

Tipp: Sprechen Sie mit Ihren Klient*innen über Themen, die im weiteren Sinne mit den oben genannten Themen verwandt sind. Halten Sie dabei die Aufmerksamkeit in einem rezeptiven Sinne auf die Milzregion gerichtet, die, wie oben beschrieben, im ganzheitlichen Sinne mit dem gesamten Verdauungstrakt, der Immunabwehr aber auch der Kognition des Menschen in Verbindung steht.

Wir können Spannungsänderungen unterhalb unserer Hände wahrnehmen. Es gibt sowohl das Gefühl von plötzlicher Festigkeit als auch das Gefühl von elektrischem Vibrieren im Bereich der Milz (Lien). Der Verdauungstrakt reagiert, von hier aus gehalten, deutlich mehr, als er dies tut, wenn wir vergleichbare Gespräche von anderen Positionen aus führen. Es sind häufig auch Reaktionen im Gesicht und an der Haut zu beobachten.

Das jedoch Bedeutungsvollste, das wir durch die Arbeit an der Milz (Lien) beobachten konnten, sind die emotionalen Perspektiven, die in Gesprächen mit den gleichen Klient*innen, manchmal nur einen Termin vor der Arbeit an der Milz (Lien) noch nicht eingenommen werden konnten. Dies gilt besonders für die eigentlich negativen Empfindungen, die durch Glaubenssatzkonstruktionen oder andere mentale Kräfte gedeckelt, abgelenkt oder überlagert waren. Die drei Varianten, die hier genannt wurden, sollen kurz aufgezeigt und erklärt werden:

- *Gedeckelt:* Die Empfindung ist unterdrückt, und wird nicht gespürt. Es wird jedoch auch nichts anderes im Besonderen gespürt. Die Aussage „Ein Indianer kennt keinen Schmerz" schaltet den Schmerz lediglich ab.
- *Abgelenkt:* Die negative Empfindung war und ist spürbar, bekommt lediglich keine Beachtung und führt damit auch nicht zu einer Handlung oder einer ihr entsprechenden Reaktion, da eine andere Empfindung ablenkt. Ein besonders starkes Lob zum Beispiel löst Stolz aus, der intensiver empfunden wird als das Negative. Der Stolz prägt die zukünftigen Handlungen und nicht die negative Empfindung. Ablenkung kann bewusst gesetzt werden. Der Körper hat jedoch auch eigene Möglichkeiten der Ablenkung. (Eine besondere Form ist die Dissoziation, siehe Kapitel 6)
- Und zu guter Letzt die *Überlagerung:* In Abgrenzung zur Ablenkung liegt die negative Empfindung noch als neuronale Impression auf dem Nervensystem vor, vermischt sich jedoch auf eine Art und Weise mit einer weiteren Empfindung, sodass sie in ihrer Qualität nicht mehr empfunden werden kann. Eine Handlung ist damit ebenfalls nicht mehr möglich. Hier kann z.B. Angst durch einen Adrenalinschub überlagert werden, der bis ins Euphorische reicht. Das ist ein Phänomen, welches eventuell bei einer Mutprobe oder einer waghalsigen Aktion vor vielen Zuschauern entsteht. Die Angst kann durch eine große Menge an Zuschauern oder einer anderen großen Gruppe von Beobachtern (Gesellschaft) von Scham oder anderem überdeckt werden. Zum Beispiel: Menschen, die sich etwa in den Medien ‚zum Affen machen' für ein wenig Aufmerksamkeit oder Geld.

So lässt sich über eine Unterstützung und Entspannung der Milz (Lien)-Region die negative Akzeptanz von eigentlich schädlichen Einwirkungen auflösen. Diese werden somit wieder, oder bei früher Prägung auch erstmals, als negativ empfunden. Diese negative Empfindung wiederum ist Grundvoraussetzung für eine Abwehrreaktion. Dies gilt anscheinend nicht nur im stofflichen, sondern ebenso im emotionalen und geistigen Sinne. Hier ist zu beachten, dass im gesamten Prozess eine Phase eintritt, die eher eine temporäre Verschlechterung der Symptome bedeuten kann, darüber hinaus auch das Auftreten von neuen Symptomen. Dies ist jedoch durch eine hierdurch möglich werdende Integration und Auflösung in Kauf zu nehmen.

Hinweis

Wir können in diesem Buch nicht aufzeigen, wie eine korrekte psychologisch basierte Gesprächsführung aufzubauen ist. Bitte überschreiten Sie Ihre Kompetenzen nicht! Beschränken Sie sich je nach Ausbildungsstand darauf, die Klientin oder den Klienten zu fragen, was er oder sie empfindet. Projizieren Sie nicht Ihre Meinung auf das Leben eines anderen Menschen und geben Sie nicht einfach Ratschläge in einem pseudo- verhaltenstherapeutischen Sinne. Auch hier gilt: Bei der Körperarbeit soll der Körper der Klient*innen nach belastenden Lebensabschnitten wieder entspannt und reguliert werden. Es ist manchmal schwer nachzuvollziehen, weshalb sich ein Mensch noch nicht geistig freier verhält, als dies zum jetzigen Zeitpunkt der Fall ist. Unsere Arbeitsweise basiert jedoch nicht auf der Tatsache, dass dieser Mensch eine aus unserer Sicht gesündere Lebensweise einnimmt, weil wir ihm etwa ins Gewissen reden, es besser wissen oder den ‚richtigen' Weg aufzeigen. Wir konzentrieren uns darauf, den Klient*innen ihren Körper spürbar zu machen, was beinhaltet, die potenziellen körperlichen Empfindungen wahrzunehmen, die eventuell in der Vergangenheit nicht ausreichend wahrgenommen wurden, um das Verhalten dementsprechend anzupassen. Hierfür gab es in der jeweiligen Situation jedoch auch Gründe. Wenn Klient*innen diese körperlichen Reaktionen auf die besprochenen Situationen nun empfinden können, kommt ein entsprechender Erkenntnisprozess von selbst in Gang. Dies, und nur dies, ist die Intention unserer Gesprächsbegleitung.

Wenn über die Arbeit an den Bauchorganen eine andere Weltsicht oder eine erweiterte Perspektive auf die eigene Vergangenheit möglich wird, sind die Veränderungsprozesse, die meist auch eine Anpassung der heutigen Lebensweise bedeuten, langwierige Prozesse. Nur wenn wir das als behandelnde Personen wissen, können wir mit der entsprechenden Geduld und dem entsprechenden Verständnis Begleiter*innen dieser Veränderungen sein.

Eine grobe Faustformel für Veränderung: Wenn ein Mensch über einen Zeitraum X seinen Körper und das Nervensystem in einer gewissen Art und Weise verwendet hat, so benötigt es etwa X/10 der Zeit, diese Einstellungen und Auswirkungen vollkommen aufzulösen und durch neue zu ersetzen. Wenn also jemand im Alter von 50 Jahren zu uns kommt und seit der Geburt in Lebensumständen gelebt hat, die eine ungesunde Prägung mit sich brachten, gehen wir von ca. fünf Jahren aus, diese vollständig (falls dies möglich sein sollte – das wiederum kann in der Verallgemeinerung natürlich nicht differenziert werden) aufzulösen und durch gesunde Einstellungen und Verhaltensweisen sowie durch die dazugehörigen positiven oder nicht mehr negativen körperlichen Einstellungen und Haltungen zu ersetzen.

Zum Abschluss der Arbeit mit der Milz (Lien) empfehlen wir, den Fokus weiter zu öffnen. Wenn wir uns die Funktion der Milz (Lien) vergegenwärtigen, erkennen wir, dass wir eine Blutzentrale in der Hand halten. Hier werden nicht nur die B- und T-Lymphozyten gereift und gespeichert, sondern, wie bereits erwähnt, es finden hier viele weitere Aspekte der Blutbildung, Filterung und Erneuerung auf der Ebene des Plasmas sowie auf zellulärer Ebene statt. Öffnen wir von hier aus den Fokus auf das gesamte Blutkreislaufsystem, bekommen wir einen anderen, ruhigeren Eindruck vom gesamten Flüssigkeitskörper des Blutes als dies der Fall ist, wenn wir Vergleichbares vom Herzen oder anderen gut palpierbaren Bereichen aus häufiger tun. Wir suchen bei der Kontaktaufnahme mit dem gesamten Flüssigkeitskörper des Blutes häufig eben diesen pulsierenden Aspekt, der vom Herzen ausgeht und uns dann in den meisten Fällen zu einer Arterie führt, wenn wir nicht mit dem Herzen selbst arbeiten.

Die Milz (Lien) kompensiert den Puls. Dies ermöglicht einen ruhigen Zugang zum Flüssigkeitskörper Blut. Was resultiert daraus? Das Blut ist mit den anderen Flüssigkeitskörpern des Menschen verbunden. Der Liquor wird aus dem Blut gefiltert und resorbiert zurück in dasselbe. Während es hilfreich sein kann, anatomische Kenntnisse des Herzkreislaufsystems auf den gesamten vor uns liegenden Körper zu projizieren, ergänzen wir hier z. B. die Schnittstellen zum Liquorsystem, je nach Fähigkeiten und Übungsstand gleichzeitig zum Lymphsystem oder zum Sauerstoffwechsel im Bereich der Lungenkapillaren. Hier gilt: Beginnen Sie diese Übungen zunächst mit einem Flüssigkeitskörper. Mit mehr Erfahrung und Übung können Sie trainieren, weitere Flüssigkeitskörper oder Gaskörper zu kombinieren.

Was Sie nun vor sich halten, ist ein ganzheitlicher, körperlicher Aspekt des Immunsystems beziehungsweise des gesamten Menschen. Versuchen Sie, je nach Trainingsstand, den Cranio-Sacralen Rhythmus zu fühlen, während Sie den Elektromagnetismus – vom Grenzstrang (Truncus sympathicus) kommend – der Milz (Lien) nicht verlieren. Sehen Sie die Sauerstoffversorgung, wie sie durch die Atembewegung mit dem

Blut stoffwechselt. Verfolgen Sie das Blut mit Ihrer Imaginationskraft bis in die Kapillaren oder Zehen oder Fingerspitzen, je nachdem, was sich thematisch anbietet.

Das Immunsystem tötet im Laufe seiner Existenz millionenfach die entsprechenden ‚Feinde' des Organismus. Da in unserer Gesellschaft das Töten von nahezu allen unserer Klient*innen als negativ empfunden wird, kann eine 100 %ige Verteidigung im positiven Sinne meist nicht gefühlt werden. Lassen Sie Ihren oder Ihre Klient*in die Kraft des Immunsystems einmal spüren, indem Sie in einer abschließenden Informationsphase anatomisch-physiologisch über die Qualitäten des Immunsystems referieren. Hier ist es sinnvoll, individuell klient*innengerecht zu verfahren. Mit Sicherheit möchte nicht jeder oder jede ein Physiologiereferat hören. Ziel sollte es sein, dass sich der Mensch auf körperlicher, biochemischer – nicht auf muskulärer – Ebene stark fühlt.

Sollte dies zum jetzigen Zeitpunkt noch nicht möglich sein, gilt es dies zu protokollieren und in weiteren Terminen im Fokus zu halten. Eventuell muss erst etwas anderes weitergetrieben werden, bis diese positive Stärke im Körper als Gefühl wahrgenommen werden kann. Wenn jemand überhaupt nicht an sich glaubt, kann es hilfreich sein, am Beispiel einer einfachen Erkältung einmal durchzuspielen, welche verschiedenen Phasen der Körper durchlebt und wie er (hoffentlich) bis heute jede Erkältung besiegt hat. Natürlich sollte darauf geachtet werden, dass dies für den liegenden Menschen ein passendes Beispiel ist. Für Menschen, die monatelang eine Erkältung verschleppen, ist dies nicht geeignet.

An dieser Stelle sei darauf hingewiesen, dass wir in diesem Buch weder die Phasen einer Erkältung aufzeigen noch die entsprechenden Reaktionen des Körpers auf die jeweilige Phase. Ebenso wenig bilden wir uns ein, in der Kürze einiger Beispiele eine kompetente Gesprächsbegleitung vorstellen oder sogar vermitteln zu können. Bitte geben Sie diese Impulse bei psychisch belasteten Menschen an die entsprechenden Kollegen weiter. Im Idealfall kann ein oder eine Gesprächstherapeut*in die Körperarbeit ergänzen. Je besser das Verständnis der einzelnen Fachbereiche untereinander ist, desto besser kann eine Therapie auf die Bedürfnisse der Klient*innen abgestimmt werden. Wir sehen z. B. eine gute Möglichkeit für die Integration in klinische Kontexte. Dort ist es bereits üblich, dass sich die Ärzt*innen und ihre Kolleg*innen über einen oder eine Klient*in austauschen und auf diesen oder diese abgestimmte Methoden kombinieren.

Wir möchten auch die in Gesprächsführung ungeübten Körperarbeiter*innen dazu motivieren, die Informationsphase in ihre oder seine Arbeit zu integrieren. Wenn wir den Klient*innen einen Hinweis geben, was wir gerade auf körperlicher Ebene bearbeiten, können diese den Prozess durch die eigene Fokussierung wesentlich besser begleiten und eventuell erst dadurch auch erleben. Ansonsten kann es sein, dass wir, während wir mit der Wahrnehmung oben Beschriebenes durchlaufen, die Wahrnehmung der Klient*innen nicht mitnehmen. Diese ist eventuell von deren Verstand an Alltägliches gebunden, da deren Gehirn gelernt hat, im Außerkörperlichen zu verweilen. Sonst hätten sich die nicht idealen Einstellungen des Körpers bereits längst selbst regulieren können. Nehmen Sie also Ihre Klient*innen mit in Ihre Erfahrungswelt. Eine Erfahrungswelt, die die Veränderung und das Potenzial eines Körpers kennt, im allgemeinen Sinne eines jeden Körpers. Denn die Physiologie ist bei allen Unterschieden, die es zwischen Menschen, ihren individuellen Erfahrungen und genetischen Voraussetzungen gibt, weitestgehend gleich.

Sind Milz und Leber durch Dauerstress geschwächt, fühlt sich der Mensch schwach – nicht muskulär, eher willentlich, körperlich; ein „Ich schaffe das nicht, es ist alles zu viel"-Gefühl. Wenn Sie Wissen davon haben, dass es depressive Tendenzen bei Ihrem oder Ihrer Klient*in gibt oder eine entsprechende Diagnose vorliegen haben, sollten Sie die Behandlung von

Milz (Lien) und Leber (Hepar), wie sie hier beschrieben ist, in Ihren Behandlungsplan einfließen lassen.

11.3.3 Arbeit mit der Schilddrüse (Glandula thyroidea) und der Kehlkopfregion

Bevor auf die technische Herangehensweise eingegangen wird, soll die Weiterführung der Arbeit aus den Kapiteln 11.3.1 und 11.3.2 im Sinne eines möglichen Behandlungsverlaufs oder Protokolls dargestellt werden. Diese Aufteilung in Behandlungsverlauf oder Protokoll soll die Weite aufzeigen, in der wir eine Vorgehensweise anbieten möchten.

Ein Behandlungsprotokoll wäre als eine innerhalb einer Sitzung abzuarbeitende Reihenfolge von Techniken zu verstehen. Diesen Gedanken möchten wir gerne von Beginn an aufbrechen, sodass sich die hier gezeigte Reihenfolge sowohl in ihrer Gänze als auch in einzelnen Phasen so oder anders in eine für sich stehende Sitzung fügen könnte.

Ein Behandlungsverlauf ist als eine Abfolge von Einzelterminen zu verstehen, die ggf. über einen längeren Zeitraum abgehalten werden. Wenn die Inhalte aus Kapitel 11.3.1 und 11.3.2 in einen Behandlungsablauf integrierbar sind, kann dieser sehr unterschiedlich ausgelegt werden. Unser Anliegen ist es, diese Vielfalt in der Auslegung der jeweiligen Situation und den eigenen Erfahrungen und Fertigkeiten ebenso anzupassen wie den Bedürfnissen der Klient*innen. Nicht zu vergessen sei auch die Anpassung durch die Rahmenbedingungen der gegebenen oder beschränkten Grenzen und Möglichkeiten.

Wir könnten keinen Behandlungsablauf darstellen, der einen Menschen bei einer grundlegenden Veränderung seines Seins und seines Empfindungszustandes unterstützen soll und dann genauso einem anderen Menschen in einem anderen Alter, mit einem anderen Geschlecht, einer anderen gesellschaftlichen Prägung und einem anderen religiösen Grundverständnis ebenso gerecht werden würde. Wir möchten bei unserer Arbeit keine Simplifizierung der Wirklichkeit vornehmen, wie sie gerne für Lehrmaterialien oder in einer für die breite Masse ausgelegten Literatur vorgenommen wird, unabhängig in welchem Bereich. In einer solchen Version würden wir womöglich einen genauen Verlauf angeben, mit Zeiten und Wiederholungszahlen und in welcher Reihenfolge gearbeitet werden muss, um eine Symptomatik zu verändern.

Die von uns im Folgenden als Ablauf dargestellte Folge von Techniken ist dagegen eine, die es auf eine stilisierte Art und Weise ermöglicht, die Zusammenhänge verschiedenster Körperfunktionen und Regionen aus einer ganzheitlichen Sicht zu lesen. Sie sollte nicht als ein Fahrplan verstanden werden, den es anzuwenden gilt.

Tipp

Arbeiten Sie aus Übungszwecken die hier beschriebenen Techniken in der beschriebenen Reihenfolge ab. Sowohl innerhalb eines Termins als auch als längerfristig begleitendes Behandlungsprotokoll.
Setzen Sie jedoch andere Techniken und Themen dazwischen und variieren Sie nach Bedarf. Kehren Sie die Reihenfolge auch einmal um und erkennen Sie die sich daraus eventuell ergebenden Vorteile. Prüfen Sie, ob die Themen überhaupt alle zu Ihren Klient*innen passen oder welche noch vertiefend hinzugenommen werden sollten.
Wenn wir als Mensch die Wellenlänge des oder der Klient*in und als Prozessbegleiter*in die Rahmenbedingungen, die Lebenssituation und die Möglichkeiten des Menschen, der zu uns gekommen ist, erfasst haben, ihn oder sie ‚erreicht haben', dann konnten wir in kurzer Zeit große Fortschritte erzielen und gute Unterstützung leisten. Auch wenn die Auswahl der Techniken und die Herangehensweise im Nachhinein betrachtet nicht perfekt waren.

Bedenken Sie, dass ein Mensch Zeit braucht, die von Ihnen angebotenen Techniken in dieser Reihenfolge und in der von Ihnen angebotenen Geschwindigkeit auch gebrauchen, vertragen und integrieren zu können. Nun jedoch zu der Weiterführung eines Protokolls im Sinne der weiteren Stärkung des Menschen, der zu uns gekommen ist.

Schutzschild der eigenen Sphäre

Wir möchten einen Sprung wagen: aus dem Bauchfell (Peritoneum) in den Halsbereich. Erst danach werden wir uns wieder in den Rumpf bewegen und uns dort den Harn- und Sexualorganen zuwenden. Weshalb dieser Sprung? Nach aller Relativierung, eine Vorgehensweise festzulegen, folgt eine Argumentation für diese Reihenfolge, die sich, wie bereits geschrieben wurde, in einer idealisierten Form dazu eignet, einen ganzheitlichen Blick zu erlernen. Im Folgenden soll die Notwendigkeit der Funktionalität einer wichtigen Schutzfunktion des Menschen gegeben werden. Einer Schutzfunktion, von der im gesellschaftlichen Feld fälschlicherweise meist davon ausgegangen wird, dass sie bei den meisten Menschen funktioniere. Dies ist jedoch ein folgenschwerer Irrtum. Gemeint ist die Sprache, die Stimme, das Wort, das zum Schutz der eigenen Person und des eigenen Körpers gesprochen werden müsste/kann.

Die meisten Menschen gehen davon aus, dass ein Mensch, der sprechen kann, auch in der Lage ist, für sich verbal einzustehen. „Du hättest doch was sagen können?!“, ist leicht behauptet. Als ein Beispiel für die Tragweite dieser Fehleinschätzung möchten die Autor*innen auf Erfahrungen im Austausch mit unseren Klient*innen eingehen, indem wir viel über ein globales Phänomen sprechen, das zumindest in der westlichen Gesellschaft zu einem großen Ruck geführt hat. Gemeint ist die im Jahre 2016 begonnene „Nein heißt Nein!“-Debatte. Zur Erinnerung: Gemeint war, dass Menschen (in erster Linie Frauen), die „Nein“ sagen, auch „Nein“ meinen. Und damit eine Aufforderung zum Sex oder entsprechende Annäherungen auch beenden können. In der Debatte ging es in erster Linie darum, dass, wenn die Frau (es sollten auch Männer gemeint gewesen sein) „Nein“ sagt, dies nicht als Teil eines Spieles verstanden werden soll oder darf, das als Interpretation von „Ich dachte, sie will trotzdem“ zu verstehen ist; bis hin zur Vergewaltigung. Grundlage dieser Debatte ist jedoch eine Person, die in der Lage ist, „Nein“ zu sagen. Bei einem Großteil unserer Klient*innen müssen wir an einer anderen Stelle ansetzen. Oft gilt es, ein grundlegend aus den Fugen geratenes Selbstwertgefühl (s.o.) aufzubauen. Erst dann ist ein Mensch in der Lage, sich entsprechend zu äußern. Erst wenn diese Grundlage gegeben ist, kann sich als nächste Stufe die Debatte über das Gehört- und Ernstgenommenwerden, nachdem man sich geäußert hat, anschließen. Dafür muss der verbale Ausdruck frei sein.

Auf diesen Zustand möchten wir eingehen. Den Zustand, in dem es nicht möglich ist, für sein eigenes Wohlbefinden verbal einzustehen. Als nächster Schritt, und darauf werden die folgenden Techniken abzielen, kommen wir zu der weit verbreiteten Problematik, dass der Wille zu widersprechen zwar empfunden werden kann, jedoch die Stimme versagt oder andere Areale die Situation beeinflussen und durch Überlagerung oder Unterdrückung die entsprechende verbale Abwehr nicht aus dem Mund der Person gelangt. Hier ist es notwendig, das Schutzschild der eigenen Sphäre wieder – oder bei früher Prägung erstmalig – aufzubauen.

Der Sprung von der Milz (Lien) zum Kehlkopf (Larynx) folgt dem Gedanken, dass das Immunsystem die Verteidigung des eigenen Organismus im Inneren als Arbeitsfeld hat. Diese Verteidigung muss außerhalb der Grenzen des eigenen Organismus ebenfalls geführt werden. Auf der physiologischen Ebene bedeutet dies, dass bereits eine erste Kontaktaufnahme mit potenziellen Nährstoffen visuell und olfaktorisch eingeordnet werden kann/muss. Riecht etwas für uns ekelerregend, wie etwa verwestes Fleisch, liegt dies daran, dass unser Nervensystem über die Jahrtausende der Evolution gelernt hat, diese chemischen Geruchsstoffe so zuzuordnen. Dies schützt unser Überleben.

Menschen, die uns schaden wollen, können wir in manchen Fällen ähnlich leicht erkennen. Zum Beispiel visuell, wenn jemand, einen Baseballschläger schwingend, auf uns zukommt. Auditiv, wenn dieser seine Absichten, uns zu schädigen, eventuell lautstark untermalt. Der Mensch hat jedoch gelernt und geht daher nicht immer so eindeutig lesbar mit seinen Absichten vor. Diese schwerer zu erkennenden Varianten haben in sich ein enormes Spektrum (siehe Abschnitt zur sanften Ummantelung in Kapitel 11.3.2).

Da sind zunächst jene, bei denen die Absicht bewusst verdeckt wird. Dabei gibt es zahlreiche Methoden der Täuschung und Manipulation, auf die hier nicht weiter eingegangen werden kann (leider, da es sich auch für unsere Arbeit um ein sehr wichtiges Feld handelt – es ist nicht ausgeschlossen, dass wir in absehbarer Zeit ein eigenes Buch zum Thema Neuronale Manipulation, unbewusste Konditionierung in der Gesellschaft und Mindcontrol erarbeiten werden).

Bei unseren Klient*innen weit verbreitet ist der nicht beabsichtigte Täter bzw. die Täterin. Dieser Typ Mensch hat nicht im Sinne zu schaden. In vielen Fällen mag sogar das Gegenteil vorliegen; der oder die Schadende wollte helfen oder gut sein. Aus Überforderung oder anderen Aspekten in der eigenen Biografie kann die Zuwendung oder die Art der Hilfe und Unterstützung schädliche Auswirkungen auf den Organismus des oder der Hilfeempfänger*in haben. Diese Form von negativem Einwirken ist oft besonders schwer zu erkennen, da keine Täuschung durchschaut werden kann, da diese nicht vorliegt – außer der Selbsttäuschung der schädlich wirkenden Person sich selbst gegenüber. Sie vermeidet durch diese Selbsttäuschung, die wahren Auswirkungen ihres Handelns auf die andere Person richtig und wahrhaftig zu sehen und einzuordnen. Solche Personen können z. B. überforderte Eltern sein.

Der Schutzschild des eigenen Raums

Wenn ein Organismus die Erfahrung macht, dass ihm die angebotene Intervention nicht guttut, so müsste es selbstverständlich sein, dass der Organismus dafür sorgt, dass diese Intervention endet. Dies bedeutet während der Intervention eine sofortige Beendigung und für zukünftige Interventionen das Abwenden der Entstehung im Vorfeld.

Als erstes Beispiel soll das Abwenden von Interventionen der körperlichen Versorgung oder Erziehung im familiären Kontext dienen. Hier wird der Versuch eines Kindes, etwa eine Prügelstrafe verbal abzulehnen, wohl in den allerseltensten Fällen erfolgreich sein. Darauf basierend lernt das Kind: „Es funktioniert nicht, verbal darauf hinzuweisen, dass ich nicht möchte, dass man mir schadet; weh tut." Vergleichbare Erfahrungen in ausreichender Anzahl und früh genug in der Entwicklung eines Menschen führen dazu, dass die verbale Schutzwand, die die eigene Stimme sein könnte, nicht erfahren wird. Wenn sie nicht erfahren wird, wird sie in späteren extrafamiliären sowie intrafamiliären Situationen auch nicht als Möglichkeit abgerufen. Demnach wird sie auch nicht probiert.

Hier wäre die „Nein heißt Nein!"-Debatte bereits am ersten Punkt gescheitert. Die betroffene Person hat nicht „Nein" gesagt. Wenn keine Erfahrung in diesem Bereich vorliegt, können die meisten sich kaum vorstellen, welche Tragweite dieses Phänomen in unserer Gesellschaft hat. Natürlich liegt es in unterschiedlichsten Abstufungen vor. Diese gehen von den Missbrauchsfällen, die wir in den Medien verfolgen können, über Kleinigkeiten, wo jemand nicht sagt, dass er oder sie eigentlich keinen Kaffee mag, bis hin zu schwersten körperlichen Gewaltexzessen.

Wenn wir als Menschen einen Impuls verspüren, uns zu äußern, diesen Impuls jedoch durch (schädliche) Überzeugungen bremsen, nennt man dies im Volksmund auch ‚herunterschlucken'. Dies führt uns nun zu der Mechanik des Körpers, die im Zentrum der nächsten Technik steht.

Der Kehlkopf (Larynx) hat die Aufgabe, die Luftzufuhr im Halsbereich zu gewährleisten. Er ist somit ebenfalls in der Lage, einen Luftstrom, der nach außen gerichtet ist, abzuschneiden. Ein bereits vom Nervensystem, hier dem Sprachzentrum, gefundenes Wort kann auf der neuronalen Ebene unterwegs zu einem uns schadenden Menschen sein. Bevor dieses Wort jedoch in Form von gestalteten Schallwellen den Körper verlässt, gibt es eine (vor-)letzte Schleuse zu passieren: den Kehlkopf (Larynx). Wer gelernt hat zu schlucken, was ihm auf emotionaler Ebene angeboten wird, wird nicht mit einer Technik sein Leben verändern. Es lohnt sich jedoch damit zu beginnen, Veränderung zu erarbeiten. Es kann mit der folgenden Technik ein Gefühl der Weite und Freiheit im Halsbereich kultiviert werden. Dies ist die Grundlage für unmittelbare Äußerungen.

11.3.4 Techniken am Kehlkopf

Kehlkopfunwinding

Unwinding-Techniken sind bereits in Teil 1 unter Kapitel 3 beschrieben. Das Grundprinzip ist, die Struktur, die sich unwinden soll, der Schwerkraft und den umliegenden Strukturen zu entheben, soweit dies möglich ist. Wenn dieser Zustand hergestellt ist, beginnt die gehaltene Struktur, sich aus den verbleibenden Kräften, die sie halten, zu entwirren. Hierfür ist es notwendig die Struktur, die gehalten wird, nicht festzuhalten, sondern die Bewegungsfreiheit aufrechtzuerhalten und Bewegungen, die auftreten, zu begleiten und zu fördern.

Seitlich an dem oder der Klient*in sitzend, trägt oder stützt eine Hand von dorsal die Region des Kehlkopfes (Larynx). Dies kann mit Finger und Daumen lateral der Wirbelsäule durchgeführt werden. Diese Variante ermöglicht es, an den knöchernen Strukturen vorbei auf die ventrale Seite wirken zu können. Oder eine Hand wird dorsal, flächig angelegt. Hiermit lässt sich sowohl lateral der Wirbelsäule über die seitliche Halsmuskulatur auf die ventrale Seite wirken, zusätzlich über die Wirbelsäule und alle dort eng anliegenden Strukturen (Nerven, wirbelsäulennahe Muskeln, Blutgefäße, Bänder und Sehnen). Eine dritte Möglichkeit besteht darin, die Finger (wie bei der Zungenbeintechnik, Teil 1) tragend parallel auf die Wirbelsäule zu legen. Bei allen drei Varianten empfiehlt es sich, hierzu die craniale Hand zu verwenden, damit die caudale Hand bei der gleich ausgeführten Arbeit am Kehlkopf nicht über den Kopf des oder der Klient*in ragen muss.

Die caudale Hand kommt mit einem Finger, zum Beispiel dem Zeigefinger, sanft an den Kehlkopf (Larynx) (**Abbildung 72**). Machen Sie sich bereits bei der Annäherung bewusst, wie sensibel dieser Bereich ist. Besonders, wenn wir davon ausgehen, dass Menschen, die zu uns kommen, eventuell traumatisiert unter einem gewissen Leidensdruck stehen. Vergegenwärtigen Sie sich die Komplexität, die im bisherigen Teil des Abschnittes angedeutet wurde.

Bei nicht wenigen Menschen finden wir letzten Endes aus solchen wie hier beschriebenen oder anderen Gründen eine Empfindlichkeit im Halsbereich, die dazu führt, dass viele sich das Tragen eines Rollkragenpullovers nicht vor-

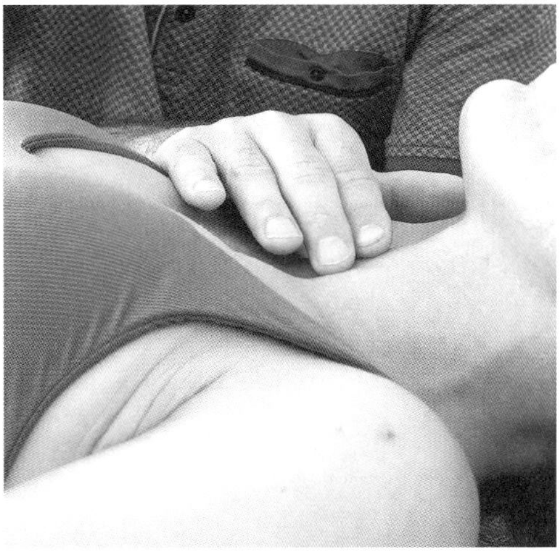

Abbildung 72: Kehlkopf (Larynx) Technik. Zwei Finger liegen locker auf einem Kehlkopfbereich. Die Hand ist etwas am Brustkorb der Person abgestützt.

stellen können oder Aussagen treffen, wie: „Ich kann das gar nicht abhaben, wenn da irgend etwas ist." Bei allem Respekt vor der Region ist es jedoch wichtig zu beachten: Was der Mensch, der nun vor uns liegt, meist am wenigsten vertragen kann, ist Unsicherheit. Eine Annäherung an den Kehlkopf sollte also achtsam und sanft sein, jedoch keinesfalls zögerlich, langsam und unbestimmt.

In vielen Fällen geht der Autor mit der Hand ohne Kontakt über den Kehlkopf und spricht in dieser Position über die Empfindungen am Hals. Hierbei kann der Abstand variiert werden. Die Erfahrung zeigt, dass etwa eine langsame Annäherung eher als unangenehm empfunden wird. Dies bestätigt auch das Ergebnis einer Übung, die wir oft in Einführungswochenenden machen. Hier allerdings mit stehenden Menschen, die sich aufeinander zubewegen. Es ist meist die langsame, zögerliche Bewegung auf jemanden zu, der sich nicht bewegt, die als deutlich unangenehmer empfunden wird als etwa das selbstbestimmte Sich-auf-jemanden-Zubewegen. Gehen Sie also lieber recht zügig an den Hals. Geben Sie Sicherheit durch einen frühen und klaren Kontakt.

Wenn der Finger Ihrer Wahl nun sanft auf dem Kehlkopf (Larynx) liegt, folgen Sie den Anweisungen und Beschreibungen für ein Unwinding aus Teil 1 und diesem Abschnitt.

Zum Thema Schlucken: Vergegenwärtigen Sie sich während der Arbeit auf dem Kehlkopf (Larynx), welche Funktion hier in diesem Abschnitt dem Schlucken zugeordnet wurde. Beobachten Sie die Häufigkeit von Schluckreflexen. Entscheiden Sie, eventuell folgenden Vorschlag zu unterbreiten: Sie können Ihre Klient*innen auffordern, das Schlucken für eine Zeit während der Behandlung zu unterlassen.

> Als der Autor Anfang dieses Jahrtausends bei seinem Ausbilder Helmut Kinon auf der Behandlungsliege lag, war er verdutzt, als er mit den Worten: „Was passiert denn, wenn du es einfach mal nicht runterschluckst?", aufgefordert wurde, das Schlucken zu unterlassen. Fragen wie: „Was meint er? Was schlucke ich denn runter?", kamen ihm damals in den Kopf. Heute wissen wir, dass es an diesem Punkt nicht auf inhaltlicher Ebene relevant ist, was runtergeschluckt wird. Es geht darum, einen neuronalen Impuls, der als ein neuronaler Impulskomplex zu bezeichnen ist, zuzulassen. Der Autor war sehr verwundert, was dann passierte.
>
> Eine Welle von Empfindungen schlug in den Kopf des Autors ein. Es fühlte sich so an, als wäre diese Welle zunächst unterhalb des Halses, im Rumpf gewesen. Dort war sie jedoch nicht als etwas, was wirkt, spürbar. Im Kopf angelangt, war es eine Mischung aus emotionalen und körperlichen Empfindungen, begleitet von physischen Reaktionen, die weitestgehend autark abliefen. Der Körper bäumte sich auf, begleitet von dem Gefühl, keine Luft mehr zu bekommen.
>
> Was damals spürbar wurde und sich körperlich äußerte, sind keine Effekte (neuronale Reize oder Impulse), die durch die Technik verursacht werden. Es handelt sich um das Wieder-frei-Werden von im Körper gespeicherten Empfindungen, Bewegungen und Reaktionen (vgl. Kapitel 10.3.1, 11.1.1 und 11.1.2). Diese haben eine Entstehungsgeschichte. Diese wird bei vergleichbaren Momenten auf der Behandlungsliege oft spürbar und damit zugänglich; jedoch nicht immer. Da diese Empfindungen also mit deren Entstehung korrespondieren und nicht mit der Technik, sollten sie bei einer Fallbeschreibung über eine Person aufgeführt werden und nicht an dieser Stelle, einer allgemeinen Technikbeschreibung, betrachtet werden.

In dieser Schilderung geht es um die Tatsache, dass der Kehlkopf eine Schwelle bildet, die die Entscheidung aufrechterhalten kann, ob etwas unseren Körper verlässt oder runtergedrückt wird und bleibt. Es handelt sich um einen Scheidepunkt oder einen Schwellenpunkt. Man kann es sich im funktionierenden und nicht traumatisierten Körper so vorstellen: Ein Ereignis erregt oder besorgt jemanden und ab einer gewissen Schwelle wird die Besorgnis, der Ärger oder das sonstige Bedürfnis geäußert. Auf Höhe der Stimmritzen wird dieses Bedürfnis artikuliert. Bis dahin muss es verschiedene Stufen der Konkretisierung durchlaufen (Reaktionsketten). Ist der Kehlkopf frei von Glaubenssatzkonstruktionen oder negativen Konditionierungen, wird er das explosive Ausstoßen der Luftsäule, die für die geformte Schallwellenkonstruktion der Informationsübermittlung nötig ist, mitformen und unterstützen. Durch Traumatisierung im Sinne eines nicht vollendeten Prozesses, kann ein Prozess (eine Reaktionskette) an der Ausführung eines Lautes gestoppt werden. An eben solchen Stellen, an denen der Organismus einen Prozess stoppen kann, lassen sich situativ bedingt gestoppte physiologische Abläufe weiterführen. Mit dem Kehlkopf-Unwinding kann eine solche Exploration, oder auch Traumaexploration, ausgelöst, weitergeführt oder begonnen werden. Hierzu mehr im Abschnitt zur Traumaexploration.

Der wohl eindrucksvollste Fall für eine solche Weiterführung war, als eine Klientin plötzlich „Arschloch" sagte. Sie entschuldigte sich daraufhin und erklärte: „Ich meinte nicht Sie." Es wurde im Verlauf des Termins vorher ca. 30 Minuten lang nicht gesprochen. Im Nachgespräch über diese Reaktion berichtete sie, wie sie vor fast 40 Jahren dieses Wort gerne an ihren Vater gerichtet hätte. Damals hatte sie es unterdrückt. Es lag scheinbar noch auf dem Nervensystem, als sei es gestern gewesen. Es hatte sprichwörtlich auf der Zunge gelegen).

Knorpelplättchen halten und Unwinding

Während die Arbeit mit dem Kehlkopf (Larynx) selbst eher auf die Mechanik der Luftröhre wirkt und auf die damit verbundene Stimme und Klangerzeugung, -entwicklung und -gestaltung, kommt bei der Arbeit an den Schildknorpelplättchen ein Aspekt hinzu: Der Schutz der Region selbst. Während wir die Stimme als Teil eines Schutzsystems verstanden haben möchten, müssen wir dieser Schutzebene eine allgemeine Schutzfunktion für den Körper zusprechen – also nicht zwingend, sondern ‚auch' den Hals betreffend, jedoch nicht im Besonderen.

Die Schutzfunktion der Schildknorpelplättchen ist als konkret mechanisch zu verstehen. Sie können den Kehlbereich von ventral vor mechanischen Einwirkungen schützen. Jedoch können sie durch mechanische Intervention auch traumatisiert werden, z. B. wenn jemand gewürgt oder am Hals festgehalten wurde. Dann sind es des Öfteren die Knorpelplättchen selbst, die den Druck auf den Kehlbereich weiter aufrechterhalten, auch Jahre nach der mechanischen Einwirkung.

Ein Unwinding der Schildknorpelplättchen ist, auch wenn diese Art der Traumatisierung nicht vorliegt, oft sinnvoll und sehr wohltuend. Der Bereich kann in vielen Fällen anschließend als wesentlich ‚freier' wahrgenommen werden. Auch für die Stimmentwicklung kann ein gewisser Druck aus der Stimme genommen werden, der sich bei Menschen, die ‚nur' mentalen Druck – die also ggf. nie im Leben gewürgt worden sind – erlebt haben, entwickelt. D. h. hier sehen wir, dass bei mentalem Druck eine Reaktion der Region nicht ausbleibt.

Lokalisation Schildknorpel (Cartilago thyroidea)

Der Schildknorpel (Cartilago thyroidea) ist einer der neun Knorpel, die zusammen das Kehlkopfgerüst bilden, welches mit dem Achsenskelett (Schädel, Kehlkopf, Wirbelsäule und Brustkorb) verbunden ist. Demnach ist hierüber auch eine Verbindung zum Liquorkörper und dessen Bewegungen gegeben.

Tipp für Ausbilder*innen

Wenn Sie eine fortgeschrittene Klasse unterrichten oder eine Fortbildung für bereits in den Cranio-Sacralen Grundlagen ausgebildete und erfahrene Auszubildende anbieten, lässt sich eine interessante Brücke von der Arbeit mit dem Cranio-Sacralen System zu weiteren Ebenen des Körpers herstellen. Wie in Teil 1 be-

schrieben, werden unter dem Cranio-Sacralen System bis heute lediglich die vom Liquor bewegten Knochen bezeichnet. Was auch zu der Namensgebung Osteopathie (Knochenheilkunde) beigetragen hat.
Lassen Sie die Auszubildenden ggf. in einer Dreiergruppe die Liquorbewegung evaluieren, während eine Person vom Schädel (Cranium) und eine andere eventuell von den Füßen arbeitet. Die Kreuzbein-Position ist ebenfalls möglich, jedoch steigert diese eventuell die Intensität für die liegende Person, was hier nicht zielführend ist.
Während die beiden Personen den Cranio-Sacralen Rhythmus wahrnehmen und bei Bedarf verbalisieren können (wir nennen diesen Aufbau Tennis, da der Liquor zwischen den beiden Personen hin- und herbewegt wird und dabei beobachtet wird wie beim Tennis von einem Zuschauer der Ball), verfolgt eine dritte Person die Bewegung am Kehlkopfknorpel.
Hierbei geht es in erster Linie darum, die vielfältigen Bewegungen im Halsbereich, die durch die Atmung, die eventuell emotionalisiert ist, die hierdurch in Bewegung versetzte Struktur der Speiseröhre und die Einflüsse des Herzkreislaufsystems auseinanderzuhalten. So kann die Liquorbewegung an den Schildknorpelplättchen evaluiert werden. Sämtliche damit einhergehenden Möglichkeiten eröffnen sich: Frequenzveränderungen in Richtung Mid-Tide und Long-Tide sowie Stillpunkte.

Der Schildknorpel (Cartilago thyroidea) ist der größte Knorpel des Kehlkopfes. Diese unpaarige Struktur dient mehreren Muskeln und Bändern zum Ansatz und schützt die Stimmbänder. Er besteht aus zwei Knorpelplättchen, die ventral in der Mitte spitzwinklig miteinander verbunden sind. Sie bilden subkutan den Prominentia laryngea, jenen Vorsprung, der Adamsapfel genannt wird und im Volksmund auch als Kehlkopf verstanden wird.

Nach cranial ist der Schildknorpel (Cartilago thyroidea) über die Membrana thyrohyoidea mit dem Zungenbein (Os hyoideum) verbunden. Diese an elastischen Fasern reiche Struktur ist für die Beweglichkeit des Kehlkopfes mitverantwortlich. Ist der gesamte Bereich eher fest, sollte das Augenmerk auch auf die Membrana thyrohyoidea gerichtet werden sowie auf die Arbeit mit dem Zungenbein (Os hyoideum), wie in Teil 1 beschrieben.

Ausführung

Daumen und Zeigefinger greifen jeweils lateral, caudal des Adamsapfels (Prominentia laryngea), sanft, aber bestimmt zu. Der Knorpel kann so mit einer Hand gut gehalten werden. Wie immer beim Unwinding ist es das Anheben und Lösen von den umgebenden Strukturen, welches das Auslösemoment ist. Machen Sie sich die Zusammenhänge und die Verbindungen zum Skelettsystem sowie zur Membrana thyrohoidea bewusst, wenn Sie versuchen, die Struktur nach ventral zu entlasten. Lassen Sie sich nicht abschütteln, wenn der Körper Schluckbewegungen unter ihren Fingern ausführt. Folgen Sie allem, was an größeren wie aber auch an minimalen Bewegungen unter Ihrer Hand geschieht.

Druck auf die Knorpelplättchen wird schnell als unangenehm empfunden. Trotz eines beherzten, aber sanften Zupackens von lateral nach medial, kann die Hauptintention, das Heben nach ventral, bleiben. Mit dieser Kräfteverteilung kann unter der Aufrechterhaltung der Greif- und Hebekräfte die Struktur ‚aufschwimmen', wie bereits in Teil 1 im Zusammenhang zum Unwinding geschrieben. Folgen Sie nun den Bewegungen, die sich ergeben.

Wenn sich hier keine für Sie spürbaren Bewegungen einstellen, können Sie vergleichbar mit den transversalen Gürtellösetechniken verfahren, wie in Teil 1 beschrieben. Bewegen Sie die Struktur, die Sie weiterhin gut gefasst halten und nicht aus den Fingern lassen sollten, in eine beliebige Richtung bis zu einem Anschlag, einer Barriere. Halten Sie die Struktur einige Sekunden gegen diesen Widerstand dort. Bewegen Sie, falls sich hier ein Release einstellt, in eine andere Richtung weiter.

Führen Sie nach dieser Phase gegebenenfalls das nun freie Unwinding noch eine Weile weiter oder schließen Sie aus den Release-Bewegungen die Technik ab. In beiden Fällen empfehlen wir, wie folgt vorzugehen:

Führen Sie die Bewegung in eine neutrale Position. Suchen Sie ggf. nach dem Gefühl eines Point of balanced tension, wie er in Teil 1 beschrieben ist. Aus dieser ausbalancierten Spannung heraus öffnen Sie Ihren Fokus und Ihre Wahrnehmung nochmals deutlich in den Raum ventral vor, also über der liegenden Person. Gehen Sie mit einer hebenden Intention aus dem Kontakt, wie wir es auch für den Abschluss der Techniken mit dem Zungenbein (Os hyoideum) empfehlen. Der letzte Eindruck bleibt, also das Gefühl, welches vorherrscht, wenn Sie den Kontakt lösen, ist das Gefühl, welches im Nachhall am stärksten wahrgenommen wird.

Hinweis

Während der Arbeit am Hals, sowohl bei den hier beschriebenen Schritten an den Knorpelplättchen wie auch am Kehlkopf und weiter unten bei der Arbeit mit der Schilddrüse, ist es für Menschen, die Erstickungserfahrungen gemacht haben, gewürgt oder intubiert wurden, nicht auszuschließen, dass sie flashbackartige Empfindungen von diesen Situationen haben werden (vgl. Kapitel 10.2).

Bei einer guten, sprich ausreichenden und gelungenen Informationsphase, wie sie im Kontext der Arbeit mit traumatisierten Menschen sowohl in Teil 1, 2 als auch 3 beschrieben ist, können diese jedoch weitestgehend entspannt zugelassen werden. Sowohl vom oder von der Behandelnden als auch vom betroffenen Menschen.

Nutzen Sie die Werkzeuge zur Reduktion von Retraumatisierungspotenzial, wie sie in Kapitel 11 benannt werden: die Situation wie in einem Film, den man bequem aus dem Kinosessel verfolgt, wahrnehmen oder die Schnellkochtopfmethode, bei der immer nur ein klein wenig der unangenehmen Empfindung in die gut angebundene Gegenwart gelassen wird. Sorgen Sie für gut ausgebaute positive Ressourcen, wie in Kapitel 10.1 beschrieben ist. Lassen Sie Ihren oder Ihre Klient*in sich während der Arbeit und während des Auftretens solcher Empfindungen vergewissern, dass, selbst wenn es sich in diesem Moment anders anfühlt, die Sauerstoffversorgung gegeben ist. Weisen Sie auf den Exitpoint hin, wie er in Kapitel 11 beschrieben ist. Sorgen Sie dafür, dass Ihr oder Ihre Klient*in diese Erfahrung mit einer so positiven und erwartungsvollen Hoffnung durchlebt wie möglich. Nach der Erfahrung der Autor*innen darf es auch mal ein leicht ironischer oder humorvoller Einwurf sein (bitte mit Fingerspitzengefühl), wie etwa: „Wenn Sie blau werden, können wir die Situation ja sofort verlassen." (Dass jemand blau wurde, ist selbstverständlich noch nie passiert.) Die humoristische Umgangsweise mit der lebensbedrohlichen Empfindung wird bis dato als erleichternd empfunden. Es entsteht ein Gefühl der Sicherheit. Es ist klar beschrieben, dass, wenn tatsächlicher Sauerstoffmangel auftreten würde, ein Ausstieg möglich ist.

Arbeit an der Schilddrüse (Glandula thyroidea)

Die Schilddrüse (Glandula thyroidea) ist von außen von einer Bindegewebskapsel (Capsula fibrosa) umgeben. Die Schilddrüse (Glandula thyroidea) wird sowohl sympathisch als auch parasympathisch innerviert. Die sympathische Innervation erfolgt über das Ganglion cervicale superius, welches auf Höhe C2 liegt sowie über das Ganglion cervicothoracicum auf Höhe Th1 und Ganglion cervicale medium, welches auf Höhe der Schilddrüse (Glandula thyroidea) genau dazwischen und direkt an der Halsschlagader (Arteria carotis communis) liegt.

Die parasympathische Versorgung erfolgt aus dem oberen Kehlkopfnerv (Nervus laryngeus superior), der auch die Stimmlippen motorisch innerviert und dem rückläufigen Kehlkopfnerv (Nervus laryngeus recurrens).

Der Zusammenhang der Innervation von Schilddrüse und Stimmlippen ist eine Motivation, die Thematik des Sprechens in die Hormonregulation und die Arbeit der Schilddrüse (Glandula thyroidea) hineinzudenken und nicht auf eine einseitige Betrachtung innerhalb eines Fachgebietes zu verfallen. Diese scheint aus den Rückmeldungen unserer Klient*innen leider im Bereich der Schilddrüsenunterfunktion in vielen Fällen bei der Behandlung selbiger zu passieren.

Kontaktaufnahme über die neuronale Versorgung

Die drei Ganglien, die auf sympathischer Ebene für die Versorgung der Schilddrüse (Glandula thyroidea) verantwortlich sind, sind über die gesamte Höhe des Halses verteilt. Es ist die Idee, den drei Höhen, den Ganglien entsprechend, im Verlauf der Arbeit mit der Schilddrüse (Glandula thyroidea) den Fokus zu gewähren. Bei der Arbeit mit den Drüsen haben wir die Erfahrung gemacht, dass es sinnvoll ist, von der Peripherie nach cranial zu arbeiten. Dieser Erfahrung folgend, schlagen wir die Kontaktaufnahme mit der neuronalen Versorgung der Schilddrüse (Glandula thyroidea) von caudal, also dem Ganglion cervicothoracicum auf Höhe von Th1 vor. Legen Sie eine Hand entspannt unter den obersten Rippenbogen. Es lässt sich an dieser Stelle gut ein Protokoll vorstellen, welches die Entspannung des oberen Atemdiaphragmas einschiebt; siehe Teil 1 zu den Transversalen Lösetechniken. Mit der anderen Hand palpieren Sie zunächst gleichzeitig die Halsschlagader (Arteria carotis communis) links und rechts. Es empfiehlt sich, wie immer bei der Arbeit am Hals, dass es sich bei dieser, der ventralen Hand, um die caudale handelt, da diese nicht über den Kopf der liegenden Person geführt werden muss. Dies geht mit dem Daumen auf der einen Seite und den Fingern, je nach Anatomie des Halses dem Zeigefinger oder allen vier bis zum kleinen Finger, sehr gut. Von dort wechseln Sie nach einer ersten Kontaktaufnahme mit dem Blutsystem und dem kurzen

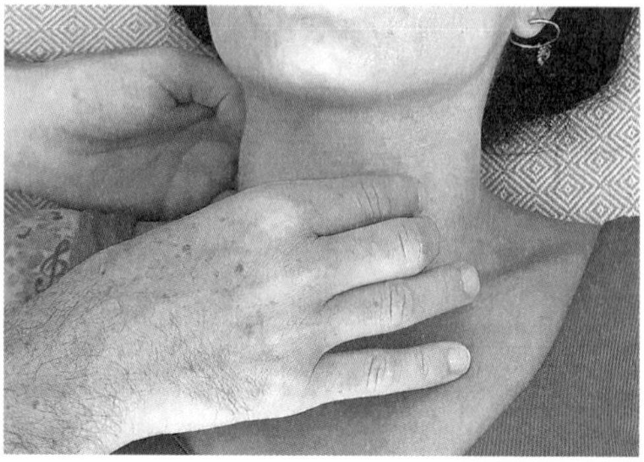

Abbildung 73: Schilddrüse. Handhaltung lateral der Knorpelplättchen des Kehlkopfes. Eine Hand trägt den Hals leicht, die andere fasst mit Daumen und Zeigefinger seitlich unterhalb des Kehlkopfes.

Abwarten einer ersten Reaktion, die sich hier meistens ergibt, auf den parallel zur Halsschlagader (Arteria carotis) verlaufenden Vagusnerv (Nervus vagus [X]). Wählen Sie einen Kontaktpunkt zum Vagusnerv (Nervus vagus [X]) auf Höhe der Schilddrüse (Glandula thyroidea), um diese somit an den lateralen Rändern zu berühren (**Abbildung 73**).

Halten Sie das Nervensystem mit seinen sympathischen Aspekten von dort aus über das Ganglion cervicothoracicum und bekommen Sie ein Gefühl für die Region der Schilddrüse (Glandula thyroidea) im Bereich des Vagusnervs (Nervus vagus [X]).

Mit der Idee, die Spannung zwischen beiden Händen auszugleichen, halten Sie lediglich Kontakt und nehmen Sie die Reaktionen des Körpers wahr. Wenn Sie eine weitere Handhaltung auf Ebene des Nervensystems machen möchten, können Sie mit der ventralen Hand, dem cranial entspringenden oberen Kehlkopfnerv (Nervus laryngeus superior) superior folgend, craniolateral der Schilddrüse (Glandula thyroidea), auf die seitliche Halsmuskulatur fassen und mit der dorsalen Hand auf Höhe des Ganglion cervicale medium wechseln. Die Idee der Haltung bleibt identisch: ein Ausgleich der sympathischen und parasympathischen Aktivität im Bereich der Schilddrüse (Glandula thyroidea).

Nach ausreichender Kontaktaufnahme und ersten regulatorischen Prozessen über die neuronalen Strukturen, kann die ventrale Hand direkt auf die Schilddrüse (Glandula thyroidea) greifen. Die Haltung beziehungsweise der Griff entspricht dem aus der Arbeit mit den Knorpelplättchen – von lateral nach medial. Für die dorsale Hand sehen wir zwei Möglichkeiten: Einmal kann diese so weit nach cranial verschoben werden, dass sie die Schädelbasis leicht trägt oder zumindest tangiert, um weiter Kontakt zum Vagusnerv (Nervus vagus [X]) zu halten und die Versorgung über den Kehlkopfnerv (Nervus laryngeus) zu fokussieren. Hiermit kann Kontakt zu dem Jochbeinvenenloch (Foramen jugulare) hergestellt werden, um den Vagusnerv (Nervus vagus [X]) cranial am Hals in Empfang zu nehmen. Die andere Variante entspricht der Unterstützung der Schilddrüse (Glandula thyroidea) selbst, wenn sie dieser genau gegenüber bleibt und damit auf Höhe des Ganglion cervicale medium verweilt. Während diese Handhaltung die sympathische Versorgung abdeckt, zielt die erstere auf die parasympathische Versorgung ab. Je nachdem, wie der Bedarf der Regulation von sympathischer und parasympathischer Versorgung erscheint, können beide Haltungen nacheinander ausgeführt werden. Machen Sie sich ggf. einen Eindruck von der Reaktion und den Wahrnehmungen an der ventralen, auf der Schilddrüse ruhenden Hand, während Sie zwischen beiden Positionen wechseln. Eventuell gibt es einen deutlichen Release des oder der Klient*in, der Ihnen einen Hinweis darauf gibt, welche Haltung die größere Entspannung oder gar eine Erleichterung auf körperlicher Ebene hervorruft.

Bei der Arbeit mit der Schilddrüse (Glandula thyroidea) ist unser Augenmerk auf die Hirnanhangsdrüse (Hypophyse) gerichtet. Diese ist für die Ansteuerung und Regulation verantwortlich. Berücksichtigen Sie für die Arbeit an der Schilddrüse (Glandula thyroidea) die Möglichkeiten der Arbeit mit dem Hormonsystem und der Hirnanhangsdrüse (Hypophyse). Wir gehen bei dieser Arbeit davon aus, dass es nicht immer oder ausschließlich das Organ selbst ist, welches eine Entlastung oder Unterstützung durch eine mechanisch ausgeführte Technik benötigt. Die Verbesserung des Stoffwechselprozesses bearbeiten wir, falls nötig, durch die Bearbeitung der Peripherie. So z. B. die seitliche Halsmuskulatur, die Arbeit an den Schildknorpelplättchen usw. (Reaktionsketten).

Hinweis

Anders als untersuchende und behandelnde Ärzt*innen müssen Anwender*innen der Cranio-Sacralen Methode nicht wissen, ob es sich um jemanden mit einer Schilddrüsenüber- oder -unterfunktion handelt und ggf. entgegenwirkende Maßnahmen einleiten. Der Vorteil bei der sanften Regulation, wie sie hier beschrieben ist, liegt darin, dass Impulse, die vom Körper nicht gebraucht werden, zu ‚keiner' Reaktion führen. Impulse, die für den Körper eine Entspannung bedeuten, eine Verbesserung oder Erleichterung darstellen, können unmittelbar angenommen werden. Wir können mit diesen Techniken nicht versehentlich das Falsche verordnen und eine Aktivierung eines überaktivierten Bereiches auslösen oder umgekehrt. Deshalb ist aus unserer Sicht gerechtfertigt und erstrebenswert, dass auch Praktizierende ohne Heilerlaubnis Techniken dieser Art ausführen dürfen, was eine Entlastung des Gesundheitswesens ermöglicht, gemäß Kapitel 3.4, Kapitel 12.1 und Coda. Weiterhin gilt, dass sie weder Diagnosen stellen noch Heilversprechen abgeben dürfen.

Während wir mit der einen Hand den Kontakt zum Nervensystem aufrechterhalten und hier die bereits aufgezeigten Möglichkeiten kombinieren oder variieren können, halten die Finger der ventralen Hand den Kontakt zur bindegewebigen Kapsel (Capsula fibrosa). Folgen Sie eventuellen Spannungsveränderungen, indem Sie wie bei einem Unwinding verfahren. Ebenso benutzen wir die Idee des Abhebens oder Anhebens nach ventral, wie bereits bei den Schildknorpelplättchen.

Wenn die Strukturen auf diese Weise berührt und bewegt werden, kommt meist eine Reaktion der Schilddrüse zustande, die unter den Fingern spürbar ist – mal wie ein Zucken (leichte Kontraktionen), mal eine Entspannung.

Dann kann der Kontakt zur Kapsel (Capsula) gelöst werden. Halten Sie zum Abschluss die Hand wie ein Schutzschild über die Schilddrüse. Es ergibt sich durch diese Position ein elektromagnetisch angereicherter Bereich (ionisiert). In diesem ionisierten elektromagnetischen Feld scheint es in manchen Fällen nahezu zu ‚flirren'. Eine Beruhigung dieser Empfindung stellt sich meist nach zwei bis drei Minuten ein. Dann wird die Technik mit einer nach ventral öffnenden, also nach oben wegnehmenden Hand, abgeschlossen.

Abschließen des Protokolls (Peritonealorgane und Hals)

Die Schilddrüse entwickelt sich in der Ontogenese ab dem 24. Tag der embryonalen Entwicklung. Sie entwickelt sich im Mundboden als eine Aussprossung des Verdauungsapparates. Ihre endgültige Position ventral der Luftröhre erreicht sie in der siebten Woche der embryonalen Entwicklung. Das Foramen caecum, eine dreieckige Vertiefung am Zungengrund, zeugt von dieser Bewegung der Schilddrüse (Glandula thyroidea) in der Ontogenese.

Dieser Zusammenhang wird abschließend für die Idee, die aufgezeigten Techniken als ein Behandlungsprotokoll zu verstehen, die Perspektive darauf richten, über welchen Bereich des Körpers sich unsere Intervention erstreckt.

Es lohnt sich, am Ende eines Protokolls alles in den Blick beziehungsweise in die Wahrnehmung zu nehmen, was mit der zuletzt behandelten Struktur in Verbindung und Wechselwirkung steht. Dies kann die Vergegenwärtigung der Wirkungszusammenhänge von Schilddrüse (Glandula thyroidea) und Leber (Hepar) betreffen; ebenso die psychosoziale oder individuelle Prägung des Hormonsystems oder die mechanische Beeinflussung der Stoffwechselprozesse durch die Festigkeit umliegender Strukturen.

Zur Leber (Hepar): Durch Dejodase wird in der Leber (Hepar) T4 in T3 umgewandelt. Daher ist neben einer guten Schilddrüsenfunktion eine gute Leberfunktion für die Aspekte unseres Befindens verantwortlich, welche mit dem Zustand der Schilddrüse (Glandula thyroidea) assoziiert werden. So sind es etwa Müdigkeit, Fettanlagerung und Antriebslosigkeit, die als Begleitsymptome einer Schilddrüsenunterfunktion gelten.

Das Zusammenspiel von Leber (Hepar) und Gallenblase (Vesica fellea) ist ebenso zu berücksichtigen wie die Verbindung der Leber (Hepar) zum Dickdarm (Intestinum crassum). Wenn wir die Aufgaben der Milz (Lien) mit in das Bild nehmen, liegt ein Abwehr- und Verdauungsmechanismus vor, der nur im Zusammenspiel funktionieren kann. Versuchen Sie diese Zusammenhänge zu sehen und wahrzunehmen. Lassen Sie sich in diesem Gesamteindruck die in der Gesprächsbegleitung und der Informationsphase gegebenen Informationen ins Bewusstsein kommen. Dies kann Ihnen helfen, einen allgemeinen Eindruck von der Qualität des Aufnehmens, Verdauens und Abwehrens des Menschen zu bekommen, der im Moment vor Ihnen liegt. Auf Grundlage dieses Eindrucks können Sie sich inspirieren lassen, in welche Richtung eventuelle weitere Behandlungen gerichtet sein können. Ist die Weiterführung an einem der bereits bearbeiteten Bereiche sinnvoll? Geht es von diesem Komplex zu einem anderen Komplex oder um die Ausweitung und die Ergänzung des bereits Bearbeiteten um weitere Strukturen?

Eine mögliche Weiterführung wäre von der Schilddrüse und von der Regulation dieser ausgehend die Arbeit mit dem Drüsensystem, wie in Teil 1 beschrieben. Die Arbeit mit Dickdarm (Intestinum crassum), Dünndarm (Intestinum tenue) oder Magen (Gaster) könnte sich ebenso logisch anschließen (Reaktionsketten, Verdauung). Als Zwischenschub nach diesen Techniken ist eine Regulation von Sympathikus und Parasympathikus anzudenken, etwa über den Ausgleich der Ganglienkette; gemäß Teil 1, Kapitel 3.3.4. Im Beispiel-Protokollverlauf soll der peritoneale Raum verlassen werden. Wir wenden uns für den weiteren Verlauf, einem über die Psyche und Mentalität begründeten Gedanken folgend, den Nieren, den Harnleitern, der Harnblase und schließlich den Sexualorganen zu. Dieser mentale, die Psyche betreffende Zusammenhang wird im folgenden Kapitel aufgezeigt.

11.3.5 Arbeit mit den Nieren (Ren), den Harnleitern (Ureter) und der Harnblase (Vesica urinaria)

Zu Beginn möchten wir einen offenen Blick auf die zu bearbeitenden Organe zugrunde legen, wie wir dies zum Abschluss des vorangegangenen Kapitels getan haben. Nehmen Sie beispielsweise den Weg von Flüssigkeiten von der visuellen und haptischen Kontaktaufnahme über die Einverleibung bis zur Ausscheidung als eine erste Idee der Betrachtung für mögliche Zusammenhänge. Ebenso gilt weiterhin, dass die folgenden Schritte als Behandlungsprotokoll verstanden werden können. Folgen Sie sowohl Ihrer Intuition als auch Ihrem physiologischen Fachwissen und vor allem der Logik, die sich eventuell aus der mitgebrachten Geschichte des oder der Klient*in ergibt. Passen Sie das Protokoll und die Einbettung der Techniken an.

Um eine möglichst ganzheitliche Lesart zu ermöglichen, soll dieses Kapitel im Sinne einer Weiterführung des Protokolls gelesen werden können. Diese Lesart ist als ein Beispiel zu verstehen. Für die Weiterführung an anderer Stelle wurde am Ende des letzten Kapitels ebenfalls logisch argumentiert, wie z. B. die Weiterführung mit der Fokussierung auf die Regulation des Hormon- und Drüsensystems. Der Gedanke, den Ablauf so zu gestalten, wie er vorliegt, soll im Folgenden ausgeführt werden.

Verteidigung und Fortpflanzung als elementare Mechanismen der Evolution

Im Folgenden nutzen wir eine vereinfachte Sicht, um Zusammenhänge als Ganzes zu erfassen. Hierbei ist zu beachten, dass eine Vereinfachung keine Veränderung sein darf, sondern lediglich eine Reduktion der Komplexität für die Betrachtung. In diesem Sinne ist das Behandlungsprotokoll aus Kapitel 11.3.3 ein „Verteidigung, Verarbeitung und Metabolismus"-Protokoll. Die Qualitäten Versorgung und Abschirmung sind in diesen Organen repräsentiert. Nun widmen wir uns der Fortpflanzung. Die Verbindung zu den harnleitenden und speichernden Organen leitet sich sowohl aus einer mechanischen und räumlichen Verbindung ab wie aus der Erfahrung, dass das Zusammendenken der damit verbundenen Themen mit den Sexualorganen sinnvoll ist. Darüber hinaus bildet sich ein Zusammenhang über die Produktion von Sexualhormonen von den Nebennieren (Glandula suprarenalis).

In manchen Fällen lässt sich der Zusammenhang so begründen, dass durch die Arbeit am Hals und die damit verbundenen Möglichkeiten, sich auszudrücken, erstmal entstört werden musste, um überhaupt in einer unserer Vorgehensweise entsprechenden Art an den Sexualorganen – bzw. in deren Nähe und im Bezug zu ihnen – arbeiten zu können. Dies bedeutet konkret, dass die Fähigkeit, sich zu verteidigen, im verbalen Sinne in vielen Fällen bei unseren Klient*innen unterentwickelt oder traumatisiert ist, sodass die eigene Intimsphäre nicht ausreichend verteidigt werden kann. Auch nicht in einem vermeintlich sicheren Behandlungskontext. Sprich: Das einfache Nachfragen, ob es etwa in Ordnung ist, an der Blase zu arbeiten, die unterhalb der Gürtellinie liegt, genügt nicht, um eine Antwort zu bekommen, die wirklich dem Gefühl entspricht, welches der oder die Klient*in hat. Wir haben diese Art von Antworten des Begriffs Zahnarzt-O. K. in Teil 1 beschrieben. Im Sinne eines „Ich vertraue Ihnen ja und wenn das sinnvoll ist, dann muss es halt gemacht werden" brauchen wir nicht an dessen Strukturen mit der Hoffnung einer wirklichen und tiefgreifenden Entspannung zu arbeiten. Wir möchten den Organen und versorgenden neuronalen Strukturen ein Gefühl von Sicherheit geben, das von ihrem Wirt (dem Menschen, zu dem sie gehören) verteidigt wird.

Bevor wir uns im weiteren Verlauf der Arbeit mit den Sexualorganen im Speziellen zuwenden, wenden wir uns erstmal den harnbildenden, -leitenden und -speichernden Strukturen zu. Hier ist eine wesentliche Verbindung zu der Qualität des sprachlichen und stimmlichen Ausdrucks herzustellen. Die Nebennieren sind für die Produktion von Adrenalin und Cortisol zuständig und spielen daher bei Angst eine zentrale Rolle. Angst kann zur Verstummung oder Erstarrung führen, die die Verteidigungsqualität des Menschen ausschaltet. Dies im Bewusstsein haltend widmen wir uns der Arbeit mit den Nieren (Ren) und Nebennieren (Glandula suprarenalis).

Sprichwörtlich schlagen einem Ereignisse auf die Nieren (Ren). Im daoistischen Denken sind die Nieren (Ren) die Batterien, in denen wir unsere Lebensenergie (im Falle der Nieren das vorgeburtliche Qi; vgl. Nippold, 2020) speichern. Wenn unser Leben anstrengend oder auslaugend ist, schlägt uns das in einer Art und Weise auf die Nieren (Ren) bzw. auf die Nebennieren (Glandula suprarenalis), dass die Region fest wird. Dies kann sich dann z. B. in Rückenschmerzen äußern, aber auch der Zusammenhang zu Kiefergelenksbeschwerden ist in der Osteopathie bekannt (Radler, 2024). Da die Nebennieren (Glandula suprarenalis) für die Hormonproduktion zuständig sind (u. a. Kortisol, Adrenalin und Noradrenalin), werden sie auch bei Angst gefordert.

Angst ist eine der wichtigsten Emotionen, wenn es um die Arbeit mit den Organen von traumatisierten Menschen geht. Die Angst scheint eine Art Deckelfunktion für andere Empfindungen zu haben. So kann es sein, dass Schmerz, Schuld, Wut oder andere Empfindungen vollkommen von Angst überdeckt werden, obwohl sie eventuell ebenfalls eine starke Ausprägung in der entsprechenden Situation hatten. Dies zu wissen ist wichtig, da erst, wenn die Auswirkungen der Angst um ein gewisses Maß zurückreguliert wurden, die eventuell darunter liegenden Empfindungen auftauchen und damit auch erst bearbeitet und reguliert werden können.

Im hier aufgezeigten Vorgehen werden wir nicht direkt mit den Nebennieren (Glandula suprarenalis) arbeiten. Die Arbeit mit den Nebennieren wird im Zusammenhang mit dem Hormon- und Drüsensystem ausgeführt. Es ist jedoch hilfreich für die Arbeit in der Region, die Aufgaben der Nebennieren (Glandula suprarenalis) zu kennen. Sie werden bei der folgenden Nierentechnik mitbewegt.

Lokalisation der Nieren (Ren)

Der craniolaterale Rand der Niere (Ren) und der auf ihr sitzenden Nebenniere (Glandula suprarenalis) läuft nahezu parallel, ventral zur 12. Rippe. Sie ragt größtenteils nach caudal von dort aus, gut palpierbar, neben der Wirbelsäule hinunter bis Höhe L2. Die rechte Niere (Ren) liegt mit ihrem Südpol etwas caudaler als die linke, was mit der über ihr (superior) liegenden Leber (Hepar) zu erklären ist. Hier ist eine Verbindung zum vorangegangenen Kapitel zu sehen. Indem wir die gesamte Region der Leber (Hepar) bereits angesprochen und im Idealfall etwas weicher und beweglicher bekommen konnten, hilft uns dies nun bei der Mobilisation der Nieren (Ren).

Mobilisation der Nieren (Ren)

Die Nieren (Ren) haben ihre eigene Mobilität. Sie werden der Bewegung des Zwerchfells (Diaphragma) entsprechend mit der Einatmung zunächst caudal bewegt, im weiteren Verlauf zunehmend lateral. Caudal an der zwölften Rippe orientiert, halten die Hände, eine von ventral, die andere von dorsal, einer Klammer ähnlich die Niere (Ren) von lateral (**Abbildung 74**). Es empfiehlt sich, in dieser Position etwas Zeit zu investieren, um sich auf die Strukturen der Niere (Ren) einzustellen. Eine Bewegung ist hier in den meisten Fällen zunächst nicht zu spüren. Die Wärme der Hände ist für die meisten Menschen, besonders bei entsprechender Symptomatik (Stress, Angst und Rückenbeschwerden,

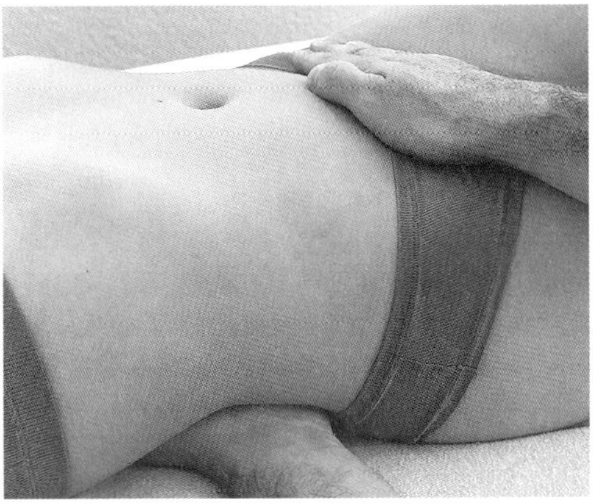

Abbildung 74: Handhaltung Blase und Niere. Eine Hand ist caudal des unteren Rippenbogens, die andere liegt auf der Harnblase.

wie weiter oben beschrieben), sehr wohltuend. Darüber hinaus wirkt sich die Wärme bereits aufweichend und lockernd auf die Region sowie auch auf die Niere (Ren) direkt aus.

Die Nieren (Ren) werden häufig als kalt oder kühl empfunden – jedoch häufig erst in Relation zu den nun in der Region platzierten Händen. Diese Beobachtung und Empfindungsbeschreibung gilt für den gesamten Bereich des Harnapparates, über die Harnblase (Vesica urinaria) bis zu den Geschlechtsorganen im Bereich der Harnröhre (Urethra). Diese Kälte oder empfundene Kühle kann von dort aus auf die gesamten Geschlechtsorgane (Organum genitale) ausstrahlen und darüber hinaus die gesamte Region betreffen. Hierzu folgen weitere Hinweise im Abschnitt zur Arbeit mit den Geschlechtsorganen (Organum genitale). Wenn sich zunächst keine Bewegung palpieren lässt, kann über die Beobachtung der Atmung eine Idee zur Bewegung der Nieren aufgenommen werden. Eventuell kann die Klientin oder der Klient aufgefordert werden, etwas vertieft einzuatmen. So wird die Niere (Ren) durch die Kontraktion des Zwerchfells (Diaphragma) etwas vom unteren Rippenbogen nach caudal in die Hände geführt.

Ist ein Kontakt zur Bewegung der Niere (Ren) aufgenommen, gilt es der Bewegung zu folgen, je nach Bedarf für einige Minuten. In vielen Fällen scheint die Niere (Ren) cranial festzuhängen. Durch das Begleiten der Bewegung kann der Bewegungsraum der Niere (Ren) wieder vergrößert werden.

Falls es nötig erscheint, kann die Intensität dieser Technik verstärkt werden. (Aus unserer Erfahrung ist das bisher niemals nötig gewesen; die Möglichkeit soll jedoch aufgezeigt sein.) Für die Verstärkung der Technik wird die Niere (Ren) lediglich am Wendepunkt ihrer Bewegung etwas festgehalten; hierbei empfehlen wir den caudalen Wendepunkt, der eher zu einer angenehmen Steigerung des Nierenmobilitätsbereiches führt. Das Halten am cranialen Wendepunkt fühlt sich tendenziell gestaucht an und ist von daher weniger zu empfehlen. Nach einigen Zyklen der zurückgehaltenen Bewegung kann die Niere (Ren) wieder in ihrer Bewegung unterstützt werden. Diese Bewegung selbst lässt sich ebenfalls verstärken, indem über die Bewegungsenden hinaus, die Bewegung etwas weitergeführt wird.

Diese Intensivierung sollte nur durchgeführt werden, wenn die Technik bereits in einem vorherigen Termin durchgeführt wurde und die so erreichbaren Auswirkungen bekannt

Hinweis

Durch die Arbeit am Harnapparat und besonders durch die Arbeit an den Nieren (Ren) scheint die Harnproduktion und damit verbunden der Harndrang für viele Stunden stark angeregt werden zu können.
Verstärkter Harndrang über einen Zeitraum von vielen Stunden kann die Tendenz des Dehydrierens begünstigen. Daher gilt es nach diesen Techniken ausreichend zu trinken. Wir empfehlen hier nicht nur Wasser, sondern eventuell auch nährstoffreiche Tees. Bitte sprechen Sie dies mit einer entsprechenden Fachkraft (Ärzt*in, Apotheker*in, Ernährungsberater*in, Heilpraktiker*in etc.) ab. Geben Sie diesen Hinweis bitte Ihren Klient*innen mit.

sind. Es ist zwar nicht möglich, jemandem zu schaden, denn wir arbeiten bei dieser Technik mit sanftem Druck und Zug: maximal 100–150 g. Die im Hinweis beschriebenen Auswirkungen sind jedoch bereits bei einfacher Intervention meist sehr deutlich und müssen daher nicht verstärkt werden.

Wenn diese Phase der Bewegungsbegleitung, unabhängig in welcher Variante ausgeführt, abgeschlossen ist, kann die Niere (Ren) noch eine Zeit lang gehalten werden. Hierbei gilt, wie bereits eingangs beschrieben, die angenehme Wärme und ihre entspannende Wirkung noch einen Moment zu nutzen. Die Nebenniere (Glandula suprarenalis) mitzuhalten kann einen guten Abschluss bilden. Hierfür kann ggf. noch etwas cranialer nachgefasst werden. Die Aufmerksamkeit wird auf das Halten der unter (medial) der zwölften Rippe liegenden Nebenniere (Glandula suprarenalis) gerichtet und auf die Thematik des Stresses und der Angst. Diese kann eventuell in einer Gesprächsführung, die in der Haltung ausgeführt wird, rahmengebend sein.

Das Halten der Nebennieren (Glandula suprarenalis) kann nochmals als sehr entspannend empfunden werden, besonders unter der Berücksichtigung, dass im Idealfall die als Stress empfundenen oder beängstigenden Situationen im Moment nicht am Behandlungstisch wirken. (Hier gilt es abzuklären, inwieweit dies gegeben ist.)

Es ist ein wichtiger Unterschied, ob man nur dem Verstand sagt: Die Bedrohung oder die stressige Situation ist nicht jetzt, sondern liegt in der Vergangenheit, oder ob man währenddessen einen körperlichen Aspekt der Angst- und Stressproduktion in den Händen hält.

Dieser sehr häufig in der Psychologie genutzte Ansatz der Vergegenwärtigung, dass die Bedrohung nicht im Moment stattfindet, kann so auf eine wundervolle Weise verstärkt werden.

Führen Sie nun die gleichen Schritte mit der anderen Niere (Ren) aus. Beachten Sie, dass die linke Niere (Ren) etwas höher liegt als die rechte.

Schulungen für Gesprächstherapeut*innen

Wir erarbeiten zurzeit einen Ansatz, bei dem auch nicht in Cranio-Sacraler Körperarbeit ausgebildete Personen von diesen Erkenntnissen profitieren können. So ist es für uns etwa vorstellbar, dass im Rahmen einer weitestgehend gesprächsgeführten Therapie, wie in einer Psychotherapie, ein oder eine entsprechend durch eine Zusatzqualifikation instruierte*r Therapeut*in dieses Wissen praktisch in seine oder ihre Sitzungen integrieren kann.
Man kann einer Person den Rücken stärken und die Angst nehmen, indem die behandelnde Person in diesem Moment den Kontakt an den Nieren (Ren) anbietet. Ein Gehaltenwerden dieser Art ist auch im Stehen oder Sitzen möglich. Ein verbales „Das tut mir leid, dass Sie das erfahren haben", kann massiv unterstützen und bereichern.

Ausgleichen der Nieren (Ren)

Wenn Sie mit beiden Nieren (Ren) gearbeitet haben, haben Sie eventuell den Eindruck bekommen, dass sich die Region und/oder die Niere (Ren) links und rechts unterschiedlich anfühlen oder einen unterschiedlichen Eindruck vermitteln. Eventuell hat auch Ihr oder Ihre Klient*in anders auf die gleichen Schritte in der Vorgehensweise reagiert?

Mit der folgenden Position möchten wir die beiden Nieren (Ren) ausgleichen. Die Idee hierbei ist, dass die beiden Nieren (Ren) sowohl von uns als auch vom Körper des oder der Klient*in gleichzeitig wahrgenommen werden. Bei der Wahrnehmung der Klient*innen geht es auch um unbewusste Wahrnehmung. Das bedeutet, dass wir dem Nervensystem der Klient*innen einen Impuls geben, der die Präsenz der Nieren (Ren) und ihre Funktion deutlicher abbildet als ohne unsere Intervention. Dies bedeutet nicht zwangsweise, dass die erhöhte Abbildung der Niere (Ren) und ihrer Aktivität vom Wahrnehmungsbewusstsein der Klient*innen erfasst werden muss. Wir haben die Feststellung gemacht, dass, wenn Menschen fühlen, also mitbekommen, dass wir eine Region paarig der Wirbelsäule ansprechen, die Regulationseffekte intensiver sein können. Es ist jedoch nicht notwendige Bedingung für eine Regulation.

Ebenso wenig ist es wichtig, dass wir als behandelnde Menschen eine Wahrnehmung des Ausgleiches haben. Dies kann den Effekt zwar verstärken, es besteht jedoch keine Notwendigkeit hierfür. Wichtig ist uns, dies im Zusammenhang zum Wirken und Hinzutun der Behandlerin oder des Behandlers noch einmal zu erwähnen. Wir müssen nicht ‚spüren' oder ‚wissen', welche Niere (Ren) mehr oder weniger Aktivität aufweist als die andere und demnach die Energie, von der einen zur anderen Niere lenken oder führen. Es genügt, dies dem Körper zu überlassen, nachdem wir das Nervensystem angesprochen haben und die Regulation durch eine erhöhte Präsenz zu unterstützen, die wir durch die Techniken im Vorfeld erreicht haben.

(Hand-)Haltung/Position für den Ausgleich der Nieren (Ren)

Von der Position, aus der an der Niere (Ren) gearbeitet wurde, lösen wir die ventrale Hand. Mit der dorsalen Hand schieben wir weiter über die Wirbelsäule hinaus bis auf die andere Seite des Körpers an die gegenüberliegende Niere (Ren). Von hier aus halten wir die gegenüberliegende Niere (Ren). Den Kontakt zur anderen Niere (Ren) halten wir mit dem Unterarm derselben Hand. Beide Nieren (Ren) liegen nun auf dem Arm und der Hand unseres dorsalen Armes.

Die andere Hand wird für diesen Ausgleich nicht benötigt. Je nachdem kann mit dieser Hand bereits weitergearbeitet werden. Stören Sie lediglich den Austausch und die Harmonisierung der linken und rechten Körperseite nicht. Wenn Sie genügend Zeit haben, beobachten Sie visuell, haptisch und auditiv das Geschehen (Atmung, Release etc.) und die Selbstregulation des Körpers. Der Ausgleich kann in der Folge durch Arbeit an der Ganglienkette und von den Griffelfortsätzen (Processus styloideus) weitergeführt werden. Auch ist ein Halten beider Nieren (Ren) mit je einer Hand möglich.

Arbeit mit den Harnleitern (Ureter)

Lokalisation

Die Harnleiter verbinden die Nieren (Ren) mit der Harnblase (Vesica urinaria). Sie entspringen dem Nierenbecken (Pelvis renalis) und ziehen ventral der Beckenarterie (Arteria iliaca communis) jeweils auf ihrer Seite bleibend ins Becken. Dort ziehen sie caudal des Ligamentum cardinale von dorsoateral kommend an die Harnblase (Vesica urinaria).

Handhaltung für die Arbeit mit den Harnleitern (Ureter)

Eine Hand liegt dorsal an der Niere (Ren), eine Hand auf der Blase (Vesica urinaria) (siehe hierzu Kapitel 11.3.5), etwas lateral. Nutzen Sie die Vorstellung, den Harnleiter (Ureter) als Verbindung zwischen Blase (Vesica urinaria) und Niere (Ren) zu sehen. Nutzen Sie Ihre anatomischen Kenntnisse, um sich den Verlauf der Harnleiter (Ureter) zu vergegenwärtigen. Nutzen Sie ebenfalls Ihr physiologisches Wissen, um sich die Beschaffenheit und Arbeitsweise der Harnleiter (Ureter) zu vergegenwärtigen. Die Harnleiter (Ureter) sind aus glatter Wandmuskulatur gebildet. Sie transportieren den Harn aktiv und sind in der Lage zu kontrahieren. Sie sind etwa 25–30 cm lang und entspringen dem Nierenbecken (Pelvis renalis).

Ausführung der Technik

Nehmen Sie die Verbindung zwischen Ihren beiden Händen wahr. Spielen Sie mit geringen Längenveränderungen zwischen Ihren beiden Händen und mit der Lage der beiden Endpunkte des Harnleiters (Ureter), an dem Sie arbeiten möchten. Selbst minimale Längenänderungen haben eine Auswirkung auf das flüssigkeitsführende System zwischen Ihren Händen. Zusätzlich können Sie mit minimalem Druck, eher mit der nierennahen Hand, eine Reaktion des Systems zwischen Ihren Händen einleiten. Wenn

Sie die Wahrnehmung gewonnen haben, das Harnsystem einseitig in bzw. zwischen den Händen zu halten, folgen Sie den inneren Bewegungen und Impulsen, die Sie wahrnehmen können. Die Harnleiter (Ureter) haben eine eigene Bewegung: Die Mobilität der Harnleiter (Ureter) ist von cranial nach caudal. Folgen Sie dieser Bewegung einige Minuten.

Abschluss der Technik

Nehmen Sie die Hand von der Niere (Ren) und ‚tragen' Sie den Harnleiter (Ureter), der sich vor Ihnen befindet, entweder mit der geöffneten Hand oder mit einer Reihe aufgestellter Finger caudal der Niere (Ren). Folgen Sie der Bewegung des Harnleiters (Ureter) weiter, falls Sie diese wahrnehmen können. Ansonsten halten Sie zum Abschluss lediglich den Harnleiter (Ureter) etwas von dorsal und entlasten Sie ihn damit. Seine Arbeit wird etwas erleichtert, wenn die umliegenden Strukturen ‚getragen' (ventral lift) werden. Die glatte Muskulatur kann mit weniger Aufwand die gleiche Arbeit vollziehen. Beobachten Sie die Entspannungseffekte an Ihrem Klienten oder Ihrer Klientin. (Meist ist dies ein guter Zeitpunkt, eine eventuelle Toilettenpause einzulegen, da der Abfluss von Niere [Ren] Richtung Blase [Vesica urinaria] gestärkt wird.)

Arbeit mit der Harnblase (Vesica urinaria)

Die Lokalisation der Harnblase (Vesica urinaria) erfordert eine Informationsphase und ein Mindestmaß an verbaler Kommunikation. Zunächst gelten die Regeln und Hinweise, die für die Arbeit im Bereich der Schambein (Os pubis) und der Schambeinfuge (Symphysis pubica) in Teil 1 besprochen wurden (siehe Transversale Gürtellösetechniken). Dann wird durch Druck auf das Medianband (Ligamentum umbilicale medianum) das Gefühl von Harndrang angesprochen, was als Indikator dient, weit genug medial eingesunken zu sein, wie weiter unten gezeigt wird.

Bei der Lokalisation der Harnblase (Vesica urinaria) ist die individuelle Anatomie ebenso

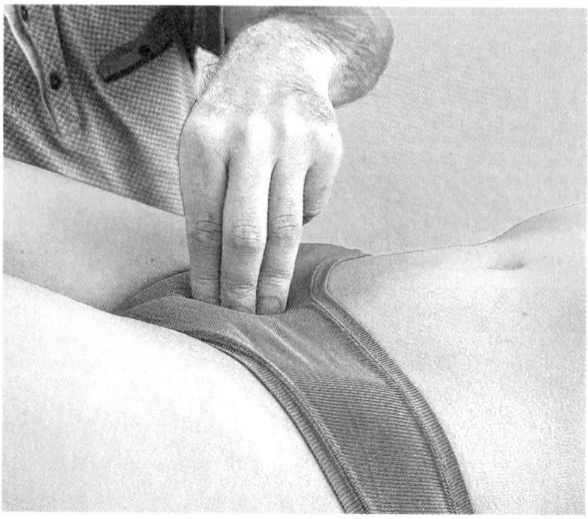

Abbildung 75: Medialband der Blase. Drei Finger stehen senkrecht, direkt über der Schambeinkante und sinken fingernagelweit ins Gewebe.

wie der aktuelle Füllstand ausschlaggebend, ob und, wenn ja, wie weit der cranial ventrale Rand der Harnblase (Vesica urinaria) über die Schambeinfuge aus dem Becken nach cranial herausragt und direkt damit palpierbar ist. Es wird zunächst die Schambeinfuge (Symphyse) palpiert. Von dort aus sinken Sie cranial, wo der Körper es zulässt, mit zwei aufgestellten Fingern senkrecht und genau mittig ein (**Abbildung 75**).

Beim Einsinken ist es nicht möglich einen pauschal ‚richtigen' Druck zu benennen. Es ist von der Beschaffenheit des Gewebes, der Muskulatur und dem Unterhautfettgewebe her entsprechend so viel Druck aufzuwenden, wie nötig ist, um die über der Blase (Vesica) liegenden Schichten mit der Wahrnehmung und dem Wirkfeld der aufgestellten Finger zu durchdringen. Lassen Sie sich beim Einsinken Zeit, statt zügig den Druck zu erhöhen. Wird der Druck schnell erhöht, reagiert der Körper mit Gegenspannung. Dies ist generell beim Einsinken zu beachten.

Wenn der Klient oder die Klientin einen Druck meldet (um dessen Rückmeldung wir bitten), der dem Harndrang ähnelt, wissen wir, dass wir ausreichend medial eingesunken sind und auf die Strukturen der Blase und die hier befindlichen Druckrezeptoren wirken.

Die aufgestellten Finger liegen nun exakt auf dem Medianband (Ligamentum umbilicale medianum); unabhängig vom Füllstand der Blase haben wir nun Zugriff auf diese.

Ausführung der Technik

Bei der Ausführung der Technik ist darauf zu achten, den Kontakt auf das Medianband (Ligamentum umbilicale medianum) nicht zu verlieren. Den Kontakt aufrechterhaltend, wird die Harnblase (Vesica urinaria) nun über das Medianband (Ligamentum umbilicale medianum) nach cranial ‚gehoben'. Es genügen wenige Millimeter Zug auf das Band zu geben. Lassen Sie den Strukturen Zeit, die wirkenden Kräfte durchzulassen.

Die Harnblase (Vesica urinaria) neigt dazu, im Laufe des Lebens abzusinken. Schwangerschaften können diese Deszendenz verstärken. Denn die Gebärmutter (Uterus) liegt craniodorsal, sodass sie bei Ausdehnung vollkommen über die Harnblase (Vesica urinaria) geschoben wird und diese zusätzlich nach unten schieben kann.

Heben Sie der Notwendigkeit entsprechend lange nach cranial. Nutzen Sie Informationen aus dem Vorgespräch und holen Sie sich, falls passend, in dieser Position weitere Informationen zu den Themen Schwangerschaften, Harndrang und Blasenschwäche. Das Heben nach cranial ist die einzige Richtung, die wir im technischen Sinne mit der Harnblase (Vesica urinaria) vollführen.

Zum Abschluss der Technik ist es sehr gut, die Harnblase (Vesica urinaria) von ventral, mit einer Hand flach direkt über den Schambein (Os pubis) liegend zu halten. Wie bereits bei den Nieren (Ren) ist es Wärme, die als angenehm empfunden wird. Die Harnblase (Vesica urinaria) kann sich so in ihrer Lage hinter den Schambeinknochen (Os pubis) gut entspannen. Ggf. kann die Technik mit einem Halten des gesamten Urogenitalbereichs abgeschlossen werden. Hierfür sind selbstverständlich alle Hinweise zur Arbeit im Bereich der Geschlechtsorgane (Organum genitale) zu beachten.

Hinweis

Für alle hier beschriebenen Techniken gilt, dass sie kaum ihr volles Wirkpotenzial entfalten, wenn sie für sich stehend ausgeführt werden. Es ist ebenfalls nicht ausreichend, sie lediglich in einen Zusammenhang mit anderen Techniken zu setzen, wie in den hier als Beispiel angegebenen protokollarischen Kontext. Sie sind nach Möglichkeit immer in einem Modus auszuführen, in dem sich der liegende Mensch zu Beginn der Techniken bereits in einem Zustand der verlangsamten Gehirnfrequenz befindet. Die Techniken sind z.B. mit einem oder mehreren Stillpunkten (siehe Teil 1) einzuleiten. Auch hier sind wir der Meinung, dass diese Vorgehensweise in ihrer Pauschalität nicht ausreicht, um sicherzustellen, dass die Vorbereitung zielführend ist. Vielmehr ist die Beobachtung der momentanen Situation und ein Blick auf die gesamte Situation der Person notwendig. Das bedeutet im Einzelnen: Wir sollten eventuell wissen, wo die Person gerade herkommt oder was sie heute noch machen und eventuell leisten muss. Wir sollten einen Überblick über eine eventuelle Prozessplanung haben und die Person in ihrem heutigen Stand eines Veränderungsprozesses sehen.

Die Organfunktion und -regulation bedürfen im Besonderen einer der Lebensrealität des Menschen entsprechende Vorgehensweise und eines hier hineinpassenden Zeitpunkts.

11.3.6 Arbeit mit den Geschlechtsorganen (Organum genitale), dem Beckenboden und dem Becken (Pelvis)

Hinweis

Ein allgemeiner Hinweis soll das eigentlich Selbstverständliche betonen und darüber hinaus im Speziellen auf die Arbeit im Intimbereich vorbereiten. Es soll ebenfalls eine Auseinandersetzung mit dem Thema in der Fachwelt angestoßen werden, die auch und besonders

im medizinischen Bereich auf ein Umdenken im Zusammenhang mit der Arbeit in den Intimbereichen abzielt.
Eine Erfahrung zu dem Thema: Selbst, wenn über der Kleidung, oberhalb (cranial) der Gürtellinie gearbeitet wird, ist es von wesentlicher Bedeutung, dass die Person ihr Bewusstsein nicht aus dem Becken zurückzieht. Die Autor*innen haben über Jahre hinweg mit dutzenden Frauen über eine Reaktionskette gesprochen, die wir Frauenärzt*innen-Modus nennen. Dieser Modus wird so beschrieben: Die Frau sagt, sie habe eigentlich kein Problem mit dem Besuch beim Frauenarzt oder der Frauenärztin, sie zieht einfach das Bewusstsein kurz aus dem Bereich, bis die Untersuchung abgeschlossen ist. Dieser Effekt kann eingeübt und trainiert werden. (Wiederholungen prägen das Nervensystem und vereinfachen die Wiederholung und Effizienz eines Mechanismus.) Nun wird dieser Modus bei wesentlich geringeren Angriffen auf die Intimsphäre oder auf andere Zonen angewandt. Ebenso kann ein latenter Dauerzustand eine parallele Integration finden. Damit ist das Bewusstsein nicht mehr vollständig in Bereichen, aus denen es öfter zurückgezogen wurde.
Es ist also von zentraler Bedeutung, dass die Behandelnden in Heil- und Hilfsberufen im Allgemeinen lernen und verstehen, dass die subtile und unbewusste Bedrohung, den Angriff auf die Intimsphäre, in vielen Bereichen umgestaltet werden sollte.
Hierzu kann nicht oft genug darauf hingewiesen werden, dass wir uns nicht auf die verbale Kommunikation allein verlassen können. Siehe hierzu das Zahnarzt-O.K. und die Anmerkungen zur „Nein heißt Nein!“-Debatte.
Es genügt bei Weitem nicht zu fragen, ob es jetzt in Ordnung ist, in diesem Bereich zu arbeiten. Auch eine Vereinbarung, die erlaubt, sich nochmals zu melden, ist identisch zu betrachten. Der Umgang mit diesem Sachverhalt soll im Folgenden weiter beschrieben werden.

Weitere Vorüberlegungen

Bei den meisten der hier beschriebenen Techniken ist es ohne Weiteres möglich, mit bekleideten Menschen zu arbeiten und einen Kontakt über die Kleidung zur Zielregion herzustellen. Inwieweit dies förderlich oder hinderlich ist, wird bei den einzelnen Techniken jeweils betrachtet.

Wie können wir sicherstellen, dass sich die Person, die wir berühren, wohlfühlt? Wenn einfaches Nachfragen nicht ausreicht und sich allein auf das eigene Gefühl zu verlassen eine sehr vage und unsichere Vorgehensweise ist, müssen wir ggf. etwas mehr Zeit und Aufwand investieren. Es ist genau diese Zeit und dieser Aufwand, der die Erfolge unserer Arbeit maßgeblich ermöglicht.

Eine Übung zum Thema „Stopp sagen“, die wir des Öfteren anbieten

Wir wählen gemeinsam mit der liegenden Person einen Bereich aus, der nicht berührt werden soll. Auch nicht durch die Kleidung hindurch. Das kann sein, was auch immer sich anbietet, es muss passen und sollte soweit wie möglich von der Klientin oder dem Klienten ausgewählt werden – falls nötig, können wir durch Vorschläge unterstützen. Dann wird vereinbart, dass ein einfaches „Stopp“ genügt, um die folgende Annäherung einer Hand zu stoppen. Nun kann begonnen werden, die Hand auf die vereinbarte Zielregion zuzubewegen. Nun schieben, wandern oder gleiten wir, je nach Beschaffenheit der Strecke, auf den besprochenen Bereich zu, der nicht berührt oder angefasst werden soll. In einer beliebigen Entfernung zu dieser Stelle kann und soll der Klient oder die Klientin die Bewegung stoppen. Die Übung wäre damit erfolgreich abgeschlossen.

Was Sie vielleicht nicht erwarten: Die Übung erscheint simpel, vielleicht sogar profan. So simpel und profan zumindest, dass ein Klient bei dem Autor diese Übung zunächst nicht machen wollte, da sie zu simpel und profan erschien. Er war überzeugt, diese Übung nicht zu benötigen, er könne ja „Stopp“ sagen. Er war und ist bis dahin jedoch nicht der Erste und ist seitdem auch nicht der Letzte geblieben, der sich selbst vollkommen falsch eingeschätzt hatte. Viele Menschen merken erst, wenn es im körperlichen Kontakt so weit ist, dass die Schwelle zum Unangenehmen überschritten wird, dass die entsprechenden Muster auf dem Nervensystem und im Gehirn aktiv werden. Beachten Sie hierzu auch das Kapitel 11.2.4.

Die hier im Kontext dieser Übung wahrgenommenen Muster sind ihrerseits so vielfältig, dass eine vollständige Aufzählung und Analyse den Umfang dieses Buches überschreiten würden. Es soll im Folgenden zusammenfassend auf die häufigsten und wichtigsten Muster eingegangen werden.

Hinweis

Wir respektieren in dieser Übung immer die zu beschützende Zone und weisen an einem gewissen Punkt – vor dem Erreichen der Zone – darauf hin, dass wir hier Halt machen. Die Übung sollte besprochen, verändert und erleichtert werden. Wie, ist im Einzelfall zu erarbeiten.

- Muster 1: Die Schwelle schien schon überschritten, als die Hand an die Ausgangsposition ging. Die Tatsache, dass die Absichtsbekundung, quasi der Zielort, bereits feststand, habe die Annäherung als solche ‚entzont'. Resultat in der Empfindung: Da das Ziel schon feststand, ist die Stelle, an der sich der Kontakt jetzt befindet, irrelevant. Es ist also eh zu spät etwas zu sagen.
- Muster 2: Die Schwelle, an der gemerkt wurde, dass es hier zu nah ist, war bereits überschritten, als dies bemerkt wurde. Wie in Muster 1 setzt nun in den meisten Fällen der gleiche Gedanke das Muster fort: Es ist also eh zu spät, etwas zu sagen.
- Muster 3: Es wird überhaupt keine Schwelle empfunden. Man kann fragen, wie, wo und wann man möchte; obwohl besprochen war, dass die Zielregion nicht berührt werden soll, gibt es keine klare Empfindung, wo man denn die darauf abzielende Bewegung stoppen könnte. Irgendwann wäre der zu beschützende Bereich erreicht worden und es ist, wie bei Muster 1 und 2, ebenfalls zu spät, etwas zu sagen. (Beachten Sie den allgemeinen Hinweis für diese Übung!)
- Muster 4: Jemand merkt den Impuls, Stopp zu sagen und möchte sich äußern, traut sich jedoch nicht. Gefühle, die dabei aufsteigen, sind: „Ich möchte nicht unhöflich sein", „Ich darf das nicht sagen", „Ich kann das einfach nicht sagen", „Meine Empfindung ist bestimmt falsch" oder ähnliche. Auch hier kommt es häufig zu einer Phase des Abwägens, bis der ‚richtige' Zeitpunkt überschritten ist und die Musterweiterführung aus Muster 1–3 könnte wieder ausgelöst werden.
- Muster 5: „Die Worte liegen mir auf der Zunge", heißt es im Volksmund. Doch wenn die Luftsäule nicht durch die Stimmlippen gestoßen wird, bleiben sie dort liegen. Lesen Sie in Kapitel 11.3.3 über die Arbeit mit der Schilddrüse, wie weitreichend das Zusammenspiel des Körpers ist, um Handlungen und ihre Unterlassungen durchschauen zu können.

Es gibt das Gefühl, man könnte nicht sprechen, so wie es den Gedanken gibt, man könne nicht sprechen. Diese sind voneinander zu unterscheiden. Während bei Ersterem die Region z. B. am Hals (auch hier gibt es zahlreiche Varianten) nicht zu gehorchen scheint, die Stimmausbildung also unterbleibt, obwohl der Wille da ist, ist bei dem Gedanken der Prozess der Verbalisierung noch viel früher in der Aktivierungskette blockiert. Im zweiten Falle, dem Gedanken, man könne nicht sprechen, wirken eventuell Glaubenssatzkonstrukte, die auf Traumatisierung basieren, so früh in der neuronalen Bereitstellung von Sprache, dass die Region Hals nicht angesprochen wird.

- Muster 6: Der Gedanke: „Ich könnte zwar Stopp sagen, aber das bringt eh nichts!" oder ähnliche Gedankenvarianten blockieren die Stimme.

Dieser Auszug aus den Erfahrungen soll auch zeigen, wie die Situation in sämtlichen Arbeitsfeldern ist, in denen Spannungen gelöst werden sollen. Wie kann durch eine Massage, osteopathische Anwendung, krankengymnastische Maßnahme oder andere manuelle Therapien zu einer Entspannung des Körpers beigetragen werden, wenn diese Stressoren nicht gesehen und berücksichtigt werden? Hiermit ein Appell an alle mit Richtlinienkompetenz, die Einfluss auf die Curricula von Ausbildungen mit Körperkontakt haben: Überprüfen Sie, inwieweit die Thematik in ihren Ausbildungen gelehrt wird. Unsere eigene Erfahrung sowie Rückmeldungen von Kolleg*innen und Lernenden: Zu großen Teilen wird bei Ausbildungen, von Massage über Physiotherapie, grenzüberschreitendes Verhalten in den Ausbildungen vorgelebt.

Ein Erfahrungsbericht aus der Praxis: Gespräche mit mehreren jungen, weiblichen Klientinnen mit teilweise sehr stark ausgeprägten Skoliosen zeigten folgendes Bild: In der Krankengymnastik sollte bei jedem Termin bei wechselnden Therapeut*innen das T-Shirt ausgezogen werden. Wenn die Diagnose vorliegt und die Termine im wöchentlichen Abstand liegen, muss dann jedes Mal begutachtet werden? Der Autor hat mit den jungen Frauen darüber gesprochen. Sie sagten ausnahmslos, dass es unangenehm sei, vor allem, da sie sich nicht an eine*n Behandler*in gewöhnen konnten. Eine dieser jungen Frauen hat bei einem Termin angefangen zu weinen, als der Autor ihr sagte, sie könne das T-Shirt anbehalten. Sie konnte es sich nach jahrelanger Behandlung von verschiedenen Ärzt*innen und Krankengymnast*innen gar nicht mehr vorstellen, dass darauf Rücksicht genommen wird, was für sie angenehmer sei.

Um den Rahmen nicht zu sprengen, möchten wir es bei diesem Hinweis belassen. Wir könnten jedoch ein eigenes Buch zu diesem Thema zusammenstellen, wenn wir nur aus den Erfahrungsberichten unserer Klienten und Klientinnen zusammenführen, mit welchem Selbstverständnis die Intimsphäre von Menschen vielerorts ignoriert wird. Und natürlich ist es in vielen Bereichen, wie etwa der Notfallmedizin, keine Frage: Wenn eine Notwendigkeit besteht, besteht eine Notwendigkeit. Darum geht es jedoch nicht.

Zur weiteren Einsortierung des Beschriebenen

Wir arbeiten sehr viel mit traumatisierten Menschen. Hierbei ist wichtig zu wissen: Die meisten Menschen kommen nicht zu uns, weil sie traumatisiert sind. Sie kommen aufgrund von Beschwerden, meist Schmerzen am Bewegungsapparat oder sonstiger Art am Körper. Über die Arbeit kommen wir in vielen Fällen an den Punkt, dass über die weitere Auflösung der Symptome die eventuell bekannte oder noch zur Exploration stehende Geschichte der Klient*innen eine Rolle spielt. Es ist die Offenheit, über den gesamten Menschen zu sprechen und mit dem Menschen als Ganzes zu arbeiten, die die vergleichsweise hohe Quote an Traumatisierten bei unseren Klient*innen erklärt. Wenn also eine Krankengymnastikpraxis oder sonstige Einrichtung davon ausgeht, dass die Anzahl der traumatisierten Menschen bei ihnen deutlich geringer sei, ist die Dunkelziffer zu berücksichtigen. Sie spielt sowohl in der Wahrnehmung der Institution eine Rolle als auch bei den Klient*innen, die ggf. noch nicht in die Traumarealisation geführt wurden oder diese Phase selbst erreicht haben. Damit soll gesagt sein: Erst ein sensibler Umgang mit dem Thema Intimsphäre und Ausdrucksmöglichkeiten wird das Bild auf die Notwendigkeit eines traumasensiblen Umgangs ermöglichen.

Abschließend soll darauf hingewiesen werden, dass ein beachtlicher Teil unserer Klient*innen durch ärztliche Intervention traumatisiert worden ist. Dies umfasst sowohl die scheinbar nötigen Vorgehensweisen der Notfallmedizin, bei denen sich Menschen nicht gut genug aufgeklärt oder mitgenommen gefühlt haben als auch übergriffiges Verhalten von Helfenden (was wiederum ein riesiges Spektrum umfasst, also alles von der Bevormundung bis hin zum Missbrauch durch den Therapeuten oder die Therapeutin, Arzt oder Ärztin oder anderen Personen im Heil-/Hilfsberufsfeld).

Auf diese Weise Betroffene werden eine Behandlung meist eher über sich ergehen lassen, als ihr Mitgestaltungsrecht nutzen zu können. In Fällen, bei denen Helfer*innen für die Traumatisierung mitverantwortlich sind, wird das Hilfe-in-Anspruch-Nehmen als Folge unterlassen.

Randbemerkung: Wir bauen seit Jahren ein Netzwerk auf, welches aus traumasensiblen Ärzt*innen, Therapeut*innen, Frauenärzt*innen, Hausärzt*innen, Zahnärzt*innen, Masseur*innen usw. besteht. Der Bedarf ist riesig. Der Mehraufwand an Zeit und emotionalem Engagement wird diesen Helfer*innen von keiner Krankenkasse erstattet. Es sind in fast allen Fällen Menschen, die die Möglichkeit sehen, sich verantwortungsvoll anderen Menschen gegenüber zu verhalten und ihre Leistung so anzupassen, dass sie von allen (oder zumindest ebenfalls von entsprechend traumatisierten Menschen) in Anspruch genommen werden kann.

Grundsätzliche Zielvorstellung der im Folgenden beschriebenen Techniken ist es, gestresste oder traumatisierte körperliche Strukturen wieder neuronal zu regulieren, aufzuweichen und in die Bewegung des Cranio-Sacralen Rhythmus zu reintegrieren. Das bedeutet, vereinfacht ausgedrückt, sie zu entspannen. Bei ausreichender Durchlässigkeit des Körpers, die durch Festigkeit, die wiederum auf Stressoren zurückzuführen ist, beeinträchtigt wird, kann der Cranio-Sacrale Rhythmus am gesamten Körper wahrgenommen werden. Das ist unsere übergeordnete Zielsetzung. Allgemeingültig kann formuliert werden: Ziel der Cranio-Sacralen Körperarbeit ist die Herstellung eines sich am gesamten Körper entfaltenden Cranio-Sacralen Rhythmus.

Lösen der Schambeinfuge (Symphysis pubica)

Die Lokalisation der Schambeinfuge (Symphysis pubica) erfolgt wie die Positionierung für die erste der Gürtellösetechniken aus Teil 1. Zu beachten sind alle oben als Vorüberlegung genannten Aspekte wie auch die bei der Arbeit mit der Harnblase (Vesica urinaria) beschriebenen aus Kapitel 11.3.5.

Die Schambeinfuge (Symphysis pubica) befindet sich medial der beiden Schambein (Os pubis). Zwei oder drei senkrecht aufgestellte Finger werden direkt auf die Schambeinfuge (Symphysis pubica) gestellt. Da sich die Schambeinfuge (Symphysis pubica) bereits im Bereich der Schambehaarung befindet, ist diese Technik sensibel zu benutzen. Wir empfehlen am bekleideten Menschen zu arbeiten. Nach Möglichkeit befindet sich jedoch nur eine Stoffschicht zwischen behandelnder Hand und Klient*in. Darüber hinaus bietet sich eine Variante an: Hierfür legt die liegende Person ihre Hand flach über die Schambeinfuge (Symphysis pubica). Wir können nun mit dem Druck unserer Hand durch die Hand der liegenden Person auf die Schambeinfuge (Symphysis pubica) wirken. Da wir bei der Ausführung der Technik lediglich senkrecht, medial Druck ausüben, kann diese Technik ohne größere Einschränkungen über die den Druck weiterleitende Hand des oder der Klient*in geschehen.

Die andere Hand des behandelnden Menschen kann auf der dorsalen Seite des Körpers in der Evaluationsposition Kreuzbein (Os sacrum) liegen, wie in Teil 1 beschrieben. Diese Hand hat lediglich die Funktion zu ‚lauschen', also zu beobachten und für eine entspannte und rezeptive Grundhaltung des Körpers zu sorgen. So kann aus dieser Position eine Veränderung im Bereich der Schambeinfuge (Symphysis pubica) beobachtet werden, wenn sich etwa Bewegungen in den Iliosacralgelenken ergeben.

Der Druck darf bei dieser Technik, je nach Empfindlichkeit, deutlich höher sein als 100–200 g. Hier dürfen es auch mal 1000 g sein, diese sind jedoch meist nicht nötig. Verlassen Sie sich hier auf die Rückmeldung der dorsalen Hand.

Die Technik kann nicht nur die Schambeinfuge (Symphysis pubica) bei Bedarf aufweichen und flexibler machen (Tonus senken), sie gehört ebenso in unser Protokoll für die Schwangerschaftsnachsorge. Nach einer Geburt kann die stark beanspruchte Struktur durch die Technik ihren Tonus wieder aufbauen. Vor einer anstehenden Geburt ausgeführt, kann dies die Flexibilität in diesem Bereich erhöhen, was den Geburtsprozess erleichtern kann. Ausführung: Während die ventrale Hand senkrecht auf die Schambeinfuge (Symphysis pubica) wirkt, empfängt (lauscht) die dorsale Hand die Reaktionen im Becken. Es ist mit einer Bewegung an den Iliosacralgelenken zu rechnen, ebenso mit einem Absinken des Kreuzbeines (Os sacrum) nach dorsal und einer Entspannung des gesamten Beckenbereiches, sowohl knöchern als auch organisch und auf Ebene der bindegewebigen Strukturen (**Abbildung 76**).

Es ist die ‚lauschende' Hand, die den Cranio-Sacralen Rhythmus begleiten kann und die Qualität der Intervention bestimmt. Ansonsten werden die Strukturen des Beckens auf Druck

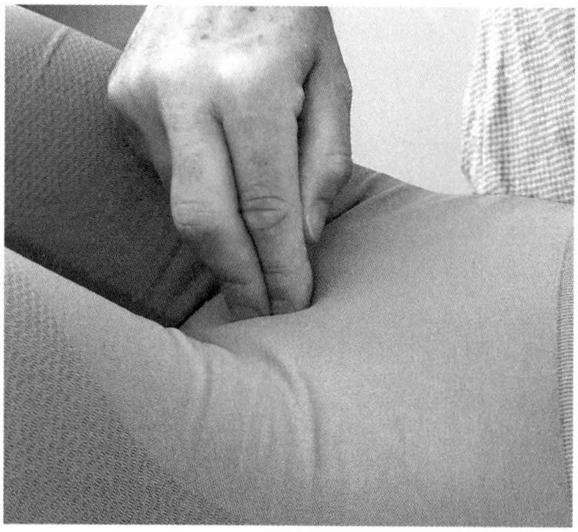

Abbildung 76: Technik zum Lösen der Schambeinfuge. Zwei Finger stehen senkrecht auf der Schambeinfuge, der Druck ist durch die Beugung der Hose sichtbar.

eher mit Festigkeit reagieren. Bei dieser Technik, bei der, wie oben bereits erwähnt, etwas mehr Druck angewendet werden kann, ist im Besonderen darauf zu achten, dass sie in einem Gesamtzusammenhang verwendet wird. Sie sollte demnach nicht als eine der ersten Techniken in einer Sitzung verwendet werden (vergleiche hierzu auch die Hinweise aus Kapitel 11.3.5).

Wenn sich die Attraktionen, die von der dorsalen Hand wahrgenommen werden konnten, einstellen, kann die Technik abgeschlossen werden. Nehmen Sie den Druck sehr langsam von der Schambeinfuge (Symphysis pubica). Je nach Weiterführung des Ablaufs kann die Hand am Kreuzbein verweilen und evaluieren. Von hier aus lässt sich nun die Integration der bearbeiteten Region in den Cranio-Sacralen Rhythmus vornehmen.

Zum allgemeinen Verständnis wird hier aufgezeigt, wie die Integration zu verstehen ist. Während der Intervention von dorsal liegen veränderte Druck- und damit veränderte biomechanische Bedingungen vor. Diese nun leichtgängigere Mechanik soll vom Nervensystem wahrgenommen werden. In dieser unterstützten Mechanik benötigt das Nervensystem Zeit und einen Impuls für die Integration. Das bedeutet Anpassung des Tonus und Kalibrierung der Ganglien aller den Bereich versorgenden, neuronalen Strukturen. Am besten gelingt dies durch das Abschließen einer Technikfolge mit einem Stillpunkt in diesem Bereich.

Lokalisation der Gebärmutter (Uterus) und Fixationen

Die Gebärmutter (Uterus) liegt craniodorsal der Harnblase (Vesica urinaria) und ventral des Mastdarms (Rectum). Ihre genaue Position ist durch die Volumenveränderungen dieser beiden Nachbarn flexibel. Darüber hinaus kann sie sowohl vorgeneigt (anteversion) als auch rückgeneigt (retroversion) liegen. Die Gebärmutter (Uterus) ist über das Parametrium, eine Bindegewebestruktur, nach lateral mit dem Becken verbunden. Vom oberen Schambeinband (Ligamentum pubicum superius) laufen die Ligamenta teres uteri paarig entlang der Eileiter (Tuba uterina) zur Gebärmutter (Uterus). Hiermit ist eine Annäherung durch die vorgenannte Technik, das Lösen der Schambeinfuge (Symphysis pubica), gegeben. Während der craniale Teil der Gebärmutter (Uterus) viel Bewegungsfreiheit besitzt, sind die ligamentären Verbindungen caudal stärker. Diese sind: das Ligamentum rectouterinum, das Ligamentum cardinale und die Fascia pubocervicalis.

Nutzen Sie Ihre anatomischen Kenntnisse, um von ventral einen guten Kontakt zur Gebärmutter (Uterus) herzustellen. Vergleichbar der Arbeit an der Harnblase (Vesica urinaria) kann bereits eine positive Auswirkung durch die Wärme der Hände erwartet werden. Diese gilt es weitestgehend auszunutzen, um dem Organ eine gute Grundlage für die Lösung von Spannungen zu geben.

Traumata der Gebärmutter (Uterus)

Bevor auf die technische Vorgehensweise eingegangen wird, sollen zunächst einige Unterschiedlichkeiten in der Art von möglichen Traumatisierungen aufgezeigt werden, da diese unterschiedlicher Vorgehensweisen bedürfen.

Medizinische Eingriffe

Selbstverständlich ist es eine nicht von der Hand zu weisende Errungenschaft der Medizin, dass heute durch verhältnismäßig kleine und aus medizinischer Sicht routinemäßige Eingriffe das Überleben von Personen gesichert werden kann, die in den letzten Jahrhunderten im ‚Kindbett' verstorben wären. Während jedoch etwa eine Ausschabung, bei der ein Embryo aus der Gebärmutter (Uterus) entfernt wird, physiologisch und medizinisch meist unproblematisch ist, sind die traumatischen Bedingungen meist hoch. Dies liegt zum einen an dem Offensichtlichen: dem Verlust eines Kindes, welches in Erwartung stand. Zum anderen wird dies leider oft genug dadurch gestärkt, dass den betroffenen Frauen schon im Krankenhaus gesagt wird – falls dies gegeben ist –, dass es möglich sei, wieder schwanger zu werden. Die Information an sich ist hilfreich und sollte in jedem Fall mitgegeben werden. Allerdings im richtigen Verhältnis zu der gerade vergangenen Situation. Hiermit würde die Realisations- und Verarbeitungsphase eingeleitet werden, die ansonsten eventuell nicht ausreichend Raum bekommt. Eine Trauerkultur oder etwas Vergleichbares scheint zu fehlen. Wünschenswert wäre, dem betroffenen Menschen Zeit zu geben, das gerade Erlebte zu verarbeiten und erst dann den Blick in die Zukunft zu wenden. Dieser Gedanke soll über die Gebärmutter (Uterus) hinaus selbstverständlich für die Eingriffe den Eileiter (Tuba uterina) betreffend ebenfalls gelten sowie für alle Arten von Schwangerschaftsabbrüchen und vergleichbare Ereignisse.

Anmerkung

Während der Erstellung dieses Textes hat es ein Gesetzentwurf einer Bürgerin über die Abstimmung zum Gesetz geschafft. Dieses Gesetz erlaubt die Krankschreibung nach einem Schwangerschaftsabbruch bereits ab der 13. Schwangerschaftswoche. Dies zeigt einen Wandel der hier aufgezeigten Situation in eine begrüßenswerte Richtung und ist darüber hinaus ein gutes Beispiel für gelungene Demokratie, die vom Bürger*innenbegehren zur Gesetzgebung führte.

Ebenfalls ein Thema, welches hier nur erwähnt, jedoch nicht ausführlich besprochen werden kann, sind jene Eingriffe zum Zwecke einer Abtreibung. Hier möchten wir lediglich auf die unterschiedlichen Dimensionen hinweisen, die uns in diesem Zusammenhang im Laufe der letzten anderthalb Jahrzehnte begegnet sind. Dies sind zunächst einmal Abtreibungen im Einverständnis der betroffenen Frau, mit guter Beratung im Vorfeld und unter medizinisch guten Bedingungen ausgeführt. Hierzu gehört auch eine medizinische und psychologische Nachsorge. Das Spektrum reicht leider über selbst durchgeführte Eingriffe, unter Geheimhaltung und eventuell gegen den Willen der betroffenen Person, letztendlich bis zu von der schwangeren Person selbst oder anderen Menschen ausgeführten Gewalt gegen den Körper der Schwangeren, um die Schwangerschaft zu beenden, was in vielen Fällen nicht zu diesem Ergebnis führt. Bei solchen Fällen haben wir wesentlich mehr als nur eine traumatisierte Gebärmutter (Uterus) vorliegen. Es soll aufzeigen, wie wichtig es ist, sich einen Eindruck von der gesamten Person, inklusive ihrer Geschichte, zu machen. Wenn wir die eventuell vorliegenden emotionalen Konstruktionen, die mit dem Spannungszustand der Gebärmutter (Uterus) verbunden sind, nicht mitbetrachten, wird deren Auflösung vermutlich nicht gelingen.

Misshandlungen und selbstzerstörerisches Verhalten

Ebenfalls nur in hinweisendem Umfang sollen die Traumatisierungen durch Geschlechtsverkehr, sowohl im einvernehmlichen Sinne als auch im Kontext von Missbrauch, Misshandlung und Vergewaltigung, angerissen werden. Zunächst ein Blick zu den als ‚einvernehmlich' bezeichneten sexuellen Handlungen, die als Rahmenbedingungen für Traumatisierung zu nennen sind. Vergegenwärtigen wir uns zunächst noch einmal die Überlegungen zur Arbeit mit verschieden Teilen und Modi aus Kapitel 11.2 sowie die Grundlagen der Arbeit aus Kapitel 11.1 und den Begrifflichkeiten aus Kapitel 9. Wenn im Folgenden von einer Situation ausgegangen wird, die im rechtlichen Sinne als ‚im Einvernehmen' zu verstehen ist, dürfen wir uns die Frage stellen: Welche Schichten, Persönlichkeitsanteile, Modi oder Körperteile werden hier bei der Festlegung der Einvernehmlichkeit berücksichtigt? Die Darstellungen zu Verhaltensmustern eins bis vier aus diesem Kapitel mitdenkend, bis hin zur Abspaltung eines gesamten Persönlichkeitsteils, wie es in der Definition für eine Persönlichkeitsstörung gegeben ist, muss eine eindeutige Belegbarkeit von Einvernehmlichkeit grundsätzlich in Frage gestellt werden. Zumindest gilt dies für eine erste Einschätzung einer Situation. Es bedarf eventuell erst Techniken der Körperarbeit, wie sie im Folgenden beschrieben werden, oder andere Maßnahmen, die einem Menschen zu einer Neueinschätzung einer Situation verhelfen können.

Im folgenden Beispiel soll davon ausgegangen werden, dass eine Person (hier eine Frau, da uns dies ermöglicht, die Auswirkungen auf die Gebärmutter (Uterus) genauer zu beschreiben) Sex erlebt, dem sie selbst nicht nur zugestimmt hat, sondern diesen ggf. auch selbst mit eingeleitet und ermöglicht hat. Dies ändert nichts an der Tatsache, dass Teile des Erlebten als unangenehm empfunden werden und traumatisierend wirken können. Als Erstes kann hier die räumliche Nähe zur Harnblase (Vesica urinaria) aufgeführt werden, die dazu beitragen kann, dass beim Geschlechtsverkehr ein unangenehmer Druck empfunden wird, der zunimmt, bis der gesamte Geist und damit die gesamte Wahrnehmung davon ausgefüllt werden. Durch die Fähigkeit des Menschen eine Empfindung zu verbergen, kann hier eine Abspaltung der Wahrnehmung des Beckens gefördert werden (Dissoziative Effekte). Vergleichbares ist auch mit dem Mastdarm (Rectum) vorstellbar. Hierbei handelt es sich noch nicht um eine Traumatisierung der Gebärmutter (Uterus), sondern zunächst ‚nur' um eine unangenehme Empfindung. Diese unangenehme Empfindung stellt jedoch eine grundlegende Voraussetzung für das Traumatisierungspotenzial dar. In dem Moment, in dem die Frau oder der Mann ihre Empfindungen nicht mehr vollständig und korrekt nach außen kommuniziert, ist dem Ansammeln und Unterdrücken von weiteren negativen Empfindungen, die über den mechanischen Druck von Harnblase (Vesica urinaria) und/oder Mastdarm (Rectum) hinausgehen, Tür und Tor geöffnet. Wenn nun (dies bedeutet nicht zwingend in der gleichen Situation, sondern im folgenden Sexualleben) negative emotionale Aspekte durch und mit dem Geschlechtsakt verbunden und übermittelt werden, werden diese Empfindungen von der rezeptiven Struktur des weiblichen Beckens aufgenommen und im Gewebe, im Nervensystem und damit im Tonus des Beckens gespeichert.

Um den Rahmen dieses Buches nicht zu überstrapazieren, werden im Folgenden Themenbereiche, die uns in den Jahren begegnet sind, lediglich stichwortartig aufgeführt, um einen Eindruck zu vermitteln. Die vollständige Darstellung und der entsprechende Umgang müssen andernorts behandelt werden. Diese Bereiche sind: Sex, um jemanden eifersüchtig zu machen, Sex als Rache, Sex zur Unterwerfung, Sex, um Abhängigkeit zu erzeugen, Sex zur Erniedrigung, Sex, um Besitzansprüche geltend zu machen, Sex für Geld, Sex in der Hoffnung auf Ver- und Begünstigungen im Sozialen oder Beruflichen, Sex zur eigenen (ggf. gestörten) Bedürfnisbefriedigung ohne Rücksichtnahme, Sex zur ethnischen Verbreitung der eigenen Gruppe (z.B. geopolitisch/ideologisch motiviert) etc.

Folgen und Konsequenzen

Inwieweit müssen wir über den Umgang mit traumatisierten Menschen an Wissen, Erfahrung und Ausbildung haben, um die Techniken der Cranio-Sacralen Körperarbeit an der Gebärmutter (Uterus) durchführen zu können? Zwei Dinge sind von zentraler Bedeutung: Das Erste ist, dass bei dem breiten Spektrum an Traumatisierungspotenzial, welches wir hier aufzeigen, davon auszugehen ist, dass die Idee nicht haltbar ist, nur im Umgang mit traumatisierten Menschen ausgebildete Fachkräfte könnten, dürften und sollten mit traumatisierten Menschen arbeiten, da ein Großteil der Bevölkerung auf eine hier beschriebene Art und Weise traumatisiert ist und der Begriff Trauma bei ihrer eigenen Selbstbeschreibung und demnach ihrer Ausrichtung bei der Hilfesuche nicht gegeben sein muss. Wenn der Mensch das Etikett „Trauma" nicht trägt, kann ihn auch kein entsprechendes Hilfsangebot erreichen. Pauschal jeden Menschen auf eine potenzielle Traumatisierung von einer Fachkraft auf selbige hin untersuchen zu lassen, ist als realitätsfern zu bezeichnen. Das Zweite ist unsere Hoffnung auf eine Verbesserung in der Zusammenarbeit verschiedener Fachkräfte im außerklinischen Bereich. Wenn gegeben ist, dass bei einer Bekanntwerdung einer Traumatisierung oder einer bereits bekannten Traumatisierung darauf verwiesen wird, wo die Grenzen und Möglichkeiten der Körperarbeit liegen und inwieweit es sinnvoll oder notwendig ist, darüber hinaus mit anderen Fachkräften zusammenzuarbeiten, kann der oder die Cranio-Sacrale Körpertherapeut*in sicher und zuverlässig seinen oder ihren Teil der Arbeit erfüllen. Welcher dieser sein kann, wird im Folgenden beschrieben.

Zur Vorgehensweise

Die Behandelnden sollten mit im psychotherapeutischen Sinne ausgebildeten Personen im Austausch sein, um therapeutisch sinnvoll mit den Informationen umgehen zu können, die von Klient*innenseite kommen. Ideal wäre, eine entsprechende Betreuung und Behandlung der Person anbieten zu können, wenn oben Genanntes gegeben ist. Ist dies nicht gegeben, ist eine entsprechende Einschätzung der Situation erforderlich. Gemeinsam mit den Klient*innen sollte die Lage eingeordnet werden, um die Hinzunahme entsprechender Fachkräfte zu überprüfen. Arbeiten Sie im Idealfall in einem selbst aufzubauenden Netzwerk. Beachten Sie die Möglichkeiten der allgemeinen Hilfsangebote.

Behandelnde brauchen darüber hinaus einen Einblick in die Komplexität der neuronalen Abschaltungen, zu denen ein menschlicher Organismus fähig ist, um die Aussagen von Klient*innen richtig einordnen zu können. Nur so kann bei der Behandlung der Gebärmutter (Uterus) auf die darüber hinaus zu behandelnden Schichten die volle Wirkung und Intervention gelenkt werden.

Wenn das Bewusstsein der betroffenen Person (weiter) versucht, die traumatisierten Gewebeschichten und neuronalen Areale zu schützen und abzuschotten, werden Behandelnde der Illusion unterliegen, dass alles in Ordnung sei. Es ist dann nicht nachvollziehbar, weshalb die als fest oder auf sonstige Weise als vom

Positiven abweichend empfundenen Areale, Strukturen oder Muster, nicht entsprechend des technischen Einwirkens gelöst werden können.

Zum technischen Vorgehen

Wenn durch Wissen und entsprechend gestärkte Empathie – Empathie ist hier als etwas verstanden, das durch mehr Wissen gesteigert werden kann – nun Kontakt zur Gebärmutter (Uterus) aufgenommen wird, kann von dort aus gefühlt werden, in welche Richtungen die bindegewebigen Strukturen überwiegend ziehen. Neben den Spannungen im Bereich des Bindegewebes sind es sowohl die Muskeln des Beckenbodens als auch die kontraktiven Elemente der Gebärmutter (Uterus) selbst, die es zu entspannen gilt. Die Zugrichtungen und Empfindungen, die vorliegen, sind meist mehr den Entstehungsgeschichten entsprechend, als aus den rein anatomischen oder physiologischen Funktionen der jeweiligen Struktur abzuleiten ist.

Zum Auflösen der Spannungen im Bereich der Gebärmutter (Uterus) einen konkreten technischen Ablauf aufzuzeigen, ist aufgrund der Komplexität der Möglichkeiten, die sich an Spannungen im Bereich des Beckens ergeben, nahezu unmöglich beziehungsweise nicht sinnvoll. Es ist jedoch auch nicht notwendig, denn mit ausreichender Erfahrung mit den bis hierhin beschriebenen Techniken der Cranio-Sacralen Körperarbeit wird sich aus den folgenden pauschalen Hinweisen eine eigene Arbeitsweise ergeben, die von Klient*in zu Klient*in unterschiedlich sein wird (**Abbildung 77**).

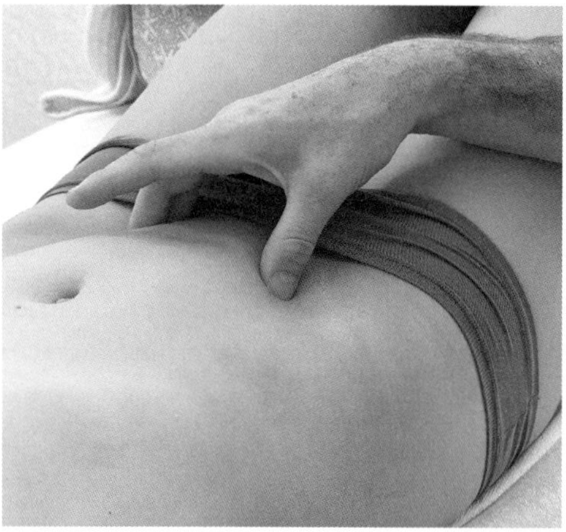

Abbildung 77: Halten der Gebärmutter (Uterus). Daumen und Zeigefinger halten seitlich die Gebärmutter, die Unterwäsche wurde ein Stück nach unten geschoben.

Pauschal: Identifizieren Sie Spannungen unterhalb Ihrer Hand. Vergessen Sie nicht, die Frequenz des Nervensystems ggf. über Techniken am Kreuzbein (Os sacrum) oder mithilfe eine der zahlreichen anderen in diesem Buch beschriebenen Möglichkeiten während Ihrer folgenden Interventionen aufrechtzuerhalten. Rutschen Sie bei einer Gesprächsbegleitung nicht ins Drama einer Geschichte ab und lassen Sie sich ebenso wenig von den Festigkeiten, die Ihnen begegnen, vereinnahmen. Bleiben Sie mit dem lebendigen, beweglichen und handlungsfähigen Anteil des Menschen, der vor Ihnen liegt, in Verbindung. Überprüfen Sie den Stand der positiven Ressourcen und binden Sie diese ggf. in Ihre Techniken mit ein, verbal oder aber auch über eine haptische Zusammenführung des Auftretenden und einer positiven Empfindung. Beachten Sie hierfür die Vorstellung von Reaktionsketten, die sich entweder gegenseitig bedingen oder ausschließen. Ziehen Sie in fortgeschrittenen Behandlungsmodi auch die neuronale Integration solcher Reaktionsketten untereinander in Betracht. Hierfür ist eine fortgeschrittene und flexible Umgangsweise mit dem Prinzip des Ausgleichens von neuronalen Strukturen vorausgesetzt, wie es etwa durch Kapitel 11.5 geschult wird.

Richten Sie ggf. zwei aufgestellte Finger senkrecht auf die identifizierte Spannung im Inneren des Körpers. Zielen Sie mit den Fingern auf die zu lösenden Spannungen wie mit einer Taschenlampe. Wenn Sie die Spannungen gut im Fokus haben, nehmen Sie etwas von Ihrer gerichteten Aufmerksamkeit zurück und schließen Sie mehr und mehr die Umgebung in Ihr Wahrnehmungsfeld ein. Weiten Sie diese Ausdehnung so weit aus, bis genügend positive Bereiche und Frequenzen mit im Fokus gesammelt sind, um mindestens 50 % der Wahrnehmung zu beherrschen oder zu besetzen. Verfallen Sie nicht in die Fokussierung auf das Negative und Feste im Körper. Nehmen Sie nun Ihre Klientin mit in Ihre Wahrnehmung des Gesamten oder der positiven Aspekte. Dies kann sowohl verbal als auch über die entsprechend gerichtete Achtsamkeit sein. Atmen Sie selbst ruhig und bleiben Sie mit dem Außen in Kontakt, welches Sie im Idealfall so gestaltet haben, dass neutrale Präsenz möglich ist.

Auch wenn die nachfolgenden Überlegungen eher als Modell zu sehen sind und demnach nicht wörtlich verstanden werden sollten, ist es aus unserer Erfahrung effizient, die Gebärmutter (Uterus) zu personifizieren. Stellen Sie sich die Gebärmutter (Uterus) als ein eigenständiges Lebewesen vor, das von seiner Umgebung abhängig ist, wie dies zunächst für alle Lebewesen gilt. Die Möglichkeiten der Einflussnahme sind jedoch von Lebewesen zu Lebewesen sowie von Situation zu Situation unterschiedlich. Bereits in Platons „Timaios" ist die Gebärmutter (Uterus) ein Lebewesen, hier lediglich eines, das nach Kinderzeugung begehrt (Kollesch & Nickel, 1989). Doch welche Möglichkeiten hat die Gebärmutter (Uterus) sich ihrer Bestimmung zu entziehen, wenn der Körper, dem sie innewohnt, durch die im Vorfeld ausführlich beschriebenen Aspekte wie Abspaltungen und geistige Unfreiheit nicht in der Lage ist, die ablehnenden Empfindungen – die ein Organ dieser Betrachtung nach haben kann – auszudrücken und ihnen Gehör und Umsetzung zu verschaffen?

Geben Sie der Gebärmutter (Uterus) das ‚Gefühl', dass mehr und mehr Strukturen des Körpers helfen werden zu entscheiden, was eindringen darf. Von der Situation der Befruchtung bis hin zur Ausschabung oder der Abtreibung.

Wie geben Sie der Gebärmutter (Uterus) das ‚Gefühl', besser in das Netz der übrigen Strukturen des Körpers eingebunden zu sein? Hier soll konkret auf die grundlegende Arbeitsweise für alle hier beschriebenen Techniken hingewiesen werden: Stellen Sie nach ausreichender Vorbereitung, d. h. Lösen der umliegenden Strukturen, Kontaktaufnahme und den jeweils zu den Organen individuell beschriebenen Aspekten, einen Zustand her, in dem sich der Rhythmus der Cranio-Sacralen Flüssigkeit wieder auf das Organ oder die Region auswirken kann.

Synchronisieren Sie den bearbeiteten Bereich, während Sie ihn am Ende halten, mit dem in diesem Moment wahrnehmbaren Rhythmus. Probieren Sie so, einen immer größer werdenden Bereich des Menschen in den Cranio-Sacralen Rhythmus zu integrieren. Fühlen Sie, wie weit sich der Cranio-Sacrale Rhythmus in die gerade bearbeitete Region auswirkt und streben Sie eine Integration von mehreren Bereichen untereinander, ebenso wie die Integration einzelner Bereiche in diesen Rhythmus, an.

Beobachten Sie, ob es Bereiche gibt, von denen aus Festigkeiten oder andere Themen noch auf den gerade bearbeiteten Bereich wirken. Wenn dieser sich noch nicht gut oder ausreichend gut in den Cranio-Sacralen Rhythmus integrieren lässt, schauen Sie, woher die Störung kommt. Welche ist die Richtung, aus der sich am wenigsten Bewegung überträgt oder in der eine Festigkeit spürbar ist? Hierbei kann die Arbeit mit der Vagina mitgedacht werden. Eventuell kann die im folgenden Abschnitt beschriebene Vorgehensweise mit der dorsalen Hand ausgeführt werden.

In manchen Fällen gilt: Erst wenn der Körper als Ganzes das Gefühl von Geschütztwerden kennt, kann eine Entspannung mancher Strukturen möglich sein. So ist es vorstellbar, dass eine Reintegration einer Schulter notwendig ist, wenn diese entsprechend einer Traumatisierung und daraus resultierenden Glaubenssatzkonstruktion ein Verteidigen noch nicht unterstützen kann. Technisch kann in dem Ausmaß Halt gegeben werden, wie Unterstützung von außen bereits zugelassen werden kann. Erst wenn ausreichend Halt angenommen wird, kann in gewohnter und beschriebener Weise die Integration in den Cranio-Sacralen Rhythmus gelingen. Arbeiten Sie mit allen Strukturen in der Umgebung der Gebärmutter

(Uterus), die deren Mobilität einschränken oder beeinflussen. Verfolgen Sie die neuronale Versorgung der Gebärmutter (Uterus) nach cranial. Evaluieren Sie Festigkeiten und begegnen Sie diesen mit den für die entsprechenden Region vorgesehenen Techniken. Bei den Bauch- und Beckenorganen gilt eine Berücksichtigung der Spinalnerven und einer damit verbundenen Auswahl des Wirbelsäulensegments, das eventuell für den Spannungserhalt in der Region mitverantwortlich ist.

Arbeit mit der Scheide (Vagina)

Wir möchten uns im vorliegenden Buch auf eine einzige Vorgehensweise bei der Arbeit mit der Scheide (Vagina) beschränken. Alles, was darüber hinaus möglich ist, weicht von der allgemeinen Cranio-Sacralen Körperarbeit im Kontext traumatisierter Menschen ab. Selbstverständlich ist für die folgende Vorgehensweise das uneingeschränkte Einverständnis der betroffenen Person einzuholen. Darüber hinaus sollte beim Einholen dieses Einverständnisses die beschriebene Problematik bei der Verbalisierung dieses Einverständnisses mitgedacht werden. Beachten Sie in jedem Fall die Ihnen durch Ihren Berufsstand oder durch sonstige Weisungen und Rahmenbedingungen gegebenen Grenzen und Möglichkeiten.

Wir belassen es hier bei der Bezeichnung einer Vorgehensweise, da die im Folgenden beschriebene Handhaltung eher eine körperliche Unterstützung ist als eine Technik. Es handelt sich um die Idee, das Gefühl von Sicherheit auf der körperlichen Ebene, konkret im jetzigen Moment auf die Geschlechtsteile und das Becken zu übertragen. Eine Übertragung auf männliche Geschlechtsteile ist möglich.

Vorgehensweise

Nach Absprache und ggf. über den Kontakt der Hand der Klientin wird eine Hand flach auf die Scheide (Vagina) und die Schamlippen (Labium pudendi) gelegt, sodass die Scheidenöffnung vollständig von der Hand verdeckt ist. Dies kann über mehrere Stoffschichten ausgeführt werden. Es geht darum, ein Gefühl von Wärme auf den häufig im Bedarfsfall als kühl oder kalt empfundenen Bereich zu übertragen. Des Weiteren soll ein faktischer Schutz gegeben werden, der auch das Gefühl von Sicherheit und eine Form von Kontrolle in der jetzigen Situation über die Körperöffnungen des Beckenbodens liefert.

Hinweis

Gerade im Kontext von sexuellem Missbrauch ist diese technisch gesehen einfache Vorgehensweise nahezu genial in ihrer Wirkung. Der Autor berichtet, was zunächst paradox erscheinen mag: „Es scheint in vielen Fällen für meine Klientinnen besonders entspannend zu sein, dass ich als Mann diese Technik ausführe." Dies wurde einmal so zum Ausdruck gebracht: „Es erschien mir wie eine Zurückgewinnung in das Vertrauen, dass Männlichkeit auch beschützen kann."
Um die Sicherheit in der Behandlungssituation zu gewährleisten, haben wir in einigen Fällen mit einer Beisitzerin gearbeitet. Über diese weitere im Raum anwesende Person konnte eine zusätzliche Sicherheit empfunden werden. Diese Zusatzabsicherung konnte nach einem Termin wieder abgebaut werden.

Während mit einer Hand wie beschrieben gearbeitet wird, kann mit der anderen Hand im Erreichbaren gearbeitet werden. Die Intention der Interventionen im Erreichbaren bleibt: Die Cranio-Sacrale Körperarbeit fördert die Herstellung eines sich am gesamten Körper entfaltenden Cranio-Sacralen Rhythmus. Verwenden Sie die Techniken aus Teil 1.

Arbeit mit den Eierstöcken (Ovarien)

Die Techniken an den Eierstöcken (Ovarien) beziehungsweise an den Spannungsmustern, die mit den Eierstöcken (Ovarien) verbunden sind, wie im weiteren Verlauf aufgezeigt wird, sind hervorragend für das Lösen von Spannungen und Schmerzen geeignet, wie sie im Menstruationszyklus meist kurz vor der Periode oder

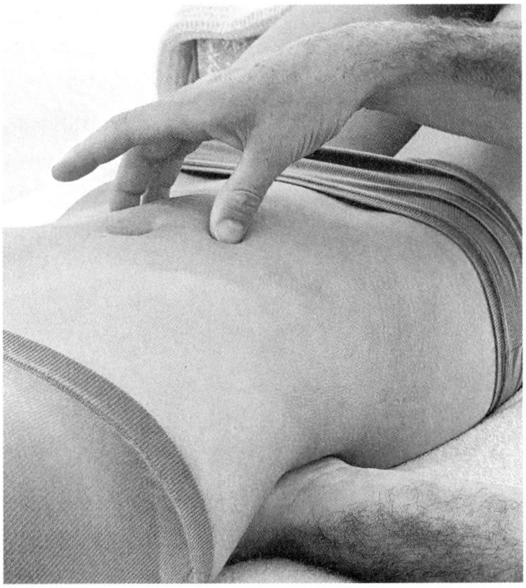

Abbildung 78: Handhaltung Menstruationsgriff, Eierstöcke (Ovarien). Knapp unterhalb des Bauchnabels wird mit Daumen und Zeigefinger etwa Handbreit mit Daumen und zwei Fingern der Unterbauch berührt.

während der Blutungen auftreten können (**Abbildung 78**).

Eine kurze Vorüberlegung hierzu: Es scheint in unserer Gesellschaft als normal erachtet zu werden, dass betroffene Frauen einmal im Monat Schmerzmittel benötigen oder mit teilweise starken Schmerzen und Wärmeflasche leben. Durch über 15 Jahre Erfahrung mit der im Folgenden beschriebenen Vorgehensweise sehen wir: Es scheint einen Zusammenhang zwischen dem Gesamtspannungszustand des Beckens einer Frau zu geben und dem Ausmaß, mit dem diese Frau vor und während ihrer Periode mit Schmerzen konfrontiert wird. Des Weiteren gibt es einen Zusammenhang zwischen der eventuell traumatisierenden oder sonst wie gearteten belastenden Vorgeschichte einer Person, zu den in ihrem Becken vorliegenden Spannungen. Die Menschen, die seit 2004 mit den hier beschriebenen Techniken behandelt worden sind, kamen nicht wegen Menstruationsbeschwerden zu den Autor*innen. Es ist als ein Nebeneffekt aufgefallen, dass die Menstruationsbeschwerden Besserung erfuhren. In vielen Fällen konnten Frauen nach einmaliger Anwendung von einer nachhaltigen Verbesserung der monatlichen Beschwerden berichten.

Es gibt in der Cranio-Sacralen Osteopathie eine Technik, wie mit den Eierstöcken (Ovarien) gearbeitet werden kann. Diese soll zunächst als Grundlage dargestellt werden.

Lokalisation der Eierstöcke (Ovarien)

Der meist gut sichtbare, oberste, vorderste Fortsatz (Processus superior anterior) des Schambeins (Os pubis) und die Kante des Schambeins an der Schambeinfuge (Symphysis pubica) werden als Orientierung verwendet. Genau mittig zwischen diesen beiden knöchernen Strukturen wird der jeweilige Eierstock (Ovar) erwartet. (Anmerkung: Wenn Sie sich die Vielfalt in der menschlichen Anatomie vergegenwärtigen, so können Sie an den äußerlich sichtbaren Strukturen feststellen, wie unterschiedlich Menschen sein können. Im Bereich der Eierstöcke (Ovarien) sollten wir davon ausgehen, dass es weit auseinanderliegende, hoch- oder tiefliegende Eierstöcke (Ovarien) gibt usw. Die Vorgehensweise, von den Knochen aus zu schätzen, ist demnach fehleranfällig – verlassen Sie sich gegebenenfalls auf das, was Sie fühlen und auf Ihre Intuition.)

Ausführung der Technik

Eine Hand liegt in der Evaluationsposition Kreuzbein (Os sacrum), diese dient lediglich dem Halten, Ausbalancieren und dem Kontakt zum Cranio-Sacralen Rhythmus (Lauschposition). Mit zwei Fingern (Zeige- oder Ringfinger sind empfehlenswert) werden auf dem jeweiligen Eierstock (Ovar) die Fingerbeeren aufgelegt. Nun wird im Sinne eines Point of balanced tension der unter den Fingern befindliche Eierstock (Ovar) in einen Zustand ausgeglichener Spannung geführt.

Der Autor empfand diese Vorgehensweise als schwierig und Erfolge bzw. die Rückmeldungen der Klientinnen waren nicht zufriedenstellend. So entwickelte er die im Folgenden beschriebene Variante: Von den Eierstöcken ausgehend scheint die Spannung (je nach akuter Beschwerdelage) sehr deutlich fühlbar und damit für die behandelnde Person nachverfolgbar wie ein Drahtseil nach cranial, medial zu verlaufen. Diese lässt sich in fast allen Fällen bis über die Bauchnabelregion nach cranial verfolgen. Der Verlauf scheint dann dem mittigen Nabelband (Ligamentum umbilicale mediale) zu folgen. Hiermit sind die Nähe zum Leistenband (Ligamentum inguinale) und dem runden Gebärmutterband (Ligamentum teres uteri) gegeben. Das runde Gebärmutterband (Ligamentum teres uteri) verläuft zum oberen Schambeinfugenband (Ligamentum pubicum superius), welches über der Schambeinfuge liegt. Über die Betrachtung dieser Strukturen ergibt sich ein guter Einblick in die Spannungsverteilung, von der Gebärmutter (Uterus) und den Eierstöcken (Ovarien) ausgehend bis in den Bereich des unteren Rückens.

Die Kontaktaufnahme erfolgt unterhalb, seitlich (caudalateral) des Bauchnabels. Fühlen Sie, wo sich die ‚Drahtseile' bei starken Spannungen palpieren lassen.

Hinweis
Die Lokalisation ist nur bei akuten Spannungen möglich. Ansonsten sind die hier beschriebenen ‚Drahtseile', die lateral der Mittellinie aber deutlich cranial der Eierstöcke (Ovarien) bis über den Nabelpunkt verlaufen können, wie bereits weiter oben beschrieben, nicht palpierbar.

Wenn Sie die spannungsgeladenen Strukturen deutlich unter Ihren Fingern spüren, gibt es die Möglichkeit, mit minimalen Vibrationen auf diese Spannung zu wirken oder einfach nur zu halten. Dieses Halten wird meist durch zunächst medialen Druck mit einer folgenden Rücknahme desselben erreicht. Auf diese Art wird eine Verbindung aufgebaut, die technische Interventionen ermöglicht. Die (spannungstragenden) Strukturen nach cranial zu führen wird das Ziehen in der Regel verstärken, die unangenehme Empfindung verschlimmern und ist demnach nicht zu empfehlen. Eine sanfte caudale Begleitung der Struktur kann entlastend wirken. Probieren Sie hier vorsichtig im Kontakt aus, was sich für die Klientin gut anfühlt; dies ist meist deutlich und leicht zu finden. Halten Sie die als angenehm empfundene Position und bleiben Sie flexibel, das bedeutet inneren Bewegungen oder Veränderungen folgend, auf der gespannten Struktur. Leichte Bewegungen in alle Richtungen, ohne dabei vom ‚Drahtseil' abzurutschen, können nun für bis zu 20 Minuten ausgeführt werden; halten Sie dabei einen leichten Druck aufrecht, um mit den Spannungen im Körper in Kontakt zu bleiben und nicht auf eine oberflächliche Ebene zu geraten. Eine Verbesserung der Beschwerden ist bereits nach wenigen Minuten zu erwarten.

Sollte die Technik mehr als drei bis vier Minuten ausgeführt werden, ist es nicht ungewöhnlich, wenn Zwischenblutungen oder eine verstärkte Menstruation als Folge nach der Anwendung auftreten. Dies kann bis zu mehreren Wochen anhalten, beschränkt sich jedoch meist auf ein bis zwei Tage. Auch das Ausleiten von lange im Körper verbliebenen Menstruationsrückständen wird durch diese Technik begünstigt. Bitte informieren Sie Ihre Klientinnen vor oder während der ersten Minuten der Technik hierüber und sprechen Sie dies mit ihnen ab. Es ist empfehlenswert, über die Platzierung von Damenhygieneartikeln in der Praxistoilette nachzudenken.

Arbeit mit dem Beckenboden

Damm (Perineum), Schließmuskel (Sphinkter) und Innenrotatoren der Oberschenkel

Die Vorgehensweise aus dem Abschnitt „Arbeit an der Scheide (Vagina)" kann unter Berücksichtigung aller dort aufgeführten Hinweise auch an der Schließmuskulatur ausgeführt werden. Hiermit wird eine Möglichkeit gegeben, einen Teil der Thematik des sexuellen Missbrauchs an Männern abzudecken. Dies wird weiter unten im Abschnitt „Arbeit an der Schließmuskulatur" beschrieben.

Durch mannigfaltige Einwirkungen ist es möglich, dass ein Mensch den Bezug zu seinem Beckenboden verliert oder diesen auf eine negative Weise verändert. Im Folgenden wird der Fokus auf die Rückgewinnung der für sich selbst zur Verfügung stehenden Qualität des Beckenbodens gerichtet. Hierzu wird zunächst ein kurzer Abriss gegeben, um welche Qualitäten es sich, unserer Erfahrung nach, hierbei in erster Linie handelt. Die Verweise zu anderen Methoden oder kulturellen Errungenschaften sind lediglich als Hinweise zu verstehen, in welche Richtung eine mögliche Verteilung der Arbeit mit dem Thema sinnvoll sein könnte. Wie schon weiter oben gesagt, glauben wir nicht daran, etwa die Wissenschaft des Yoga oder der TCM in diesem Buch vermitteln zu können oder Expert*innen in diesen Bereichen zu sein.

Exkurs: Energetisches Körperbild Becken
Zunächst soll an zwei Modellen gezeigt werden, wie sich ein gesundes, nicht traumatisiertes Becken (Pelvis) energetisch organisieren kann. Für uns ist im Vorfeld dieser Überlegungen wichtig, unser Bild zu Modellen im Allgemeinen kurz darzustellen. Dies möchten wir anhand des Atommodells von Bohr aufzeigen. Es ist nicht nötig, sich tief in den heutigen Stand der Wissenschaft der Physik einzuarbeiten, um zu wissen, dass das Bohrsche Atommodell nicht die Realität abbildet, so wie sie heute gemessen werden kann. Heute ist das Elektron eher als Wellenspitze eines Feldes zu verstehen als ein Teilchen (Welle-Teilchen-Dualismus). Nichtsdestotrotz lässt sich anhand des Bohrschen Atommodells vollkommen hinreichend berechnen, wie sich zwei chemische Stoffe bei ihrer Reaktion verhalten werden. Damit soll gesagt sein, dass, selbst wenn die im Folgenden vorgestellten Modelle nicht 100 %ig ein Abbild der Realität sind, wir zuverlässig mit diesen Modellen arbeiten können. Es geht um die geschlussfolgerte Funktionalität und die Reaktionsmuster. Die Klient*innen berichten von Erfahrungen und Empfindungen, die mit dem übereinstimmen, was wir während der Arbeit an den Körpern dieser Menschen nachempfinden und wahrnehmen können. Entscheidend sind jedoch die Auswirkungen auf die mentale und psychische Gesundheit der betroffenen Menschen. Und natürlich letztendlich die Veränderung des körperlichen Zustandes, um den es hier immer geht. Also eine Beendigung oder Veränderung von Symptomen.

Yoga: Mula Bandha, die Beckenschleuse oder der Beckenverschluss
Das Becken (Pelvis) soll wie eine Schale geschlossen sein. Die Idee von Mula Bandha ist, die Muskulatur des Beckenbodens so zu trainieren, dass die Energie des Körpers nicht nach unten aus der Schale hinaus kann. In einer unten nicht geschlossenen Schale kann Energie nicht gesammelt und angereichert werden. Der Mensch bleibt auf seinem Energielevel. (Energielevel = Spannungs- und Ladungsverteilung sämtlicher elektromagnetisch wechselwirkender Elemente des Körpers. Füllstände von Flüssigkeitskörpern, extra-, intrazellulär und organisch, neuronale Verteilung von Reizpotentialen, Reaktionsketten und Ganglien. Muskeltonus, Gewebespannung sowie zerebrale Aktivität können ebenso genannt werden wie die Ionisierung des elektromagnetischen Feldes (**Abbildung 79**).

Wir empfehlen in manchen Fällen Übungen, bei denen die Klient*innen sich zu Hause selbst mit der Stärkung des Beckens (Pelvis) beschäftigen können. Diese führen neben der inhaltlichen Trainingsleistung, die wir in einem Cranio-Termin nicht leisten können, zu einer Möglichkeit zur Eigeninitiative: Das hilft gegen Co-Abhängigkeiten, Abhängigkeiten und stärkt die Selbstverantwortung, sowie den Körper. Es hilft, die innere Stärke des eigenen Körpers nach und nach besser spüren zu können und damit auch zu lernen diese besser auf- und auszubauen. Neben Übungen, wie sie im Yoga üblich sind, gibt es zahlreiche Hinweise für Beckenbodentraining in der Literatur für Schwangerschaftsnachsorge, Inkontinenzprophylaxe und für ein erfülltes Sexualleben.

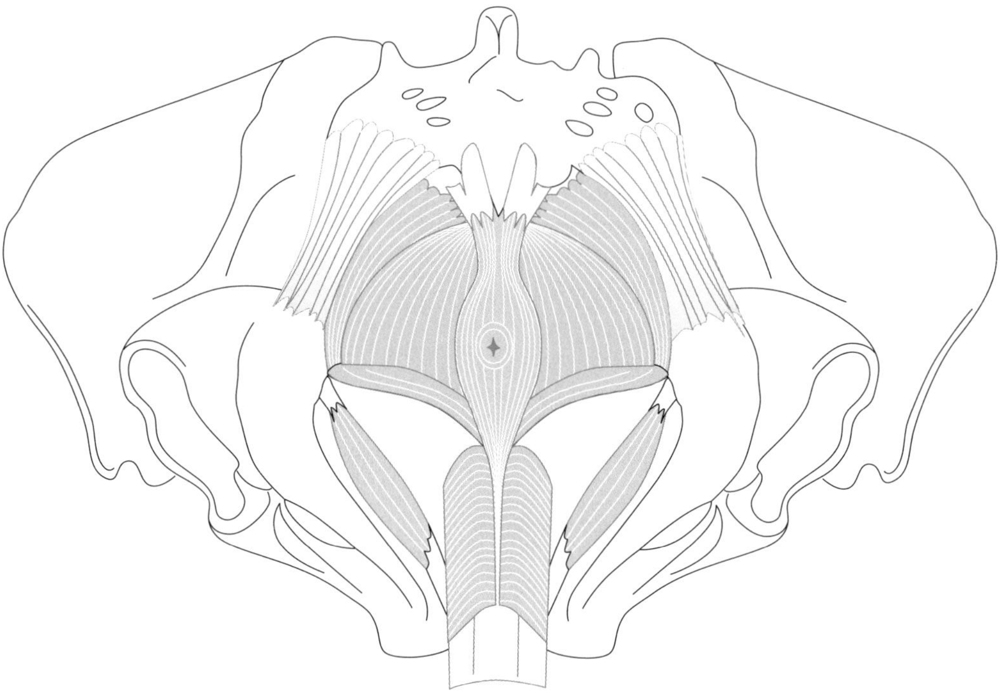

Abbildung 79: Grafik Beckenboden mit Rumpfmuskulatur.

Wenn die Schale des Beckenbodens geschlossen ist, kann die Energie (s. o.) z. B. durch yogische Techniken sogar nach oben steigen und in den höheren Ebenen verwendet werden (zölibatäre Techniken und weißes Tantra). Im yogischen Denken kommt hier ein weiteres Modell hinzu, das Modell der Chakren. Wenn hier von höheren Ebenen gesprochen wird, ist dies auf der Wirbelsäule nach cranial zu verstehen und ein über dem Wurzelchakra liegendes Chakra kann von der aufsteigenden Energie profitieren. Energie ist hier, wie im gesamten Buch, als elektrisches und chemisches Potenzial zu verstehen. Energie, die zur Verfügung steht, ist als nicht durch Blockaden oder Hemmungen auf dem Nervensystem verhindert zu verstehen. Durch traumatische-Konditionierung neuronal hemmend innerviert, kann gemäß Kapitel 10.4 verstanden werden.

Durch das Training der Muskulatur des Beckenbodens wird dieser stark. Ihm ist das unterste, caudal gelegenste der Chakren, das Wurzelchakra zugeordnet. Darüber liegt das Sexualchakra, dann folgen nach cranial Solarplexus-, Herz-, Hals- und Stirnchakra. In Verbindung zu der Sagittalnaht zwischen den Parietalknochen ist als oberstes das Kronenchakra gelegen. Aus sportwissenschaftlicher Sicht ist es nachvollziehbar, dass für das Training von Mula Bandha ein Bewusstsein für die Region, die Muskulatur und deren Aktivität nötig ist, um dort Kraft aufzubauen.

Was geschieht bei Traumatisierung des Beckenbereiches und der Sexualregion? Durch dissoziative Effekte wird das Bewusstsein aus der traumatisierten Region hinausgezogen oder abgespalten. Die Folge ist ein nicht mehr vollständig im Bewusstsein abgebildetes Becken. Konkret ist die Abbildung von Körperregionen mit der motorischen Rinde der Lappen (Lobi) des Großhirns (Cerebrum) assoziiert, wie in Teil 1, Kapitel 4 aufgezeigt. Beachten Sie den Verlauf der Projektionsbahnen, die sensorische Afferenzen ins Großhirn (Cerebrum) und damit potenziell ins Bewusstsein leiten. Vergegenwärtigen Sie sich die Bedingungen für Bewusstwerdung über die Assoziationsbahnen und die Reizweiterleitung des Thalamus sowie neuronaler Hemmungen (ebd. und Kapitel 6). Becken und Sexualregion sind teilweise nicht oder nicht gut spürbar und/oder die Empfindungen in der Region sind verzerrt, überhöht oder auf ungünstige Art und Weise mit anderen Empfindungen und Spannungsmustern des Körpers gekoppelt/vernetzt. Dies führt zu einer Abweichung der für die Funktionalität notwendigen neuronalen Ansteuerung und des resultierenden Muskelaufbaus oder -erhaltes.

Neben dem Mangel in Bezug auf den Muskelaufbau muss hier auch der Effekt der Degeneration genannt werden. Wenn eine Muskulatur nicht ausreichend angesprochen und damit nicht trainiert wird (hier trainiert auch im Sinne eines alltäglichen Gebrauchs), degeneriert diese Muskulatur. Jeder unterschwellige Reiz führt zur Atrophie, heißt es in der Sportwissenschaft. Die Folge hieraus ist ein Mangel an Kraft des Beckenbodens. Daraus resultiert eine mangelnde Basis für den Energieaufstieg für die darüber liegenden Chakren und physiologischen Strukturen, die sowohl mechanische Stabilität als auch neuronale Versorgung benötigen.

Aus sportwissenschaftlicher Sicht ist hier eine mangelnde Basis für die Muskulatur in den darüber liegenden Bereichen zu verstehen. Hiermit ist gegeben, dass die Muskulatur um die Geschlechtsorgane herum keine stabile Basis und damit keine starken/ausgeprägten Ursprünge für ihre eigene Kräftigung hat.

So erstreckt sich dieses Kraftdefizit ebenfalls von caudal nach cranial durch den Körper wie das energetische, also neuronale Defizit, welches mit Bewusstsein in Verbindung steht (Afferenzen und Efferenzen zum und vom Stirnlappen [Lobus frontalis]).

Welche Auswirkungen sind über die muskuläre und energetische Konsequenz hinaus zu erwarten, wenn ein Defizit im Becken vorliegt? Hierzu soll ein schematischer Einblick in die den Chakren zugeordneten Themen eine grobe Orientierung geben.

1) Das unterste (caudale) Chakra, das Wurzelchakra, steht für Sicherheit und Urvertrauen. Die Sicherheit ist hier als eine Sicherheit im Leben zu verstehen, die in unserer Gesellschaft auch stark von finanziellen Aspekten abhängt.
2) Das Sexualchakra steht für Lebensfreude. Wenn hier ein Defizit vorliegt, werden selbst die Dinge, die ein Mensch machen möchte, ihn nicht glücklich machen. Das liegt daran, dass die neuronale Versorgung das Empfinden der Freude nicht ausreichend aktiviert. Dieses Freudeempfinden benötigt eine neuronale Aktivierung verschiedenster Ausschüttungen von Botenstoffen, Neurotransmittern und Hormonen (Reaktionsketten, neuronale Verschaltung, Hormondrüsen-Rekrutierung, Dopaminbildung in den schwarzen Kernen der grauen Substanz des Hirnstamms).
3) Das Solarplexuschakra unterhalb (inferior) des Brustbeins wird mit dem Willen zu handeln, Macht über sich und andere auszubalancieren sowie einem Zugang zum Unterbewussten assoziiert. Störungen in diesem Bereich können sich auf Atmung und Verdauung gleichermaßen auswirken (vgl. hierzu auch die Innervation des Sonnengeflechts (Plexus solaris) und des Plexus coeliacus wie in Kapitel 11.3.2 beschrieben). Das Thema Selbstwirksamkeit sollte in diesem Zusammenhang betrachtet werden. Eine gesunde Selbst- und Körperwahrnehmung kann mit der auf dieser Höhe bereits beschriebenen Arbeit des Immunsystems, wie der Programmierung von T-Zellen, gesehen werden. Berücksichtigen Sie für ein ganzheitliches und funktionales Körperbild die Hinweise aus den Abschnitten: Arbeit mit der Leber und der Milz (Kapitel 11.3.1 und Kapitel 11.3.2) und die Arbeit mit dem Zwerchfell gemäß Teil 1, Kapitel 2.4.2.
4) Herzchakra: Liebe, Vertrauen und Hingabe sind die hier assoziierten Themen. Bei unse-

ren Klient*innen ist hier ein Zugang zu meist belasteten Themen zu finden. Die Berührungen in dem Bereich werden, wenn sie mit neutraler Präsenz (siehe Teil 1) ausgeführt werden, als sehr angenehm empfunden. So bauen wir eine für viele neue Art von Vertrauen zu, mit und für unsere Klient*innen auf (Positive Ressourcenarbeit, gemäß Teil 1).

5) Halschakra: Das Thema Kommunikation ist hier naheliegend. Sehen Sie hier auch Kapitel 11.3.3. Die dort beschriebenen Effekte sind auch mit einem gestörten oder geschwächten Halschakra assoziiert. Die beschriebene Vorgehensweise kann die Thematik bedienen (ebenso ganzheitlich angelegtes Stimm- und Gesangstraining, im yogischen Kontext Mantra-Arbeit).
6) Stirnchakra: Dieses ist dem Thema Präsenz zugeordnet. Einige traumatisierte Menschen haben das Gefühl, es wäre besser, gar nicht da zu sein, nicht zu existieren. Kopfschmerzen und Konzentrationsschwierigkeiten sind mögliche Erscheinungen bei einer gestörten Präsenz. Auf der anderen Seite finden wir in diesem Bereich eine erhöhte Präsenz, die durch ständiges Denken aufrechterhalten wird. Dies scheint ein Effekt zu sein, der ebenfalls als Resultat von Traumatisierung auftreten kann. Der Mensch hatte in einer traumatisierenden Situation Teile seines Bewusstseins aus Teilen seines Körpers zurückgezogen. Die Konzentration dieses Bewusstseins am Stirnchakra scheint eine häufige Folge zu sein. Sie führt zu einem nie ruhenden, unruhigen Geist sowie zu einer überhöhten geistigen Wachsamkeit. Dies ist sehr anstrengend für die Betroffenen. Auch der Begriff der Überempfindlichkeit und Übersensibilität lässt sich hier anlehnen (vgl. auch Teil 3). Das permanente Im-Kopf-Sein kann als Mechanismus verstanden werden, den Fokus aus anderen Körperregionen fernzuhalten. Es handelt sich um unbewusste Automatismen, die sich über Jahre verfestigen können. Ein starkes, gesundes Stirnchakra steht für geistige Klarheit und Flexibilität, das Erkennen des Momentes und eine damit einhergehende Präsenz, Reaktionsfreudigkeit und Handlungsfähigkeit. Auch hier sollte das Thema Selbstwirksamkeit im Falle einer Einschränkung betrachtet werden. Glaubenssatzkonstruktionen und Dogmen können die Wahrnehmung des Momentes stören; ebenso Drogen und sämtliche suchtbasierten Verhaltensweisen. Meditation oder verhaltenstherapeutische Ansätze können als Intervention in Betracht gezogen werden.
7) Das Kronenchakra steht in Verbindung zur Zirbeldrüse (Epiphyse). Laut yogischer Wissenschaft reguliert das Kronenchakra den Hormonhaushalt. Es ist somit für das hormonelle Gleichgewicht in unserem gesamten körperlichen System verantwortlich und steuert somit maßgeblich unser Empfinden und Verhalten.

Wir arbeiten mit dem Modell des 7. Chakra, indem wir die Sagittalnaht beweglich halten und deren Öffnung (Inspirationsphase des Liquors) fördern (vgl. Teil 1, Kapitel 2). Der Autor arbeitet mit zwei Fingern direkt an der Öffnung der Sagittalnaht, während die übrigen Kapazitäten frei genutzt werden können; sowohl für Gesprächsführung als auch beliebige Techniken in Reichweite der freien Hand.

Bei Menschen, die nach Hoffnung in Bezug auf ihre jetzige Situation suchen, kann ein Termin auf diese Weise beendet werden. Bei Menschen, bei denen der Kontakt zum Boden bzw. den unteren Chakren gestärkt werden sollte, d. h. Geld verdienen, Aufgaben erledigen, Themen angehen, ist dies nicht zu empfehlen. Hier ist das Beenden einer Sitzung entweder an den Füßen oder am Becken (1. Chakra) zu empfehlen. Das sind erdende Bereiche.

Es ist erstaunlich, wie eindeutig sich aus unserer Perspektive beobachten lässt, wie Traumatisierungen im Beckenbereich sich als eine Schwäche in der empfundenen oder tatsächlichen (finanziellen) Sicherheit von Betroffenen äußern. Das ‚Finanzielle' ist hier in Klammern gesetzt, da es auch um Sicherheitsempfinden in anderen Bereichen geht. Hier sind z. B. als Erstes die soziale Sicherheit und die Selbstsicherheit im Auftreten zu nennen, die von der Thematik stark beeinflusst werden. Wir haben einen guten Einblick, wie sich diese Größen im Verlauf eines Behandlungsprozesses über die Zeit verändern. Das bedeutet, wir können einen Zuwachs an Sicherheit auf allen genannten Ebenen erkennen.

Wir können feststellen, dass die Bereitschaft, aber auch in vielen Fällen die Möglichkeit, ein finanziell selbstgestaltetes Leben zu führen, mit der Stabilisierung des Körpers der betroffenen Klient*innen im Bereich des Beckens einhergeht.

Arbeit mit dem Dammpunkt (Perineum)
Der Dammpunkt (Perineum) ist aus unserer Sicht insofern als besonders besprechenswert anzusehen, als dass er den caudalsten und von uns direkt palpierbaren Teil des Rumpfes darstellt. Er korrespondiert mit der Steißbeinspitze, die den caudalsten Punkt des Cranio-Sacralen Systems darstellt. (Sie ist daher eine ebenso wichtige Stelle, bekommt jedoch auch dementsprechend viel Aufmerksamkeit. Als Teil des Kreuzbeins [Os sacrum], wird sie von den Evaluationspositionen bis hin zum Stillpunkt in der Cranio-Sacralen Methode mitbedacht.)

Der Dammpunkt (Perineum) kann aufgrund seiner muskulären Eigenschaften auf eine andere Art und Weise in die Arbeit mit einbezogen werden, als dies mit knöchernen Strukturen möglich ist. Zudem ist die Beweglichkeit der Steißbeinspitze maßgeblich vom Tonus der sie umgebenden und teilweise an ihr ansetzenden und entspringenden Muskulatur des Beckenbodens abhängig.

Eine Auswahl der Muskeln des Beckenbodens: Der Musculus iliococcygeus ist ein Teil des Afterhebermuskels (Musculus levator ani). Sein Ursprung ist die mediale Schambeinseite, sein Ansatz die Kreuz- und Steißbeinseite des Analkanals (Canalis analis). Seine Funktion ist das Halten der Beckenorgane an ihrem Platz. Von daher ist er für uns von zentraler Bedeutung – wir gehen davon aus, dass diese Kraft bei einer Traumatisierung häufig überwunden wurde. Somit konnte seine Funktion nicht aufrechterhalten werden. Eine Neuorganisation der Region und eine neue Kalibrierung des Tonus dieser Muskulatur sind dann notwendig. Sonst wird eventuell die traumatisierende Situation als lokal fortwährend empfunden. Lokal fortwährend bedeutet, dass die Empfindung in der Region der Empfindung während der Traumatisierung entspricht. Dies ist leider in fast allen Fällen von sexuellem Missbrauch gegeben. Seine Innervation erfolgt über die sacralen Spinalnerven (S2–S4).

Die weiteren Teile des Afterhebermuskels (Musculus levator ani) sind:, Musculus iliococcygeus, Musculus pubovaginalis (w)/Musculus levator prostatae (m) und der Musculus puborectalis. Im Zentrum des paarigen querverlaufenden oberflächlichen Dammmuskels (Musculus transversus perinei superficialis), der den Sitzbeinhöckern entspringt, befindet sich der bindegewebige Dammkörper (Corpus perineale). Hier besteht auch eine Verbindung zum Diaphragma urogenitale. Insgesamt wird die von Bindegewebe umgebene Struktur als Beckenboden bezeichnet. Als Beispiel für die Funktionen des Beckenbodens sind zu nennen: die Kontrolle und Steuerung der Darm- und Blasenentleerung, bei der Frau die Weite der Vagina, beim Mann das Zustandekommen und Halten einer Erektion. Ebenso ist der Beckenboden ein Widerlager für den Bewegungsapparat bezüglich Aufrichtung des Rumpfes und weiteren Bewegungsmöglichkeiten der Wirbelsäule sowie Gegenhalt für Bewegungen der unteren Extremitäten.

Mit dieser Auswahl an Muskeln soll aufgezeigt werden, wie weit der Wirkungsbereich (damit verbunden sind die entsprechenden Empfindungswelten) ist, wenn wir für die folgende Technik an der Dammnaht (Raphe perinei) mit dem Beckenboden und dem Damm in Kontakt gehen.

Die Dammnaht (Raphe perinei) ist eine Gewebelinie, die vom After mittig durch den

Dammbereich verläuft. Sie bildet auf eine interessante Art und Weise eine Parallele zur Sagittalnaht am Schädel. Als das oberste und unterste Ende des Rumpfes betrachtet, wird hier jeweils die Paarigkeit der menschlichen Struktur deutlich; es handelt sich um eine sagittal verlaufende Mittellinie. Über die Wichtigkeit der Mittellinien und deren Ausbalanciertheit wurde bereits in Teil 1 ausführlich hingewiesen (u. a. in Teil 1, Kapitel 3.5).

Kontaktaufnahme mit dem Dammpunkt (Perineum): Beachten Sie bitte: Hier gelten die gleichen Hinweise wie im gesamten Teil 1 und 2. Die Arbeit kann unter einer Decke und bekleidet ausgeführt werden. Natürlich ist es zum Üben von Vorteil, bei sich selbst, Freiwilligen und anhand von Bildern die Region ausführlich zu erkunden.

Die Autor*innen arbeiten, wenn es möglich ist, gerne mit nur einer Stoffschicht zwischen Finger und Körper, hier der Dammnaht (Raphe perinei). Dies wiederum kann unter einer Decke ausgeführt werden. Bei der Lokalisation des Dammpunktes (Perineum) sind folgende Punkte besonders zu beachten:

Je nach Körperumfang, sprich Unterhautfettgewebe und/oder Muskulatur in der Region, ist der Dammpunkt (Perineum) nicht direkt von caudal kommend zugänglich. Es ist wichtig, das eventuell notwendige Spreizen der Beine ebenso wie das Aufstellen und Anwinkeln, was helfen kann, um die Region freizulegen, nach allen Gesichtspunkten traumasensiblen Arbeitens abzugleichen. Im Zweifelsfall gilt es, lieber auf die Technik zurzeit zu verzichten und sie für einen späteren Zeitpunkt im Prozess zu planen. Wenn die Region frei zugänglich ist und ohne Sichtkontakt die richtige Stelle gesucht wird, kann der Klient oder die Klientin helfen, indem er oder sie selbst mit dem Finger die Zielregion palpiert und die behandelnde Person dann dorthin führt. Sind wir mit dem Finger dorsal, treffen wir die Schließmuskulatur. Sind wir etwas zu ventral, sind wir bei der Frau am Scheideneingang. Beim Mann kommt hinzu, dass der Hodensack je nach Unterwäsche und Anatomie vor dem Damm hängt. Hier ist es ggf. sinnvoll, über eine eng anliegende Unterhose zu sprechen, die den Hodensack oberhalb (ventrocranial) vom Damm (Perineum) hält.

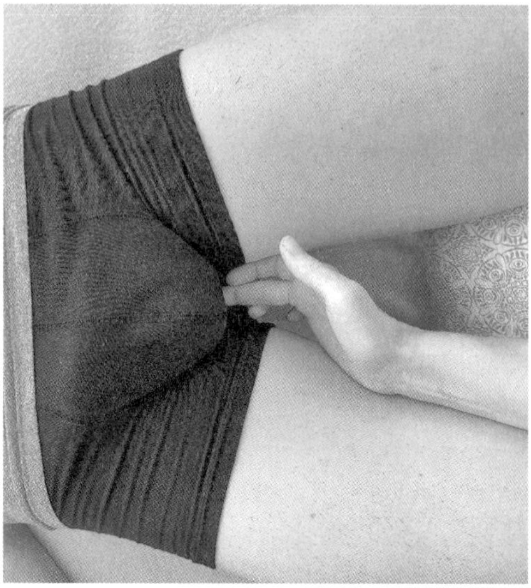

Abbildung 80: Arbeit am Dammpunkt (Perineum). Ein Mittelfinger liegt am Dammpunkt einer in Unterwäsche bekleideten Person.

So können Sie einen oder zwei Finger senkrecht zum Damm genau auf die Dammnaht (Raphe perinei) legen (**Abbildung 80**).

Ausführung

Wie bereits bei mehreren Techniken bisher beschrieben, unterscheiden wir den Druck, den wir auf die Struktur ausüben (Kontaktqualität) und den Technikdruck (Technikqualität), mit dem wir dann, im Sinne einer Technik, Bewegungen ausführen. Der Damm (Perineum) verträgt in den meisten Fällen, dies ist durch Erfragen herauszufinden, einen ordentlichen Druck für die Kontaktaufnahme. Eine Grammzahl zu nennen, ist nicht sinnvoll. Die Unterschiede liegen unter anderem im Trainingszustand der lokalen Muskulatur. Es ist ebenfalls zu beachten, dass der Druck durch eventuelle Stoffschichten teilweise absorbiert wird. Um eine Orientierung zu geben: Es gab durchaus Klienten oder Klientinnen bei dem Autor, die erst nach mehreren Kilo Kontaktqualität den Kontakt und die Region gut gespürt haben. Beachten Sie hierzu den Abschnitt über das Bewusstsein in der Region. Denn unter dessen Berücksichtigung wird deutlich, dass ein Wahrnehmen des Kontakts zielführend und förderlich ist.

Wenn ein ‚guter' Kontakt aufgebaut ist, gilt es, sich auf die Mittellinie zu konzentrieren. Wie bereits bei der Arbeit mit den Mittellinien beschrieben, kann auch das hinzunehmende Zeigen der Mittellinie in die Technik und in die Vorgehensweise integriert werden. Wenn die Mittellinie gut visualisiert ist, gilt es, eine Abweichung vom Damm zur Mittellinie zu fühlen. Wir gehen hier davon aus, dass eine Abweichung vorliegt. Natürlich könnte es auch sein, dass der Damm bereits als Verlängerung der Mittellinie erscheint und wahrgenommen werden kann. Das haben wir lediglich bisher noch nicht erlebt.

Das Ziel der Technik kann auf der Wahrnehmungsebene so formuliert werden: Die Achse der Mittellinie führt zentral und senkrecht auf den Damm, der sich wie eine horizontal verlaufende Ebene zu dieser verhält. Es besteht eine stabile Verbindung zwischen Damm und Mittellinie – häufig scheint der Damm unter der Mittellinie wie ein Kissen unter einer Stange zu liegen, die jedoch nicht stabil im Zentrum fixiert ist, sondern sich schräg oder danebenliegend anfühlt.

Wir versuchen nun, mit minimalen Bewegungen – es geht dabei um Millimeter – die Mittellinie über dem Damm zu finden. Wenn Damm und Mittellinie ausbalanciert sind, versuchen wir diese Balance zu stabilisieren, indem wir das Bild der Mittellinie bis zum Scheitel auch mit dem liegenden Menschen abgleichen. Wenn ein Bewusstsein für die Mittellinie vom Scheitel bis zum Dammpunkt möglich ist, wird dies unmittelbar als energetisierend wahrgenommen. Wenn im Becken negative Emotionen gespeichert sind, kann diese Balance überfordernd sein. (Vermutete Indikation der Dysbalance und physiologische Entsprechung der Afferenzen-Hemmung.) Denn negative Empfindungen können aufsteigen und das Bewusstsein erreichen, wenn die Verbindung des Beckenbodens über die afferenten Nervenfasern zum Großhirn (Cerebrum) verbessert ist. Von daher gilt es, sich behutsam diesem Ziel anzunähern.

Lediglich um einen Überblick über die Bedeutung zu geben, die mit der Ausrichtung der Mittellinie und der Stärkung des Beckens verbunden ist, hierzu nochmals ein kurzer Blick in andere kulturelle Kontexte. Dadurch soll auch vermittelt werden, dass eine Ausrichtung der Mittellinie mitunter eine lebenslange Aufgabe darstellen kann. Technisch gesehen kann dies in wenigen Minuten gelingen. So ist es eines der Ziele des Budo (japanische Kriegskunst), die Aufrichtigkeit des Menschen nicht nur im mentalen, moralischen und gesellschaftspsychologischen, sondern auch im körperlichen Sinne zu kultivieren. Die Anforderungen an einen starken, aber beweglichen Beckenboden sind hier gleichzusetzen mit den aus unserer Arbeit abzuleitenden oder den wie weiter oben beschrieben im Yoga formulierten Anforderungen. Taiji, Xing Yi, Bagua und Qigong (Wushu) können für den chinesischen Kulturraum genannt werden.

Allgemeine Zielsetzung von Cranio-Sacraler Körperarbeit, Wushu, Budo und Yoga
Eine neuronale Verbindung von Beckenboden bis Scheitel, die möglichst frei von Blockaden und Hemmungen ist. Traumatisierungen und negative Empfindungen können die neuronale Verbindungsqualität von Beckenboden bis Scheitel einschränken, denn diese Einschränkung befreit das Bewusstsein von diesen Empfindungen und kann die Handlungsfähigkeit (Funktionalität) somit vorübergehend stärken. Da die veränderte Verbindungsqualität immer mit einer Einschränkung der körperlichen und geistigen Funktionalität einhergeht, wird sie in allen vier Feldern (Yoga, Budo, Wushu und Körperarbeit) als auflösungswürdig betrachtet.

Arbeit an der Schließmuskulatur (Sphinkter)

Bei der Arbeit mit der Schließmuskulatur (Sphinkter) gelten selbstverständlich alle bis hierhin beschriebenen Denk- und Vorgehensweisen. Wie beim Dammpunkt (Perineum) empfiehlt sich die Arbeit über einer Stoffschicht und ggf. unter einer Decke. Des Weiteren ist es für die Kontaktaufnahme hilfreich, wenn die liegende Person mit ihrem Finger den Schließmuskel (Sphinkter) palpiert und der oder die Behandelnde an diesem Finger entlang auf die Muskulatur geleitet wird. Dann kann der Finger der liegenden Person weggenommen werden.

Welche Aufgabe die freie Hand des behandelnden Menschen bekommt, soll hier nicht vorgegeben werden. Dies liegt in der Entscheidung des oder der für diese Arbeit ausreichend erfahrene*n Cranio-Sacral-Behandler*in. Halt geben am unteren Rücken, im Bereich der Lendenlordose kann sehr sinnvoll sein, da dort viele Nerven, von der Wirbelsäule entspringend, die Region innervieren. So kann eine Entspannung des Nervensystems auf einer allgemeinen Ebene, das Loslassen von Spannungen im Bereich der Schließmuskulatur und auch dieser selbst unterstützt werden.

Die Schließmuskulatur (Sphinkter) wird durch den Kontakt beginnen, sich zu lösen und mit leichten Bewegungen zu reagieren. Dies wird meist von einer deutlichen Wärmeentwicklung begleitet. Sollte sich die Schließmuskulatur (Sphinkter) anspannen und fest werden, sind gegebenenfalls die emotionalen und geistigen Rahmenbedingungen nicht ausreichend aufgebaut und entstört worden. Dann ist es wichtig, als Retraumatisierungsprophylaxe nicht auf die Entspannung zu pochen, sprich sie zu erwarten. In diesem Falle ist eventuell über die Gesprächsführung zu arbeiten. Es gilt dann herauszufinden, ob die Situation noch als bedrohlich oder schambehaftet wahrgenommen wird und dann selbstverständlich darauf zu verzichten, die Technik weiterzuführen. Da die dann benötigten Wege vielfältig sein können, können wir keine kurze Anleitung geben, wie dies zu lösen ist.

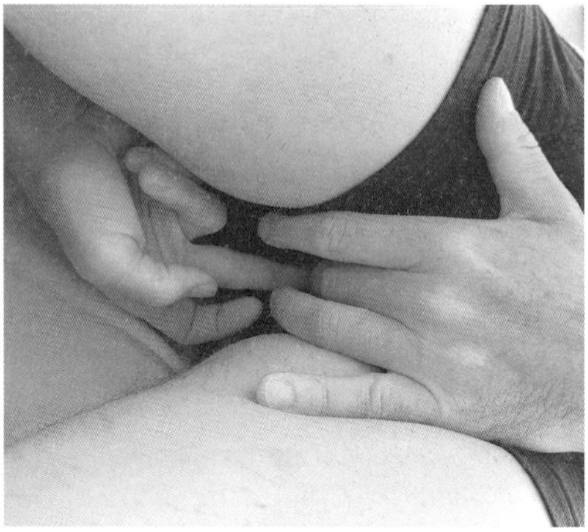

Abbildung 81: Die Hand des/der Klienten/Klientin führt zur Schließmuskulatur. Ein Finger der liegenden Person weist den Weg, da der Sphinkter innerhalb der Unterwäsche liegt, für den Finger der Behandlerin zur Schließmuskulatur.

Sollten Sie hier Überforderung oder eine unzureichende Informationslage bei sich selbst feststellen, empfehlen wir Fort- und Weiterbildung oder Supervision zu diesem Thema zu suchen (**Abbildung 81**).

Wenn sich Entspannungsmuster wahrnehmen lassen, gibt es von Seiten der behandelnden Person aus nicht viel zu tun. Bleiben Sie mit der liegenden Person in einem guten Kontakt. Schauen Sie ab und zu zum Gesicht, jedoch nicht zu lange und nicht zu viel, denn der Blick ist eine aggressive Art der Kontaktaufnahme. Fragen Sie eventuell nach, wie es der Person geht. Beachten Sie hierbei wieder, dass die Antwort nicht in jedem Fall vollkommen wahr sein muss. Auch wenn die liegende Person nicht absichtlich lügt oder täuscht, hat sie vielleicht keinen, einen verzerrten oder geminderten Zugang zu dem, was sich gerade alles bei ihr im Gehirn und der Wahrnehmung abspielt. Wenn ein Teil des Körpers sich anspannt, sollte dies wahrgenommen werden. Dies kann auch eine Anspannung im Brustkorb oder Zwerchfellbereich sein, die die Wahrnehmung von caudal unterbricht (Hemmung der Projektionsbahnen). Als behandelnde Person sollten Sie sicher und geübt in der Wahrnehmung sein, sodass entsprechende Effekte nicht übersehen und übergangen werden.

Traumaexploration

Es ist bei passenden Bedingungen möglich, dass sich die in der Region befindlichen Spannungen lösen und dabei die verursachenden Emotionen, Bilder, Erinnerungen und Empfindungen mit lösen. Diese können, wenn der Zugang nach cranial nicht blockiert wird, bis in den Kopf und, damit verbunden, ins Bewusstsein aufsteigen und zu Überforderung führen. Berücksichtigen Sie, dass die Cranio-Sacrale Arbeit, wie wir sie hier beschreiben, Steuerungsmöglichkeiten hat (Schnellkochtopf etc.).

Es geht nicht um ein totales ‚Loslassen' oder ‚Festhalten'. Es ist möglich, die aufsteigenden Empfindungen zunächst in einen Bereich aufsteigen zu lassen, wie z. B. die Reaktion der Beine auf die Empfindung. Die Beine liegen neuronal gesehen cranial der Schließmuskulatur, da diese von Nerven innerviert werden, die cranial der Schließmuskulatur entspringen. Dann können Reaktionen beobachtet werden, wenn die Empfindungen und die damit verbundenen neuronalen Impulse den Bauch oder den Brustkorb erreichen usw.

Eine wichtige Stufe ist hierbei die Schwelle zum Hals. Hier könnte der verbale oder akustische Ausdruck hinzukommen; etwas, was von Betroffenen oft sehr lange und fest verschlossen wurde.

Wichtig für die Traumarealisation ist der Aufstieg in das Zentrale Nervensystem. Dieser ist dann mit dem Auftauchen von Bildern und Gerüchen, Geräuschen und einer klarer und konkreter werdenden Erinnerung verbunden.

An dieser Stelle sollte noch einmal die psychologische Betreuung betrachtet werden. Ist diese gegeben? Läuft die Körperarbeit im Sinne der Klientin oder des Klienten? Möchte er oder sie Zugang zu diesen Ebenen ihrer Erinnerung generell und jetzt haben? Erst, wenn alles besprochen und geklärt ist, sollte auf diese Art gearbeitet werden.

Der Prozess der sich lösenden Muskulatur und eventuell dabei aufsteigenden Empfindungen (Afferenzen) kann nach den oben beschriebenen Maßgaben gestaltet werden. Eine Länge oder ein Ziel, welches auf technischer Ebene gesetzt werden sollte, ist nicht gegeben. Langfristig ist eine vollkommen entspannte Muskulatur anzustreben, das bedeutet eine natürliche und funktional gesehen passende Tonisierung. Dies äußert sich in erster Linie dadurch, dass eine Ruhe in die Bewegungsmuster einkehrt, da der Tonus dann konstant bleiben kann und auf den arbeitenden Finger nicht mehr reagiert.

Die hier beschriebene Vorgehens- und Betrachtungsweise kann auf andere Muskeln des Körpers weitestgehend übertragen werden. Eingeschränkt ist diese Arbeitsweise bei großen Muskeln des Bewegungsapparates. Bessere Übertragungen gelten für glatte Muskulatur im viszeralen Bereich und knochennahe Haltemuskulatur.

11.3.7 Arbeit mit dem Herzen (Cor)

Zunächst wird, wie bereits in großen Teilen des vorangegangenen Textes, eine ganzheitliche Perspektive auf den Begriff Herz (Cor) den Inhalt des folgenden Abschnitts verdeutlichen.

Dale beschreibt das Herz (Cor) als ein „Elektromagnetisches Organ" (Dale, 2013). Sie bezicht sich dabei sowohl auf Buhner (2004) als auch auf Studien der Universität Kassel (Bair, 2005) (**Abbildung 82**).

Unser Ziel ist es, ein elektromagnetisches Feld zu realisieren, welches als offene und ungestörte Kommunikationsbrücke mit der Umgebung des Menschen zur Verfügung steht. Dazu nutzen wir die Techniken der Cranio-Sacralen Körperarbeit. Diese wirken sowohl auf das Nervensystem als auch auf die Winkel der Knochen und damit verbundene Spannungsmuster. Winkel und Spannungsmuster sind ausschlaggebend für die Form und damit verbunden die Wirkweise von elektromagnetischen Feldern.

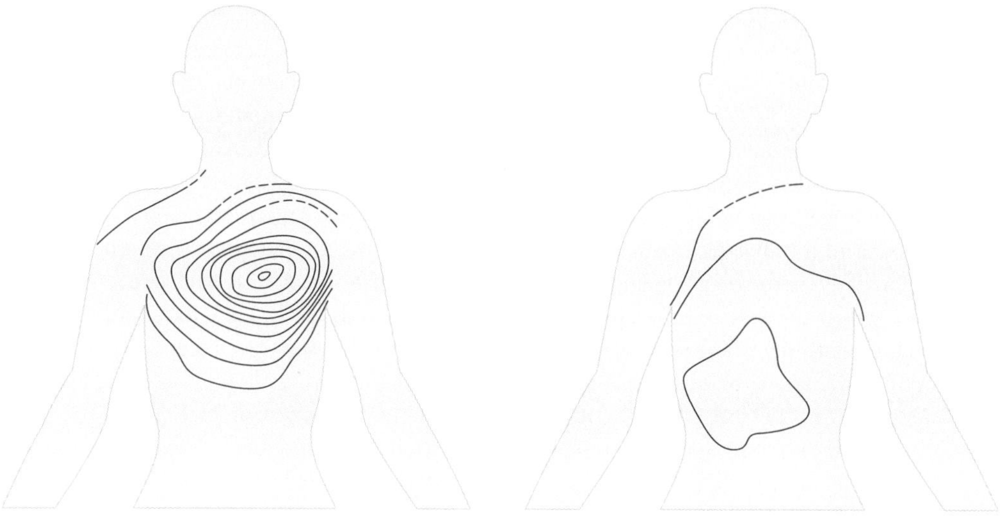

Abbildung 82: Elektromagnetisches Potenzial auf der Haut. Feldlinien zeigen das Herzfeld des Menschen an der Hautoberfläche (von dorsal und ventral) (nach Harten, 2011, S. 195, Abb. 6.24)

Abgrenzung zu esoterischen Konzepten

An dieser Stelle soll auf unsere allgemeine Denkweise und Überzeugung hingewiesen werden, die sich klar von den Positionen abgrenzt, die wir als „esoterisch verwirrt" bezeichnen (Erklärungsmodelle, die von Naturwissenschaftler*innen nicht messbare Felder postulieren). So sind sowohl elektromagnetische Felder messbar als auch verschiedene dieser, teilweise nicht klar benannten, nachgewiesen; etwa das Morphogenetische Feld (Liem, 2013).

Leider müssen wir immer wieder feststellen, dass der Mensch an sich zu Extremen und zum Polarisieren neigt. Unserer Sichtweise nach geht es um eine Denkweise, die auf der Entpolarisierung schulmedizinischer Sichtweisen, wissenschaftlicher Belegbarkeit und alten auf Erfahrungswissen beruhenden Informationen basiert (hiervon sind bei Weitem nicht alle anzunehmen). Wenn wir hier zur Einleitung den Begriff „ganzheitlich" verwenden, möchten wir nicht mit jenen in einer Gruppe verstanden werden, die von Energien sprechen, die die Wissenschaftler*innen nicht kennen. Wir sind lediglich der Auffassung, dass noch nicht ausreichend untersucht ist, wie etwa die Auswirkungen von Traumatisierung und anderen Einflussgrößen sich auf die elektromagnetischen Felder der einzelnen Organe u.a. auswirken, was als Folge von körperlichen und neuronalen Veränderungen (Adaptationen an Empfindungen) zu verstehen ist. Für unser Weltbild benötigt es jedoch keine feinstofflichen Energien, die nur bestimmte Menschen wahrnehmen können oder vergleichbare Konzepte. Denn elektromagnetische Felder gehören mitnichten zu den Dingen, die die Wissenschaft nicht versteht oder kennt. Doch wer im Bereich der Heilarbeit oder Körperarbeit erfahrungsbasiertes Wissen teilt, benutzt die Begriffe Felder, Energien oder sogar den Begriff Licht leider zu oft und aus unserer Sicht wahllos. Wenn also in obiger Quelle (Bair, 2005) bezüglich Studien an der Universität Kassel von Licht gesprochen wird, sind dort selbstverständlich Photonen gemeint. Photonen, die mit einem Photonendetektor gemessen werden und somit einen in der Physik alltäglichen Forschungsgegenstand darstellen. (Als feinstofflich – um den Begriff zu entmystifizieren – könnte an diesem Beispiel die Wellenqualität von

Photonen verstanden werden. Dies würde eine geringere Masse als etwa viele Teilchen des Standardmodells der Physik als feinstoffliche bezeichnen. Dies ist eine annehmbare Darstellung; wenn auch unpräzise und daher aus unserer Sicht besser zu unterlassen.)

Nichtsdestotrotz sind unsere Darstellungen für den ein oder anderen sicherlich an manchen Stellen angreifbar formuliert. Es entspricht jedoch einer den Klient*innen entnommenen Beschreibung, wenn ein Herz (Cor) sich etwa wie ein Stein anfühlt. Dieses Beispiel soll zeigen, wie wichtig es ist, die wissenschaftlich vollumfänglich korrekte Darstellung in der Sprache das eine oder andere Mal zu vernachlässigen. Es wird sich Festigkeit finden, wenn ein solcher Zustand näher untersucht wird. Im Folgenden werden Begriffe auch bildhaft verstanden. Sie sind relevant durch ihre physikalische Entsprechung; diese ist zwar messbar, aufgrund der angenommenen Komplexität jedoch nur theoretisch.

Hierdurch können wir ein nachvollziehbares Vorgehen und weit verbreitete Phänomene beschreiben, ohne jahrzehntelange Studien mit aufwendigen Messverfahren vorzuschalten, bevor wir sagen können, was genau mit der Empfindung und dementsprechend mit dem Körper des Menschen passiert ist, der sein Herz (Cor) wie einen Stein beschreibt. Wir sind uns jedoch sicher, dass diese Empfindungen eine wissenschaftlich beschreibbare Größe in den Veränderungen der Durchlässigkeit des Brustkorbes und der Gesamtheit des Herzens und der Umgebung der Region darstellen. Die notwendige Komplexität, diese Vielschichtigkeit sauber empirisch abzubilden, ist jedoch nicht nötig, um so mit den Menschen zu arbeiten, wie wir es im Folgenden darlegen. Es setzt lediglich eine Offenheit voraus, den Begriff Herz in ein ganzheitliches Menschenbild zu integrieren, ohne dabei die Grundlagen der wissenschaftlichen Weltgemeinschaft ignorieren zu müssen.

So werden wir im Folgenden den Begriff Herzfeld verwenden und damit lediglich das elektromagnetische Feld des Herzens meinen,

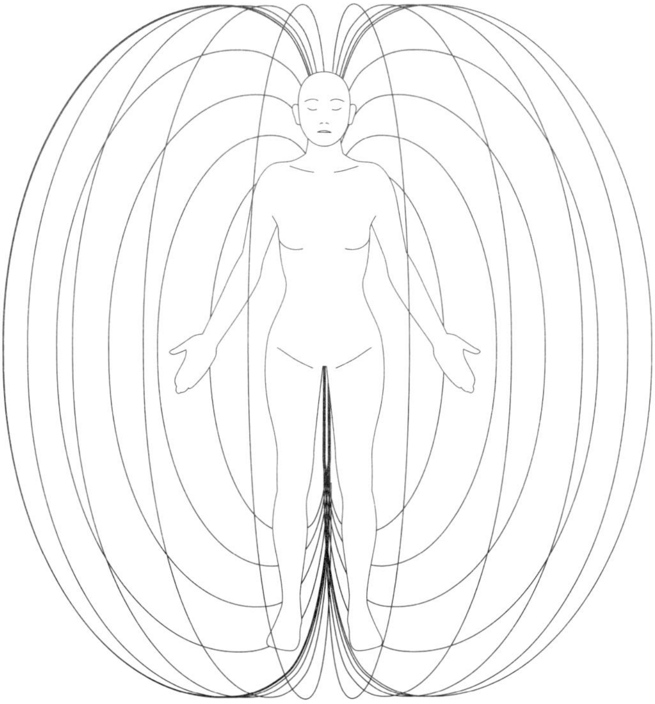

Abbildung 83:
Störungsfreies elektromagnetisches Feld eines Menschen. Feldlinien führen oval vom Scheitel um den gesamten gezeichneten Menschen zu dessen Damm (nach Dale, 2013, S. 148)

welches allerdings in Wechselwirkung mit allen anderen elektromagnetischen Feldern des Körpers und seiner Umgebung steht. Diese Komplexität in jedem Satz gründlich mit abzubilden, würde den Text sehr schwer lesbar gestalten. Die Vermessung und Berechnung von elektromagnetischen Feldern und ihren Wechselwirkungen ist komplex und würde den Umfang dieses Buches überschreiten (zur Vertiefung und als Einstieg in diese Thematik empfehlen wir: Harten, 2011) (**Abbildung 83**).

Definition Herzbereich und Herzfeld

Was in unserer Arbeit die Arbeit mit dem Herzen genannt wird, beginnt immer von dem Organ Herz (Cor) ausgehend. Wie bei den anderen im Buch beschriebenen Strukturen wird seine Umgebung mitgedacht. Das Herz (Cor) und seine Umgebung bilden gemeinsam das Wirkfeld Herz oder, wie wir es hier nennen, das Herzfeld oder den Herzbereich. Diese beiden Begriffe werden nachfolgend definiert.

Der Herzbereich umfasst den gesamten Brustkorb, auch die Rückseite. Er kann bis in den Hals und in den Bauchbereich verstanden werden. Die genaue Grenze ist aus unserer Sicht am besten an der Wahrnehmung des Menschen festzumachen, der diesen Bereich trägt. So kann es sein, dass bei manchen Menschen der Herzbereich nur da ist, wo sich das Organ befindet und wenn dieses überhaupt nicht wahrnehmbar ist, so bleibt der Herzbereich in dem Fall ein theoretisches Konstrukt mit der einzigen realen Entsprechung des Herzens selbst. Wenn dieser Fall gegeben ist, beginnen wir meistens im Sinne einer positiven Ressourcenarbeit mit der Frage, ob die Auswirkungen des Organs in der Peripherie, z. B. in Form des Blutpulses, irgendwo am Körper spürbar sind. Hier kann klassischerweise ein Finger an der Halsschlagader oder am Handgelenk angelegt werden, um der Wahrnehmung eine Hilfe zu stellen. Das vom liegenden Menschen Wahrgenommene und dem Herzen (Cor) und seiner Arbeit Zuordenbare wird von uns Herzbereich genannt bzw. wenn es weit vom Herzen entfernt ist, und nur der Blutpuls wahrgenommen wird, wird dieser einfach Puls genannt. Als ein Ziel der Cranio-Sacralen Körperarbeit kann benannt werden, was bei manchen Menschen bereits vor der Intervention mit der Methode vorliegt: Im gesamten Körper präsente Wahrnehmung, des Herzbereiches wie in diesem Kapitel definiert. Dessen Herstellung wird im Allgemeinen durch die Integration aller Elemente des Körpers in den Cranio-Sacralen Rhythmus angestrebt.

Das Herzfeld ist der obigen Definition entsprechend der Bereich, der in der Empfindung des Menschen dem Herz (Cor) zugeordnet werden und wahrgenommen kann. Dass es sich bei diesem Bereich um ein dem elektromagnetischen Feld kongruentes Areal handelt, muss für uns hier als Arbeitsthese gesehen werden. Allein die Tatsache, dass jede Struktur des Körpers ein eigenes elektromagnetisches Feld hervorruft, die gemeinsam zu einer elektromagnetischen Außenwirkung werden, übersteigt unsere Darstellungsmöglichkeiten. Wie bereits weiter oben gesagt, ist jedoch selbst die Richtigkeit dieser Annahme keine Voraussetzung für die Möglichkeit, mit diesem Modell zu arbeiten. Wir nehmen lediglich eine Ungenauigkeit in Kauf, die hiermit bewusst gemacht ist. Im Folgenden soll aufgezeigt werden, wie wir seit mehr als zwei Jahrzehnten mit dem Modell des Herzfeldes arbeiten und dieses so bereits von unserer Ausbildergeneration übernommen haben. Ebenso werden die von uns im Laufe der Jahre gefundenen Anpassungen und Weiterentwicklungen dieses Modells gezeigt.

Den Herzbereich vorbereiten: In Teil 1, Kapitel 2.4 wurden bereits die Techniken zum Entspannen der transversalen Strukturen gezeigt. Hiervon ausgehend kann mit derselben Vorgehensweise der gesamte Herzbereich vorbereitet werden. Durch das Aufweichen der das Herz (Cor) umgebenden Strukturen kann sich bereits die Wahrnehmung des Herzbereiches verändern. Diese Veränderung kann sowohl qualitativ als auch quantitativ sein.

Bei der qualitativen Veränderung des Herzbereiches ist in erster Linie die Veränderung von ‚fest' nach ‚weich' oder auch von ‚fest' nach ‚durchlässiger' zu nennen.

Während sich die Transversalen Gürtellösetechniken auf die Atemdiaphragmen beschränkten, kann nun über diese Strukturen hinausgedacht und gearbeitet werden. Zunächst jedoch, von den beiden Atemdiaphragmen ausgehend, eine weitere Hinzunahme, um einem ganzheitlichen Abbild des Herzbereiches gerecht zu werden: die Hinzunahme der Atmung als Teilaspekt des Empfindens, bezogen auf emotionale Zustände, die mit dem Herzbereich assoziiert werden. Herzerkrankungen stehen oft in einem direkten Zusammenhang zur Atmung, da zum Beispiel eine geringe Herzleistung bei der Linksherzinsuffizienz Symptome wie Atemnot und eine beschleunigte Atmung hervorrufen kann. Hinzu kommt dann oft auch ein allgemeines Schwächegefühl.

Wir versuchen, wenn wir an einer Klientin oder an einem Klienten arbeiten, den Brustkorb sowohl in seinen Teilen als auch als Ganzes wahrzunehmen. Dies bedeutet einmal, ganz auf den Herzschlag und den vielleicht am Hals oder an der Bauchaorta sichtbaren Puls zu achten, in einem anderen Moment die Atmung zu hören und zu sehen, wie sich der Brustkorb hebt und senkt, dann jedoch auch einen Blick, oder besser, eine Wahrnehmung zu finden, die weder den einen noch den anderen Aspekt in den Vordergrund stellt. Wenn uns das gelingt, können wir den Menschen am ehesten so sehen, wie er sich gerade fühlt.

Von dieser Wahrnehmung ausgehend, beginnen wir die Festigkeiten aufzuspüren, die den Herzraum einengen, fest und undurchlässig machen. Anders ausgedrückt, beginnen Sie die Vorbereitung des Herzbereichs mit einer Befreiung der Atmung. Demnach kann hier alles, was an anderer Stelle zur Atmung geschrieben wird, mitgedacht und verwendet werden.

Ziel der Cranio-Sacralen Therapie

Durchlässigkeit ist eine Qualität, die in vielen kulturellen und künstlerischen Kontexten und den damit verbundenen Ausbildungen gefordert wird. Die Weichheit und Durchlässigkeit des Körpers im Allgemeinen wird also von Tänzer*innen, Schauspieler*innen, Sänger*innen sowie von vielen darstellenden Sportarten, die über ihre Wirkung hin bewertet werden, verlangt oder gefordert. Ebenso im Leistungsbereich vieler Sportarten; dort ist die Funktionalität maßgeblich. Dies soll an dieser Stelle genannt werden, um den Umfang des Begriffs Durchlässigkeit zu verdeutlichen. Denn in den hier genannten Disziplinen und Ausbildungen aus dem kulturellen Bereich wird die eine oder andere Körperarbeit ergänzend angeboten und verwendet. Es ist ein Hinweis, dass das eigene Verhalten und die **Interaktion und Wirkung** zwischen und auf Menschen bei der Betrachtung von Durchlässigkeit eine bedeutende Rolle spielt.

Kommunikation über den Herzbereich

Wenn wir nun mit der Intention, am Herzbereich zu arbeiten, die gleichen Techniken durchführen, wie z.B. in Teil 1, Kapitel 2.4 beschrieben, kann die Gesprächsführung bereits das Herzfeld und die Wahrnehmung des Herzbereiches thematisieren. Dabei ist, wie an so vielen Stellen, Feingefühl gefragt. Die Autor*innen hatten bei einigen Klienten den Eindruck, dass sie ihr Vertrauen verlieren würden, wenn zu früh das Thema Herz angesprochen wird, oder Formulierungen wie „Können Sie Ihr Herz spüren?", verwendet würden. (Hier ist bewusst die männliche Form gewählt, ohne das Klischee, Männer seien gegenüber dem Thema Herz eventuell weniger aufgeschlossen, schüren zu wollen. Es entspricht lediglich den vielen Fällen, an die wir uns erinnern.) Aus oben genannten Gründen besteht die Möglichkeit, als Behandler*in in eine Schublade geschoben zu werden, und dass so aus eventuell negativen Vorerfahrungen die von uns verwendete Methode in Zweifel gezogen werden könnte. Wir haben uns in diesen Fällen entschieden, über den Blutpuls oder explizit das Organ Herz (Cor) zu beginnen, um die physiologische Komponente der Fragen zum Herzbereich in den Vordergrund zu stellen. Von dort ausgehend lassen sich, teilweise über mehrere Sitzungen, mit dieser Vorgehensweise Informationen sammeln. Ziel ist es, sich als behandelnde Person ein Bild machen zu können, wie sich der Herzbereich des Menschen anfühlt. Auf diese Weise herantastend, lassen sich die Begriffe Herzbereich oder ähnliche einführen, ohne die Klienten zu verschrecken. Im weiteren Verlauf ist dies eine Erleichterung und Verbesserung in der Kommunikation.

Es ist ein wichtiger und wesentlicher Bestandteil unserer Arbeit, offen über die tatsächlichen Wahrnehmungen im Brustkorb, also im Herzbereich, reden zu können. Bei einigen Betroffenen, so haben wir den Eindruck, war allein die Tatsache, das nun zu können, ein therapeutischer Erfolg, der zur Verbesserung der empfundenen Befindlichkeit in der momentanen Lebenssituation wesentlich beigetragen hat.

Lokalisation Herzbereich

Bevor darauf eingegangen wird, wie und unter welchen Gesichtspunkten wir in unserer Arbeit den Herzbereich lokalisieren, geben wir, lieber einmal zu oft als einmal zu selten, den bekannten Hinweis: Der Mensch muss sich wohl fühlen bei allem, was wir tun. Unser Wirken hat direkten Einfluss auf den Seinszustand des Menschen, der sich voller Vertrauen vor uns auf eine Behandlungsliege legt. Wenn wir für die Festigkeit in einem Bereich mitverantwortlich sind, brauchen wir eventuell nur unseren Kontakt zurücknehmen, um diese zu lösen. Solche Konstellationen gilt es zu erkennen.

Wenn ein BH getragen wird, so führt dies seiner Funktion entsprechend dazu, dass die weibliche Brust entgegen der Schwerkraft gehalten wird. Die so in der Mitte enger zusammenliegenden Brüste können den Kontakt zum Brustbein stören. Wenn die Brüste nicht selbst den Kontakt zum Brustbein stören, so tut dies der feste Gewebeteil der Unterwäsche. Aus unserer Sicht gilt: Wenn sich die betroffene Person damit wohlfühlt, ist es am besten, ohne BH und mit T-Shirt oder Ähnlichem bekleidet, auf die Arbeit am Herzbereich vorbereitet zu sein.

Wie in Kapitel 11.3.7 aufgezeigt, ist die Definition des Herzbereiches von der Wahrnehmung der ihn innehabenden Person abhängig. Eine Lokalisation kann demnach nur mit der Person zusammen geschehen und ist variabel. Das bedeutet, es ist unser erklärtes Ziel, einen Herzbereich einer Person zu verändern, die sich nicht wohl fühlt, sonst wäre sie nicht zu uns gekommen. Dies kann sich in vielen Fällen während der Lokalisationsphase bereits einstellen. Beachten Sie hierzu auch die Hinweise zum Bewusstseinsrückzug am Beispiel Frauenärzt*innenbesuch in Kapitel 11.2.4. Es gilt zu beachten, dass die behandelnde Person den so definierten Herzbereich nicht durch den Kontakt oder die Bedingungen einschränkt.

Wir beginnen die Lokalisation an einer Stelle, die dem Organ Herz (Cor) möglichst nahe liegt. Die Autor*innen sitzen hierzu meist an der linken Seite des Klienten oder der Klientin. Ist ein Kontakt direkt am Herzen möglich, liegt bei Männern eine Hand meist direkt auf dem großen Brustmuskel (Musculus pectoralis major). Bei Frauen, je nach Beschaffenheit der Brust entweder cranial oder caudal, in der Nähe des Brustansatzes. Alternativ am Kopfende der Behandlungsliege sitzend, Kontakt mit einer Hand am Kopf vorbei, auf oder etwas linksseitig am Brustbein (Sternum). Die andere Hand, je nach Möglichkeit, auf die dorsale Seite gegenüber oder weitestgehend gegenüber.

Nun beginnen zwei Wahrnehmungsfelder das weitere Vorgehen zu bestimmen. Zum einen die Wahrnehmung des arbeitenden Menschen, der seine Wahrnehmung immer wieder als Hilfestellung anbieten kann. Dies kann eine gute Brücke zu einer offenen Kommunikation sein. Beispiel: „Ich nehme Ihren oder deinen Herzschlag im Moment so oder so hier zwischen meinen Händen wahr. Nehmen Sie oder nimmst du den auch dort wahr? Wenn ja, wie ist Ihre oder deine Wahrnehmung von diesem?" Ist diese so wie die des arbeitenden Menschen oder weichen die Wahrnehmungen voneinander ab?

Über diesen gemeinsamen Abgleich wird ein Bereich definiert, in dem das Herz (Cor) für die liegende Person wahrnehmbar ist. Dieser Bereich wird von einigen Praktizierenden der Cranio-Sacralen Methode Herzfeld genannt.

Ziel der folgenden Arbeitsweise ist, diesen Bereich auszudehnen und, falls negative Empfindungen inhärent sind, diese aufzulösen und (umfangreicher zur Ausgangslage) positiv zu integrieren. Hierfür versuchen wir die Wahrnehmung an die momentanen Grenzen des nun als Herzbereich definierten Bereichs zu führen. Wie sind die Ränder des Bereichs beschaffen? Gibt es eine klare Kante oder einen fließenden Übergang? Wie ist der Bereich, der außerhalb des Herzbereichs anschließt, in den verschiedenen Richtungen? Welche Qualitäten sind in den angrenzenden Bereichen inhärent? Manchmal wird ein Druck, Dunkelheit, Festigkeit oder der Rand des Körpers benannt. Über diesen Ansatz, die Grenzen zu erforschen, vergrößert sich in vielen Fällen der Herzbereich bereits. In anderen Fällen treten Traumaindikatoren auf. Für die kontinuierliche Evaluation gilt, dass solche Effekte beim Auftauchen notiert werden. Das weitere Vorgehen ist unmittelbar beim Auftreten von Traumaindikatoren entsprechend anzupassen. Vergleiche die Abschnitte zu Möglichkeiten und Grenzen der Traumaarbeit, Prozessplanung, Rahmenbedingungen und spezielle Kontraindikatoren für Traumaarbeit in Kapitel 8.

Lösen von Festigkeiten und Abgrenzung zur Traumaarbeit

Wenn sich Festigkeiten zeigen, die die Grenzen zum Herzbereich bilden, werden diese zunächst mit den Transversalen Gürtellösetechniken bearbeitet. Der Zusammenhang zur Atmung wurde bereits aufgezeigt; hier ein Einblick in oft gehörte Formulierungen. Es wird ein Druck auf die Brust geschildert, der entweder traumaexploratorischen Ursprungs ist oder als emotionale Unfreiheit verstanden werden kann (oder beides). Wir werden im Folgenden von der emotionalen Unfreiheit als Ursache ausgehen und nicht etwa von einer mechanischen Ursache, die als Gewebeerinnerung infolge einer Posttraumatischen Belastungsstörung (PTBS) vorliegt. Diese emotionale Unfreiheit ist eine Einschränkung des Herzraums, die neben der körperlichen Komponente eine psychomentale hat. Diese wird zunächst außen vor gelassen, da die Einflussnahme nicht unserem Fachgebiet entspricht. Wir folgen hier der Idee, dass, ohne den Ursprung des Drucks zu kennen, eine Lösung von Spannungen und dem Bereich als Erleichterung empfunden werden kann. Wenn dies aufgrund der Komplexität einer Traumatisierung oder der zum jetzigen Zeitpunkt nicht gegebenen Rahmenbedingungen nicht möglich sein sollte, wird dies von der liegenden Person meist eindeutig kommuniziert, auch wenn es ihr nicht bewusst ist. Es wird dann die Technik, die zum Lösen dieser Spannung eingesetzt wird, als ein unangenehmer Druck empfunden. Wenn wir den Druck dann etwas reduzieren und es immer noch unangenehm ist, sollten wir als behandelnde Menschen merken, dass wir so nicht der klient*innenorientierten Vorgehensweise entsprechen und zunächst einen anderen Ansatz verfolgen.

Andernfalls können wir nun mit dem Lösen von Festigkeiten fortfahren und das Spektrum unserer technischen Möglichkeiten über die Arbeit an den Atemdiaphragmen hinaus ausdehnen. Die Autor*innen empfehlen in diesem Kontext auch, auf dem Brustbein (Sternum) und an den Zwischenrippenmuskeln (Musculi intercostales) zu arbeiten. Die Vorgehensweise bleibt wie in Teil 1, Kapitel 2.4 erläutert und kann mit den anderen grundlegenden Ansätzen, wie sie in Teil 1 beschrieben sind, ergänzt werden. Wird sie wiederholt, sollte der Fokus von der Festigkeit auf den ganzen Menschen gerichtet bleiben. Dessen Atmung, Gesichtsausdruck und sonstige Ausdrucksformen sind genauso zu berücksichtigen wie die verbale Rückmeldung. So kann ein Erkennen verschiedener Modi oder anderer Effekte und Wirkungen, wie u.a. in Kapitel 11.2 beschrieben, gewährleistet sein.

Verbale Darstellung von Klient*innen aufnehmen und verstehen

Das außerhalb des Körpers befindliche Herz und die Wahrnehmung von Licht oder Helligkeit sind ebenso häufige Phänomene wie teilweise spektakuläre Beschreibungen von Dunklem, Festem und Bösem im Inneren eines Brustkorbes. Durch die Gesprächsführung versuchen wir herauszufinden, welchen inneren Eindruck und welche emotionale Deutung die liegende Person von ihrem eigenen Herzbereich hat.

Zunächst soll hier auf den Aspekt der Außerkörperlichkeit eingegangen werden. Wir haben immer wieder festgestellt, dass Menschen auf die Frage, was sie wahrnehmen, mit Konzepten antworten, die gedacht und nicht empfunden werden. Besonders im Bereich Herz ist dies häufig anzutreffen, wenn nach Körperempfindungen gefragt wird. Einige Ursachen sehen wir in gelernten Konzepten aus Religionen, spirituellen Lehren oder auch psychologischen und psychotherapeutischen Konzepten, die den Herzraum als etwas Positives annehmen, die individuelle Wahrnehmung jedoch nicht abfragen. Eine Form von Außerkörperlichkeit liegt in einer Dissoziation einzelner Körperempfindungen begründet. Eine gedachte, geglaubte oder anders kognitiv erstellte Vorstellung eines Herzbereichs hilft bei der konstanten Ablenkung vom physiologisch existierenden Herzbereich. So könnte eine Neigung zur Annahme solcher kognitiver Konzepte von einer empfundenen Stimmigkeit motiviert sein, das eigene physiologische Körperempfinden zu negieren (siehe auch Ablenkung als Schutzfunktion, beschrieben bei Arbeit mit der Milz in Kapitel 11.3.2).

Eine andere Art von Außerkörperlichkeit kann durch spirituelle oder andere Praktiken und Konzepte entstanden oder geprägt worden sein. Ebenso sind Drogenkonsum, Traumatisierung oder andere Spezifikationen wie Neurodivergenzen zu nennen, die eine Abweichung der zu erwartenden Körperempfindung begründen können.

An dieser Stelle ist festzustellen, ob die verbalisierten Darstellungen unserer Klient*innen aus dem Kopf kommen oder empfunden werden. Selbstverständlich kann auch mit den aus dem Kopf entsprungenen Darstellungen gearbeitet werden. Diese Konzepte und Bilder können eine Brücke und Anbindung an die Empfindungen des Körpers bilden. Grundlage für unsere Arbeit ist der Körper und die direkten Empfindungen aus, von und zu diesem. Abschließend ein kurzes Beispiel zu diesem Thema.

Fallbeispiel

Frage: „Kannst du dein Herz wahrnehmen?“ Antwort: „Ja.“ Frage: „Kannst du es kurz beschreiben? Wie fühlt es sich im Moment an?“ Antwort (zusammengefasst): „Mein Herz ist ein drei Zentimeter über dem Körper schwebendes Dreieck, welches einer Pyramide gleicht. Es handelt sich um ein durchsichtiges Dreieck, welches im Inneren ein goldenes Licht trägt.“ Der Autor fragt als Behandler, ob die Person ihren Körper spürt. Nach einiger Zeit mit der Wahrnehmung im Körper angelangt, waren keine positiven Empfindungen vorzufinden. Im Körper schien alles dem Gegenteil zu entsprechen. Diese waren konkret greifbar und unterlagen den Wirkungen durch Techniken und Berührung. Diese Empfindungen konnten mit Techniken der Cranio-Sacralen Körperarbeit verändert werden.

Wenn körperliche, negative Empfindungen im Herzbereich liegen, bieten sich mehrere Vorgehensweisen an. Zunächst das technische Aufweichen, wie unter „Lösen von Festigkeiten“ bereits beschrieben, mit der ebenfalls dort beschriebenen Einschränkung. Des Weiteren gilt es, Positives im Körper zu identifizieren und zu überprüfen, ob sich Bereiche oder Empfindungswelten verbinden lassen (neuronale Vernetzung). Hier ist in erster Linie an die Atmung zu denken, die einem engen Herzbereich Raum verschaffen kann. Hierfür sollten wir uns im Vorfeld notiert haben, ob die Atmung als positive Ressource zur Verfügung steht; sonst ist diese zunächst aufzubauen.

Der hier angenommene Moment, um eine Verbindung von Atmung und Herzraum herzustellen, bietet in vielen Fällen einen Einstieg in die Traumaarbeit. Dies ist darin begründet, dass bereits positiv erschlossene Bereiche der Atmung mit neuen negativen Empfindungen aus dem Herzraum parallel empfunden werden können. Wenn die positiven Empfindungen ausreichen (über 50 %), kann gut mit den negativen Empfindungen umgegangen werden (z. B. gemäß Kapitel 10.3.1, 10.3.2, 10.4.1 oder 11.2). Alternativ zur Arbeit mit den negativen Empfindungen wird im weiteren Verlauf auf den Ausbau positiver Ressourcen fokussiert.

Für die Stärkung einer positiven Ressource nutzen wir Techniken aus Teil 1, um bereits als positiv oder neutral empfundene Bereiche auszudehnen. Im positiv empfundenen Bereich beginnend, kann durch Arbeit in Richtung der negativ belegten Bereiche die positive Empfindung ausgebreitet werden. Die Grenzen dieser Bereiche können durch Lösen und Aufweichen der Muskelspannung in die Richtung des Negativen dessen Auflösung fördern. Dies kann durch Gesprächsbegleitung zusätzlich bewusst gemacht werden. Ebenso ist durch die Gesprächsführung abzusichern, ob die Auflösung des Negativen auch die erwartete Folge ist. Respektieren Sie rechtzeitig, wenn eine negative Empfindung als Traumaindikator zu verstehen ist, wenn sie nicht durch das Ausbreiten von Positivem in Auflösung geht. Passen Sie dann Ihre Arbeitsweise an.

Alternativ oder als weiteres Vorgehen: Um eine weitere Ausdehnung und Stärkung der positiven Ressource Herzraum zu ermöglichen, bieten wir der liegenden Person eine Übung an. In verschiedensten und individuell angepassten Varianten geht es um ein tiefes und bewusstes Atmen. Hierbei ist zum Beispiel eine möglichst große Beweglichkeit der knöchernen Strukturen zu thematisieren. Nach einigen Wiederholungen kann eine meist deutlich erleichterte Atmung empfunden werden. Zudem stärkt es die Selbst- und Handlungskompetenz, da der liegende Mensch am Prozess beteiligt wird. Es ist somit auch ein Faktor, um Abhängigkeiten nicht entstehen zu lassen: die Klient*innen mit einfachen Möglichkeiten auszustatten, auch außerhalb von Behandlungsterminen Einfluss auf das eigene Befinden zu haben.

Ziel der Vorbereitung des Herzbereiches ist es, dass ein positives Gefühl, ein Gefühl von Lebendigkeit dem oder der Liegenden zugänglich ist. Wenn wir im Folgenden auf die direkte Arbeit mit dem Herzen eingehen, gehen wir davon aus, dass der Gesamteindruck des Herzens für die betroffene Person zumindest teilweise negativ ist. Wir versuchen nun, die Reaktionsmuster des Herzens für den oder die Klient*in spürbar zu machen.

Identifikation von Herzmustern

Wir haben keine Technik, die direkt am Organ Herz (Cor) des oder der Klient*in arbeitet. Wir arbeiten über das Nervensystem und hier speziell am Vagusnerv (Nervus vagus [X]), ebenso am Zentralen Nervensystem, an den Angstmustern des Menschen und an der Amygdala. Auf diese Arbeit wird noch einmal speziell in Kapitel 11.5.3 eingegangen.

Wir gehen davon aus, dass es im Willen des oder der Klient*in liegt, die Muster, die das Herz (hier im weiter gefassten Sinne und nicht allein das Organ, auch der Brustkorb) gefunden hat, wieder loszulassen. Bei der technischen Arbeit sollte uns ein Bild begleiten: Der Mensch hat negative Erfahrungen gemacht und um sich zu schützen, hat er sich verschlossen. Sich wieder zu öffnen, beinhaltet die Angst, wieder verletzt zu werden. Es ist technisch einfacher, die betroffenen Strukturen des Brustkorbs von Spannungen zu befreien als den innewohnenden Menschen mit seinen Ängsten.

Wir verweisen an dieser Stelle noch einmal darauf, die eigenen Kompetenzen zu achten und ggf. eine gesprächsgeführte Begleitung zu empfehlen oder anzubieten. Wer in der Cranio-Sacralen Methode oder der Osteopathie gut ausgebildet ist, braucht nicht mit Wissen über solche Themen ausgestattet worden zu sein, um erfolgreich zu arbeiten. Dies gilt es zu berücksichtigen und entsprechend zu verweisen.

In der Gesprächsführung lässt sich meist Folgendes beobachten, sowohl für die behandelnde Person als auch für die liegende Person – diese muss lediglich in vielen Fällen noch einmal darauf hingewiesen werden: Während der Schilderung von unangenehmen Situationen wird das Gefühl, welches durch die Lokalisation des Herzbereichs hergestellt und eventuell schon vergrößert und verbessert wurde, wieder verschlechtert. Es wird wieder dunkler, fester, die Atmung wieder flacher oder drückender.

Die Arbeit am Herzen beinhaltet zu einem großen Teil, dass der Mensch, der liegt, fühlt, wie die Emotionalität bei der lediglich verbal wiederholten Geschichte schon ausreicht, um das eigene Wohlbefinden zu verschlechtern. Daraus lässt sich eine Motivation ableiten. Der Körper möchte keine Einschränkung des Wohlbefindens durch Wiederholung einer Geschichte. Gefolgt wird diese Erkenntnis von der Empfindung, dass die Einschränkung des Wohlbefindens ein Dauerzustand ist, sprich, die Geschichte, die gerade erzählt wurde, die Lebensqualität noch einschränkt. Die Lösung besteht darin, die gleiche Geschichte nochmals im Erzählen wiedererleben zu können, nun jedoch unter der Aufrechterhaltung des vorher positiven oder zumindest nicht negativen Gefühls.

Wenn der Herzbereich sich auch unter der Erinnerung an Negatives entspannt halten lässt, ist die Angst, wieder Negatives zu erfahren, zu begutachten. Wenn diese Angst groß ist, wird eine Grundspannung nicht mit losgelassen, die für ein sofortiges Wiederverschließen des Herzraums notwendig ist. Wenn auch diese Angst für einen Moment ausreichend beruhigt ist, kann der Herzraum als offen empfunden werden. Im direkten Vergleich werden die Einschränkungen, die durch das Verschlossensein erduldet wurden, wahrnehmbar.

Diese beiden Empfindungen: die Angst, verletzt werden zu können und die mit dem Zumachen und Festwerden verbundenen Konsequenzen, die auch unangenehm sind, sollen vom Nervensystem, vom Verstand und vom gesamten Menschen neu bewertet werden.

Das Resultat ist: Wenn die Bedingungen es im heutigen Leben zulassen, überwiegt der positive Zuwachs an Lebendigkeit und Weite gegenüber der Angst, dass man als Mensch verletzlich ist – was auch für den Menschen mit Festigkeit gilt, da es kein funktionierender Schutz ist.

Neuronal ist die gewünschte Erkenntnis so zu lesen: In einer Situation war der Körper offen, das war in dieser unangenehm. Darauf hat sich der Körper versucht zu schützen, das hat negative Auswirkungen (Festigkeit). Beide Zustände abrufbar zu haben, offen zu sein und sich zu schützen, wenn es benötig wird, ist das Ideale. Hierfür müssen beide Zustände neuronal und geistig abrufbar sein; der Körper in einer unmittelbaren Ausführung.

Manifestation eines stabilen Herzfeldes

Zunächst sollen hier nochmals die Grundlagen der Wechselwirkung von elektromagnetischen Feldern ins Bewusstsein gerufen werden. Des Weiteren wird die daraus resultierende Komplexität einer an den menschlichen Körper gebundenen Feldregulation aufgezeigt werden. Hierzu möchten wir folgendes Bild verwenden: Ein Wasserstrahl aus einem Wasserhahn fließt gleichförmig und weitestgehend ungestört. Die Form des Strahls ist sowohl durch die eigene elektromagnetische Molekularstruktur von Wasser gegeben (H_2O = bipolar) und wird des Weiteren vom Leitungsdruck, der Schwerkraft und dem Luftdruck sowie der Temperatur beeinflusst. In Abbildung 7 wird gezeigt, wie dieser Strahl durch eine weitere elektromagnetisch wirkende Größe beeinflusst wird.

Wenn wir uns vergegenwärtigen, wie viele Organe und spannungstragende Strukturen das Herz (Cor) umgeben, wird bereits die Komplexitätszunahme deutlich. Hier ist noch hinzuzudenken, dass diese das Herz (Cor) umgebenden Strukturen selbst einer gewissen Dynamik unterliegen. Sie sind von Nerven durchzogen und werden von diesen innerviert, was auf die elektromagnetischen Felder wirkt. Flüssigkeitsvolumen und Bewegungen sind ebenfalls hinzuzudenken. Auf eine Abbildung, welche Wechselwirkungen also auf jedes einzelne Feld eines menschlichen Organs wirken, verzichten wir an der Stelle, da sie auf ein unbefriedigendes Maß vereinfacht sein müsste. Für eine vereinfachte Vorstellung genügt das Beispiel mit dem Wasserhahn. Sämtliche Wechselwirkungen darzustellen, würde neben der hohen Komplexität immer noch die Dynamik außer Acht lassen. Wir empfehlen hier, mit einer sensorischen Offenheit und Neugier am lebenden Objekt Erfahrungen zu sammeln. Das letztendliche Resultat der elektromagnetischen Wechselwirkungen lässt sich auf der Haut messen, wie in Abbildung 82 gezeigt wird. Harten (2011, S. 195) beschreibt ebenfalls die Schwierigkeiten bei der Vermessung, liefert uns jedoch eine ausreichende Annäherung:

Potentiallinien (...) die letztlich das EKG auslösenden, vom Herzen stammenden, pulsierenden Äquipotentialflächen im Brustkorb lassen sich nicht ausmessen. Man müsste ja mit einer Potentialsonde im Patienten herumfahren. Die Flächen treffen aber auf die Körperoberfläche und schneiden die Haut in Linien, die man für eine ganz bestimmte Zacke im EKG abtasten und aufzeichnen kann, weil sich die Potentialverteilung periodisch wiederholt. (...) Der Herzdipol liegt schräg im Brustkorb, seine Achse zielt in die Zentren der geschlossenen Potentiallinien.

Die projizierte Achse des Herzpols ist die wichtigste Hilfestellung bei der Annäherung an die Arbeit zur Manifestation eines stabilen Herzfeldes. Sie kann für Praktizierende, die mit dem Lehrmaterial von Still und Sutherland vertraut sind, als das Fulkrum des Herzfeldes verstanden werden; mit allen daraus erdenklichen Möglichkeiten.

Vorgehensweise

Wir machen uns einen Gesamteindruck vom liegenden Menschen. Wir berücksichtigen dabei eventuell bereits gefundene Störgrößen oder in diesem Zusammenhang ruhig einmal gefundene ‚Störfelder'. Wir überprüfen, ob es zum jetzigen Zeitpunkt möglich ist, mit dem positiven Ansatz direkt am Herzfeld zu arbeiten oder ob eine Störgröße dazu führt, dass es notwendig erscheint, diese zunächst zu finden und zu thematisieren. Da diese Vorgehensweise an der jeweils gefundenen Stelle beschrieben wird, gehen wir hier von der Möglichkeit aus, dass direkt am Herzfeld gearbeitet werden kann. Dies bedeutet, dass bei der positiven Ressourcenarbeit das Herz (Cor) zugänglich und mindestens neutral wahrnehmbar gewesen ist. Sollte dies nicht im Vorfeld geklärt worden sein, kann die positive Ressourcenabfrage in die hier beschriebene Vorgehensweise eingefügt werden.

Lokalisation

Für die Wahrnehmung eines Feldes sitzen wir am günstigsten im Ausbreitungsbereich der Potenziallinien, nicht in der Achse der Pole, sondern senkrecht zu dieser. Dies erklärt die beiden von den Autor*innen empfohlenen Positionen für die Arbeit mit dem Herzfeld. Die erste ist im Bereich der rechten Schulter. Für die Arbeit mit dem Herzen (Cor) nähern Sie sich von cranial sitzend mit einer Hand dem Brustbein (Sternum) und der anderen Hand von dorsal, entweder von links unter den Nacken – für eine Nähe zum Vagusnerv (Nervus vagus [X]) und einem eventuell noch mit Stress versehenen Nacken – oder als gegenüberliegende Hand zwischen den Schulterblättern. Die Position von cranial sitzend hat eine interessante Besonderheit: Die Kommunikation findet hier in der Regel ohne Augenkontakt statt. Es gibt einen Vorteil bei der Annäherung an einen Bereich, der eventuell mit Scham, Schuld, Verzweiflung oder anderen negativen Empfindungen besetzt sein kann und in jedem Fall sehr persönlich ist. Während die Aufmerksamkeit des oder der Liegenden durch Fragen auf den eigenen Herzbereich gerichtet werden sollte, wird er nicht von einer gesellschaftlich geübten Gesprächssituation, die Blickkontakt beinhaltet, abgelenkt. Diese Idee findet sich auch im psychoanalytischen Konzept. Die liegende Person kann die Empfindungen eher wie in einem Selbstgespräch oder Zwiegespräch mit dem Herzen schildern. Aus eben diesem Grunde stellen wir die ersten Fragen meist auch nur zur Selbstbeantwortung. Die offen gestellte Frage „Wie fühlt sich Ihr oder dein Herz an?“ kann bei vielen eine – aus unserer Sicht nachvollziehbare – Überforderung darstellen. Die Fragen zur Selbstbeantwortung könnten in etwa lauten: “Können Sie Ihr oder kannst du dein Herz wahrnehmen? Können Sie etwas von Ihrem oder kannst du etwas von deinem Herzbereich wahrnehmen? Können Sie Ihr oder kannst du dein Herz schlagen spüren? Wenn ja, wie nehmen Sie oder nimmst du dies wahr? Kräftig, schwach, beruhigend, schnell, angenehm, unangenehm? Was macht diese Empfindung mit Ihnen oder mit dir?” Für viele Menschen sind die angebotenen Möglichkeiten ein guter Einstieg, um in eine für uns wertschöpfende Kommunikation zu finden.

Für die zweite Variante sitzen Sie links der liegenden Person. Je nach Anatomie kommt die linke Hand von ventral, direkt caudal der Brust und die andere von dorsal gegenüber oder cranialer und somit dorsal des Herzens (Cor). Alternativ kommen die Hände von der Seite, in einer ähnlichen Haltung von dorsal und ventral, jedoch oberhalb der Brust. Bei Männern kann die Handhaltung auch direkt auf dem großen Brustmuskel (Musculus pectoralis major) platziert werden.

Ausrichten des eigenen Herzfeldes: Von beiden Positionen aus ist es das Erste, sich als Behandelnde so auszurichten, dass das eigene Herzfeld auf das Herzfeld des oder der Liegenden ausgerichtet ist. Die Evaluation, die dann folgt, geschieht gewissermaßen vom Herzen aus. Hier werden, wie immer im ganzheitlichen Ansatz, unser Vorwissen, unsere weitere Sensorik und die Sinnesorgane visuell und auditiv genutzt.

Evaluation

Bei der Evaluation des Herzfeldes ist es möglich, mehr als den passiven Eindruck zu bekommen, der durch Wahrnehmen in der momentanen Situation gegeben ist. Die Evaluation des Herzfeldes kann eine Gesprächsbegleitung beinhalten. Hierdurch ist es möglich, das Herzfeld als ein dynamisches Ausdruckselement eines Menschen verstehen- und kennenzulernen. So können wir ggf. über Themen aus dem Vorgespräch oder vorangegangenen Sitzungen sprechen und die Reaktion, die dies im Herzfeld der liegenden Person auslöst, nicht nur beobachten, sondern in einem Dialog auch unsere Empfindungen dazu kommunizieren.

Unsere Beobachtung richtet sich in dieser Phase der Evaluation auf das Maß der Ganzheitlichkeit, mit der das Gespräch geführt wird. So ist es etwa vorstellbar, dass ein Gespräch vom Kopf/Verstand aus geführt wird. Als Erstes möchten wir den Eindruck wahrnehmen, wie das Gesagte auf uns als Zuhörende wirkt. In vielen Fällen wird eine eigentlich traurige oder schlimme Geschichte sehr nüchtern erzählt. Eine Kopfqualität/Verstandesqualität, die gelernt hat, die Emotionen außen vor zu lassen (neuronale Hemmung). Dies war in der Vergangenheit für die betroffene Person mit Sicherheit von Nutzen, sonst hätte sich dieser Modus nicht gebildet. Es kann sein, dass zu sprechen und dabei auch verstanden zu werden bei den Schilderungen in der Vergangenheit nur möglich war, wenn die Emotionen dabei unterdrückt oder reduziert wahrgenommen wurden, da ansonsten durch Schluchzen oder anderes das Verstandenwerden nicht gegeben war. Leider werden wir in unserer Gesellschaft sehr früh gefragt: „Was ist denn passiert?“, statt erst einmal die gegenwärtige Situation zu spüren und auf die gegenwärtige Emotion zu reagieren, zunächst unabhängig von ihrer Verursachung. Denn die Intention ist ja zu beruhigen und nicht eine Wiederholung der Aufregung oder des Dramas (Prozessabbruch).

Nun gilt es, die Wahrnehmung des oder der Liegenden zum Brustkorb zu lenken und die dortigen Empfindungen in das Gespräch zu integrieren. Wir erleben bei sehr vielen Menschen eine Abspaltung der Wahrnehmung von Kopf zu Rumpf im Halsbereich. Auf der Ebene der elektromagnetischen Felder kann man sich dies wie zwei unabhängige Bezugssysteme vorstellen. Die Menschen beschreiben bei und während der Evaluation bereits häufig, dass sie diese Trennung von Kopf zu Körper empfinden. Diese Trennungen in der Wahrnehmung können auf verschiedenen Ebenen des Körpers empfunden werden. Sie haben meist eine auffindbare Entsprechung am Körper. Dies kann im Halsbereich eine Festigkeit sein, eine Härte am atlantooccipitalen Übergang oder eine Festigkeit des Brustbeins (Sternum). In vielen Fällen werden wir im Laufe der Evaluation und der weiteren Arbeit herausfinden, in welcher Situation oder Lebensphase der Mensch gelernt hat, dort eine Barriere zu ziehen (physikalische [muskuläre, fasziale] Hemmung). Häufig wird dabei auch der in diesem Moment wirksame Nutzen erkannt, zum Beispiel, um weiter zu funktionieren oder keine Schwäche zu zeigen; dies geschieht meist unbewusst.

Diese Barrieren können auf eine vereinfachte Art und Weise als Auswirkung auf die elektromagnetischen Felder dargestellt werden. Die Realität wird, wie bereits weiter oben geschrieben, wesentlich komplexer sein. Für unsere Arbeit ist eine vereinfachte Sichtweise und Simplifizierung der Gegebenheiten sehr hilfreich und für das Vorhaben der Reintegration ausreichend und zielführend.

In **Abbildung 84** wird ein von Dale (2013) als Sammelpunkt bezeichneter Bereich, der das Gesamtfeld in zwei Unterfelder trennt, gezeigt. In dieser Darstellung ist das Herzfeld mit dem Kopf verbunden. Eine solche energetische Verteilung mag es mit Sicherheit geben, denn die Vielfalt der Ausprägungen entspricht hier mit Sicherheit der Vielfalt der Lebensgeschichten der verschiedenen Menschen. In unserer Erfahrung finden wir wesentlich häufiger die weiter oben beschriebene Trennung von Kopf und Körper. Ob sich diese Trennung dann direkt unterhalb des Schädels (Cranium) befindet oder tatsächlich den oberen Bereich des Brustkorbs noch beinhaltet, ist wiederum individuell. Es ist meist in der Traumaexploration nachvollziehbar, wo sich die Trennlinie gebildet hat, wie wir weiter unten aufzeigen.

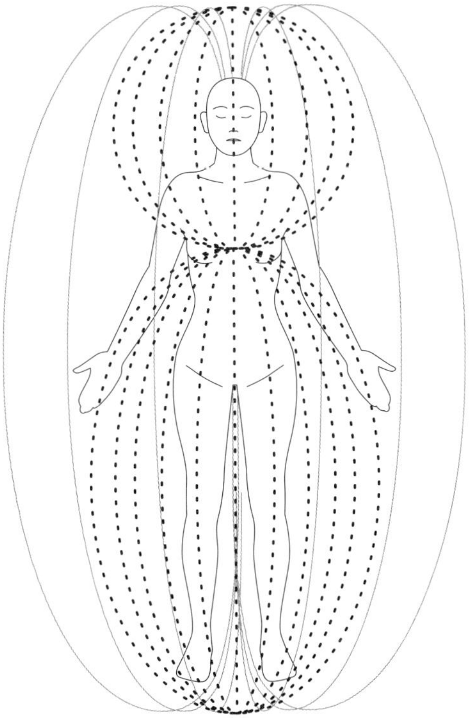

Abbildung 84: Abbildung eines Feldes mit einem Sammelpunkt. Feldlinien bilden zwei separate, kugelartige Bereiche. Einen vom Kopf bis zur Brust und einen darunter (nach Dale, 2013, S. 174)

Vorgehensweise

Allein durch das Lenken der Aufmerksamkeit des liegenden Menschen auf die aus der vom Kopf ausgehenden Wahrnehmung zu den weiter caudal liegenden Bereichen seines Körpers, kann eine erste Verschmelzung und Reintegration von Empfindungen in die Gesprächsebene eingeleitet werden (neuronale Vernetzung vgl. Teil 1, Kapitel 4).

Bei der vom Kopf gesteuerten und damit von dort ausgehenden Ausdehnung des Bewusstseins ist das Ziel eine Wahrnehmung des gesamten Körpers. Das Bewusstsein wird mittels der Körperwahrnehmung, unterstützt durch Techniken am Körper und der Gesprächsebene, vom Kopf in den gesamten Körper gelenkt. Diese Ganzkörperwahrnehmung wird im weiteren Verlauf des Textes konkretisiert. Hierbei ist die Integration von Teilen (Kapitel 11.2.2) zu berücksichtigen.

In der Evaluation, Manifestation und Etablierung eines stabilen Herzfeldes gilt es herauszuarbeiten, auf welcher Höhe nach einer ersten Verschiebung und Erweiterung der Wahrnehmung vom Kopf nach caudal die nächste Barriere in Erscheinung tritt. Als Beispiel soll hier angenommen werden, dass die Ausbreitung in den Brustkorb gelingt, jedoch das Becken und der Bauch noch nicht so gut oder überhaupt nicht in die Wahrnehmung integrierbar sind. Wir werden an dieser Stelle zunächst auf die Integration des Herzbereiches zum Kopfbereich eingehen. Die Vorgehensweise kann später auf die Integration von Bauch und Becken in den Herzbereich angewandt werden. Darüber hinaus gilt diese dann selbstredend für die Integration von sich eventuell durch Traumatisierung abgespaltenen anderen Bereichen. Dies kann ein durch einen Unfall beeinträchtigtes Knie oder jeder andere in Kapitel 11.2 erklärte Teil sein.

Bei der Integration der Wahrnehmung des Herzbereiches in den vom Kopf (Cranium) ausgehenden Wahrnehmungsbereich ist es zunächst wichtig, die von dem oder der Klient*in beschriebenen Wahrnehmungen und Bilder so zu nehmen, wie sie geschildert werden. Dies ist zunächst nicht unbedingt nachvollziehbar oder stellt eine Abweichung von unserem Verständnis von Wahrnehmung dar. In vielen Fällen kann das bedeuten, dass bei der Frage nach der Wahrnehmung eine Farbe oder ein Farbspektrum beschrieben wird. Auch wird hell und dunkel sehr oft genannt. Nun gilt es, im weiteren Verlauf von diesem angebotenen Wahrnehmungszugang eine klare haptische Empfindung abzuleiten. Diese könnten unter anderem Durchlässigkeit, Festigkeit, Weite, Wärme, Kälte usw. sein. Von hier ausgehend kann gemeinsam erarbeitet werden, welche Gedanken und Assoziationen mit den angebotenen Beschreibungen verbunden sind, aber auch schon, welche haptischen Empfindungen gleichzeitig wahrnehmbar (inhärent) sind. Bei diesem Vorgehen kann die positive Ressourcenarbeit aus Kapitel 10.1 als Vorlage verwendet werden.

In fast allen Fällen werden Farben, Gedanken, Empfindungen oder Schmerz, Druck und Atemeffekte von einer positiven Wahrnehmung ablenken. Diese Effekte gilt es nun, ganz in Ruhe und einen nach dem anderen, zu identifizieren. Wenn eine Empfindung unklar ist, kann diese zunächst notiert und unverändert gelassen werden. Wichtig ist es, den oder die Klient*in in seiner oder ihrer Wahrnehmung ernst zu nehmen und sie nicht zu invalidieren. So kann es etwa sein, dass auf die Frage, was denn hinter diesem lila Licht steht oder Ähnlichem, noch keine klare Antwort möglich ist. Wichtig ist die Einordnung: Ist das Beschriebene positiv, negativ oder neutral zu bewerten? Kann man es ausweiten, wenn es positiv ist? Was passiert, wenn es negativ ist und man näher herangeht mit der Wahrnehmung? Es könnte sich als Angst oder eine andere negative Emotion enttarnen. Wenn dies nicht sofort gelingt, gilt es den Effekt oder die Wahrnehmung lediglich im Geiste zu notieren, um eventuell später darauf zurückgreifen zu können.

Im Nachhinein, so können die Autor*innen nach fast zwei Jahrzehnten Erfahrung mit dieser Vorgehensweise berichten, wird sich die Bedeutung und Funktion einer jeden hier aufgetauchten Erscheinung einordnen lassen; ungleich, wie abstrakt oder wenig nachvollziehbar sie am Anfang erscheinen mag. Vieles sind Konstruktionen des Gehirns, um die Realität, die hinter der abstrakten Beschreibung steht, erträglicher zu machen. Dies führte dazu, dass der oder die Klient*in alltagstauglich geblieben ist und nicht in einem Zustand der dauernden Überforderung seinen oder ihren Alltag bestreiten musste.

Die Verbindung erfolgt in erster Linie durch eine Entscheidung: Wir gehen im Folgenden davon aus, dass es einen Grund für den momentanen Zustand der Klient*innen gibt und dass dieser Grund nicht mehr spürbar ist. Dies war der Zweck der Abspaltung der Empfindung. Die Verbalisierung und das Lenken des Bewusstseins mittels Gesprächsführung in diese unterdrückten, abgespaltenen oder wahrnehmungsreduzierten Bereiche sind in unserer Arbeit lediglich als eine Brücke zu verstehen. Einige Klient*innen stehen einer verbalisierenden und kognitiven Annäherung an den Herzbereich eher ablehnend gegenüber. Dann ist es wichtig, darauf hinzuweisen, inwieweit sich die Cranio-Sacrale Methode von einer gesprächsgeführten Therapie unterscheidet.

Durch die Berührungen wird das Bewusstsein potenziell bereits auf die zu integrierende Region gelenkt. Durch die Techniken – im Bereich des Herzens (Cor) sind die Transversalen Gürtellösetechniken zu nennen – wird der Zugang in Bereiche verbessert, zu denen dieser durch Festigkeiten und Spannungen erschwert oder unterbrochen war. Es sind die Techniken der Körperarbeit, die über eine Verbesserung von Afferenzen und Efferenzen ein Ganzkörperbewusstsein fördern. Die Funktionsweise des Nervensystems wird durch Techniken der Methode, Mobilisation des CSS, in der Vertikalen durch Afferenzen/Projektionsbahnen, deblockiert und verschaltet [neuronale Integration] und so von Hemmungen und Blockaden befreit. Die Gesprächsführung begleitet diesen Prozess nach Anpassung an die Individualität der liegenden Person. Zum Beispiel gemäß Kapitel 11.1 in Form einer Nonverbalen Traumaarbeit.

Das Zusammenführen von zwei Funktionskreisen

Abbildung 84 zeigt ein Bild, welches zwei getrennte Funktionsbereiche darstellt. Parallel zu der Zweigeteiltheit existiert eine Einheit, die den Fluss des elektromagnetischen Feldes über den gesamten Körper ermöglicht. Für unsere Arbeit ist es sinnvoll, eine Trennung zunächst als vollkommen wahrzunehmen, um ein klares Bild der Integration zu bekommen, die es zu vollziehen gilt. Als weitere Vorgehensweise können dann die bereits bestehenden Verbundenheiten, die es zweifelsohne am Körper geben muss, sonst würden abgespaltene Teile nicht versorgt und würden absterben, genutzt werden, um eine Reintegration der Teile oder des Getrennten anzustreben.

Das verbindende Element bei der Cranio-Sacralen Körperarbeit ist, im Idealfall, der Cranio-Sacrale Rhythmus. Da es sich hierbei um einen bewegten Flüssigkeitskörper handelt, wird dieser neben einer einfachen Struktur auch einer hohen Komplexität unterlegen sein.

Beispiel Fluss

Während ein Fluss auf der Landkarte eindeutig von A nach B fließt und gegebenenfalls bei C ins Meer mündet, wird bei genauerer Betrachtung wesentlich mehr zu beobachten sein als die einfache Verbindung von A über B zu C. Es werden sich kleine Kehrwasser, Strömungsunterschiede und kleine Abzweigungen am Ufer zeigen. In den Kehrwassern, daher auch der Name, läuft das Wasser in die entgegengesetzte Richtung. Auf diese Art und Weise möchten wir den Cranio-Sacralen Rhythmus verstehen. Neben seiner Haupttätigkeit weist er eine nahezu unendliche Vielzahl von Individualitäten auf.

Wenn zwei Bereiche deutlich voneinander getrennt sind, und davon möchten wir in der hier beschriebenen Reintegration des Herzfeldes ausgehen, kann sogar ein scheinbar eigener Rhythmus in den jeweils voneinander getrennten Bereichen wahrgenommen werden. Dies kommt dadurch zustande, dass Festigkeiten einen Teil der Liquorbewegung reflektieren, also zurückwerfen. Somit entsteht über dem ‚Hauptrhythmus' ein zusätzlicher Rhythmus (**Abbildung 85**).

Wir versuchen, mittels Wahrnehmung den Bereich zu identifizieren, an dem die Welle, also der Cranio-Sacrale Rhythmus, auf eine Barrie-

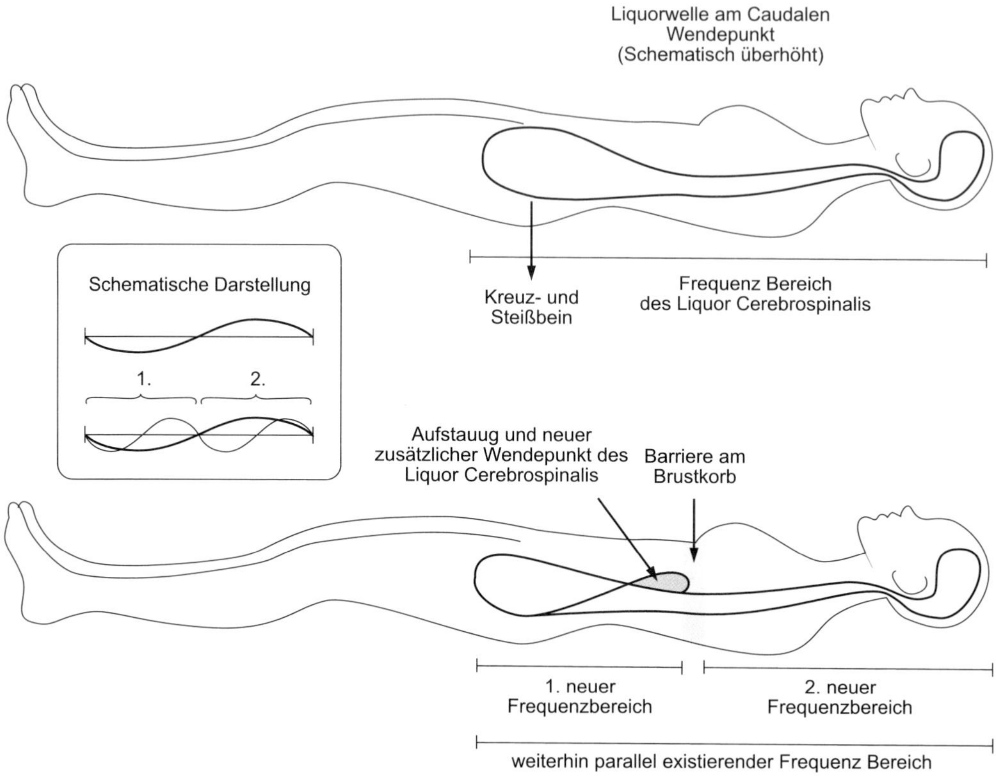

Abbildung 85: Abbildung einer Liquorwelle mit einer Barriere und zwei Nebenrhythmen. Darstellung einer Liquorwelle und die Auswirkungen einer Barriere auf diese. Eine zweite Welle ist sichtbar.

re trifft. Haben wir diesen Bereich lokalisiert, können wir zwischen drei Vorgehensweisen wählen oder eventuell mit allen dreien im Wechsel arbeiten.

Die drei Vorgehensweisen sind: Erstens das Lösen der Barriere an der Barriere. Zweitens das Ausbreiten eines Bereiches, von diesem ausgehend über die Barriere hinweg. Dies birgt wiederum zwei Möglichkeiten, nämlich sowohl von einem Bereich in den anderen als auch umgekehrt. Drittens das Durchbrechen der Barriere durch Stärken des Zusammenspiels beider Bereiche.

Für die erste Vorgehensweise dienen Techniken aus Teil 1; deren Auswahl ist durch die lokalisierte Körperregion bedingt. Dies bedeutet, dass, wenn das in Teil 1 beschriebene 10-Schritte-Protokoll nach Upledger immer mit einem ganzheitlichen Ansatz durchgeführt wird und damit gegeben ist, dass die Integration aller Knochen in einen gemeinsamen Rhythmus angestrebt wird, eine Folge ebenfalls eine Integration eines gestörten Herzfeldes wäre. Wenn diese Integration dem oder der Behandelnden und dem oder der Liegenden jedoch nicht bewusst ist, so zeigt die Erfahrung, wird nicht durch mehrfaches Anwenden dieses Protokolls automatisch die Integration des Herzfeldes geschehen. Das Potenzial ist jedoch aus technischer Sicht gegeben. Verwenden Sie diese Techniken für die erste Vorgehensweise, dem Lösen der Barriere an der Barriere. Das für die Thematik der Herzfeldintegration erweiterte Bewusstsein kann den Unterschied zum strukturell-funktionalen Ansatz bilden. Es eröffnet die oben beschriebenen Möglichkeiten der Gesprächsführung und das erweiterte Verständnis für eventuelle Barrieren und Widerstände.

Für die zweite Vorgehensweise gilt es herauszufinden, wie der jeweils andere Bereich reagiert, wenn das Bewusstsein von einem Bereich zum anderen gelenkt wird. Das bedeutet zum Beispiel: Wie reagiert der Kopf, wenn die Empfindungen aus dem Herzbereich eingeladen werden in den Kopf zu steigen oder umgekehrt? Die Vermutung ist, dass in beiden Richtungen eine ablehnende Reaktion ausgelöst wird. Der Kopf hat eventuell Angst vor den Emotionen aus dem Herzbereich, während das Herz zumacht, wenn die unemotionale Kognition aus dem Kopf sich in seine Richtung ausbreitet. Die Vorgehensweise ist nun, den Cranio-Sacralen Rhythmus eines Bereiches aufzunehmen und diesen als behandelnde Person als das verbindende Element wahrzunehmen. Wir gehen hiermit von der Zusammengehörigkeit der beiden Bereiche aus und nicht von deren Unterschiedlichkeit oder Getrenntheit. Da der Cranio-Sacrale Rhythmus eine Einheit sein könnte, wird dieses Verbindungspotenzial vom Körper wahrgenommen beziehungsweise liegt es vor. Wir stärken in dieser Vorgehensweise den Rhythmus in dem Bereich, von dem auszugehen wir uns entschieden haben die Verbindung herzustellen. Wir lassen die Cranio-Sacrale Bewegung mittels leitender Techniken mit dem Wissen in den jeweils anderen Bereich wirken, dass die entstehende Verbindung die Ängste, Sorgen oder Schmerzen ins Bewusstsein rufen könnte, die die Ursache für die Trennung (Abspaltung) waren (vgl. Kapitel 10.4.1, 11.1.1, 11.2 und 11.4 sowie Teil 1, Kapitel 4.6 zu Reaktionen des Gehirns auf Stress als Wirkungsgröße und Kapitel 4.8 für ein vertiefendes Verständnis der neuronalen Effekte beim Zusammenschluss von Bereichen auf Projektionsbahnen. Äußerung eventuell durch BWS- oder HWS-Vorfall, Blockade [Luxation], oder Spannungsknoten [muskulär/faszial]).

Wir haben in einer ausreichenden Informationsphase die Klient*innen über diese Vorgehensweise informiert. Dies ist eine Voraussetzung, die in den meisten Fällen gegeben sein muss, damit die Reintegration erfolgreich sein kann. Sind diese Bedingungen gegeben, genügt manchmal ein Angebot an den Körper in der hier beschriebenen technischen Art und Weise und manchmal können verdrängte Emotionen oder sonstige Empfindungen nach wenigen Sekunden zugänglich werden.

Diese Afferenzen können auch Bilder und Erinnerungen beinhalten. Beachten Sie die Rahmenbedingungen und die Einordnung einer Zusammenarbeit mit Therapeut*innen in diesem Prozess.

Bei der dritten Herangehensweise arbeitet eine Hand von einem Bereich und die andere Hand vom anderen Bereich aus. (Für fortgeschrittene Praktizierende ist es auch möglich, dass beide Hände z. B. am Herzbereich arbeiten und der Kopfbereich mit dem eigenen Rumpf wahrgenommen wird oder umgekehrt.) Die Vorgehensweise ist eine Synchronisierung zwischen beiden Händen beziehungsweise zwischen beiden Bereichen. Hierzu werden beide Bereiche wahrgenommen und in ihrer Unterschiedlichkeit zunächst respektiert. Mit jeder Bewegung des Cranio-Sacralen Systems wird ein sanfter Bewegungsimpuls angeboten, der Qualität des jeweils anderen Bereichs entsprechend. Dies kann eine abweichende Bewegungsgeschwindigkeit sein (Frequenz) oder eine abweichende Bewegungsweite (Amplitude).

Bei der Wahrnehmung des jeweiligen elektromagnetischen Feldes eines Bereiches kann die Ausdehnung dieses Feldes im Raum und im und am Körper sowie die wahrgenommene Qualität neu zu verschaltende Afferenzen und Efferenzen) hinzugenommen werden. Versuchen Sie mit beiden Händen, eine Zusammenführung der beiden Felder zu fördern. Hierfür sind die verschiedenen Wahrnehmungsqualitäten und inhärenten Empfindungen anzugleichen; ebenso wie Amplitude und Frequenz. Widersprüchliche Empfindungen bedürfen eventuell der extern unterstützten Einordnung (kognitive Integration). Thematisch könnte eine innere Zerrissenheit als Beispiel dienen, welche noch nicht gelöst war. Der Körper spiegelte die Dualität der Empfindungen nach Situationsende noch; dies kann aufgelöst werden (vgl. Kapitel 11.4.1). Das Ziel ist ein gemeinsames Feld, welches an den gesamten Cranio-Sacralen Rhythmus angebunden ist. Der Gesamtausdruck des Feldes ist harmonisch. Unter anderem, da durch die eventuelle kognitive Begleitung ein möglicher Konflikt zwischen den Bereichen wie Kopf und Herz entspannt wurde.

Diese Vorgehensweise kann auf alle anderen Bereiche ebenso wie zur Integration von Bereichen und Teilen, wie sie aus Kapitel 11.2 zu verstehen sind, angewendet werden. Wenn ein erster Eindruck davon entstanden ist, wie eine Verbindung zwischen zwei Bereichen, von denen einer das Herzfeld ist, wahrgenommen wird, gilt es zu beobachten und zu beurteilen: Gibt es andere Bereiche des Körpers, die ebenfalls in das nun größere Feld integriert werden können? Und welche Verhaltensweisen oder Einflüsse aus dem Alltagsleben der liegenden Person können oder werden dazu beitragen, wieder zu verschließen oder fest zu werden?

Wenn eine erste Abspaltung in einer traumatisierten Situation entstanden ist, hat der Körper auch die Vorteile dieser *Einstellung* (Reaktionskette, neuronales Netzwerk [z.B. Traumanetzwerk]) der Trennung von Bereichen durch Festigkeiten kennengelernt. Das kann dazu führen, dass auch leichte Stressoren dazu führen können, dass diese gelernten Einstellungen wieder aktiviert werden (Trigger). Dies bedeutet auch, dass nach einer gelungenen Integration Bereiche des Lebens als anstrengend oder belastend empfunden werden können, die dies vorher nicht waren. Dies ist bei einem Prozess wichtig zu wissen, um diesen fachlich gut begleiten zu können.

Die Stabilisierung des Herzfeldes bedarf über die technische Herstellung einer harmonischen Liquorbewegung durch den gesamten Körper einer Nachbetreuung. In dieser sollten Wirkgrößen, die eine Zurücksetzung des Zustandes begünstigen, identifiziert werden. Das Zurücksetzen von über Jahre vorliegenden neuronalen Einstellungen ist ein wichtiges Element. Ohne dieses zu betrachten, kann eine Methode ihre nachhaltige Wirkung nicht entfalten. Wenn das Element der Zurücksetzung nicht beachtet wird, kann eine tiefe Verzweiflung bei den Klient*innen gefördert werden. Das Angebot eines Nachgesprächs gehört aus unserer Sicht unbedingt in die hier vorgestellte Arbeitsweise.

Eventuell sind Anpassungen der Lebensweise, von Verhaltensweisen oder Einstellungen sich selbst gegenüber, auf Seiten des oder der Klient*in zu benennen und zu begleiten. Diese Prozesse sind die das Tempo bestimmenden. Sind die Rahmenbedingungen der Person im Außen bereits gut, werden die hergestellten Harmonisierungen von Feldern stabil. Das Resultat ist eine einheitliche Körperwahrnehmung und ein harmonischer Cranio-Sacraler Rhythmus. Integrieren Sie das neue neuronale Muster von den Ganglien in den Hirnstamm (Truncus cerebri); sorgen Sie für einen Ausgleich von Hirnstamm (Truncus cerebri) und Großhirn (Cerebrum), um die Integration nachhaltig zu verschalten, gemäß Teil 1, Kapitel 5.2.

11.3.8 Highway of Expression

Die **Autobahn des Ausdrucks** ist eine Abfolge von Techniken, die seit Jahrzehnten in der Cranio-Sacralen Methode gelehrt wird. Der Autor lernte sie in seiner eigenen Ausbildung in Cranio-Sacraler Körpertherapie in der Kinon-Akademie in Langen (Hessen) im ersten Jahrzehnt des gegenwärtigen Jahrtausends. Sie kann in Anlehnung an das vorangegangene Kapitel als eine Folge von Techniken gesehen werden, die vom Herzbereich kommend die Verbindung durch den Hals bis zum Mund und ins Gesicht öffnet. Hierbei wird der Herzbereich nicht behandelt.

Wird der Kapitelverlauf als Protokoll verstanden, kann die Öffnung der Ausdrucksmöglichkeiten vom Herzbereich nach cranial eine ideale Weiterführung der Öffnung des Herzbereichs darstellen. Den Highway of Expression als Weiterführung von Kapitel 11.3.7 in ein Protokoll zu integrieren, ist als eine Weiterentwicklung dieser Vorgehensweise zu sehen. Das Öffnen der Bereiche Brustkorb, oberes Atemdiaphragma und Hals soll die Ausdrucksmöglichkeit zurückbringen, die durch Prägung, Traumatisierung oder Erziehung (eventuell auch staatlicher Prägung etc.) eingeschränkt wurde. Dieser Ausdruck kann die Empfindungen aus dem Herzbereich inhärent haben, falls diese zuvor zugänglich gemacht wurden. Hier wird die klassische Technikfolge des Highway of Expression gezeigt (Nippold, 2016). Für dessen Weiterentwicklung ist die Arbeit mit dem Herzbereich aus Kapitel 11.3.7 vorzuschalten und parallel zu berücksichtigen.

- Unwinding der Schilddrüsenknorpelplättchen
- Entspannen der seitlichen Halsmuskulatur
- Kehlkopfunwinding
- Entspannen der suprahyoidalen Muskulatur

Da das Arbeiten an der suprahyoidalen Muskulatur einen emotionalen Ausdruck während der Technikausführung potenziell blockiert (die meisten Menschen werden die behandelnde Person nicht stören wollen, die gerade an ihrem Mundboden und Halsbereich arbeitet), fügen wir an dieser Stelle der klassischen Vorgehensweise noch eine Phase hinzu, die nach der technischen Öffnung nun auch die emotionale Lösung vereinfachen soll.

Wir empfehlen, nach dieser Technikfolge nun eine Position einzunehmen, von der aus sich der liegende Mensch nicht blockiert oder eingeschränkt fühlt. Dies ist nach Einschätzung des oder der Behandelnden und der eventuellen Thematik natürlich unterschiedlich zu bewerten. Wir gehen nach der Technikfolge gerne nochmals zum Herzbereich zurück, damit der Kopf und der Hals frei sind. Eine weitere Position, die wir oft einnehmen, ist das Halten einer Schulter. Die Schulter zu halten hat in vielen Fällen eine unterstützende und befürwortende Empfindung zur Folge. Der Körper ist von hier aus frei, sich in Bewegung und verbaler Artikulation auszudrücken. Eine dritte Position, die sehr wirkkräftig sein kann, ist eine Hand am Nacken, wo die Nähe zum Nervensystem gegeben ist, besonders wenn es noch Lösungen von Afferenzen zu unterstützen gilt.

Positionieren Sie sich so, dass Sie in dem emotionalen Ausdruck eine führende und leitende Funktion einnehmen können. Dies bedeutet konkret, dass wir die aufsteigenden Energien auf dem Nervensystem, die eventuell Emotionen und weitere Empfindungen tragen, wahrnehmen und nach oben Richtung Mund und Gesicht einladen oder führen, indem wir den Körper unterstützen, Halt geben und eventuell am Nacken die Wirbelsäule tragen. So wird die Bewegung von Impulsen und Reizpotenzialen auf dem Nervensystem unterstützt. Dies geschieht im Einklang mit dem Cranio-Sacralen Rhythmus. Die Hand im Nacken kann dabei selbstregulatorische Bewegungen der Halswirbelsäule unterstützen. Dieses Auflösen von Blockaden entspricht dem Ansatz, dass die Blockade eine Lösung darstellte. Hier zeigt sich die Unterbrechung von Afferenzen, die Emotionen und Gefühle tragen, um die Funktionalität aufrecht zu halten.

Begleiten Sie Bewegungen der Wirbelsäule, des Körpers und des Ausdrucks, bis sich eine harmonische Glättung einstellt. Schließen Sie die Technikfolge je nach Bedarf mit einer erdenden Position an den Füßen ab. Balancieren Sie abschließend die linke und die rechte Seite aus, eventuell auch über den Ausgleich an den Griffelfortsätzen (Processus styloidei).

11.4 Auflösen von Glaubenssätzen auf der körperlichen Ebene

Vorweg soll hier festgehalten sein, dass es nicht der Anspruch dieses Buches ist, in die grundlegenden Vorgehensweisen der Glaubenssatzarbeit beziehungsweise der Arbeit mit den Grundannahmen einzuführen. Es gibt zahlreiche Publikationen, die den Bereich der Glaubenssatzarbeit in der Gesprächsführung ausreichend abdecken. Gesprächsführung setzt entsprechende Ausbildung und Berufserlaubnis voraus. Diese können Ihrem Arbeitsumfeld, den Rahmenbedingungen und Ihrem Bundesland, Kanton oder Staat entsprechend variieren. Informieren Sie sich hierüber bitte entsprechend. Hier soll lediglich der Aspekt der körperbezogenen Glaubenssatzarbeit erklärt und ausgearbeitet werden.

11.4.1 Herz (Cor)

Wir betrachten das Herz (Cor) in zweierlei Hinsicht. Zum einen als das Organ, von dem wir als ‚Herzhabende' ausgehen und hoffen, dass es unseren Vorstellungen entsprechend rhythmisch pumpt (schlägt) und somit das Blut und alle damit verbundenen Nährstoffe zuverlässig durch den Körper transportiert. Zum anderen hören und kennen wir die Verbindung zu emotionalen und geistigen Dimensionen, die aus physiologischer Sicht größtenteils nicht mit dem Organ Herz (Cor) in Verbindung stehen. Damit sind Überbegriffe wie Liebe, Vertrauen, Angst (hier ist eine eindeutige physiologische Komponente gegeben), Verbundenheit etc. assoziierbar.

Zunächst eine Aufzählung einiger häufiger Beispiele von Glaubenssätzen in Verbindung mit dem Herzen: „Mein Herz ist (zu) schwach. Ich fühle mein Herz nicht – dann gibt es kein Problem. Mein Herz stolpert manchmal, ich kann mich auf mein Herz nicht verlassen. Ich soll keinen Sport oder anderes Anstrengendes machen wegen meiner (meist) Herzklappen. Mein Herz ist anfällig. Bei mir sind die Gefäße von Geburt an sehr eng. Ich habe ohnehin ein erhöhtes Herzinfarktrisiko. Wenn ich Gefühle zulasse, kann ich (wieder) verletzt werden. Wenn ich Gefühle zulasse, bin ich schwach. Mein Herz ist aus Stein. Um mein Herz ist eine Mauer. Mein Herz ist gar nicht da. Wenn ich dahin fühle, fühle ich Schmerz. In meinem Herzen ist nur Traurigkeit. Das Herz wahrzunehmen, würde ich nicht aushalten. Wenn mein Herz von dem Bewusstsein hätte (von der jeweiligen, individuellen Geschichte des oder der Betroffenen), würde es daran zerbrechen. Ich kann es schlagen fühlen, jedoch nur ganz schwach."

Kontaktaufnahme

Beginnen Sie mit der Abfrage der positiven Ressourcen, wie in Kapitel 10.1 beschrieben. Nehmen Sie an einer Stelle der Behandlungsliege Platz, von der aus Sie einen guten Zugang zum Herzfeld des liegenden Menschen haben, entweder senkrecht zur Ausbreitung der Feldlinien oder die Pol-Achse als Fulkrum des Herzfeldes nutzend. Nutzen Sie die Vorstellungen von Teil 1, Kapitel 1.4.2 bis 1.4.4 und Teil 1, Kapitel 3.5. Vergegenwärtigen Sie sich die Ausdehnung der Herzqualitäten, die sich mit dem Blutpuls vom Herzen (Cor) aus und mit dem Rhythmus des Pulses bis in die letzten Kapillaren im Körper verteilen. Konzentrieren Sie sich ebenfalls auf die elektromagnetischen und frequentativen Qualitäten, die sowohl innerhalb des Körpers, auf dessen Oberfläche und über die Grenzen des Körpers hinaus wahrnehmbar sind. Vergleichen Sie hierzu auch Abbildung 10.

Evaluation

Machen Sie sich ein umfassendes Bild von allen mit dem Herzthema verbundenen Qualitäten und Informationen, die Sie zum jetzigen Zeitpunkt haben. Nehmen Sie Ihr Wissen aus den Vorgesprächen mit in die aktuelle Situation. Nehmen Sie nun den Puls des oder der Klient*in wahr, möglichst in der Nähe des Herzens. Nehmen Sie darüber hinaus alle frequentativen Qualitäten wahr, die Sie dem Herzthema zuordnen können. Da Themen wie Angst und andere, wie eingangs gezeigt, für unser Verständnis in diese Thematik gehören, schließt dies demnach auch andere physiologische Frequenzen wie etwa die Atmung mit ein; ebenso neuronale Spannungen etwa durch Stress oder Schmerz.

Vorgehensweise

Gehen Sie nun mit Ihrem Klienten oder Ihrer Klientin in eine verbale Kommunikation und lassen Sie sich seinen oder ihren Eindruck vom Herzen, dem Puls oder anderen oben beschriebenen Aspekten darstellen. Beachten Sie die vermutlich auftretende Diskrepanz zwischen der Schilderung oder Wahrnehmung Ihres oder Ihrer Klient*in und der Ihrigen. Zum Beispiel könnte von Klient*innenseite zu Beginn eine Nicht-Wahrnehmung des eigenen Herzens geschildert werden. Schildern Sie Ihre Wahrnehmung und lassen Sie eventuell so lange und von verschiedenen Stellen Ihre Wahrnehmung, die die Herzqualität beinhaltet, mit der Wahrnehmung des oder der Klient*in abgleichen, bis dieser oder diese Zugang zu einem von Ihnen angebotenen Aspekt der Herzqualität bekommt. Neben der Möglichkeit, verschiedene Stellen oder Aspekte anzubieten, empfehlen die Autor*innen, an einer Position am Brustkorb zu verweilen und dort mittels Techniken die Durchlässigkeit, Weichheit und damit die Wahrnehmungsfähigkeit auf Klient*innenseite so zu verbessern, dass eine Wahrnehmung des Herzschlags möglich wird.

Diese ersten, eventuell zaghaften Wahrnehmungen können noch negativ besetzt sein. Wir wollen wieder nicht pauschalisieren und weisen auf die Komplexität der menschlichen Psyche hin, sodass es wohl keinen standardisierten Ablauf geben kann. Beispielhaft und vereinfacht spielen wir im Folgenden einen Fall durch.

„Mein Herz fühlt sich an wie ein Stein.“ Nun würden wir zunächst einmal herausarbeiten, was die Qualität eines Steins ausmacht. (Da wir davon ausgehen, dass scheinbare Probleme immer eine Lösung sind, sein sollten oder waren, suchen wir nach einer Begründung für den Stein.) In diesem Beispiel sollen die positiven Aspekte des Steins – Stärke, Schutz und Nicht-fühlen-Müssen – von dem darunter liegenden ablenken. Das Darunterliegende sind in diesem Beispiel Emotionen wie Angst oder andere Empfindungen der Schwäche. Durch Vorgespräch und Evaluation finden wir nun meist ohne großen Aufwand oder besondere Fähigkeiten eindeutige Nachteile, die die Festigkeit, also der Stein in der Brust, auch mit sich bringt. Dies ist oft eine Einengung im Brustkorb und eine damit einhergehende Einengung der Atmung. Es gibt ebenfalls häufig Schmerzen, Festigkeiten, Unbeweglichkeit und Spannungen im Schultergurt sowie Unbeweglichkeiten in der oberen Brustwirbelsäule und im Nacken. Auf der emotionalen Ebene kommt hinzu, dass das Spektrum der Emotionen nicht nur das Unangenehme verloren hat. Auch Sicherheit gebende und andere positive Emotionen und Empfindungen sind häufig eingeschränkt und stehen in manchen Fällen überhaupt nicht mehr zur Verfügung. Diese sind pauschal: Liebesfähigkeit, Vertrauen, Selbstsicherheit, Empathie, Lebensfreude, Freude und Spaß im Allgemeinen und andere ähnliche Qualitäten.

Wir machen einen Vorschlag auf der körperlichen Ebene. Durch das Aufweichen der Strukturen wird auf bewussten und überbewussten Ebenen fühlbar, welches Potenzial in der Festigkeit steckt und welches Potenzial wieder frei wird, wenn die Festigkeit zu Weichheit wird. Somit brauchen wir keine verbale Führung um zu einem aus unserer Sicht richtigen, besseren oder gesünderen Bild zu gelangen. Die Glaubenssatz- oder Grundannahmen-Anpassung basiert so auf der Wahrnehmung der Klient*innen. Eine Konfrontation und die damit verbundene Frage nach dem richtigen Zeitpunkt und der richtigen Dosierung erübrigt sich. Ebenfalls ist das Dilemma der Verantwortung, ein richtiges Weltbild vermitteln zu müssen oder zu wollen, nicht gegeben. Die Empfindung des Körpers bildet die Richtlinie für die Definition von Positivem.

Umgang mit Angst als Basis einer Grundannahme

„Wenn ich weich/offen bin, kann ich wieder verletzt werden.“ Einer der wichtigsten Punkte bei der Reintegration von Weichheit in das Gesamtkörpergefühl ist die Fähigkeit des Sich-Schützens. Wir fördern die flexible Reaktionsfähigkeit des Körpers, sich situationsbedingt zu schützen, fest zu werden/zumachen zu können. Um sich zu schützen und um dann ebenso weich werden zu können und sich zu öffnen, um mit der Umwelt anderer zu stoffwechseln, sollen von nun an beide Zustände zugänglich sein. Ein leichter und schneller Wechsel zwischen weich (offen) und hart (verschlossen) wird angestrebt. Dies kann als Flexibilität auf dem Nervensystem beschrieben werden. Darüber hinaus ist eine Flexibilität des knöchernen Systems ebenso Voraussetzung wie die geistige und mentale Flexibilität.

Wir lassen unsere Klient*innen ihr Herz (Cor) so fühlen, wie es im Moment ist. Über die Wahrnehmung des Herzens (Cor) entwickelt sich meist, wie von innen oder aus sich selbst heraus, ein Interesse an Veränderung. Geben Sie keine eigenen Bilder oder Vorstellungen in diesen Prozess.

Arbeiten Sie über die Wahrnehmung des Herzens Ihrer Klient*innen und über die Wahrnehmung Ihres eigenen Herzens. Wenn Sie mögen, setzen Sie sich so, dass der oder die Klient*in in Ihrem Herzfeld liegt. Das ist eine Möglichkeit für die nonverbalen Varianten dieser Vorgehensweise. (Nonverbal beinhaltet hier alle Abstufungen des weniger Sprechens sowie des Abstrahierens [vgl. Kapitel 11.1]). Beachten Sie: Was immer der oder die Klient*in zuerst von seinem oder ihrem Herzen (Cor) denkt oder wahrnimmt, wir suchen als Praktizierende die Wahrnehmung eines schlagenden und funktionierenden Organs. In der Cranio-Sacralen Methode versuchen wir bei allem Leid, welches uns geschildert wird, bei allen Diagnosen, wie bedrohlich sie auch klingen mögen, nicht aus dem Fokus zu verlieren, dass fast alles im Körper gerade funktioniert. Die Menschen kommen selbstständig zu uns, was voraussetzt, dass viel mehr funktionierende Lebendigkeit vorliegt als Dysfunktion. (Ausnahmen bilden die Palliativbehandlung und Hospizarbeit.) Nehmen Sie das schlagende Herz (Cor), die Wärme etc. wahr, die Anzeichen dieser funktionierenden Lebendigkeit sind. Denn auch der oder die Klient*in, der oder die sein oder ihr Herz (Cor) als Stein wahrnimmt, wird hinter dieser Abstraktion Informationen aus dem physiologischen Lebendigkeitsfeld (Körper, elektrische, chemische und thermodynamische Aktivität usw.) bekommen.

Zusammenfassend: Nehmen Sie negative Bilder auf. Liefern Sie zusätzliche Informationen, auch nonverbal, und eröffnen Sie Körperwahrnehmungen. Argumentieren Sie nicht, dass etwas Schlechtes am negativen Gefühl, im Beispiel war dies der Stein, sei. Bieten Sie alternativ Lebendigkeit und ihre Entsprechungen, Funktionalität und Wärme an, die mit Sicherheit zu weit über 90 % in den vor ihnen liegenden Strukturen gegenwärtig sind. Nehmen Sie selbst die Wärme wahr, die der vor Ihnen liegende Körper ausstrahlt, selbst wenn dieser recht kalt ist oder gar friert. Bauen Sie dann Lebendigkeit aus, indem Sie Stoffwechselprozesse durch raumgebende Techniken unterstützen und Festigkeiten lösen. Bieten Sie mehr Wärme eventuell auch mittels einer Decke an.

Abschluss

Evaluieren Sie die Haltung Ihres oder Ihrer Klient*in zu seinem oder ihrem Herz (Cor) und zu den damit verbundenen emotionalen Dimensionen und Frequenzen so lange, bis Sie keine die Lebensqualität einschränkenden Bilder, Formulierungen oder Empfindungen aus diesem Themenbereich mehr aufgezeigt bekommen. (Oder ein zufriedenstellender Stand erreicht ist.) Geben Sie eventuell Übungen mit, die mit der Wahrnehmung des Herzens in Verbindung stehen. Wenn Sie möchten (und das Thema Nähe und Distanz berücksichtigt ist), können Sie die Sitzung ausleiten, indem Sie Ihr eigenes Herzfeld mit dem Herzfeld des oder der Liegenden verbinden. Vergessen Sie nicht, die Verbindung am Ende ebenso gründlich wieder zu trennen, wie Sie sie aufgebaut haben (siehe Abschnitt zur Nähe und Distanz, Teil 1, Kap. 1.4.4 und 1.5.1).

11.4.2 Geschlechtsorgane (Organum genitale)

Die im Folgenden beschriebene Vorgehensweise basiert größtenteils auf unserer umfangreichen Erfahrung aus der Arbeit mit Menschen mit sexualisierter Gewalt und sexuellem Missbrauch als Hintergrund. Unabhängig davon ist die Vorgehensweise verallgemeinerbar. Indikationen für die beschriebene Vorgehensweise können auch durch medizinische Intervention oder durch glaubensbezogene Prägung entstehen. Auch können durch anders begründete Entwicklungseinschränkungen, Entwicklungsverzögerungen oder Vergleichbares hinreichende Kriterien vorliegen.

Wir legen nahe, bei der Arbeit mit folgendem Vorgehen Ihre Kompetenzen zu berücksichtigen und sich an die von uns empfohlenen Aspekte zum Thema Nähe und Distanz und die darüber hinaus empfohlene Einbettung Ihres Handelns in ein Netzwerk von qualifiziertem Fachpersonal zu integrieren.

Die folgenden Schritte sind nicht allein damit legitimiert, ein einfaches „O. K." oder „mh, hm" als Zustimmung bekommen zu haben (siehe hierzu Zahnarzt-O. K. in Teil 1, Kapitel 1.5.1). Sichern Sie sich selbst und Ihre Klient*innen nach bestem Wissen und Gewissen ab, ob auch aus Sicht von subtileren Schichten (siehe Kapitel 11.1 und 11.2 sowie Teil 3, Kapitel 14.3) eine Arbeit direkt an den Geschlechtsteilen oder in ihrer Nähe gewünscht und legitimiert ist.

Vorüberlegung/Grundannahme

Auch in diesem Abschnitt wollen wir nicht auf eine Weise pauschalisieren, die den Anschein erweckt, als wäre vorhersehbar, wie ein Termin verlaufen wird, wie sich eine traumatisierende Situation im speziellen Fall auf den Körper oder die Psyche auswirkt und wie ein angepasstes Vorgehen aussieht. An der Pauschalisierung selbst kommen wir im Folgenden nicht vorbei, weisen jedoch darauf hin, dass es sich um ein individuell anzupassendes Vorgehen handelt und dass hier pauschalisierte Reaktionsmuster individuell abweichen können und/oder werden. Nichtsdestotrotz können wir davon ausgehen, dass das Beschriebene Ihnen eine Erleichterung Ihrer Arbeit verschaffen kann, besonders zu Beginn Ihrer Erfahrungsbiografie.

Pauschalisierte Grundannahme: Da die möglichen Glaubenssätze in Bezug auf Geschlechtsteile sehr umfangreich sind, nehmen wir hier eine körperliche Konsequenz heraus, die wir als körperliche Entsprechung eines komplexeren Grundannahmenkomplexes immer wieder in unseren Praxen erleben:

Die Geschlechtsteile sind kühl, in der Wahrnehmung des betroffenen Menschen noch wesentlich kühler als tatsächlich, jedoch auch tatsächlich. Die Durchblutung ist dementsprechend reduziert. Die Geschlechtsteile sind zusammengezogen. Kognitiv begleitet, können Grundannahmen dazu z. B. sein: „Geschlechtsteile sind böse, schlecht, eklig, gefährlich oder machen alles kaputt", „Sexualität ist schlecht, tut weh, macht alles kaputt."

Kontaktaufnahme

Vorangestellt ist eine Definition von Geschlechtsorganen (Organum genitale), die für die Körperarbeit sinnvoll ist. Für dieses Buch und für unsere Arbeit nehmen wir ein erweitertes Verständnis von Geschlechtsorganen (Organum genitale) an, welches sowohl die primären als auch die sekundären Geschlechtsorgane (Organum genitale) einschließt. Darüber hinaus ziehen wir die direkte Peripherie hinzu, die sich über die Haut bis zu einem nicht weiter einzuschränkenden und herauszuarbeitenden Bereich ausdehnt. Beispiel Schambereich: Annäherung an die Schambeinkante von cranial. Hier kann eine Intimität oder geschlechtsteilbezogene Empfindung nahezu beliebig weit entfernt vom Schambein empfunden und geäußert werden. Wie bereits an anderer Stelle gezeigt, sind die Intention und der Rahmen zu beachten. Neben der empfundenen Regionsvergrößerung auf der Ebene der Haut haben wir im gynäkologischen Bereich die Erfahrung, dass die Harnblase (Vesica urinaria), die Harnleiter (Ureter) und eventuell die Niere (Ren) in der Empfindung der Geschlechtsorgane kohärent empfunden werden oder bei Interaktion zum Geschlechtsorgan mitreagieren und Empfindungen hervorbringen. Des Weiteren empfehlen wir für die im Folgenden beschriebene Arbeitsweise, keine Trennung von Geschlechtsorganen und für sexuelle

Handlungen verwendete oder in diese mit einbezogene und somit geprägte Körperregionen zu vollziehen. Somit können wir das Folgende auch auf Körperstellen ausweiten, die außerhalb dieser Definition nicht als Geschlechtsteile bezeichnet sind, jedoch durch entsprechende Prägung als solche, in Teilen oder als Ganzes, zu behandeln sind. Beispielhaft können After, Mund, Füße, Hände oder Hals genannt werden. Aber auch Oberschenkel oder Arme können konkrete und spezifische Empfindungen tragen.

Legen Sie eine Hand, eventuell schützend, über die betroffene Region. Die Ausführung ist sehr individuell, unsere meistverwendete Variante ist das Abdecken der Scheide (Vagina) mit einer Hand über einer Stoffschicht. Wichtig ist der ausdrückliche Hinweis, diese Techniken in der Regel unter einer Zudecke auszuführen. Der liegende Mensch soll sich sicher und geschützt fühlen, die Kraft eines Blickes ist bei der Cranio-Sacralen Körperarbeit nicht zu unterschätzen. Wir lassen uns von unseren Klient*innen zur vorher besprochenen Position führen. Das funktioniert hervorragend und schafft Vertrauen. Und noch ein Hinweis an dieser Stelle: Es begegnet uns immer wieder die Annahme, dass zum Beispiel bei einer Frau die Behandlung durch eine Frau unproblematischer sei und dass in einer solchen gleichgeschlechtlichen Konstellation auch Blicke nicht so schlimm seien. Diese Vorstellung widerspricht unseren Erfahrungen. Gegenteilig ist es sogar so, dass es nicht wenige Klientinnen gibt, die den nicht sexualisierten Kontakt eines Mannes, trotz massiver sexueller Gewalterfahrungen (auch) von Männern, als besonders angenehm und heilsam empfunden haben. Umgekehrt ist unsere Datenlage um ein Vielfaches dünner. Kommen und bleiben Sie mit der liegenden Person in verbalem Austausch.

Vorgehensweise

Auf einer grundlegenden Ebene – und das ist bei unserer Arbeit schon oft fürs Erste genug – geht es darum, eine beliebige nicht-negative und nicht-sexuelle Empfindung am Geschlechtsorgan herstellen zu können. Dies ist im oben angenommenen Fall die Wärme, die als angenehm empfunden wird. Ist es ermöglicht, dieses angenehme Gefühl zu etablieren, kann dies über Wochen oder Monate, manchmal auch ein bis zwei Jahre, eine ausreichende Orientierung und Ausrichtung sein.

Über den Ausbau einer nicht-negativen Sexualität und weiterer hiermit in Verbindung stehender komplexer Themen bedarf es eines weitaus größeren Umfangs als diesen Unterabschnitt. Selbsthilfegruppen, Gesprächstherapie oder ähnliche Angebote sollten für diesen Punkt mitgedacht werden.

Führen Sie eventuell die Region, die Sie in den Händen halten, in den Cranio-Sacralen Rhythmus. Sollte dies zum jetzigen Zeitpunkt nicht möglich sein, versuchen Sie, mit der freien Hand einen Kontakt zum Cranio-Sacralen System herzustellen und von dort aus die Langwelligkeit zu fokussieren. Stellen Sie nicht zwangsweise einen Stillpunkt her, was eine Möglichkeit darstellt. Wichtiger ist zunächst die Integration eines Kontaktes an Geschlechtsteilen in einen entspannten Modus des Cranio-Sacralen Systems. Dies entspricht einer der in Teil 1 benannten Frequenzen: CSR, Potency-Tide oder Long-Tide. Balancieren Sie, den Kontakt zu den Geschlechtsteilen aufrechterhaltend, entsprechend den allgemeinen Zielsetzungen der Cranio-Sacralen Methode, wie sie in Teil 1 beschrieben ist, den Flüssigkeitskörper aus. Hierfür haben Sie zwar nur eine Hand zur Verfügung, es sollte Ihnen jedoch mit fortschreitender Übung gelingen, eine ausreichend große Anzahl an Interventionsmöglichkeiten auf das Cranio-Sacrale System einhändig vorzunehmen.

Abschluss

Das zunächst bewusst niedrig gesteckte Ziel sollte es sein, eine angenehme, nicht sexualisierte Empfindung Ihres oder Ihrer Klient*in, von seinen oder ihren Geschlechtsorganen (Organum genitale) zu bekommen. Hinweis: In den meisten Fällen wird die Ermangelung dieser scheinbar so profanen Anforderung nicht bewusst sein. Wenn dies erreicht ist, soll dies als ein wichtiger Schritt und eine wichtige Grundlage für allgemeines Wohlbefinden, bis hin zu dem Gefühl von allgemeiner Sicherheit genügen. Lösen Sie den Kontakt, sorgen Sie eventuell dafür, dass Ihr oder Ihre Klient*in sich unter der Decke oder in einem geschützten Umfeld bekleiden kann, falls Kleidungsstücke abgelegt worden waren. Führen Sie bei Bedarf Techniken gemäß Teil 1 aus, um den Termin in sich abzurunden.

Abschlussbemerkung
Wir haben die Formulierung „allgemeine Sicherheit" im vorherigen Abschnitt verwendet, um ein Ziel in der Wahrnehmung der Geschlechtsorgane zu beschreiben. Wie bereits an anderer Stelle gesagt, ist es nicht unser Anliegen, in andere umfangreiche Systeme einzuführen oder uns als Expert*innen in anderen Bereichen darzustellen. Hier soll lediglich zum weiteren Vertiefen und zum Ermessen der mit dem hier beschriebenen Anspruch verbundenen Konsequenzen und Auswirkungsdimensionen ein Bild aus dem yogischen Denken mitgegeben werden. Wenn das Wurzelchakra (lokalisiert am Beckenboden) kalt, unangenehm oder, vereinfacht gesagt, in einem nicht guten Zustand ist, ist dies mit einem Mangel an Urvertrauen und dem damit verbundenen Mangel an Sicherheit zusammenzudenken. Mit und aus diesem Gefühl ist es schwer, ein eigenständiges Leben und eine z. B. finanzielle Unabhängigkeit und Sicherheit aufzubauen. Beachten Sie auch die Veränderungen im ganzheitlichen Sinne bei ihren Klient*innen. Haben Sie Geduld: Veränderungen auf diesen Ebenen benötigen Zeit.

Fragen Sie abschließend eventuell noch einmal nach, ob der heutige Termin für Ihren oder Ihre Klient*in in Ordnung war. Achten Sie darauf, in welchem mentalen Zustand Sie sich von Ihrem Klienten oder Ihrer Klientin verabschieden. Der Kontakt zu Geschlechtsteilen kann in manchen Fällen explorative Effekte herbeiführen. Wir bieten die Möglichkeit eines Nachgesprächs an, zum Beispiel telefonisch und bei Bedarf. Dies hat in den meisten Fällen einen beruhigenden Effekt und wird selten genutzt. Die auftauchenden Themen werden meist mit in den nächsten Termin gebracht.

11.4.3 Leber (Hepar)

Sie haben bereits gelernt, wie Sie aus technischer Sicht mit der Leber (Hepar) arbeiten können und welche Aufgaben und Funktionen mit der Leber (Hepar) verbunden sind. Darüber hinaus haben wir einen Hinweis darauf gegeben, wie die Leber (Hepar) oder besser der Funktionskreis Leber in der TCM zu verstehen ist. Dieses Wissen stellt die Brücke zur Vorgehensweise her, die wir unterrichten, wenn es um die Reintegration oder Regulation der Leberfunktionen geht. Wir gehen in diesem Kapitel davon aus, dass für aus schulmedizinischer Sicht diagnostizierte Organzustände auch psychologische Ursachen vorliegen können. Wäre dieser Standard bereits verbreitet und etabliert, könnten psychologische Diagnosen die schulmedizinischen Diagnosen ergänzen. Dies würde in einigen Fällen, die Leber (Hepar) betreffend, zu einer anderen Therapie/Behandlung führen. Einen solchen Ansatz fortführend, soll im Folgenden aufgezeigt werden, wie die Glaubenssatzarbeit/Arbeit mit den Grundannahmen auf die Organfunktion wirken kann. Wie schon an anderen Stellen in diesem Buch weisen wir auch hier darauf hin, dass es sich nicht pauschalisieren lässt, wie Menschen auf Interventionen reagieren und ebenso wenig, wie bei einem komplexen Leben eine Lösung oder eine Unterstützung zu mehr Gesundheit aussehen muss oder kann. Es ist lediglich als ein Beispiel zu sehen, welches auf Prinzipien basiert, die übertragbar sind. Es bleibt jedoch von der Anpassungsfähigkeit der behandelnden Person abhängig, ob die aufgezeigten Zusammenhänge übertragen und zu einer erfolgreichen Anwendung gebracht werden können.

Es folgt eine beispielhafte Vorgehensweise, die im Detail verändert werden kann: Der Autor beginnt die Arbeit an der Leber (Hepar), nachdem auf kognitiver Ebene, aus dem Vorgespräch und allen bisherigen Evaluationen gesammelte Informationen ein Bild ergeben haben, wie der liegende Mensch mit dem Thema Wut und Entgiftung bisher im Leben umgegangen ist. Nehmen Sie eine Einschätzung hinzu, ob dieser ein Interesse entwickelt hat, diesen Umgang zu ändern. Für uns ist es nicht selbstverständlich, dass ein Mensch den gesünderen Zustand zum jetzigen Zeitpunkt möchte; denn dies bedeutet in manchen Fällen ein anderes Leben, um diesen Zustand dann auch aufrechterhalten zu können. Veränderung bedarf auch neuronaler Arbeit und ist nur unter entsprechenden Rahmenbedingungen möglich.

Die Autor*innen beginnen bei der hier angenommenen Wut-Thematik gerne am rechten Fuß. Bearbeitet wird das rechte Bein nach cranial. Hierbei verwenden wir Techniken aus der „speziellen Faszienarbeit", wie wir sie bei Helmut und Ulrike Kinon in der Kinon-Akademie in Langen (Hessen) gelernt haben. Diese Methode arbeitet vollkommen schmerzfrei an den Faszien. Sollten Sie diese oder vergleichbare Methoden nicht zur Hand haben, gilt das Folgende: Lösen Sie die Kniescheiben (Patella) und integrieren Sie diese, falls möglich, in den Cranio-Sacralen Rhythmus. Bei Wut als Begriff im Behandlungsprotokoll ist die Arbeit am Ischiasnerv (Nervus ischiadicus) zu empfehlen, wie sie in Teil 1, Kapitel 3.3 beschrieben ist. Des Weiteren das Lösen des rechten Darmbeins (Os ilium), falls sinnvoll und möglich. Überprüfen Sie die Notwendigkeit von Interventionen im Viszeralraum bei Wut, besonders Darm (Intestinum) und Magen (Gaster). So gelangen Sie nach einer von den Füßen aus beginnenden Technikfolge zur Leber (Hepar). Für die nun folgende Arbeit an der Leber (Hepar) soll die caudale Versorgung der Leber (Hepar) möglichst gut vorbereitet sein. Dies beinhaltet neben der rein physiologischen Versorgung auch die empfundene. Können die Beine den Menschen tragen und stehen sie als Handlungsträger zur Verfügung? Wenn Handlungsimpulse ins Bewusstsein treten, sollte die ganzheitliche Körperwahrnehmung, wie sie im bisherigen Verlauf beschrieben ist, weitestgehend zur Verfügung stehen.

Handhaltungen

Entnehmen Sie die verschiedenen Handhaltungen dem Kapitel 11.3.1.

Vorgehensweise

In diesem Beispiel gehen wir davon aus, dass der oder die Klient*in seine oder ihre Wut nicht körperlich oder verbal ausdrücken konnte, was in unseren Praxen sehr häufig der Fall ist und daher eine lohnende Technikbeschreibung begründet. Beginnen Sie nun mit dem oder der Klient*in über die bereits im Vorfeld für Sie zumindest in groben Zügen bekannte Thematik zu sprechen, die Sie zur Ausführung dieses Protokolls motivierte. Arbeiten Sie mit der Handhaltung von caudal nach cranial und beobachten Sie, wie oder ob es Reaktionen unter Ihren Händen gibt. Beobachten Sie auch, wie oder ob der Mensch reagiert, wenn über das Thema Wut gesprochen wird, während Sie mit den Händen an der Leber (Hepar) im Kontakt sind. Wenn die zu erwartende Haltung im Gespräch auftaucht, dass es nicht gut oder nicht möglich gewesen sei, in einer damaligen Situation Wut zu äußern (was hier nicht weiter vertieft werden soll, denn wir theoretisieren hier eine Situation, von der wir einfach annehmen können, dass diese Darstellung richtig ist), unterstützen Sie die Leber (Hepar), indem Sie sie in den Bereich unter dem Rippenbogen cranial heben. Stellen Sie es sich so vor: Die Wut staut sich in der Leber (Hepar), sie ist als Energie vom Körper bereitgestellt worden, um die Situation im Außen so zu verändern, dass das Außen dem Körper weniger oder gar nicht mehr schadet (siehe unsere Definition von Wut, Kapitel 11.3.1). Wenn diese Energie vom Verstand oder anderen Kräften zurückgedrückt wird, ist dies ein indirekter Schaden für den Körper, der sich selbst helfen wollte. Helfen Sie nun dieser Kraft, die den Körper schützen wollte, den Körper zu verlassen. Die Wut und damit die Energie, die durch Glykogenolyse bereitgestellt wird, steigt in der Leber auf, bis sie in einer Aktion verwendet wird. Durch Unterstützen der Region kann die Energie im Körper leichter zum ursprünglichen Erfolgsorgan gelangen. Dies ist eventuell zu unterstützen und einzuordnen. Die mit Wut assoziierten Ausdrucksmöglichkeiten sind mitunter deutlich und heftig. Wir bieten in unseren Praxen eine Pratze (Schlagmatte für Kampfsportler) an, um einen Ausdruck von Energie ohne Schaden zu ermöglichen.

Unterstützen Sie neben der Leber auch den Verstand Ihres oder Ihrer Klient*in oder andere Teile des Körpers, indem Sie ihn oder sie dazu motivieren auszusprechen oder auszudrücken, was damals nicht gesagt oder geäußert wurde. Das kann auch ein Laut oder eine Bewegung sein, eine konkrete Handlung oder auch nur das Zu-Ende-Denken eines begonnenen Gedankens. In vielen Fällen ist es eine Gewalttat, die den eigenen Körper geschützt hätte und die der Klient oder die Klientin zurückgehalten hat. Damals war es in den meisten Fällen sinnvoll, gut und eventuell lebensnotwendig oder erhaltend, diese Gewalttat zurückzuhalten. Es führt zu körperlicher Entspannung, wenn die Bewegung, die Äußerung oder sonstige Handlung nun ausgeführt werden darf. Dies ist darin begründet, dass die hierfür vorgesehene Anspannung nicht mehr benötigt wird. Denn einmal gefeuert, liegen neuronale Reize zur Handlung auf und in dem Nervensystem, bis sie abfließen können.

Bleiben Sie an der Leber (Hepar), sofern möglich. Meist sind Rötungen an Hals, Armen, Schultern, im Gesicht oder anderen Stellen des Körpers sichtbar, wenn solche Reize an die Oberfläche des Nervensystems gelangen. Es handelt sich hierbei meist um eine Abwehrreaktion des Körpers gegen die als schädigend interpretierte Situation.

Unterstützen Sie diese Abwehraktion je nach ihrem Erscheinen mit Ihrem gesamten Wissen. Nutzen Sie auch das Netzwerk anderer Expert*innen in Ihrem Arbeitsumfeld, falls Sie sich bei manchen Erscheinungen nicht sicher sind.

Wechseln Sie auf die andere Seite des Klienten oder der Klientin und halten Sie auf ähnliche Weise die Milz (Lien). Die Milz (Lien), die für die Vermehrung der T-Zellen (T-Lymphozyt) zuständig ist, war als Teil des Immunsystems an der Abwehrreaktion beteiligt. Die Funktion der Leber ist vom Zusammenspiel und der Kommunikation mit der Milz (Lien) abhängig. Führen Sie Techniken an der Milz aus, wie sie in Kapitel 11.3.2 beschrieben sind.

Abschluss

Versuchen Sie nun, die Milz (Lien) und die Leber (Hepar) in eine gemeinsame Bewegung, in den Cranio-Sacralen Rhythmus zu integrieren. Bei dieser Öffnung der Fokussierung verfahren Sie so lange erweiternd und hinzunehmend, bis Sie im Idealfall den gesamten Rumpf, Hals und Kopfbereich des Menschen vor sich in einer Einheit wahrnehmen können. Führen Sie diese Einheit in einen gemeinsamen Bewegungsfluss im Cranio-Sacralen Rhythmus. Sprechen Sie mit Ihrem Klienten oder Ihrer Klientin abschließend über die Wut-Thematik und den jetzigen Gemütszustand.

Abschließend soll jedoch gesagt sein, dass wir zwar hin und wieder mit dem Thema der Überforderung konfrontiert werden, was den Umgang mit emotionalen Prozessen beziehungsweise ihre Begleitung und Einordnung angeht, dies ist jedoch im Kontext der Ausbildung meist in einer theoretischen, vorauseilenden Sorge verortet. „Was mache ich denn, wenn …?" sind Fragen, die zwar die Ausbildung begleiten, in der Praxis erleben wir ausschließlich positive Verläufe. Da über den Körper eine Steuerungsgröße in die emotionale Prozessarbeit eingreift, die sich selbst am besten kennt, ist die Dosierung in der Praxis meist den Bedingungen entsprechend. Der eigene Körper überfordert sich bei den hier beschriebenen Vorgehensweisen nicht.

Ein Hinweis, der mitgegeben werden kann, bezieht sich auf den Umgang mit freiwerdenden Möglichkeiten. Ist die Ausdrucksmöglichkeit der Wut nach einer Anwendung auf körperlicher

Ebene verbessert, kann eine Überreaktion oder Projektion in den folgenden Tagen nicht ausgeschlossen werden. Informieren Sie darüber und schaffen Sie ein Bewusstsein dafür. Geben Sie die Bitte mit, dass die frei werdende Möglichkeit, Wut auszudrücken, nicht die falschen Personen, Tiere oder Gegenstände trifft. Auch sollte das Ausmaß im Regulierten liegen. Bieten Sie die Möglichkeit für ein Nachgespräch oder eine Nachversorgung, wenn dies nötig erscheint.

11.5 Techniken mit dem traumatisierten Gehirn

Das derzeitige Wissen über die Gewichtung der Aktivität von Hirnstrukturen bei Traumata ermöglicht uns, in der Cranio-Sacralen Körperarbeit speziell auf diese Strukturen einzugehen (vgl. Kapitel 6).

11.5.1 Ausgleich der Großhirnhemisphären unter der Berücksichtigung von Traumata

Lokalisation

Die Lokalisation wird in Teil 1, Kapitel 4.5 beschrieben.

Funktion und Auswirkung

Jede Gehirnhälfte besteht aus 5 Lappen (Lobus): dem Frontallappen (Lobus frontalis), Parietallappen (Lobus parietalis), Temporallappen (Lobus temporalis), Okzipitallappen (Lobus occipitalis) und dem Insellappen (Lobus insularis), der von den anderen Lappen verdeckt wird. Die Funktion dieser Lappen ist in Teil 1, Kapitel 4.5 beschrieben.

Kontaktaufnahme

Beginnen Sie mit einem Becker Hold oder einem Schädelhaltegriff IV zur Kontaktaufnahme. Über die verbale Kontaktaufnahme finden Sie heraus, wie der Kontakt am Kopf (Cranium) empfunden wird und ob Sie ihn noch verbessern können. Wenn er so gut wie zu diesem Zeitpunkt möglich empfunden wird, beginnen Sie mit der Evaluation der beiden Hirnhemisphären.

Evaluation

Dabei halten Sie beide Seiten des Kopfes; der Fokus ist dabei nicht auf der knöchernen Struktur, sondern auf den innen liegenden Gehirnanteilen. Machen Sie sich bewusst, welche zwei möglichen Strukturen Sie gerade aus traumatheoretischer Sicht gesehen in den Händen halten. Einmal die aktivierte rechte Hemisphäre, die fragmentarisch, implizit hoch aktiviert ist und auf der anderen Seite die in Sprache fassende, logisch denkende und verknüpfende linke Hemisphäre. Versuchen Sie beide Hälften unter Ihren Händen gleichzeitig und gleichberechtigt zu spüren, auch wenn sich eine möglicherweise mehr in den Vordergrund drängt. Evaluieren Sie Gemeinsamkeiten und Unterschiede.

Durch Gesprächsführung, die gegebenenfalls bereits in vorherigen Terminen, im Vorgespräch oder im bisherigen Verlauf der Sitzung stattgefunden hat, sollten Sie neben den Evaluationsergebnissen im Allgemeinen (vgl. Teil 1, Kapitel 2 im 10-Schritte-Protokoll) eine möglichst umfangreiche Vorstellung von den Reaktionen eines Gehirns im Allgemeinen auf die von den Klient*innen geschilderten traumatischen Bedingungen haben. Gleichen Sie nun dieses Wissen mit Ihren Empfindungen ab.

Bei traumatisierten Menschen erleben wir in der Regel eine stark erhöhte Aktivität des Gehirns in bestimmten Arealen, während andere Bereiche umso inaktiver erscheinen. In manchen Fällen ist es kaum möglich, die Finger an den Schädel zu legen, da die elektrische Ladung so stark ist, dass die Motorik, meist dann von einem Finger der behandelnden Person, der sich über dem stark geladenen Areal befindet, von dieser Spannung beeinflusst wird. Dies bedeutet konkret, dass der Finger bei Annäherung an dieses Areal eine eigene Spannung aufbaut und wie von einem gleich gepolten Magnetfeld abgestoßen wird. Dieses Phänomen wird umso stärker, je näher der Finger an das entsprechende Areal geführt wird. Ein angenehmer Kontakt ist bei diesem Ausmaß an Spannung nicht möglich, was zu den in Teil 1 genannten Bedingungen eines Ausschlusskriteriums zählt. Bei starken Spannungen verfahren Sie zunächst weiter wie in Teil 1, Kapitel 5 beschrieben.

Hinweis

Wenn eine derartig starke Spannung vorliegt, muss nicht zwangsweise eine Traumatisierung dafür verantwortlich sein. Es können durch Stress oder andere Umstände ähnliche Effekte auftreten. Diese Tatsache ist jedoch für uns keine Schwierigkeit; wir diagnostizieren nicht und es ist nicht unsere Aufgabe, dieses Phänomen an sich zu bewerten. Mit der vorliegenden Spannung kann genauso gearbeitet werden, wie im Folgenden beschrieben, da die Auflösung der Spannungen aus neuronaler Sicht kongruent verlaufen kann. Vergleichbar dem wesentlich weiteren Verständnis der Auslegung von Persönlichkeitsanteilen in Anteile im Allgemeinen (vgl. Kapitel 11.2), soll ohne eine für unsere Arbeit nicht notwendige Pathologisierung oder diagnostische Einordnung die Integration und Verbindung von verschiedenen Arealen im Gehirn ausgeglichen, harmonisiert oder gemeinhin verbessert werden. Arbeiten Sie bitte, was die Diagnostik und eventuell notwendige oder hilfreiche Unterstützung von Menschen mit potenziell oder bekanntem traumatischem Hintergrund angeht, mit entsprechenden Fachkräften zusammen.

Vorgehensweise

Wie in Teil 1, Kapitel 3.7 und Teil 1, Kapitel 5 beschrieben, versuchen Sie die Hirnhälften miteinander auszugleichen und einen Point of balanced tension bzw. die zu diesem Zeitpunkt bestmögliche Annäherung daran herzustellen. Wir gehen an dieser Stelle davon aus, dass sich ein Ausgleichen nicht bis in eine Balance führen lässt. Zunächst, da eine unterschiedliche Aktivierung der Gehirnhälften als ‚normal' bezeichnet werden kann und des Weiteren, da wir in diesem Kapitel von Traumatisierungen ausgehen, die diese Dysbalance festigen. Und da Lösungsstrategien des Gehirns, wie in Kapitel 6 beschrieben, vorliegen, die sich nicht ohne Weiteres auflösen lassen. An dieser Stelle dient der Versuch des Ausgleichs einer weiteren Evaluation, die das Ausgleichen bis zu einem bestimmten Punkt beinhaltet. Betreiben Sie diese Annäherung bis zu einem stabilen Zustand. Öffnen Sie dann den Fokus über den gesamten Menschen. Sie sollten nun ein ganzheitliches Bild des Menschen vor sich haben, welches sowohl die kognitiven als auch die physiologischen Eindrücke beinhaltet, die Sie bis hier sammeln konnten. Diese sind so komplex und umfangreich, dass es irreführend wäre, durch eine Technikabfolge eine pauschale Vorgehensweise zu postulieren, die die vorliegenden Probleme oder Abweichungen von einem harmonischen Ideal unserer Vorstellung entsprechend herstellen könnte. Seien Sie sich bewusst, dass, wenn Sie in den folgenden Minuten eine Veränderung in den neuronalen Strukturen des vor Ihnen liegenden Menschen erreichen, diese einer manchmal mehrjährigen verbal-kognitiven oder emotional-kognitiven Integrationsphase oder therapiebegleiteten Entwicklung entsprechen kann. Seien Sie entsprechend geduldig und demütig, wenn Sie dem Großhirn (Cerebrum) und dem zugehörigen Menschen nun Folgendes anbieten.

Leiten Sie die überschüssige Spannung aus dem von Ihnen als am stärksten geladen wahrgenommenen Areal, zunächst auf sich selbst, sprich auf die von Ihnen dort platzierte Hand oder den Finger, passiv ab. Lesen Sie ggf. hierzu noch einmal den Abschnitt zur Erdung (Teil 1, Kapitel 1.4.4). Haben Sie ein mitfühlendes Verständnis dafür, dass das Gehirn entschieden hatte, diese Spannung in einer potenziell traumatischen Situation nicht weiterzuleiten oder in Folge von Stressoren aufzubauen. Über die komplexen Begründungen und Erkenntnisse, welche diese sein könnten, schauen Sie in Kapitel 6 dieses Teils. Nun ist der Klient oder die Klientin durch die umfangreiche Vorarbeit am gesamten System und die im Vorfeld aufgebauten positiven Ressourcen (Kapitel 10.1) in einer grundsätzlich anderen Verfassung als in der traumatischen Situation. Machen auch Sie sich diesen Sachverhalt bewusst und stärken Sie Ihre eigene neutrale Präsenz (vgl. Teil 1, Kapitel 1.4.4). Angst sollte bei Ihnen selbst nicht im System als Frequenz präsent sein, ebenso wie Mitleid oder Sorge. Überprüfen Sie, ob neutrale Qualitäten im System Ihres Klienten oder Ihrer Klientin vorliegen.

Stärken Sie nun Ihre anatomische, physiologische Vorstellung der Neuroplastizität des vor Ihnen befindlichen Gehirns. Visualisieren Sie das hochgeladene Gehirnareal. Daraufhin visualisieren Sie das Erfolgsareal, welches für die Verarbeitung und Weiterleitung der Informationen zuständig wäre, die ja in Form von elektrischen Ladungen ‚noch' im hoch angespannten Areal vorliegen. Machen Sie sich auf der theoretischen Ebene klar, welche Tragweite, sprich welche Auswirkungen, die vorliegende Spannungsverteilung im Gehirn des oder der Klient*in für diesen oder diese hat. Hierbei handelt es sich nicht um eine Krankheit oder eine Störung, sondern um eine temporäre Lösung eines zu einem anderen Zeitpunkt scheinbar nicht lösbaren Problems. Dieser Zeitpunkt liegt in der Vergangenheit und die Gegebenheiten haben sich verändert. Sind diese Voraussetzungen gegeben, wird eine Informationsverbindung zwischen den beiden Gehirnarealen spürbar aufgebaut. Lassen Sie sich Zeit. Sprechen Sie mit Ihrem oder Ihrer Klient*in über dessen oder deren Empfinden.

Die Neuroplastizität des Gehirns sorgt dafür, dass nicht nur bestehende Bahnen des Gehirns wieder oder mehr benutzt werden, die seit der Traumatisierung reduziert waren. Es werden auch neue Verknüpfungen/Vernetzungen zwischen den Arealen entstehen. Es entsteht de facto ein Erkenntnisprozess im Gehirn des oder der Klient*in, der ggf. über einige Monate gesprächspsychologisch begleitet werden kann. In den meisten Fällen ist dies bei unseren Klient*innen nicht nötig gewesen, da es sich um eine Auflösung von Einschränkungen handelt, die mit positiven Effekten einhergeht. Somit sind die Menschen in dieser Phase eher optimistisch und haben positive Erfahrungen, die als Begleiterscheinung dieser Integration gedeutet werden. Während etwa die Integration der Leberenergie, wie im vorangegangenen Kapitel beschrieben, eine gewisse Dynamik in den Alltag bringen kann, ist die Harmonisierung der Großhirnhälften glättend. Eine Entspannung des Alltagserlebens ist zu erwarten.

Die uns gegenüber häufig geäußerte Angst von therapeutisch ausgebildeten Menschen, dass die Wiedervernetzung einer in der Psychologie mit Sorge und Sorgfalt beobachteten Konfrontation gleichkäme, die ein Überforderungspotenzial mit sich bringt, können wir entkräften. Es ist nicht zu beobachten, dass sich Menschen durch eine hier beschriebene neuronale Vernetzung, überfordern können.

Nachdem Sie sich einen ausführlichen Eindruck von der Tragweite gemacht und eine erste Annäherung der beiden Areale realisiert haben, die Sie im Verlauf der Technik lokalisiert hatten, können Sie nun mit der Vernetzung weiter fortschreiten.

Bleiben Sie hierzu am als hoch geladenes Gehirnareal identifizierten Bereich und nutzen Sie theoretisches Wissen aus Kapitel 6 sowie die Erkenntnisse aus der Evaluation und den Beobachtungen aus den letzten Minuten der Anwendung. Entscheiden Sie, ob Sie die Hemisphäre und ggf. noch spezifischer ein Areal der hoch geladenen Hemisphäre mit anderen sich aufdrängenden oder logisch durch Reaktionsketten identifizierbaren Bereichen ausgleichen wollen. Neben den Gehirnarealen oder anderen Teilen des Gehirns bieten sich hier ebenfalls Körperregionen an, die thematisch mit der Hochladung (Spannung) des von Ihnen lokalisierten Areals korrelieren (Entladung über Efferenzen). Dies könnte bedeuten, mit einer Hand auf dem Brustkorb zu arbeiten, um die Spannungen, die eventuell mit Ängsten oder anderem verbunden sind oder waren, mit der Atmung und dem Herzbereich zu verbinden.

Wir können an dieser Stelle nur allgemein unsere Vorgehensweise skizzieren. Sie können selbst gedanklich durchspielen, wie lang die Liste der sinnvollen Möglichkeiten wird, wenn Sie nur die gut zu erreichenden Bereiche als potenzielle Erfolgsorgane einer weiteren Verbindung durchgehen. Hier einige Beispiele: linke Hemisphäre und rechte Schulter, Armnervengeflecht (Plexus brachialis), rechtes Auge, Hirnstamm (Truncus cerebri), linke Amygdala, Kleinhirn (Cerebellum), verlängertes Mark (Medulla oblongata), Zungenbeinkomplex, Solarplexus (Plexus solaris) usw.

Je nach Geschichte der Traumatisierung wird schnell klar, welche dieser Möglichkeiten konkret begründbar in Dysbalance geraten sein könnten. Auch hierzu ein Beispiel: Wenn die Spannung in der linken Hemisphäre mit dem Zungenbeinkomplex ausgeglichen werden kann, könnte das Thematiken des nicht Ausgesprochenen oder des nicht Sagbaren, des nicht Ausformulierten oder des wieder heruntergeschluckten, emotional wichtigen Informationsgehalts betreffen. Der Ladungsimpuls in der Gehirnregion hat Jahre überdauert, da eine Ausführung und eine damit verbundene Entladung durch mangelnde Integration und Realisation nicht möglich war. Der Ausgleich der linken Hemisphäre mit dem Solarplexus (Plexus solaris) kann eine Selbstwirksamkeit-in-der Welt-Thematik (Selbstwahrnehmung und Handlungskompetenz), die durch Prägung in ungünstige Relationen geraten war, wieder regulieren usw.

Zum Abschluss halten Sie beide Hemisphären als Ganzes und imaginieren Sie den Point of balanced tension wie zu Beginn der Technik. Nehmen Sie den jetzigen Zustand evaluierend und protokollierend auf. Eventuell fallen Ihnen aus dieser Position weitere Dysbalancen auf. Verfahren Sie, falls noch genügend Zeit in dieser Sitzung zur Verfügung steht, eventuell mit einer oder auch zwei der im Folgenden beschriebenen Ausgleichsmöglichkeiten. Runden Sie die Arbeit am Gehirn bei Bedarf immer mit erdenden Techniken ab (vgl. Kap. 11.3.6 oder Teil 1, Kap. 5.3.7).

11.5.2 Ausgleich Hinterhauptlappen (Lobus occipitalis) und Frontallappen (Lobus frontalis)

Lokalisation

Die Lokalisation ist in Teil 1, Kapitel 4.5 beschrieben.

Zu den dort beschriebenen Arealen und deren Funktionen sollten Sie sich einen Überblick über die Assoziationsbahnen verschaffen. „Die Assoziationsbahnen bilden den Hauptteil der weißen Substanz, verbinden benachbarte Gyri und entfernte Areale derselben Hemisphäre“ (Liem, 2018, S. 569). Hier ist es besonders der Fasciculus longitudinalis superior, der die Anteile des Parietal-, Occipital-, und Temporallappens mit dem Frontallappen verbindet.

Funktion und Auswirkung

Die Funktionen im Allgemeinen finden Sie ebenfalls in Teil 1, Kapitel 4.5. Darüber hinaus soll im Folgenden auf die Verarbeitungsketten innerhalb des Gehirns eingegangen werden. In Van der Kolks Buch „Verkörperter Schrecken” wird speziell einem Teil des Hinterhauptlappens Beachtung geschenkt: dem Brodmann-Areal 19, einem Teil des visuellen Kortex, in dem Bilder registriert werden, sobald sie im Gehirn eintreffen (Van der Kolk, 2021). Diese Bilder verweilen normalerweise nur kurz in diesem Areal und werden von dort aus zur Verarbeitung weitergeleitet. Bei den traumatisierten Testpersonen von Van der Kolk konnte festgestellt werden, dass das Brodmann-Areal 19 dauerhaft aktiviert war, aber keine Informationen weitergeleitet wurden. Die folgende Technik soll diese Aufgabe der Weiterleitung initiieren.

Durch die Anwesenheit und Berührung des oder der Praktizierenden kann eine Realisation der Gegenwart und eine zeitliche Einordnung geschehen. Dies ist eine erste wichtige Unterscheidung der Rahmenbedingungen zur für die Entstehung verantwortlichen Situation. Die Informationen können vom visuellen Kortex in andere Hirnareale und hier im Speziellen zum Frontallappen geleitet werden, der eine verknüpfende, analytische und planerische Aufgabe erfüllt. Im weiteren Verlauf werden wir auf die zu vermutende Notwendigkeit eingehen, weitere Areale in diesen Verarbeitungsprozess miteinzubeziehen, wie etwa den Schläfenlappen (Lobus temporalis) und die Amygdala. Zunächst jedoch der Ansatz, die Informationsverarbeitung aus dem visuellen Cortex des Hinterhauptlappens (Lobus occipitalis) zum Frontallappen (Lobus frontalis) zu ermöglichen. Diese Herangehensweise ist in sich komplex. Sie wird als Ausgangslage für spätere, verfeinerte Vorgehensweisen dienen.

Kontaktaufnahme

Die ventrale Hand liegt auf der Stirn, die dorsale Hand hält den Hinterkopf mit den Fingern nach caudal zeigend. Suchen Sie einen Kontakt zu den innenliegenden Strukturen, denken und fühlen Sie über die Knochen hinaus. Vergegenwärtigen Sie sich nun, auf den grundlegenden Erfahrungen aus Teil 1 und den vorangegangenen Techniken zum Ausgleich der Hemisphären, die Komplexität und Unterschiedlichkeiten der hier zunächst vereinfacht (durch Reduktion der Ausdifferenzierbarkeit inhärenter Funktionen), Stirnlappen (Lobus frontalis) und Hinterhauptlappen (Lobus occipitalis) genannten Strukturen. Den Stirnlappen (Lobus frontalis) betreffend bedeutet dies, dass wir nach dem Ausgleich der Hemisphären ein vertieftes Verständnis über die Links-rechts-Unterteilung haben. Nehmen Sie den Stirnlappen (Lobus frontalis) nun nicht mehr als ein Areal wahr, sondern zusätzlich in seiner Links-rechts-Unterteilung. Als sehr fortgeschrittene*r Praktizierende*r der Methode können Sie auch Differenzierungen in der Tiefe, also nach medial oder in der longitudinalen Dimension des Frontallappens identifizieren.

Was das Hinterhaupt angeht, so sollten Sie sich über die Lokalisation der Brodmann-Areale 17, 18 und 19 bewusst sein, die Sie nun über Ihre dorsale Hand wahrnehmen. Die einzelnen Aufgaben der Brodmann-Areale bei der Auswertung visueller Reize entnehmen Sie bitte Teil 1, Kapitel 4.5.

Während Sie aus technischer Sicht zunächst lediglich halten und wahrnehmen, vergegenwärtigen Sie sich, welche Rolle und Bedeutung die einzelnen Areale bei der Ihnen nun bekannten Ausgangslage des oder der vor sich liegenden Klient*in haben könnten. Kennen Sie die Traumatisierung oder ist diese noch nicht exploriert? Welche Rolle spielen eventuell noch nicht vom Verstand akzeptierte visuelle Eindrücke im traumatherapeutischen Prozess des oder der Klient*in? Seien Sie auch hier demütig, duldsam und respektvoll gegenüber dem Zustand des Gehirns, das Sie vorfinden, sowie gegenüber der Verarbeitung und Regulierungsgeschwindigkeit, die Sie bisher oder von nun an beobachten können. Achten Sie darauf, ob, und wenn ja, in welchem Ausmaß diese eventuell von dem abweicht, was Sie im Theoretischen erwarten – zum Beispiel durch das Lesen dieser oder vergleichbarer Literatur. Bleiben Sie mit Ihrem oder Ihrer Klient*in im Austausch über Empfindungen oder visuelle Eindrücke. Diese können auch über den Moment hinaus betrachtet werden. Zum Beispiel können Träume oder Bilder, die immer wieder auftauchen, eine Rolle spielen. Manche unserer Klient*innen sehen sogar nach eigener Aussage gewisse Schemen, Bilder oder visuelle Qualitäten wie Nebel ‚immer' als Überlagerung des momentanen Gesichtsfeldes. Für wieder andere ist eine visuell veränderte Umgebung ein alltäglicher Begleiter. Seien Sie in jedem Fall über die Erfahrungswelt Ihres Klienten oder Ihrer Klientin ausreichend informiert.

Evaluation

Fühlen Sie, wie sich der Hinterhauptlappen (Lobus occipitalis) und der Frontallappen (Lobus frontalis) anfühlen. Gibt es einen Unterschied zwischen den Strukturen? Sind beide gleich gut wahrnehmbar? Heben sich innerhalb der Lappen einzelne Areale hervor? Liegen die beobachteten Zustände in einer für Sie aus traumatheoretischer Betrachtung nachvollziehbaren Weise vor? (**Abbildung 86**)

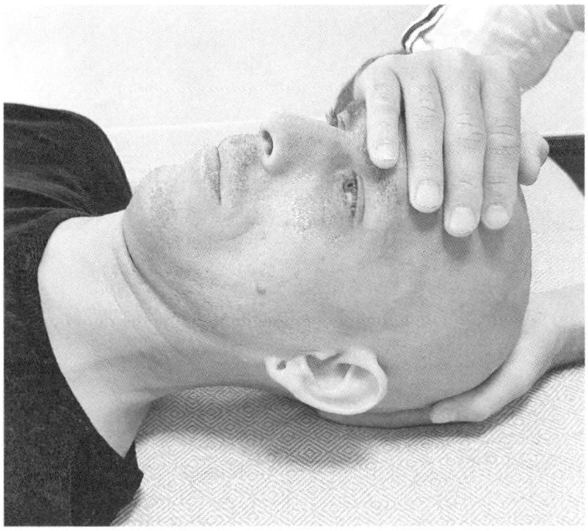

Abbildung 86: Ausgleich Stirnlappen (Lobus frontalis)/Hinterhauptlappen (Lobus occipitalis). Eine Hand liegt locker auf der Stirn, die andere trägt den Kopf einer liegenden Person am Hinterhaupt.

Vorgehensweise

Arbeiten Sie auch hier im Sinne des Point of balanced tension als ein vermutlich nicht direkt erreichbares Ideal. Nach der Theorie in Kapitel 6 ist bei dem hier als traumatisch vorbelastet angenommenen Gehirn anzunehmen, dass Sie den Hinterhauptlappen (Lobus occipitalis) deutlich und möglicherweise auch aktiviert wahrnehmen, im Sinne von pulsierend, kribbelnd, spannungsgeladen (eventuelle Symptome: Nackenschmerzen, Kopfschmerzen, Überspanntheit, chronische Erschöpfung, Konzentrationsprobleme, Stress, Gereiztheit). Eventuell können Sie bereits eines der Brodmann-Areale differenziert wahrnehmen. Stellen Sie sich eine Verbindung zwischen Ihren Händen vor. Sie weisen der Information am Hinterhauptlappen (Lobus occipitalis) den Weg zur Verarbeitung Richtung Stirnlappen (Lobus frontalis).

Es könnte sinnvoll sein, den Stirnlappen (Verstandesebene) auch verbal anzusprechen. Dies gewährleistet, dass Gefühle und Fragmente nicht überfluten, sondern einsortiert werden können.

Bei den beschriebenen Techniken kann es interessant und sinnvoll sein, traumaspezifische Fragestellungen und Themen zu berücksichtigen und ggf. zu verbalisieren. So könnte es von Nutzen sein, auf der verbalen Ebene, mit dem oder der Klient*in in Kontakt zu bleiben und Raum zu geben, eventuell nicht Geäußertes zu äußern und etwa eine potenzielle Sprachlosigkeit zu überwinden (Enthemmung der Assoziationsbahnen, Neuverschaltung, Aktivierung des Traumanetzwerks). Eine Sprachlosigkeit ist in den meisten Fällen mit der hier noch nicht realisierten oder zumindest noch nicht integrierten und vollständig verarbeiteten Informationslast verbunden. Denn es kann nicht ausgedrückt werden, was noch im Verborgenen, Unbewussten oder Abgelehnten liegt.

Eine wichtige Diskrepanz, die vielen bekannt sein könnte, die mit traumatisierten Menschen zu tun haben, ist, dass das nicht bewusste Thema irgendwie immer präsent ist. Im Falle der betroffenen Brodmann-Areale 17–19 bedeutet dies, dass Bilder, die einerseits noch nicht geglaubt oder angenommen werden können, immer da sind und ggf. permanent die Wirklichkeit (beziehungsweise das Abbild dieser) überlagern oder sich durch Trigger in Form von Flashbacks Bahn brechen. Unterstützende Fragen hierzu können sein: „Wie fühlen Sie sich oder wie fühlst du dich? Und wo im Körper fühlen Sie oder fühlst du das? Was macht das mit Ihnen oder dir? Wie fühlt sich das an?" (vgl. auch Kapitel 10.1). Es sollte kontinuierlich eine Anbindung an das Hier und Jetzt gestärkt werden, was die Integration von Bildern aus der Vergangenheit in die Verstandesebenen des Stirnlappens (Lobus frontalis) verbessert. Es genügt hierbei zunächst, die Bilder oder visuellen Eindrücke parallel zur gegenwärtigen Situation wahrzunehmen. Eine Deutung oder Interpretation dieser ist hierbei ebenso wenig notwendig wie die Beantwortung der Frage, ob oder inwieweit die Bilder, so wie sie im Moment gesehen werden, wahr sind. Denn häufig erscheint das Bild als unglaubwürdig, unwahrscheinlich, unmöglich oder noch in abstrakter Form. Dies relativiert sich jedoch mit Voranschreiten des traumatherapeutischen Prozesses größtenteils von allein. Gegebenenfalls, wie schon des Öfteren erwähnt, sorgen Sie bitte für eine entsprechende therapeutische Begleitung der betroffenen Person.

Nutzen Sie die sagittale Liquorfluktuation als Bindeglied zwischen den Gehirnarealen. Streben Sie eine Harmonisierung von Stirnbein (Os frontale) und Hinterhauptbein (Os occipitale) an, sowohl frequentativ als auch in der Amplitude. Synchronisieren Sie den Cranio-Sacralen Rhythmus zwischen diesen Knochen. Beobachten Sie die Kommunikation der beiden Bereiche. Die Liquorbewegung sollte von caudal kommend zunächst die Schädelbasis (Basis cranii) bewegen und darauf das Stirnbein (Os frontale). Diese Reihenfolge der Liquorbewegung entspricht der evolutionären Entwicklung des Gehirns und einer ungestörten Funktionsweise. Wenn Sie die Bewegungsfolge identifiziert haben, können Sie die Verbindung der Gehirnareale dadurch stärken, dass Sie die bestehende Kommunikation unterstützen. Sie können darüber hinaus die Bewegungsfolge, die Ihnen von (gesunden) Personen vertraut ist, als Orientierung nutzen. Stellen Sie über die Knochen eine harmonische Verbindung der Areale her. Gehen Sie daraufhin mit Ihrer Wahrnehmung wieder medial der Knochen. Balancieren Sie die elektrischen Empfindungen zwischen Ihren Händen.

Wenn sich beide Teile gleich oder ähnlich anfühlen, soweit wie zum heutigen Zeitpunkt möglich, beenden Sie die Technik. Oder Sie nutzen den zurzeit wahrnehmbaren Zustand zu einer weiteren Evaluation, mit der Intention, für die Zukunft weitere Schritte ableiten zu können. Um eine gewisse Stringenz in die hier vorgestellten Techniken zu legen, möchten wir im Folgenden einen häufigen und für den weiteren Ablauf der Techniken passenden Fall annehmen: die Notwendigkeit einer Integration der Schläfenlappen (Lobus temporale).

Fortführende Evaluation

Nehmen Sie für die fortführende Evaluation den Stirnlappen (Lobus frontalis) und den Hinterhauptlappen (Lobus occipitalis) wahr. Stellen Sie sich die Verbindungen vor, die es zwischen den beiden Bereichen geben kann. Bedenken Sie, dass die Neuroplastizität des Cerebrums individuell sein kann. Wie Sie in Teil 1, Kapitel 4.5 nachlesen können, ist der Schläfenlappen (Lobus temporalis) für die Verarbeitung der visuellen Bereiche aus dem Hinterhauptlappen (Lobus occipitalis) zuständig. Stellen Sie sich nun vor, wie Sie die Verbindung vom Hinterhaupt- zum Stirnlappen durch den Schläfenlappen (Lobus temporalis) vor sich zwischen den Händen halten. Nehmen Sie Ihren Eindruck auf. Ist diese Verbindung durch den Schläfenlappen (Lobus temporalis) gestört oder gut möglich? (Gestört beinhaltet die Hemmung der Assoziationsbahnen, die Folge einer Reaktionskette, z. B. traumatischer Ereignisse, sein kann.) Ist der Schläfenlappen (Lobus temporalis) überaktiviert, sodass Ihre Finger eher von ihm abgestoßen werden, wie bereits weiter oben beschrieben? Oder ist diese Region des Gehirns eher unteraktiviert, wie Van der Kolk (2021) schreibt, vielleicht sogar ausgeschaltet?

Diese Formulierung teilen wir übrigens nicht, da sie eine für unsere Perspektive zu drastische Pathologisierung über den Sprachgebrauch darstellt. Ein ausgeschaltetes Gehirnareal wäre vermutlich nach wenigen Tagen mangels Versorgung tot und würde die umliegende Region stark in Mitleidenschaft ziehen. Wir bevorzugen hier das Unteraktiviertsein oder in einem Kontext nicht ausreichend Verschaltetsein. So kann ein Schläfenlappen (Lobus temporalis) z. B. durch Stress überaktiviert sein und ungehindert dessen die Verarbeitung der visuellen Reize aus dem Hinterhauptbein (Os occipitale) nicht vollziehen, da die Verschaltung nicht oder nicht ausreichend gegeben ist. Auch die Hemmung eines Areals entspricht unserer Denk- und Sprechweise.

Wenn Sie sich eine Verbindung auf diese Weise vergegenwärtigen, erhalten Sie als Evaluationsergebnis den Bedarf oder das Ausmaß an Entladungs- oder Weiterleitungsbedarfen, die für eine vollständige Verarbeitung der sich noch in einem Areal befindenden Informationen, die

Hinweis

Seien Sie sich bewusst, dass wir lediglich die absolut grundlegendsten und häufigsten Ansätze kurz vorstellen können; verlassen Sie sich auf Ihr Gefühl, wenn Ihnen weitere Integrations- und Regulationsbeziehungen in den Sinn kommen. Wir haben noch keine negativen Erfahrungen mit dem Ausprobieren oder Anbieten von Techniken gemacht. Wenn die Idee nicht funktioniert, bleibt lediglich der erhoffte Effekt aus. Wenn die Ladungen ungünstig zueinanderstehen und zum jetzigen Zeitpunkt nicht ohne Weiteres ausgeglichen werden können, wird uns der Klient oder die Klientin nahezu unabhängig von seiner bewussten Selbstschutzfähigkeit darauf hinweisen, da die neuronalen Ströme ggf. sofort sichtbare, unangenehme Reaktionen auslösen. Diese sind keinesfalls schädlich, da es sich um einen temporären Effekt handelt. Als Beispiel kann hier genannt werden: Die Hand oder ein oder mehrere Finger werden schon beim Versuch, sie über oder an einem bestimmten Areal anzulegen, als so störend empfunden, dass auch der oder die Behandler*in sofort diese Spannung merkt. Dies wird eventuell begleitet von einem eindeutig ablehnenden Gesichtsausdruck der liegenden Person oder sogar einer motorischen Reaktion wie dem Zucken des Augenlides oder Wegdrehen des Kopfes. Angst, Schaden anzurichten, brauchen Sie hiernach in keinem Fall zu haben.

in Form von neuronaler Spannung und Mustern dort vorliegen, notwendig sein könnten.

Wir möchten, wie bereits geschrieben, in diesem Fall davon ausgehen, dass Sie den Bedarf evaluieren können, die Stirnlappen (Lobus frontalis) in die Informationskette zwischen Stirnlappen (Lobus frontalis) und Hinterhauptlappen (Lobus occipitalis) zu integrieren beziehungsweise ihre Beteiligung und Durchlässigkeit diesbezüglich zu verbessern. Für diesen Fall finden Sie im Folgenden die Schritte: Ausgleichen der Schläfenlappen (Lobus temporalis) mit dem Stirnlappen (Lobus frontalis) sowie Ausgleichen der Schläfenlappen (Lobus temporalis) mit dem Hinterhauptlappen (Lobus occipitalis) und Ausgleichen der Schläfenlappen (Lobus temporalis) untereinander. Des Weiteren wird eine überaktivierte Amygdala angenommen, die ebenfalls den Fluss der neuronalen Verbindungen in der Sagittaldimension stark beeinträchtigen kann.

11.5.3 Ausgleich Schläfenlappen (Lobus temporalis) und Stirnlappen (Lobus frontalis)

Lokalisation

Die Lokalisation der Lappen finden Sie in Teil 1, Kapitel 4.5.

Funktion und Auswirkung

Die Funktion des Schläfenlappens (Lobus temporalis) wird in Teil 1, Kapitel 4.5 erläutert. Wie bereits in Teil 1 geschrieben, empfehlen wir bei der Arbeit mit und an den Schläfenlappen (Lobus temporalis), die Nähe und Anwesenheit des Insellappens (Lobus insularis) mitzudenken. Besonders bei Traumatisierung ist dessen Bedeutung nicht außer Acht zu lassen. Lesen Sie hierzu unsere Hinweise und Ausführungen in Kapitel 6. „Bei Extremstress kann auch der Temporallappen durch den Amygdala-Hippocampus-Komplex aktiviert werden.“ (Kapfhammer, 2001, S. 119)

Durch die Dysfunktionalität des Amygdala-Hippocampus-Komplexes (siehe auch Kapitel 6) kann es zu einem übererregten Schläfenlappen (Lobus temporalis) kommen. Durch Entladung der Übererregung kann der Schläfenlappen (Lobus temporalis) seine Funktionsfähigkeit zurückgewinnen/verbessern. Er dient als verarbeitendes Element der visuellen Reize, die im Hinterhauptlappen (Lobus occipitalis) eintreffen. Nun ist das Gehirn ein sehr komplexes Gebilde und im Folgenden soll zusätzlich berücksichtigt werden, welche Rolle und Funktionen der Schläfenlappen (Lobus temporalis) im Zusammenhang mit akustischen Wahrnehmungen und Interpretationen sowie Verarbeitung von Sprache einnimmt. Wir werden einen ersten Eindruck davon bekommen, welche Vielzahl von Lösungen in traumatisierten Gehirnen möglich sind, die jedoch durch ihre zu kompensierenden Folgen eventuell für unsere Klient*innen nicht mehr zeitgemäß sind und sich zur Auflösung oder Rückbildung (Verschaltung/Neuverschaltung von Netzwerken und Reaktionsketten) anbieten.

So gehen wir unter anderem davon aus, dass die Überaktivierung des Insellappens (Lobus insularis) und die starke Verbindung zur Amygdala eine hilfreiche Aktivierung aller Vorsicht und Achtsamkeitsmechanismen zur Folge hat, was bei erlebter Gefahr vom Gehirn sinnvoll und nachvollziehbar ist. Eine Entspannung dieser Verbindung wird jedoch bei Traumatisierung nicht automatisch nach Beendigung der Situation herbeigeführt. Dies entspricht der von uns für die Körperarbeit empfohlenen Definition von Trauma: die Annahme eines nicht vollendeten Prozesses. Konkret kann es also bei der Traumaarbeit am Schläfenlappen (Lobus temporalis), des Insellappens (Lobus insularis) und der Amygdala um eine Beendigung des Notfallmodus gehen.

Salopp formuliert: „Jahre nach der bedrohlichen Situation – könnte mal jemand bitte den Alarm ausschalten?“ Neben dem im Folgenden beschriebenen Ausgleich von Stirnlappen (Lobus frontalis) und Schläfenlappen (Lobus temporalis) sollten Sie also unbedingt die Techniken zum Harmonisieren des Schläfenlappens (Lobus temporalis) mit dem Insellappen (Lobus insularis) und die Arbeit mit der Amygdala beachten sowie einen Ausgleich aller meditemporalen Strukturen.

Kontaktaufnahme

Die eine Hand umfasst seitlich den Schädel auf Ohrhöhe; der Schläfenlappen (Lobus temporalis) befindet sich auf Höhe des oberen Ohrrandes. Die andere Hand liegt auf der Stirn.

Wie immer bei unserer Arbeit, hier im Speziellen, ist es wichtig, in einer guten Kommunikation zu sein. Wenn man sich das Modell der strukturellen Dissoziation vor Augen führt, kann es sein, dass man auf Teilfragmente der Traumatisierung treffen wird, die eventuell noch nie versprachlicht wurden. Zu Beginn kann es hilfreich sein, einen guten Kontakt im Sinne einer Anbindung an die positiven Ressourcen aufzubauen. Hier kann zum Beispiel ein einfacher Kontakt an den Schultern hilfreich sein, um die Liege spüren zu können und ein sicheres Gefühl zu erreichen, so sicher wie für diesen Moment möglich (siehe auch Kapitel 10.1).

Evaluation

Vergleichen Sie die beiden Hirnhauptlappen. Gibt es Gemeinsamkeiten oder Unterschiede? Können Sie einen deutlicher wahrnehmen? Gibt es eine Flussrichtung von einem Areal zum anderen oder vom Kopf in die Peripherie oder umgekehrt? Können Sie eventuelle Afferenzen oder Efferenzen beobachten, die mit den Arealen verbunden sind? Reagiert der Körper oder der Geist/Verstand des Menschen bereits auf den Kontakt?

Vorgehensweise

Nehmen Sie Kontakt zur Liquorbewegung in der cranioventralen Ausdehnung wahr, also u. a. der Extension des Stirnbeins (Os frontale). Unterstützen Sie den Cranio-Sacralen Rhythmus im Bereich des Stirnlappens (Lobus frontalis) und beobachten Sie mit der am Schläfenlappen (Lobus temporalis) liegenden Hand die Auswirkungen. Im hier skizzierten Beispiel gehen wir davon aus, was häufig und damit nicht unwahrscheinlich ist, dass die Festigkeit und Spannung in einem der beiden Bereiche deutlich höher sind. Nutzen Sie nun die bessere Beweglichkeit, diese soll hier im Bereich des Stirnlappens (Lobus frontalis) angenommen werden. Ansonsten verfahren Sie analog dazu. Während Sie die Beweglichkeit des Flüssigkeitskörpers über das Stirnbein (Os frontale) weiter steigern, beobachten Sie die Auswirkungen am Schläfenlappen (Lobus temporalis). Steuern Sie nun mit Ihrer am Stirnlappen (Lobus frontalis) liegenden Hand die Bewegungen bis in den Bereich des Schläfenlappens (Lobus temporalis). Diese Strukturen hängen direkt aneinander und sind vielmehr durch die unterschiedlichen Aufgaben getrennt, die ihnen zugeordnet werden, als durch ihre physiologische Beschaffenheit. Lassen Sie die Bewegung von Stirn- und Schläfenlappen wieder eins werden. Beobachten Sie, ob sich ein gemeinsames Fulkrum identifizieren lässt, um das sich die Bewegungen organisieren. Wie immer beim Auflösen von Spannungen ist dies am leichtesten, je näher wir an einem ggf. vorhandenen Fulkrum arbeiten können.

Wahrnehmung
Das Gehirn als Gesamtes scheint eine der primär respiratorischen Atmung entsprechende Bewegung vollziehen zu können. Diese ist ebenso als eingeschränkt anzunehmen wie etwa die Atembewegung des Brustkorbs bei Stress. Sie ist demnach vergleichbar zu bearbeiten wie die Idee, den Brustkorb zu entspannen und zu regulieren. Diese Abstraktion kann hilfreich sein, das Zielbild der Bewegungen zu antizipieren.
Achtung: Bleiben Sie hier unbedingt mit Ihrem Klienten oder Ihrer Klientin in Verbindung. Es kann durch die Bearbeitung des Schläfenlappens (Lobus temporalis) eine tiefe Entspannung ausgelöst werden, die den oder die Klient*in sehr weit weg von der Oberfläche des Bewusstseins führt. Diese Entspannung kann jedoch mit traumähnlichen inneren Reisen einhergehen. Sie sollten, wenn Sie zum ersten Mal mit Ihrem Klienten oder Ihrer Klientin in eine solche von dort aus ausgelöste Tiefenentspannung gehen, ihn oder sie nach nur wenigen Minuten wieder an die Oberfläche des Bewusstseins begleiten. Vergewissern Sie sich dort über die verbale Ebene, wie es Ihrem oder Ihrer Klient*in ergangen ist. Wenn beide einverstanden sind und im Idealfall sogar Lust auf eine Wiederholung und Vertiefung haben, führen Sie ihn oder sie über die Bewegung der Schädelknochen wieder in die Tiefe des Bewusstseins.

Haben Sie keine Zurückhaltung, die Tiefe oder auch Langwelligkeit zu verlassen. Unserer Erfahrung nach ist der Gedanke, ob man nochmals an ‚diesen Punkt' kommt, unnötig (eine Sorge oder Annahme, die wir immer wieder von unseren Klient*innen hören). Da sie selbst ohne die mechanische Führung über Jahrzehnte nicht an diese unterbewussten Informationen gelangt sind, hat sich der nachvollziehbare Eindruck gebildet, es sei schwierig an die tiefen Ebenen des Bewusstseins, die Langwelligkeit und die damit zugänglichen Informationen zu kommen. Dies ist jedoch nur bedingt richtig. Es war nicht nur schwierig, sondern mitunter unmöglich, ‚alleine' an diese Informationen zu kommen. Durch die Führung von außen wird das Gehirn einer Begleitung gewahr. So kann in einer erneuten Behandlungssituation für gewöhnlich ohne Weiteres dort angeschlossen werden, wo eine Unterbrechung notwendig war.

Das Team aus behandelnder und liegender Person sollte bereit sein, die unbewussten Informationen aus dem Schläfenlappen (Lobus temporalis) zu lösen, die in verschlüsselter Form und damit nicht als Teil der wahrgenommenen Realität dort gespeichert sind. Die Informationen sind also allgegenwärtig; sie sind auch abrufbar, was eventuell in Albträumen, mit oder ohne Erinnerung, jahrelang passiert. Die Informationen konnten lediglich nicht verarbeitet werden, da für ihre Weiterleitung die Annahme der realen Existenz der dazugehörigen Ereignisse notwendig gewesen wäre. Dies kann durch Ausblenden, Verleugnen oder Dissoziation gestört worden sein. Diese Mechanismen stehen dem Gehirn in der Entstehungssituation als unvermeidlicher Überlebensmechanismus zur Verfügung (siehe Kapitel 6).

Häufig finden wir bei der Integration der Schläfenlappen (Lobus temporalis) in die Vernetzung der übrigen Gehirnareale eine besonders tiefgreifende Realisations- und Explorationsdimension. Bedenken Sie jedoch auch hier: Die Neuroplastizität des Gehirns ist individuell.

Wir haben ebenso intensive exploratorische Effekte beobachtet, als wir bei Menschen am Knie oder am Brustkorb gearbeitet haben. Die Neuroplastizität des Gehirns kann Eindrücke, Sachverhalte, Erinnerungen usw. in einem Netz speichern. Für dieses Netz gibt es einen Standardbauplan, der noch nicht vollumfänglich erforscht ist. Neben häufigen oder scheinbar normalen Ablageorten für Informationen scheint bei Beeinträchtigung oder aus anderen Gründen entstandener Notwendigkeit heraus eine Variante gefunden zu werden, die ebenso funktional sein kann. Dies bedeutet, ähnlich wie in Kapitel 11.5 beschrieben, kann die Informationsverarbeitung, mit Sicherheit mit Einschränkungen, über das Gehirn hinaus auch auf das übrige Gewebe des Körpers ausgedehnt werden.

Aus unserer Sicht ist das wesentliche Kriterium bei der Frage, wie gut und wie schnell sich ein Schläfenlappen (Lobus temporalis) (oder auch jegliche andere Struktur) entladen lässt, vielmehr davon abhängig, wie gut der oder die behandelnde Praktizierende sich selbst zutraut, mit der Situation des oder der Klient*in und seinen oder ihren Fähigkeiten, mit dem eventuell auftauchenden traumatischen Material umgehen zu können, als von technischen oder sensorischen Fähigkeiten des oder der Behandelnden.

Für Ausbilder*innen

Auszubildende der Cranio-Sacralen Methode benötigen Informationen für den Umgang mit Trauma. Die wertschöpfendste Quelle für die Traumaarbeit ist die Erfahrung. Stärken Sie das Vertrauen der Auszubildenden in sich selbst und in die beschriebenen Sicherheitsmaßnahmen, wie sie in Kapitel 8 beschrieben sind. Prüfen Sie die Möglichkeit, Traumaarbeit als Behandler*innen übergreifend zu demonstrieren.

Demositzungen können eine Kluft erzeugen. Da meist nur erfahrene oder sogar sehr erfahrene Personen Demositzungen zeigen, fehlt die Phase des Ausprobierens in der Darstellung. Wir haben sehr gute Erfahrungen mit übergreifender Traumaarbeit gemacht. In dieser können Lernende Erfahrungen sammeln, während die verantwortungsvolle Weiterführung gewährleistet ist (s.o.).

Lernende können sich bereits auf Teilbereiche der Traumaarbeit spezialisieren. So können Spezialgebiete unter anderem sein: Lösen von Kieferspannungen, Lösen von Stress im Bereich Nacken, Entspannen der Bauch- und Sexualorgane usw. Lernende können so eigene Hemmschwellen bewusster benennen und Stärken herausstellen.

Diese Spezialisierung kann auf dem überlasteten Feld der therapeutischen Versorgung Brücken zwischen verschiedenen Institutionen des Gesundheitssystems bilden, eine Verbindung mit zahnärztlicher und kieferorthopädischer Versorgung in Bezug auf Trauma usw. Dies kann zu einer Entlastung der Versorgungslage führen, da die jahrelange Erfahrung, die für einzelne herausragende Behandler*innen benötigt wird, aufgeteilt wird. Die Entlastung kann auch innerhalb der Methode verstanden werden; so können erfahrene Behandler*innen mit weniger erfahrenen zusammenarbeiten. Kompetenzen können aufgeteilt werden. Dieses Potential wird unserer Beobachtung nach kaum oder gar nicht genutzt.

Im Bereich des Gehirns kann sich eine Spezialisierung auf Neurodivergenzen, Trauma oder Entspannung herausbilden. Die oder der Allrounder*in ist in diesem gemischten Kompetenzfeld gleichermaßen gewünscht. Es stellt jedoch auch eine Entlastung der Lernenden dar, wenn diesen bereits während der Ausbildung gezeigt wird, dass nicht jeder alles abdecken muss. Ein Netzwerk unter Kolleg*innen entspannt das Überforderungspotenzial und stärkt die Spezialisierungsmöglichkeiten.

Abschluss

1) Nach den Techniken am Kopf können wir allgemein empfehlen, zu erden. Dies können Sie besonders gut von der Evaluationsposition Füße aus. Ebenso sinnvoll und nachvoll-

ziehbar ist jedoch, sämtliche anderen bereits als gut funktionierenden und positiv besetzten Stellen oder Modi des Körpers hierfür zu nutzen. Lassen Sie die gemachten Erfahrungen und Bilder oder Geräusche und Empfindungen sich im gesamten Körper neu vernetzen. Nehmen Sie Atmung und Herz in die Phase der Ausleitung der Sitzung oder den Abschluss der vorangegangenen Technik mit hinein. Lassen Sie Ihren oder Ihre Klient*in nicht plötzlich aus den tiefen Ebenen des Bewusstseins herauskommend allein. Vereinbaren Sie ggf. Kommunikationsmöglichkeiten, die über den Termin hinausreichen, wie etwa ein Telefonat in der nächsten Woche, um die weiterlaufenden Integrationsprozesse zu unterstützen und dem oder der Klient*in Sicherheit zu geben.

2) Oder Sie balancieren zum Abschluss den rechten Schläfenlappen (Lobus temporalis) mit dem linken aus. Lassen Sie hierzu den Liquor von der einen Seite des Schädels auf die andere Seite strömen: Lateral liquor fluctuation oder ein Fluid Drive, wie es Liem bezeichnet (Liem, 2018). Beenden Sie diese Ausgleichsintention mit einem funktionalen Dekompressionsstillpunkt, indem Sie beide Schläfenlappen (Lobus temporalis) nach lateral begleiten. Ebenso können Sie die Handhaltung der erweiterten Temporalen Rotationstechnik verwenden, um eine Harmonisierung zwischen den beiden Seiten zu fördern (Teil 1, Kapitel 2.9). Bei ausreichender Indikation des Vorgehens wie Trauma oder Neurodivergenz sollte vor der Balance der Schläfenlappen die Funktion des Zwischenhirns angesprochen und evaluiert sein, gemäß Teil 1, Kapitel 5.2.2.

Evaluieren Sie den Zustand des Großhirns (Cerebrum). Für die hier weiterführende Technikfolge gehen wir von dem häufigen Bedarf einer Amygdala-Entspannung als Evaluationsergebnis aus. Unter Traumabedingungen nachvollziehbarerweise oft vorliegend, handelt es sich bei dieser Annahme um eine gewollte, stringente Weiterführung, sodass sich die Technikfolge wie ein Protokoll lesen und damit besser verinnerlichen lässt. Die Realität ist meist komplexer und fordert uns, scheinbare Umwege zu gehen und Schleifen durchlaufen zu müssen.

Als Beispiel gehen wir nun also davon aus, dass Sie medial der Schläfenlappen (Lobus temporalis) eine sich nicht auflösen wollende Spannung lokalisieren werden, in dem Bereich, in dem Sie die Amygdala verorten. Dies würde Sie zur im Folgenden beschriebenen Vorgehensweise motivieren.

Technik zur Entlastung der Amygdala

Die Amygdala ist der Melder für Gefahr (Van der Kolk, 2021) und ist bei Traumatisierung permanent aktiv, besonders die rechtsseitige. Mit Hilfe der Amygdalatechnik können gespeicherte Angst und Panik das System verlassen, während der oder die Klient*in sich, soweit möglich, sicher im Heute fühlt.

Die eine Hand hält seitlich den Schädel im Kontakt zum Schläfenlappen (Lobus temporalis), die gegenüberliegende Hand den Ohrknorpel und zieht ihn caudal und dorsal; wie bei der Ohrziehtechnik (siehe Teil 1, Kapitel 2.9). Die Konzentration ist auf die Amygdala der jeweiligen Seite gerichtet. Durch den Zug am Ohrknorpel kann die gesamte Struktur (Transversale Dimension des Limbischen Systems) entlastet werden. Geistig kann sich vorgestellt werden, wie die aus Ängsten und Fluchtpotenzial gebildete Spannung, aus der Amygdaregion, in Richtung des gegenüberliegenden Ohres fließen (Reizweiterleitung, Ladungsverteilung, Neuverschaltung) kann. Diese Technik kann mit einem Wiedererleben der in der Amygdala gespeicherten Angst einhergehen. Damit diesmal ein anderer Umgang mit der Angst gefunden werden kann, ist es wichtig, dass der oder die Klient*in über die Behandlungsliege und den Kontakt zur behandelnden Person gut im Hier und Jetzt verankert ist. Es ist in vielen Fällen so, dass die Lösung der Spannung auch bei schwerst- und polytraumatisierten Menschen als angenehm und entspannend empfunden wird, ohne dass dies von einem Wiedererleben begleitet wäre. Wechseln Sie nach einigen Minuten – bleiben Sie hierzu mit Ihrem oder Ihrer Klient*in im Austausch – auf die gegenüberliegende Seite und verfahren analog.

Liem (2018, S. 579) empfiehlt eine palpatorische Annäherung an die Amygdala wie folgt: „Die Mittelfinger liegen beidseitig posterior der Sutura sphenosquamosa, etwa auf der Höhe ihres vertikalen Verlaufs. Der Daumen liegt etwa im mittleren bis lateralen Bereich des Augenbrauenbogens." Diese Handhaltung empfehlen wir für Lernende, um sich die Lage der Amygdala möglichst genau vorzustellen. Sie liegt dann im Schnittpunkt von Mittelfinger und Daumen. Für die von Liem sogenannte Projektion der Finger auf das zu bearbeitende Gehirnareal ist dies hier unzweifelhaft hilfreich. Wenn es jedoch um die Ausführung geht, verweist Liem (2018) lediglich auf den Abschnitt zur Bearbeitung des Stirnlappens (Lobus frontalis). Über diesen Ansatz ist es uns nicht gelungen, die hier beschriebenen Effekte einer traumatischen Prägung eines Gehirns wieder zu lösen. Eventuell bedarf es der mechanischen Weite, die durch den Zug, der vergleichbar mit der Tentorium-Release-Technik einhergeht und/oder dem Sicherheitsgefühl, welches sich durch die das Ohr abdeckende Hand, der von uns beschriebenen Handhaltung einstellen kann. Probieren Sie ggf. beides aus. Was die Ergebnisse und Erfahrungen der hier beschriebenen Techniken und Vorgehensweisen angeht, sind wir der Meinung, dass ein möglichst großer Erfahrungsschatz zusammengetragen werden sollte, um eine breit aufgestellte und wirkende Cranio-Sacrale Methode zu entwickeln. Hierfür existieren Möglichkeiten des Erfahrungsaustausches und der Veröffentlichung von Technikerfahrung, z. B. in unserem Forum unter https://cranio-sacrale-traumaarbeit.skk-nippold.de/.

Abschließend weist Liem (2018) im erwähnten Abschnitt darauf hin, dass die Region des Hippocampus gleichzeitig mit der Amygdala palpiert werden kann, ebenso die präfrontale Region und die Amygdala. Aus unserer Sicht ist es besonders der Thalamus, der im Zusammenhang mit der Amygdala mitberücksichtigt und in Augenschein genommen werden sollte. Sehen Sie hierzu auch Teil 3 sowie den Abschnitt zum Ausgleichen von Hirnstamm, Mittelhirn und Zwischenhirn (Teil 1, Kapitel 5.2.2) und den folgenden Abschnitt.

11.5.4 Ausgleich der meditemporalen Strukturen (Schläfenlappen (Lobus temporalis) und des Insellappens (Lobus insularis) mit dem Zwischen- und Mittelhirn (Di- und Mesencephalon).

Der im vorherigen Abschnitt bereits erwähnte Thalamus wird auch als „Tor zum Bewusstsein" bezeichnet. Bei der Frage, wie sehr ein Mensch an Reizen leidet, ob als Träger einer Traumafolgestörung oder in Form einer Neurodivergenz wie der Autismus-Spektrum-Störung, ADS oder anderen, spielt der Thalamus eine entscheidende Rolle. Der Thalamus hat eine Filterfunktion und bestimmt, welche Reize die Großhirnrinde und somit das Bewusstsein erreichen. Bis zu 70 000 Reize pro Sekunde erreichen den Thalamus (Knauerhase, 2019). Während bei neurotypischen Gehirnen eine Reizweiterleitung von ca. 70 Reizen pro Sekunde durch den Thalamus zu erwarten sind, sind es bei Autismus-Spektrum-Störung wesentlich mehr. Wilczek geht von bis zu zehnmal mehr, also 700 Reizen pro Sekunde aus (Wilczek, 2023, 2024). Besonders im Zusammenhang mit Traumatisierung ist die vorangegangene Amygdalatechnik in jedem Fall zu beachten und ggf. durchzuführen. Dies eventuell auch über mehrere Monate in Folge (bei etwa vierwöchigem Interventionsintervall; häufiger würde sicherlich nicht schaden, entspricht lediglich nicht unserer Praxisrealität und damit Beobachtbarkeit). Sie sollten mit dem Technikprotokoll zur Entspannung des Hirnstamms (Truncus cerebri), des Mittel- und Zwischenhirns (Di- und Mesencephalons) aus

Teil 1 vertraut sein und am nicht traumatisierten Gehirn Erfahrungen in diesem Bereich gesammelt haben.

Handhaltung

Legen Sie die Hände in einem lockeren Schädelhaltegriff IV oder einer vergleichbaren Position seitlich an den Schädel. Nehmen Sie zunächst Kontakt zum Ventrikelsystem auf, konzentrieren Sie sich hierbei primär auf den dritten Ventrikel. Entfalten Sie von dort ausgehend Ihre anatomischen Kenntnisse und lassen Sie die neuronalen Strukturen des Zwischen- und Mittelhirns in Ihrem Bild auftauchen (Projektion). Spüren Sie, wie, inwieweit oder ob diese Areale von der Liquorfluktuation des dritten Ventrikels mitbewegt werden. Vergegenwärtigen Sie sich die in Teil 1 beschriebenen biochemischen Reizpotenziale, die für die Reizweiterleitung und die Bildung von Reizpotenzialen notwendig sind. Vergegenwärtigen Sie sich, wie die Zunahme von Liquor in den extrazellulären Räumen zu einer Herabsetzung des Ruhepotenzials führen kann. Beachten Sie auch die von Liem beschriebene Abschirmfunktion des Liquors (Liem, 2017).

Wir gehen davon aus, dass eine geringe laterale Liquorfluktuation, die demnach eine geringe Abschirmung gegen elektromagnetische Einflüsse von außen zur Folge hat, durch die im Folgenden beschriebenen Techniken positiv beeinflusst wird. Die Folge hiervon ist eine bessere Abschirmung des Insellappens (Lobus insularis) gegenüber elektromagnetischen Einflüssen von außen. Sehen Sie hierzu auch Teil 3.

Vorgehensweise

Beginnen Sie damit, die im Zentrum des Schädels (vermutlich) zu hohe Reizweiterleitung zwischen Ihren Händen wahrzunehmen. Beginnen Sie nun Ihr Bewusstsein nach lateral auszuweiten. Unterstützen Sie dies mit einer lateralen Liquorraum-Extension, wie während einer Inspirationsphase. Lassen Sie, falls möglich, die Schläfenbeine (Os temporale) ebenfalls nach lateral treiben. Nehmen Sie die Entlastung im Zentrum des Schädels wahr. Die Entlastung ist sowohl von mechanischer Qualität durch die Bewegung der Schläfenbeine (Os temporale) als auch elektrochemischer Qualität durch die Volumenzunahme bei konstanter Ionisierung. Dies kann sich als eine Verteilung von Ladungspotenzial vorgestellt werden. Im Moment nicht benötigte Ionisierung kann im System und im ionisierten Milieu verteilt werden. (Ein Phänomen, welches beobachtbar ist, wenn die entladene Batterie einer Taschenlampe nach kurzem Schütteln oder Schlagen ein letztes Aufleuchten zulässt. Hier wird durch einen mechanischen Impuls die Ionisierung in der Batterie beeinflusst.) Eine Herabsetzung der biochemischen Energiemenge, also die Anzahl der Anionen und Kationen, kann durch unser Tun nicht beeinflusst werden (die Ladung der Batterie im obigen Beispiel bleibt konstant). Die den einzelnen Axonen anliegende Spannung kann im Gesamtnetz der untereinander millionenfach vernetzten Nerven anders verteilt werden. Dies kann zu einer temporären, relativen Entladung von Arealen im Zentrum des Schädels führen, die wir mittels unserer Hände nicht erreichen können. Grundlegend können wir davon ausgehen, dass sich die Ladungsverhältnisse und die Abschirmungen der elektrisch aktiven Areale sowohl untereinander als auch nach außen durch Volumenveränderungen beeinflussen lassen, und somit durch unsere Impulse auf die Liquorbewegung.

Für die Nachhaltigkeit dieser Technik ist nicht die Entspannung des Thalamus, des Insellappens (Lobus insularis) oder des Schläfenlappens (Lobus temporalis) allein ausreichend. Da das Gehirn mit seiner Neuroplastizität lernfähig ist, ist es wesentlicher Bestandteil dieser Technik, dass sich der Mensch während des Entladungsangebotes an den Thalamus und die übrigen Strukturen mit der damit verbundenen Reduktion der Reizweiterleitung wohlfühlt. Eine verbale Begleitung dieser Technik im Vorfeld, eventuell währenddessen und im Nachgang ist unserer Ansicht nach unverzichtbar. Denn Entspannung sollte nicht als gewünscht angenommen werden.

Gedankenhilfe/Perspektivwechsel:

Stellen Sie sich vor, Sie haben überdurchschnittliche Wahrnehmungsfähigkeiten. Sie leiden zwar auch an Begleiterscheinungen, da sie eventuell nicht/schlecht schlafen können, da eine minimale Veränderung oder Erhebung der Unterlage in Ihrem Bewusstsein ein hohes Maß an Präsenz fordert. Sie sind es jedoch so gewohnt. Unter diesen Umständen kann es als bedrohlich empfunden werden, wenn überdurchschnittliche Sensorik/Fähigkeiten – und diese können bei Neurodivergenzen, ADHS ebenso wie bei Autismus-Spektrum-Störung mannigfaltig sein – plötzlich zurückgehen. Glauben Sie daher nicht, dass jedes Gehirn mit Dankbarkeit reagiert, wenn ihm gewahr wird, dass Qualitäten, die zum Beispiel im Kontext einer Posttraumatischen Belastungsstörung (PTBS) als überlebensnotwendig erlebt wurden, plötzlich zurückgehen. Auch unter hohem Einsatz ausgebildete Menschen, wie in Spezialeinheiten, Rettungskräften etc. oder vergleichbaren Ausbildungen und Einsätzen geprägte Personen, mag eine Entspannung mancher neuronalen Bereiche wie eine Bedrohung vorkommen.

Wenn Sie diesen Sachverhalt berücksichtigen, auch durch vorbereitende Gespräche und eine gute Begleitung der Techniken, kann die Reduktion der Reizweiterleitung des Thalamus als Segen empfunden werden.

Wichtig ist hierbei auch zu wissen: Die Fähigkeiten, wie etwa eine außergewöhnlich hohe Wahrnehmung in einem gewissen Bereich oder im Allgemeinen, gehen nicht verloren. Es wird dem Gehirn lediglich möglich, eine Pause auf einem dieser Kanäle zu erleben, was die Leistungsfähigkeit im Sinne einer sinnvollen Nutzung dieser Fähigkeiten stärkt, da Überforderung und Erschöpfung steuerbar werden. Es ist darüber hinaus zu vermuten, dass im trainingswissenschaftlichen Sinne eine Superkompensation (Trainingsleistung/Leistungsverbesserung) der betroffenen Funktionen beobachtbar werden wird.

Abschluss

Stellen Sie eine Verbindung zwischen Ihren beiden Händen her. Lassen Sie sowohl den Liquor zwischen Ihren Händen hin- und herfließen – laterale Liquorfluktuation – als auch, damit verbunden, die elektromagnetischen Potenziale. Die Durchlässigkeit der transversalen Ebene auf Höhe des Thalamus kann so großflächig hergestellt bzw. verbessert werden. Diese verbesserte Durchlässigkeit wird, wenn wie oben beschrieben gut begleitet, als segensreich und wohltuend empfunden. Sie geht mit einer Reduktion von Spannungen auf dieser Höhe des Schädels einher. Dieser Zustand kann stabilisiert werden. Berücksichtigen Sie hierfür auch die Möglichkeiten, die über die Arbeit mit dem Kleinhirnzelt gegeben sind sowie die Stabilisierung über die Integrität des dritten Ventrikels in die vertikale Liquorfluktuation. Damit wird die Regulation von Stammhirnarealen zu den meditemporalen Strukturen gefördert. Beobachten Sie dabei die Efferenzen, die sich eventuell zeigen. Bei Auftreten verfahren Sie entsprechend Kapitel 11.1 und 11.2.

Wir empfehlen bei entsprechenden Neurodivergenzen, langfristig und bereits vor dem Auftreten von Beschwerden, bei Kindern und Jugendlichen mit Kurzinterventionen von ca. 20 bis 30 Minuten im vier- bis sechswöchigen Rhythmus, zu verfahren.

Beenden Sie die Technik z.B. mit einem funktionalen Dekompressionsstillpunkt der gesamten Mittelhirnregion, vom dritten Ventrikel ausgehend. Bedenken Sie bei Angststörungen und Autismus-Spektrum-Störung, ggf. das Gegenteil der damit verbundenen Weite anzubieten, nämlich Halt. Verwenden Sie dann eher zum Abschluss einen Kompressionsstillpunkt des dritten Ventrikels über die Handhaltung des Schädelhaltegriffs IV und beenden Sie die Sitzung an einer bereits von Ihnen gefundenen Stelle mit positiver Kopplung und guter Möglichkeit für Erdung.

11.5.5 Ausgleich Hinterhauptlappen (Lobus occipitalis) und Schläfenlappen (Lobus temporalis)

Das primäre Ziel des Ausgleichs von Hinterhauptlappen (Lobus occipitalis) und Schläfenlappen (Lobus temporalis) ist eine verbesserte Reizweiterleitung und Übertragung zwischen den einzelnen Hirnarealen. Hier zwischen Hinterhauptlappen (Lobus occipitalis) und Schläfenlappen (Lobus temporalis) vorbereitend auf eine Verbindungszunahme der Hirnareale insgesamt von dorsal nach ventral. Diese Verbindung zu stärken, ist mit einem Training der Assoziationsbahnen gleichzusetzen. Da die Assoziationsbahnen Neuriten sind, lassen sich diese Fortsätze ebenso durch Verwendung/Reizung trainieren, wie es allen Neuriten inne ist. Des Weiteren kann eine Stärkung der Weiterleitung in einem Bereich als Grundlage für weiterführende Stärkungen angenommen werden. Vergleichen Sie die Ausbreitung von Informationen über Assoziationsbahnen mit den Darstellungen der Stärkung des Beckenbereichs als Grundlage der Stärkung höherer Ebenen, wie in Kapitel 11.3.6 anhand des Chakren-Modells beschrieben. Lediglich als Analogie/Modell kann angenommen werden, dass der erhöhte Durchfluss (erhöhte Durchlässigkeit durch geringere Hemmung oder geringere Überflutung) eine Trainingsgrundlage (Adaptationsmotivation) für angrenzende Regelkreise bedeutet.

Kontaktaufnahme
Nutzen Sie Ihre Erfahrung mit der Arbeit am Großhirn (Cerebrum) und die Kenntnisse, die Sie bereits von Ihrem oder Ihrer Übungspartner*in oder Klient*in gewonnen haben, um angenehme und günstige Positionen zu finden. Nutzen Sie Ihre physiologischen Kenntnisse und projizieren Sie die Assoziationsbahnen (vgl. Teil 1, Kapitel 4.6, Abbildung 58) in den vor sich befindlichen Schädel.

Evaluation
Sie sollten an dieser Stelle einen umfassenden Eindruck von der grundlegenden Persönlichkeitsstruktur, der körperlichen und neuronalen Befindlichkeit und einen etwaigen Eindruck des gesamten Gehirns der vor Ihnen liegenden Person haben. Versuchen Sie, ein Bild von der Funktionsweise der Assoziationsbahnen zu bekommen und gleichen Sie die theoretische Vorstellung mit Ihrer Wahrnehmung ab. Für Fortgeschrittene schlagen wir vor, zusätzlich ein Bild über die Projektionsbahnen hinzuzunehmen, die in erster Linie von den motorischen Arealen nach caudal zum Zwischenhirn (Diencephalon) und zum Hirnstamm (Truncus cerebri) verlaufen. In allen Fällen empfehlen wir, nun ein möglichst umfangreiches Bild der physiologischen Strukturen zu benutzen, um die Wahrnehmungen, die über unsere Hände und über unsere Augen und Ohren zu uns gelangen, deuten zu können.

Vorgehensweise
Identifizieren Sie Hindernisse, Dämme, Blockaden oder Einschränkungen in der Durchlässigkeit, indem Sie mit Ihrer in die physiologischen Strukturen projizierten Wahrnehmung den theoretischen Kommunikationswegen des Nervensystems vor Ihnen folgen. Sie können hierfür gedanklich, mit Ihrer Vorstellungskraft, gekoppelt mit Ihrem Blick, diesen Pfaden folgen. Über die Projektionsbahnen lässt sich in manchen Fällen eine Entsprechung unserer Empfindung auf den gesamten Körper der vor uns liegenden Person projizieren.

Nähern Sie sich nun respektvoll und innerlich nach der Ursache fragend der Region, wo Sie eine niedrige Durchlässigkeit lokalisiert haben. Ihre innere Frage verbindet das Wissen über die Geschichte der vor Ihnen liegenden Person mit den Ihnen bekannten Effekten von Kompensationsmustern des Gehirns. Nutzen Sie, je nachdem, welche Region Sie lokalisiert haben, Ihre anatomischen Kenntnisse und machen Sie sich ein Bild von den Längs- und Querverbindungen dieser Region (Dimensions- oder

Ebenenbewusstsein). Vergegenwärtigen Sie sich die Aufgaben und Funktionen der Region und gleichen Sie diese mit Ihrem Wissen über den Menschen vor Ihnen ab. Entsprechend Ihrer Erkenntnisse können Sie nun in eine kurze Informationsphase mit dem oder der Klient*in gehen und gemeinsam über Ihre Wahrnehmungen sprechen. Wenn es zu diesem Zeitpunkt passend erscheint, nähern Sie sich von beiden Seiten an die erschwert durchlässige Region.

Wir möchten kein Vorgehen pauschalisieren, da uns die Reaktion der liegenden Person nicht bekannt ist und ein Theoretisieren nicht aussagekräftig wäre. Verfahren Sie für die Herstellung und Ausweitung der Durchlässigkeit wie in den vorangegangenen Schritten. Als Ziel haben sie ein sich harmonisch bewegendes Gesamtkonstrukt, welches, in den Liquor eingebettet, sich mit diesem mitbewegt. Rhythmus und Amplitude aller Areale sollten zusammenpassen (harmonisch zueinander wirken). Bereits in Kapitel 11.5.3 ist die Vorstellung eines Großhirns (Cerebrum) im Einklang mit der Primär Respiratorischen Atmungsbewegung genannt. Diese Vorstellung kann als Entsprechung der hier geforderten Harmonie der Areale zueinander verstanden werden.

Nutzen Sie die Fähigkeit, Reize abzuleiten, wenn Areale überaktiviert wirken. Nutzen Sie die Fähigkeit, hinzuzuleiten, wenn Areale unteraktiviert wirken. Verfahren Sie auf diese Weise so lange kreativ mit den oben beschriebenen Werkzeugen, bis Sie nicht nur ein harmonisches Gesamtgefüge als Ergebnis erhalten; Priorität sollte die Rückmeldung des oder der Klient*in sein. Wirken die angestoßenen Impulse bereits in das Alltagsempfinden? Beachten Sie den Zusammenhang von Umfeld und Umgebung über den Termin hinaus.

Abschluss

Führen Sie das Großhirn (Cerebrum) mit einer Handhaltung Ihrer Wahl in einer der Rocking Integration (Teil 1) ähnlichen Art und Weise in eine mit dem gesamten Nervensystem harmonisierten Bewegung. Öffnen Sie nun auch die Handhaltung vom Schädel zu einer beliebigen Position und beenden Sie die Sitzung mit einer Wahrnehmung des gesamten Menschen. Dies kann, wie bereits erwähnt, gut an den Füßen passieren, was in vielen Fällen einen guten Bogen über die Behandlung spannt und ein klares Signal an die oder den Liegende*n ist. Es wird ebenfalls nach einer eventuell intensiven Arbeit am Nervensystem eine Einladung zur Erdung gegeben, was für den weiteren Tagesverlauf des oder der Klient*in nach einem solchen Termin angenehm sein kann.

Zum Abschluss der hier aufgeführten Techniken soll im Sinne eines Protokolls ein Abschluss nach allen, auch wenn eher niemals in einer Sitzung hintereinander, angewendeten Techniken erfolgen.

Verfahren Sie beim Ausgleich des Hinterhauptlappens (Lobus occipitalis) mit dem Stirnlappen (Lobus frontalis) wie bereits zu Beginn des Abschnittes beschrieben. Nehmen Sie jedoch nun sämtliche mitberücksichtigten Areale in diese Technik hinzu. Sie werden schnell bemerken, dass die gleiche Intention des Ausgleichens nun an Konkretisierung zugenommen hat. Der angestrebte Ausgleich kann nach mehreren Interventionen mehrere Areale einbeziehen.

Verwenden Sie das Prinzip der Wiederholung von Ausgleichstechniken nach der Zwischenschaltung der Behandlung sämtlicher Längs- und Querverbindungen, um eine tatsächliche und tiefgreifende sowie nachhaltige Harmonisierung und Balance des gesamten Zentralen Nervensystems zu erreichen. Schließen Sie mit der Beobachtung eines Gesamt-Fulkrum des Cranio-Sacralen Systems (CSS). Platzieren Sie sich abschließend am (senkrecht zur Achse) oder im (parallel in Verlängerung der Achse) Fulkrum des CSS. Beenden Sie aus dieser Perspektive oder Position die Sitzung durch deutlichen Rückbau der aufgebauten Kontaktebenen (verbal, olfaktorisch, haptisch, elektromagnetisch, geistig/gedanklich).

Berichten Sie von den Ergebnissen sowie von den damit verbundenen Schwierigkeiten bei Ihrer Erreichung gerne in unserem Forum unter https://cranio-sacrale-traumaarbeit.skk-nippold.de.

Literatur

Bair, P. (2005). Visible Light Radiated from the Heart with Heart Rhythm Meditation. *Subtile Energies & Energy Medicine, 16*(3), 211–223.

Becker, R. (2007). *Leben in Bewegung & Stille des Lebens.* Jolandos.

Bucke, R.M. (1988). *Die Erfahrung des komischen Bewußtseins – Eine Studie zur Evolution des menschlichen Geistes.* Aurum in Kamphausen.

Buhner, S.H. (2004). *The Secret Teaching of Plants.* Bear & Co.

Dale, C. (2013). *Der Energiekörper des Menschen. Handbuch der feinstofflichen Anatomie.* Lotus.

Hempen, C.-H. (2001). *dtv-Atlas Akupunktur.* Dtv Verlagsgesellschaft.

Leben, B. (2024). *Eine Bonnie kommt niemals allein. Meine Leben mit dissoziativer Identitätsstörung.* Heyne.

Fisher, J. (2019). *Die Arbeit mit Selbstanteilen in der Traumatherapie.* Junfermann.

Harten, U. (2011). *Physik für Mediziner.* Springer. https://doi.org/10.1007/978-3-642-16316-6

Hartmann, C. (Hrsg.). (2008). *Das große Sutherland-Kompendium.* Jolandos.

Hartmann, C. (Hrsg.). (2005). *Das große Still-Kompendium.* Jolandos.

Helsmoortel, J., Hirth, T. & Wührl, P. (2002). *Lehrbuch der viszeralen Osteopathie. Peritoneale Organe.* Thieme.

Kapfhammer, H.P. (2001). Trauma und Dissoziation – eine neurobiologische Perspektive. *Psychotherapie, 6*(1), 114–129.

Knauerhase, A. (2019). *Wie nehmen Autistinnen und Autisten die Welt wahr?* https://www.swr.de/wissen/1000-antworten/wie-nehmen-autisten-und-autistinnen-die-welt-wahr-100.html

Kollesch, J. & Nickel, D. (1989). *Antike Heilkunst.* Reclam.

Liem, T. (2013). *Morphodynamik in der Osteopathie: Grundlagen und Anwendung am Beispiel der kranialen Sphäre.* Haug.

Liem, T. (2017). *Update zur Liquorforschung und Drainage des Gehirns.* https://www.sciencedirect.com/science/article/abs/pii/S1615907117300497 https://doi.org/10.1016/S1615-9071(17)30049-7

Liem, T. (2018). *Kraniosakrale Osteopathie. Ein praktisches Lehrbuch* (7. Aufl.). Thieme. https://doi.org/10.1055/b-006-161621

Nippold, S. (2016). *Cranio-Sacrale Körperarbeit (Skript IV).* (Unveröffentlichtes Ausbildungsskript). SKK-Verlag.

Radler, T. (2024, 26. August). *Die Nieren – unsere Stressorgane und die Auswirkungen auf Deinen Körper.* https://www.osteopathie-radler.de/die-nieren-unsere-stressorgane-und-die-auswirkungen-auf-deinen-koerper/

Upledger, J. (1999). *SomatoEmotionale Praxis der CranioSacralen Therapie. SomatoEmotional Release.* Haug.

Van der Hart, O., Nijenhuis, E. & Steele, K. (2008). *Das verfolgte Selbst.* Junfermann.

Van der Kolk, B. (2021). *Verkörperter Schrecken.* Probst Verlag.

Weiss, L. (1984). *The blood cells and hematopoietic tissues.* Elsevier.

Wilczek, B. (2023). *Wer ist hier eigentlich autistisch? Ein Perspektivwechsel.* Kohlhammer.

Wilczek, B. (2024). *Autismus, Trauma und Bewältigung. Grundlagen für die Psychotherapie.* Kohlhammer. https://doi.org/10.17433/978-3-17-041836-3

12 Interdisziplinäre Kommunikation und Arbeitsweise

Für uns als Praktizierende der Cranio-Sacralen Methode ist eine Abgrenzung zu einigen Strömungen der vergangenen Jahrzehnte wichtig. Diese Strömungen umfassen die Positionierung der Methode als eine Alternative zu schulmedizinischen oder anderen therapeutischen Verfahren. Von dieser Idee möchten wir uns distanzieren. Es gilt, eine interdisziplinäre Expert*innenlandschaft zu skizzieren, in der den jeweiligen Expert*innen nicht nur ihr Fachgebiet bekannt ist, sondern darüber hinaus die Zusammenarbeit und das Querverweisen erwünscht, möglich und gefördert wird.

12.1 Arbeiten im Netzwerk – Positionierung der Methode

Diese interdisziplinäre Expert*innenlandschaft setzt eine Grundkenntnis der einzelnen Methoden und Fachbereiche voraus. Leider hören wir sowohl von Krankenkassen als auch von niedergelassenen Ärzt*innen viel zu oft, dass die Cranio-Sacrale Methode nicht bekannt sei. Wenn sie bekannt ist, gleicht sie einem aus unserer Sicht veralteten Bild und in den seltensten Fällen besteht eine fachliche und damit richtige Einordnung der Methode. Außerdem ist die Gleichsetzung mit einer nicht ganzheitlichen Osteopathie zu nennen, die zu einer Verwirrung führen kann; ein Bereich, in dem sich die Techniken überschneiden, die Wirk- und Arbeitsweise jedoch sehr unterschiedlich ausfallen.

Wir haben über die Jahre ein funktionierendes Netzwerk aufgebaut, in dem Klient*innen und Patient*innen zwischen Kliniken, Psychiater*innen, Zahnärzt*innen, Hausarztpraxen, Psychotherapeut*innen und Beratungsstellen querverwiesen werden können und sich selbstkompetent zwischen diesen bewegen. Dies basiert auf einem gegenseitigen Kennenlernen und einem gegenseitigen Einschätzen-Können von Arbeit und Arbeitsweise ebenso wie der Methode und ihrer eventuellen Auswirkungen.

Besonders eine Zusammenarbeit mit Psychiater*innen, Kliniken und Psychoherapeut*innen halten wir für den Inhalt dieses Buches wert, herauszustellen. In Anbetracht der traumasensiblen Körperarbeit ist eine Verbindung zu traumasensiblen Ärzt*innen und anderen sinnvoll, das kann auch Anwält*innen oder ähnliche Berufsgruppen mit einbeziehen.

Auf der einen Seite kommen viele Menschen zu uns, die bereits eine Therapie gemacht haben und darüber hinaus einen Bedarf an körpertherapeutischer Aufarbeitung verspüren. Auf der anderen Seite ist es notwendig, therapeutische oder andere Unterstützung empfehlen zu können, wenn der Bedarfsfall eintritt. Hierfür ist ein Netzwerk sinnvoll. Ein Überblick, wann und an wen verwiesen werden kann, ist unabdingbar.

Wenn die Strukturen dafür gegeben sind, kann eine Gesprächstherapie, ein Klinikaufenthalt oder die psychiatrische Behandlung mit der Cranio-Sacralen Methode einhergehen. Das oberste Gebot bei dieser Arbeit im Dreieck ist eine klare Kommunikation. Um die ohnehin schon oft überlasteten oder zumindest stark ausgelasteten Strukturen im Gesundheitssystem nicht zu überlasten, präferieren wir eine Kommunikation über unsere Klient*innen. Das macht in den allermeisten Fällen eine direkte Kommunikation der Behandelnden überflüssig. **Inhalt dieser Kommunikation:** Die Zielsetzungen der jeweiligen Interventionen sollten allen Beteiligten bekannt sein. Sie sollten untereinander abgestimmt und eine Prozessplanung berücksichtigt werden. Das bedeutet im Konkreten, dass der Urlaub, der zu einer Unterbrechung der Therapie führt oder Veränderungen der Lebenssituation allen bekannt gemacht wird, für die es Relevanz hat. Nur so kann die Veränderung bei Klient*innen von allen Beteiligten richtig gelesen werden.

Verschiedene Methoden können parallel angewendet werden. So berichten Klient*innen, dass sich nach einer EMDR-Anwendung durch eine neuronale Integration auf dem Behandlungstisch der Cranio-Sacralen Methode ‚Aufgewühltes' hervorragend integrieren lässt. Auch kann in einer Konfrontationsphase das positive Körpergefühl weiter ausgebaut werden und so weiter.

Die Kombinationsmöglichkeiten sind hier zahlreich und eine Effizienzsteigerung ist in sehr vielen Kombinationen ebenso möglich wie die Harmonisierung des Gesamtprozesses. Zu guter Letzt soll die bereits erwähnte Vernetzung und Zusammenarbeit der Praktizierenden der Methode deutlich verändert werden. Die Entwicklung sollte unseres Erachtens die Spezialisierung einzelner berücksichtigen, die parallel zu den Allroundern koexistieren. Zurzeit ist das Arbeitsfeld der Cranio-Sacralen Körperarbeit monistisch, ganzheitlich ausgelegt. Eine Ausdifferenzierung in Fachbereiche entspricht einer Integrierbarkeit ins Gesundheitssystem. Die Ganzheitlichkeit kann durch die Vernetzung in der Arbeitsweise auch in den Spezialisierungen gewährleistet bleiben.

12.2 Interview mit Dr. Juliane Becker

Können Sie in wenigen Sätzen die Idee des EMDR beschreiben? [Wirkweise EMDR]

EMDR nimmt an, dass negative Gefühle, Gedanken und Verhaltensweisen Folgen unverarbeiteter Erinnerungen sind (World Health Organization (WHO), 2013). Unverarbeitete Erinnerungen entstehen im Lebensverlauf durch Ereignisse, die die Verarbeitungskapazität/Copingkapazität/Bewältigungsmöglichkeiten des Individuums zum Zeitpunkt des Geschehens, z. B. aufgrund eines sehr jungen Lebensalters oder aufgrund des Ausmaßes der Belastung überschreiten (Hofmann & Lehnung, 2023; Hase et al., 2017). „Unverarbeitete Belastungen stören die seelisch-körperliche Balance, drücken sich in Symptomen aus sowie in Gedankengängen und Gefühlen und finden ihren Niederschlag in der Körperphysiologie" (Leutner & Cronauer, 2022, S. 76). In der Folge entstehen Depressionen, Ängste, Somatisierungs- und Schmerzstörungen, Suchtproblematiken, aber auch Anpassungs- und Posttraumatische Belastungsstörungen bis hin zur Persönlichkeitsveränderung aufgrund langanhaltender traumatischer Erlebnisse (Flatten et al., 2019).

„Wenn solche Belastungen aufgefunden, präzise umgrenzt und prozessiert werden, wird das innere Gleichgewicht wiederhergestellt" (Leutner & Cronauer, 2022, S. 76). EMDR nutzt zur Verarbeitung der Erinnerungen ein standardisiertes Vorgehen, das die gleichzeitige Fokussierung auf belastende Bilder, Gedanken, Gefühle und Körperempfindungen und eine bilaterale Stimulation, meistens in Form wiederholter Serien von Augenbewegungen, beinhaltet (WHO, 2013).

EMDR-Ablauf: Ein belastendes Ereignis wird ins Gedächtnis gerufen und in seinen unterschiedlichen Qualitäten exploriert (Denken, Fühlen, visuelles und sensorisches Erleben). Dies stellt das Material zur Bearbeitung dar, während der oder die Klient*in den Fingerbewegungen des oder der Therapeut*in oder dem

Punkt auf einer Lichtleiste mit den Augen schnell von links nach rechts folgt (Leutner & Cronauer, 2022, S. 76). Veränderungen durch EMDR betreffen Gedanken, Emotionen, innere Bilder und das Körperempfinden.

EMDR zielt auf die Reduktion subjektiver Belastung und die Stärkung adaptiver Gedanken bezüglich des Traumas ab (WHO, 2013). Studien konnten belegen, dass der Effekt der Augenbewegungen bei EMDR unter anderem eine unmittelbare und anhaltende Erhöhung der parasympathischen Aktivität zur Folge hat (Sack et al., 2004). Der zugrundeliegende neuronale Mechanismus konnte 2019 im Mausmodell nachvollzogen werden (Spitzer, 2019).

Für wen und für welche Zielsetzung halten Sie EMDR für sinnvoll? [Indikationsstellung EMDR]
EMDR ist als wissenschaftliche Psychotherapiemethode anerkannt und kann bei PTBS im Rahmen der Richtlinientherapie eingesetzt werden. Studien belegen zusätzlich die Wirksamkeit von EMDR bei Depressionen, Angststörungen, Schmerzstörungen sowie Prolongierter Trauer (Emdria Deutschland e. V.).

Können Sie EMDR zu anderen Ihnen vertrauten Methoden abgrenzen [Unterschied EMDR – andere Interventionen] ...
In Abgrenzung zu Verhaltenstherapie, Expositionsverfahren oder der kognitiven Verhaltenstherapie beinhaltet EMDR nicht die detaillierte Schilderung des Ereignisses, ein direktes Infragestellen von Glaubenssätzen, eine prolongierte Exposition oder explizite Hausaufgaben (World Health Organization (WHO), 2013). Im Gegensatz zu den oben genannten Verfahren nutzt EMDR einen Bottom-up-Prozess als Wirkmechanismus und bezieht explizit die sensorische Komponente des Erlebnisses mit ein (Leutner & Cronauer, 2022, S. 261). Andere therapeutische Interventionen nutzen Reflexion und bewusst gesteuertes Verhalten und damit Top-down-Prozesse (Spitzer, 2019).

... und kurz darstellen, wo ein Kombinieren oder Zusammendenken verschiedener Ansätze mit dem EMDR aus Ihrer Sicht sinnvoll ist? [Kombination EMDR + andere Interventionen]
EMDR kann in alle gängigen psychotherapeutischen Verfahren (Verhaltenstherapie, tiefenpsychologisch fundierte Therapie, schematherapeutische Ansätze, kognitiv zentrierte Methoden, traumatherapeutische Methoden) integriert werden.

Können Sie einen kurzen Überblick über Ihre Erfahrungen mit EMDR geben? [Therapieerfahrungen EMDR]
EMDR ergänzt die kognitive und verhaltensbezogene therapeutische Arbeit hervorragend, insbesondere bei Klient*innen, die bereits länger in Therapie sind und zu denen eine gute therapeutische Beziehung aufgebaut werden konnte. EMDR ermöglicht bereits reflektierte und auf Verhaltensebene adaptierte belastende Erinnerungen noch einmal auf der emotionalen und physiologischen Ebene (sozusagen von bottom-up) zu betrachten und, wenn notwendig, nachzuarbeiten. Mit EMDR können diese Erinnerungen prozessiert werden, welche mit klassischen verhaltenstherapeutischen Interventionen nicht weiter veränderbar waren. Insbesondere die emotionale und die physiologische Komponente von belastenden Erinnerungen können mit EMDR wirksam bearbeitet werden. Auch Klient*innen, welche von sich aus wenig über ihr emotionales Erleben berichten können, z. B. aufgrund einer Autismus-Spektrum-Störung, profitieren meiner Erfahrung nach sehr von EMDR als Verarbeitungsmethode für überfordernde Lebensereignisse.

Kennen Sie die Cranio-Sacrale Methode?
Ja.

Was können Sie aus Ihrer Sicht über die Cranio-Sacrale Methode sagen?
Die Cranio-Sacrale Methode fokussiert auf das Körperempfinden und damit auf die physiologische Komponente einer belastenden Erinne-

rung. Es kann von Vorteil sein, diesen Aspekt längere Zeit und intensiver zu bearbeiten, als es im Rahmen einer ambulanten Psychotherapie oder mit EMDR allein möglich ist.

Wie EMDR hat auch die Cranio-Sacrale Methode das Ziel, eine Verbindung zur ganzheitlichen Erfahrung einer belastenden Lebenserfahrung herzustellen (Leutner & Cronauer, 2022, S. 263). Über das genaue Erspüren somatischer Beschwerden oder sensorischer Fragmente einer Erinnerung können diese symbolisiert (benannt, begriffen) werden, dies wiederum ermöglicht das Erkennen von belastenden Erfahrungen aus der Biografie, die damit in Verbindung stehen, und ermöglicht eine ganzheitliche Erfahrung der Situation.

*Haben Sie einen Eindruck davon, wie die Cranio-Sacrale Methode auf die Klient*innen wirkt, die Sie kennen? [Wirkung Cranio]*
Sie scheint einen Zugang zu den sensorisch-physiologisch abgespeicherten Informationen eines belastenden Ereignisses zu ermöglichen. Der Behandlungsrahmen in der Cranio-Sacralen Arbeit (liegend, mit Körperkontakt) scheint diesen Zugang leichter und besser zu ermöglichen als eine sprechende Therapie wie z. B. Verhaltenstherapie. Die Fokussierung auf die physiologischen Erinnerungsanteile ermöglicht eine andere Art der Betrachtung und Verarbeitung als das Setting der Verhaltenstherapie, auch wenn sie mit EMDR kombiniert wird. Aufkommende Erinnerungen, Bilder und Assoziationen können nach einer Cranio-Sitzung in der laufenden Verhaltenstherapie eingeordnet und weiterbearbeitet werden. Auch die Bearbeitung von Körpererinnerungen, die in der Cranio-Sacralen Sitzung aufgetaucht sind, mit EMDR verlief erfolgreich. Das kombinierte Vorgehen von ambulanter Verhaltenstherapie und Cranio-Sacraler Arbeit ermöglicht einigen Klient*innen einen intensiveren und konstruktiveren Zugang zu ihrem Erleben. Das Bearbeiten belastender Erinnerungen auf diese Art und Weise scheint die Grundspannung insgesamt zu reduzieren, bestimmte psychosomatische Symptome, wie z. B. organisch unbegründete Schmerzen, Verspannungen oder Unwohlsein zu beseitigen und die Belastungen zu reduzieren. Zudem können so noch expliziter und ergänzend zur ambulanten Psychotherapie körperliche Ressourcen exploriert und etabliert werden. Dies fördert wiederum das Vorankommen in der ambulanten Verhaltenstherapie.

Sehen Sie ggf. vergleichbar zu der Frage mit EMDR hier eine Möglichkeit, in welchen Fällen ein Zusammendenken verschiedener Ansätze, mit denen Sie vertraut sind, mit der Cranio-Sacralen Methode sinnvoll oder für welche Ziele zielführend sein könnte? [Kombination Cranio-Sacrale Methode und Therapie]
Ein Zusammenarbeiten von ambulanter Psychotherapie und Cranio-Sacraler Methode erscheint dann sinnvoll, wenn für den therapeutischen Prozess ein besserer Zugang zu den im Körper abgespeicherten somatischen Erinnerungen notwendig ist. Sei es, weil im ambulanten psychotherapeutischen Arbeiten der Zugang nur schwer oder unvollständig hergestellt werden kann oder weil hierfür mehr Zeit benötigt wird, als der konventionelle Psychotherapierahmen es zulässt (50-Minuten-Sitzungen, begrenzte Stundenzahl durch die Krankenkassen). Die Prozesse des Erspürens und physiologischen Verarbeitens an einen externen Kollegen abzugeben und aufkommendes Material im Anschluss in der ambulanten Therapie weiterzubearbeiten, erscheint besonders in komplexen Behandlungsfällen (chronische Depression, komplexe PTBS, viele somatische Beschwerden, stockender Therapieprozess) effizient, um eine therapeutische Begleitung möglichst über den gesamten Prozess zu ermöglichen.

In einigen Fällen verhilft auch erst eine Referenzberührung durch einen professionellen Therapeuten oder Therapeutin dem Organismus zur Regulation, wo die richtliniengetreue Psychotherapie mit ihrem Abstinenzgebot Berührungen meist ausschließt. Im Rahmen der Selbsterfahrung ist das Bearbeiten eigener Körpererinnerungen, welche nicht mit einer klinischen Diagnose einhergehen, ebenfalls als eine sehr wertvolle Erfahrung zu bewerten.

Insgesamt haben körperorientierte Verfahren in der konventionellen Psychotherapie bislang noch wenig Anklang gefunden (Henn-Mertens & Zimmek, 2021) und Psychologische Psychotherapeut*innen werden im Rahmen ihrer Ausbildung kaum in der Bearbeitung somatischer Komponenten einer Störung ausgebildet. In der Verhaltenstherapie wird die physiologische Ebene zwar grundsätzlich mitgedacht, aber ihre explizite Bearbeitung findet viel seltener Beachtung als im Vergleich dazu die Bearbeitung von dysfunktionalen Verhaltensweisen oder auch Gedanken.

Klinische Erfahrungen zeigen jedoch ihre Bedeutsamkeit im Rahmen von therapeutischen Prozessen. Leutner und Cronauer (2022, S. 269) schreiben dazu:

*Durch eine gezielte Körperarbeit in einem professionellen Rahmen können Selbstentwicklungsprozesse gefördert werden Das Spüren und Begleiten von Körperempfindungen im Hier und Jetzt in einer haltgebenden und Sicherheit spendenden therapeutischen Beziehung fördert Verbindungen zu den Bereichen Denken und Fühlen und damit zum ganzheitlichen Erleben. Dabei wird das Erleben im subjektiven Moment genutzt, um Ressourcen im Körper zu aktivieren und durch Focusing (Gendelin, 1998) einen (organismischen) Prozess in dem oder der Klient*in anzustoßen. Verbindungen zu Ego-States, auch präverbal oder nichtverbalisierten, werden dadurch gefördert. Somatische Beschwerden, die mit traumatischen Erfahrungen in Verbindung stehen, stehen oft in Verbindung mit einem Ego-State.*

Es erscheint daher sinnvoll, diese körperbezogenen Anteile an der therapeutischen Arbeit in gewissen Fällen an einen oder eine craniotherapeutisch gut ausgebildete*n und traumasensible*n Kolleg*in abzugeben und eine interdisziplinäre Behandlung analog dem Vorgehen im stationären therapeutischen Kontext zu ermöglichen.

Einen der wenigen Ansätze der Körperarbeit mit Berührung des oder der Klient*in im Rahmen von ambulanter Psychotherapie beschreibt Henn-Mertens, indem sie limitierte Berührungen und haltgebende Interventionen in ein schematherapeutisches Therapiekonzept integriert (Henn-Mertens & Zimmek, 2021). Ein weiterer Ansatz, Körperarbeit in die ambulante Psychotherapie zu integrieren, stellt z. B. die Pesso-Therapie dar (https://www.pesso-institut.de/).

Behandlungstechniken wie das EMDR oder auch das Somatic Experiencing nach Levine (https://www.uta-akademie.de/de/angebot/einfuehrung-somatic-experiencing-ser) bieten zwar die Fokussierung und Bearbeitung der physiologischen Ebene, verzichten dabei jedoch auf eine körperliche Berührung des oder der Klient*in.

Literatur

Flatten, G., Gast, U., Hofmann, A. Knaevelsrud, C., Lampe, A., Liebermann, P., Maercker, A., Reddemann, L. & Wöller, W. (2019). *Posttraumatische Belastungsstörung*. Springer.

Hase, M., Balmaceda, U., Ostacoli, L., Liebermann, P. & Hofmann, A. (2017). The AIP Model of EMDR Therapy and Pathogenic Memories. *Frontiers in Psychology, 8*, 1578. https://doi.org/10.3389/fpsyg.2017.01578

Henn-Mertens, G. & Zimmek, G. (2021). *Körperorientierte Techniken in der Schematherapie*. Beltz.

Hofmann, A. & Lehnung, M. (2023). *EMDR: Therapie psychotraumatischer Belastungssyndrome* (6. Aufl.). Thieme.

Leutner, S. & Cronauer, E. (2022). *Traumatherapie-Kompass. Begegnung, Prozess und Selbstentwicklung in der Therapie mit Persönlichkeitsanteilen*. Vandenhoeck & Ruprecht.

Sack, M., Hopper, J. & Lamprecht, F. (2004). Low respiratory sinus arrhythmia and prolonged physiological arousal in posttraumatic stress disorder: Heart rate dynamics and individual differences in arousal regulation. *Biological Psychiatry, 55*, 284–290. https://doi.org/10.1016/S0006-3223(03)00677-2

Spitzer, M. (2019). Psychotherapie im Mausmodell. *Nervenheilkunde, 38*, 231–239. https://doi.org/10.1055/a-0847-8494

World Health Organization (WHO). (2013). *WHO Guidelines for the management of conditions that are specifically related to stress*. WHO.

Weiterführende Literatur

Fischer-Bartelmann, B. (2005). Einführung in die Pesso-Therapie. In S. Sulz, L. Schrenker & C. Schricker (Hrsg.), *Die Psychotherapie entdeckt den Körper* (S. 277–301). Psychosozial Verlag.

Payne, P., Levine, P. & Crane-Godreau, M. (2015). Somatic experiencing: using interoception and proprioception as core elements of trauma therapy. *Frontiers in Psychology, 6*, 1–18.

Schulz, S., Dahm, A., Herrmann-Frank, A., Martinsohn-Schittkowski, W. & Sühlfleisch-Thurau, U. (2015). EMDR – Eine Methode wird anerkannt. *Deutsches Ärzteblatt PP, 13*(01), 34–36.

Teil 3: Trauma- und neurodivergenzsensible Körperarbeit mit integrativem Anspruch

Der Begriff Traumasensible Körperarbeit sollte, unabhängig von den in diesem Buch beschriebenen Methoden, zu einem Selbstverständnis in unserer modernen Gesellschaft werden. Er bezeichnet das Grundverständnis eines oder einer Praktizierenden der Körperarbeit, die Vielfalt der Menschen anzuerkennen, die bereit sind, sich von ihm oder ihr behandeln zu lassen. Die praktizierende Person sollte nicht von sich selbst oder einer Mehrheit ausgehend Rückschlüsse auf die Klient*innen und deren individuelle Empfindungen ziehen oder gar voraussetzen, diese zu kennen; denn Menschen mit unterschiedlichen Erfahrungshorizonten haben ebenso unterschiedliche Empfindungen.

Fallbeispiel

Eine sanfte Berührung kann unangenehm sein. Wenn gefragt wird, ob es in Ordnung sei jemanden zu berühren, ist ein „Ja" kein Beleg dafür, dass diese Berührung für den gesamten Menschen mit all seinen Aspekten und eventuell unterschiedlichen Persönlichkeitsschichten oder Modi (siehe hierzu Teil 2) angenehm oder „in Ordnung" ist.
Das „In Ordnung" eines Menschen kann in Wahrheit ein Erdulden oder Durchleiden beschreiben. Wenn ein Mensch dies gewohnt ist, bestätigt dieser nur, dass es erduldbar oder durchleidbar für ihn erscheint.

Positionierung/Unterordnung: Sich hinlegen und damit zulassen, dass die Augen des anderen (Anwender oder Anwenderin) sich, auf die Höhe bezogen, über den eigenen befinden werden, ist nicht für alle Menschen leicht. Über die Augenrollmuskulatur werden positionsabhängig neuronale Muster ausgelöst. Während laterale Bewegungen das Potential von EMDR eröffnen (Teil 2, Kapitel 12.2), ist die longitudinale Dimension Angst, Unterwerfung und Dominanz zugeordnet. Wird dies mit der Anweisung die Augen zu schließen und sich zu entspannen kombiniert, kann der Zugang zur liegenden Person verloren gehen. Arztbesuche (u.a. Zahnärzt*in oder Frauenärzt*in) haben Klient*innen und Patient*innen gelehrt, mit einem „Okay" in Untersuchungen oder Behandlungen einzuwilligen oder deren Fortführung zu legitimieren, bei denen sie sich nicht wohl fühlen. Traumasensible Körperarbeit setzt voraus, dass sich die Anwendenden dessen bewusst sind und mindestens grundlegend im Wissen und Erkennen der Folgen geschult sind (beispielsweise Teil 2, Kapitel 6, 8 und Kapitel 10) Im Folgenden sollen die wesentlichen Aspekte in einer Schulung aufgezählt werden.

Schulung – Tipp:

Verwenden Sie keine Suggestivsprache: „Ist das gut?", „Ist das angenehm?", „Ist das okay, wenn ...". Formulieren Sie stattdessen offene Fragen: „Wie ist das für Sie oder dich?" Beobachten Sie Ihr Gegenüber, fragen Sie nach dem Befinden, auch ohne Anlass. Nehmen Sie die Aussagen Ihres Gegenübers ernst, auch wenn diese aus Ihrer Sicht eventuell zunächst nicht nachvollziehbar sind. Nehmen Sie über alle Ihnen zur Verfügung stehenden Kanäle (auditiv, haptisch, visuell, kognitiv Projektions- und Assoziationsbahnen beobachtend) wahr, ob die Antwort kohärent erscheint.

13 Integration als Teil der traumasensiblen Arbeit

Im folgenden Kapitel wird eine Arbeitsweise beschrieben, die therapeutische Zielsetzungen beinhaltet und in einer therapeutisch begleiteten Behandlungsphase stattfindet oder durch geschulte Personen mit therapeutischer Sicht eingeordnet werden kann. Die Anwendung selbst wird dann als eine (nicht therapeutische Anwendung) gesehen und empfunden, was für viele Menschen eine wichtige Rahmenbedingung darstellt. Ein Nicht-darüber-Sprechen („nicht schon wieder", „nicht noch immer" oder „überhaupt nicht") ist bei vielen Themen für Menschen bereits eine wichtige Bedingung und Voraussetzung für Entspannung. Was gesagt werden möchte, kann und darf gesagt und gehört werden. Die therapeutische Deutung oder Weiterführung wird hier jedoch anderen überlassen, auf die oder von denen eventuell verwiesen wird oder wurde. Im Vordergrund steht die Empfindung des Körpers und die damit einhergehende Veränderung desselben durch die Anwendung der Cranio-Sacralen Methode. Die Rahmenbedingungen und das eventuelle Netz von beteiligten Personen müssen im Vorfeld geklärt und ein Konsens darüber gefunden werden.

Die Wahrnehmung von individuellen Empfindungen ermöglicht uns den Zugang zu subtileren Aspekten unseres Gegenübers. Die Grundidee der traumasensiblen Körperarbeit geht zunächst davon aus, dass es für diese subtileren Aspekte gewöhnlich (im Alltag aber auch in Behandlungs- und Versorgungskontexten) nicht viel Raum gibt. Sorge und Angst oder unangenehme Gefühle werden schnell negiert, geleugnet oder weggedrückt, um in unserer Gesellschaft nicht zu sehr aufzufallen oder zu funktionieren (auch als Patient*in).

Das Sehen und das Seinlassen dieser individuellen und subtilen Aspekte kann bereits ein Türöffner zu ihrer Integration sein. Beispielsweise sollte in einer psychotherapeutischen Therapie oder in einer anderen Therapieform den Patient*innen der nötige Raum gegeben werden. Ob sich der betroffene Mensch, parallel zur Körperarbeit, in einem therapeutischen Kontext befindet, ist in jedem Fall sinnvoll und wichtig abzuklären, wie bereits benannt. Über das reine „Ja" oder „Nein" der betroffenen Person über ihr Einverständnis der Behandlung hinaus, ist auch die Zielsetzung der einzelnen Personen und Anwendungen abzusprechen. Wenn dies geschehen ist, kann die Cranio-Sacrale Traumaarbeit besonders gut den Integrationsteil eines therapeutisch wirksamen Prozesses darstellen. Eine Integration kann durch die Methode begleitet, unterstützt und in manchen Fällen überhaupt erst ermöglicht werden. Die Cranio-Sacrale Traumaarbeit kann als Ergänzung oder Erweiterung dieses Rahmens ebenso verstanden werden, wie sie (nach ärztlicher Absprache und gegebenem Einverständnis) auch als eigene Methode zur Integration verwendet werden kann. Dieser Anwendungsbereich ist unter anderem für diejenigen zu empfehlen, die entweder bereits eine Therapie abgeschlossen haben – oder sich noch in einer seit längerem laufenden Therapie befinden – oder eine Therapie aus individuellen Gründen ablehnen. In allen Fällen kann eine Integration von bereits bekannten, belastenden Phasen auf sehr sanfte und nicht-therapeutische Weise nachgeholt oder begonnen werden.

Zur Vorgehensweise

Ausgehend von der Frage: „In welchen Bereichen der Wahrnehmung empfinden Sie Ihr oder empfindest du dein Leben noch als abweichend von einer Vorstellung davon, wie es sich anfühlen könnte?“ Hier können Schmerzen oder Stresszustände ebenso wie emotionale Dysbalancen oder Gedankenaktivitäten gemeint sein. Durch eine unabhängig von den verursachenden Elementen ausgehende Zielvorstellung kann so mit der Körperarbeit begonnen werden. Die der heutigen Wunschvorstellung entgegenstehenden Wahrnehmungen können Gegenstand der Betrachtung auf der Behandlungsliege werden.

Ob und inwieweit eine Veränderung durch die Methode möglich ist, ist im Einzelfall zu beurteilen; es ist ein Ausprobieren und ein wichtiger Teil der Findung von passenden Methoden und eventueller Kombinationen. Wir probieren mit dem vorliegenden Buch, eine strukturierte Beurteilungsgrundlage zu geben, in welchen Bereichen Wahrnehmungsveränderungen möglich sein könnten oder unserer Erfahrung nach sind.

Beispiel Integration nach EMDR

Wir haben Kontakt zu Klient*innen, die nicht davon überzeugt waren, dass die EMDR-Therapie bei ihnen gut funktioniere. Sie sprachen von Problemen und Schwierigkeiten nach den Sitzungen mit EMDR. Schilderungen beschrieben Überforderung und mangelnde Integration.

Es gehört zu einer unserer Thesen und Erkenntnisse, dass eine körperliche Integration der bei der EMDR-Therapie erreichten Ziele für viele Menschen eine notwendige Ergänzung darstellt.

Wir versuchen unter anderem darauf hinzuarbeiten, die körperliche Integration von Konfrontationsmethoden auf neuronaler Ebene durch die Cranio-Sacrale Methode weiter zu beobachten und den behandelnden Therapeut*innen den beschriebenen Sachverhalt ins Bewusstsein zu rufen. Wichtig ist hierbei zu beachten, dass die Menschen, die mit der EMDR als alleinstehende Methode nicht gut zurechtkamen, dies der anwendenden Person meist nicht rückmelden konnten. Eventuell können hierfür auch gelernte Kompensationsmuster der Patient*innen verantwortlich sein, die in einer therapeutischen Konfrontationsphase zu einem Unvermögen der Rückmeldung führen können. Dies führte folglich meist zu einem Abbruch des Vorgehens. Oder zu einer nicht-idealen Nutzung des Potentials durch die Methode des EMDR in dieser therapeutischen Beziehung.

Unser Ziel ist es, die Integration auf neuronaler Ebene zu stärken. Dies geschieht mit den Techniken und Hinweisen aus Teil 1 und Teil 2.

14 Kontexte der Körperarbeit

Wir haben uns entschieden, Beispiele aus speziellen Themenbereichen von Beginn an in den Hauptteil des Buches zu integrieren. Dies ist dem ganzheitlichen Ansatz geschuldet, wie wir ihn in Teil 1 beschreiben. Es werden mit der Cranio-Sacralen Methode keine speziellen Folgen oder Störungen, Krankheitsbilder oder Neurodivergenzen behandelt. Die beschriebene Vorgehensweise soll ein Hinweis darauf sein, mit allen Menschen auf einer gewissen Ebene gleich zu arbeiten. Wir wollen vermeiden, dass es eine Situation gibt, die den Anschein erweckt, man könne jemandem, der den unten folgenden Punkten entsprechend einzuordnen ist, nun die in diesem Unterpunkt beschriebene Behandlung zukommen lassen und dies dann als die richtige Vorgehensweise verstehen. Vielmehr ist es so, dass wir dem grundlegenden Ansatz aus Teil 1 folgen und darüber hinaus in einigen Fällen diese grundlegende Arbeitsweise mit Hintergrundinformationen sowie individuellen Vorschlägen zur Vorgehensweise, zu Technikfolgen oder Ähnlichem, zu spezifischen Themen, anreichern.

In Achtsamkeit für diese Themen sollen hier auch und im Besonderen diejenigen geschult werden, die sich lediglich auf die Behandlung von Rücken, Kopf oder sonstigen Schmerzen konzentrieren wollen. Ziel ist es, die im Folgenden benannten Punkte bei ihrem Auftauchen zu erkennen, einzuordnen und einen ersten Umgang anzubieten. Ziel dieses Abschnittes ist sicherlich nicht, eine professionelle Begleitung für alle im Folgenden aufgeführten Themen anzubieten.

Hier werden die folgenden Themen nur sehr kurz angerissen, was einen zusammenfassenden Überblick verschaffen soll. Der Eindruck, wie die Arbeit tatsächlich verlaufen könnte, wenn einer oder mehrere der folgenden Kontexte gegeben sind, entnehmen Sie den umfangreicheren Ausführungen der jeweils praxisorientierten Kapitel.

Im konkreten Fall lesen Sie eventuell das Kapitel 11.1 in Teil 2 zur Kompetenzüberschreitung und die Kapitel 8 und 12.1 im selben Teil und reflektieren Sie, ob Sie das Netzwerk von Helfer*innen in dem vorliegenden Fall entsprechend zur Verfügung haben.

14.1 Folgen sexualisierter Gewalt

Im Text sind Beispiele angebracht, die unter anderem als Folgen von sexualisierter Gewalt vorliegen können. Diese Einbettung entspricht im Wesentlichen der Art und Weise, wie wir in der Praxis mit diesen Themen konfrontiert werden. Es kommen selten Menschen zu uns, die von vornherein ihr Anliegen im Kontext sexualisierter Gewalt formulieren. Zumal ihnen der Zusammenhang meist nicht bewusst ist. Ziel ist es, die im Folgenden benannten Punkte bei ihrem Auftauchen zu erkennen, einzuordnen und einen ersten Umgang mit diesen anzubieten.

Die wichtigste Frage für den Einsatz der Cranio-Sacralen Methode ist, ob die Situation, die als Mitverursacher für die vorliegende Verfassung identifiziert werden konnte, auch insofern abgeschlossen ist, dass Wiederholungen oder qualitative Entsprechungen nicht mehr in die Lebensrealität der Person gehören. Falls solche qualitativen Entsprechungen aktuell noch wirkaktiv sind, gilt es die Gesamteinwirkung in Relation zur Intervention mit der Cranio-Sacralen Methode zu sehen. Das Entspannungs- und Lösungspotential durch die Intervention mit der Cranio-Sacralen Methode sollte höher eingeschätzt werden als die Einwirkung der qualitativen Entsprechungen. Eine qualitative Entsprechung hält die betroffene Person in den Traumabedingungen vergleichbaren Zu- und Umständen. Ist dies noch gegeben, sollte auch diese Lösung zunächst bestehen bleiben, jedoch berücksichtigt werden. Diese Aufrechterhaltung wird hier als vorläufige Lösung beschrieben, da ein Mensch so in seinen gewohnten Erlebenswelten bleiben kann. Veränderung kann dann im Tempo der betroffenen Person gestaltet werden. Die Berücksichtigung schließt das Wissen ein, dass eine Entspannung, Auflösung oder Integration in den momentanen Bedingungen nur eingeschränkt möglich sein werden.

Es sollte unbedingt überprüft werden, ob eine entsprechende Hilfestelle hinzugenommen werden kann oder sollte. Suchen Sie Hilfe und Unterstützung von Dritten, dies ist auch anonym möglich. Wir haben in unseren Praxen Broschüren über Hilfsangebote vorliegen. Das Buch kann eine Aufführung stetig aktueller und auf Ihre Region zugeschnittener Beratungs- und Hilfsangebote jedoch nicht leisten. Informieren Sie sich bitte unabhängig und eigenständig.

Des Weiteren soll darauf hingewiesen werden, dass die im Folgenden aufgeführten Folgen hier jeweils auf sexualisierter Gewalt basieren. Selbstredend können all diese auch durch andere Auslöser hervorgerufen werden sowie durch Kombinationen verschiedener Rahmenbedingungen. Wir haben uns entschieden, diese Reduktion hier der Übersichtlichkeit halber zu nutzen und verweisen auf die Tatsache, dass z. B. nicht-sexualisierte Gewalt ebenso als Auslöser aufgeführt werden könnte. Um unsere Arbeit und Sichtweise darzustellen, ist dies jedoch nicht relevant – auch wenn es für Betroffene relevant ist. Die Transferleistung auf andere Auslöser ist in vielen Fällen ohne Weiteres möglich. Dort, wo sie das nicht ist, müssen wir auf umfangreichere Fachliteratur zum Thema verweisen sowie auf Fort- und Weiterbildungen zum jeweiligen Thema. Empfehlen können wir die Werke von Werner Tschan (2024), den wir hier zitieren möchten:

Schweigen ist die stärkste Waffe der Täter. In den zurückliegenden Jahren hat sich die Erkenntnis durchgesetzt, dass im Gesundheitswesen viel mehr Menschen von sexualisierten Gewalterfahrungen und anderen Traumata betroffen sind und behandelt werden müssen, als man lange Zeit annahm. [...] Trotzdem mag überraschen, dass die Ausbildung der Fachleute zu diesen Aspekten insbesondere im Gesundheitswesen und in den Sozial- und Erziehungswissenschaften nur zögerlich aufgegriffen wurde – mit nachteiligen Auswirkungen auf die Aufdeckung von sexualisierten Gewaltdelikten sowie Betreuung und Behandlung von Betroffenen. (Tschan, 2024, S. 9)

Sexualisierte Gewalt ist ein weltweites Phänomen. Ohne Optimierung der Helferketten haben (potenzielle) Opfer keine Chance, dass sie geschützt werden oder dass die Täter:innen für ihre Handlungen zur Verantwortung gezogen werden – ohne Wissen um die Zusammenhänge sind die Fachleute ratlos und überfordert. [...] Die Betroffenen selbst, können vielfach keinen Zusammenhang zwischen den heutigen Beschwerden und den lange zurückliegenden Gewalterfahrungen herstellen. [...] Sagen Opfer etwas, wird ihnen oft nicht geglaubt – man kann sich kaum in die Situation von Betroffenen versetzen und geht vielfach von falschen Mythen und Annahmen aus. Eine Stationsleiterin eines Spitals nach einem Übergriff auf eine frisch operierte Patientin: ‚Die Frau war in ihren Aussagen so selbstbewusst und direkt. Sie hat auf mich nicht wie ein Opfer gewirkt, deshalb habe ich ihr kein Wort geglaubt.' Fachleute werden kaum über die Folgen von sexualisierter Gewalt und den resultierenden Opferreaktionen geschult. Die Thematik wird gemieden – ein eklatantes Versagen der Verantwort-

lichen für die Gestaltung der Curricula und damit der mangelnden Kompetenzen in der späteren Berufstätigkeit. (Tschan, 2024, S. 13)

Außerdem ist zu beachten, dass es Täterinteressen auch in Fachkreisen geben muss; ein Beispiel hierfür ist die „False Memory"-Bewegung (Overkamp, 2005). Wir hoffen, mit diesem Kapitel und unseren Aus-, Fort- und Weiterbildungen dem hier beleuchteten Zustand etwas entgegenzuwirken. Im Idealfall werden Personen mit Richtlinien- und Curriculumkompetenz erreicht.

Dissoziation

Eine Erklärung des Begriffs finden Sie in Teil 2. Im Kontext von sexualisierter Gewalt ist die Dissoziation entweder eine Möglichkeit, das Unglaubliche, das Unfassbare oder das Unaufhaltbare erleben zu können, ohne das Selbst permanent verstört und dysfunktional werden zu lassen. Es entsteht ein Anteil, eine Schicht oder eine Persönlichkeit, die dieses Erleben nicht erlebt. Dies ist eine in der Regel unbewusste Lösung für die belastende Situation.

Möglichkeiten mit der Cranio-Sacralen Methode: Da die Dissoziation ein neuronaler Mechanismus ist, haben wir oft über die technischen Möglichkeiten der Methode Zugriff auf diesen Effekt und seine Folgen. Vereinfacht können wir uns hier vorstellen, es gäbe einen Schalter, mit dem Sie den Kanal umschalten, wie an einem Fernsehgerät. Sollte jemand in dissoziative Zustände geraten, können Sie die allgemein in der Methode beschriebenen, die positiven, erdenden Techniken verwenden oder Sie lösen die dissoziativen Zustände auslösenden Bedingungen dadurch auf, dass Sie die Rahmenbedingungen verändern. Meist heißt das: sich aufsetzen, einen Schluck Wasser trinken etc. Dies ist jedoch nicht aus einem Buch erlernbar.

Andererseits besteht die Möglichkeit, mit der Cranio-Sacralen Methode tiefer in diese Zustände hineinzuführen sowie eine Navigierbarkeit und Kontrollierbarkeit in der Dissoziation zu schulen. Für viele unserer Klient*innen ist das die Möglichkeit, Zugang zu dem zu bekommen, was andere Schichten des Bewusstseins nun in einer gewissen Phase der Realisation und der Auseinandersetzung erinnern, wissen oder erleben möchten. Dies ist jedoch nur in professionell begleiteten Kontexten in Erwägung zu ziehen. Lernen Sie in jedem Fall, was Dissoziation bei Ihren Klient*innen auslöst oder fördert, sodass Sie zusammen mit ihnen die Handlungsfähigkeit steigern.

Lernen Sie zu navigieren. Es wird über die Cranio-Sacrale Methode hinaus als ein „Hinein" in eine Situation oder einen Zustand gehen bezeichnet. Lernen Sie ein kontrolliertes Hinaus, statt ein Hinein. Das Hinein wird dann bei Bedarf, ggf. auch in anderen therapeutischen Kontexten, für Ihren oder Ihre Klient*in immer einfacher zu erreichen sein. Wir sehen es als ein mögliches Ziel im Allgemeinen, ein weiches, leichtes Wechseln zwischen dieser als „Hinein" bezeichneten Zuwendung und der als „Hinaus" bezeichneten Abwendung zu erarbeiten. Dies kann im Alltag der betroffenen Personen eine Erleichterung bringen. So können im Alltag auftretende Situationen mit belastenden Elementen leichter integriert werden. Technisch kann dies mit der Entlastung der Amygdala unterstützt werden (vergleiche Teil 2, Kapitel 11.5.3).

Sie sollten über Trigger und über die Funktionsweise derselben geschult sein. Unterstützende Kenntnisse: Teil 2, Kapitel 6, Kapitel 11.1.2, Kapitel 11.2 und Kapitel 11.5.

Depersonalisation

Depersonalisation soll hier aufgeführt werden, da sie nicht gleichzusetzen ist mit Dissoziation. Die Depersonalisation wird bei Fiedler als ein dissoziativer Störungsbereich – neben dissoziativer Amnesie und dissoziativer Identitätsstörung – beschrieben, der das „ständige oder wiederholt auftretende subjektive Gefühl der Fremdheit, Irrealität, Abtrennung und Ungewohntheit dem eigenen Selbst, seinen Handlungen und seiner Umgebung gegenüber [betrifft]". (Fiedler, 2013, S. 113)

Für unsere Arbeit können wir, was die Arbeit und Vorgehensweise betrifft, eine weitestgehende Gleichsetzung vornehmen und verweisen auf Teil 2, Kapitel 6. Die Depersonalisation sollte erkannt und verstanden werden, wenn sie auch nur in Ansätzen in Erscheinung tritt. Kenntnisse über die Funktionsweise des Gehirns, wie in Teil 1, Kapitel 4 und 5 gegeben, können den Umgang und das Erkennen stärken.

Depression

Depression ist ein sehr komplexes Thema, welches hier lediglich in einem Zusammenhang mit dem Abschnitt zu Dissoziation und Depersonalisation behandelt werden kann. Wenn wir die Depression, besser einen Teil, vereinfacht als eine neuronale Unterversorgung gewisser neuronaler Strukturen verstehen, kann die in Teil 1, Kapitel 5.2 beschriebene Vorgehensweise eine Möglichkeit darstellen, auch Zugriff auf diese Energiebereitstellung zu erlangen. Stellen Sie sich hierfür vor, der depressive Zustand ist Folge einer umgelenkten oder gehemmten Energie (vgl. Teil 1, Kapitel 4 und Teil 2, Kapitel 11). Die Energie, die für die Motivation und das Wohlbefinden auf neuronaler Ebene nötig wäre, ist nicht weg, sie ist nur umgeschaltet und lädt andere Areale. Zum Beispiel in eine hohe oder niedrige Körperspannung oder Organaktivität (Über- oder Unteraktivität, je nach Innervation). Dies ist hier zwar vereinfacht und verkürzt dargestellt, stellt jedoch bereits eine funktionierende Arbeitsweise dar. Ein Hinweis auf die Wirksamkeit von neuronaler Stimulation bei Depression findet sich beispielsweise in den klinischen Ansätzen, Depressionen in schwersten Fällen mit Gehirnsonden zu behandeln, welche elektrische Impulse direkt ins Großhirn (Cerebrum) senden.

Nutzen Sie sämtliche beschriebenen Möglichkeiten aus unserem Buch, sowohl aus Teil 1 als auch aus Teil 2, um den Energiefluss auf dem Nervensystem zu harmonisieren. Bauen Sie Verbindungen, die hoch innervierte Regionen entladen können und führen Sie so untertonisierten Regionen Energiepotenzial zu. Das gilt nicht nur auf neuronaler, sondern auch auf muskulärer, faszialer und viszeraler Ebene. Beachten Sie Traumaindikatoren und Neurodivergenzen. Aktivieren Sie das Cranio-Sacrale System und motivieren Sie den Cranio-Sacralen Rhythmus über den gesamten Duralschlauch.

Suchtstörungen

Wir möchten nicht den Eindruck vermitteln, dass die hier aufgeführten Themen leicht mit der Cranio-Sacralen Methode zu bewältigen wären. Dafür ist die individuelle Lebenssituation immer zu komplex. Bitte haben Sie hier Nachsicht mit uns, wenn wir in dem Anspruch auf Übersichtlichkeit hier den Eindruck vermitteln, es gäbe für manchmal sehr schwerwiegende Themen einen Knopf/ein Vorgehen, dem Sie nur zu folgen bräuchten. Vor allem richtet sich dieser Hinweis an Betroffene, die teilweise jahrelang nach Lösungen oder Hilfe suchen. Es gibt Aspekte in dieser Komplexität, auf die Einfluss durch die Methode gegeben ist. Einzelne Aspekte lösen nicht die Gesamtthematik auf.

Stellen Sie sich die Suchtstörung im Allgemeinen (egal, welche) als eine Möglichkeit vor, die Energie im Körper zu lenken. Damit hat der betroffene Mensch Handlungskompetenz und kann eventuell ähnlich wie oben beschrieben zwischen verschiedenen Empfindungsmodi navigieren lernen. Demnach ist die Sucht hier eine Lösung, die wir niemandem einfach wegnehmen wollen oder sollten.

Erst wenn wir verstanden haben, welche Vorteile die Suchtstörung bringt, kann oder sollte hier über eine Beendigung nachgedacht werden. Es entspricht jedoch ohnehin nicht dem ganzheitlichen Ansatz, eine ‚Störung' beenden zu wollen. Und tatsächlich ist es eher ein Nebeneffekt der Cranio-Sacralen Methode, dass sich Suchtthematiken verändern, wenn sie wie in Teil 1 und Teil 2 angewendet wird. Es verändert die Verteilung und Steuerungsmöglichkeiten von Energie im Körper. Werden die Energieflüsse weniger intensiv (durch Traumatisierung kommt es in vielen Bereichen zu Überspannungen), kann die Vernetzung im

Körper verbessert werden. Das bedeutet, dass manche Verbindungen, die vor der Behandlung mit Cranio-Sacralen Techniken kaum mehr zur Verfügung standen, wieder nutzbar werden und andere Verbindungen danach weniger stark genutzt werden. Wir beobachten, dass die Suchtthematik, wenn wir nicht direkt auf sie eingehen, in vielen Fällen eher nebenbei Entspannung erfährt, wenn ihr Nutzen mehr und mehr anders erreichbar wird.

Wenn es Ihnen im Laufe von mehreren Sitzungen gelungen ist, die mit den Spannungen im Körper verbundene Aktivität im Gehirn zu lokalisieren, können Sie beginnen, gemäß Teil 1, Kapitel 5 zu arbeiten. Beachten Sie Kapitel 5.2.1 bis 5.2.3 für eine grundlegende Harmonisierung. Stellen Sie eine Verbindung zwischen den hochfrequenten Bereichen des Gehirns und den Regulationsebenen her, indem Sie die Verbindung und Kommunikation der Areale untereinander fördern. Beobachten Sie die Reaktionen des Körpers und bleiben Sie mit dem Menschen vor allem in den Vor- und Nachgesprächen im Austausch über die Entwicklung oder eventuelle Veränderungen im (Stör-)Verhalten. Beachten Sie Teil 1, Kapitel 3.3.3, 3.3.4 und 3.4 für die Harmonisierung von Gefühlszuständen und Bedürfnissen.

Zwangsstörungen

Zwangsstörungen sind nicht das Gleiche wie Suchtstörungen. Sie können jedoch im Abschnitt Suchtstörungen nach Überschneidungen Ausschau halten. Wenn Sie hierzu an die übergeordnete Idee aus dem Abschnitt „Chronische Schmerzzustände" denken, ergibt sich ein durchaus lohnender Ansatz, einer Linderung im Sinne der Häufigkeit und Intensität sowie der inneren Notwendigkeit von Zwängen zu begegnen.

Chronische Schmerzzustände

Die chronischen Schmerzen (diese gilt es selbstverständlich ärztlich abzuklären) sollen für diesen Abschnitt als die Folge einer permanenten Überspannung gesehen werden. Diese Überspannung kann auch bei stark untertonisierten Personen auftauchen. Gehen Sie also nicht davon aus, dass eine hohe Spannung nach außen sichtbar sein muss; es gibt Regionen im Körper, die (hervorragend) für die Speicherung von Spannungen geeignet sind, ohne diese nach außen zu zeigen. Das ist besonders häufig der Fall, wenn Menschen gelernt haben, mit ihrem Leid nicht auffallen zu wollen oder zu dürfen. Die Spannungen sind dann in tief im Körper liegenden Strukturen verteilt. Dies führt zu Dysfunktionen und ggf. zu starken Schmerzen, aber auch zu anderen Effekten wie Angststörungen oder Zwangsstörungen (siehe hierzu auch Absatz „Angststörungen", sowie Absatz „Zwangsstörungen").

Wir empfehlen hier, den Menschen ganzheitlich zu behandeln; versuchen Sie nicht, den einzelnen Schmerz zu verstehen und genau zu lokalisieren, wo und warum es an einer bestimmten Stelle zu Schmerzempfindungen kommt. Schaffen Sie im gesamten System Platz mit den raumgebenden Techniken aus Teil 1, damit überschüssige Energie aufgenommen werden kann. Sorgen Sie für eine ausreichende Versorgung gemäß Teil 1, Kapitel 5.2.1, um die Schmerzregulation im Hirnstamm zu berücksichtigen. Für eine oberflächliche Linderung kann das Ausgleichen der Ganglienkette in Betracht gezogen werden (Teil 1, Kapitel 3.3.4) oder einzelne Ganglien nach Evaluation. Linderung kann je nach Lokalisation der Schmerzen über die Arbeit mit den Nerven gemäß Kapitel 3.3.1 bis Kapitel 3.3.3 angeboten werden.

Hinweis

Der Autor erklärt einen wichtigen Wirkungsgrad der Methode anhand eines Bewässerungssystems für Felder, wie es bereits vor Jahrhunderten, zum Beispiel in Ägypten, verwendet wurde. Stellen Sie sich hierzu ein Netzwerk von kleinen Gräben vor, die um die Felder herum angelegt wurden. Es gibt Hauptadern und Nebenarme. Es gibt eine oder auch mehrere Quellen, von denen aus Wasser in das System gelangen kann.

Wenn Sie das Wasser in diesem System mit Reizpotenzialen und damit mit Bioelektrizität gleichsetzen, kann diese Analogie viele Aspekte unserer Arbeit gut erklären. Zu viel Wasser in manchen Bereichen, was den Kanal überlaufen lässt, ist gleichzusetzen mit Schmerz. Zu wenig Wasser kann Dysfunktionen, Taubheit aber auch geistigen Zuständen und Emotionen entsprechen: Dissoziation ist eine Umlenkung, Depression ein Mangel (ggf. durch Umlenkung), Kontrollverlust eine Kombination von Unterversorgung an einem Ort und Überflutung an einem anderen Ort usw. Auch wenn stark vereinfacht, kann folgende Analogie abgeleitet werden.
Bei der Evaluation eines Problems, in diesem Bild wie einem Mangel an Wasser in einem Seitenarm, wird schnell klar: Es lohnt nicht, alleinig diesen Wasserarm zu betrachten und an ihm zahlreiche Veränderungen vornehmen zu wollen; der Wasserarm ist ggf. in einem tadellosen Zustand. Suchen Sie die Stelle, von der das Wasser kommen müsste, öffnen Sie dort den Durchlauf, wo Erosion (Blockaden) den Durchfluss verhindert. In dieser Region sind die Pflanzen nicht vertrocknet, denn hier gibt es noch Wasser. Das Problem wird in der Peripherie erscheinen. Arbeiten Sie umgekehrt nicht an einem überlaufenden Areal, öffnen Sie stattdessen Abflussmöglichkeiten.
So erklären wir oft Klientinnen und Klienten, weshalb wir zum Beispiel bei Kopfschmerzen am Becken arbeiten. Die Arbeit sollte erklärt werden, wenn von einem Bedarf (Schmerz) entfernt gearbeitet wird (mündige Klient*innen)

Allgemeine Überspannung

Von der technischen Vorgehensweise soll hier kein entscheidender Unterschied zu dem Abschnitt Suchstörungen postuliert werden. Es ist lediglich im Kontakt und der Kommunikation sowie dem damit verbundenen Vorgehen im Detail zu differenzieren. Verwenden Sie zusätzlich besonders lange und tiefe Stillpunkte. Sprechen Sie, falls der oder die Klient*in noch sprechen möchte; fokussieren Sie jedoch bereits das Ziel der schweigenden Tiefenentspannung. Beachten Sie das Bild des Bewässerungssystems. Bei Überspannung ist es gemäß Teil 1, Kapitel 5.3 besonders wichtig, über die Peripherie an der Ableitung zu arbeiten. Die dort auf die Arbeit mit dem Gehirn bezogene Darstellung kann auf Schmerzen übertragen werden. Nutzen Sie für die Versorgung der Peripherie die Möglichkeiten gemäß Teil 1, Kapitel 3.3.

Angststörungen

Angststörungen können sehr komplex sein. Ein sehr einfacher Sachverhalt ist jedoch, dass, wenn wir die gesamte Spannung im System besser verteilen und die Handlungskompetenz der Klient*innen darin stärken, in ihren eigenen Systemen zu navigieren, auch die Ladung von Angst reduziert werden kann. D. h., selbst wenn zum Beispiel ein Trigger noch besteht und dieser dann eine Angstempfindung auslöst, können wir die Menge der Energie, die daraufhin wirkt, über eine längere Folge von Terminen herabsetzen. So wird eventuell die Angst schwächer und damit länger aushaltbar, sodass in der Angstphase therapeutische Interventionen besser möglich werden und nicht nur auf die Beendigung der Angstempfindung abzielen müssen. Unserer Erfahrung nach ist es nicht das Ziel, Angst zu vermeiden, sondern in der Angst die dann vorliegenden Spannungen zu reduzieren. Im Idealfall ist dies eine Vorgehensweise für klinische Kontexte oder für professionell begleitete Prozesse. Wenn die Rahmenbedingungen gegeben sind, kann sehr gut mit diesem Ansatz in der Cranio-Sacralen Praxis gearbeitet werden.

„Dann lass die Angst mal zu“, ist eine klassische Aufforderung der 80er-Jahre. Inwieweit dieses Vorgehen/diese Aufforderung sich inzwischen verändert haben sollte, ist bereits ausreichend dargelegt.

Selbstwertgefühl, Körpergefühl und Sexualität

Neben dem theoretischen Selbstwertgefühl, welches in manchen Kontexten dadurch gestärkt werden soll, dass beispielsweise darauf hingewiesen wird, was jemand bereits alles geschafft hat, wollen wir bei der Körperarbeit über das immer – auch wenn verborgen und überdeckt – existierende Gefühl der Lebendigkeit im Körper einen Zugang zum Wert des Lebens schaffen. Wenn der Lebendigkeit (nach Definition der Naturwissenschaften also Zellteilung, Durchblutung usw.) zuzuweisende Effekte und sekundäre Auswirkungen gefühlt und erlebt werden, entsteht immer eine positiv erlebte Wertigkeit hierzu. Ein gutes Selbstbewusstsein würde in diesem Kontext ein ausgeprägtes und umfangreiches Bewusstsein der eigenen körperlichen Lebendigkeit bedeuten. Dies ist vollkommen unabhängig von der Lebensleistung eines Menschen.

Versuchen Sie über die grundsätzliche Vorgehensweise aus Teil 1 und Teil 2 den Körper und seine Funktion zu stärken und fühlbar zu machen. Dies ist der Weg, den wir primär für die Unterstützung bei der Entwicklung von Selbstwertgefühl empfehlen und der die Entwicklung von Körpergefühl einschließt.

Zum komplexen Thema Sexualität soll hier lediglich dieser grundlegende, uns wichtige Aspekt herausgehoben werden: Unterstützen Sie Ihre Klient*innen darin, verschiedene Aspekte ihrer Sexualität wahrzunehmen. Das sind neben der Existenz und Funktion der Geschlechtsorgane nicht nur die Integration dieser in ein Körpergefühl, sondern auch die Steuerenergien dieser Organe gehören aus unserer Sicht dazu. Das bedeutet, aufsteigende Erregung kann genau wie alle anderen Effekte des Körpers behandelt werden. Eine gute Verbindung der verschiedenen Bereiche des Nervensystems kann dazu beitragen, dass Empfindungen leichter wahrgenommen werden können, die z. B. kognitiv abgelehnt werden. Glaubenssatzarbeit und psychologisch-kognitive Zusammenhänge sind hier ebenso zu betrachten wie die körperlichen Aspekte; Erregung führt oft zu Spannungen, die starke Schmerzen verursachen können. Entladung im Sinne des Bewässerungssystems aus dem Beispiel aus dem Abschnitt „Chronische Schmerzzustände“ auf physiologischer Ebene ist aus unserer Sicht wichtiger Bestandteil einer Entspannung (auch bei den anderen hier aufgeführten Punkten: Süchte, generelle Überspannung, Depression durch Unterdrückung von Energien, Zwänge, chronische Krankheiten).

Überprüfen Sie, ob durch Techniken aus Teil 1, Kapitel 5 eine harmonischere Integration von Empfindungen in das Erleben ihrer Klienten und Klientinnen möglich wird.

Selbstbehauptung

Die Selbstbehauptung ist eine Erscheinung von Handlungskompetenz. Diese wiederum ist ein benötigtes Element bei Angst, Überspannung etc. Wir benötigen einen entspannten Körper, den wir wahrnehmen und so dessen Bedürfnisse nicht nur kognitiv kennen, sondern auch fühlen. Besser noch, manche Bedürfnisse müssen wir nicht bewusst fühlen, wenn die Verbindung von Gehirnarealen, die das Bedürfnis vermessen, stimmig ist; gemäß Teil 1, Kapitel 4.2, Kapitel 4.3 und Kapitel 4.6. Das bedeutet keine ‚Mauern‘ oder Dysfunktionen, die die interzerebrale Kommunikation stören. Dann kann die Umsetzung der zur Bedürfniserfüllung notwendigen Handlungen teils autonom erfolgen.

Chronische Erkrankungen

Wenn einer oder mehrere der Faktoren aus dem bisherigen Abschnitt über viele Jahre vorliegen, kann sich eine chronische Krankheit als Äußerungsform entwickeln. Ob die chronische Krankheit anderen Faktoren unterliegt, muss entsprechend ärztlich abgeklärt werden.

Nun gehen wir hier davon aus, dass die betrachtete chronische Krankheit eine Folge von einem der oben beschriebenen Faktoren ist oder durch diese begünstigt wurde. Dann ist es in vielen Fällen nicht notwendig, speziell auf die Krankheitsbilder und deren Ursachen zu schauen. Beobachten Sie, ob Veränderungen oder Verbesserungen der Symptome von chronischen Erkrankungen auf Ihre grundlegende Behandlung, gemäß Teil 1 und Teil 2, zu beobachten sind.

Hinweis: Vertrauen Sie nicht darauf, dass der ganzheitliche Ansatz ohnehin alles abdeckt und andere medizinische Untersuchungen und Therapien überflüssig macht. Nutzen Sie jedoch dieses Potenzial, falls es vorliegt.

Symptomlinderung kann aufgrund des Umfangs in diesem Rahmen nicht besprochen werden und ist mit ärztlicher Absprache zu evaluieren, gemäß Teil 1, Kapitel 1.2. Behandlungsmöglichkeiten ergeben sich aus Teil 1, Kapitel 1.3.1.

14.2 Neurodivergenzen

Sollten Sie zu diesem Abschnitt vorgeblättert haben, berücksichtigen Sie bitte den zusammenfassenden Charakter, der im Verlauf des Textes bis hierher an vielen Stellen darauf verweist, wie komplex die Arbeit mit Menschen im Allgemeinen ist. Dass diese Komplexität beim Thema Neurodivergenzen um einen Faktor zunimmt, den die Bearbeitung in einem Unterabschnitt eines Buches über Körperarbeit nicht ausreichend darstellt, ist daher selbstredend.

Wir haben uns dazu entschieden, den Abschnitt trotzdem mit aufzunehmen, um die hier beschriebenen Themen nicht auszuklammern. Durch Kenntnisse der konkreten neuronalen Konsequenzen von Neurodivergenzen lassen sich ebenso konkret begründbare Technikfolgen zusammenstellen; gemäß Teil 1, Kapitel 5.

Bereits die Beschreibung der Unterschiedlichkeiten und Vielfältigkeit von Neurodivergenzen würde den Umfang überstrapazieren. Eine stark vereinfachte Sichtweise, wie sie bereits in Kapitel 14.1 verwendet wurde, liefert ausreichende Interventionsmöglichkeiten. Wir reduzieren uns auf meist nur einen oder zumindest einen sehr begrenzten Bereich einer Thematik; den Anspruch, damit einer Mehrzahl gerecht zu werden, können wir an dieser Stelle nicht haben. Teilweise überschneiden sich Symptome und Themen der Unterabschnitte. Lesen Sie daher nach Möglichkeit verwandte Themenbeschreibungen mit. Die Vorgehensweisen können ein Gesamtbild erzeugen. So kann das Vorgehen aus dem ersten Abschnitt zur Hochsensibilität als Grundlage für alle vergleichbaren Themen (Symptomüberschneidung) verstanden werden usw.

Hochsensibilität

Hochsensibilität soll hier in einem weiten Sinne gefasst sein. Einerseits als für sich stehendes Phänomen ohne weitere Zusammenhänge wie auch als eine Folge von Posttraumatischer Belastungsstörung (PTBS) und eine Begleiterscheinung anderer Neurodivergenzen. Mit anderen Worten: Unabhängig von ihrer Entstehung oder Begründung soll der folgende Verweis für alle Arten von Hochsensibilität einen sinnvollen, eventuell ersten oder als Teil eines größeren Behandlungsplanes oder weitere Maßnahmen geltenden Ansatz darstellen.

Neben den zahlreichen Möglichkeiten, Reize von außen zu reduzieren, soll hier die Arbeit mit dem Gehirn genannt werden, die die Reizweiterleitung und Reizverarbeitung beeinflussen kann. Beide Ansätze können und sollten dann ggf. parallel berücksichtigt werden. Bei einer Überlastung des Nervensystems durch Reize soll hier zu den Möglichkeiten der Reizreduktion von außen lediglich der Blaufilter in Brillengläsern erwähnt werden, da die Betroffenen oft nicht merken, wie diese Lichtwellenfrequenz ihre neuronale Grundbelastung anhebt. Hier empfehlen wir einfach auszuprobieren, falls es noch nicht bekannt gewesen ist, ob eine Entspannung hierdurch erreichbar ist – anders als etwa bei der Reduktion von akustischen Signalen oder von Lichtwellen aus dem mittleren sichtbaren Spektrum, die zu einer Verdunklung oder Verfärbung des Sichtfeldes und eine veränderte Erscheinung für einen Gegenüber führt. Ein direkter Effekt, etwa durch Blaufilter, tritt nicht immer ein. Nach einer gewissen Wirkzeit, in der die Lichtenergie reduziert auf den Sehnerv wirkt, lässt sich eine relative Entspannung zur nicht lichtgefilterten Wahrnehmung feststellen. In manchen Fällen werden die Filtrationen auch direkt als entlastend und entspannend wahrgenommen. Dieses Beispiel für eine Reduktion von Reizen von außen wird im Folgenden als Betrachtung für den zweiten Ansatz, die Arbeit mit dem Gehirn, dienen.

Um bei Hochsensibilitätseffekten Einfluss zu nehmen, orientieren Sie sich zunächst evaluierend an der Arbeitsweise aus dem Abschnitt „Allgemeine Überspannung" in Kapitel 14.1 und den dort begründeten Vorgehensweisen aus Teil 1, 5.3 und Teil 1, Kapitel 3.3. Nach grundlegender Evaluation gemäß Teil 1, Kapitel 4.2. und Kapitel 4.3 und Vorbereitung können Sie Hirnstamm und Mittelhirn ausgleichen (Teil 1, Kapitel 5.2.1). Die Bedeutung der Reizweiterleitung im Thalamus bei Neurodivergenzen ist dort ebenso beschrieben wie weiterführende Behandlungskonzepte, die symptomatisch angepasst werden können. Eine Orientierung dafür ist an den entsprechenden Stellen gegeben. Beachten Sie bei der Erarbeitung von Protokollen obiges Bild des Bewässerungssystems für die Glättung bei Hochsensibilitätseffekten (siehe auch ADS und ADHS).

Die Bearbeitung der internen Reizweiterleitung und Verarbeitung sehen Sie in Teil 1, Kapitel 4 und in Teil 2, Kapitel 6 und Kapitel 11.5.3. Dort finden Sie eine weitreichende Interventionsbreite für diese Thematik.

ADS und ADHS

Ohne den Verdacht aufkommen zu lassen, ADS und ADHS seien dasselbe wie Hochsensibilität, können die Ansätze aus diesem Abschnitt übertragen werden. Wenn Sie sich über die Bedeutung von ADS und ADHS informieren möchten, verweisen wir hier auf die Fachliteratur oder zum Beispiel auf diverse Informationsportale im Internet (beispielsweise: https://www.adhs.info/ etc.). Je nach Ausrichtung kann evaluierend auf Grundlage von Teil 1, Kapitel 5 gearbeitet werden oder konkreter nach Teil 1, Kapitel 5.3: Ausgleich der Lobi (frontalis, occipitalis, temporalis und parietalis), wenn möglich nach der ebenfalls dort beschriebenen Liquorpumpe, um die von Liem beschriebene Verbesserung der Abschirmung durch Volumenzunahme der Liquorräume, zu bedienen. (Liem, 2017)

Autismus-Spektrum-Störung

Ähnlich wie eingangs im Abschnitt ADS und ADHS benannt, gibt es auch zum Thema Autismus-Spektrum-Störung ganze Bücher, die schon in ihrem Vorwort einräumen, dass sie nicht die Komplexität der Ausprägungen abdecken können. Informieren Sie sich bitte zum Thema Autismus entsprechend. Was jedoch ohne umfangreiche Kenntnisse über die Autismus-Spektrum-Störung möglich ist, sind die in eingangs des Kapitels dargelegten Vorgehensweisen und Ansätze. Diese stellen die Grundlage für die Evaluation ihrer Verbindungsqualität zu einer betroffenen Person dar.

Wir können Ihnen hier keine Tipps zum Umgang mit autistischen Menschen geben. Informieren Sie sich am besten auch bei Ihren Klient*innen, ob Informationen für eine konstruktive Zusammenarbeit nötig sind. Arbeiten Sie auch hier im Netzwerk gemäß unserem Prolog. Erarbeiten Sie sich eine individuelle Kommunikation gemäß der Arbeitsweise aus Teil 1, Kapitel 5.1.

Wir haben im Laufe der Jahre Folgendes festgestellt: Da die Autismus-Spektrum-Störung keine Krankheit ist, ist Ziel der Cranio-Sacralen Intervention nicht die ‚Linderung' des Autismus. Es ist je nach Ausgestaltung sehr unterschiedlich, wie Betroffene die Welt und die Kommunikation mit anderen Menschen wahrnehmen. Über die Methode kann eine nonverbale oder verbale Kommunikation zu Menschen mit Autismus-Spektrum-Störung hergestellt werden, die sehr viele Möglichkeiten mit sich bringt. Besonders ist das Potenzial der Entspannung zu nennen, das für sehr hoch angeregte Gehirnareale gilt, da die Filterfunktion des Thalamus bei Autismus-Spektrum-Störung anders ist.

Durch eine geringere Filterfunktion des Thalamus werden Erfolgsregionen dieser Signale stark beansprucht; die elektrische Ladung dieser Areale nimmt zu. Diese Entspannung der betroffenen Areale, die es im Einzelfall zu lokalisieren gilt, sollte als Erstes vorgenommen werden. Die Lokalisation kann durch die Evaluation aus Teil 1, Kapitel 5 und eine damit verbundene Gesprächsführung geschehen. Daraufhin kann eine Entspannung des Mittel- und Zwischenhirns angestrebt werden (Teil 1, Kapitel 5.2.2); hierdurch kann die Reizweiterleitung im günstigsten Fall langfristig beeinflusst werden. Hier gilt es, ggf. auch Einflüsse des sekundären Autismus zu berücksichtigen, der als Traumafolgestörung hinzukommen kann. Beachten Sie hierzu Teil 2, Kapitel 10.2 bis 10.4.2.

Allgemeiner Hinweis

Nehmen Sie sich viel Zeit, um Ihre bisherigen Vorstellungen von Nähe und Distanz und vor allem von Raum geben und Festigkeit, wie in Teil 1, Kapitel 1.5.1 beschrieben, neu zu definieren. Pauschal: Bieten Sie auch einmal viel mehr Halt und damit auch Druck an, als Sie es für gewöhnlich tun würden. Gerade mit der falschen Vorstellung, dass jemand, der auf gewissen Ebenen sehr empfindlich, sensitiv oder sensibel zu reagieren scheint, eher vorsichtig zu berühren sei, könnten Sie mehr Unsicherheit und Stress in die Situation geben als beabsichtigt. Achten Sie auch auf ausreichend Erdung und die elektromagnetische Verteilung an der liegenden Person (Teil 1, Kapitel 1.4.2 bis 1.4.4).

Au-DHS

Au-DHS stellt eine Kombination von Autismus und ADHS dar. Diese Kombination soll hier als ein Beispiel herangezogen werden und ist stellvertretend für eine Sichtweise zu verstehen. Zunächst: Au-DHS führt zu einem anderen Ergebnis als die einfache Addition aller autistischen mit allen ADHS-Aspekten. Was das im Detail bedeutet, sprengt den Rahmen unseres Buches. Es soll hier jedoch aufgezeigt werden, dass besonders in solchen Fällen die gemeinsamen neuronalen Thematiken betrachtet werden können. Hierbei werden Sie, falls Sie in die Situation kommen, diese einmal beurteilen zu dürfen, zu dem Schluss kommen, dass die allgemeine Arbeitsweise aus Teil 1, Kapitel 5 an den Stellen, an denen wir auf die hier aufgeführten Thematiken verweisen, bedacht und angewendet werden könnte. Besonders zu berücksichtigen sind Kapitel 5.2.1 und 5.2.2.

Polyneurodivergenz

Teil 1, Kapitel 5.2 soll eine grundlegende Arbeitsweise erklären, wie bei sämtlichen Polyneurodivergenzen verfahren werden kann. Berücksichtigen Sie bei der Arbeit die auftauchenden und damit zugänglichen Ebenen. Verfahren Sie in aller Ruhe und Gelassenheit, wenn Sie sich nach und nach einem Effekt, der im Zusammenhang einer Neurodivergenz besteht, widmen. Bauen Sie sich so ein immer größer werdendes Netz von Techniken auf, die in Absprache mit Ihrem Klienten oder Ihrer Klientin zu Protokollen zusammengefasst werden können. So können Sie Teilentspannungen bei Polyneurodivergenzen im Kontext von Gesamtprozessen begleiten.

Polyneurodivergenz in Kombination mit Polytraumata und komplexer Posttraumatischer Belastungsstörung (kPTBS)

Wenn eine oder mehrere Neurodivergenzen mit einfacher oder komplexer Posttraumatischer Belastungsstörung (kPTBS) gemeinsam vorliegen, kann die Idee aus dem Abschnitt Polyneurodivergenz weiterverfolgt werden. Kombinieren Sie in Absprache mit Ihrem Klienten oder Ihrer Klientin sämtliche Techniken, die für die an die Oberfläche tretenden Erscheinungen vorgeschlagen werden. Also Entspannung und Regulation, sowohl im Allgemeinen, wie in Teil 1 beschrieben, als auch im Speziellen, wie in Teil 2 beschrieben. Finden Sie so einen Zugang, der ohne eine Eingrenzung durch die komplexe Indikation, ganzheitlich z. B. über den Ansatz der Positiven Ressourcenarbeit evaluierend behandelt. Der Situation entsprechende Zustände können in ihrer Erscheinung bedient werden, unabhängig ihrer auslösenden Quelle. Mit der Zeit kann eine zwar situationsabhängige und doch stringente Traumaarbeit parallel zur Polyneurodivergenzindikation etabliert werden.

14.3 Dissoziative Persönlichkeitssysteme und instabile Zustände

Um eine Diagnose zu erfüllen, sind manchmal eng gefasste Spezifikationen notwendig. Wir sind jedoch froh, dass sich im Bereich der Diagnostik einiges aus unserer Sicht positiv entwickelt. So ist etwa im ICD-11 die Spezifizierung der dissoziativen Störungen umfassender geworden. Diese Entwicklung bildet wesentlich besser unsere Arbeitsrealität ab. Auf dieser Grundlage soll hier eine grobe Orientierung gegeben werden, was aus unserer Sicht beim Umgang mit Menschen mit entsprechenden Symptomen o. ä. wichtig ist. Zunächst die Worte einer Betroffenen: „Ich würde generell behaupten, dass die Diagnose DIS in den seltensten Fällen leichtfertig vergeben wird. Über diese Traumafolgestörung und ihre Entstehung herrscht immer noch zu wenig Wissen, sodass man sich auch in Expertenkreisen nur zaghaft an die Thematik herantraut, wenn man einem Fall wie unserem erstmals erkennend begegnet. ‚Erkennend' ist an dieser Stelle eine nicht zu vernachlässigende Anmerkung. Statistisch gesehen müsste jede Psychologin, jeder Psychiater, die oder der täglich mit seelisch Erkrankten arbeitet, bereits einer nicht unbedeutenden Anzahl an Menschen mit DIS begegnet sein. Da die Diagnose nicht im Rahmen vereinzelter Kontakttermine gestellt werden kann, sondern ein vielschichtiges Kennenlernen verlangt, wird sie in sehr begrenzten Settings, wie es in psychiatrischen Fachpraxen der Fall ist, allerdings nur schwer erkannt. Schließlich kann ich nur merken, ob ein Mensch sich manchmal anders verhält, also womöglich [sic] gerade eine andere Person in ihm aufscheint, wenn ich genau weiß, wie er sonst in seinem Leben auftritt. Dazu muss ich seine Mimik, Gestik, Körperhaltung und Wortwahl genau kennen. Das aber würde eine tägliche ‚Beobachtung' erfordern.

Fachleute sind also allein schon für die Diagnosestellung auf einen Hinweis der betroffenen Menschen selbst angewiesen. Im Falle einer DIS sind Alltagspersonen, die sich psychiatrische Hilfe suchen, jedoch selbst lange blind für entsprechende Hinweise. Wir kennen Betroffene, die ihre Diagnose erst nach 30 Jahren voller Fehldiagnosen und somit falscher Behandlungen erhalten. Man kann nur ansatzweise erahnen, wie hoch die Dunkelziffer in diesem Bereich sein muss. Vermehrte Erfahrungsberichte von Betroffenen und Behandelnden können hilfreich sein, um auf beiden Seiten ein feineres Gespür für Zeichen und Signale zu entwickeln, denen weiter nachgegangen werden sollte." (Leben, 2024, S. 23)

Bei Tschan (Tschan, 2024, S. 14) finden wir hier noch ergänzend:

Noch schwieriger wird es, wenn Opfer von Organisierter [sic] Sexualisierter und Ritualisierter Gewalt Hilfe suchen – ihre oft bizarr und widersprüchlich anmutenden Schilderungen übersteigen unser Vorstellungsvermögen mit dem Resultat, dass man den Opfern beim besten Willen nicht glauben kann. Ohne das notwendige Wissen geht es nicht [...]

Beachten Sie: Wer macht die Termine? Welche Stimmlage, welcher Gesichtsausdruck und welche innere Haltung begegneten Ihnen dort? Sind dies auch die ‚Ebenen' der Persönlichkeit des Menschen, die Ihnen dann auch während der Behandlung des Menschen begegnen?

Arbeiten Sie unbedingt im Netzwerk, überschreiten Sie Ihre Kompetenzen nicht, aber haben Sie genauso wenig Scheu, sich in ein für Sie vielleicht noch nicht bekanntes Terrain zu wagen, wenn die Bedingungen gegeben sind. Fragen Sie nicht zu viel, beobachten Sie und machen Sie sich ein Bild davon, ob und, wenn ja, in welchem Ausmaß, Ihre Art zu sein, zu handeln und natürlich auch die Art und der Inhalt der von Ihnen angebotenen Interventionen auf Ihr Gegenüber wirken.

Wenn die Bedingungen gut sind: Haben Sie keine Angst, mit den Schichten und Ebenen zu arbeiten, denen es schlecht geht, denn diese sind es, die die meiste Unterstützung benötigen. Hierfür ist es also wichtig, den natürlichen Impuls, immer zu wünschen, dass es unserem Gegenüber gut geht, besonders wenn er deswegen zu uns kommt, zu relativieren. Bei einer DIS sprechen Sie vermutlich zunächst mit einer Ebene, die gut im Organisieren ist. Solche Ebenen kommen, ihrer Funktion entsprechend, auch meist (zumindest augenscheinlich) gut zurecht. Suchen Sie nach den Ebenen, die bereit sind an dem Prozess teilzuhaben, auch wenn sich durch die Transparenz, die notwendig ist, um an die Ebenen heranzukommen, das Wohlbefinden des Gegenübers scheinbar verschlechtert. Seien Sie sich im Klaren darüber, dass es sich nicht um eine Verschlechterung des Gesamtzustandes handelt; es wird nur eine andere Perspektive eröffnet. Die so sichtbar werdende Ebene war in der Regel im Innen aktiv und leidet sonst lediglich in einer unsichtbaren Weise.

Es kann mitunter sehr schwer sein, auch für gut ausgebildetes Fachpersonal, die Komplexität im System eines Menschen vor sich zu erkennen, wie das Zitat von Bonnie Leben, die mit der Diagnose DIS lebt, zeigt:

Zu meiner Überraschung hatte Monsieur Psychiater doch einen Perspektivwechsel gewagt. Er habe in der Zwischenzeit in weiterer Fachliteratur zum Thema recherchiert und würde uns nun doch glauben. Na, sieh mal einer an. Wunder geschehen. ‚Das ist so tragisch, dass ich mir das nicht vorstellen konnte. Aber Sie haben recht – ich wollte es mir nur nicht vorstellen. Wer will das schon?' Ein Grinsen konnte ich mir nicht verkneifen. Bei den nächsten Überlebenden, die er behandeln würde, würde er nicht mehr grinsen. Ziel erreicht. (Leben, 2024, S. 43)

Generell ist es gut, wenn wir es schaffen, dass die zu behandelnde Thematik während der Behandlung zum Vorschein kommt. Das gilt z. B. auch für Migräne oder andere chronische oder immer wiederkehrende Kopfschmerzen; diese lassen sich unserer Erfahrung nach wesentlich besser erreichen, wenn sie während der Behandlung direkt zugänglich sind.

Hier wiederholen wir also die Einladung, statt in Ja/Nein zu kategorisieren, mit Empfindungen, Erscheinungen und Facetten zu arbeiten, die sich zeigen. Alles darf da sein, was in den Behandlungsrahmen passt. Kognitiv müssen wir nichts ausschließen; wenn es empfunden wird, kann es auf der Behandlungsliege empfunden und bedient, wahrgenommen oder behandelt werden. Daher richten wir die Wahrnehmung ganz offen auf alles Wahrnehmbare. So können wir mit dem Daseienden arbeiten.

Menschen, die die Komplexität der Thematik kannten, arbeiteten mit Fragen und nicht mit Aufforderungen. Die Antwort liegt immer im System. Was dem oder der einen Betroffenen hilft, könnte für einen anderen ein Trigger sein, der bis zum Suizidimpuls führen kann. Das betrifft nicht nur Menschen mit DIS. Fehlende Erfahrung mit DIS-Systemen war bei der Auswahl von Therapeutinnen und Therapeuten daher auch kein Ausschlusskriterium. Wichtig war uns die Offenheit für das, was unser Inneres von ganz allein ans Licht brachte. Die Seele zeigte uns den Weg. Die Offenheit ihr zu folgen mussten wir selbst erst entwickeln. Wir brauchten niemanden der uns alle möglichen Wege aufzeigte. (Leben, 2024, S. 115)

Dieses Zitat soll zeigen, dass es hier nicht nur aus mangelndem Umfang unmöglich ist, eine Standardarbeitsweise auch nur zu skizzieren, sondern vielmehr der Gedanke eines Masterplans bei der Thematik nicht passend ist. Eine Offenheit dem gegenüber, was uns begegnet, ist wichtig. Keine Negierungen von scheinbar Unmöglichem, die uns einschränken, zu verstehen, was außerhalb des Vorstellbaren ist. Wer sich intensiv in die Thematik einlesen möchte, sei hier auf Alison Miller verwiesen, die in ihrem Buch „Jenseits des Vorstellbaren" einen erschreckenden Einblick in die Wahrheit der Entstehung hinter vielen DIS ermöglicht.

Wir wünschen uns eine Offenheit aller Personen, die mit Menschen arbeiten, von pädagogischen Stellen über den Breitensport bis zu den psychiatrischen Bereichen. Sehen Sie hin und hören Sie zu, wenn Ihnen etwas unvorstellbar erscheint. Die Körperarbeit bei DIS kann, wenn alles passt, in manchen Bereichen sehr einfach sein, denn wo die psychologische Vorgehensweise erst lange verstehen möchte, können wir den gemeinsamen Nenner, den Körper, manchmal vom ersten Termin an entspannen oder erreichen und das Bewusstsein einladen, sich wieder im Körper auszubreiten. Hierfür stehen in erster Linie die Techniken aus Teil 1 zur Verfügung, während dann im weiteren Verlauf alles aus Teil 2 und Teil 3 mitgedacht werden kann, sobald die Rahmenbedingungen gegeben sind. Beachten Sie besonders die Möglichkeiten aus Teil 2, Kapitel 11.2 für die Arbeit mit sonst unzugänglichen Anteilen und Ebenen. Die Arbeit mit den Prinzipien aus Teil 2, Kapitel 11.4 kann Zugang zur Entstehung von Persönlichkeitsanteilen eröffnen, wie auch zu ihrer Beruhigung oder Regulierung. Sind Persönlichkeitsanteile geringer neuronal aktiviert (Auslöser/Trigger beachten), können Übergänge leichter erlebt werden. Weitere Ebenen können sich in die Kommunikation einbringen lassen.

Mit Offenheit können Sie auf diese Weise Teile eines (Persönlichkeits-)Systems kennenlernen. Das Kennenlernen ist die Grundlage für weitere Interventionen.

Wenn Sie mehrere Jahre mit der Methode und der beschriebenen Offenheit arbeiten, können Sie feststellen, dass vergleichbare Teilaspekte von Persönlichkeitsstörungen eine häufige Begleiterscheinung von Traumatisierung im Allgemeinen und sexuellem Missbrauch im Besonderen sind. Durch den Effekt der Dissoziation entstanden, erscheinen neben der Diagnose Dissoziative Identitätsstörung (DIS) in unserer täglichen Praxis sämtliche Abstufungen von Teilen, Anteilen und Persönlichkeitsanteilen, wie in Teil 2, Kapitel 11.2 beschrieben.

Stabilisierung

Die Cranio-Sacrale Methode kann sowohl den exploratorischen Charakter abdecken als auch den stabilisierenden. Die Entscheidung, welche Qualität der Methode zum Tragen kommt, liegt meist mehr im Zentralen Nervensystem der Betroffenen, als es vielen Behandlern und Behandlerinnen bewusst ist. Es bedarf keiner kognitiven Entscheidung, ob oder wie lange es zu stabilisieren gilt, bis mit einer Konfrontation begonnen werden kann (vergleiche hier auch Teil 2, Kapitel 11). Ebenso muss nicht nach traumatischen Erlebnissen und deren Folgen gesucht werden. Wenn mit sanften Techniken und dem Ansatz der positiven Ressourcenarbeit vorgegangen wird, kann nach den in Teil 2, Kapitel 9 aufgeführten Grundbegriffen entsprechend manövrierend evaluiert werden. Die dort aufgeführten Effekte und Themen werden sich zeigen, wenn sie an der Oberfläche des Nervensystems angekommen bzw. wenn sie ausreichend vernetzt und zugänglich gemacht worden sind. Eine offene und neutrale Grundhaltung der behandelnden Person ist Voraussetzung gemäß Teil 1, Kapitel 1.4. Eine zu frühe Konfrontation ist ausgeschlossen, da das Nervensystem die Exploration selbst herbeiführt. Kommt es, wie in manchen Fällen, sofort zu Exploration, hat eine Vorarbeit im Inneren (auf dem Nervensystem) stattgefunden, die bei Erreichen der unter Rahmenbedingungen beschriebenen Umgebung entsprechend reagiert.

Wenn Exploratorisches geschieht, kann und hat dies auch in den meisten Fällen eine stabilisierende Wirkung, ggf. nach einer ersten Überforderung, die jedoch nicht lange anhalten muss. Die Stabilisierung tritt ein, da weniger kompensatorische Kräfte benötigt werden, um die traumatischen Erinnerungen ‚herunterzudrücken' oder Blockaden zu kompensieren, die ihre Afferenzen zum Bewusstsein blockieren. Ein weiterer stabilisierender Aspekt ist der Tatsache geschuldet, dass das Verdrängte immer im Hintergrund lag und nicht zugänglich war. Es wirkte oft im Schlaf oder im Hintergrund. Ist der Moment der Exploration selbst gewählt, tritt im Idealfall ein Effekt der Erleichterung ein. Verwenden Sie während und nach einer Exploration die Informationsphase und führen Sie in eine Prozessplanung; gemäß Teil 2, Kapitel 8.

Grundlegende Stabilisierungsarbeit wird in der Cranio-Sacralen Methode in erster Linie durch die Techniken aus Teil 1, Kapitel 2 und 3 hergestellt.

Darüber hinaus bieten sich zahlreiche Möglichkeiten für Fortgeschrittene mit den Techniken und der Weiterführung der grundlegenden Ansätze aus Teil 2, Kapitel 11.5.

Stabilisierung von Persönlichkeitssystemen

Es kann nur eine eventuelle Möglichkeit geben, wenn es um die Darstellung von Stabilisierungsmöglichkeiten von Persönlichkeitssystemen geht, da jeder Fall sehr individuell ist und die Rahmenbedingungen eine entscheidende Rolle spielen. Eine Vorlage für eine Eins-zu-eins-Übertragung ist nicht unsere Intention. Wir versuchen hier eine Hilfestellung zu geben, um eine unserer Beobachtung nach so dringend benötigte Erweiterung der momentan gängigen Praxis zu etablieren. Oftmals erleben wir, dass eine Stabilisierung eines Systems im therapeutischen Rahmen darüber funktionieren soll, die Spaltung zu festigen, um das System nicht zu ‚sprengen', ob mit Verschlusstechniken oder Stärkung einzelner Anteile. Dazu kommt häufig der Ansatz von Tresortechniken, die das Traumabewusstsein ausschließen sollen.

Ein völlig anderes Bild der Stabilisierung ergibt sich, wenn die Ansätze aus Kapitel 14.1 und 14.2 auf physiologischer Ebene betrachtet werden. Hierdurch entsteht die Möglichkeit, eine Persönlichkeit auf neuronaler Ebene zu integrieren, langsam und unspektakulär wie in Teil 2, Kapitel 11 beschrieben und unter Berücksichtigung von Teil 2, Kapitel 10.

Dies entspricht auf neuronaler Ebene fast einer Art Gegenrichtung der weitverbreiteten, gängigen Stabilisierung, wenn diese die Mauern (Myelinisierungen und Schaltungen auf neuronaler Ebene, wie in Teil 2, Kapitel 6 beschrieben) stärkt. Aus unserer Sicht lassen sich die beiden Vorgehensweisen gut vereinbaren, wenn die Kommunikation aller Beteiligten gegeben ist. Dies ist hierbei die notwendige Bedingung.

Darüber hinaus gilt: Über die Positive Ressourcenarbeit (Teil 2, Kapitel 10.1) kann eine sehr grundlegende Stabilisierung erreicht werden. Wichtig ist die Flexibilität innerhalb des Prozesses, wie ebenfalls dort geschrieben.

Man könnte meinen, diese therapeutische Vorarbeit, der sich die Alltagspersonen stellten, sei überflüssig gewesen. Schließlich können andere Menschen nicht die Traumaarbeit für einen betroffenen Menschen übernehmen bzw. Traumata stellvertretend für ihn bearbeiten. Die Arbeit mit den Traumaträgern selbst sei entscheidend, könnte man meinen. Alltagspersonen verhindern dieses nur. Richtig. Genau deshalb sind sie im Therapieprozess genauso relevant wie wir anderen. Wenn die Alltagspersonen nicht mit im Boot sind, ertrinken die anderen. (Leben, 2024, S. 110)

Dieses Zitat soll zeigen, dass eine Körperarbeit eine vertrauensbildende Maßnahme sein kann und Verbindungen zu einem System stärken kann, ohne dass mit Traumaträgern (traumabewussten Anteilen) zurzeit gearbeitet werden muss.

Eine in eine klinische Behandlung eingebettete Körperarbeit kann unter Umständen also auf Alltagspersonen gerichtet sein, genauso wie sie zur Integration oder Exploration genutzt werden kann.

Übergeordneter Gedanke bei der Stabilisierung von Persönlichkeitssystemen bleibt die Möglichkeit der Körperarbeit, alle Facetten und Anteile in den einen Körper zu integrieren, auf rein neuronaler, also körperlicher Ebene. Dies wird immer nur möglich sein, soweit die mentalen und psychischen Bedingungen dafür passen. Hier liegt die Herausforderung also nicht auf der Seite der Körperarbeit, sondern in der Aufarbeitung von Gefühlen, Empfindungen und Erinnerungen, die mit der Integration verbunden wären oder sind.

Dankbarerweise lässt sich über die Gesprächsführung während der Körperarbeit die Integrierbarkeit gut evaluieren. D. h. wir können bestimmten Bereichen (des Nervensystems, Körperstellen, Modi) anbieten mehr Bewusstheit zu erlangen. Ob diese Bewusstwerdung in diesem Moment angenommen werden kann, wird meist kommuniziert. Hier müssen wir demütig akzeptieren, wenn wir nicht verstehen, weshalb etwas nicht angenommen werden kann. Schlagen Sie dann einfach die nächsten Ebenen, Bereiche oder Funktionen, Zellen, Nervenfasern oder Gehirnareale vor. Meist in einer nonverbalen Zwischenphase. Verbinden Sie nur, was auch zusammengehörig sein möchte. Auf diesem Weg wird das Bewusstsein Ihrer Klient*innen zu immer größeren Teilen mit mehr Inhalten und mehr Strukturen vernetzt. Unpassende Wechsel von Persönlichkeitsanteilen und Derealisation können so über die Zeit immer weiter verringert werden.

Stabilisierung versus Exposition?

Immer mal wieder werden wir mit der Angst konfrontiert, eine zu schnelle oder zu weitreichende Konfrontation könnte ungünstige Auswirkungen haben. Ein ‚Zuviel' wird angenommen. Dies geschieht meist auf einer theoretischen Ebene und basiert nicht auf Erfahrungen aus der Körperarbeit. Unserer Erfahrung nach kann ein baldiges Voranschreiten in der Exposition zu einer Stabilisierung führen, da die Realisation und damit die Verankerung in der heutigen Realität beginnen kann. Wenn über den Körper gearbeitet, die Integration auf neuronaler Ebene angestoßen und zusätzlich genügend Zeit zwischen den Terminen eingeräumt wird, findet das Nervensystem scheinbar eine ideale Geschwindigkeit. Wir nehmen uns mit unserer eigenen Meinung über die Prozessgeschwindigkeit zurück.

Wichtig ist aus unserer Sicht die Prozessplanung. Urlaube oder andere Pausen, wichtige Lebensphasenabschnitte und Ähnliches sollten besprochen werden. Beispielsweise wenn das Abitur, eine Bewerbungsphase oder Sonstiges ansteht. Wenn alle Beteiligten – und das sind aus unserer Sicht mindestens vier Ebenen – gut informiert sind und die Chance bekommen haben, ihre Interessen zu kommunizieren, ergibt sich ein unspektakulärer und undramatischer Prozessverlauf. Die vier Ebenen sind Kognition/Verstand der behandelnden und der zu behandelnden Person sowie die über-, unter- und gesamtbewussten Ebenen der behandelnden und der zu behandelnden Person. Folgen Sie Ihrem Gefühl und Ihrer Intuition, lassen Sie dem Gefühl und der Intuition Ihrer Klient*innen Raum und finden Sie eine vierdimensionale Einigkeit.

Literatur

Fiedler, P. (2013). *Dissoziation Störungen*. Hogrefe.

Leben, B. (2024). *Eine Bonnie kommt niemals allein. Meine Leben mit dissoziativer Identitätsstörung*. Heyne.

Liem, T. (2017). *Update zur Liquorforschung und Drainage des Gehirns*. https://www.sciencedirect.com/science/article/abs/pii/S1615907117300497 https://doi.org/10.1016/S1615-9071(17)30049-7

Overkamp, B. (2005). *Differentialdiagnostik der dissoziativen Identitätsstörung (DIS) in Deutschland. Validierung der Dissociative Disorders Interview Schedule (DDIS)* (Unveröffentlichte Dissertation). LMU, Fakultät für Psychologie und Pädagogik, München.

Tschan, W. (2024). *Sexualisierte Gewalt und Trauma. Praxishandbuch für Pflege-, Gesundheits-, und Sozialberufe*. Hogrefe. https://doi.org/10.1024/86324-000

15 Coda: Abschlussüberlegungen und Hoffnungen

Die Traumasensible Körperarbeit mit integrativem Anspruch könnte unserer Ansicht nach eine neue und wichtige Ergänzung im bereits weiten Feld des Gesundheitswesens werden.

Kliniken sind ebenso stark frequentiert wie Therapieplätze. Dies liegt vor, obwohl viele Menschen eine Notwendigkeit oder zumindest die Möglichkeiten einer Aufarbeitung nicht kennen oder nutzen. Eine Integration oder Glättung des momentanen Zustandes, resultierend aus dem bisherigen Leben, birgt Potenziale für ein gesünderes und auch die Umwelt (Gegenstände wie Lebewesen) besser behandelndes Leben. Dieses Potential zu kennen ist Voraussetzung für die Einschätzung und Motivation, sich einer körpertherapeutischen oder anderen Intervention zuzuwenden. Hinzukommen die nicht wenigen, die dies wohl schon erahnen, wissen oder hoffen, jedoch – teilweise zurecht – davon überzeugt sind oder wurden, dass ihnen eine Therapie nicht helfen würde. Und zwar nicht auf Grundlage des therapeutischen Inhaltes, sondern wegen einer der zahlreichen uns immer wieder genannten Gründe: da sie zu zeitaufwendig, zu aufrührend, von der Gesellschaft zu wenig akzeptiert oder einfach nicht in ihrem Sinne durchgeführt wurde, als es probiert wurde. Dies gilt besonders für die Klinikaufenthalte, bei denen Medikamentierung eine Rolle spielte. Hier sind unsere Klient*innen leider oft genug der Meinung, dass ihnen das mehr geschadet als genutzt hat. (Dies soll nicht die erfolgreichen und dankenswerten Interventionen schmälern.)

Wir erhoffen uns für die Zukunft die Entwicklung eines Arbeitsfeldes, die eine intensive Therapiephase auf einen minimalen zeitlichen Rahmen und einen weitestmöglichen medikamentenarmen Modus reduziert werden kann. Dies kann ermöglicht werden, da die notwendigen neuronalen Prozesse von Menschen übernommen werden können, die durch eine enge Zusammenarbeit mit Psychiater*innen, Psycholog*innen und Kliniken eine langfristige Betreuung gewährleisten können. Diese Personen benötigen kein volles Studium der Medizin und keine vollständige Berufsausbildung im medizinischen Bereich. Wir sehen, dass nach nur drei bis fünf Jahren kompetente und auf einen Themenbereich sehr gut spezialisierte Personen die Ausbildungen der Körperarbeit verlassen; diese sollten in der Vernetzung mitgedacht werden. Eine Entlastung des Gesundheitssystems ist das Ziel. Diese Personen bieten bereits während der Ausbildung häufig unterstützende und begleitende Maßnahmen an, die der hier beschriebenen gewünschten neuronalen Integration vollkommen ausreichend entsprechen.

Wir, die Autor*innen, werden uns auf die Ausarbeitung und Vertiefung der Methode und deren Unterrichtung konzentrieren. Dazu gehört auch das Publizieren von Erkenntnissen, die Evaluation der Arbeitsweise und eine stetige Anpassung und Weiterentwicklung. Darüber hinaus sind eine Ausbildung sowie Fort- und Weiterbildungen für Ausbilder*innen in Planung.

Worin wir unsere Tätigkeit nicht sehen, ist die Verbreitung der aufgezeigten Ansätze im strukturellen, politischen und lobbyistischen Sinne. Wir hoffen, dass Ärzt*innen, Psychiater*innen, Psychotherapeut*innen, Anatom*innen und Physiolog*innen, Sozialpädagog*innen, Klinik- und Institutsleiter*innen, die mit

Menschen arbeiten und eine Reichweite und die gesellschaftliche und wissenschaftliche Legitimierung mitbringen, die unserer überlegen ist, diese Ideen, die wir hier publizieren, aufgreifen und propagieren werden.

Wir sehen dies als einen Prozess an, der, bei positivem Verlauf, Jahrzehnte dauern wird. Wir halten es für ebenso realistisch, dass unsere Ansätze in dem Randbereich bleiben, aus dem heraus wir sie entwickelt haben. Das wäre aus unserer Sicht eine Verschwendung und Vergeudung von Potenzial für die Entwicklung der geistigen und körperlichen Gesundheit unserer Gesellschaft. Wir wissen sehr wohl, dass diese Hoffnungen als hochtrabend empfunden werden könnten. Wenn Sie jedoch die Rückmeldungen unserer Klient*innen selbst erleben würden, würden Sie dies sicher nachvollziehen können. Denn die hier beschriebenen Hoffnungen teilen nicht nur wir, sondern auch unsere Klient*innen. Diese sind es auch, die immer wieder fragen, warum das oben Beschriebene nicht längst so sei; weshalb diese Ansätze nicht weiter verbreitet sind. Da wir darauf keine Antwort haben, haben wir uns entschieden, an der Veränderung dieses Zustands mitzuwirken. Dies ist die Initialisierung des vorliegenden Werks.

Trauma in der Gesellschaft

Eine Beobachtung aus unserer Arbeit ist, dass die traumatisierten Menschen, die zu uns kommen, in fast allen Fällen aus einem Elternhaus stammen, in dem eine oder mehrere andere Personen Traumata erlebt haben. Die nicht aufgearbeiteten Traumatisierungen der Vergangenheit scheinen eine der größten Ursachen für Rahmenbedingungen zu sein, die Traumatisierung zulassen. Wenn wir in einer Welt leben wollen, die weniger von Angst und anderen unangenehmen Empfindungen geprägt ist, so ist der Blick nicht nur auf die Therapie der einzelnen Betroffenen zu richten. Wir sollten als Gesellschaft den Blick auf alle ausweiten.

Dies bedeutet konkret, Traumaindikatoren und entsprechende Maßnahmen bereits in das Bildungssystem mit hineinzudenken sowie in die Arbeitswelt, in die Gesundheitsfürsorge und in den Rettungsdienst. Ansätze, die wir in diesem Buch nicht angehen können. Wir sehen, wie sich durch unser Einwirken die Umgebung im Mikrokosmos Einzelner verändern lässt. Wir brauchen Menschen, die an eine Veränderung in der Gesellschaft glauben und mit Fachwissen einen kleinen Teil zur Gestaltung beitragen.

In dieser Hoffnung schließen wir unsere Darstellungen ab. Wir werden aber sicherlich weiterarbeiten, um der Verwirklichung dieses Traumes weiter dienlich zu sein.

Sebastian Nippold und Sophie Stern

Anhang

Autorin und Autor

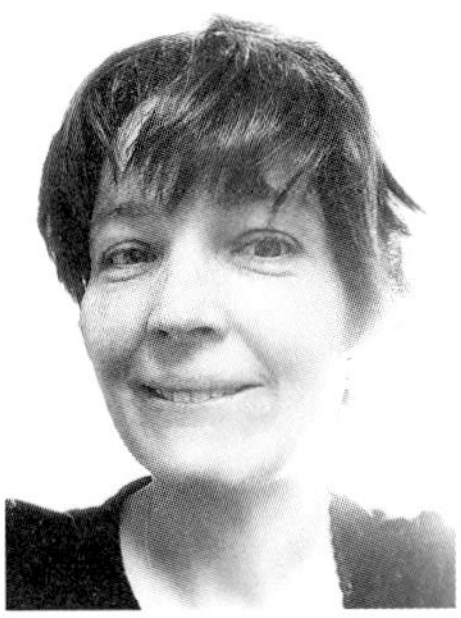

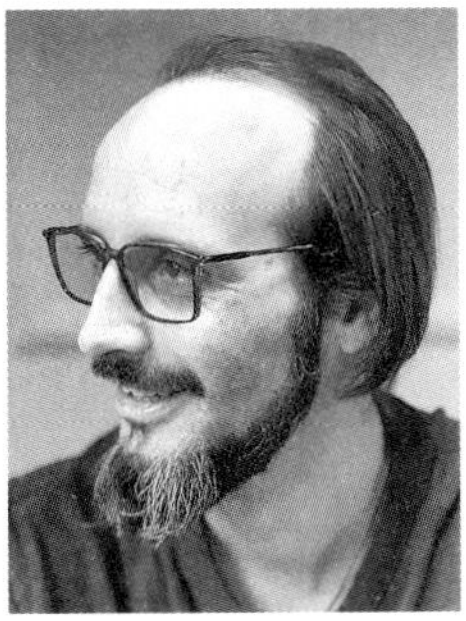

Sophie Stern

Sophie Stern studierte Pädagogik, Psychologie, Soziologie und ist Heilpraktikerin. Sie schloss die Ausbildung „Cranio-Sacrale Körpertherapie“ 2016 ab. Seit 2012 sammelte sie erste Praxiserfahrung mit der Methode bei regelmäßiger Anwendung und wachsendem Klientenstamm.

Sie bildet sich regelmäßig u.a. an der Kinon Akademie fort in Themen wie Viszerale Arbeit, Kopf und Gehirn, Spezielle Traumaarbeit und spezielle Faszien-Arbeit. Nach vierjähriger Assistenz bildet sie seit 2022 gemeinsam mit Sebastian Nippold in der Cranio-Sacralen Methode aus. Sie eröffnete ihre eigenen Räumlichkeiten in Köln 2023.

Ihre Schwerpunkte liegen in der Begleitung traumabedingter Prozesse mit der Cranio-Sacralen Methode sowie einer besonderen Qualität in der Faszien-Arbeit. Ihr besonderes Interesse liegt in den Bereichen Neurobiologie in Verbindung mit Traumata, chronischen Schmerzzuständen und Viszeraler Arbeit.

Sebastian Nippold

Sebastian Nippold studierte Diplom-Sportwissenschaften an der Deutschen Sporthochschule Köln bis 2008. Er absolvierte die Ausbildung in Cranio-Sacraler Körperarbeit an der Kinon Akademie, wo er auch zahlreiche Supervisionen, Assistenzen, Fort- und Weiterbildungen absolvierte. Neben seinem Schwerpunkt der Begleitung traumabedingter Prozesse hat er ein umfangreiches Wissen und Erfahrung in der Embryologie, der Faszien- und der Viszeralen Arbeit sowie in der Arbeit mit Säuglingen und Kindern.

Er praktiziert die Methode seit 2006 und gründete 2010 das Seminar für Körperarbeit und Kampfkunst. Aufgrund eigener Neurodivergenzen hat er einen weiteren Schwerpunkt in der Arbeit mit autistischen und hochsensiblen Menschen entwickelt. Neueste Forschung aus den Bereichen Neurobiologie, Physik und Traumatheorie werden in seiner Arbeit mit seinem großen Erfahrungsschatz verknüpft und entwickeln die Cranio-Sacrale Arbeit seitdem stetig weiter. Mit einzigartiger Konkretizität und Struktur begründet er den unspektakulären Ansatz in der

Traumaarbeit. Seit 2010 bildet er in der Cranio-Sacralen Methode aus und bietet Fort- und Weiterbildungen in diesem Bereich an.

Daneben praktiziert und unterrichtet er seit über 25 Jahren Kampfkunst (japanische und chinesische Kampfkünste).

Sachwortverzeichnis

B

E

H

O

S

T

U

V

W